U0344059

20TH EDITION

TECHNICAL MANUAL

AABB 技术手册（第20版）

主编 ⊙ Claudia S.Cohn　Meghan Delaney
Susan T.Johnson　Louis M.Katz

主审 ⊙ 郭永建　纪宏文　王鸿捷

主译 ⊙ 桂　嵘　陈秉宇　黄远帅　王勇军

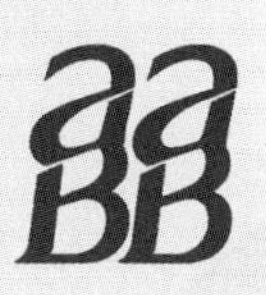

中南大學出版社
www.csupress.com.cn
·长沙·

图书在版编目(CIP)数据

AABB 技术手册：第20版／(美)克劳迪娅·S.科恩(Claudia S. Cohn)等主编；桂嵘等主译．—长沙：中南大学出版社，2022.4

书名原文：Technical Manual(20TH EDITION)

ISBN 978-7-5487-3868-8

Ⅰ．①A… Ⅱ．①克… ②桂… Ⅲ．①血源管理—手册
Ⅳ．①R457.1-62

中国版本图书馆 CIP 数据核字(2022)第004957号

AABB 技术手册(第 20 版)

AABB JISHU SHOUCE (DI 20 BAN)

主编 (美)克劳迪娅·S.科恩(Claudia S. Cohn)
(美)梅根·德莱尼(Meghan Delaney)
(美)苏珊·T.约翰逊(Susan T. Johnson)
(美)路易斯·M.卡茨(Louis M. Katz)

主审 郭永建 纪宏文 王鸿捷

主译 桂 嵘 陈秉宇 黄远帅 王勇军

□出 版 人 吴湘华
□策划编辑 陈海波 孙娟娟
□责任编辑 孙娟娟
□封面设计 李芳丽
□责任印制 唐 曦
□出版发行 中南大学出版社
社址：长沙市麓山南路 邮编：410083
发行科电话：0731-88876770 传真：0731-88710482
□印 装 湖南省众鑫印务有限公司

□开 本 889 mm×1194 mm 1/16 □印张 46 □字数 1520 千字
□版 次 2022年4月第1版 □印次 2022年4月第1次印刷
□书 号 ISBN 978-7-5487-3868-8
□定 价 298.00元

编译委员会

主 审

郭永建 纪宏文 王鸿捷

主 译

桂 嵘 陈秉宇 黄远帅 王勇军

副主译

张树超 胡兴斌 邢颜超 王秋实 王新华 黄 蓉 张宁洁 郝 珂 郭天虹

译 者

(以姓氏笔画为序)

卜艳红(中南大学湘雅二医院)
马现君(山东大学齐鲁医院)
马金旗(中南大学湘雅三医院)
王雨涵(西南医科大学附属医院)
王秋实(中国医科大学附属盛京医院)
王 顺(武汉市第一医院)
王 洁(西南医科大学附属医院)
王勇军(中南大学湘雅二医院)
王 莉(四川大学华西医院)
王振雷(河北省血液中心)
王鸿捷(北京市红十字血液中心)
王 鹏(北京大学第一医院)
王新华(航天中心医院)
王 静(上海交通大学医学院附属上海儿童医学中心)
王 静(西南医科大学附属医院)
王 震(浙江省人民医院)
车 辑(首都医科大学附属北京安贞医院)
卞茂红(安徽医科大学第一附属医院)
邓 俊(长沙市中心医院)
孔晓君(南京市江宁医院)
甘 佳(中国医学科学院北京协和医院)
叶 芸(西安医学院第一附属医院)
付丽瑶(中南大学湘雅二医院)

参与翻译的人员

（以姓氏笔画为序）

马　宇　马斯禹　王丽娜　王奕君　王班琴　王素玲　亓　琪　毛明秋　田　雨
冯晨晨　刘　帅　刘乐平　刘炬松　刘珊珊　刘海艇　苏艳荣　苏　蔓　李红燕
李苏亮　李　杨　李希盛　肖　英　吴　斌　何斌山　张力民　张芸飞　张　洁
张艳红　张　静　陆　路　陈立力　陈会欣　陈兴慧　陈　赛　范可欣　尚雪菱
周刘祥　周雄辉　周　强　周　颖　赵军莉　赵　丽　赵强强　郝欣欣　姜贞贞
倪　畅　高　娃　高海燕　黄玉芬　黄先俊　黄雪原　黄　婷　常　莹　商同瑶
梁聚友　寇秦洁　董　航　蒋海叶　蒋曜徽　熊永芬　滕花蓉

序 言

美国血库协会(American Association of Blood Banks，AABB)成立于1947年，新近已更名为血液与生物治疗促进协会(Association for the Advancement of Blood & Biotherapies，AABB))，是一个重点关注输血和生物治疗的大型国际性学术组织。该组织通过提供标准、认证和教育计划，持续推进患者和捐献者安全方面的工作。《AABB技术手册》是AABB的经典之作，至今已连续出版发行近70年，共20版，早已是国际输血界同仁必不可少的案头参考书。桂嵘教授领衔的团队不畏艰辛，细致译校，连续翻译出版了《AABB技术手册》第18版、第19版和第20版，使我国广大输血医学同仁有机会学习、领略和借鉴本书之精华，实乃我国输血界之幸事。

“胸怀千秋伟业，恰是百年风华”。我们正处于大有作为的新时代，我国广大输血医学工作者，把不忘初心、牢记使命作为加强输血医学建设的永恒课题，把保障人民群众生命安全和身体健康放在第一位，发展新技术，开拓新领域，取得新进展，永远保持不畏艰险的奋斗韧劲，为推动输血医学高质量发展作出自己的贡献！正因为有一代又一代的输血医学工作者以“功成不必在我，功成必定有我”的气概和风貌，前赴后继，艰苦奋斗，输血医学才取得了长足的进步和卓越的成就。

征途漫漫，惟有奋斗；

梦想成真，惟有实干！

2021年11月19日

前 言

《美国血库协会技术手册》(AABB技术手册)第1版于1953年首发，至2020年已出版了第20版，其专业性强、操作性好、覆盖面广，在国际输血界享有盛誉。为了使本书能够持续反映输血理论和实践的最新进展，该手册的每一个新版本都有约1/3的章节由新任首席作者执笔，且担纲首席作者不能超过两版。

1985年，我国老一辈输血医学专家、中国医学科学院输血研究所萧星甫教授主译了该书的第8版，当时的书(译)名为《输血技术手册》。我们团队翻译的该书第18版于2019年由中南大学出版社出版发行，第19版于2020年由人民卫生出版社出版发行。在总结前两版翻译的经验和教训的基础上，我们团队继续翻译了该书第20版。

首先，《AABB技术手册》第20版的章节设置虽与第19版相同，但在内容上进行了大量的更新，集中在献血者屏蔽和归队、献血不良事件严重程度分级、大量输血、患者血液管理及输血传播性疾病检测等方面。再者，本书介绍了全血使用、冷藏保存血小板、病原体灭活技术等目前的研究热点。还有，本书一直附有大量的试验方法，为标准操作规程的编写提供了很好的范本，第20版原著首次将96种试验方法和其他附录独立分开，以“Word”文件格式单独放置在AABB网站的专门模块(www. aabb. org/methods)，供免费下载和分享，中译本仍继续将其载入书中。

本书共有5个部分28章。第一部分为质量管理，包括输血质量管理体系建立与实施的基本原则、工作场所设施和环境的安全管理、输血医学和细胞治疗领域的监管及美国血液安全监测现状；第二部分为血液采集与检验技术，包括自体和异体血液献血者的健康检查、输注用全血和血液成分的采集、感染性疾病筛查；第三部分为血型，包括输血医学中分子生物学和免疫学技术的基本原理、血型遗传学、ABO和其他糖类血型系统、Rh血型系统、其他血型系统和抗原、红细胞血型抗体鉴定、直接抗球蛋白试验阳性和免疫介导的溶血、血小板和粒细胞的抗原和抗体及人类白细胞抗原系统；第四部分为临床输血实践基本活动，包括输血服务相关工作、血液成分输注、输血决策与疗效评价、患者血液管理、临床合理用血审核方法和非感染性输血不良反应；第五部分为特殊患者与特殊疾病的输血相关治疗，包括围产期的输血实践、新生儿和儿童输血实践、治疗性单采、造血干细胞的采集和处理、造血干细胞移植患者的输血治疗及人体组织的捐献和移植。实验技术部分(即书中的“方法学”部分)包括一般实验室方法，红细胞血型定型方法，抗体筛查、鉴定和相容性试验方法，抗球蛋白试验(DAT)阳性的研究方法，胎儿及新生儿溶血病的检测方法，全血采集、血液成分制备、保存的方法，细胞和组织移植的方法，质量控制方法等 8 大类的标准操作规程(SOP)。

经过对原著关于“must”“shall”“should”“can”“may”等能愿动词的使用语境的分析，了解到原著基本上参照《ISO 和 IEC 标准化文件起草规则》关于能愿动词的使用规则，因此在翻译时原则上参照《GB/T 1.1—2020 标准化工作导则》“第 1 部分：标准化文件的结构和起草规则标准”关于能愿动词使用的要求：①“must”述及的内容属于法规要求的，将其译为“必须”，属于强制性实施的内容，其他情况译为“应当”；②原文“shall”均为引用其他标准的要求，因此将其译为“应”，表示声明符合标准需要满足的要求；③“should”译为“宜”，用于在几种可能性中推荐特别适合的一种，表示某个行动是首选的但未必是所要求的；④“can”视具体语境，译为“能”——表示能力，或“可能”——表示可能性；⑤“may”译为“可”——表示允许。

关于两种输血策略的译名。有学者将“liberal transfusion strategy”译为“自由输血策略”或“开放性输血策略”。《WS/T 203—2020 输血医学术语》将“restrictive transfusion strategy”译为“限制性输血策略”，定义是“将患者的血红蛋白(Hb)水平低于 70~80g/L 作为红细胞成分输注指征”；将“liberal transfusion strategy”译为“非限制性输血策略”，定义是“将患者的血红蛋白(Hb)水平低于 90~100g/L 作为红细胞成分输注指征”。在临床输血实践中，两种输血策略均有相应的输注阈值——患者血红蛋白水平，其区别在于采用较高(较严)或较低(较宽)的输注阈值，加上中文“宽”与“严”、“松”与“紧”成对关系的考虑，故中译本将“restrictive transfusion strategy”和“liberal transfusion strategy”两种策略分别译为“严紧输血策略”和“宽松输血策略”。

关于“donor”和“recipient”的翻译。如果是血液或血液成分，分别译为“献血者”和“受血者”；如果是人体细胞、组织以及基于细胞和组织的产品，则分别译为“捐献者”和“接受者”。商品化试剂红细胞的

“donor”译为“供者”，以示区别。

关于造血干细胞和造血祖细胞。造血干细胞(hemapoietic stem cell，HSC)是具有自我更新能力和多向分化潜能的造血前体细胞，而造血祖细胞(hemapoietic progenitor cell，HPC)已经失去自我更新能力，只保持了有限的分化为特定细胞类型的能力，两者分化和增殖能力具有明显的区别。原著多采用“造血祖细胞移植”，但经查阅相关文献并征询临床专家的意见，认为实际的采集和处理过程中难以区分造血干细胞和造血祖细胞，国内并无“造血祖细胞移植”的说法，而习惯采用“造血干细胞移植”，因此本书将涉及采集和移植的造血祖细胞(HPC)改为造血干细胞(HSC)。

需要注意的是，尽管原文作者撰稿时所收集的资料是当时最新的，但《AABB技术手册》的中文版的出版发行晚于英文版较长一段时间，期间一些法规和标准等可能会出现一些变化。例如，最近FDA对寨卡病毒的新发感染率和(或)感染率的最新数据进行分析后发现，寨卡病毒已不再对潜在献血人群构成影响，因此FDA于2021年5月正式发布决定，寨卡病毒不再属于FDA法规规定的输血相关传播感染，并废止FDA《关于降低寨卡病毒通过血液和血液成分传播风险的推荐指引》(2018年修订)，准许美国血站停止ZIKV检测，但应在2021年的年度报告中向FDA报告停止检测日期。

希望本书能对我国输血医学的实践与研究有所裨益，为广大输血工作者在输血技术操作与质量管理等方面提供一定的借鉴。同时，本书也可以作为高等医学院校输血医学及其相关专业和住院医师规范化培训与考核的参考工具书。因本书内容涉及面甚广，囿于译校者的专业水平和视角及对中英两种语言的驾驭能力，疏漏、不妥甚至谬误之处在所难免，恳请广大读者批评指正，以便今后再译时改进！

桂　嵘

2021年12月

目 录

第 1 章 输血质量管理体系建立与实施的基本原则 1

第一节 背景 1
第二节 质量管理基本概念 2
第三节 质量管理体系方法 3
第四节 质量管理体系评价 3
第五节 质量管理体系建立与实施 4
要点 15
参考文献 16

第 2 章 工作场所设施和环境的安全管理 22

第一节 设施 22
第二节 安全计划 24
第三节 消防安全 26
第四节 用电安全 27
第五节 生物安全 28
第六节 化学安全 32
第七节 辐射安全 35
第八节 危险材料运输 38
第九节 一般废弃物管理 38
要点 38
参考文献 39

第 3 章 输血医学和细胞治疗领域的监管 50

第一节 食品药品监督管理局对血液机构的监管 51
第二节 医学实验室监管的法律和法规 55
第三节 当地法律、医院管理法规和认证 56
第四节 人体细胞、组织和相关产品的法规监管 56
第五节 免疫效应细胞 58
要点 59
参考文献 59

第 4 章 全国性血液安全监测现状 63

第一节 国际性血液安全监测 63
第二节 美国血液安全监测 65
第三节 美国受血者安全监测 66
第四节 美国献血者安全监测 68
第五节 美国血液安全监测展望 72
致谢 74
要点 74
参考文献 75

第 5 章 自体和异体献血者的健康检查 88

第一节 献血者健康检查概述 88
第二节 异体献血者的健康检查 89
第三节 仅供重复献血者使用的简化版献血者健康征询问卷 92
第四节 血站规定的献血者健康检查要求 92
第五节 为满足特殊医疗需求的指定(定向)献血 94
要点 95
参考文献 95

第 6 章 输注用全血和血液成分的采集 98

第一节 献血者准备和照护 98
第二节 血液采集 101
第三节 血液成分保存 105
第四节 采集后加工或血液成分修饰 110
第五节 隔离 113
第六节 血液标识 114
要点 114
参考文献 115

第 7 章　感染性疾病筛查　122

第一节　血液筛查历史回顾　122
第二节　血液筛查试验　125
第三节　输血残余感染风险　135
第四节　特定病原体的筛查　137
第五节　病原体灭活技术　148
第六节　总结　150
要点　150
参考文献　151

第 8 章　输血医学中分子生物学和免疫学技术的基本原理　160

第一节　核酸检测　160
第二节　蛋白质分析　166
第三节　免疫学基础　169
要点　174
参考文献　174

第 9 章　血型遗传学　178

第一节　基因组结构和基因调控　178
第二节　基因多态性　184
第三节　基因性状的遗传　186
第四节　结构变异　190
第五节　嵌合现象　191
第六节　基因位置效应　191
第七节　血型抗原表达的遗传修饰因子　191
第八节　群体遗传学　192
第九节　亲缘关系鉴定　194
第十节　血型基因图谱　195
第十一节　基因、蛋白质和血型术语　195
第十二节　血型基因组学　196
第十三节　总结　204
要点　204
参考文献　205

第 10 章　ABO 和其他糖类血型系统　209

第一节　ABO 血型系统(001)　209
第二节　H 血型系统(018)　218
第三节　LE 血型系统(007)　220
第四节　I 血型系统(027)和 i 血型集合的 I 和 i 抗原　221
第五节　P1PK(003)和 GLOB(028)血型系统　224
第六节　FORS 血型系统(031)　227
第七节　SID 血型系统(038)　227
要点　227
参考文献　228

第 11 章　Rh 血型系统　232

第一节　历史背景　234
第二节　命名　235
第三节　*RH* 基因座　235
第四节　抗原　237
第五节　RH 基因分型　245
第六节　Rh_{null} 综合征和 RHAG(030)血型系统　245
第七节　针对 RH 血型系统抗原的抗体　246
第八节　Rh 分型的技术因素　246
要点　247
参考文献　248

第 12 章　其他血型系统和抗原　252

第一节　MNS 血型系统(002)　255
第二节　LU 血型系统(005)　257
第三节　KEL(006)和 XK(019)血型系统　258
第四节　FY 血型系统(008)　260
第五节　JK 血型系统(009)　262
第六节　DI 血型系统(010)　263
第七节　YT 血型系统(011)　264
第八节　XG 血型系统(012)　264
第九节　SC 血型系统(013)　264
第十节　DO 血型系统(014)　265
第十一节　CO 血型系统(015)　265
第十二节　LW 血型系统(016)　266
第十三节　CH/RG 血型系统(017)　266
第十四节　GE 血型系统(020)　266
第十五节　CROM 血型系统(021)　267
第十六节　KN 血型系统(022)　267
第十七节　IN 血型系统(023)　268
第十八节　OK 血型系统(024)　268
第十九节　RAPH 血型系统(025)　268
第二十节　JMH 血型系统(026)　268
第二十一节　GIL 血型系统(029)　269
第二十二节　RHAG 血型系统(030)　269
第二十三节　JR 血型系统(032)　269
第二十四节　LAN 血型系统(033)　269

第二十五节 VEL 血型系统(034) 269
第二十六节 CD59 血型系统(035) 269
第二十七节 AUG 血型系统(036) 270
第二十八节 KANNO 血型系统(037) 270
第二十九节 SID 血型系统(038) 270
第三十节 CTL2 血型系统(039) 270
第三十一节 不属于血型系统的抗原 270
第三十二节 转录因子基因突变形成的红细胞表型 272
要点 272
参考文献 272

第 13 章 红细胞血型抗体鉴定 277

第一节 红细胞抗原表达的基本概念 277
第二节 抗体鉴定的注意事项 278
第三节 基础抗体鉴定 280
第四节 复杂抗体鉴定 285
第五节 可选方法 293
第六节 抗体鉴定的注意事项 297
第七节 免疫血液学参比实验室 299
要点 300
参考文献 300
推荐阅读资料 302

第 14 章 直接抗球蛋白试验阳性和免疫介导的溶血 304

第一节 直接抗球蛋白试验 305
第二节 自身免疫性溶血性贫血 308
第三节 药物诱导的免疫性溶血性贫血 315
要点 318
参考文献 318

第 15 章 血小板和粒细胞的抗原和抗体 321

第一节 血小板抗原和抗体 321
第二节 粒细胞抗原和抗体 330
要点 333
参考文献 334

第 16 章 人类白细胞抗原系统 339

第一节 生化特性、组织分布及结构 339
第二节 主要组织相容性复合体的遗传学 342
第三节 HLA 分型 345
第四节 其他非 HLA 组织相容性因素 346
第五节 交叉配型和 HLA 抗体检测 347
第六节 人类白细胞抗原系统和输血 347
第七节 HLA 检测和移植 349
第八节 HLA 其他重要临床意义 351
第九节 HLA 临床咨询 352
第十节 临床组织相容性法规要求 353
第十一节 展望 353
第十二节 结论 353
要点 353
参考文献 354

第 17 章 输血服务相关工作：输血前检测和血液保存、监控、加工、分发和库存管理 357

第一节 输血申请和标本采集 357
第二节 受血者血液的输血前检测 357
第三节 血液保存和监控 365
第四节 输血前血液加工 366
第五节 血液分发 369
第六节 发血 370
第七节 血液库存管理 373
要点 374
参考文献 374

第 18 章 血液成分输注 380

第一节 血液成分发放前的准备工作和注意事项 380
第二节 血液成分发放与运送 384
第三节 输注 384
第四节 输血记录 387
第五节 特殊输血 387
第六节 结论 388
要点 388
参考文献 389

第 19 章 输血决策与疗效评价 391

第一节 红细胞输注 391
第二节 血小板输注 396
第三节 血浆输注 400
第四节 冷沉淀输注 402
第五节 粒细胞输注 403
第六节 大量输血方案 403
要点 405
参考文献 405

第 20 章　患者血液管理　414

第一节　患者血液管理的定义和范畴　414
第二节　支持患者血液管理项目所需的资源　415
第三节　患者血液管理的标准和认证　415
第四节　患者血液管理方法　416
第五节　建立输血相关数据库　427
第六节　极端情况的输血　428
第七节　总结　429
第八节　致谢　430
要点　430
参考文献　430

第 21 章　临床合理用血审核方法　435

第一节　审核过程　435
第二节　确定审核准则　436
第三节　临床合理用血审核的类型　438
第四节　高风险患者输血的评价　440
第五节　计算机辅助医嘱管理系统在临床合理用血审核中的作用　440
第六节　使用大数据评估输血医学绩效和进步　440
要点　442
参考文献　442

第 22 章　非感染性输血不良反应　445

第一节　血液安全监测　445
第二节　输血反应的诊断与评估　445
第三节　急性输血反应　449
第四节　迟发性输血反应　459
第五节　死亡报告要求　462
要点　462
参考文献　463

第 23 章　围产期的输血实践　468

第一节　胎儿新生儿溶血病　468
第二节　妊娠相关血小板减少症　472
要点　474
参考文献　475

第 24 章　新生儿和儿童输血实践　479

第一节　造血、凝血和生理　479
第二节　新生儿红细胞输注　480
第三节　4 个月以上婴幼儿输血　485
第四节　新生儿和儿童血小板输注　488
第五节　新生儿和儿童血浆及冷沉淀输注　489
第六节　新生儿和儿童粒细胞输注　490
第七节　新生儿和儿童输血的其他注意事项　491
第八节　输血不良反应及预防　493
要点　495
参考文献　495

第 25 章　治疗性单采　503

第一节　一般原理　503
第二节　设备类型　504
第三节　患者评估与管理　504
第四节　血管通路　506
第五节　抗凝剂　507
第六节　不良反应　507
第七节　儿科患者单采　509
第八节　适应证　509
第九节　治疗性单采病历、收费和供应商资格认证　519
要点　520
参考文献　521

第 26 章　造血干细胞的采集和处理　527

第一节　临床应用　527
第二节　组织相容性，捐献者类型和移植物来源　529
第三节　造血干细胞的采集　531
第四节　造血干细胞的处理　534
第五节　特殊的细胞处理方法　536
第六节　质量控制　538
第七节　造血干细胞产品的长途运输和院内运送　538
第八节　HSCs 产品的输注　539
第九节　监管和认证注意事项　540
第十节　结论　541
要点　541
参考文献　542

第 27 章　造血干细胞移植患者的输血治疗　551

第一节　HSCT 后 ABO 相容的血液成分选择　551
第二节　HSCT 患者的血液成分支持　554
第三节　儿科 HSCT 接受者的注意事项　555

要点 555
参考文献 556

第 28 章 人体组织的捐献和移植 558

第一节 组织捐献和移植 558
第二节 联邦法规、州法律和专业标准 561
第三节 医院的组织服务 562
要点 566
参考文献 566

方法学 568

一般实验室方法 568

方法 1-1 运输危险材料 570
方法 1-2 血液运输过程中的温度监测 572
方法 1-3 不完全凝固的标本处理 573
方法 1-4 溶液制备方法 574
方法 1-5 血清稀释程序 576
方法 1-6 溶液百分比稀释程序 577
方法 1-7 制备 3%红细胞悬液 578
方法 1-8 制备和使用磷酸盐缓冲液 579
方法 1-9 试管法凝集强度的判读和分级 580

红细胞血型定型方法 581

方法 2-1 红细胞 ABO 血型鉴定——玻片法 582
方法 2-2 红细胞和血清的 ABO 血型鉴定——试管法 583
方法 2-3 红细胞和血清的 ABO 血型鉴定——微板法 585
方法 2-4 ABO 血型鉴定不符的初步讨论 587
方法 2-5 低温增强试验检测弱 A/弱 B 抗原抗体反应 588
方法 2-6 酶处理红细胞检测弱 A/弱 B 抗原 589
方法 2-7 吸收放散试验检测弱 A 或弱 B 亚型 590
方法 2-8 唾液中的 A、B、H、Le^a 和 Le^b 抗原检测 591
方法 2-9 鉴定 A_2 或弱 A 亚型中的抗-A1 593
方法 2-10 由意外抗体引起 ABO 正反定型不符的处理 594
方法 2-11 无需离心鉴定血清型 595
方法 2-12 确定 Rh(D)血型——玻片法 596
方法 2-13 Rh(D)血型鉴定——试管法 597
方法 2-14 RH(D)血型鉴定——微孔板法 598
方法 2-15 弱 D 的检测 599
方法 2-16 凝集素的制备与应用 600
方法 2-17 温盐水洗涤去除自身抗体 602
方法 2-18 利用巯基试剂去除自身凝集 603
方法 2-19 微热放散技术检测 DAT 阳性的红细胞 604
方法 2-20 氯喹放散法去除 DAT 阳性红细胞上的 IgG 抗体 605
方法 2-21 使用甘氨酸/EDTA 去除红细胞上的抗体 606
方法 2-22 直接离心法分离自体红细胞与输入的红细胞 607
方法 2-23 血红蛋白 S 病患者分离自体红细胞与输入红细胞 608

抗体筛查、鉴定和相容性试验的方法 609

方法 3-1 立即离心法进行 ABO 输血相容性检测（译者注：盐水交叉配血） 610
方法 3-2 盐水间接抗球蛋白试验 611
方法 3-3 白蛋白或 LISS 添加液间接抗球蛋白试验 612
方法 3-4 LISS 间接抗球蛋白试验 613
方法 3-5 PEG 间接抗球蛋白试验 614
方法 3-6 预温法 615
方法 3-7 利用盐水替代法排除缗钱状凝集干扰 616
方法 3-8 1% W/V 无花果蛋白酶制备 617
方法 3-9 1% W/V 木瓜蛋白酶制备 618
方法 3-10 酶处理标准过程 619
方法 3-11 评估酶处理红细胞 621
方法 3-12 一步酶法 622
方法 3-13 两步酶法 623
方法 3-14 直接抗球蛋白试验 624
方法 3-15 抗体效价测定 625
方法 3-16 使用巯基试剂区分 IgM 和 IgG 抗体 627
方法 3-17 血浆抑制试验区分抗-CH 和抗-RG 或者具有类似特征的其他抗体 628
方法 3-18 用 DTT 或 AET 处理红细胞 629
方法 3-19 尿中和抗-Sd^a 630
方法 3-20 吸收试验 631
方法 3-21 美国稀有血型献血计划 632

抗球蛋白试验(DAT)阳性的研究方法 633

方法 4-1 冷-酸放散法 634

方法 4-2　甘氨酸-HCl/EDTA 放散法　635
方法 4-3　热放散法　636
方法 4-4　LUI 冻融放散法　637
方法 4-5　冷自身抗体吸附法　638
方法 4-6　冷自身抗体特异性检测　639
方法 4-7　冷凝集素滴度测定法　641
方法 4-8　用自身红细胞吸收温反应自身抗体　642
方法 4-9　利用异体红细胞吸收温反应性自身抗体　644
方法 4-10　聚乙二醇吸附试验　646
方法 4-11　进行冷热溶血素试验(Donath-Landsteiner)　648
方法 4-12　通过药物处理的红细胞检测药物抗体　649
方法 4-13　在药物存在下检测药物抗体　651

胎儿及新生儿溶血病的检测方法　653

方法 5-1　检测胎-母出血——玫瑰花环试验　654
方法 5-2　检测胎母出血——改良 KLEIHAUER-BETKE 试验　655
方法 5-3　抗体效价测定辅助检测早期胎儿和新生儿溶血性疾病　657

全血采集，血液成分制备、保存的方法　659

方法 6-1　献血者血红蛋白检测——硫酸铜法　660
方法 6-2　采血前献血者静脉穿刺部位的准备　661
方法 6-3　血液采集和标本留取及标识　662
方法 6-4　从全血中制备红细胞　665
方法 6-5　从全血中制备少白红细胞　666
方法 6-6　高浓度甘油冻存红细胞——Meryman 方法[1]　667
方法 6-7　高浓度甘油冻存红细胞——Valeri 方法[1]　669
方法 6-8　去甘油化红细胞的甘油残留量测定　672
方法 6-9　全血分离制备新鲜冰冻血浆　673
方法 6-10　全血制备冷沉淀、抗血友病因子(AHF)　674
方法 6-11　融化和汇集冷沉淀、抗血友病因子　676
方法 6-12　从全血中制备血小板　677
方法 6-13　从血小板中去除血浆(减容)　679

细胞和组织移植的方法　680

方法 7-1　低温保存造血细胞输注　681
方法 7-2　脐带血制备　683
方法 7-3　异体组织移植物相关不良事件和感染的研究　685

质量控制方法　687

方法 8-1　硫酸铜溶液的验证试验　688
方法 8-2　实验室液态玻璃温度计的校准　689
方法 8-3　口腔电子温度计的校准　690
方法 8-4　冰箱报警器测试　691
方法 8-5　冰柜报警器测试　693
方法 8-6　血小板分离离心机校准　694
方法 8-7　快速凝集试验的血清学离心机的校准　696
方法 8-8　血清学洗涤和抗球蛋白试验的离心机校准　697
方法 8-9　全自动细胞洗涤器的检测　698
方法 8-10　单采成分细胞计数的监测　699
方法 8-11　计算去白细胞全血和成分血中剩余白细胞——人工方法　700

附录　702

附录 1：成人正常值　702
附录 2：儿童正常值　704
附录 3：止凝血试验中正常值(成人)　706
附录 4：血小板悬液中凝血因子含量　707
附录 5：红细胞、血浆、血容量的近似正常值　708
附录 6：各血型系统的血型抗原　710
附录 7：血型系统基因、抗原和表型符号在传统和国际输血术语学会中的示例　713
附录 8：专业术语正确和错误的示例　714
附录 9：ABO/RH 表型的种族和民族分布　715

第 1 章

输血质量管理体系建立与实施的基本原则

质量管理体系是致力于通过满足顾客需求来实现质量目标的一系列业务过程的组合，具体体现在实施质量管理所需要的组织结构、政策、程序、过程和资源等方面。在输血医学和细胞治疗领域，质量管理非常重要，这是为什么？其实答案很简单，那就是为了其服务的顾客——无论是卫生保健服务对象、血液制品提供者还是患者，他们都依赖我们对所生产的产品和提供的服务的安全性及有效性作出保证。质量管理体系是通过提高顾客满意度来实施持续改进的框架。在质量管理体系建立和运行的过程中，通过确定顾客需求，为满足这些需求设计并实施相应的过程，来管理和提高服务水平。

监管者也期望组织建立过程以保证产品和服务的安全并取得预期结果。质量管理体系的有效实施有助于保证实现这一目标。

还有，随着产品使用的减少和运行成本的增加，从事输血医学和细胞治疗的组织尽可能以成本效益最佳的方式运行也十分重要。良好的质量管理体系能减少重复、浪费和无效工作，因此组织能利用更少的资源取得相同的运营和质量成效。质量管理体系的有效实施能为顾客、组织和其他利益相关方提供信心，让他们确信组织能始终提供满足或超出顾客需求或预期的产品和服务，并通过提高效率使成本降低。

第一节　背景

自开创(1937 年美国第一家血站在芝加哥库克郡医院建立)以来，输血医学就一直以质量为核心。输血医学在许多方面不断取得进步，确保了从血液成分制备、输血服务到如今的细胞治疗的质量和安全。20 世纪 90 年代，在发现人类免疫缺陷病毒(human immunodeficiency virus，HIV)和艾滋病开始流行后，非常敏感且知情的公众要求所有涉及血液成分和服务的提供过程实现和保持最高水平的质量。为此，美国食品药品监督管理局(Food and Drug Administration，FDA)提出了“血液供应零风险”的理念，致力于降低所存在的输血相关病原体传播及输血不良反应风险。FDA、医疗保险和医疗补助服务中心(Centers for Medicare and Medicaid Services，CMS)、各州卫生部门等监管机构以及美国血库协会(American Association of Blood Banks，AABB)、美国病理学会(College of American Pathologists，CAP)、联合委员会(The Joint Commission，JC)和细胞治疗认证基金会(Foundation for the Accreditation of Cellular Therapy，FACT)等认证机构要求，从事输血医学和细胞治疗的机构应当建立并实施质量保证计划，包括质量控制(QC)过程和程序，并将其作为生产或执业许可、证书和/或认证要求的一部分。实验室必须符合 1988 年颁布的《临床实验室改进修正案》(Clinical Laboratory Improvement Amendments，CLIA)的要求。该法案规定了实验室的质量要求，由 CMS 负责实施和监管。1995 年，FDA 发布了《血液机构的质量保证指南》。该指南连同 FDA 发布的其他指南一起帮助受监管机构保持符合《联邦法规》(Code of Federal Regulations，CFR)第 21 篇第 200 部和第 600 部中的《现行药品生产质量管理规范》(the current good manufacturing practice，cGMP)的要求。CFR 第 21 篇第 820 部(其前身为医疗器械 GMP 要求)适用于医疗器械(包括血液机构计算机系统)生产机构。

AABB 根据上述所有相关技术规范制定的质量

体系的基本要素是血站和细胞治疗业务活动的最低要求，为保证业务活动质量和符合 cGMP 和《现行组织质量管理规范》(current good tissue practice，cGTP)法规要求提供指导。AABB、CAP、JC 和某些州的行政监管机构取得“被认可状态”——被 cmS 认可为 CLIA88 计划的认证机构。国际标准化组织(International Organization for Standardization，ISO)在大多数领域建立了国际标准，这些标准也属于最低要求。ISO 标准属于通用标准，无论机构大小和产品类型，均可适用。美国国家标准研究会(American National Standards Institute，ANSI)是美国在 ISO 的代表成员。临床实验室标准研究会(Clinical and Laboratory Standards Institute，CLSI)[原国家临床实验室标准委员会(National Committee for Clinical Laboratory Standards，NCCLS)]是一个全球性组织，其总部设在美国，也是 ANSI 的成员单位。FDA 和 AABB 将许多 ISO 原则整合到法规和标准中。例如，AABB 质量体系的基本要素就是根据 ISO9000 系列的 20 项条款制定的，因此与 ISO 标准相容。

第二节 质量管理基本概念

一、质量保证

质量保证的概念是广义的，其目的是为了减少差错，保证结果可信，对生产过程和系统实施安全、有效的控制，始终保证产品的安全和质量。质量保证计划是指经过设计和实施的体系，其目的是保证持续生产质量稳定的产品[1]。良好的质量保证计划包括差错的发现、调查、评估、确定优先顺序和纠正，其最终目的是为了防止差错再次发生。质量保证活动还包括对过程绩效数据做回顾性评价和分析，以确定整个过程是否在控，发现需要关注的转移或趋势。质量保证为过程管理者提供过程绩效信息，为其制订过程改进决策提供依据。

二、质量控制

质量控制是质量保证计划的一个方面，其目的是通过检测和观察，确定在某个具体时点的过程或者过程中的具体作业是否按预期运行。质量控制涉及抽样和测试。在历史上，输血服务机构和献血中心曾以质量控制措施作为运行的标准实践，例如试剂和产品质量控制、文书检查、现场观察和数据测量(例如冰箱温度读数和已完成制备的血液成分的容量或细胞计数)。如果质量控制数据不在规定范围内，则提示可能存在问题，可能是过程本身或者过程执行的问题。质量控制显示的趋势可能预示将要出现问题。

三、质量管理

质量管理关注组织环境中具有相互联系的过程，以及组织与顾客和供方的关系。质量管理强调执行管理者对于整个组织的质量承诺，对将供方和顾客作为质量合作伙伴的理解，在人员和其他资源以及质量计划的管理中的领导作用。质量管理的重要目标是建立一套能够保证过程和产品质量但又不冗余的控制措施。宜摒弃没有增值的控制措施，以节约有限资源，使工作人员把注意力集中到对生产至关重要的控制措施上来。

使用统计工具，例如过程能力测量和控制图表，使机构能在计划阶段和生产过程中评价过程绩效，有助于确定过程是否稳定(即统计控制)，是否能符合产品和服务技术规格要求。

四、质量体系

体系是指有组织、有目的的结构，由相互关联或相互作用的一组要素(成分、过程、实体、因素、成员、部分等)组成。为了实现体系的目标，这些要素连续相互(直接或间接)影响，以保持他们的活动和体系的存在。质量体系由相互关联的一组过程组成，这些过程共同作用，以确保质量(图 1-1)。

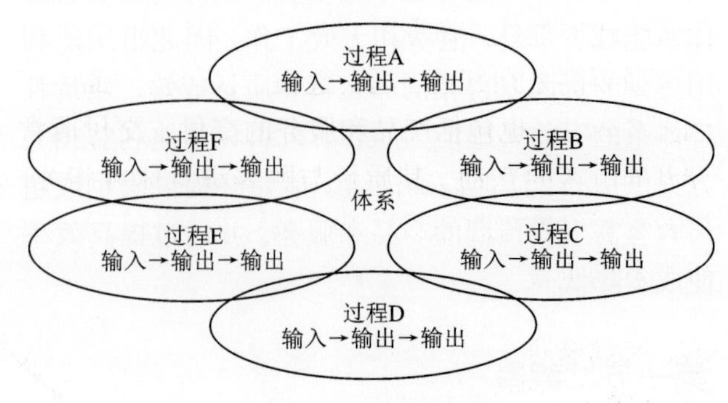

图 1-1 体系和过程

对过程的理解很重要。过程是利用输入实现预期结果的相互关联或相互作用的一组活动(译者注：过程的预期输出称为输出、还是称为产品或服务，随相关语境而定）。以全血采集过程为例，它有很多输入，比如训练有素的血液采集人员，经批准使用血袋、手臂消毒液和血液采集标准操作程序（standard operating procedures，SOP），所有这些输入一起产生输出，即 1 单位全血。输出的质量取决于输入和过程本身的质量和控制。过程验证是保证过程稳定并产生预期输出的关键。本章的后续部分将对验证进行更加全面的讨论。

五、过程控制

过程的管理策略宜关注所有过程的全部构成要素，包括相互联系的活动、输入、输出和资源。供方确认、签订正式协议、进货检验和库存控制是确保过程输入符合技术规范的制度。人员培训和能力评估、设备维护和控制、文件和记录管理以及实施适当的中间控制，为过程按预期运行提供保证。终产品检验和检查、结果测量以及顾客反馈为产品质量评价和过程改进提供数据。这些输出测量和质量指标用于评估过程和过程控制的有效性。

为了有效地管理过程，机构必须理解过程之间的相互作用和因果关系。例如，在献血者检查过程中，接受不符合献血条件的献血者所导致的后果几乎影响到机构的所有过程；如果在献血者健康检查过程中，没有发现应当发现的具有高危行为史的献血者，其所献血液的检测结果可能为某种病毒标志物阳性，这将产生随访检测、事后调查、献血者屏蔽和通知等一系列程序；该血液成分必须被隔离、报废并记录；接触该血液的采集和加工人员具有接触感染性病原体的风险。这些相互关系的确定是质量计划的一部分内容，其作用是一旦在运营中出现过程失控时能快速采取适宜的纠正措施。

重要的是须记住，运营过程不仅包括产品生产和服务建立，也包括产品和服务的交付。交付通常涉及与顾客的互动，其质量与顾客满意休戚相关。因此在质量管理体系设计和持续评估过程中，宜予以足够的重视。

六、质量策划

质量策划是保证质量管理体系取得成功的必要活动，其定义是“将质量方针转化为可测量的目标和要求，并规定一系列步骤以在既定时间框架内实现目标和要求的系统过程”[2]。书面质量计划为质量管理体系的有效实施和维护提供了框架。质量计划是一种动态文件，宜根据需要进行评审和修改。

第三节　质量管理体系方法

为了制定和实施质量管理体系，组织宜遵循经过策划的路径，具体包括以下步骤：

1. 确定顾客和其他利益相关方的需求和期望；
2. 制定质量方针和质量目标；
3. 确定实现质量目标所需的过程及其责任人；
4. 保证过程实施所需资源；
5. 确定和应用过程评价方法，包括确定每个过程的有效性和效率；
6. 设计偏差的预防措施以及不可预防的偏差的纠正措施；
7. 建立质量管理体系持续改进过程。

这一方法可用于建立新的或者维护和改进现有的质量管理体系。必须尽可能全面地确定和记录顾客和利益相关方的需求和期望。顾客的意见是成功的关键。组织了解顾客的需求之后，宜根据顾客需求制定质量方针和质量目标。制定方针和目标时，还应考虑组织应当接受监管和取得认证的机构的需求。虽然有的机构并不会将监管和认证机构作为顾客考虑，但是这些机构与输血医学和细胞治疗组织的运营休戚相关。必须确定实现目标所需的资源，且必须建立保证所需资源的适宜提供的方法。方针、目标和程序确定之后，应建立其有效性和效率的评价方法。有关这方面的内容将在本文的第四节作进一步阐述。主要目标首先是找到防止发生偏差的方法，但是由于工作性质所决定，偏差是肯定会发生的。当偏差发生时，应有方法发现和纠正偏差，并防止其再次发生。最后，质量体系是动态的，应树立和贯彻持续改进的宗旨。

第四节　质量管理体系评价

对质量管理体系定期评价以确定其是否按预期运行，这很重要。评价应包括以下事项：

1. 利益相关方的积极参与；
2. 评价的目的；
3. 评价的目标受众；
4. 评价需要的信息；
5. 评价相关信息的来源；
6. 评价方法。

QMS 评价始于与评价结果关系密切的利益相关方的积极参与。在血液机构和细胞治疗机构，利益相关方常包括质量、运营和管理人员，还可能包括其他方面如献血者动员甚至人力资源方面的人员，具体人员根据待评价过程确定。评价的目的宜与最受关注的事项保持一致。例如，血液机构及其顾客最为关注就是产品的可及性，对产品可及性的评价能提供在正确的时间提供正确的产品这方面的信息，发现的不足之处即是改进机会。根据利益相关方确定评价的目标受众，通常包括管理、库存控制、销售和市场营销部门的高级人员。

评价所需信息取决于评价目的和目标受众。确定用于评价的信息之后，就可以收集信息，包括决策支持信息或一般信息。评价信息可来自生产报告、差错报告、审核或检查报告以及顾客反馈等。

信息评价方法有多种，包括质量管理工作相关图表、设备、软件、策略或技术，其中有许多方法容易使用，但在选择具体评价方法时，应考虑受众的需求。一些软件供方提供质量管理体系监控与评价的专用软件。

第五节 质量管理体系建立与实施

质量管理体系由以下基本要素组成：

1. 组织和领导；
2. 以顾客为关注焦点；
3. 人力资源；
4. 设备管理；
5. 供方和物料管理；
6. 过程控制和管理；
7. 文件和记录；
8. 信息管理；
9. 偏差事件管理；
10. 监测和评估；
11. 过程改进；
12. 工作设施和环境的安全管理。

本章的后续部分将详述这些要素在输血医学和细胞治疗质量管理中的具体应用。

一、组织和领导

组织必须建立有利于质量管理体系有效实施和整个组织良好沟通的组织结构。应以书面形式明确规定每个岗位的职责和权限。高层管理者是质量管理体系取得成功的基础。领导的职责一是创造环境，使个人能充分参与质量管理体系的建立和实施；二是对质量管理体系的运行情况进行监督，确保体系有效运行。高层管理者的具体职责包括以下方面：

1. 建立、实施和保持质量方针及其相关质量目的和质量目标；
2. 为机构和质量管理体系运行提供适宜的资源；
3. 保证新的或变更的过程和程序经过适当设计和有效实施；
4. 参与质量方针、过程和程序的评审和批准；
5. 贯彻实施运营和质量的政策、过程和程序；
6. 监视运营、法规和认证要求的遵从性；
7. 周期性评审质量管理体系运行的有效性；
8. 需要他人协助执行管理者履行上述职责时，应确定代理人，规定其代理职责范围。

组织的质量负责人宜直接向最高管理者报告。质量负责人可履行部分但不必履行全部质量职责。在理想情况下，质量负责人的职责宜与组织运营职责分离。尽管在小型组织，质量负责人可参与运营活动，但关键是质量负责人切勿对自己负责的业务工作实施评价。质量负责人的职责如下：

1. 审核和批准 SOP；
2. 审核和批准培训计划；
3. 监督培训和能力评估的有效性；
4. 评审和批准验证方案和结果；
5. 审核、验证和批准质量管理体系软件；
6. 制定质量体系评价标准；
7. 评审和批准供方以及维护已批准供方名单；
8. 评审产品技术规范；
9. 确定产品的适用性；
10. 监测和趋势分析；
11. 审核不良反应、差错和投诉处理报告；
12. 审核运营职责履行状况；
13. 检查的监督和管理；
14. 按要求向监管机构、认证机构、顾客或其他机构报告。

尽管质量部门习惯于承担上述大部分活动的职责，但是让运营部门参与其中的部分活动可能是开明的做法。但同样需要告诫的是，个人切勿对自己的工作实施评审。此举的目的是强化质量是每个人的责任这一理念。

二、以顾客为关注焦点

为了取得真实(即符合实际要求)的质量,组织应了解顾客需求。血液成分或其他细胞产品和服务的提供组织的顾客有多种,宜考虑每种顾客的需求。过程和服务的设计和建立过程中宜将顾客需求牢记在心中。需将顾客需求形成文件,一般是在供方协议或合同中明确顾客需求。需求确定以后,宜建立定期接收顾客反馈制度,以确定顾客需求是否得到满足。从与顾客共同制定的关键指标(例如血液需求满足率、血液按时交付率、顾客投诉率)的分析或顾客调查资料中可能获得顾客的反馈意见。

三、人力资源

人力资源部门负责与工作人员相关的工作,一般包括新进人员的招聘和培训,现有人员培训、福利、关注问题管理,绩效评价和必要的纠正措施、人员保留以及日常工作的人员配备需求。必须配备适宜的人员完成业务和质量管理工作。

1. 工作岗位说明书

组织宜精心编制所有岗位的工作说明书。工作岗位说明书宜确定具体岗位的主要作用、职责、教育和经验要求。在某些情况下,工作岗位说明书还包含身体素质要求,例如举起某一重量的物品或长时间站立的能力。工作岗位说明书中设定的某些要求可能是由于法规或行业标准要求的原因。例如,在一些州,工作人员必须取得某类执业许可证才能从事实验室检测工作。宜在相应岗位说明书中明确规定这类要求。宜周期性评审工作岗位说明书以确保其真实反映具体岗位工作人员的实际工作。对于本工作岗位说明书,工作人员不仅在入职时和在其修订后要熟悉,而且需要定期复习,以理解和掌握工作岗位职责。监管或认证机构对组织进行检查或评估时,常要求查看已签名的工作岗位说明书。做好工作岗位说明书编写工作的另一益处是,好的岗位说明书有助于培训计划的制订。

2. 聘用

人力资源部门负责监督工作人员的聘用过程,包括联系应聘者、安排面试和保证新工作人员接受入职教育,还可能包括录用前体检(例如服用毒品检测)。在聘用过程中,将工作岗位资质要求与申请人的资质匹配,选择符合工作岗位资质能力(包括培训、教育和经验)的应聘人员予以聘用。

3. 入职教育与培训

新工作人员接受入职教育,取得良好的工作开端,这非常关键。工作人员需要了解本岗位的作用,还需要了解本工作岗位与组织的其他岗位是如何协调的。入职教育一般包括组织及其顾客的概况,福利培训、cGMP 和/或 cGTP 法规的介绍,个人信息保护和安全培训。

工作人员一般需要在受聘的业务部门接受所从事工作的针对性培训,这也是作为个人实际工作的一部分。必须针对开展工作所需的 SOPs 进行培训。此外,每位工作人员需充分了解与其岗位工作相关的 cGMP 和/或 cGTP 要求。所有培训必须记录。工作人员必须接受初次和后续的能力评估。

4. 胜任能力评估

为保证工作人员保持良好工作的能力,应定期开展胜任能力评估以确定其工作胜任程度。组织需制订胜任能力评估书面计划,其内容应包括工作人员未通过胜任能力评估时宜采取的措施。cmS 对检测人员的胜任能力评估有明确的要求,至少必须包括以下 6 个方面的内容:

(1)直接观察常规患者试验操作,包括患者准备(适用时)、样本接收、处理和检测;

(2)监视检测结果记录和报告;

(3)评审中间试验结果或工作表、质量控制记录、能力验证结果和预防性维护记录;

(4)直接观察仪器维护及功能检查;

(5)采用已检测过的标本、内部盲检标本或外部发放的能力验证标本作为评估标本,评估检测性能;

(6)评估解决问题的技能。

对于必须经 CLIA 认证实验室主任批准方允许上岗操作的试验人员,必须实施能力评估,评估内容必须包括上述 6 个方面[3]。

宜制订和实施能力评估计划,按既定计划对所有必须接受评估的人员实施评估。应制定明确的评估日程安排。宜记录能力评估结果,以供监管或认证机构检查。

四、设备管理

工作过程中使用的设备,必须按照生产方说明进行安装和确认,以保证其运行符合预期要求。宜按照书面程序完成确认并记录。安装确认是验证活动的必要部分(见本章后续的验证部分)。组织必须保证按照生产方的推荐(可能包括设备运行条件的规定，诸如温度、湿度、周围空间或其他环境条件等)使用设备。

必须对设备进行维护，保证使其处于适宜运行的状态。组织宜根据生产方的推荐编写设备清洁和维护计划。宜建立设备的预防性维护制度，按照实施维护并保持记录。设备维护记录必须可供检查或评估人员查阅。

计量器具必须常规校准。做校准时，将测量器具和已知标准比较，必要时对其进行调整，使其测量结果与标准相同。有些设备必须常规校准。组织宜制订校准计划，其内容包括应校准的器具、校准频率和校准程序。生产方宜推荐校准频率。相关法规要求可在 CFR 查到[4]。然而，如果没有指引可做依据，组织宜遵循业内的标准做法，如果无据可循，组织宜根据测量的重要性制订适宜的校准频率。

可将校准的实际工作外包给经批准的外部供方，但组织应负责保留校准记录，保证外部供方按照适用的法规和标准开展校准活动。校准记录和程序应可供检查和评估人员查阅。

设备的常规质量控制对于保证其按照预期运行也很重要。应及时对质量控制记录进行评审，判断记录结果是否存在可能表明随着时间变化设备开始出现不稳定的苗头。质量控制的频率同样取决于设备功能的重要性。以用于确定和检测献血者资格的设备为例，因其十分重要而可能需要每日进行质量控制。需及时对质量控制记录实施评审，以便在记录评审发现问题时，所需的调查的范围不至于太大。

1. 设备选择

机构宜根据符合既定技术规范的能力选择设备。宜考虑的其他因素包括成本、服务、行业中其他单位使用情况及技术支持。组织通常有数家供方可选择，因此其他因素可能更为重要。重要的是组织宜在设备选择前制订标准，设备宜适合组织的需求。在设备选择前，宜确定业务工作流程。除非仅有一家供方而没有其他选择，组织不宜为了适应设备而改变工作过程。宜按照组织规定的供方资质确认过程对设备生产方的资质实施确认。

2. 设备标识

宜建立设备的唯一性标识。宜建立、保持和更新设备清单。设备迁移或停用时，宜予记录。开展采供血、输血和细胞治疗业务活动的组织拥有大量设备，设备追踪工作可能很艰巨。软件供方开发了自动化解决方案以帮助组织做好该项工作。但是，即使只能开展人工追踪，也必须做好设备追踪工作。如果可能，宜将停用设备搬离工作区域，明确标识为停止使用，使其不再被生产过程使用。

五、供方和物料管理

确保供方能提供工作所需、符合既定技术规格要求的物料，是质量管理体系的重要内容。组织必须确定并记录供方和物料要求，通过实施供方确认过程选择满足要求的供方。

1. 供方确认

供方确认是指组织确定供方能满足其要求的过程。对供方的要求一般包括符合法规要求的能力、供应的可及性、交付的及时性、对事件和问题的响应、成本和技术支持。组织可根据需要规定其他要求。常见的做法是参与采购集团为其成员开展的供方确认工作。

供方确认可采用对供方进行书面调查或现场审核，以及对供方现有顾客已完成的书面调查实施评审的方式。书面调查成本较低。但是，如果供方提供的材料或服务对业务至关重要，最好还是开展现场审核。物料越关键，供方确认就应越严格。表1-1列出了供方确认过程中可能需要考虑的因素。

表 1-1　供方确认需要考虑的因素

因素	示例
证照或认证证书	FDA，ISO，EU
供方相关的质量文件	质量手册、投诉处理方法
审核或检查结果	FDA 之前的检查，供方确认审核
物料或产品要求	满足功能需求的能力
物料或服务成本	产品、维护和零部件费用
交付安排	长期订单、最短交付周期时间
财务安全和市场排名	组织开办时间，IRS990
售后服务	培训、验证指导、合同/协议审查会

组织宜保持已批准的供方列表，并对已批准的每家供方实施常规评审，确定其是否有能力持续满足组织的需求。必要时在列表中增加或减少供方。

供方列表的管理一般由质量部门负责，但也可在质量部门监督下交由采购部门负责。

2. 合同和协议

在与供方签订的书面合同或协议约定组织的要求和期望是一种规范做法。宜在合同或协议文件中确定双方在采购和供应关系中的职责，还宜约定供方为达到采购方要求而采取的运营方式。最好是制订和记录能定期监测的指标。如果监测指标提示存在问题，宜采取纠正措施并记录。如果问题得不到纠正，则意味着宜将供方从批准列表中剔除。

AABB的标准规定，组织宜监视合同或协议的执行情况。其他认证机构也有类似要求。例如，JC要求医院血库与需要常规评价的血液供方建立评价指标。宜记录对指标的评价，以及未达到指标要求时供方应采取的纠正措施。

3. 进货接收和检验

接收新进物料时，应将其与在用物料进行物理隔离，直至通过进货检验可投入使用为止。有的组织设置围栏区域专供放置新进物料，有的使用货架和标识（常采用不同颜色）隔离新进物料。常由质量部门负责物料的进货检验和放行，但在某些情况下，可由使用部门负责新进物料的质量检查工作。

组织宜制订物料接受标准，并按标准实施进货检验。进货检验包括对外包装和包装内容物的检查。如果产品或包装存在问题，必须对产品实施物理隔离或采用明确标识的方式隔离，直到质量部门确定其处置方式为止。不符合既定标准的物料宜继续隔离，并将问题告知供方。宜按照书面程序实施进货检验和记录。发现不合格物料时，还应记录其处置方式。大多数情况下是将不合格物料退回供方，但如果供方不需要进一步调查，可由采购方就地废弃。

六、过程控制和管理

过程控制是保证过程可预期、稳定，在正常变异范围内按既定绩效目标运行所涉及的活动的总和。过程控制的重要方面包括：

（1）SOP；

（2）过程验证；

（3）计算机系统验证；

（4）检测方法验证；

（5）质量控制；

（6）培训；

（7）追踪和趋势分析。

1. 标准操作规程

SOP为如何开展工作提供指导，是实现过程运行稳定和可控的关键。本节第七部分文件和记录将对SOP进行详尽讨论。

2. 过程验证

过程控制最重要的一个方面是在一开始就建立可持续产生预期结果的过程，即过程验证。过程验证是指收集和评价从过程设计阶段到商业化生产数据，确立过程能持续输出符合质量要求的产品的科学证据[5]。通过验证证实过程输出的结果一致，满足预定要求。宜根据书面验证计划对所有关键过程实施验证。验证计划宜包括以下内容：

（1）系统描述；

（2）验证目的；

（3）风险评估；

（4）职责；

（5）测试用例；

（6）接受标准

（7）问题报告机制；

（8）批准签名；

（9）支持文件。

宜在系统描述中确定过程所使用的系统组分，包括这些组分在过程中如何协同工作，以及系统运行的环境条件和水电等技术要求。

验证的目的宜简明直接。新的过程或发生了重要变更的过程需要开展验证，并需要保证过程一直处于已验证的状态。过程验证有3个阶段：安装确认、运行确认和性能确认。安装确认是确保在过程中使用的所有设备安装正确，按生产方所述的方式运行，环境包括水电等符合生产方规定的设备运行条件。通过安装确认还保证已完成必要的SOP编写、培训计划制订以及对工作人员实施相关SOP培训等一系列工作。运行确认是确保过程能按预期运行，其重点是过程能力（用“最坏情况”方法测试）。过程验证的最后一个阶段是性能确认，证实过程在正常工作环境中按预期运行。

虽然生产方在设备或软件上市前已经做了大量的验证工作，但是终端用户仍应自行实施验证。例如，计算机软件供方对软件做了大量测试以确定其局限性等，但是，软件用户必须在用户环境中使用用户的工作人员和SOP对软件实施验证。可聘请顾问协助验证，但是对最终验证和验证结果负责的是终端用户。所需的验证工作负荷，取决于过程及其关键性以及能否 100% 获得最终测试结果(图 1-2)。

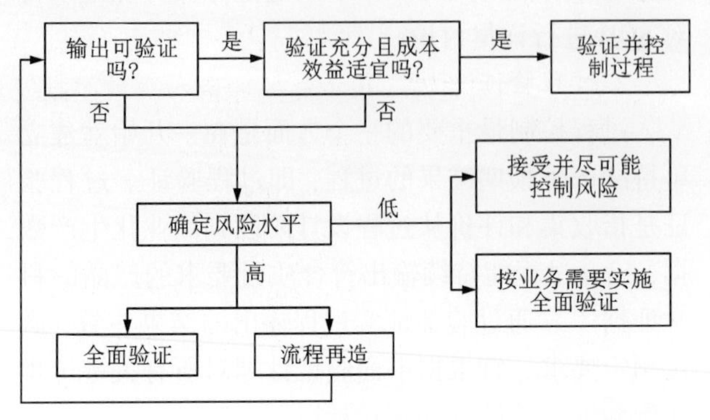

注：如果不接受低风险，一般必须实施流程再造，以消除残余风险。

图 1-2　过程验证决策树

风险评估有助于确定必须做多少测试。过程产生的风险越大，一般就要做越多的测试。特别是在需要通过破坏性测试才能获得过程最终测试结果的情况下，风险评估尤为重要。如果过程风险不大或者不是非常关键，且组织愿意承担一旦出现过程未按预期运行时所带来的风险，可少做些测试。

验证过程有多项工作任务。验证计划的编制人员负责保证验证的完整性，包括所有必要的信息和足够的测试用例以获得预期的保证程度。验证计划的实施人员必须接受待验证过程的培训，且通常是在验证后将要参与过程日常运行的人员，尽管未必总是如此。质量部门和(如果适宜)其他部门在过程正式运行之前批准验证计划和验证的最终结果。

宜编写测试用例以测试过程的各种参数，并在合理的前提下给过程制造尽可能多的难题。测试做得越多，过程稳定运行就越有保证。但是，有时不可能做足够多的测试，无法获得 100% 的保证。通常组织会选择工作负荷不是太大且与行业标准一致的测试水平。每个测试用例都宜有预期结果。没有获得预期结果时，必须报告存在问题，且宜在继续测试前制订解决方案。测试用例失败的可能原因有安装确认不当、测试用例编写质量差、预期结果不切合实际或测试用例本身的执行不规范。经过调查如果不能找到问题的原因和解决方案，那么可能不得不对过程进行变更，或者过程可能需要在限制性条件下运行，宜在验证总结中说明这些情况。

必须在验证工作开始前形成验证验收标准的文件。除非有充分的理由，否则不应在验证过程中变更验收标准。如果确实必要变更验证的验收标准，必须将变更的验证计划重新报批。

验证计划编制完成后，至少还需经过运营和质量部门的批准。如果是 CLIA 管辖的实验室，CLIA 实验室主任也必须是验证工作的审批人。必须在测试用例执行前批准验证计划。如上所述，如果确实需要更改验证计划，更改后的验证计划必须重新获得批准。验证计划可包含支持文件，例如用户手册或相关技术文件。

验证是为了证明过程稳定且能输出符合技术规范的最终结果。在验证过程中可能发现以下情况：

(1)设计缺陷；

(2)要求不合理；

(3)SOP 存在错误；

(4)用户手册存在错误；

(5)缺少培训；

(6)接口不兼容；

(7)物理环境不兼容；

(8)对过程能力存在误解。

测试完成后，通常需要编写验证总结报告，其内容包括预期结果和观察结果，观察结果是否可接受，验证中遇到的问题及其解决方案，过程限制条件(包括验证开始前已知的或在验证过程中发现的)的界定，以及根据验证结果作出的验证结论。在过程投入运行前，验证总结报告宜由运营、质量和医学(如有必要)主管审查和批准。支持文件和过程投入使用的日程安排表尽管通常为独立的文件，但可作为验证总结报告的附件。重要的是要记住，虽然验证使组织对其过程有了信心，显著减少了终产品的测试需求，但验证无论再全面深入，都无法对每种可能性进行测试，也无法控制人为因素。因此，需要对过程实施持续监测以确保过程保持已验证状态。

3. 计算机系统确认

计算机化系统包括硬件、软件、外围设备、网络、人员和文件。必须在拟投入使用的实际环境中，由今后的实际使用者实施计算机系统确认，包括系统之间接口的确认。例如，血液机构可能需要计算机系统和检测设备的接口实施确认。计算机软件供方或生产方所做的测试不能替代在组织内实施计算机确认，终端用户必须进行验收测试甚至可能需要重复已由开发人员完成的一些工作，以确保在终端用户所处环境和过程条件下执行测试。计算机系统确认的一个重要部分是保证系统处于压力状态下仍能正常运行。有关计算机系统确认的其他内容请详见FDA关于用户计算机系统确认指南[6]。

4. 检测方法验证

CLIA要求，准备使用FDA批准或许可的检测系统开展非豁免试验的实验室，应在发出患者检测报告之前，对生产方建立的性能规范实施验证[7]。其最低限度要求是，实验室必须证实试验的性能，包括准确度、精密度、可报告范围和参考区间（正常值）与生产方的性能规范具有可比性。

如果实验室自行建立方法，引入不需FDA批准或许可的检测系统，或对FDA批准或许可的检测系统进行更改，或生产方未提供性能规范，则必须在发出患者检测报告前建立检测系统的性能规范[7]。检测系统的性能规范至少必须包括以下内容：

（1）准确度；

（2）精密度；

（3）检测系统可报告的检测结果范围；

（4）参考区间（正常值）；

（5）分析敏感性；

（6）分析特异性，包括干扰物质；

（7）试验性能的其他要求（例如样本或试剂稳定性）。

实验室必须根据性能规范建立校准和控制程序，记录试验方法验证的所有活动（见42 CFR493.1253）。

5. 质量控制

质量控制是过程控制的重要方面，其目的是保证材料、设备和方法在使用过程正常发挥作用。与验证不同，以既定频率重复开展质量控制检验的目的不是为了获得过程稳定性的保证，而是为了保证结果处在可接受的范围内，发现是否存在缓慢出现并最终导致失败的趋势。质量控制检验的频率常由检测对象的关键性决定。FDA等监管或认证机构规定了部分质量控制频率[4]，本章附录1-3也提供了部分设备和试剂质量控制频率的建议。宜详细记录质量控制，内容宜包括检测人员、检测日期、结果以及检测结果是否可接受。宜在试验操作的同时做好记录。记录宜可供以后的检查和评估查阅。

宜对不符合要求的质量控制结果实施评价时，必要时开展调查，采取纠正措施，然后再考虑重复质量控制检验或准许生产过程继续运行。在问题得到解决之前，质量控制不合格的物品宜标识为“禁止使用”。由于质量控制是按计划的时间实施的，因此如果出现失控，可能有必要对从上一次可接受的质量控制结果以来的所有产品进行评估。这就是确定检测对象的关键性很重要的原因，质量控制检验间隔越短，需要评价的疑似问题产品数量就越少。

6. 培训

入职培训对新工作人员来说至关重要，已在本节前述的人力资源部分中连同具体工作培训和能力评估一并讨论。有关工作场所安全的培训详见第2章。

7. 追踪和趋势分析

追踪是记录工作的组成部分，将在本节第七部分文件和记录加以说明。趋势分析是许多质量体系活动都有的理念。

七、文件和记录

文件和记录的重要性在于其为所做的事情及其细节提供证据。良好的文件记录使得能够对过程运行的全部细节进行追溯，对过程运行步骤的逻辑顺序进行跟踪。从事血液和细胞产品生产的组织编制了许多文件和记录，具体有以下数种类型：

（1）质量手册；

（2）质量方针及过程文件；

（3）SOP；

（4）作业指导书；

（5）作业提示卡（表）；

（6）表单；

（7）标签。

1. 文件的编制

文件宜统一编制。宜制订文件编制SOP，规定文件格式以及对新编制文件和定期对现有文件实施评审和批准。宜建立文件唯一标识（如编号系统）。宜对文件的变更实施控制。文件控制是过程控制的关键组成部分。很多组织建立了经过确认的计算机化的文件控制系统，用于文件编制、需要评审和批准文件的推送、受控文件的打印、修订、归档等文件管理活动。大多数组织致力于尽可能减少纸质文件。但是，必须有纸质文件备份，以保证计算机宕机时有文件可用。

2. 质量手册

质量手册是血液和细胞治疗机构最重要的文件之一。质量手册描述了组织的质量方针、质量目标以及各项业务活动质量实现的总体方法，构建了组织为保证质量体系运行所需的组织结构(以组织结构图表示)，规定了从一线到高级管理人员的工作职责，指出了质量体系与运营的整合方式，以及对运营的质量结果实施监测和保证的方式。

3. 政策和过程文件

政策描述了组织的运营方式，表明组织对特定主题的态度，是属于高层次的文件。并非所有政策都应接受法规监管。例如工作人员着装和禁烟事项，没有任何监管或认证机构要求对其进行监管，但是组织可通过制订制度和沟通，让工作人员了解工作场所着装或禁烟要求。必要时，组织的其他类型文件(例如 SOP 和表单)可对政策性文件提供支持。

过程文件表述过程的输入、所发生的转化和过程的输出，也属于高层次文件。过程文件提供了过程的整体概貌，可能采用流程图表示。需要在高站位上了解过程以及在培训中向工作人员介绍过程概念时，流程图尤其有帮助。

4. 标准操作规程以及作业指导书

SOP 规定过程的具体步骤——何人、做何事、何时做(按顺序或次序)。写得好的 SOP 能说明过程如何做的细节。SOP 宜写得够细，使受过培训的工作人员能按照 SOP 完成工作任务，但又不能写得太细，以免造成不必要的限制。宜由熟悉专题业务的专家参与 SOP 编写。SOP 宜通过验证，以确保其有效性。SOP 验证通常是由工作人员按照 SOP 所写的进行操作。实施验证的工作人员需要注意 SOP 所述的步骤是否有意义，是否可操作以及是否能获得预期结果。定稿的 SOP 宜报经适宜的部门人员和医学主任(如果需要)评审和批准，还需经过质量部门批准才能生效和发布。工作人员宜接受与其工作相关的所有 SOP 的培训。SOP 必须可供工作人员工作时随时查阅。

SOP 需要周期性评审，以确保 SOP 现行有效，反映目前正在开展的工作。有的组织采用每季度评审一部分 SOP 的方式，以保证所有 SOP 在规定时间内都经过评审。

作业指导书比程序文件更具体、更详细，为如何作业提供一步一步的指导。并非所有组织都有作业指导书，有的组织对于所有针对具体操作步骤的文件仅使用“程序”这一文件术语。无论组织选用何种文件术语，宜对规定如何完成某项工作的文件实行统一控制和管理。需对 SOP 和/或作业指导书的变更实施控制，保证变更在实施前经过许可、验证和批准，且已告知所有的利益相关方。SOP 出现较大变更时，可能有必要对相关工作人员实施再培训。

5. 作业提示卡(表)

作业提示卡(表)是经批准的程序或作业指导书的部分内容摘要。SOP 中有需要经常使用的表单或信息时，常采用这种方式。必须采用与程序和作业指导书相同的方式对作业提示卡(表)实施控制，且宜将其关联到其所属的程序。不宜使用不受控的作业提示卡(表)。如果是采用计算机文档，可将作业提示卡(表)设置为超链接。

6. 表单

空白表单提供信息记录的模板。完成填写后，表单即成为一份所完成工作的客观证据记录，适用记录保存要求。表单宜列入文件控制管理范围。并不是任何人都有能力设计表单，因此表单宜由有经验的人员缜密设计，以避免差错。如果表单本身无法让人明白如何填写，宜附有填写说明。工作人员宜接受有关表单填写的培训。按这些要求做时可减少发生差错的可能性。表单可作为 SOPs 的一部分，可在计算机文档中对其设置超链接。

7. 标签

尽管有人认为标签不属于文件，但需要将标签的设计和维护列入文件控制管理系统的范围，以保证标签正确、符合法规要求和现行有效。宜按文件控制方式对标签变更实施管理，以保证标签变更经过评审和批准，以保证其正确性和符合性。有些标签必须提交 FDA 审批[8]。组织必须保存现用标签母版以供查核。

8. 文件维护

如前所述，宜对文件编制和维护实施控制，其中的文件版本控制至关重要。组织还应建立文件变更申请和更改后的文件的发放和告知机制。宜制订和保持文件更改的历史记录。对文件进行修订时，修订后的文件宜经过批准和发布，宜将修订前的文件归档以供日后查阅。

组织宜编制各类在用文件清单。清单具体内容宜包括文件的最新版本、发放数量和持有部门。文件清单有助于文件控制。文件修订时，文件清单有助于保证收回所有旧版文件和发放修订版文件。

9. 记录

记录为所做工作提供证据，证明已按照程序开展工作且做了记录。记录宜与工作同步，宜记录每个关键步骤。良好的记录提供工作步骤的细节（可追溯性——何人、何事、何时、何地、如何做）和逻辑顺序（可追踪性）。记录宜永久保存，因此应使用不褪色的墨水。记录的修改方式宜保证能辨识原错误所在、修改人和修改时间。宜对记录实施管理，其主要内容如下：

（1）记录创建和标识；

（2）保密性；

（3）保护记录的完整性；

（4）防止意外销毁；

（5）防止啮齿类动物、火和水的损坏；

（6）保存和检索；

（7）保管；

（8）销毁。

输血医学和/或细胞治疗组织使用的记录文件包括政策、过程文件、程序和已填写的表单。这些记录文件提供了组织在过去的任何特定时间里是如何开展工作的。记录可采用纸质或电子载体，但必须易于识别并有记录者的信息。使用签名和姓名首字母的组织，宜保持所有工作人员的签名留样和姓名首字母列表。如果采用登录计算机系统或电子刷卡方式采集的记录创建者身份信息方式，应符合电子记录保存规则。

输血医学或细胞治疗组织形成记录的性质决定了很多记录，特别是含有献血者或患者信息的记录是保密的。任何时候都不宜将记录放置在无关人员能看到的地方。向组织外部提供含有保密信息的记录时，宜将其中涉密信息编辑修改。

必须对记录（无论纸质或电子形式）实施保护，避免未经授权更改、意外销毁以及啮齿类动物、火或水造成的损毁。设计记录保存条件时宜保证这些目标的实现和便于检索。宜限制记录，特别是涉密信息的记录的接触权限。

组织宜制定符合法规和标准要求的记录保管制度，并按制度规定保存记录。宜采用保护涉密信息的方式销毁超过保存期的文件。销毁方式有碎化、烧毁和消磁[用磁性擦除电子存储介质（如硬盘驱动器）中数据的方法]。

很多组织将记录的保存、检索、保管以及销毁工作外包，此时宜保证承包方具备资质，且在组织接受检查和评估时能及时获取所需记录。

如果组织采用电子形式保存记录，必须保证电子数据的完整性，不发生未经授权的更改，不会由于覆盖、物理损坏或系统崩溃而造成数据意外丢失。宜定期评估数据的完整性。

组织必须建立对纸质和电子文件中的错误实施更正的书面制度。无论是纸质或电子文件，更正时不得擦除原错误，这点很重要。关于纸质文件中的错误的更正，业内的习惯做法是，在错误处画一条横线，在上面写上更正的内容，然后写上更正者姓名和更正日期。如果需要对更正作出解释，可在更正内容的旁边写上解释，如果没有足够的空间可供书写解释，可用星号标识，然后将解释写在文件的其他地方，甚至背面。电子文件的维护宜使审计追踪能显示错在哪里、实施了什么更正、更正人和更正时间。

八、信息管理

组织拥有必须纳入质量体系管理的大量信息，其中大部分信息属于涉密信息。因工作需要接触信息的人员方有权接触信息。必须保护纸面和电子数据的完整性。未经授权不得以纸质或电子方式复制资料。高度保密的纸信息宜存放在带锁的文件柜里。应设置高度保密电子信息的接触权限。保存受保护健康信息的组织必须遵守《健康保险可转移性和责任法》（Health Insurance Portability and Accountability Act，HIPAA）的规定，此专题不在本章范围，请详见该部法律的详细规定（www.hhs.gov/hipa）。

关键电子信息的备份十分重要，宜定期备份。宜建立意外丢失数据的恢复程序。记录宜按照既定制度进行保管，确保及时销毁不需保留的文件。

九、偏差事件管理

在涉及人参与的任何系统中，偏差是不可避免的。质量管理体系宜建立偏差（例如发现不符合技术规范要求的产品）管理程序，规定偏差的发现、记录、调查、纠正以及跟踪过程和程序。偏差管理的过程和程序必须符合法规和适用标准的要求，宜包括以下内容：

1. 偏差的记录（电子或纸质记录）和适当分类（常按风险大小）；

2. 确定偏差对产品或服务质量的影响；

3. 评价偏差对相关活动的影响；

4. 调查和分析偏差的产生根源；

5. 选择适宜的纠正措施，实施适宜的纠正措施；

6. 通知和召回；

7. 实施适宜的预防措施；

8. 按相关要求向外部机构报告；

9. 评估已实施的纠正措施和预防措施的有效性。

工作人员宜接受关于偏差发现和报告的培训。偏差包括差错、意外以及献血者和受血者不良反应。只有掌握偏差事件的详细真相才能开展全面彻底的调查。

发现偏差时，确定其对产品和/或服务的影响十分重要。如果偏差对产品质量具有负面影响，可能有必要对产品实施隔离或对已发放产品实施召回。对涉事产品的控制越早越好，组织宜在发现偏差后尽快考虑其是否对产品和/或服务造成影响。

发现偏差时，还宜确定其是否对组织的其他运营也产生不良影响。此时，可能需要多个部门参与调查，才能全面了解偏差及其影响。

并不是所有偏差都需要开展全面调查。但是，大多数偏差通常需要开展某种程度的调查。全面调查可能需要与工作人员面谈、评审培训记录和SOP，还可能需要评审其他记录或数据，以确定偏差的严重程度。

根源分析是一个集合术语，指用于揭示问题产生原因的各种方法、工具和技术。常有必要采用根源分析确定偏差的产生原因。连续问为什么，对于确定产生偏差的真实根本原因非常重要。如果偏差的真实原因未被发现，问题可能会再次发生。如果问题的根本原因已经解决，问题就不会再次发生。虽然对根本原因的定义存在很大争议，但一般认为对根本原因的以下认识是正确的[9]：

1. 根本原因是具体的潜在原因；

2. 根本原因是能适当确定的原因；

3. 根本原因是管理层通过采取控制措施能解决的原因；

4. 根本原因是能对防止其再次发生提出有效的针对性预防推荐意见的原因。

有数种方法可用于根源分析，具体包括如下几种：①头脑风暴，用于发现潜在原因；②鱼骨图，用于确定原因和影响因素；③失效模式效应分析(failure mode effects analysis，FMEA)，用于逐步识别设计、生产或装配过程、产品或服务的所有可能失效；④5 个为什么，用于刨根问底，查明真实原因。需要对 5 个为什么进行说明的是，并非一定要问 5 个为什么，可少问或多问，查明产生偏差的真实原因(图 1-3)后即可停止询问。

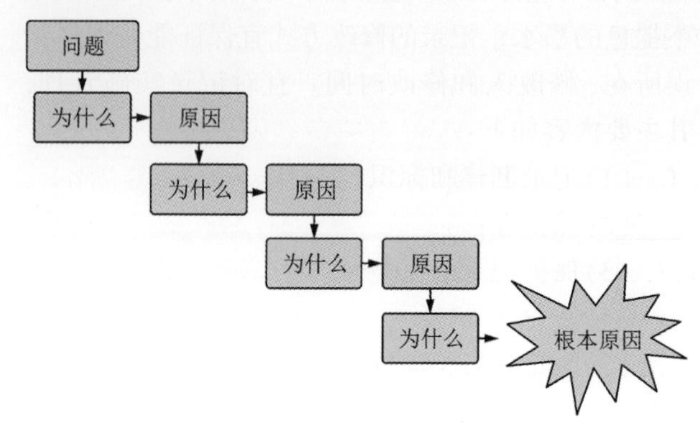

注：不局限在这 5 个问题，可问更多或更少问题，直至查明根本原因为止。

图 1-3　5 个为什么

确定了产生偏差的根本原因后，就应选择适当的纠正措施。纠正措施宜修复偏差，同时还必须合理。例如，如果真正解决问题的措施是采用能准确抓取具体数据的新计算机系统，这就不可能很快实现，因此，就需要选择在采用新计算机系统前的合理过渡方法。此外，组织宜避免凭直觉选择纠正措施，必须保证纠正措施能真正解决问题，而不是仅解决表面问题。举个例子，组织可选择采用新设计的表单以减少差错，也可选择复核以保证准确。但是要注意的是，仅简单地增加更多的复核很少能解决问题。事实上，增加复核有时可能使事情变得更糟。

将偏差通知相关顾客是纠正措施的一部分。根据偏差事项的范围以及调查结果，可能有必要将偏差事项向顾客通报，甚至可能需要召回产品。组织宜制订这方面工作的程序。

偏差的纠正很重要，但是确定是否能采取措施防止偏差再次发生同样重要。短期的纠正措施只是暂时解决问题，而长期的纠正措施(通常包括预防措施)能永久性解决问题。关键是要在资源有限的条件下保持运营能力的同时，找到将问题再次发生的可能性降至最低的最佳方法。

宜尽可能采取预防措施。例如，如果确定偏差是缺乏培训所致，可考虑将适当培训作为预防措施。在这种情况下，培训可同时作为纠正和预防措施，因为培训既解决当前问题，同时也可预防以后再次发生问题。

根据偏差的性质确定是否应向监管或认证机构报告。过程和程序宜明确在何时向何机构报告，以及在何种情况下采取自愿召回已发放的不合格产品的措施。仍在组织内部的产品可直接处理。

必须尽快将血液采集或输注以及细胞治疗产品相关死亡事件向 FDA 生物制品评估和研究中心(Center for Biologics Evaluation and Research，CBER)报告[具体要求分别见 21CFR606.170(b)和 1271.350(a)(i)条款]。FDA 在其网站发布了关于需要向 CBER 提交的报告编写的指导意见[10,11]，可供参考。必须在死亡后 7 日内向 FDA 提交后续跟踪措施的书面报告，宜在报告中说明为避免此类事件再次发生所实施的新程序。AABB 协会公告(04-06 号)提供了关于这类报告要求的其他信息，还附有献血者死亡事件报告表[12]。

所有献血中心、血站和输血服务机构，无论其是否获得 FDA 许可和注册状态，必须立即向 FDA 报告生物制品偏差事件及其相关信息[13,14]。FDA3486 报表适用以下偏差事件：①与生产过程相关(例如采集、检测、加工、包装、标识、储存、保存或发放)的偏差；②不符合 cGMP、既定规范、适用法规或标准要求或非预期或不可预见的偏差；③可能影响产品安全、纯度或疗效；④机构已对产品实施控制或负责时仍然发生的偏差；⑤涉及已经脱离机构控制的产品时(例如已发出)。

如果发生已发放的产品不符合预防感染性疾病传播或细胞治疗产品污染的适用法规、标准或既定规范要求时，组织必须采用同样表单(FDA 3486)快速报告相关生物产品偏差事件。非预期或不可预见的事件，如果与感染性疾病传播或潜在传播相关，或可能导致产品污染[15]，必须遵从上述报告要求。有关生物制品偏差报告更多信息详见 FDA 网站[16]。

必须建立将医疗器械不良事件向 FDA 和设备生产方报告的制度[17]。JC 鼓励报告前哨事件，包括输注主侧配血不相容血液所导致的溶血性输血反应[18,19]。

血液安全监测报告为输血不良反应和偏差的发现、调查和处理提供机会。AABB 和 CDC 等许多组织都在组织开展这方面的监测工作。

十、监测和评估

组织应建立对其过程有效性实施监测和评估的制度，并将该项制度作为质量管理体系的一部分。可在不同层面实施监视，包括过程输入、中间控制、结果或过程，甚至过程所在的系统。虽然记录评审和分析是持续监测的一种形式，但开展过程内部和外部评估非常有用。评估可包括将实际和预期的结果做比较，具体评估方式有质量评估、同行评审、自我评价和能力比对。

组织宜制订质量体系内部评估程序。每次评估宜事先精心策划，然后按既定计划实施评估。评估者可采用查阅数据(例如质量指标和其他质量记录)，观察过程实际操作，或与工作人员面谈的方式。通过面谈能确定工作人员对过程和程序，特别是对于那些罕见的事件(如严重晕厥或设备故障)的了解是否充分。评估应覆盖质量管理体系，至少包括组织运营的关键过程。评估程序宜包括对存在问题的响应机制，保证重要的利益相关方知晓存在问题并计划采取相应的纠正措施。质量部门宜负责监督内部评估，保证纠正措施得到实施。

1. 质量指标

质量指标是表示过程输出质量的统计指标，用于顾客需求、人员、库存管理以及过程控制和稳定等的评价。质量指标可基于结果(例如数量不满足率)，也可基于过程稳定产生预期结果的能力。例如，如果顾客要求订货在 1 小时送达，满足顾客时间要求的送货次数的百分比就是在规定时间内送货的过程能力指标。组织宜设置质量指标的警戒线，顾客参与是保证警戒线设置合理的关键。

组织宜经常向利益相关方通报质量指标的统计结果，让他们知晓组织的运营状态。也可将顾客列入质量指标通报范围。常采用运行图、控制图以及条形图描述质量指标数据。控制图显示组织的过程是否按照预期运行，如果过程运行不符合预期，提示需要采取纠正措施。

2. 合理用血液

近年来，为了降低成本和提供更好的医疗服务，组织十分关注血液合理使用问题。患者血液管理(patient blood management，PBM)已成为热点，现在很多组织设置了专门从事输血安全的工作岗位——输血安全员(transfusion safety officer, TSO)。合理用血委员会常规评审医师的输血医嘱以及输血实践，以及血液标本采集和标识、患者不良反应、险兆事件，血液过期、报废和合理使用以及输血指南符合性。很多医院在医院计算机系统中建立了输血医嘱警告机制，当输血医嘱偏离既定指南推荐意见时，系统即发出警报。AABB 已发布红细胞和血小板输注临床实践指南[20,21]。

诸如术前贫血治疗等红细胞输注的替代方法，有的正在开展研究，有的已被许多医疗机构整合到致力于减少输血需求的常规医疗实践中。医师以前的输血习惯基本上是常规输注 2 单位红细胞，现在要求医师开具第 2 个单位红细胞的输血医嘱时应有临床数据支持。图 1-4 显示了一家大型教学医院实施 PBM 计划所取得的成效。用血栓弹力图(thromboelastography, TEG)或血栓弹力测定法(thromboelastometry, TEM)指导凝血因子纠正现已成为常规实践。PBM 不仅给患者提供更好的医疗照护，且限制了不必要的输血，从而节约了医疗成本并将血液留给真正需要输血的患者。

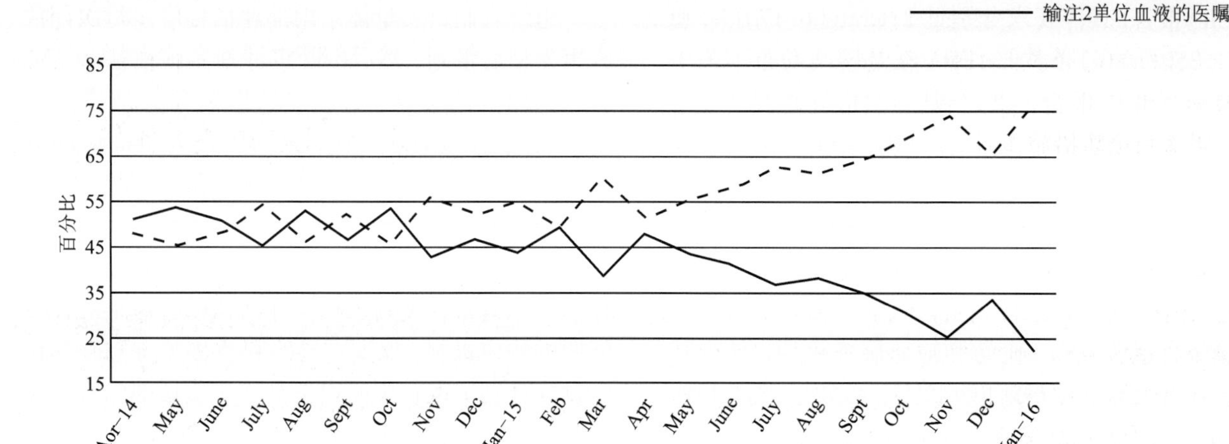

图 1-4 田纳西州诺克斯维尔市田纳西医疗中心血库开展 PBM 后取得 1 次输注 2 单位血液的医嘱占比明显降低的成效

感谢 Chris Clark 博士和 Anna Rains 惠赠本图。

3. 外部评估

外部评估是指由与被评估组织没有隶属关系的机构和组织开展的评估。外部评估可能属于自愿(例如 AABB 评估)或法规强制要求(例如 FDA 检查)参加。开展血站、输血服务或细胞治疗机构评估或检查的组织如下：

(1)AABB;

(2)CAP;

(3)COLA(Commission on Office Laboratory Accreditation，旧称诊所实验室认可委员会);

(4)cmS;

(5)JC;

(6)细胞治疗认证基金会(FACT);

(7)FDA;

(8)州卫生部门。

上述评估或检查机构包括了认证机构和监管机构。其他机构例如交通部和核安全管理委员会也可能对血液和细胞治疗机构实施评估。

认证是自愿参加的，而法规要求是强制的。评估机构一般是根据其发布的标准或法规开展评估。尽管任何评估或检查都可能带来一定程度的烦恼，但是这类评估或检查常提供学习和改进运行的机会，对组织有益。重要的是要对工作人员开展培训，使其掌握在评估或检查过程中自己该做什么。这类培训既能减轻工作人员的担心，又能保证他们理解检查人员的职能和职责范围。

在外部评估或检查过程中发现问题时，常需要将其记录并在末次会议上提供给组织。组织宜开展根源分析，必要时采取纠正措施。受检组织一般需要向外部评估机构递交书面反馈报告。与内部评估一样，管理层需要充分了解检查结果及其相关纠正措施。

4. 能力验证

能力验证是对经 cmS 批准的能力验证计划发出的实验室未知样本做检测。有不少机构开展能力验证。例如，AABB 开展免疫血液学参考实验室能力验证。参加能力验证的机构要做验证检测，一般每年至少 3 次。能力验证样本的检测和管理方式宜与实验室的其他检测样本相同。做验证检测的工作人员宜轮换，使工作人员的检测能力都能得到验证。能力验证组织机构将参加实验室提交的结果与其他实验室比较，决定通过或不通过能力验证。认证机构监督已通过其认证的机构的能力验证结果。未通过能力验证时，实验室宜展开调查，努力发现问题的根本原因，必要时采取纠正和预防措施。此外，认证机构可能要求在能力验证未通过后提交一次或多次调查报告，以确保测试过程处于受控状态，纠正和预防措施有效。

十一、过程改进

持续改进是质量管理的原则。血液成分或细胞治疗产品的生产组织宜建立组织运行和患者安全的持续改进过程，具体内容宜包括确定问题根源的方法、适当的纠正和预防措施以及这些措施的有效性评估。宜将从偏差管理系统收集的信息用于运行改进，这是对偏差实施有效管理主要益处。改进机会的其他来源具体如下：

1. 与顾客和供方建立的指标；
2. 投诉；
3. 质量控制记录；
4. 能力验证；
5. 内部审核；
6. 质量指标；
7. 外部评估；
8. 运营状况的财务分析。

许多组织将精益生产和六西格玛管理相结合，将其作为持续改进过程的一部分。精益六西格玛是“将六西格玛和精益生产（精益企业）2 种管理方法相结合，致力于消除物力资源、时间、精力和人才的浪费，同时保证生产和组织的过程质量”[22]。精益六西格玛有 2 个目标：①消除过程中的非增值步骤；②消除缺陷和改进整个过程。精益六西格玛采用确定、测量、分析、改进和控制（define，measure，analyze，improve and control，DMAIC）——5 步法改进过程（表 1-2）。5 步法不仅可用于解决问题，还可用于过程改进。实施精益六西格玛的组织取得了过程改进的显著成效，同时也节省了宝贵的资源。

表 1-2　DMAIC 过程

- 确定问题、改进活动、改进机会、项目目标和顾客（内部和外部）需求
- 测量过程绩效
- 分析过程，确定变异或不良绩效（缺陷）的根本原因
- 通过解决和消除根本原因提高过程绩效
- 控制已改进的过程及其所产生的绩效

十二、工作设施和环境的安全管理

必须配置与所开展工作相适应的设施。必须对设施进行维护，为工作人员、患者、献血者和来访人员提供安全的环境。设施必须卫生整洁，不对工作人员和产品的安全构成威胁。工作场所应有足够的空间，以避免过程运行混乱。建筑设施、通风、卫生、废物和有害物质处置系统必须支持组织的运行。对安全的关注包括通用安全措施，例如使用防滑地面和适宜的物品提举技术，以及消防安全、生物和化学安全、放射安全和灾害防备、应对与恢复。

组织应制订应对内部和外部灾害的应急计划，明确灾害发生时的工作程序，以保护工作人员安全，并尽可能保持业务连续性。工作人员必须接受安全和应急计划的培训。应急计划应开展常规演练，包括可能发生灾害的各种情境模拟，管理层应对其进行监督。

有关工作设施和环境安全管理的详细内容请详见本书第 2 章。

要点

1. **组织和领导**　确定的组织结构和最高管理者对质量方针、目标和目的的承诺是确保质量管理体系持续获得成功的关键。
2. **以顾客为关注焦点**　质量组织宜理解、满足甚至超越顾客需求和期望。宜在合同、协议或根据顾客反馈意见制订的其他文件中规定顾客需求和期望。顾客反馈对于过程改进机会的发现和确定十分关键。

3. **人力资源** 所有人员的质量管理重点是适宜的人员配备、选聘、入职教育、培训、能力评估和其他相关法规要求。
4. **设备管理** 关键设备可能包括设备、测量仪器、计算机硬件和软件。关键设备必须具有唯一性标识。必须对关键设备实施确认、校准、维护和监控，以确保其在规定的技术参数范围内运行。
5. **供方和物料管理** 关键(即影响质量的)物料和服务的供方宜具备所需资质，宜在合同或协议中规定相应要求。所有关键物料均宜具备相应资质，接收时宜对其进行检查和检测，确保其符合技术规范要求。宜建立不合格物料的识别、追踪并向供方报告的制度。
6. **过程控制和管理** 对新的或者更改的政策、过程和程序实施控制的系统方法包括过程验证、检测方法验证、计算机系统确认、设备确认和质量控制。必须制订确认或验证计划，评审和批准验证结果。应制定和实施确认计划，确保做好设备的安装确认、运行确认(包括人员培训和 SOP 制定)和性能确认，取得既定结果，为过程的可靠性和可重复性提供保证。
7. **文件和记录** 文件包括政策、过程描述、程序、作业指导书、作业提示卡(表)、表单和标签。记录为过程按预期运行提供证据，使得能够对产品和服务质量实施评估。
8. **信息管理** 必须防止数据和信息的非授权访问、修改或损毁，保护患者和献血者记录的保密性。宜定期评估数据完整性，保持备份设备、替代系统和归档文件。
9. **偏差管理** 必须对偏离组织的规定标准和法规要求的事件实施管理，包括偏差事件的发现、记录和分类，以及偏差事件所产生的质量影响的评估。根源分析结果关系到适宜的纠正措施的确定。给公众带来潜在风险的偏差事件必须向外部机构报告。
10. **监测和评估** 过程评价包括内部和外部评估、质量指标监测、合理用血评价、能力验证和数据分析。
11. **过程改进** 从偏差报告、不符合要求的产品和服务、顾客投诉、质量控制记录、能力验证结果、内部审核、质量监控指标监测和外部评估中能发现和确定改进机会。过程改进包括确定根本原因、实施纠正和预防措施以及评价这些措施的有效性。实施精益六西格玛能显著提高效率和减少差错。
12. **设施、工作环境和安全** 必须制订安全总则以及生物、化学、辐射、消防安全管理程序和应急预案。空间布局、建筑设施、通风、卫生、废物和危险品处置必须支持组织的运行。

参考文献

[1] Food and Drug Administration. Guideline for quality assurance in blood establishments. (July 11, 1995) Silver Spring, MD: CBER Office ofCommunication, Outreach, and Development, 1995.

[2] Business dictionary. Quality planning. Fairfax, VA: WebFinance, Inc, 2019. [Available at http://www.businessdictionary.com/definition/qualityplanning.html (accessed September 8, 2019).]

[3] Centers for Medicare and Medicaid Services. What do I need to do to assess personnel competency? Baltimore, MD: cmS, 2012. [Available athttps://www.cms.gov/Regulations - andGuidance/Legislation/CLIA/Downloads/CLIA_CompBrochure_508.pdf.]

[4] Code of federal regulations. Title 21, CFR Part 606.60. Washington, DC: US Government Publishing Office, 2019 (revised annually).

[5] Food and Drug Administration. Guidance for industry: Process validation: General principles and practices. (January 2011) Silver Spring, MD: CBER Office of Communication, Outreach, and Development, 2011.

[6] Food and Drug Administration. General principles of software validation; final guidance for industry and FDA staff. (January 11, 2002) Silver Spring, MD: CBER Office of Communication, Outreach, and Development, 2002.

[7] Code of federal regulations. Title 42, CFR Part 493. Washington, DC: US Government Publishing Office, 2019 (revised annually).

[8] Food and Drug Administration. Guidance for industry: Changes to an approved application: Biological products: Human blood and blood components intended for transfusion or for further manufacture. (December 2014) Silver Spring MD: CBER Office of Communication, Outreach, and Development, 2014.

[9] Rooney JJ, Vanden Heuvel LN. Root cause analysis for beginners. Quality Progress 2004; 37: 45-53.

[10] Food and Drug Administration. Guidance for industry: Notifying FDA of fatalities related to blood collection or

transfusion. (September 2003) Silver Spring, MD: CBER Office of Communication, Outreach, and Development, 2003.

[11] Food and Drug Administration. Transfusion/ donation fatalities: Notification process for transfusion related fatalities and donation related deaths. Silver Spring, MD: CBER Office of Communication, Outreach, and Development, 2019. [Available athttps://www. fda. gov/vaccines-blood-biologics/report-problem-centerbiologics-evaluation-research/transfusiondonation-fatalities.]

[12] Reporting donor fatalities. Association bulletin #04-06. Bethesda, MD: AABB, 2004.

[13] Code of federal regulations. Title 21, CFR Parts 606, 610, 630, and 640. Washington, DC: US Government Publishing Office, 2019 (revised annually).

[14] Food and Drug Administration. Guidance for industry: Biological product deviation reporting for blood and plasma establishments. (March 2020) Silver Spring, MD: CBER Office of Communication, Outreach, and Development, 2020.

[15] Code of federal regulations. Title 21, CFR Parts 1270 and 1271. Washington, DC: US Government Publishing Office, 2019 (revised annually).

[16] Food and Drug Administration. Biological product deviations: Includes human tissue and cellular and tissue-based product (HCT/P) deviation reporting. Silver Spring, MD: CBER Office of Communication, Outreach, and Development, 2019. [Available athttps://www. fda. gov/vac cines-blood-biologics/report-problem-centerbiologics-evaluation-research/biological-product-deviations.]

[17] Code of federal regulations. Title 21, CFR Part 803. Washington, DC: US Government Publishing Office, 2019 (revised annually).

[18] Hospital accreditation standards. Oakbrook Terrace, IL: Joint Commission Resources, 2019.

[19] Laboratory accreditation standards. Oakbrook Terrace, IL: Joint Commission Resources, 2017.

[20] Carson JL, Grossman BJ, Kleinman S, et al. Red blood cell transfusion: A clinical practice guideline from AABB. Ann Intern Med 2012; 157: 49-58.

[21] Kaufman M, Djulbegovic B, Gernsheimer T, et al. Platelet transfusion: A clinical practice guideline from the AABB. Ann Intern Med 2015; 162: 205-214.

[22] Investopedia. Lean Six Sigma. New York: Investopedia LLC, 2018. [Available at http://www. investopedia. com/terms/l/lean-sixsigma. asp (accessed September 9, 2019).]

附录1-1 常用质量术语词汇表

生物制品不良事件监测	对血液成分、器官、组织和细胞治疗产品不良事件的数据进行收集和分析，以改善其采集和使用结果
校准	将计量器具示值和更精确的计量器具或标准进行比对，以发现、报告和消除计量误差
变更控制	规定对基础设施、过程、产品或服务的变更进行策划、记录、告知和实施的程序，具体包括变更及其有关决策的提交、分析、批准、实施和实施后评审。规范的变更控制程序是一种稳定和安全措施，避免出现可能影响质量的随意变更
控制图	用于判断随着时间进展，过程数据值分布是否稳定的图形工具。控制图作图时根据统计量数值和时间描点，按照既定标准判断过程是在控或失控(例如，出现偏离中心线的漂移或偏向上或下控制线的趋势)
终产品检测和检验	通过观察、检查或检测(或联合)来验证终产品或服务符合规格要求
险兆事件	可能造成严重不良后果，但实际上没有造成不良后果的意外事件
过程	将输入转化为输出的活动
过程控制	为减少过程内的变异，使过程产生符合标准、可预计的输出的控制活动
确认	对客体符合规定要求的认定，或者说，特定工作对人员资质或物体特性的要求已得到满足的验证：例如，通过验证性能特性如线性范围、敏感性或易用性，能确认设备符合预期用途。工作人员的确认可基于技术、学历和实践知识和通过培训、教育和在工作中学习获得的技能 译者注：qualification 是 GMP 术语，与 ISO 标准采用的术语 validation(确认)和 verification(验证)的语意存在部分重叠)

续附录1-1

质量保证	为保证产品或服务符合既定质量标准和要求而开展的活动，包括质量策划、质量控制、质量评估、质量报告和质量改进
质量控制	用于对过程的任何阶段进行监测，消除不满意绩效的原因而开展的操作技术和活动，包括采样和检测
质量指标	是过程或结果的可测量指标，表示随时间变化的过程绩效状态或趋势，质量指标用于监测质量目标达成状况
质量管理	为保证符合组织的质量宗旨和方向以及保证产品和服务的质量所需的组织结构、过程和程序，质量管理包括战略性计划、资源分配以及其他系统活动如质量的策划、实施及评估
质量策划	将质量方针转化为可测量的目标和要求，并规定一系列步骤以在既定时间框架内实现目标和要求的系统过程
要求	明示的或必须履行的需求或期望，要求是能够测量或观察的，是为了保证质量、安全、效率和顾客满意所必需的。要求包括系统或产品必须做的事，必须具备的特性和必须达到的绩效水平
规格	产品、物料或过程需要满足的一系列要求的描述，如果适用，还包括用于确定要求得到满足的程序的说明。规格通常采用书面说明、图纸、专业标准和其他描述性引用文件
体系	由相互关联或相互作用的一组要素（成分、过程、实体、因素、成员、部分等）组成的有组织、有目的的结构
确认	通过提供客观证据对特定的预期用途或应用要求已得到满足的认定。确认保证新的或更改的过程和程序在实施前能持续满足规定要求
验证	通过提供客观证据对规定要求已得到满足的认定

附录 1-2　与质量有关的联邦法规条款

联邦法规第 21 篇			
主题	生物制品，血液	药品	组织，HCT/Ps
人员	600.10，606.20	211.25，211.28	
设施	600.11，606.40	211.42-58	1271.190
环境控制和监测		211.42	1271.195
设备	606.60	211.63-72，211.105，211.182	1271.200
物料和试剂	606.65	211.80	1271.210
标准操作程序	606.100	211.100-101	1270.31，1271.180
过程更改和验证		211.100-101	1271.225，1271.230
质量保证或质量控制部门		211.22	
标签控制	610.60-68，606.120-122	211.122-130	1271.250，1271.370
实验室控制	606.140	211.160	
记录和记录评审	600.12，606.160	211.192，211.194，211.196	1270.33，1271.55，271.270

续附录1-2

接收、预发放、发放	606.165	211.142，211.150	1271.265
不良反应	606.170	211.198	1271.350
跟踪		211.188	1271.290
投诉	606.170-171	211.198	1271.320
偏差报告	600.14，606.171		1271.350
储存	640.2，640.11， 640.25，640.34， 640.54，640.69	211.142	1271.260

HCT/Ps：人体细胞、组织、细胞和组织产品。

附录1-3　设备和试剂质量控制频率的建议＊

设备或试剂	质量控制频率
冰箱、冰柜和血小板保存箱	
冰箱	
温度显示记录	每日1次
人工记录温度	每日1次
报警系统(如果适用)	每日1次
温度描图	每日1次(每周评估和更换1次)
报警激活	每季度1次
冰柜	
温度显示记录	每日1次
人工记录温度	每日1次
报警系统(如果适用)	每日1次
温度描计图	每日1次(每周评估和更换1次)
报警激活	每季度1次
血小板储存箱	
温度显示记录	每日1次
人工记录温度	每日1次
温度描图	每日1次(每周评估和更换1次)
报警激活	每季度1次
室温血小板保存	每4小时1次
实验室设备	
离心机/细胞洗涤仪	
速度	每季度1次
时间	每季度1次
功能	每年1次
试管装载量(血清学)	每日使用前
洗涤盐水量(血清学)	每周1次
抗人球蛋白加液量(如果适用)	每月1次
温度检查(低温离心机)	每日使用前
温度验证(低温离心机)	每月1次

续附录1-3

设备或试剂	质量控制频率
加热器、水浴箱/检视箱(view boxs)	
温度	每日使用前
象限仪/区域检查(quadrant/area checks)	周期性检查
血液成分融化设备	每日使用前
pH 计	每日使用前
血液辐照仪	
校准	每年 1 次
转盘(每次使用前目视检查)	每年 1 次
计时器	每月 1 次/每季度 1 次
放射源衰减	取决于放射源
泄漏检测	每年 2 次
辐照剂量检测(指示剂)	每次使用时
辐照计量验证	
-铯-137	每年 1 次
-钴-60	每年 2 次
-其他放射源	由生产方决定
温度计(与经 NIST 认证或可溯源温度计相比)	
玻璃温度计	每年 1 次
电子温度计	由生产方决定
计时器/钟	每年 2 次
移液器重新校准	每季度 1 次
无菌接驳机	
熔接点检查	每次使用
功能	每年 1 次
血液加温仪	
流出液温度	每季度 1 次
加温器温度	每季度 1 次
报警激活	每季度 1 次
血液采集设备	
全血采集设备	
混匀仪	每日使用前
天平/秤	每日使用前
克组砝码(计量认证)	每年 1 次
微量血比容离心机	
定时器检查	每季度 1 次
校准	每季度 1 次
血细胞比容	每年 1 次
细胞计数仪和血红蛋白测定仪	每日使用前
血压计袖带	每年 2 次
血液成分单采设备	
按照检查表要求	由生产方决定

续附录1-3

设备或试剂	质量控制频率
试剂	
红细胞	每日使用前
抗血清	每日使用前
抗人球蛋白血清	每日使用前
可经输血传播感染标志物检测	每批试验
其他参数	
硫酸铜	每日使用前
血液成分运送箱(通常在极端温度下)	每年 2 次

*本表列示的质量控制频率仅为建议，不是要求；新设备必须实施安装确认、运行确认和性能确认；经过确认表明设备适合使用后，宜连续实施质量控制；根据运行确认和性能确认方法的不同，初始质量控制频率可能比最终的期望频率更频繁；在设备确认或连续质量控制期间建立了适当的质量控制范围之后，可减少质量控制检测频率；对质量控制频率的最低要求必须符合生产方的建议；如果生产方没有提供这方面的建议，本表建议可供参照。发生的异常事件疑似影响涉事设备的已校准状态时，需要对设备重新实施校准。

第 2 章

工作场所设施和环境的安全管理

工作场所的客观环境可能对工作过程的安全、效率和效果以及工作质量产生显著影响。因此，工作环境的设计和管理宜满足工作需要，保障工作人员和来访人员的安全。设施管理计划宜包括物理空间布局、公用设施管理、人员流动、物料和废物的流向以及人类工效学等要素。

组织除了配备适宜的设施外，还宜制订和实施安全计划，包括安全工作规范和程序以及应急预案，培训、危害告知、工程控制措施以及防护装备使用的要求。所有工作人员均应遵守本机构安全计划的要求，对自身和他人安全负责。

AABB 要求，通过其认证的机构应制定、实施和保持安全工作计划，将献血者、患者、志愿者和工作人员的生物、化学和辐射安全风险降至最低[1,2]。其他专业认证机构，包括美国病理学会(College of American Pathologists，CAP)、临床实验室标准研究会(Clinical and Laboratory Standards Institute)和联合委员会(Joint Commission，JC)也有类似甚至更详细的安全计划要求[3-6]。

有关医疗卫生领域保护工作人员和公众安全的美国联邦法规和推荐意见，以及一些贸易和专业协会提出的安全推荐意见请参见附录 2-1。本章将详细讨论这些法规的要求和指南的推荐意见。美国各州和地方政府的法规可能还有其他安全要求，包括建筑和建设安全要求。

第一节 设施

一、设施的设计和工作流程

设施的有效设计和维护以及工作活动的科学组织安排，有助于减少或消除潜在危险。设施的设计、工作流程和维护也会影响工作过程的效率、生产率、差错率、工作人员和客户的满意度以及产品和服务的质量。

在对新的或需要改造的工作场所实施设计的阶段，宜基于预期工作过程考虑以下问题：①人员、物料和设备的位置和流向，必须有适宜的空间用于人员走动以及物料和大型设备的放置，某些特定工作(如献血者征询、记录检查和血液成分标识)必须有私密或避免被打扰的空间；②工作场所必须区分洁净区和污染区，必须对物料和废物的进出实施控制；③化学通风橱和生物安全柜(biological safety cabinets，BSC)不宜放置在受气流干扰和人员频繁走动的位置；④必须考虑洗眼器和应急喷淋装置的配备数量和位置；⑤在某些情况下，还必须配备用于试剂配制的特殊水源；⑥宜考虑沉重设备如辐照仪的安装位置，确保地板具有足够的承重力。

实验室设计时，必须保证有适宜照明、电力和方便使用的电器插座。宜考虑配备应急备用电源如不间断电源和备用发电机，以保证发生停电时血液成分、细胞治疗产品和重要试剂不受影响。《国家电力规范》(National Electrical Code)和经过地方建设监管部门批准的修正案是基本配电系统设计的常规依据[7]。

供暖、通风、空气处理必须适应机构的工作需要。需要通过正压或负压差以及空气过滤系统控制颗粒水平的实验室，宜配备环境监测系统。美国供暖、制冷与空调工程技术学会(American Society of Heating, Refrigerating, and Air-Conditioning Engineers)发布的通风技术规范是美国全国认可的通风技术要求[8]。

二、保洁

工作场所宜保持清洁，物品摆放整齐。工作台面和设备宜定期清洁和消毒。在洁净物品或工作区的上方，不宜放置可能有害或易积尘屑的物品。消防安全出口必须保持通畅，消防设备必须保证随时可用。宜明确规定无害固体废物以及生物、化学和放射危害废物的收集和处理程序。宜规定保持每个工作区域整洁的管理职责、方法和日程安排。制订和实施书面程序、开展入职培训和继续教育以及持续监控安全管理工作成效是保证工作安全的基础。

三、洁净室

对于开放性加工活动，宜考虑采用无菌技术和无菌操作。国际标准化组织（International Organization for Standardization，ISO）规定的 5 级 BSC 一般能符合这一要求。制备细胞治疗产品的实验室可采用符合食品药品监督管理局（Food and Drug Administration，FDA）《现行组织生产质量管理规范》要求的洁净室技术规范和维护实践[9]。ISO 发布的洁净室国际标准，规定了适用一般生产的气溶胶微粒、交叉污染和污染控制技术规范[10]，同时还给出了适用制药和生物技术的指导意见，包括对生物交叉污染物实施评估、监测和控制的方法[11]。

四、控制区

危险区宜统一采用职业安全健康管理局（Occupational Safety and Health Administration，OSHA）和核安全管理委员会（Nuclear Regulatory Commission，NRC）标准规定的警示标志，使进入危险区和在危险区工作的人员认识到存在生物、化学或者辐射危险[12-15]。对于固定在危险区工作的人员，必须实施充分的培训。对于正常情况下不在危险区工作的人员，宜在其进入危险区之前实施充分培训，使其避免给自己造成危险。危险区可分为不同等级，例如：高度危险区可包括配备化学通风橱、BSC 以及用于挥发性化学物质或放射性同位素贮存的区域；技术性工作区可认为属于中度危险区，仅限于实验室人员进入；行政和办公区属于低度危险区，人员进入不受限制。卫生和公众服务部（Health and Human Services，HHS）发布了基于生物安全等级的进入控制指南，可供采用[16]。

组织宜考虑制定专门针对因公务需要进入控制区的来访人员的安全指南，确保来访人员进入控制区前已经阅读安全指南。不宜允许临时来访者进入控制区。不宜允许儿童进入存在接触危险的区域。在允许儿童进入的区域，宜对儿童严加照看。

五、移动献血点

移动献血点的安全管理可能会遇到一些具体困难。提前对拟作为献血点的场所进行安全勘察，有助于保证将危害降至最低程度。

宜指定一名具备发现安全问题的知识，并具有及时解决安全问题的权限的人员作为移动献血点的安全负责人。移动献血点的所有工作人员宜接受不安全情形的识别以及遇到各种不安全情形时如何有效实施感染控制措施的制度和程序的培训。

洗手设施是采血现场的基本要求。可采用底面防水、表面吸水的覆盖物遮盖地毯或其他难以清洁的地面，以避免其接触可能洒出的血液。活动式屏风和人群隔离带有助于指挥人员流向，维护安全工作区域。用餐区宜与血液采集和存储区物理分隔。必须根据当地医疗废物管理的规定，将血液污染废物交回血站统一处置或者原地包装和消毒。

六、人类工效学

工作场所的物理设计宜考虑符合人类工效学和适合《美国残疾人保障法》(《美国法典》第 42 篇 12101-12213，1990) 所涵盖的残障人员工作。以下因素可能容易引起工作人员疲劳、肌肉骨骼失调综合征或损伤[17]：

(1) 不舒适的姿势——给身体施压的姿势，例如伸手超过头顶、身体扭转、弯腰、跪姿、蹲姿；

(2) 重复——连续或经常做相同动作；

(3) 费力——耗费体力的工作；

(4) 压迫——身体压在硬的或尖的物体表面；

(5) 震动——连续或高强度的手掌、手臂或全身震动；

(6) 其他环境因素——温度过高或过低，光线过强或过弱。

可能从以下几个方面对工效学问题实施改进：

(1) 工程技术改进措施——减少或消除潜在原因，例如在设备、工作区或物料方面实施改进；

(2) 行政管理改进措施——例如提供多样性工作任务，调整工作安排和工作节奏，提供恢复或休息的时间，优化工作流程，保证定期对工作场所、工具和设备实施保洁和维护，鼓励工作人员多做活动；

(3)提供个人防护装备——例如工作人员为避免受伤需穿戴的手套、护膝、护肘、防护鞋和其他个人防护用品。

第二节　安全计划

安全计划需经过周密策划方能取得成效。安全计划需识别适用的法规要求和陈述满足法规要求的实现路径，宜包括以下活动的程序：

(1)提供不存在已认识到的危害的工作场所；

(2)评估所有程序是否存在潜在接触危险；

(3)评估每项工作职责是否存在潜在接触危险；

(4)用适宜的警告标志标识危险区和危险物料；

(5)开展工作人员教育、文件培训和对工作人员遵守状况实施监督；

(6)采用标准预防措施(包括一般预防措施以及血液和体液针对性预防措施)处理血液、体液和组织；

(7)正确处置有害废物；

(8)意外事件和事故的报告、处理和随访；

(9)对安全制度、程序、操作和设备持续实施评估；

(10)制订防灾预案，并定期演练；

(11)制订人身安全危险(如枪击或炸弹威胁)应对预案。

制订安全计划时，宜考虑所有受到工作环境影响的人员的需求。技术人员的安全是要考虑的最重要因素，但还必须评估对献血者、辅助人员、志愿者、来访人员、后勤人员和维修人员可能潜在的风险。实验室宜考虑任命 1 名能提供总体安全指导和知识的人员担任安全负责人[4]。安全负责人的职责一般是制订安全计划、监督入职教育和培训、实施安全审核、开展工作现场调查、提出整改意见和建议以及参与或指导安全委员会的活动。使用危险化学品和放射性材料的机构，常指派经过专门培训的人员担任安全负责人，对化学和辐射防护方案实施监督[12, 15]。安全计划必须重点强调每类危害的 5 项基本防范要素：

(1)培训；

(2)风险识别与告知；

(3)工程控制和个人防护装备；

(4)安全工作规范(包括废物处理)；

(5)应急预案。

宜制订管理控制制度，保证上述要素得以实施和保持，并取得成效。管理人员具有以下职责：

(1)制订和告知书面计划；

(2)确保计划实施并提供适宜的资源；

(3)为工作人员提供与接触的预防和处理相关的健康服务；

(4)监测安全计划执行情况和效果；

(5)评估和改进安全计划。

一、安全计划的基本要素

1. 培训

工作人员必须经过培训，具备识别工作环境的危险因素并采取适宜预防措施的能力。在批准工作人员独立上岗前，指导者应对工作人员对安全预防知识的掌握程度以及应用安全预防措施的能力实施评估并记录。如果存在较大的潜在接触危险，即使是临时工作任务也必须事先对工作人员进行安全培训。对于安全预防知识和技能未达标的工作人员，必须再次给予培训。宜接受培训的人员不仅是实验室工作人员，也包括可能与危险物质和废物接触的后勤和其他人员。工作安全培训计划的要点见表 2-1。

表 2-1　安全工作培训计划要点

制订安全工作培训计划时，宜保证所有人员达到以下要求：
• 获得相关管理文件的文本及其内容说明
• 了解机构的接触控制计划以及如何获得书面计划文本
• 了解肝炎和人类免疫缺陷病毒(Human Immunodeficiency Virus，HIV)的感染途径和感染发生率；熟悉乙型肝炎病毒(Hepatitis B Virus，HBV)、丙型肝炎病毒(Hepatitis C Virus，HCV)和 HIV 感染的症状和后果
• 知晓机构为工作人员提供 HBV 疫苗接种服务

续表2-1

制订安全工作培训计划时，宜保证所有人员达到以下要求：
• 识别和区分存在或不存在感染风险的工作
• 掌握工作时应使用的防护服和防护装备及其使用方法
• 掌握防护服和防护装备的局限性（例如，根据危险材料的渗透性选择不同类型的手套）
• 知晓防护服和防护装备的存放地点
• 掌握标准操作规程（Standard Operating Procedures，SOP）对试验或操作的具体要求，包括警示标志和标签的含义
• 知晓受到污染的材料的污染去除、处理、净化和处置方法
• 掌握发生血液或其他生物、化学或放射危险品接触事件时应采取的措施和应联系的人员
• 掌握发生液体、组织和污染锐器泄漏或人员接触时应采取的补救措施和适宜的报告程序，以及可能发生非胃肠道接触时实施医学监测的推荐
• 知晓具有获得医学治疗和医疗记录的权利
• 知晓消防安全程序和逃生方案
• 知晓机构规定的口头通知及其响应方式

2. 危险识别和告知

机构应向工作人员提供有关工作场所的危险信息，帮助工作人员降低职业病和职业损伤风险。工作人员需要知晓在工作中可能接触哪些危险物质及其存放位置。危险告知方式主要有标牌、容器标签、书面资料和培训。

3. 工程控制和个人防护装备

如果通过设计不能消除工作场所潜在的接触危险，机构必须向工作人员提供适当的防护装备。工程控制是指使用物理设备或装备隔离或消除工作场所的危险因素，例如自动喷淋灭火系统、化学通风橱以及无针系统。

个人防护装备是指专用服装和装备，例如手套、口罩和实验服，供工作人员穿戴以避免接触危险物。工作人员离开实验室区域时，宜脱下个人防护装备，例如手套和实验服，并用肥皂和水洗手。工程控制措施和个人防护装备使用的总体指导意见请见附录 2-2。

4. 安全工作规范

机构必须开展工作人员培训，使工作人员掌握在工作中正确处置危险材料的方法，以保护自身、同事和周围环境的安全。安全工作规范的定义是，以降低工作场所危害因素接触可能性的方式完成工作任务。安全工作规范的总体推荐请见附录 2-2。

5. 应急预案

工作人员必须具备在工程控制措施和安全工作规范失效时，快速采取适当应对措施的能力。制订预案的目的是尽可能迅速和安全地控制危情。建立的应急预案应定期演练，以发现需要改进的不足之处，使工作人员树立信心，一旦出现危情时能有效应对。OSHA 要求，拥有 10 名以上工作人员的机构必须制订书面应急预案，10 名及以下工作人员的机构可采用口头告知应急预案的方式[18]。

二、管理控制措施

安全负责人必须履行责任区域内的安全监管职责，宜在工作人员例会和培训课程中持续关注和强调安全问题。安全专家定期实施审核能提高工作人员的安全意识。机构管理者宜安排从事具体工作的人员参与制订和改进安全计划。

宜将安全计划中的政策、程序、指南和支持性资料编印成册，并提供给所有可能面临安全风险的工作人员。这些文件宜定期评审和更新，以适应技术进步和信息更新。宜定期开展风险减轻研究。随着安全水平的不断提高，安全策略或其他安全规定宜进行相应更新并实施。宜定期检查工作现场和安全装备，确保符合要求并随时可用。使用核查清单有助于记录安全检查结果和评估安全防范工作状态[3, 4, 19]。

三、工作人员健康服务

1. 肝炎的预防

机构必须向在日常工作中需要接触血液且未产生乙型肝炎病毒保护性抗体(即乙型肝炎表面抗体)的工作人员提供乙型肝炎病毒疫苗接种服务。OSHA 要求，机构必须向所有工作人员免费提供乙肝疫苗。对于拒绝接种疫苗的工作人员，必须有相应的拒绝接种记录[14]。

2. 监测计划

如果有理由认为工作人员的接触水平持续高于所推荐的需要干预标准，机构必须建立监测系统，对 OSHA 标准所界定的有害物质的接触情况实施监测[20]。

3. 医疗急救与随访

如果接到接触或可能接触血液的工作人员的报告，机构宜向其提供 HBV、HCV 和 HIV 感染监测，并给予适宜辅导。美国一些州规定，这类自愿检测需要得到被检测者的知情同意。如有工作人员拒绝接受检测，必须有书面记录。监测的时间安排，一般是立即检测接触或可能接触该血液的工作人员的血液标本和可能的感染源，接触后间隔一定时间做随访检测[13, 14]。接触事件的随访情况宜进行详细记录。

美国疾病控制预防中心(Centers for Disease Control and Prevention，CDC)发布了关于污染物为乙型肝炎病毒阳性或未知时的接触前和接触后预防的推荐意见[21]。如果是刺伤，常同时使用 HBV 免疫球蛋白和 HBV 疫苗联合预防。HIV 接触后的预防措施在不断发展和变化，其预防策略通常是根据公共卫生署(Public Health Service)的推荐和目前采用的标准预防措施。

4. 事故及伤害报告

发生伤害事故时，宜记录相关信息：包括伤害发生的时间、日期和地点，伤害的性质、受伤害者和目击者的描述、急救和治疗情况。主管人员宜按照机构投保公司和工伤保险机构的要求，填报事故报告和调查表。造成 3 人及以上工作人员住院治疗的，机构必须在事故发生 8 小时内向 OSHA 报告伤亡情况[22]。

OSHA 要求，拥有 11 名及以上工作人员的医疗卫生服务机构，必须保存发生超出经过培训的急救人员所具备的职业伤害和职业疾病处理能力的事件记录[23]。首次记录必须在事件发生后 6 天内完成。由非医师人员实施急救的轻微伤害(例如割伤或烧伤)事件无需保留记录。对有关事故和伤害的所有日志、总结和补充记录的保存期限的要求是，从事件发生当年算起至少 5 年。对工作人员医疗记录保存期限宜为聘用时间加上 30 年，这一做法几乎没有例外[24]。

5. 乳胶过敏

与乳胶、有粉手套相关的不良反应包括接触性皮炎、过敏性皮炎、荨麻疹和过敏反应。含有乳胶的医疗器械必须有警告标识。国家职业安全卫生研究所(National Institute for Occupational Safety and Health，NIOSH)对过敏反应的预防提出了相应推荐[25]。大多数医疗卫生机构已经实行使用无乳胶手套的政策，以防止发生乳胶过敏反应。

第三节　消防安全

消防安全工作应将消防设施和消防工作规范相结合。应根据《国家消防协会生命安全规范》[National Fire Protection Association (NFPA) Life Safety Code，以下简称《生命安全规范》]的规定，开展消防设计、配备消防设施，执行消防工作规范，保证消防系统良好地运行[26]。《生命安全规范》规定了主动和被动消防系统(例如警报器、烟雾探测器、喷淋装置、通道安全出口指示灯以及防火屏障)的技术要求。

一、培训

工作人员入职时宜接受消防安全培训，以后宜每年至少接受一次消防安全培训。培训宜重点强调防火意识，对工作环境的熟悉，包括如何识别和报告不安全状况、如何报告火情、报警器和灭火设备的最近位置和使用方法以及逃生策略和路线。

CAP 和 JC 均要求，通过认证的机构，其所有工作人员应参加消防演练，至少每年一次[3, 5]。JC 要求患者住院和治疗场所每季度开展一次演练。宜记录工作人员的消防演练参与和消防技能掌握情况。

二、危险识别与告知

紧急出口必须有明确的出口标志。如果紧急出口标志不在可视范围，必须沿着逃生线路张贴逃生指示路标，指明逃生方向。所有易燃材料宜有相应的危险警示标识。易燃物品储存柜宜有清晰标识。

三、工程控制和个人防护装备

储存大量易燃化学品的实验室通常需要建立防火隔离墙，其耐火极限一般不少于 2 小时，配备自动灭火系统的，其耐火极限可不少于 1 小时[4]。宜按照联邦、州和地方法规要求配备火灾探测和警报系统。宜定期检查消防设备，确保其处于良好工作状态。灭火器宜能随时取用。工作人员宜接受培训，掌握灭火器的正确使用方法。制订后勤和库存管理计划时，宜控制实验室易燃和可燃物料的存量。已安装自动喷淋灭火装置的区域，存放物品与喷淋头的距离宜至少 46 cm。地方消防法规可能要求更大的净空，机构宜查阅并遵从其具体规定。

四、安全工作规范

必须清除紧急逃生通道的所有障碍物，保持紧急逃生通道畅通无阻。逃生出口的门不得上锁。必须设计逃生路线，使在该场所工作的所有人员能畅通无阻地撤离到安全区域。对于超过 93 m^2 的工作区域，可能要求设置第二出口。宜咨询当地消防安全监管部门(例如地方消防局或国家消防协会)，取得其对第二出口设置的指导意见。

五、应急预案

宜针对整个机构和工作区域的具体情形，制订消防应急预案。预案宜明确规定火情报告和报警系统、应急装备的存放位置和使用方法、工作人员在应急响应中的角色和职责、“原地避险”策略以及逃生条件、程序和路线[5, 18]。

出现火情时，宜立即采取的响应措施一般依次为：①优先营救处于即刻危险的人员；②激活火灾警报系统，向区域内的其他人员发出警报；③如果可能，关门和关掉风扇或其他氧气源以限制火势；④如果火势较小，用便携式灭火器灭火；如果火势太大无法控制，赶紧逃生。

第四节　用电安全

用电危险包括火灾和触电。用电危险可能来自使用有故障的电器设备，损坏的插座、插头或电线，或不安全的操作。正确使用电器设备、定期检查和维护以及危险识别培训，对于防止触电或触电死亡事故十分重要。触电的严重程度取决于电流通过身体的路径、大小和时间。即使低压触电也可能导致严重损伤[27]。

一、培训

安全培训的重点是使工作人员识别与插座和插头相关的用电安全隐患，帮助工作人员发现潜在的用电问题，例如插座和插头损坏、电器连接不当、电路损坏以及电器接地不当。

二、危险识别和告知

用电安全守则宜强调插座和插头的正确使用。未达到安全标准的设备宜做好标识，防止被误用。

三、工程控制和个人防护装备

OSHA 要求，电力系统的建设和设备安装必须尽可能减少其给工作场所带来潜在危险。机构购买设备时宜确认其是否具有 OSHA 批准的独立检测实验室(例如 Underwriters 实验室)的标志[28]。在设备的周围宜留有充足的安全操作和维护工作空间。潮湿的区域宜安装接地故障断路器。

四、安全工作规范

用电安全规范主要包括 2 个方面的内容：①正确使用电器设备；②正确维护和维修设备。工作人员不宜用湿的手拔插设备电源。连接过多设备的过载线路，可能因电流过大导致电线过热而引起火灾。损坏的插座和有故障的电器设备必须标识，停止使用，并将其移出工作区，完成维修和安全检查后方可恢复使用。使用软线的注意事项有：①宜予固定以防人员被绊倒；②宜予保护以免受到重物或尖锐物品的损坏；③宜使其保持松弛以免形成电器终端的牵拉张力；④宜定期检查电线是否被割坏、损坏或绝缘层破裂；⑤需使用永久电线时，不宜采用延长线替代。

五、应急预案

在紧急情况下，如果不可能降低功耗或断开设备电源，宜从断路器处切断电源。发现人员遭到电击时，如果不可能切断电源，宜使用绝缘材料(例如干的木头)将被电击者和电源分开[27]，不得直接接触被电击者。必须求助对电击休克者的紧急施救。用电火情不宜使用水基型灭火器灭火。

第五节 生物安全

必须制订并强制实施生物安全措施，将工作人员在工作场所接触生物危害的风险降到最低程度。美国OSHA发布的《血源性病原体防护标准》(Blood-borne Pathogens Standard)和HHS发布的推荐是制订有效的生物安全计划的基础[13,14,16]。

一、《血源性病原体防护标准》

OSHA制定该标准的目的是为了保护从事存在血液或其他潜在感染性材料接触风险工作的所有人员。该标准对机构的要求是：①制订接触控制预案，其内容包括适宜的工程控制、个人防护装备和安全工作规范，将接触风险降至最低；②为存在职业接触风险的工作人员提供HBV疫苗接种，为意外接触的工作人员提供医学随访和处理；③保存接触事件的相关记录。

二、标准预防

标准预防是CDC提出的最新推荐，其目的是降低医院发生血源性病原体和其他病原体传播风险。标准预防适用于以下所有存在接触可能性的诊疗活动(与诊断的疾病无关)：①血液；②除汗液外的所有体液、分泌物和排泄物，无论其是否含有可见血液；③不完整的皮肤；④黏膜。

OSHA《血源性病原体防护标准》要求应用普遍预防原则。同时，OSHA认可CDC和美国劳工部(US Department of Labor)《血源性病原体职业接触控制强制程序》(Enforcement procedures for the occupational exposure to blood borne pathogens)[CPL指令(02-02-069)]中的最新指南，只要符合OSHA标准的其他所有要求，允许医院采用可接受的其他防护替代措施，包括替代标准预防[29]。

三、生物安全等级

实验室生物安全的推荐是基于具体感染性病原体和实验室开展的活动的潜在危险[16]，包括工程控制和安全工作规范2个方面的内容。按照对人员、环境和社会的防护水平的逐步提高，将生物安全水平分为以下4个等级。

(1)生物安全1级(BSL-1)——适用于操作对个人和环境具有很小潜在危害或其危害性未知的病原体。操作通常在开放性表面进行，无需控制措施。

(2)生物安全2级(BSL-2)——适用于操作对个人和环境具有中度潜在危害的病原体，其危险通常与接触相关。血站实验室的大多数活动操作属于BSL-2。

(3)生物安全3级(BSL-3)——适用于操作处理本土或外来的具有气溶胶传播潜在危险，能引起严重甚至可能致死的疾病的病原体(如结核分枝杆菌)，或通过其他传播途径但能引起致死性疾病的病原体(如HIV)。BSL-3的推荐主要针对控制气溶胶的扩散和最大程度降低物体表面污染风险。

(4)生物安全4级(BSL-4)——适用于操作通过气溶胶传播并引起致死性疾病(例如出血热病原体或丝状病毒)的危险或外来病原体。血站日常工作不适用BSL-4。

本节所述的预防措施主要针对BSL-2的要求。有关更高级别的预防措施请查阅CDC或美国国家卫生研究院(National Institutes of Health)的相应指南。

四、培训

OSHA要求，机构必须每年对从事接触感染性高危工作的工作人员实施培训[14,29]。必须根据受训人员的具体需求设置相应水平和内容的培训课程。虽然对工作人员已掌握的生物危害基本知识、控制程序和已有的工作经验实施评估是制订培训计划的第一步，但不得以工作人员已掌握这些知识为由而不实施具体培训。工作场所志愿者的安全培训内容不得少于从事同类工作的领薪工作人员。

五、危害识别和告知

机构应在生物接触控制计划中，告知工作人员工作场所存在的危险以及将接触风险降至最低的控制措施。操作感染性病原体的BSL-2~BSL-4实验室的入口处应有生物危害标识，以及工作人员和来访人员警示：①实验室内存在感染性病原体；②进入入口处以后，即存在接触风险；③应按要求使用特殊防护装备和遵守安全规范。

存放医疗废物的容器、保存血液或其他潜在感染性材料的冷藏或冷冻冰箱以及用于保存、运输或运送血液或其他潜在感染性材料的容器，必须有生物危害警示标识。具有血液成分含量标识和已放行供临床输注或其他临床用途的血液成分，无需生物危害警示标识。

六、工程控制和个人防护装备

OSHA 要求，只要可能，机构必须采用工程控制或安全工作规范控制生物危害[14]。BSL-2 实验室的工程控制措施包括控制进入正在工作中的实验室，使用 BSC 或其他安全设备操作可能产生感染性气溶胶或飞沫的工作步骤，工作场所配备洗手池和洗眼设施，工作空间便于清洁，工作台面应防水和耐受化学品和溶剂。

为了防止接触或交叉污染，工作区域的电话应有免提功能，计算机键盘和电话可用塑料膜覆盖，宜定期以及发现有脏污时清洁这些设施。

BSC 是处理中度和高度危险微生物的重要防护设备。根据生物防护安全水平的不同，BSC 分为Ⅰ～Ⅲ级 3 种类型。Ⅲ级 BSC 提供最高级的工作人员防护。除了保护处理生物危害材料的工作人员以外，BSC 还能用于防止对血液和细胞治疗产品进行开放性操作时受到污染。3 种等级 BSC 的特点和应用比较见表 2-2。

表 2-2　各级 BSC 的比较＊

级别	主要特点	预期用途	常规应用
Ⅰ级	室内空气不经过滤进入安全柜内。向内的气流能以避免工作人员接触安全柜内的处理材料。排气口配备高效空气过滤器（HEPA），以保护环境免受污染。安全柜前窗气流线性流速至少为 23 m/min	保护操作人员和环境	用于封闭设备（如离心机）或产生气溶胶的操作
Ⅱ级（共性）	采用层流（空气以恒定速度朝一个方向沿平行线移动）。室内空气从前窗进入。经 HEPA 过滤的垂直下降气流能减少安全柜内处理材料的交叉污染。排气口配备 HEPA	保护操作人员、环境和产品	处理生物安全等级 1、2 或 3 级的微生物
			处理的产品需严格避免污染，如细胞传代培养或开放系统中的血液成分处理
ⅡA 级	约 75%的气体通过 HEPA 后再循环，前窗气流线性流速至少为 23 m/min	见Ⅱ级（共性）	见Ⅱ级（共性）
ⅡB1 级	约 70%的气体从后排气口经 HEPA 过滤排出。室内或外部空气通过送风机进入安全柜内，并经 HEPA 后变成垂直向下的层流。前窗气流线性流速为 31 m/min	见Ⅱ级（共性）	少量的化学或生物危害品的安全操作
ⅡB2 级	所有气体不循环使用，均被排出。室内或外部空气通过送风机进入安全柜内，并经 HEPA 变成垂直向下的层流。前窗气流线性流速至少为 31 m/min	见Ⅱ级（共性）	提供化学和生物防护；由于过滤的空气量更多，费用费较高
ⅡB3 级	基本设计类似于ⅡA 级 BSC，但配备负压系统，能将所有污染物阻挡在安全柜内。前窗气流线性流速至少为 31 m/min	见Ⅱ级（共性）	少量的化学或生物危害品的安全操作
Ⅲ级	为密闭的安全柜。借助安全柜前面的橡胶手套进行材料处理。进入气体经 HEPA 过滤。排出的气体经过两次 HEPA 过滤或者一次过滤再经焚烧处理。材料进出安全柜需使用传递箱或双门传递窗，以减少污染。安全柜内为负压状态	最大程度保护操作人员和环境	处理生物安全等级 4 级的微生物时使用

＊数据来自美国卫生与公众服务部[30]。

标准预防没有要求使用 BSC。但是，诸如开放性血液标本的离心操作或 HBV 表面抗原或 HIV 阳性的血液单位的操作，是血站可能选用 BSC 的例子。BSC 通过控制气流流入和经过高效滤器过滤的下降气流发挥作用，受到气流干扰时其效果降低。宜注意 BSC 的前窗进气口和后窗排气口不应受到阻挡。每年应对 BSC 性能进行检定[31]。

OSHA 2001 年修订的《血源性病原体防护标准》要求，机构必须实施接触控制计划，采用适宜的控制技术和更安全的医疗器械，请工作人员参与工程控制的识别、评价和选择措施以及安全工作规范的制定。无针和自带针头保护套的采血系统是采血器械更加安全的示例。

1. 消毒剂

美国环境保护局（Environmental Protection Agency，EPA）列出了经证实有效的化学性抗菌消毒剂清单[32]，供医院选用。感染控制和流行病学会（Association for Professionals in Infection Control and Epidemiology）也发布了有助于卫生保健专业人员正确选择和使用具体消毒剂的指南[33]。OSHA 允许《血源性病原体防护标准》适用机构使用 EPA 注册的分枝杆菌杀菌消毒剂、能有效杀灭 HIV 和 HBV 的消毒剂或者更常用的漂白剂稀释溶液（常用 10%，容量比），也可联合使用这些消毒剂，对工作台进行消毒[29]。

在选择消毒剂前，宜考虑的因素包括待消毒物品或表面的类型、消毒产品的危害性（如腐蚀性）以及要求消毒的程度。选择好消毒剂后，需要编写操作程序，确保工作表面清洁和消毒的有效性与一致性。影响消毒效果的因素包括接触时间、微生物种类、存在的有机物和消毒液的浓度。工作人员宜掌握消毒剂的基本信息，并遵从生产方说明书的要求。

2. 消毒

可能受到血液污染的可重复使用设备和工作表面应每天清洁和消毒。血液溅到设备或工作表面时宜立即处理。每班次工作结束时宜常规使用消毒剂彻底擦拭。也可自行制定消毒擦拭频率，但宜保证与“每班次消毒擦拭”具有相同的安全性。接触血液或其他具有潜在感染性材料的设备在维护和运输前必须进行消毒。无法对全部或部分设备实施消毒时，宜在设备维护和运输前粘贴生物危害标签，标明哪些部分仍存在污染。

3. 储存

必须将不同类型的危险材料分开独立存放。必须避免血液与其他材料的不必要相互接触。如果不得不将血液与试剂、标本和无关材料存放在同一冰箱，必须分层存放，明确标识，且必须特别小心，防止出现泄漏和其他事故。储存区必须保持清洁，整齐有序。生物危险性材料储存区严禁存放食物或饮用水。

4. 个人防护装备

OSHA 要求，无法消除危害时，机构应免费提供适当的个人防护装备和防护服及其清洁、洗涤或处理服务[14]。标准的个人防护装备和着装应包括工作服、实验服、手套、面罩、口罩和护目镜。有关这类防护装备的使用指南见附录 2-2。

七、安全工作规范

符合标准预防要求的安全工作规范包括以下内容：

（1）接触血液、体液、分泌物、排泄物和污染的物品后，无论是否佩戴手套都应洗手；

（2）与血液、体液、分泌物、排泄物和污染物品接触的作业应穿戴手套，进入下一项操作前应更换手套；

（3）血液、体液、分泌物和排泄物可能溅出或洒出的作业步骤，应戴口罩和护目镜或面罩；

（4）可能造成血液、体液、分泌物或排泄物溅出或洒出的作业，应穿防护服；

（5）应以防止接触的方式使用受到污染的患者照护设备，确保在给下一位患者使用前已经将可重复使用的设备适当清洁和处理，确保一次性物品正确处置；

（6）应建立和实施环境表面和设备适当的日常维护、清洁和消毒的程序；

（7）应以防止接触的方式处理污染的布料；

（8）应以最小接触风险的方式处理针头、手术刀和其他锐器；

（9）使用人工呼吸面膜、口对口人工呼吸器等替代直接口对口人工呼吸。

1. 实验室生物安全预防措施

评估实验室工作人员的血液接触风险时需考虑多种因素，包括检测标本的数量、工作人员的操作习惯、实验室技术和设备类型[34]。对于生物安全风险高于 BSL-2 的操作，实验室主任可能希望采用 BSL-3 预防措施。如果对所开展的活动属于 BSL-2 或 BSL-3 存有疑问时，宜采用 BSL-3 安全预防措施。实验室适用 BSL-2 预防措施的情形见附录 2-3。

2. 献血室生物安全预防措施

《血源性病原体防护标准》认可医院患者和健康献血者之间的差异，后者感染性疾病标志物的检出率明显较低。只要满足以下条件，自愿无偿献血机构可自行决定不要求采血操作常规戴手套[14]：

(1)应向想要使用手套的工作人员提供手套，并且鼓励使用手套。

(2)应戴手套的情形有如下几种：①工作人员手上的皮肤存在割伤、划伤或破损，②可能发生污染，③采集自体献血的血液，④治疗性操作，⑤接受静脉穿刺培训期间。

(3)定期对该项制度实施评审。

宜评估献血筛查和献血过程中接触献血者或患者的生物危害危险和操作本身的危险因素。某些操作方法或程序较易引起损伤或生物接触，例如用采血针采集手指末梢血液、使用毛细管、掰开用于清洁手臂的药瓶、使用没有保护套的针头、清洗剪刀、实施心肺复苏。

在某些情况下，可能需要采集具有高度感染性危险的献血者的血液，例如采集自体血液或用于生产其他血液制品(如疫苗)的血浆。FDA 制定了这类高度危险献血者血液采集的指南[35, 36]。宜查阅法规要求和指南推荐的最新变化，据此对操作程序实施变更。

八、应急预案

发生生物危害物泄漏时宜采取的应对措施见表 2-3。机构宜制订血液泄漏(无论多少)清洁消毒处理预案，预案宜包括以下要素：

- 工作区域的设计应便于清洁；
- 在预计可能发生泄漏区域的附近配备泄漏处理包或推车，其中含有所需要的各类用品和装备及其使用说明书；
- 明确泄漏处理包或推车的维护、泄漏的处理、记录及其保存和泄漏事件评审的职责；
- 对工作人员实施清洁消毒程序和泄漏事件报告程序的培训。

表 2-3　血液泄漏的清理步骤

- 估计血液泄漏量
- 穿戴适当的防护服和手套。如果涉及锐器，须使用防穿刺的手套，还宜使用扫帚或其他工具清洁打扫以免受伤
- 脱去受污染的衣物
- 发布警告使人员远离此区域
- 如果产生气溶胶，须撤离此区域 30 分钟
- 如果可能，控制血液泄漏
- 如果在离心机中发生血液泄漏，立即关闭离心机电源，闭盖 30 分钟。将离心物包装有助于防止产生气溶胶和控制血液泄漏
- 用吸水性材料擦去大部分液体
- 用去污剂清洁泄漏区域
- 按照说明书，用消毒剂覆盖泄漏区域，并保持足够的接触时间
- 如果需要，擦去残余消毒剂
- 按照生物危害处置指南安全处理所有物品。所有被血液污染的物品必须高压灭菌或焚烧

九、生物危害废物

医疗废物的定义是在疾病诊断和治疗，以研究或生产为目的进行人或动物免疫以及生物学检测的过程中产生的固体、半固体或液体废物。感染性废物包括一次性用具、物品、可能携带或传播病原体或其他毒素的物质。感染性废物在卫生填埋前，一般宜进行焚烧或消毒处理。

如果所在州的法律准许，可将血液和血液成分、抽吸液、排泄物以及分泌物小心排入与医疗废水处理系统连接的排污管。一些感染性废物经碎化处理后也可排入医疗废水处理系统。宜向所在州和地方卫生行政部门，咨询有关准许将生物危害废水直接排入医疗排污管的法律和法规的具体规定。

血站认定为生物危害物的有：①被液态或半液态血液污染的物品；②被固态血液污染但可能出现血液脱落的物品；③存在刺伤危险的污染锐器。使用过的手套、棉签、没有剩余液体的塑料吸液头和少量血液污染的纱布，如果这些污染物已经干燥且在后续处理过程中不会将污染物排放到环境中，则认为其没有生物危害。

1. 生物危害废物处置指南

在从事生物危害废物（即使已打包）处理或处置工作之前，工作人员必须接受相关培训。EPA《感染性废物管理指南》提出以下推荐意见[37]：

（1）统一生物危害废物标识，推荐使用红色无缝塑料袋（至少 2mm 厚）或带有生物危害标识的容器；

（2）将废物袋放入顶部可以关闭的保护性容器，以避免在储存或运输时发生破损和泄漏；

（3）通过公共道路运送废物应遵守美国交通部（US Department of Transportation，DOT）相关规定；

（4）将锐器（如针头、碎玻璃、玻片以及无菌接驳设备使用的刀片等）弃入硬质、防穿透、防渗漏的容器内；

（5）只能将液体倒入防渗漏、不易碎的容器中；

（6）切勿挤压废物。

必须确保感染性材料暂存点的安全，降低发生意外的风险。不得将感染性废物放置在公共垃圾收集系统。多数机构将感染性或危险性废物消毒和处置工作外包给民营运输公司，在与公司签订的合同中宜明确与废物有关的所有危险因素，运输公司应遵守联邦、州和当地法规有关生物危害（医疗）废物运输、处理及处置的规定。

2. 感染性医疗废物的处置

焚烧危险废物的机构必须遵守 EPA 关于新的固定污染源处置标准以及现有污染源排放指南的要求[38]。该法规所称的医院/医疗/感染性废物焚烧炉是指任何焚烧容量的医疗或感染性废物焚烧装置。

高压灭菌法是消除生物危害废物污染的另一种常用方法，用于处理血液标本和血液成分。设定高压灭菌时间时应考虑以下因素：

（1）待灭菌物品的装载量；

（2）待灭菌物品的打包或包装方式；

（3）待灭菌物品的密度；

（4）每次灭菌允许装载待灭菌物品的件数；

（5）待灭菌物品的摆放便于蒸汽穿透。

分别在不同大小和类型的待灭菌物品中央放置生物指示剂是评估最佳蒸汽穿透时间的有效方法。EPA《感染性废物管理指南》给出了生物指示剂选择和使用的详细信息[37]，必要时请查阅。

如果是为了消毒，物品宜高压至少 1 小时。如果是为了灭菌，宜高压更长时间。消毒时间一般是每 4.5kg 废物高压 1 小时。一般可将消毒后的实验室废物作为无生物危害固体废物处置。工作人员宜向当地的固体废物管理部门核实，确保机构的固体废物处置符合当地的具体要求。含有玻璃碎片或其他锐器的废物的处置方法宜与其他锐器或潜在危险物品相同。

第六节　化学安全

机构宜尽可能选择和使用无危险化学品替代危险化学品，这是减少危险化学品接触的最有效预防措施。必须使用危险化学品时，宜少量购买以减少过量储存以及后续废弃处置的风险。

OSHA 要求，使用危险化学品的机构必须制订并向机构的所有工作人员提供化学品安全使用和处置的书面计划（chemical hygiene plan，CHP）。CHP 的要点宜包括：防止工作人员受到机构所使用的危险化学品伤害的程序、设备、个人防护装备和安全规范[15, 20]，确保设备和防护装备正常工作，制订对 CHP 所有规定的执行和维护状况的评价标准，将工作场所的所有化学危险告知工作人员，对工作人员实施培训，使工作人员在涉及危险化学品的工作中能识别化学危险和保护自己，知晓如何查找特殊危险化学品的信息。安全审核和每年对 CHP 执行状况进行评审是重要的管控措施，有助于确保安全工作符合 CHP 的制度要求和 CHP 的及时更新。

有时可能会遇到难以明确界定是否属于危险化学品的问题。一般而言，如果工作人员接触化学品后将发生较严重的健康危险，或者化学品处理或储存不当时将出现重大物理危险（例如火灾或爆炸），就认定这类化学品属于危险化学品。化学品的健康和物理危害见表2-4和表2-5。《NIOSH化学危害袖珍指南》(NIOSH Pocket Guide to Chemical Hazards)提供了很多常见化学品的信息，查阅很方便[39]。

机构宜指定一名具有相关资质的人员担任化学品安全负责人，由其负责危险材料使用和处置指南的制订[20]，安全事故的监测和记录以及在必要时启动过程和程序变更。

表2-4　健康危害物的分类

危害物	定义
致癌物	引起癌症的物质
刺激物	接触后引起皮肤或黏膜刺激(如水肿或灼烧)的物质
腐蚀性物质	引起接触部位的人体组织破坏的物质
有毒或剧毒物质	少量吸入、摄入或皮肤接触后，即可产生严重生物学效应的物质
生殖毒素	影响生殖能力，包括损伤染色体和影响胎儿发育的化学品
其他毒物	肝毒性物质、肾毒性物质、神经毒性物质、影响造血系统的物质、损伤肺、皮肤、眼睛或黏膜的物质

表2-5　物理危害物的分类

危害物	定义
可燃或易燃化学品	可以燃烧的化学物质(包括可燃和易燃液体、固体、气溶胶和气体)
压缩气体	在容器内被压缩的气体或混合气体
爆炸物	在常温常压下，不稳定或产生剧烈化学反应的化学品
不稳定(易反应)化学品	在某些条件(冲击、压力或温度)下能发生自身反应的化学品
水反应性化学品	与水反应产生可燃或危害健康气体的化学品

一、培训

在工作中可能接触危险化学品的工作人员，上岗前必须接受培训。新进工作人员如果之前接受过培训，且经过机构的评估表明其已掌握的安全知识符合机构要求，可不接受安全知识的再次培训，但可能有必要接受一些具体细节的培训，例如每种相关化学品安全数据表(Safety Data Sheet，SDS)的存放位置、化学品标签的详细内容、可供使用的个人防护装备以及具体工作场所的应急程序。

有新的物理或健康危险品进入工作场所时，必须对工作人员实行培训。但这并不是说每种具有危险等级的化学品进入工作场所时都需要开展人员培训[15]。例如，如果工作场所新进了一种溶剂，其危害与已培训过的在用化学品相似，此时机构只需要将新进溶剂的危险类别(如腐蚀性或刺激性)告知工作人员。但是，如果新进溶剂为可疑致癌物和具有致癌风险，且此前没有开展过这方面的培训，此时机构必须对可能接触新进溶剂的工作人员实施新的培训。建议必要时经常开展再次培训，以确保工作人员掌握工作中所使用的材料的相关危害，特别是慢性或特定的靶器官健康危害。

二、危险识别与告知

1. 危险告知

机构必须制订涵盖所有区域的全部危险告知计划，将其作为CHP的补充，以符合联邦法规关于“确保对所有产生或引进的化学危险品的危害进行分类，且将分类信息告知机构管理人员和工作人员”的要求[15]。全部危险告知计划宜包括危险化学品的标识、警告标识的时机和方法、SDS报告的管理以及工作人员的培训。宜向工作人员提供本机构的以下安全材料：

(1)书面CHP；

(2)危险告知书面计划；

(3)放置危险化学品的工作区域；

(4)危险化学品清单及其 SDS(机构有责任根据化学品使用量、物理特性、效力和毒性、使用方式、释放和人员接触的控制方法，确定可能对工作人员有危害的化学品)。

2. 危险化学品标签和标识

《危险告知标准》(Hazard Communication Standard)要求，化学品和危险材料的生产方必须通过产品标签和 SDS 向使用方提供危险材料的基本信息[15]。使用机构必须向预期使用危险材料的工作人员提供以下信息：材料的危害、标签阅读、标签上的符号和标志表达意思的解释、SDS 阅读和使用。

危险化学品容器标签至少必须包括化学品名称、生产厂家名称和地址，危险警示语、符号和图案以及其他可提供视觉警觉的特殊危险提示方式。标签可引用 SDS 信息。容器上必须保留生产方的标签。使用者可在标签上增加储存要求以及接收、启用和失效日期等相关信息。如果将化学品分装，分装容器必须标识化学品名称和适宜的危险警示语。诸如防护措施、浓度(如果适用)、配制日期等信息有助于化学品的使用管理，但不属于强制要求。

对装有内容物(即使是水)的所有容器进行标识是一种安全规范。但是，对于用作临时存储和转移的容器，如果一直在转移操作人员的控制之下且其内容物被立即使用，可不必标识。具体详见 NFPA[40] 和国家油漆涂料产业协会(National Paint and Coatings Association)[41] 发布的危险告知标识标准。

使用危险性化学品的区域必须张贴符合 OSHA 要求的标志。应根据生产方对化学危险品的推荐、储存室或实验室内化学危险品的储量以及化学品的作用和毒性决定危险警示的张贴位置。

3. 安全数据表 SDS

描述危险化学品的物理和化学性质(例如闪点或蒸汽压)、物理和健康危害(例如起火、爆炸的可能性以及接触后的症状和体征)、安全处理和使用的防护措施。SDS 针对具体化学品作出具体说明，其效力和地位高于危险品管理计划中的一般信息。

机构必须保证在工作场所具有该场所使用到的每种危险化学品的 SDS，每个班次的工作人员都能在工作区域查阅。在工作区域使用家庭用品时，如果与普通消费者使用方式(即使用时间、频率以及使用过程中的接触程度并不高于家庭使用)相同，OSHA 不要求向购买者提供 SDS。但是，这类家庭用品在工作场所使用过程中，如果工作人员的接触水平高于普通消费者，工作人员有权知晓这类危险化学品的性质。OSHA 没有要求也不鼓励机构持有无危险化学品的 SDS。

SDS 一般包括以下内容：

(1)品名；

(2)危险性类别及其标识；

(3)组分；

(4)现场急救措施；

(5)防火措施；

(6)意外泄漏应急处置措施；

(7)操作和存储条件和注意事项；

(8)接触控制和个人防护措施；

(9)危险性理化参数；

(10)稳定性和反应性；

(11)毒性；

(12)环境危害；

(13)废弃处置注意事项；

(14)运输；

(15)法规管理要求；

(16)其他信息。

三、工程控制和个人防护装备

必须制订实验室危险化学品使用或储存指南。物理设施，特别是通风设施的配备必须与工作性质和工作量相适应。必须根据化学不相容性(如腐蚀性、可燃性、氧化性)对化学品分类储存，以最小储量为宜。大宗化学品宜在工作区域以外保存。NFPA 标准和其他相关标准提供了化学品正确储存(包括在储存柜内储存)的指导意见[4,40,42]，可供进一步参阅。

推荐在化学通风橱内操作有机溶剂、挥发性液体、有明显吸入危险的干粉化学品[4]。尽管采用安全玻璃构造，多数通风橱门窗并没有设计用作安全防护罩。化学通风橱宜放置在人员走动最少的地方，以免干扰气流正常流动，给控制空间带来不利影响。

可根据所使用的危险化学品配备个人防护装

备，例如耐化学品的手套和工作裙、防碎安全护目镜和空气呼吸器罩等。

苛性、腐蚀性、有毒、易燃或可燃化学品的操作区域应配备紧急喷淋装置[4，43]，其通道宜保持畅通，使工作人员能在 10 秒内从危险性化学品操作地点到达安全喷淋装置。安全喷淋装置宜定期冲水和检查，能正常使用，排水管路的存水弯宜充满水。

四、安全工作规范

不宜采用开放性容器储存或运输危险材料。容器及其封盖或密封圈的设计，宜做到在所有合理预期的情况不出现溢出或泄漏。容器宜能安全储存最大预期容量，容易清洁。容器表面宜保持清洁和干燥。

工作人员使用化学通风橱时，所有材料的摆放位置与通风橱调节门内侧的距离宜保持至少 15 cm；垂直拉门宜放置在指定高度；下通风板、后通风口不得被阻挡。部分化学品安全使用的建议见附录 2-5。

五、应急预案

应在发生化学品泄漏之前制订应急预案。工作人员全面培训计划宜向每位工作人员提供出现化学品泄漏时须采取的所有正确可靠的应对方法。工作人员宜掌握应对措施，能判断化学品泄漏严重程度，知道或能快速查阅化学品的基本物理性质，以及知道如何找到应急电话号码。工作人员宜具备评估、阻止和限制泄漏、清理泄漏物的能力，掌握泄漏清理团队联系方式以及遵守泄漏事件报告流程。工作人员必须知道需要求助、隔离泄漏发生区域的情形以及清理材料的存放地点。

根据严重程度可将工作场所的化学泄漏分为以下几类[44]。

（1）轻度泄漏——泄漏的数量和毒性有限，对工作人员的安全或健康没有明显影响。熟悉泄漏化学品危害的工作人员能安全清理泄漏物。必须将所清理的废物归为危险废物，以恰当的方式处置。轻度泄漏的正确应对措施见附录 2-6。

（2）可能需要应急处置的泄漏——依据泄漏事件发生的情况不同，此类泄漏可能给工作人员带来风险。综合考虑和分析危险品的性质、泄漏情况、减轻危险的各种因素，对于应对措施的决策至关重要。机构的应急预案宜提供泄漏类型判断的指导意见。

（3）须应急处置的泄漏——无论泄漏周围的环境如何，此类泄漏均对健康和安全构成威胁，可能需要将人员撤离到泄漏区外的邻近区域。一般是由经过培训的应急响应人员，从泄漏区外的邻近区域采取应急措施。这类泄漏包括立即对生命或健康产生危险、可能引起严重火灾或爆炸以及大量毒性物质的泄漏。

危险性化学品泄漏的主要管理措施见附录 2-7。每个工作区域均宜根据实际情况配备针对性清理包或推车。清理包或推车应包含橡胶手套、围裙、鞋套、护目镜、合适的吸液器、通用吸附剂、中和剂、扫把、畚斗、废物袋或废物桶，以及清理说明。化学吸附剂，如黏土吸附剂或吸液毯可用于清理许多种类化学品，可能有助于工作人员处理泄漏。

发生危险化学品特别是致癌物泄漏时，应查阅 SDS 和联系经过泄漏处理和危险废物处置培训的受权主管人员或其他人员[4]。机构的环保和安全人员也能提供援助。机构必须评估工作人员接触程度。机构必须向发生接触的工作人员提供医疗咨询的机会，以决定是否需要进一步做医学检查。

工作场所的另一种危险源是危害气体意外泄漏到环境。OSHA 制定了有毒和危险物质挥发危害气体的接触限值[45]。生产方应确定这类化学品的相关潜在危险，并将其列入 SDS。

六、化学废物处置

大多数实验室化学废物属于危险废物，必须按照 EPA《资源保护回收法》（Resource Conservation and Recovery Act，42 USC §6901 et seq，1976）的相关规定处置。该法规定，危险废物只能由 EPA 批准的机构处置。化学废水必须按照《清洁水法》（Clean Water Act，33 USC §1251 et seq，1977）的规定处置并排入医疗污水系统。美国大多数州的法规对水系中化学品处置有严格规定。机构制定和评审废物处置政策时宜查阅联邦和适用的州法规。

第七节　辐射安全

辐射是指以波或粒子的形式通过空间或介质材料发射和传播的能量。γ 射线属于电磁辐射，α 和 β 射线属于粒子辐射。血站使用辐照设备，例如全自动血液辐照仪，因此需要相应的防护措施和培训[4, 46]。

一、辐射测量单位

单位质量组织(unit mass of tissue)所吸收电离辐射能量大小的测量单位是戈瑞(gray，Gy)或拉德(radiation absorbed dose，rad)，两者的转换关系是：1 Gy = 100 rad。

当量剂量测定比简单的能量测定更有用，因为前者考虑到不同类型辐射造成生物学效能。辐射造成损害的能力以质因数(Quality Factor，QF)表示。例如，受到一定剂量的 α 粒子(QF = 20)辐射引起的损害远高于受到等量 γ 射线(QF = 1)辐照。当量剂量测定的常用单位是伦琴或雷姆(rad equivalent man，rem)。雷姆是指任何类型辐射对人体造成相当于 1rad 的 X、γ 或 β 射线所引起的生物危害所需的剂量。以 rad 的数值乘以 QF(rad×QF = rem)便可得具体某种类型辐射的 rem 值。γ 射线、X 射线以及大多数 β 粒子的 QF 为 1，因此其 rad 数值等于 rem 数值。

二、辐射的生物学影响

辐射对组织的危害从吸收辐射能开始，到随后引起的化学键断裂。吸收辐射能后分子和原子转变为电离态或激发态(或两者均有)，直接引起辐解或产生自由基，从而改变细胞的分子结构和功能。

分子改变可能造成细胞或染色体的改变，具体取决于所吸收的辐射能量大小和类型。细胞改变可能表现为肉眼可见的躯体效应(如红斑)，染色体水平的改变可能导致白血病或其他癌症，或可能造成生殖细胞缺陷并遗传给后代。

辐射接触的生物学损害程度受多种因素的影响，包括辐射类型、受到辐射的身体部位、总吸收剂量和剂量率。总吸收剂量是组织中累计吸收的辐射量，剂量越大，引起生物学损害的潜能越大。辐射接触可能是急性或慢性接触。血站可能发生低水平电离辐射，但应该不会造成危害[47-50]。

三、法规管理

NRC 通过建立许可制度控制放射性材料的使用。各州和市也可能有相应的检查和许可要求。使用放射性同位素或辐照设备需要办理的许可证类型取决于使用放射性材料的范围和量级。如果需要使用放射性材料，宜在项目开展前尽快与 NRC 以及相关国家机构取得联系，了解办理许可证的要求和申请程序。

获得 NRC 许可的每个机构必须指定 1 名具有相关资质的人员担任辐射安全负责人，具体负责制订工作人员防护要求以及确保放射性材料正确处置和处理。辐射安全制度和程序宜详细规定剂量限值、工作人员培训、警告标识和标签、运输和运送指南、辐射监控以及接触管理。必须明确规定应急程序，应急程序必须方便工作人员获取。

2005 年，NRC 强制实施高危险放射源(包括血液辐照仪使用的放射源)的附加安全要求。增加安全控制措施的目的是为了降低未经授权使用放射性材料可能给公众健康和安全带来的危险。2005 年的附加安全要求包括实行进入控制，制订信任和可靠人员单独进入的批准制度，建立未授权进入的立即发现和处理的监测系统和保持受权人员和监测活动记录[51]。2007 年增加了关于指纹识别的要求[52]。

四、照射限值

NRC 制定了辐射危害防护标准，其中包括照射剂量限值[12]。照射限值亦称最大许可当量剂量，是一定时间内受到辐射的剂量测量值。职业照射的总有效当量剂量限值为 5 rem/年，浅层(皮肤)剂量当量限值为 50 rem/年，而眼睛的当量剂量限制为 15 rem/年[12, 47]。胚胎或胎儿的剂量限值为妊娠期不得超过 0. 5 rem[12, 47, 53]。机构不仅应将辐射接触控制在允许限值以下，还应将其控制在能够达到的尽可能低的水平。

五、辐射监测

监测是早期发现和预防辐射接触问题的基本措施之一。辐射监测用于机构的环境、工作实践和工作程序的评价，以表明其符合相关法规和 NRC 许可要求。常用的辐射监测方法有剂量计、生物分析、射线检测仪和擦拭试验[4]。

剂量计[例如片状的、环状的(或两者皆可)胶片或热释光剂量计]用于检测工作人员辐射剂量。是否需要使用剂量计取决于所使用的放射材料的数量和类型。机构的辐射安全负责人负责决定工作人员是否需要剂量计。胶片剂量计必须至少每季度更换，某些情况必须每月进行更换，必须避免高温和潮湿，远离放射源存放。

生物测定(例如甲状腺、全身或尿液放射计数)可用于判定体内是否存在辐射及其辐射量。如有必要，一般每季度以及在可能发生意外摄入事件之后做生物测定。

射线检测仪能检出低水平的 γ 或微粒辐射，用于对辐射危害进行定量检测。射线检测仪可用于检测储存放射性材料或废物的区域、试验工作期间或者完成后的试验工作区域以及放射性物质的包装或容器的辐射污染情况。射线检测仪必须由 NRC 授权机构每年检定一次。宜与辐射安全负责人讨论合适射线检测仪选择的有关事项。

宜定期检查处理放射性材料的区域，对可能受到污染的所有的工作台表面、设备、地面定期做擦拭试验，以湿润的吸水材料(湿巾)擦拭待检表面，检测其辐射量。

六、培训

处理放射性材料或操作血液辐照仪的工作人员，必须在上岗前接受辐射安全培训。培训重点宜包括工作区域内放射性材料的潜在危害、一般防护措施、应急措施以及所使用的辐射警告标志和标签。建议对以下事项作出说明和给出指导：

(1)NRC 法规要求以及许可推荐；

(2)遵守许可条件和法规，以及报告违规行为和不必要接触的重要性；

(3)将接触降至最低的预防措施；

(4)监测的结果解释；

(5)对妊娠工作人员的要求；

(6)工作人员的权利；

(7)记录及其记录保存的要求。

根据 NRC 与各机构间的许可协议决定是否需要再培训。

七、工程控制和个人防护装备

虽然全自动血液辐照仪几乎不会对实验室工作人员产生辐射危险，日常工作无需佩戴胶片剂量计，但开展辐照业务的血液机构必须获得 NRC 许可[48]。

血液辐照仪的生产方一般会同意在购买合同中规定生产方对设备的运输、安装和验证过程中的辐射安全的责任。辐射安全负责人能协助对设备的安装和验证过程实施监督，确保在设备使用前已按照生产方的推荐完成人员培训，建立监测系统、操作程序和维护方案。发现疑似故障必须立即报告，以便能及时采取适当的措施。

血液辐照仪宜放置在安全区域，只有经过培训的人员才能入内。还必须考虑辐照设备的消防设施，其附近宜有自动消防报警和控制系统。辐照后的血液没有放射性，对工作人员或公众不构成威胁。

八、安全工作规范

各实验室宜建立放射性材料安全使用制度和程序，宜包括符合实验室通用安全准则的要求、正确存储放射性溶剂和正确处置放射性废物。遵守以下程序能提高辐射安全：

(1)尽可能提高工作效率，以减少接触时间；

(2)尽可能远离放射源；

(3)操作放射性材料时采用最安全防护措施(例如使用自防护辐照仪或穿戴铅防护板)，通常在许可条件中包括这些要求；

(4)使用适当的防护装置，如阻挡 γ 射线的铅防护屏障或阻挡 β 粒子的有机玻璃防护屏障；

(5)规范做好卫生整洁，将放射性物质扩散到非控制区的可能性降至最低。

九、应急预案

辐射污染是指放射性材料扩散到非预期的区域，例如地板、工作区域、设备、工作人员衣物或皮肤。NRC 法规要求，控制区的 γ 和 β 射线污染应 <2200 dpm/100 cm^2，非控制区域如走廊应 <220 dpm/100 cm^2；两类区域的 α 射线污染应分别 <220 dpm/100 cm^2 和 22 dpm/100 cm^2[54]。

如果发生泄漏，必须多次清洗被污染的皮肤表面，立刻通知辐射安全负责人以获得进一步指导。在应急处理人员到达前，严禁其他人进入泄漏区域。

十、放射性废物管理

宜根据辐射安全负责人的意见制定放射性(液体或固体)废物处置政策。

可将液体放射性废物收集到有放射性废物标志、坚固的大瓶内，按照化学不相容性规则分类放置。废液瓶必须小心储存以免发生泄漏或破损。可将干的或固体废物密封在有放射性废物标志的塑料袋中。废物袋宜有同位素、其活性及其测定日期的标识。未经辐射安全负责人批准，严禁将放射性废物排入机构的排水系统。

十一、放射性同位素血液辐照仪的撤换

随着技术的进步，已有铯源辐照仪的替代产品，其血液辐照效果与铯源辐照仪相当，甚至更好。使用非放射性同位素血液辐照仪的优点是安全风险低，无需承担责任风险，辐照剂量持久稳定。

美国能源部辐射安全办公室专门设立了放射性同位素血液辐照仪的撤换项目，鼓励输血服务机构撤换铯源辐照仪。具体鼓励措施包括免费移除和处置铯源辐照仪以及对购置新的非放射性同位素血液辐照仪提供部分资金补贴。如欲了解详情，联系邮箱为 ORSinfo@ nnsa. doe. gov。

第八节　危险材料运输

输血医学、细胞治疗和临床诊断服务机构需要运输的危险材料主要有感染性物质、生物学物质、液氮和干冰。

危险材料运输管理适用 DOT 法规和国际航空运输协会（International Air Transport Association，IATA）每年发布的国际标准，两者的要求是协调一致的[55, 56]。这些法规和标准规定了通过公共道路或航空运输的危险材料的识别、分类、包装、标识、标签和记录的要求。

危险材料中已知或可能含有感染性物质，发生接触时可致健康人或动物永久性残疾、危及生命或致死性疾病的，属于 A 类物质。A 类物质的运输名称是“感染性物质，感染人类”（UN2814）或“感染性物质，仅感染动物”（UN2900）。

存在感染性物质但没有达到上述危险级别的危险材料属于 B 类，其运输名称是“生物物质，B 类”（UN3373）。存在 HIV 或 HBV 的培养物属于 A 类。存在 HIV 或 HBV，但不属于含有活病毒培养物的其他类别标本属于 B 类。

含病原体可能性很小的患者标本，如果正确包装和标识，则可不列入危险材料管理。血液成分、细胞治疗产品以及用于输注或移植的组织均不受危险材料法规管制。上述材料安全运输的其他说明见方法 1-1。有关危险物质的最新分类、包装、标识要求、同一包装的体积限制宜查阅最新版的 IATA 标准或 DOT 法规。

第九节　一般废弃物管理

机构的安全负责人必须重视环境和工作人员保护，制订覆盖整个机构的计划，尽量减少固体废物，包括无危险废物，特别是危险废物（如生物危害、化学、放射性废物）的产生量[57]。

从使用阶段就开始减少危险废物产生的计划可达成多个目标：①降低危险品职业接触风险；②减少废物从产生到处置全过程的责任风险；③提高与环保要求的符合性，减少实验室日常操作所产生的污染[37, 58, 59]。

实施“3R”［减排（Reduce），再利用（Reuse），回收（Recycle）］管理可将环境污染降至最小。采用合适的替代品替代产生危险废物的材料，将危险废物与无危险废物分开，可减少危险废物产生量及处置费用。

机构宜审慎考虑通过技术或材料改进减少感染性废物产生量或降低其危害性，宜鼓励工作人员识别更加安全的可能替代技术和材料。

在产生多重危险的废物之前，机构宜向国家和地方卫生和环境行政部门核实，获得有关多重危险废物储存和处置的最新要求。产生多重危险性废物不可避免时，宜尽可能减少其产生量。例如，美国的一些州规定，有血液污染的硫酸铜属于多重危险废物。这种废物的处置——从使用地点运输到血站所在地进行最后处置——存在若干难题。因此，如果涉及这种废物，国家和地方卫生部门必须参与审查其运输和处置工作。必须制定符合所在州和地方以及 DOT 规定的管理和处置程序。降低风险策略的一个示例是，使用经批准的比色法血红蛋白检测仪，可采用与其他锐器相同方式处置使用后的比色杯，能减少化学和血源暴露的风险。

要点

1. 宜以支持所在物理空间的工作开展为目标，开展设施的设计与维护，对以下 6 个方面进行综合考虑和优化：①设计工作流向，②设立控制区，③控制材料和废物流向，④设备位置，⑤空气处理特殊要求，⑥与运营相关的其他重要问题，能有助于保证工作人员和来访人员的安全以及产品和服务的质量。

2. 安全计划宜：①致力于降低工作场所的危险，②确保工作人员接受培训，掌握已知危害和潜在危险的处理知识和技能，③确保识别和标识已知危险，④规定工作场所安全和应急处置政策和程序。
3. 安全计划宜重点防范可能出现的火、电、生物、化学和辐射危害。
4. 每类危害的安全计划必须包括 5 个基本要素：①培训，②危险识别与告知，③工程控制和个人防护装备，④安全工作规范(包括废物处置)，⑤应急预案。
5. 确保安全计划实施和维护并取得成效的管理控制措施包括：①制订和告知书面计划，②确保计划得以实施并为其提供适宜资源，③为工作人员职业接触的预防和治疗提供医疗健康服务，④监测安全计划的符合性和有效性，⑤评估和改进安全计划。

参考文献

[1] Gammon R, ed. Standards for blood banks andtransfusion services. 32nd ed. Bethesda, MD: AABB, 2020.

[2] Haspel RL, ed. Standards for cellular therapy services. 9th ed. Bethesda, MD: AABB, 2019.

[3] Laboratory Accreditation Program laboratorygeneral checklist. Northfield, IL: College ofAmerican Pathologists, 2018.

[4] Clinical laboratory safety: Approved guideline. 3rd ed. NCCLS document GP17-A3. Wayne, PA: Clinical and Laboratory Standards Institute, 2012.

[5] Hospital accreditation standards. Oakbrook Terrace, IL: The Joint Commission, 2019.

[6] Laboratory accreditation standards. OakbrookTerrace, IL: The Joint Commission, 2019.

[7] NFPA 70—National electrical code. Quincy, MA: National Fire Protection Association, 2017.

[8] ANSI/ASHRAE Standard 62. 1-2016. Ventilation for acceptable indoor air quality. Atlanta, GA: American Society of Heating, Refrigerating, and Air-Conditioning Engineers, Inc, 2016.

[9] Code of federal regulations. Title 21, CFR Part1271. 190. Washington, DC: US Government Publishing Office, 2019 (revised annually).

[10] ISO-14644: Cleanrooms and associated controlled environments, Parts 1-9. ISO/TC 209. Geneva, Switzerland: International Organization for Standardization, 1999-2015.

[11] ISO-14698: Cleanrooms and associated controlled environments—bio-contamination control, Part 1: General principles and methods. ISO/TC 209. Geneva, Switzerland: International Organization for Standardization, 2015.

[12] Code of federal regulations. Title 10, CFR Part20. Washington, DC: US Government Publishing Office, 2019 (revised annually).

[13] Siegel JD, Rhinehart E, Jackson M, et al for theHealthcare Infection Control Practices AdvisoryCommittee. 2007 Guideline for isolation precautions: Preventing transmission of infectiousagents in healthcare settings. Atlanta, GA: Centers for Disease Control and Prevention, 2007. [Available at https://www. cdc. gov/infectioncontrol/guidelines/isolation/index. html.]

[14] Code of federal regulations. Title 29, CFR Part1910. 1030. Washington, DC: US Government Publishing Office, 2019 (revised annually).

[15] Code of federal regulations. Title 29, CFR Part1910. 1200. Washington, DC: US Government Publishing Office, 2019 (revised annually).

[16] US Department of Health and Human Services. Biosafety in microbiological and biomedical laboratories. 5th ed. Washington, DC: US Government Publishing Office, 2009.

[17] Bernard B, ed. Musculoskeletal disorders andworkplace factors: A critical review of epidemiologic evidence for work-related musculoskeletaldisorders of the neck, upper extremity, and lowback. NIOSH publication no. 97-141. Washington, DC: National Institute for OccupationalSafety and Health, 1997.

[18] Code of federal regulations. Title 29, CFR Part1910. 38. Washington, DC: US GovernmentPublishing Office, 2019 (revised annually).

[19] Wagner KD, ed. Environmental management inhealthcare facilities. Philadelphia: WB Saunders, 1998.

[20] Code of federal regulations. Title 29, CFR Part1910. 1450. Washington, DC: US Government Publishing Office, 2019 (revised annually).

[21] Centers for Disease Control and Prevention. Public Health Service guidelines for the management of occupational exposures to HBV, HCV, and HIV and recommendations for postexposure prophylaxis. MMWR Morb Mortal WklyRep 2001; 50: 1-52.

[22] Code of federal regulations. Title 29, CFR Part1904. 39. Washington, DC: US GovernmentPublishing Office, 2019 (revised annually).

[23] Code of federal regulations. Title 29, CFR Parts1904. 1

and 1904. 7. Washington, DC: US Government Publishing Office, 2019 (revised annually).

[24] Code of federal regulations. Title 29, CFR Part1910. 1020. Washington, DC: US Government Publishing Office, 2019 (revised annually).

[25] NIOSH Alert: Preventing allergic reactions tonatural rubber latex in the workplace. (June1997) NIOSH Publication No. 97-135. Washington, DC: National Institute for OccupationalSafety and Health, 1997. [Available at http://www. cdc. gov/niosh/docs/97-135/.]

[26] NFPA 101: Life safety code. Quincy, MA: National Fire Protection Association, 2018.

[27] Fowler TW, Miles KK. Electrical safety: Safetyand health for electrical trades student manual. (January 2009) NIOSH Publication No. 2009-113. Washington, DC: National Institute for Occupational Safety and Health, 2002.

[28] OSHA technical manual: TED 1-0. 15A. Washington, DC: US Department of Labor, 1999.

[29] Enforcement procedures for the occupationalexposure to bloodborne pathogens. Directive CPL 02-02-069. Washington, DC: US Department of Labor, 2001.

[30] US Department of Health and Human Services. Appendix A: Primary containment for biohazards: Selection, installation, and use of biologicalsafety cabinets. In: Biosafety in microbiologicaland biomedical laboratories. 5th ed. Washington, DC: US Government Publishing Office, 2009. [Available at http://www. cdc. gov/biosafety/publications.]

[31] Richmond JY. Safe practices and procedures forworking with human specimens in biomedical research laboratories. J Clin Immunoassay1988; 11: 115-119.

[32] US Environmental Protection Agency. Pesticideregistration: Selected EPA-registered disinfectants. Washington, DC: EPA, 2016. [Available at https://www. epa. gov/pesticide-registration/selected-epa-registered-disinfectants.]

[33] Rutala WA. APIC guideline for selection and use of disinfectants. Am J Infect Control 1996; 24: 313-342.

[34] Evans MR, Henderson DK, Bennett JE. Potential for laboratory exposures to biohazardous agents found in blood. Am J Public Health 1990; 80: 423-427.

[35] Food and Drug Administration. Memorandum: Guideline for collection of blood or blood products from donors with positive tests for infectious disease markers ("high risk" donors). (September, 1989) Silver Spring, MD: CBER Office of Communication, Outreach, and Development, 1989.

[36] Food and Drug Administration. Memorandum: Revision to 26 October 1989 guidelines for collection of blood or blood products from donors with positive tests for infectious disease markers("high-risk" donors). (April 17, 1991) Silver Spring, MD: CBER Office of Communication, Outreach, and Development, 1991. [Available at https://www. fda. gov/vaccines-blood-biologics/other-recommendations-biologics-manufacturers/memoranda-blood-establishments.]

[37] US Environmental Protection Agency. EPA guide for infectious waste management. EPA/530-SW-86-014. NTIS #PB86-199130. Washington, DC: National Technical Information Service, 1986.

[38] Code of federal regulations. Title 40, CFR Part 264. Washington, DC: US Government Publishing Office, 2019 (revised annually).

[39] NIOSH pocket guide to chemical hazards. Washington, DC: National Institute for Occupational Safety and Health, 2010. [Available at https://www. cdc. gov/niosh/npg.]

[40] NFPA 704—Standard system for the identification of the hazards of materials for emergency response. Quincy, MA: National Fire Protection Association, 2017.

[41] American Coatings Association. HMIS implementation manual. 4th ed. Neenah, WI: JJ Keller and Associates, Inc, 2014.

[42] Lisella FS, Thomasston SW. Chemical safety in the microbiology laboratory. In: Fleming DO, Richardson JH, Tulis JJ, Vesley D, eds. Laboratory safety, principles, and practices. 2nd ed. Washington, DC: American Society for Microbiology Press, 1995: 247-254.

[43] American national standards for emergency eyewash and shower equipment. ANSI Z358. 1-2014. New York: American National Standards Institute, 2014.

[44] Inspection procedures for 29 CFR 1910. 120 and 1926. 65, paragraph (q): Emergency response to hazardous substance releases. OSHA Directive CPL 02-02-073. Washington, DC: Occupational Safety and Health Administration, 2007.

[45] Code of federal regulations. Title 29, CFR Part 1910. 1000. Washington, DC: US Government Publishing Office, 2019 (revised annually).

[46] Cook SS. Selection and installation of self-contained irradiators. In: Butch S, Tiehen A, eds. Blood irradiation: A user's guide. Bethesda, MD: AABB Press, 1996: 19-40.

[47] Beir V. Health effects of exposure to low levels of ionizing

radiation. Washington, DC: National Academy Press, 1990: 1-8.
[48] Regulatory guide 8.29: Instruction concerning risks from occupational radiation exposure. Washington, DC: Nuclear Regulatory Commission, 1996.
[49] NCRP report no. 115: Risk estimates for radiation protection: Recommendations of the National Council on Radiation Protection and Measurements. Bethesda, MD: National Council on Radiation Protection and Measurements, 1993.
[50] NCRP report no. 105: Radiation protection for medical and allied health personnel: Recommendations of the National Council on Radiation Protection and Measurements. Bethesda, MD: National Council on Radiation Protection and Measurements, 1989.
[51] EA-05 090. Enforcement action: Order imposing increased controls (licensees authorized to possess radioactive material quantities of concern). (November 14, 2005) Rockville, MD: US Nuclear Regulatory Commission, 2005.
[52] RIS 2007-14. Fingerprinting requirements for licensees implementing the increased control order. (June 5, 2007) Rockville, MD: US Nuclear Regulatory Commission, 2007.
[53] US Nuclear Regulatory Commission regulatory guide 8.13: Instruction concerning prenatal radiation exposure. Washington, DC: NRC, 1999.
[54] Nuclear Regulatory Commission regulatory guide 8.23: Radiation surveys at medical institutions. Washington, DC: NRC, 1981.
[55] Code of federal regulations. Title 49, CFR Parts 171.22. Washington, DC: US Government Publishing Office, 2019 (revised annually).
[56] Dangerous goods regulations manual. 54th ed. Montreal, PQ, Canada: International Air Transport Association, 2019 (revised annually).
[57] United States Code. Pollution prevention act. 42 USC § § 13101 and 13102 et seq.
[58] Clinical laboratory waste management. Approved guideline. 3rd ed. GP05-A3. Wayne, PA: Clinical and Laboratory Standards Institute, 2011.
[59] Code of federal regulations. Title 21, CFR Part 606.40 (d)(1.) Washington, DC: US Government Publishing Office, 2019 (revised annually).

附录 2-1　适用医疗卫生机构的安全法规和推荐

制定文件的政府部门或组织	文件编号	标题
联邦法规和推荐		
核安全管理委员会	10 CFR 20	辐射防护标准
	10 CFR 36	辐照仪的许可证和辐射安全要求
	Guide 8.29	职业辐射接触危险说明
职业安全健康管理局	29 CFR 1910.1030	血源性病原体的职业接触
	29 CFR 1910.1020	获取工作人员职业接触和医疗记录
	29 CFR 1910.1096	电离辐射
	29 CFR 1910.1200	危险告知标准
	29 CFR 1910.1450	实验室危险化学品的职业接触
交通运输部	49 CFR 171-180	危险品管理
环境保护局(EPA)		EPA 感染性废物管理指南
疾病控制预防中心		医院隔离预防指南
食品药品监督管理局	21 CFR 606.3-606.171	现行血液和血液成分质量管理规范
	21 CFR 630.40	血液、血液成分和血液衍生品的总体要求
	21 CFR 640.1-640.130	人体血液和血液制品的补充标准
	21 CFR 211.1-211.208	现行药品(成品药)生产质量管理规范
	21 CFR 1270	移植用人体组织
	21 CFR 1271	人体细胞、组织以及基于细胞和组织的制品

续附录2-1

制定文件的政府部门或组织	文件编号	标题
贸易和专业组织		
国家消防协会	NFPA 70	国家电力规范
	NFPA 70E	工作场所电力安全要求
	NFPA 101	生命安全规范
	NFPA 99	医疗卫生机构消防管理标准
	NFPA 704	需应急处置的危险物料标识标准
国家油漆涂料产业协会		危害物质标识系统实施手册
国际航空运输协会		危险货物管理规定

CFR：美国联邦法规。

附录 2–2　安全工作规范、个人防护装备和工程控制通用指南

1. 制服和实验服
接触血液、腐蚀性化学品或致癌物时，工作人员宜穿密闭的实验服或覆盖长袖制服的长围裙或长袍。起遮蔽作用的材料的性质应与接触危害物的类型和数量相适应。易发生血液和体液大量泄漏或溅出时，可在棉质工作服外面再穿上一次性塑料围裙。倾倒腐蚀性化学品时最好穿戴丁腈橡胶围裙
工作人员离开工作区域前，宜脱去防护服，将其废弃或放置在远离热源和清洁衣物的地方。宜尽快脱去受污染的防护服，将其放进适宜的容器，按照潜在感染性衣物进行清洗或废弃。禁止将在生物安全 2 级实验室中穿戴的实验服送到家政清洗，因为运输和处理方法存在不可预测因素，可能造成污染播散，且家政洗涤技术可能无效[1]
2. 手套
操作可能接触危害物质时，宜穿戴手套或等效防护物
2.1 手套种类
根据工作性质选择相应类型的手套 无菌手套——用于接触正常情况无菌的身体部位的操作 检查手套——用于接触黏膜的操作和无需使用无菌手套(除非另有要求)的其他护理或诊断操作 橡胶手套——用于可能接触血液的保洁、仪器设备清洁和消毒、浓酸和有机溶剂操作，橡胶手套消毒后可重复使用，老化(如剥落、裂缝或变色)或出现穿孔或裂缝的手套时宜予废弃 隔热手套——用于处理热的或冷冻的材料
2.2 必须使用手套的情形
以下情形必须使用手套[1]
• 医务人员手的皮肤割伤、擦伤或破损时为献血者采血 • 采集患者自体血液(例如治疗性单采术或术中红细胞采集) • 正在接受采血培训的人员 • 处理开放性血液容器或样本时 • 采集或处理已知感染血源性病原体的患者或献血者的血液或标本时 • 检查黏膜或开放性皮肤损害时 • 处理腐蚀性化学品和放射性材料时 • 清理泄漏物或处理废物时

续附录2-2

- 因没有操作经验或没有遇到过情形，无法评估接触可能性时

为经过健康筛查的献血者采集血液时，OSHA 不要求常规使用手套；如果穿戴手套，只要手套未受污染，不要求为不同献血者采集血液前更换手套[1,2]。经验表明，采血过程的接触风险低，因为献血者的感染性疾病标志物的检出率低，而且在常规采血过程中很少接触血液，可采用其他屏障保护替代措施，例如在拔针时采用折叠纱布垫按压，可避免血液流出

在制度和程序中没有要求常规使用手套的机构，宜定期评估使用手套的潜在需求。机构应提供并鼓励工作人员使用手套

2.3 手套使用注意事项

工作人员安全使用手套的注意事项如下[3,4]

- 戴手套前，将双手和双臂的开放性皮肤损伤部位牢固包扎或覆盖
- 手套被撕裂、扎破或污染时，高危险样本处理完毕后，体检完成后（例如单采献血者体检），宜立即更换手套
- 脱下手套时，宜将手套内面外翻，使手套外表面只和外表面接触
- 只在需要时戴手套；避免手套接触干净表面，例如电话、门把手或计算机终端设备
- 接触不同患者宜更换手套；接触不同献血者时，如果手套未受污染则无需更换
- 脱去手套后，用肥皂或其他合适的清洁剂洗手
- 禁止将手术或检查手套清洗或消毒后重复使用；用表面活性剂清洗手套可能引起吸水作用（即促进液体通过未被发现的手套微孔渗透）；消毒剂易引起手套老化
- 使用手套时，如果需要使用护手霜，只能用水性产品，油性产品可使乳胶手套产生裂隙

3. 面罩、口罩和护目镜

存在血液或化学品溅出危险时，宜采取防护措施保护双眼以及口腔和鼻腔黏膜[5]。最好配备与设备或试验台固定在一起的防护屏障（例如热合机防护板或离心机柜）。防护屏障宜定期清洁和消毒

安全眼镜只能保护双眼不被溅到，但不足以防护生物危害或化学物质飞溅。无法使用固定的防护屏障时，推荐使用全脸面罩或口罩加上安全护目镜。市面上有多种款式的面部防护装备，让工作人员挑选穿戴舒适的产品，可提高工作人员穿戴这类防护装备的主动性

存在吸入危险时宜戴口罩。一次性简单防尘口罩适用于处理干燥的化学品。在有烟雾产生的区域（例如清理有毒物质泄漏），最好使用带有机蒸汽滤盒的呼吸器。呼吸器大小宜适合穿戴者，并每年检查一次

4. 洗手

经常彻底洗手是感染控制的一线防御措施。血源性病原体一般不会侵入完整的皮肤。因此，手被污染后宜立即洗手，以降低黏膜或破损皮肤受污染甚至传给他人的可能性。彻底清洗手（或手臂）也可降低危害化学品和放射性物质的接触风险

宜洗手的情形如下

- 离开控制工作区或使用 BSC 前
- 不同患者检查之间
- 被血液或危害物质污染后
- 脱去手套后
- 使用洗手间后
- 戴（或）脱隐形眼镜前或化妆前

OSHA 允许使用免冲洗手消毒剂作为临时洗手方法[2]。移动采血点或没有水洗手的工作地点可选用。如果使用此法，随后应尽快用肥皂和流水洗手。免冲洗手消毒剂与表面消毒剂类似，环保局没有要求登记或注册。用户宜向生产方索要支持广告宣称效果的数据

5. 洗眼器

续附录2-2

有危险化学品的实验区域应配备洗眼站[3,5]，保证在10s内从化学危险源步行可到达；洗眼器应无需手操作，以便使用者可用双手撑开眼睛。应张贴洗眼器的适用情形和使用方法；洗眼器的喷水功能应每周检查一次，以保障其正常运行以及排出死水；如果便携式洗眼器向眼睛喷水的速度达到1.5 L/min并持续15min，则可使用；便携式洗眼器应常规检查，以保证其内容物纯净
虽然重点在于预防——坚持恰当使用安全护目镜或面罩，但仍应对工作人员实施正确使用洗眼器的培训。如果眼睛被溅到，工作人员应保持眼睛睁开，按照程序使用洗眼器，或步行到最近的水槽，直接用微温水持续冲洗眼睛。使用水以外的其他洗涤溶液须遵医嘱
眼睛经过充分冲洗后(多数机构推荐冲洗15min)，宜采取后续医疗措施，特别是当出现疼痛或发红时，虽然尚未证实眼睛冲洗能否有效预防感染，但发生眼睛意外接触潜在感染物时最好还是进行冲洗

[1] Code of federal regulations. Title 29, CFR Part 1910. 1030. Washington, DC: US Government Publishing Office, 2019(revised annually).

[2] Occupational Safety and Health Administration. Enforcement procedures for the occupational exposure to bloodborne pathogens. OSHA Instruction CPL 02-02-069. Washington, DC: US Government Publishing Office, 2001. [Available at https://www.osha.gov/enforcement/directives/cpl-02-02-069.]

[3] Clinical laboratory safety: Approved guideline. 3rd ed (GP17-A3). Wayne, PA: Clinical and Laboratory Standards Institute, 2012.

[4] CAP accreditation checklists: Laboratory general. Chicago: College of American Pathologists, 2018.

[5] American national standards for emergency eyewash and shower equipment. ANSI Z358. 1-2009. New York: American National Standards Institute, 2009.

附录 2-3　生物安全 2 级预防措施

血液机构至少有以下适用生物安全2级预防措施的情形[1,2]
• 将低危险活动与高危险活动分隔开，明确界定其边界
• 实验室台面易清洁，每日采用经环保局批准的医用消毒剂消毒
• 实验室配备可关闭的门和水槽，最好(但没有强制要求)采用非重复循环的空气系统
• 操作产生气溶胶的步骤(例如打开真空管、离心、混合或超声处理)，必须使用BSC或等效设施，或者穿戴手套、工作服、口罩和护目镜(注意：开放性血液标本管不宜离心。整袋全血或者血浆离心时，推荐对其进行包装以防泄漏)
• 通用安全指南要求常规穿戴工作服和手套。存在溅出风险的操作宜使用面罩或等效防护装备
• 禁止用口吸液
• 工作区禁止饮食、化妆或戴(脱)隐形眼镜，禁止存放食品和饮料，不得使用实验室玻璃器皿装食品或饮料；宜向工作人员说明，在工作中避免手与面部、耳、口、眼或鼻，以及其他物品如铅笔、电话的接触
• 安全使用和处置针头和注射器；将其废弃到防扎、防漏的容器之前，不得将针头毁形、剪断、插回护套或与注射器分离；制订措施减少接触锐器
• 将所有血液样本放置在构造坚固、带安全盖的容器内，以防在运输中泄漏；运输血液的包装符合监管部门对病原体或临床标本的运输要求
• 将感染性废物废弃到防漏容器前，应对其进行消毒，但不应对其挤压；正确的包装是用双层、无缝、抗撕、橙色或红色袋子密封后再放入保护纸箱内
• 废物袋和保护纸箱应有生物危害标识；只能由经过适宜培训的人员操作从废物运输至焚化炉和高压蒸汽灭菌器的整个过程；废物处置外包时，应在协议中规定工作人员和承包方的各自职责
• 需维修或维护保养的设备，如果存在血液污染的可能性，应先经过消毒处理后方可交给工程师维修或维护

续附录2-3

血液机构至少有以下适用生物安全 2 级预防措施的情形[1,2]
• 发生疑似或明确的危害物意外接触事件后，应向实验室主任或分管负责人报告

[1] Clinical laboratory safety: Approved guideline. 3rd ed (GP17-A3). Wayne, PA: Clinical and Laboratory Standards Institute, 2012.
[2] Fleming DO. Laboratory biosafety practices. In: Fleming DO, Richardson JH, Tulis JJ, Vesley DD, eds. Laboratory safety, principles, and practices. 2nd ed. Washington, DC: American Society for Microbiology Press, 1995: 203-218.

附录 2-4　血站工作人员可能接触的危险化学品清单(示例)

化学药品	危害
氯化铵	刺激
菠萝蛋白酶	刺激、过敏
氯化钙	刺激
冰冻二氧化碳(干冰)	腐蚀
羰基铁粉	氧化
氯仿	有毒、疑似致癌物
氯喹	刺激、腐蚀
六水合氯化铬-111	有毒、刺激、过敏
柠檬酸	刺激
硫酸铜(硫酸铜)	有毒、刺激
二氯甲烷	有毒、刺激
洋地黄	有毒
二甲亚砜	刺激
溴化乙锭	致癌物、刺激
乙二胺四乙酸	刺激性
乙醚	高度易燃易爆、有毒、刺激
无花果蛋白酶(粉)	刺激、过敏
甲醛溶液(34.9%)	疑似致癌物，可燃，有毒
甘油	刺激
盐酸	剧毒、腐蚀
咪唑	刺激
异丙基酒精(擦拭)	易燃、刺激
液氮	腐蚀
Lyphogel	腐蚀
2-巯基乙醇	有毒、恶臭
水银	有毒
矿物油	刺激、致癌物、易燃
木瓜蛋白酶	刺激、过敏

续附录2-4

化学药品	危害
凝聚胺	有毒
叠氮化钠	有毒、刺激、加热后易爆炸
乙基水杨酸钠(硫柳汞)	剧毒、刺激
连二硫酸钠	有毒、刺激
氢氧化钠	腐蚀、有毒
次氯酸钠(漂白)	腐蚀
磷酸钠	刺激、易潮
磺基水杨酸	有毒、腐蚀
三氯乙酸	腐蚀、有毒
胰蛋白酶	刺激、过敏
二甲苯	高度易燃、有毒、刺激

附录 2-5　化学品分类与安全防护说明

化学品种类	危害	预防措施	特殊处置
酸、碱和腐蚀性化合物	刺激，严重烧伤，组织损伤	在运输过程中，将大型容器放置在塑料或橡胶桶内 在倾倒过程中，建议戴护目用具和化学防护手套和长袍 应往水里加酸，切勿往酸里加水 操作大瓶时，用一只手握住瓶颈，用另一只手托底部，勿靠近面部	将浓酸存放于安全柜内 将浓酸的体积限制在每罐 1 L 存有此类化学品的区域，粘贴警示。 将外观变化报告化学品负责人(高氯酸变成黄色或棕色后可能爆炸)
丙烯酰胺	神经毒，致癌，经皮肤吸收	戴化学防护手套 接触后立即洗手	将化学品存储在柜子内
压缩气体	爆炸	内容物标识 使用前保持阀门安全盖打开 使用时缓慢打开安全阀 空罐标识	用手推车或小推车运输 把钢瓶放在架子上或固定起来，以防翻倒 储存在通风良好的独立房间 勿将氧气存放在可燃气体或溶剂旁 用肥皂水检查接头是否泄漏
易燃溶剂	根据闪点分类(见按照挥发性分类的材料安全数据表)	处置时格外小心 工作区域张贴“禁止吸烟”标志 室内配备灭火器和溶剂清理工具 在适宜的通风橱中倾倒易挥发的溶剂 倾倒易燃溶剂时，使用护目用具和化学防护氯丁橡胶手套 倾倒易燃溶剂的区域附近，禁止明火或其他火源 标识为“易燃”	尽可能用危害较低的材料替代有危害的材料 将容量大于 4 L 的容器储存在易燃溶剂储存室或消防安全柜中 放在地面的金属容器应与水管相连或接地。如果接收容器也是金属材质，应在倾倒前时将其与运输容器进行电性连接。

续附录2-5

化学品种类	危害	预防措施	特殊处置
液氮	冻伤、皮肤或眼睛的严重烧伤	使用液氮时，应戴厚绝缘手套和护目镜	宜将运输液氮罐牢固固定以免倾倒 液氮的最终容器(冷冻装置)宜牢固固定，避免倾倒

附录 2-6　轻度泄漏的应对措施＊

化学品	危害	个人防护装备	控制物
酸性物质 乙酸 盐酸 硝酸 高氯酸 硫酸 感光化学品(酸性)	吸入会产生严重刺激性 接触会烧伤皮肤和眼睛 泄漏物有腐蚀性 遇火或与金属接触可能产生刺激性或毒性气体 硝酸、高氯酸和硫酸是水反应性氧化剂	耐酸手套 围裙和工作服 护目镜和面罩 耐酸鞋套	酸中和剂或吸附材料 吸附索 防漏容器 吸附枕 地漏垫 铲子或类似工具
碱性和腐蚀性物质 氢氧化钾 氢氧化钠 感光化学品(碱性)	泄漏物有腐蚀性 遇火可能产生刺激性或有毒气体	手套、防水围裙或工作服 护目镜或面罩 防水鞋套	碱控制物或中和剂 吸附枕 吸附索 地漏垫 防漏容器 铲子或类似工具
氯化物 漂白剂 次氯酸钠	吸入会刺激呼吸道 液体接触眼睛或皮肤会产生刺激 碱性、可能产生氯气和氧化剂性质使其具有毒性	手套(双层手套：内层为4H防化学品手套；外层为丁基或丁腈手套)；防水围裙或工作服 护目镜或面罩 防水鞋套(针对紧急情况的氯丁橡胶靴) 自给式呼吸器(紧急情况使用)	氯控制粉 吸附垫 吸附材料 吸附索 地漏垫 防潮层 防漏容器 铲子或类似工具
冰冻源气体 二氧化碳 一氧化二氮 液氮	接触液氮会产生冻伤 其释放会造成大气环境缺氧 一氧化二氮有麻醉作用	全面罩或护目镜、氯丁橡胶靴，隔热手套(以防冻伤)	手推车(需要可将液氮罐运到室外) 肥皂液(检查是否有泄漏) 胶泥(阻止小的管路泄漏)
易燃气体 乙炔 氧气 丁烷 丙烷	窒息(置换空气) 气体吸入可能产生麻醉作用 易燃气体会产生大火灾和爆炸危险 释放会造成大气环境缺氧	面罩和护目镜 氯丁橡胶靴 双层手套 连帽连脚的工作服	手推车(需要将气瓶运到室外时) 肥皂液(检查泄漏)

续附录2-6

化学品	危害	个人防护装备	控制物
易燃液体 丙酮 二甲苯 甲醇 甲苯 乙醇 其他醇类	吸入蒸汽会产生损害(中枢神经系统抑制) 通过皮肤吸收产生损害 极易燃 液体挥发形成易燃气体	手套(双层手套，内层为4H手套，外层为丁基或丁腈)；防水围裙或工作服；护目镜或面罩；防水鞋套	吸附材料 吸附索 吸附枕 铲子或类似工具(非金属，不产生火花) 地漏垫 防漏容器
甲醛和戊二醛 4%甲醛溶液 37%甲醛溶液 10%福尔马林 2%戊二醛	吸入蒸汽会产生损害(中枢神经系统抑制)；通过皮肤吸收产生损害 对皮肤、眼睛和呼吸道有刺激性 甲醛可能致癌 37%的甲醛应远离热源、火星和火焰	手套(双层4H手套和丁基或丁腈手套)；防水围裙或工作服；护目镜；防水的鞋	醛中和剂或吸附剂 吸附索 吸附枕 铲子或类似工具(不产生火星) 地漏垫 防漏容器
汞 Cantor 管 温度计 气压计 血压计 氯化汞	汞和汞蒸汽可通过呼吸道、胃肠道或皮肤快速吸收 短期接触可能腐蚀呼吸道或胃肠道，导致恶心、呕吐、血样便、休克、头痛、呼吸有金属味 高浓度吸入可引起肺炎、胸痛、呼吸困难、咳嗽、口腔炎、牙龈炎和唾液分泌 快速彻底清理汞微球，避免汞蒸发	手套(双层4H手套和丁基或丁腈手套)；防水围裙或工作服；护目镜；防水的鞋	汞真空泵或泄漏处理工具包 小勺 吸液器 危险废物容器 汞指示粉 吸附性材料 铲 一次性擦拭巾 汞合金海绵 汞蒸汽抑制剂

*本表列出了部分对身体健康有害的化学品，但无意替代相应的安全数据表(safety data sheet，SDS)；如果发生危害物质泄漏或出现其他任何问题，应查阅具体化学品的SDS，以获取更全面的信息。

附录2-7 危险化学品泄漏的管理和处置

处置措施	危害液体、气体和汞的处置说明
切断火源	液体：对于37%甲醛，切断并清除泄漏处周围3 m内的所有火源；对于易燃液体，清除所有火源
	气体：对于易燃气体，清除泄漏处周围15 m内的所有热源和火源
	对于一氧化二氮泄漏，清除所有热源和火源
隔离、撤离和保护泄漏区域	除负责清理泄漏的人员外，泄漏区周围(小量汞泄漏为3m，大量汞泄漏为6m)其他所有人员应撤离。泄漏区域应予隔离保护
适当的个人防护装备	见附录2-2推荐的个人防护装备
阻止泄漏	液体或汞：如果可能，阻止泄漏源
	气体：现场评估，考虑泄漏的情况(数量、位置和通风)；如果是应急排放，发布适当通知；如果确定是意外泄漏，联系供方获取支援

续附录2-7

处置措施	危害液体、气体和汞的处置说明
控制扩散	液体：用控制工具和材料将泄漏控制在初始泄漏区域；易燃液体泄漏时，堵住所有地漏
	气体：遵从供方建议或取得外部支援
	汞：用适当材料控制泄漏（附录 2-6）。如果适用，用吸液器将汞转移至防漏容器内
中和泄漏物	液体：用合适的控制材料中和化学物质（附录 2-6）
	汞：如果需要，使用汞泄漏处理包
清理泄漏	液体：铲起固化物、吸附索、吸附枕和其他材料，将用过的材料放进防漏容器内，在容器上标识危害物的名称；擦除残余材料；泄漏区表面用清洁剂擦拭 3 次后，用净水清洗。收集使用过的装备（例如护目镜或废物铲），清除可见污染，将需要彻底清洗和消毒的装备放置在单独的容器中
	气体：遵从供方建议或取得外部支援
	汞：用汞真空吸引器吸入汞泄漏物，或经中和处理用勺子将水银膏状物收集到指定的容器中。用海绵和清洁剂擦拭和清洁泄漏表面 3 次，以去除吸附剂；收集所有受污染的一次性装备，将其放入危害废物容器；收集使用过的装备，清除可见污染，将需要彻底清洗和消毒的装备放置在单独的容器中
最终处置	液体：遵从机构的处置程序，将已被中和为固体废物的材料废弃；对于易燃液体，与机构的安全负责人核实适宜的废物最终处置决定
	气体：如果适用，生产方或供方将指导机构如何处置
	汞：用恰当的危害废物标签和运输部规定的菱形标签标记
报告	遵从规定的泄漏记录和报告程序；调查泄漏原因；如果需要，做根源分析；针对安全改进机会采取行动

第3章

输血医学和细胞治疗领域的监管

在美国，输血医学和细胞治疗领域受法规严格监管。多年来，由不同的监管机构分别在州和联邦的层面对其实施监管。食品药品监督管理局(Food and Drug Administration，FDA)及医疗保险和医疗补助服务中心(Centers for Medicare and Medicaid Services，CMS)是在联邦层面实施监管的主要机构。另外，国家卫生行政部门和其他机构可能也有一定程度的监管要求。涉及输血医学和细胞治疗的个人和机构宜熟悉这些监管部门的不同要求。

法规和认证的区分非常重要。法规具有法律效力，而认证标准没有法律约束力。血站、输血服务机构和细胞治疗机构必须遵守监管机构的规定。而认证机构诸如AABB或联合委员会(The Joint Commission，JC)发布的一系列特定标准是对通过认证的要求。有的监管机构会将监管职责授权给经选择的认证机构。例如，根据《临床实验室改进修正案》(Clinical Laboratory Improvement Amendments，CLIA)规定，CMS负责对医学检验实施监管，而CMS认可某些认证机构的检查结果，这意味着这些认证机构已获得CMS认可，其标准和检查流程达到或高于CMS要求。表3-1汇总了负责血站、输血和细胞治疗机构的监管和认证的相关机构和组织，有关他们的监管和/或认证范围请见其各自网站。此外，某些州可能有适用于其血站和细胞治疗机构的法规。

表3-1 输血医学和细胞治疗的监管和认证机构

监管机构	认证机构
食品药品监督管理局(FDA)	AABB
医疗保险和医疗补助服务中心(CMS)	美国病理学会(CAP)
国土安全部	联合委员会
核安全管理委员会(NRC)	细胞治疗认证基金会(FACT)
环境保护局(EPA)	国家骨髓捐献计划(NMDP)
职业安全健康管理局(OSHA)	世界骨髓捐献者协会(WMDA)
地方卫生部门	美国实验室认证协会(A2LA)
美国交通部(US DOT)	
国家消防协会(NFPA)	

第一节 食品药品监督管理局对血液机构的监管

美国国会颁布一部联邦法律时，将其编纂入《美国法典》(United States Code，USC)相应的主题(卷)之中[1]。联邦行政机构为执行法律规定而制定的法规按照与USC对应的主题编纂《联邦法规》(Code of Federal Regulations，CFR)。FDA属联邦行政机构，负责执行与药品和生物制品，包括血液和血液成分及其相关医疗器械和生产设施相关的联邦法律规定。

《公众健康服务法》第351节(42 USC 262)和《食品药品化妆品法》第21篇的第301部是关于血液和血液成分监管的两部法律规定。《公众健康服务法》规定，血液和血液成分属于生物产品。该部法律规定于1944年首次确立，是作为1902年《生物制品监管法》(Biologics Control Act)的补充。该部法律除了要求生物制品生产机构必须确保生物制品的安全、纯度和疗效以外，还要求生产机构在产品进入美国各州贸易之前必须获得生物制品生产许可证[2]。另外，根据《公众健康服务法》第361节(42 USC 264)的授权，卫生和公众服务部(Department of Health and Human Services，DHHS)拥有预防感染性疾病传播的广泛权力。

根据《食品药品化妆品法》授权，FDA负责药品和医疗器械的监管。这部法律规定于1938年首次确立，1976年对其作了修订，包括医疗器械的监管。按照该部法律规定，血液制品属于药品，其用途是治愈、缓解、治疗或预防人类疾病。药品和某些医疗器械的生产机构必须在产品能够上市前向FDA证实其安全性和有效性。《食品药品化妆品法》规定，血液制品生产机构必须向FDA注册，获得生物制品许可证以便运输到各州进行贸易，遵从美国现行药品生产质量管理规范(cGMP)的要求，禁止混杂和标识错误，FDA授权对生产机构进行检查以及对违法行为的民事和刑事处罚。该部法律还对尚处在研究阶段、未经批准的药品和医疗器械在公共卫生突发事件中的应用作了规定[3]。

生物制品评估研究中心(Center for Biologics Evaluation and Research，CBER)是FDA的内设机构，负责血液制品和大多数其他生物治疗产品的监管[4]。CBER应用多重相互交叉重叠的保障措施确保接受血液成分或细胞治疗的患者得到保护。FDA血液安全体系包括献血者筛查、献血者检测、建立屏蔽献血者名单、产品隔离和生产缺陷调查。医疗器械和辐射健康中心(Center for Devices and Radiological Health，CDRH)负责大多数医疗器械的监管，但是用于血液和细胞制品生产的医疗器械主要由CBER负责监管。FDA法规事务办公室(Office of Regulatory Affairs，ORA)负责所有的现场工作，包括对血液和医疗器械生产机构的现场检查和调查[5]。

按照《公众健康服务法》和《食品药品化妆品法》的授权，FDA发布了适用于血液和血液成分及相关器械的法规。CFR第21篇第210~211部和第600~680部是血液制品管理法规[6]。这些法规旨在确保献血者的安全以及血液和血液成分的安全、纯度和疗效。还有，血液机构必须向FDA报告与献血或输血有关的死亡病例。表3-2汇总了适用于血液机构的相关法规。2015年5月22日，FDA对以前的要求作了修订，发布了《用于输注或进一步加工的血液及血液成分的要求》的最终规则，将其编纂成为CFR第21篇的第606~660部[7]。新的法规要求包括献血者健康要求和献血者适宜性以及有助于保护献血者健康的规定。

血液和血液成分生产机构可向FDA递交关于使用法规规定以外的替代程序的书面申请[21 CFR640.120(a)]。FDA网站定期公布已获批准的替代程序，但其批准情形可能不适用于其他机构[8]。

除了发布具有法律效力的法规以外，FDA还以指引文件的形式提出推荐意见。FDA的指引文件一般是表达FDA目前对某一问题的意见。指引文件澄清或解释生产机构如何做才能符合法规要求，或确定血液制品生产质量管理标准。除了指引文件引用的具体法规要求外，FDA指引文件一般没有法律强制效力。如果符合适用法规要求，FDA可能会考虑采用指引文件的推荐方法以外的其他替代方法[9]。

FDA设立的数个论坛属于其法规和指引制定过程的一个组成部分，用来收集公众和受监管机构的意见。FDA在《联邦公报》公布法规或指引草案和征求意见书面邀请函，并将其归档在公开征求意见目录。法规在《联邦公报》发布时，其前言部分即对公众提出的关键问题和评论进行回应。FDA也接受法规制修订的申请。FDA征求多个专家咨询委员会，包括FDA的血液制品咨询委员会(Blood

Products Advisory Committee，BPAC）和细胞、组织和基因治疗咨询委员会（Cellular，Tissue，and Gene Therapies Advisory Committee，CTGTAC）以及卫生和公众服务部（Department of Health and Human Services，DHHS）的血液安全可及咨询委员会（Advisory Committee on Blood and Tissue Safety and Availability，ACBTSA）对法规草案的意见。FDA 针对具体主题召开的公开会议是收集公众意见的另一途径。

一、血液机构和医疗器械生产机构的注册

血液机构指血液和血浆采集中心、血站、输血服务机构、其他血液制品生产机构以及从事献血者及其血液和血液成分检测的独立实验室[10]。FDA 的法规要求，血液机构（21 CFR 607）和医疗器械生产机构（21 CFR 807）必须将生产机构和产品向 FDA 注册。如果不属于 21 CFR 607.65 条款规定的免于注册情形，所有血液制品生产机构均必须向 FDA 注册。注册人必须提供其生产、制备或加工用于商业分销的每种血液成分清单。生产机构必须在开始运营 5 日内向 FDA 申请产品注册和列出清单，以后每年必须重新注册。

表 3-2　CFR 第 21 篇（食品与药品）中与输血医学和细胞治疗有关的法规

主题	章节	主题	章节
FDA 总则		献血者健康要求	630.10，630.15
强制性要求	1～19	献血适宜性	630.30
研究与开发	50～58	献血者通知	630.40
药品 cGMP	210～211	血液制品标准	640
生物制品	600～690	血液采集	640.4
总则	600	血液检测	640.5，610.40
许可	601	红细胞	640.10～.17
血液成分 cGMP	606	血小板	640.20～.25，606.145
人员、资源	606.20～.65	血浆	640.30～.34
标准操作规程	606.100	冷沉淀	640.50～.56
标识	606.120～.122	例外或替代措施	640.120
相容性检测	606.151	医疗器械	800～898
记录	606.160～.165	医疗器械不良事件	803
不良反应	606.170	血液学和病理学器械	864
产品偏差	606.171	组织	
机构注册	607	人体细胞、组织以及基于细胞和组织的产品	1271＊
通用标准	610	一般规定	1271.1～.20
献血者检测	610.40	注册和列表程序	1271.21～.37
献血者屏蔽	610.41，630.10	捐献者健康要求	1271.45～.90
事后调查	610.46～.47	cGTP	1271.145～.320
保存期	610.50，610.53	附加要求、检查及实施	1271.330～.440

＊项下引用分别代表 A、B、C、D 和 E-F 部分；CFR：联邦法规；FDA：食品药品监督管理局；cGMP：现行药品生产质量管理规范；AHF：抗血友病因子；cGTP：现行组织生产质量管理规范。

常规开展血液(包括自体血液)采集和加工或血液辐照、洗涤、在实验室去除白细胞、汇集、冰冻、去甘油和复壮等工作的血液机构都必须向 FDA 注册。作为血液保存地点，将血液制品配送给其他医院的输血服务机构必须注册为血液配送中心。血站或输血服务机构以外的机构(如核医学部门)开展血液辐照的，必须注册。

没有开展血液和血液成分采集或加工的输血服务部门豁免 21 CFR 607 条款规定的注册要求(21CFR 607.65)，但前提是其必须是已通过 CLIA(1988；42USC 263a 和 42 CFR 493)或 CMS 认证的机构的组成部分[11]。输血服务部门可从事基本的血液生产活动包括相容性检测，从全血中制备红细胞，将未使用的血浆转化为回收血浆，在输注前汇集血液成分，使用床边滤器滤除血液成分中的白细胞，或仅在紧急状况下采集血液。根据 1980 年 FDA 与 CMS 之间的合作备忘录，由 CMS 负责对这类输血服务部门进行例行检查[12]。但是，FDA 仍拥有输血服务机构的管辖权，必要时可自行组织检查。

二、血液和血液成分生产机构的执业许可证

血液制品在美国各地分销的全血和血液成分生产机构必须注册并获得生产许可证。为了获得生产许可的批准，血液机构必须向 FDA 递交生物制品许可申请表(Biologics License Application，BLA)。FDA 对 BLA 的审查通常包括对支持性文件，例如标准操作规程、标签、质量控制资料和许可前检查结果的审查。获得生产许可证后，生产机构必须在获准在国内分销的产品标签上标明许可证编码。此外，已经取得生产许可的机构，如果需要变更已获批准的生产过程，必须向 FDA 报告[13]。根据变更对产品安全、纯度和疗效的不利影响程度确定变更报告的类别。

FDA 于 2014 年 12 月发布了变更申请的专项指引——《已获批申请的变更：用于输注或进一步加工的人类全血和血液成分》，帮助血液机构确定合适的报告机制[14]。该指引按照 21 CFR 601.12 条款的规定，将已获批申请的变更报告分为三类。

1. 重大变更：对产品的安全或疗效有重大的潜在不良影响的变更。实施重大变更前必须向 FDA 递交申请变更事先批准补充材料(Prior Approval Supplement，PAS)，获得 FDA 批准后，产品才能进入各州贸易[21 CFR601.12(b)]。

2. 中度变更：对产品的安全或疗效有中等程度的潜在不良影响的变更。生产机构必须在采用中等变更程序生产的产品进入各州贸易市场之前至少 30 日，向 FDA 递交 30 日内变更生效的补充材料(Changes Being Effected in 30 Days Supplement，CBE30)。在某些情况下，FDA 可能会在收到 CBE30 后即刻批准变更产品上市[21 CFR 601.12(c)(5)]。

3. 微小变更：对产品的安全或疗效仅有轻微的潜在不良影响的变更。微小变更不需要 FDA 的事先批准，但生产机构必须在年度报告中作出说明[21 CFR 601.12(d)]。

三、血液相关的医疗器械

CBER 承担对输血、血液制品和造血干细胞(hematopoietic progenitor cells，HPC)采集和加工的相关医疗器械的主要监管责任。血液相关医疗器械包括血液成分单采机、用于相容性检测的医疗器械和试剂、血液机构计算机软件，血液和人体细胞、组织以及基于细胞和组织的产品的病原体感染筛查试验。

按照医疗器械对患者和使用者的风险程度或者保证医疗器械安全和有效使用所必需的控制水平，将医疗器械分为三类[15]。

1. Ⅰ类医疗器械对患者或使用者的风险程度低，实行常规管理可以保证其安全、有效。常规管理适用所有类别医疗器械。用于血红蛋白筛查的硫酸铜溶液、血型检测观察盒和热合机均属于Ⅰ类器械。

2. Ⅱ类医疗器械对患者或使用者具有中度风险，实行常规管理不足以保证其安全、有效，需要严格控制管理。大多数血液相关医疗器械属于Ⅱ类医疗器械，必须经过 FDA 510(k)实质等同认证。

3. Ⅲ类医疗器械对患者或使用者的风险程度最高，实行常规控制不足以保证其安全、有效，而且没有足够的信息可作为制订特别控制管理措施的依据。比如，用于鉴定红细胞抗原表型的相关试验试剂属于Ⅲ类医疗器械，需要上市前审核。

按照《公众健康服务法》的规定，FDA 负责审批一些血液相关医疗器械作为生物制剂，包括采用血清学方法做免疫血液学检测的试剂和大多数献血者感染性疾病检测试剂(例如人类免疫缺陷病毒、乙型肝炎病毒和丙型肝炎病毒的检测试剂)。因

此，这类医疗器械报批时需要向 FDA 递交 BLA 或相关补充材料。

FDA 规定，医疗器械生产机构必须注册并列出其生产的产品(21 CFR 807)。FDA 给每类医疗器械分配 1 个编码。因此，检索 CDRH 网页的注册企业和医疗器械数据库，可找到每个编码项下经过批准的企业和医疗器械目录[16]。

法规规定，医疗器械的生产和进口机构必须向 FDA 报告与医疗器械有关的死亡和严重伤害事件(21 CFR 803)[17]。医疗器械使用机构发现医疗器械曾经是或者可能已经是引起患者死亡或受到严重伤害的因素时，必须向 FDA 报告。严重伤害的定义是危及生命、造成永久性损害或损伤，或需要医疗或手术。医疗器械使用机构在严重伤害事件发生后 10 个工作日内填报 FDA 不良反应报表(Medwatch 3500A 表)，并将其送交医疗器械生产机构。发生死亡事件的同时必须向 FDA 报告。当年有提交 3500A 报表的，必须在次年 1 月 1 日前向 FDA 递交年度总结表(3419 表)[18]。医疗器械使用机构可自愿向 FDA 报告医疗器械相关的其他不良事件(3500 表)。医疗器械使用机构必须对所有可能的不良事件(无论是否需要报告)展开调查，调查记录必须保存至少 2 年。

四、食品药品监督管理局检查

FDA 对受监管机构进行检查以确定其是否符合法规规定[19]。FDA 的检查可分为以下 3 种类型：

①许可或审批前检查：在生产机构为了获得生物制品生产许可证、新的医疗器械或产品上市许可，向 FDA 递交申请材料之后开展的检查。

②常规检查。

③有因检查：针对引起 FDA 注意的特殊问题如投诉或死亡事件的调查。

FDA 的 ORA 和 CBER 负责监管与输血服务和血站业务相关的检查活动。对血液机构进行检查的目的是为了确保生产机构符合旨在保护献血者和保证产品安全、纯度和疗效的适用法规规定的标准要求。具体法规要求有 CFR 第 21 篇编的第 600、601、606、607、610、630 和 640 部对血液成分的规定，以及第 211 部对生产过程控制、设备管理和质量控制的要求(表 3-2)。已取得许可证的生产机构还必须符合已批准的 BLA 中所包含的其他附加条件[20]。

一般由 CBER 和 ORA 组织检查小组对申请 BLA 的血液机构时进行检查。取得许可后，还必须接受 ORA 的常规检查。

ORA 发布供 FDA 调查人员使用的政策和指导文件。FDA 编制了《符合性计划指导手册》(Compliance Program Guidance Manual，CPGM)，供持证和未持证血站的检查人员使用。FDA 药品生产质量规范的总体规定以及血液成分特殊要求是对血液机构进行检查的依据。FDA 规定的血液安全 5 个层面是所有检查的重点。检查员审查这 5 个层面的运行系统：质量保证、献血者健康要求的符合性、产品检测、隔离和库存管理以及生产和加工。检查员对每个系统进行审查，包括标准操作规程、人员和培训、设施、设备校准与维护和记录。对各系统和流程的具体检查要求分别见 CPGM 相应章节[20]。

FDA 将检查分为 2 个级别。Ⅰ级检查是对所有系统展开全面检查。顺利通过 2 次Ⅰ级检查后可将其运行的 4 个或 5 个系统简化为 3 个系统的Ⅱ级检查(针对不需要开展全面检查的问题或死亡事件的重点检查)。许可和审批前的检查或因为投诉或死亡启动的有因检查不必拘泥于这些检查形式，因为其是针对特定问题的检查。

FDA 检查员如果观察到被检查机构存在可能导致药品或医疗器械混杂或危害健康的明显不规范、违规或其他行为，应做好书面记录(483 表)并向血液机构反馈。FDA 483 表仅用于报告生产机构存在不规范行为，但不是违规行为的最终判定。检查员必须获得并记录被检查机构管理者对采取纠正措施的打算。检查员在机构检查报告中记录观察和讨论情况。FDA 评审并综合考虑 483 表和机构检查报告中的所有信息以及生产机构的响应情况，然后决定是否需要采取进一步措施以保护公众健康。

针对被检查机构的违规行为，FDA 可采取 3 类强制执法措施[21]，包括警告、行政措施和法律措施。采取警告措施时，FDA 发布警告或无标题信函，通知可能影响献血者安全或导致不安全生物制品出售的违规生产机构。警告信向生产机构提供了自动服从的机会。行政措施包括产品召回、撤销产品批准、违规传讯，对于持证机构包括暂扣或吊销许可证。法律措施包括查封产品、法院强制令、民事赔偿和提起刑事起诉。

五、生物产品的偏差报告

血液机构在分销后发现血液制品的生产存在违反规定、标准或技术规范的情形时，必须向 FDA 报告生物制品偏差(biological product deviation，BPD)[21 CFR 606.171，21 CFR 1271.350(b)]。BPD 事件是指已分销的血液制品的安全、纯度或疗效可能受到影响的事件，可能涉及与产品生产相关的任何步骤，包括采集、检测、加工、包装、标识、保存和分发。持证和未持证的生产机构、注册的血液机构和免于注册的输血服务机构必须将已分发的血液制品的 BPD 事件向 FDA 报告。血液生产机构必须尽快报告 BPD 事件，报告时限为不超过必须报告事件发现后的 45 个日历日[22]。CBER 发布 BPD 报告的年度总结[23]。以前大部分报告属于献血后发生事件，现在 FDA 认为这类事件不再需要 BPD 报告。血液机构宜建立 BPD 调查程序，确定是否宜将产品召回或撤回。

六、召回和撤回的管理

FDA 要求，药品问题监测和调查必须延续至产品放行后。

召回的定义是生产机构将违反法律规定的已上市销售产品撤回或检修(21 CFR 7.3 和 7.40)。生产机构可自行启动召回，或由 FDA 按照法规规定要求或责令召回。FDA 按照严重程度将召回分为 3 类，即Ⅰ～Ⅲ类[24]。大多数需要召回的血液制品不可能导致不良健康后果，属于Ⅲ级召回。Ⅱ级召回是针对可能导致暂时不良影响或可能存在远期严重问题的产品。Ⅰ级召回是针对可能导致严重或致命不良影响的产品。FDA 会公布所有召回事件[25,26]。

市场撤回是指产品存在轻度违规，不适用 FDA 法定措施，由生产机构主动将问题产品收回或纠正违规行为[24]。血液采集机构遇到的问题(例如献血者献血后信息回告)常需要将血液撤回。撤回信息不予公布。

在关于感染性疾病的血液指引文件中，FDA 提出了关于是否将问题血液输注告知受血者临床医生的推荐意见。对于近期可能暴露于感染性疾病的献血者或受血者，宜根据病原体和检测试剂的测试阴性窗口期安排前瞻性检测或对检测结果作回顾性分析，例如对献血者暴露后再次检测的结果进行回顾性分析[27]。

有关献血后才发现献血者所献血液携带 HIV 或 HCV 时的事后调查工作详见本书第 7 章。

第二节　医学实验室监管的法律和法规

根据 CLIA[42 USC 263(a)和 42 CFR 493]和《公众健康服务法》第 353 条的规定，CMS 负责美国所有医学实验室的监管[28,29]。法律和法规规定，实验室必须通过 CLIA 认证要求和程序，这是对实验室的一般要求和作为医疗保险和医疗救助支付的先决条件。CLIA 认证要求设置了机构、设备和人员的最低标准，还要求实验室参加检测能力比对计划(proficiency testing，PT)。

实验室必须具有与所开展试验复杂性相适应的设施与设备、经过培训和富有经验的监管与技术人员、质量管理体系(详见本书第 1 章)以及连续通过经 CMS 批准的 PT[30]，方可通过认证。所有实验室必须向 CMS 注册，接受 CMS 或其指定机构的检查，且每 2 年必须通过再次认证。

FDA 根据试验的复杂性将 CMS 监管的所有试验分为免审、中度和高度复杂 3 类。免审试验简单，容易操作，技术培训要求很低。快检试验、尿液分析试纸条、血红蛋白硫酸铜比重测定法、血细胞比容微量测定法以及检测血红蛋白的一些简单设备属此类。仅开展免审试验的实验室必须向 CMS 注册，获得免审证书。疾病预防与控制中心为 CMS 提供有关实验室法规方面的技术和咨询支持，发布有关药物非临床研究质量管理规范的推荐意见[31]。

根据对开展试验所需培训、准备、解释和判断以及其他因素的评分结果，将非免审试验分为中度和高度复杂 2 类(42 CFR 493.17)[28]。FDA 网站的医疗器械网页提供了关于具体试验的复杂程度的 CLIA 数据库，可供检索[32]。一般认为，采用人工操作试剂的血液相容性检测和感染性疾病检测属于高度复杂的试验。

血站和输血服务机构有 3 种途径取得开展检测项目 CLIA 证书：①合格证书：通过州卫生行政部门按照 CMS 要求开展的检查；②认可证书：通过经 CMS 批准的认可机构的认可；③CMS 免审状态：通过经 CMS 认可的纽约和华盛顿州的非免审实验室的执业许可计划[33]。

CLIA 规定了实验室的一般要求、质量体系(包括质量保证与质量控制体系)和管理与技术人员资质。开展高度复杂试验的，其人员资质要求更严格。法规要求免疫血液学实验室针对下列事项制定标准：血液供应协议、相容性检测、血液保存与报警、标本保存、受血者身份的主动辨识、输血反应调查和文件记录(42 CFR 493.1103 和 493.1271)[28]。病毒和梅毒血清学试验属于免疫学试验。CMS 公布了关于开展实验室检查的指南[34]。

CMS 批准了符合 CMS 法规要求的 6 家实验室认可机构：AABB、美国整骨医学会(American Osteopathic Association，AOS)、美国组织相容性与免疫遗传学会(American Society for Histocompatibility and Immunogenetics，ASHI)、美国病理学会(the College of American Pathologists，CAP)、COLA[旧称诊所实验室认可委员会(the Commission on Office Laboratory Accreditation)]和 JC[35]。JC 与 ASHI、CAP 和 COLA 签订了合作协议，认可对方批准的实验室认可[36]。CMS 为了确认这些认可机构，可能自行开展跟踪审查。

CMS 法规要求，开展非免审试验的实验室申请认可时必须通过 PT。CMS 法规具体规定了实验室各专业检验中必须通过 PT 的试验和程序(受监管的分析物)，实验室如果开展了这些检测项目，就必须通过经批准的 PT。CMS 网站上有经过批准的 PT 组织者列表可供查询[37]，有关 PT 的其他内容请详见本书第 1 章。CMS 有权取消不符合其规定的实验室的检测资格并予以处罚。

第三节　当地法律、医院管理法规和认证

许多州都有适用血站和输血服务机构的法规要求，因此机构宜熟悉所有相关的州和当地的法律和法规，包括对医疗和实验室人员执业许可要求。在某些情况下，机构向其他州提供产品和服务时还必须遵守消费者所在地的法规。

只有通过当地州政府的行政审查或 JC、AOS 和 DNV 医疗认证计划的医院，CMS 方能批准其获得医疗保险支付资格。认证检查包括 CMS 在医院基本功能[12 CFR 482.23(c)]中对输血和输血反应评价要求[38]。JC 制定了下列事项的标准：防止实验室标本和受血者身份识别错误(国家患者安全目标，NPSG.01.01.01，NPSG.01.03.01 条款)，采用《通用方案》中的操作前验证过程(“暂停”)核查血液制品(UP.01.01.01)以及输血合理性评估(MS.05.01.01)[39]。JC 强调了医院认证要求中有关绩效改进(Performance Improvement，PI)部分的血液成分使用情况评估。JC 在该部分标准中指出，医院应采集所有报告和确诊的输血反应数据，并进行定期测量。JC 的监哨事件报告计划包括溶血性输血反应[40]。

AABB 和 CAP 都制定了输血服务相关标准。AABB 发布的《血站和输血服务机构标准》(Standards for Blood Banks and Transfusion Services)每 2 年更新 1 次[41]。CAP 定期更新输血医学检查表[42]。通过 AABB 和 CAP 认证的机构需要每 2 年接受 1 次现场调查，方可获得再认证。对于需要 2 种类型认证的机构，AABB 和 CAP 可相互协调，联合开展检查。

第四节　人体细胞、组织和相关产品的法规监管

人体细胞、组织以及基于细胞和组织的产品(human cells，tissues，and cellular and tissue-based products，HCT/Ps)是指用于植入、移植、注射或转移至接受者体内，含有或由人细胞或组织组成的产品[43]。HCT/Ps 可来自尸体或活体捐献者(表 3-3)。FDA 建立了 HCT/Ps 的全面监管框架，按照风险程度对其实施分类管理。这些法规分为 3 个部分公布(被称为《组织法》)，收录在 CFR 第 21 篇第 1271 部，于 2005 年 5 月 25 日起施行，适用所有 HCT/Ps，包括施行日及以后采集的 HPCs[44,45]。

根据 FDA 的监管框架，一些 HCT/Ps 仅受《公众健康服务法》(42 USC 264)第 361 条规定的监管(以下简称为“361 HCT/Ps”)，该法律授权 FDA 制定和实施必要的法规，防止感染性疾病的传入、传播或扩散[46]。仅受《公众健康服务法》第 361 条和 CFR 第 21 篇第 1271 部监管的 HCT/Ps 必须符合 21 CFR 1271.10(a)规定所有标准：

- 最低限度地处理 HCT/Ps(与加工程度有关)。
- HCT/Ps 应按标签、广告或生产机构意图指示的进行同源使用(产品在捐献者和接受者体内发挥基本相同的功能)。
- HCT/Ps 的生产过程不涉及将细胞或组织与其他物质混合，但水、晶体或者用于灭菌、保存或储

存的药剂除外，前提是添加这几类物质不会引起 HCT/Ps 新的临床安全问题。

- HCT/Ps 要么不具有全身作用，其主要功能不依赖于活细胞的代谢活性，要么具有全身作用，其主要功能依赖于活细胞的代谢活性，供自体使用，供一级或二级亲属的异体使用，或者用于生殖用途。

表 3-3　HCT/Ps 示例

尸体组织捐赠	活体组织捐赠
皮肤 硬脑膜 心血管组织 眼组织 肌肉骨骼组织	外周血或脐带血来源的造血干细胞/前体细胞 其他细胞治疗产品（如：胰岛、间充质干细胞/基质细胞、成纤维细胞） 生殖细胞和组织

“361 HCT/Ps”生产机构必须符合 CFR 第 21 篇第 1271 部的要求，其中包括：①机构注册与产品清单；②捐献者健康状况符合要求，包括感染性疾病检测；③生产过程符合现行组织生产质量管理规范要求，不需受上市前审查和批准要求的管制。FDA 相关要求的指引文件详见其网站[45]。

如果 HCT/Ps 不符合 21 CFR 1271.10(a)规定的标准，并且生产 HCT/Ps 的机构不符合 21 CFR1271.15 中的任何免责条款，则 HCT/Ps 将按照《食品药品化妆品法》和/或《公众健康服务法》第 351 节以及包括 21 CFR 1271 在内的其他适用法规的规定，将其作为药物、设备和/或生物制品进行监管（简称为“351 HCT/Ps”）。对这些 HCT/Ps，需要进行上市前审查和 FDA 批准。在研发阶段，在开始涉及人体实验之前，必须向 FDA 递交研究型新药或研究型医疗器械免审申请材料。这类 HCT/Ps 生产机构必须符合 21 CFR 1271 的规定以及适用于药品、器械或生物制品的所有规定（表 3-4）。

表 3-4　美国关于造血干细胞生产机构的监管法规

HSC 产品类型	管辖权分类	主要法条（CFR 21 章，附注的除外）	FDA 上市前许可、批准或认证
最低限度处理的骨髓，不与其他制品合用（有些例外）且供同功能使用	卫生资源与服务管理局	《美国法典》第 42 篇第 274(k)条	不适用
自体或同种异体亲缘供者（一级或二级血亲）来源 HSCs	PHS 第 361 条：HCT/Ps *	1271.10(a)△（必须符合所有标准）；第 1271 部的第 A～F 分部	无
最低限度处理的非亲缘供者外周血 HSCs，不与其他制品合用（有些例外），且仅供同功能使用	PHS 第 361 条和 351 条：作为药品和/或生物制品管理的 HCT/Ps	第 1271 部的第 A～D 分部适用于生物制剂/药物的规定	延迟实施
最低限度处理的非亲缘供者脐带血细胞	PHS 第 361 条和 351 条：作为药品和/或生物制品管理的 HCT/Ps	第 1271 部的第 A～D 分部	是（2011 年 10 月 20 日之后）BLA 或 IND 申请表
不符合 21 CFR 1271.10(a)所有要求的 HSCs	PHS 第 361 条和 351 条：作为药品和/或生物制品管理的 HCT/Ps	第 1271 部的第 A～D 分部适用于生物制剂/药物的规定	是：IND 和 BLA

* 根据 2005 年组织法规的规定，[21 CFR 1271.3(d)]；△21 CFR 1271.10(a)适用于第 361 节（详见法规全文），要求 HSC 为：①处理的最低限度（不改变生物学特性）；②仅用于同功能用途；③不与其他物品结合（除了水、晶体，或者用于灭菌、保存或储存且不产生新的安全隐患的药剂）；④用于自体输血或采用第一级或二次亲属捐献的血液进行异体输血（详见法规全文）。

HSC：造血干细胞；CFR：联邦法规；FDA：食品药品监督管理局；PHS：公共健康服务法；HCT/Ps：人体细胞、组织以及基于细胞和组织的产品；BLA：生物制品许可申请表；IND：研究性新药。

在一级或二级血缘亲属中供自体或异体使用的外周血干细胞(PBSC)或脐带血，如果符合 21 CFR 1271.10(a)的所有其他要求，则按照“361 HCT/Ps”适用法规进行监管。非亲缘捐献者来源的 PBSC 按照“351 HCT/Ps”适用法规进行监管。但是，有关 PBSC 的一些临床适应证的法规目前处于推迟实施阶段。慎重起见，建议直接联系监管机构，向其核实产品特定用途的适用监管规定。使用最低限度处理的非亲缘关系的脐带血对造血系统疾病患者进行造血或免疫系统重建的，必须获得 FDA 许可或按 IND 流程使用。最低限度处理的骨髓，不与其他受监管的制品(有些例外)合用，且作为同功能使用的，不属于 HCT/Ps。

FDA 法规(CFR 第 21 篇第 1271 部)要求 HCT/Ps 生产机构建立追溯和标识系统，使每件产品能从捐献者追溯到接受者，或从接受者追溯到捐献者。HCT/Ps 生产机构还必须将其所建立的追溯系统告知接受产品的机构。但是，FDA 关于 HCT/Ps 的规定，包括追溯要求，不适用于接收、保存和使用细胞或组织但没有开展任何生产步骤的机构。JC 制定了医疗机构在组织的接收、处理和追踪以及不良事件调查方面的标准(TS.03.01.01～TS.03.03.01)[39](详见本书第 28 章)。

DHHS 的内设机构——卫生资源服务管理局(Health Resources and Services Administration，HRSA)负责对 C.W. Bill Young 细胞移植计划和全国脐带血库(骨髓和脐带血捐献和移植程序)进行监管，国家骨髓捐献计划(the National Marrow Donor Program，NMDP)负责具体协调。

AABB 和参与细胞治疗的多个组织共同编写了《细胞治疗产品使用信息通告》，供最低限度处理、不需许可的细胞治疗产品的用户使用[47]。AABB 和细胞治疗认证基金会(Foundation for the Accreditation of Cellular Therapy，FACT)制定了涵盖细胞治疗产品收集、处理和输注的自愿采用标准[48,49]。AABB 和 FACT 标准的评审周期分别是 2 年和 3 年(表 3-5)。CAP 输血医学核查表涵盖对细胞治疗的要求[42]。世界骨髓捐献者协会(World Marrow Donor Association，WMDA)鼓励国际合作，促进供临床移植的高质量造血干细胞在世界范围内互换，保护捐献者的权益和安全。WMDA 还对符合其全球标准的捐献者登记机构进行资格认证，其标准涵盖非亲缘关系来源的造血干细胞登记操作的各个方面。NMDP 标准阐述了 NMDP 合作项目的工作指南和要求，包括网络参与标准，对移植中心、招募中心和采集中心提出了具体要求。NMDP 标准旨在确保捐献者和患者获得符合管理标准、高质量的医疗照护。

表 3-5 细胞治疗认证

机构	标准更新周期
AABB	2 年
细胞治疗认证基金会和国际细胞和基因治疗协会与欧洲血液和骨髓移植协会联合认证委员会(FACT-JACIE)	3 年
国家骨髓捐赠计划(NMDP)	2 年
世界骨髓捐献者协会(WMDA)	5 年
美国病理学会(CAP)	未规定(每年发布更新的检查表)

上述所有认证机构均加入全球血液和骨髓移植网络(Worldwide Network for Blood and Marrow Transplantation，WBMT)旗下的细胞治疗认证协调联盟(Alliance for Harmonisation of Cellular Therapy Accreditation，AHCTA)。AHCTA 致力于全过程(捐献者健康状况评估、造血干细胞移植和相关细胞治疗临床结果)相关标准的协调。AHCTA 的文件有助于不同的加盟机构制定的标准之间的相互协调。此外，WBMT 编制并在其网站发布了不同细胞治疗标准比较的文件，可供参阅[50]。

第五节 免疫效应细胞

FDA 于 2017 年批准了美国首个基因疗法，通过使用 FDA 的风险评估和缓解策略(REMS)，Kymriah (tisagenlecleucel)被批准用于治疗儿童或青年的复发/难治性急性淋巴细胞白血病(ALL)[51]。几个月后，FDA批准了第二种基因疗法，同样通过使用REMS的Yescarta（axicabtagene ciloleucel)被批准用于治疗成人复发/难治性大B细胞淋巴瘤。2007年的FDA修正案(FDAAA)授予FDA权力，要求药品生产机构提供REMS，以确保药品或生物制品的获益超过其风险。REMS是一种用于管控药物相关已知或潜在严重风险的安全策略，并通过其管控来保障药物的可持续使用[52]。

在首个基因疗法获得批准后，FACT于2018年3月发布了免疫效应细胞(IECs)的标准，其主要目标是促进IEC管理的质量实践[53]。IEC包括用于治疗性免疫调节的基因工程细胞和由树突状细胞、天然杀伤细胞、T细胞和B细胞制成的治疗性疫苗。IEC标准和认证计划由特别小组创建，他们代表了FACT、国际细胞治疗协会(ISCT)、美国基因和治疗学会(ASGCT)、癌症免疫治疗学会(SITC)领导的工作组，以及来自10个癌症中心的院士和细胞治疗师[54]。

要点

1. 输血医学和细胞治疗领域受多个监管和认证机构的严格监管。
2. FDA通过制定法律法规对生物制品，包括血液和血液成分、HCT/Ps和相关医疗器械实施监管。除了具有法律约束力的法规外，FDA还可能定期以指引文件的形式提出推荐。FDA网站提供了血液和HCT/Ps相关法规和相关指引的链接。
3. 血液机构和医疗器械生产机构必须向FDA注册，并列出所生产的所有产品。有些血液机构，例如不开展血液和血液成分采集或加工的输血服务机构免于注册，但必须通过CLIA认证。
4. FDA对生产或参与生产血液和血液成分的机构进行检查，以确定其法规遵从性。检查员发现受检机构存在明显的不符合法规规定的行为时，必须将检查结果以书面形式向受检机构通报，受检机构必须采取纠正措施。FDA决定是否需要进一步采取适用的强制措施。
5. FDA规定，药品(和血液制品)生产机构在血液制品发出后发现不符合要求时(例如收到献血后回告信息时)，必须启动召回或市场撤回程序。
6. 根据CLIA的规定，CMS负责对美国所有医学实验室实施监管。CLIA规定了认证要求，包括使用与检测复杂程度相匹配的设施和胜任的人员，以及持续通过经CMS批准的机构组织的PT。通过经CMS批准的认证机构或州卫生行政部门组织的检查，实验室方能获得CMS的批准。
7. 医疗卫生机构的医疗行为同样受CMS法规监管。JC和其他认证机构开展医疗机构CMS遵从性的认证。CMS和JC要求，医疗机构应开展输血过程监控、输血不良反应评价，以防止输血错误。
8. FDA按照风险分类管理框架对HCT/Ps实施监管。FDA网站提供了HCT/Ps相关法规和指引的链接。

参考文献

[1] Office of the Law Revision Council. United States Code. Washington, DC: US House of Representatives, 2019. [Available athttp://uscode.house.gov/.]

[2] Food and Drug Administration. Frequently asked questions about therapeutic biological products. Silver Spring, MD: FDA, 2015. [Available at https://www.fda.gov/drugs/therapeutic-biologics-appli cations-bla/frequently-asked-questions-about-therapeutic-biological-products.]

[3] Food and Drug Administration. Federal Food, Drug, and Cosmetic Act (FD&C Act). Silver Spring, MD: FDA, 2018. [Available athttps://www.fda.gov/regulatory-information/laws-enforced-fda/federal-food-drug-and-cosmetic-act-fdc-act.]

[4] Food and Drug Administration. Blood and blood products. Silver Spring, MD: CBER Office of Communication, Outreach, and Development, 2019. [Available athttps://www.fda.gov/vaccines-blood-biologics/blood-blood-products.]

[5] Food and Drug Administration. Office of Regulatory Affairs. Silver Spring, MD: FDA, 2019. [Available athttps://www.fda.gov/about-fda/office-globalregulatory-operations-and-policy/office-regulatory-affairs.]

[6] Electronic code of federal regulations. Washington, DC: US Government Publishing Office, 2019. [Available athttps://gov.ecfr.io/cgi-bin/ECFR.]

[7] Food and Drug Administration. Requirements for blood and blood components intended for transfusion or for further manufacturing use; final rule. (May 22, 2015) Fed Regist 2015; 80: 29841-906. [Available athttps://www.federalregister.gov/articles/2015/05/22/2015-12228/requirements-for-blood-and-blood-components-intended-for-

transfusion-or-for-furthermanufacturing.]

[8] Food and Drug Administration. Exceptions and alternative procedures approved under 21 CFR 640. 120. Silver Spring, MD: CBER Office of Communication, Outreach, and Development, 2019. [Available athttps://www. fda. gov/vaccines-blood-biologics/regulation-blood-supply/exceptions-andalternative-procedures-approved-under-21-cfr-640120.]

[9] Food and Drug Administration. Guidance, compliance and regulatory information (biologics). Silver Spring, MD: C-BER Office of Communication, Outreach, and Development, 2019. [Available athttps://www. fda. gov/vaccines-bloodbiologics/guidance-compliance-regulatory-information-biologics.]

[10] Code of federal regulations. Title 21, CFR Part607. 3. Washington, DC: US Government Publishing Office, 2019 (revised annually).

[11] Code of federal regulations. Title 21, CFR Part607. 65. Washington, DC: US Government Publishing Office, 2019 (revised annually).

[12] MOU 225-80-4000. Memorandum of understanding between the Health Care Financing Administration and the Food and Drug Administration. (June 6, 1983) Silver Spring, MD: FDA, 1983. [Available athttps://www. fda. gov/about-fda/domestic-mous/mou-225-80-4000.]

[13] Code of federal regulations. Title 21, CFR Part601. 12. Changes to an approved application. Washington, DC: US Government Publishing Office, 2019 (revised annually).

[14] Food and Drug Administration. Guidance for industry: Changes to an approved application: Biological products: Human blood and blood components intended for transfusion or for further manufacture. (December 2014) Silver Spring, MD: CBER Office of Communication, Outreach, and Development, 2014. [Available athttps://www. fda. gov/media/86137/download.]

[15] Food and Drug Administration. Classify your medical device. Silver Spring, MD: CDRH, 2018. [Available athttps://www. fda. gov/medical-devices/overview-device-regulation/classifyyour-medical-device.]

[16] Food and Drug Administration. Device registration and listing: Search registration and listing. Silver Spring, MD: CDRH, 2017. [Available athttps://www. fda. gov/medical-devices/deviceregistration-and-listing/search-registration-andlisting.]

[17] Code of federal regulations. Title 21, CFR Part803. Washington, DC: US Government Publishing Office, 2019 (revised annually).

[18] Food and Drug Administration. Mandatory reporting requirements: Manufacturers, importers and device user facilities. Silver Spring, MD: CDRH, 2019. [Available athttps://www. fda. gov/medical-devices/postmarket-requirementsdevices/mandatory-reporting-requirements-manufacturers-importers-and-device-user-facilities#1.]

[19] Food and Drug Administration. What does FDA inspect? Silver Spring, MD: FDA, 2018. [Available athttps://www. fda. gov/about-fda/fdabasics/what-does-fda-inspect.]

[20] Food and Drug Administration. Blood and blood components. Inspection of licensed and unlicensed blood banks, brokers, reference laboratories, and contractors—7342. 001. In: Compliance Program guidance manual. Silver Spring, MD: CBER Office of Compliance and Biologics Quality, 2016. [Available athttps://www. fda. gov/media/84887/download.]

[21] Food and Drug Administration. Inspections, compliance, enforcement, and criminal investigations. Regulatory procedures manual. Silver Spring, MD: FDA, 2017. [Available athttps://www. fda. gov/inspections-compliance-enforcement-and-criminal-investigations/compliancemanuals/regulatory-procedures-manual#_top.]

[22] Code of federal regulations. Title 21, CFR Part606. 171. Washington, DC: US Government Publishing Office, 2019 (revised annually).

[23] Food and Drug Administration. Biological product deviation reports annual summaries. Silver Spring, MD: CBER Office of Communication, Outreach, and Development, 2019. [Available athttps://www. fda. gov/vaccines-blood-biologics/report-problem-center-biologics-evaluationresearch/biological-product-deviation-reportsannual-summaries.]

[24] Food and Drug Administration. Recalls, market withdrawals, and safety alerts. Silver Spring, MD: FDA, 2019. [Available athttps://www. fda. gov/safety/recalls-market-withdrawalssafety-alerts.]

[25] Food and Drug Administration. Recalls (biologics). Silver Spring, MD: CBER Office of Communication, Outreach, and Development, 2019. [Available at https://www. fda. gov/vaccines blood-biologics/safety-availability-biologics/recalls-biologics.]

[26] Food and Drug Administration. Enforcement reports. Silver Spring, MD: FDA, 2019. [Available athttps://www. fda. gov/safety/recalls-marketwithdrawals-safety-

alerts/enforcement-reports.]

[27] Food and Drug Administration. Blood guidances. Silver Spring, MD: CBER Office of Communication, Outreach, and Development, 2018. [Available athttps://www. fda. gov/vaccinesblood-biologics/biologics-guidances/blood-guidances.]

[28] Code of federal regulations. Laboratory requirements. Title 42, CFR Part 493. Washington, DC: US Government Publishing Office, 2019(revised annually).

[29] United States code. Certification of laboratories. Title 42, USC Part 263a.

[30] Rauch CA, Nichols JH. Laboratory accreditation and inspection. Clin Lab Med 2007; 27: 845-858.

[31] Howerton D, Anderson N, Bosse D, et al. Good laboratory practices for waived testing sites: Survey findings from testing sites holding a certificate of waiver under the Clinical Laboratory Improvement Amendments of 1988 and recommendations for promoting quality testing. MMWR Recomm Rep 2005; 54(RR-13): 1-25.

[32] Food and Drug Administration. Medical device databases. Silver Spring, MD: CDRH, 2019. [Available athttps:// www. fda. gov/medicaldevices/device-advice-comprehensive-regulatory-assistance/medical-device-databases.]

[33] Clinical Laboratory Improvement Amendments (CLIA): How to obtain a CLIA certificate. (March 2006) Baltimore, MD: Centers for Medicare and Medicaid Services, 2006. [Available athttps://www. cms. gov/Regulations-and - Guidance/Legislation/CLIA/downloads/howobtaincliacertificate. pdf.]

[34] Interpretive guidelines for laboratories. Appendix C. Survey procedures and interpretive guidelines for laboratories and laboratory services. Baltimore, MD: Centers for Medicare and Medicaid Services, 2018. [Available athttps://www. cms. gov/Regulations-and-Guidance/Legislation/CLIA/Interpretive_Guidelines_for_Laboratories. html.]

[35] List of approved accreditation organizations under the Clinical Laboratory Improvement Amendments (CLIA). Baltimore, MD: Centers for Medicare and Medicaid Services, 2017. [Available athttps://www. cms. gov/Regulations - and - Guidance/Legislation/CLIA/Accreditation _ Organizations_and_Exempt_States. html.]

[36] Laboratory services. Facts about the cooperative accreditation initiative. Oakbrook Terrace, IL: The Joint Commission, 2019. [Available athttp://www. jointcommission. org/facts_about_the_cooperative_accreditation_initiative/ (accessed March 3, 2020).]

[37] CLIA approved proficiency testing programs -2019. Baltimore, MD: Centers for Medicare and Medicaid Services, 2019. [Available athttps://www. cms. gov/Regulations-and-Guidance/Legislation/CLIA/downloads/ptlist. pdf.]

[38] Code of federal regulations. Condition of participation: Nursing services. Title 42, CFR Part482. 23(c). Washington, DC: US Government Publishing Office, 2019 (revised annually).

[39] 2019 Hospital accreditation standards. Oakbrook Terrace, IL: The Joint Commission Resources, 2018.

[40] Sentinel event. Oakbrook Terrace, IL: The Joint Commission, 2017. [Available at https://www. jointcommission. org/sentinel _ event _ policy _ and _ procedures/ (accessed March 3, 2020).]

[41] Gammon R, ed. Standards for blood banks and transfusion services. 32nd ed. Bethesda, MD: AABB, 2020.

[42] College of American Pathologists, Commission on Laboratory Accreditation. Transfusion medicine checklist. 2019 ed. Northfield, IL: CAP, 2019.

[43] Code of federal regulations. Title 21, CFR Part1271. 3 (d). Washington, DC: US Government Publishing Office, 2019 (revised annually).

[44] Code of federal regulations. Title 21, CFR Part1271. Washington, DC: US Government Publishing Office, 2019 (revised annually).

[45] Food and Drug Administration. Tissue guidances. Silver Spring, MD: CBER Office of Communication, Outreach, and Development, 2019. [Available athttps://www. fda. gov/vaccinesblood-biologics/biologics-guidances/tissue-guidances.]

[46] United States code. Regulations to control communicable diseases. Title 42, USC Part 264.

[47] AABB, America's Blood Centers, American RedCross, American Society for Apheresis, American Society for Blood and Marrow Transplantation, College of American Pathologists, Cord Blood Association, Foundation for the Accreditation of Cellular Therapy, ICCBBA, International Society for Cellular Therapy, Joint Accreditation Committee of ISCT and EBMT, National Marrow Donor Program, World Marrow Donor Association. Circular of information for the use of cellular therapy products. Bethesda, MD: AABB, 2018. [Available at http://www. aabb. org/aabbcct/coi/Documents/CT - Circular - of - Information. pdf (accessed September 14, 2019).]

[48] Haspel RL, ed. Standards for cellular therapy services. 9th ed. Bethesda, MD: AABB, 2019.

[49] FACT-JACIE International standards for hematopoietic

cellular therapy product collection, processing and administration. 6th ed. Omaha, NE: Foundation for the Accreditation of Cellular Therapy, 2018.

[50] Alliance for Harmonisation of Cellular Therapy Accreditation. Comparison of cellular therapy standards: Crosswalk documents. AHCTA, 2016 - 2017. [Available at https://www.wbmt.org/ahcta/documents/ (accessed September14, 2019).]

[51] FDA News Release: FDA approval brings first gene therapy to the United States. (August 30, 2017) Silver Spring, MD: Food and Drug Administration, 2017. [Available athttps://www.fda.gov/news-events/press-announcements/fda-approval-brings-first-gene-therapy-unitedstates.]

[52] Food and Drug Administration. REMS integration initiative. Silver Spring, MD: FDA, 2018. [Available athttps://www.fda.gov/industry/prescription-drug-user-fee-amendments/remsintegration-initiative.]

[53] Foundation for the Accreditation of Cellular Therapy. FACT standards for immune effector cells. 1st ed, version 1.1. Omaha, NE: FACT, 2018. [Available at http://www.factwebsite.org/iecstandards/ (accessed September 14, 2019).]

[54] Maus MV, Nikiforow S. The why, what, and how of the new FACT standards for immune effector cells. J Immunother Cancer 2017; 5: 36-40.

第4章

全国性血液安全监测现状

AABB及其成员拥有献血者和受血者安全监测的理念已有多年[1-4]。血液安全监测的定义是“对整条输血链实行监测的一整套程序，其目的是最大限度地减少献血者和受血者不良事件或不良反应，提高血液安全和有效利用水平”[5]。然而，如果血液安全监测只停留在监测事件本身，没有实施改进，或者只是在本机构内部共享和比较监测数据，那么其实用价值有限。没有造成伤害的意外事件和差错(险兆事件)也很重要，识别这类事件或差错能提高对潜在风险的认识，创造更安全的输血环境。

正如前面强调的“整条输血链”所指，血液安全监测从一开始(其时许多国家面临着输血并发症，主要是感染性并发症的难题)就是国家层面的行动。现如今，血液安全监测不仅是在城市、地区、国家甚至国际层面从许多机构和地缘政治实体采集数据，还包括共享数据分析和最佳实践成果。这一进展令人鼓舞，因为献血者和受血者安全是全球共同关注的问题，从兄弟单位、全国乃至全世界范围汲取经验教训，将受益匪浅。

血液安全监测采用标准化的定义和协议构建数据库并进行分析，使数据能够广泛地共享和比较，从而确定和推广最佳实践。血液安全监测是从实验室到临床的大协作，所有的利益相关者(献血者、受血者、研究人员、政策制定者、血液机构和医院)共享数据和想法，找出差距和失效的针对性解决办法，实施可能奏效的解决方案，根据真实世界的数据对解决方案的实施效果进行评价，再根据评价结果进一步完善差距和失效的原因分析和解决办法。

美国鼓励政府和社会组织在改善献血者和受血者安全和(或)受益方面开展密切合作。尽管仍需大量的工作才能建成全面的血液安全监测系统，但是在美国政府、公共机构和民营组织的共同努力下，美国在血液安全监测方面与其他国家的差距已基本弥合。本章重点介绍其他国家在提高献血者和受血者安全方面的工作，以及美国为了提高献血者和受血者安全在增加透明度和加强协作方面所做的一些工作。

第一节　国际性血液安全监测

国际上开展血液安全监测已有20多年的历史。许多血液安全监测计划的建立是出于对输血传播病毒感染[例如输血传播人类免疫缺陷病毒(human immunodeficiency virus，HIV)、乙型肝炎病毒(hepatitis B virus，HBV)和丙型肝炎病毒(hepatitis C virus，HCV)]及其后果的关切。这些血液安全监测计划的架构和监测范围差异很大，反映了不同组织，包括血液机构、政府监管机构、全国性医学会和公共卫生部门具有不同的管理和控制需求[6,7]。血液安全监测工作已在一个又一个国家逐步展开，早期开展的国家现已建成较为健全的血液安全监测系统和具有较丰富的经验。早在1993年1月，日本红十字会就开始在全国范围内收集输血不良反应和感染性疾病的相关信息[8]。1994年，法国为了应对本国的输血传播HIV问题，建立了欧洲第一个全国性血液安全监测系统。其后，许多其他国家相继建立了血液安全监测系统，定期发布年度报告。读者如果想要更深入了解国际血液安全监测工作以及如何建立全国性血液安全监测系统，请详见本章文末所附参考文献5和8。

英国建立的输血严重危害报告系统(Serious Hazards of Transfusion，SHOT)是一个非常成功的血液安全监测系统。如图 4-1 所示，随着参与单位逐步增加和报告系统不断完善，虽然事件的报告数量越来越多，但患者死亡人数却越来越少。SHOT 最显著的成就是在 21 世纪初报告了女性献血者血浆和血小板的输注与输血相关急性肺损伤(transfusion-related acute lung injury，TRALI)相关[9]，使世界各地对献血者血液采集和血液成分制备的管理发生了明显的变化[10]。SHOT 关于安全输血实践操作疏忽或失误，包括标本采集和血液成分输注时患者身份核对不充分的数据也同样发挥了重要作用[11]，引起了一场旨在通过患者积极参与自身医疗照护，降低患者身份辨认和输血发生错误的风险的公众运动。英国输血和组织移植服务专业咨询委员会(Joint UK Blood Transfusion and Tissue Transplantation Services Professional Advisory Committee)网站有这方面的更多资源[12]。诸如澳大利亚等越来越多的国家也在相应网站与国际输血医学界免费分享血液安全监测方面的很多资源。

1998 年，已经开展血液安全监测的欧洲国家联合建立了欧洲血液安全监测网络(European Haemovigilance Network，EHN)，专家们在年会上互相交换改善患者安全和改进血液安全监测报告的意见。最终，2002 年和 2005 年的欧洲血液指令(2002/98/EC，2005/61/EC)强制要求所有欧盟成员国(European Union，EU)建立血液安全监测系统[13，14]，规定各成员国的监测系统和向 EU 提交的报告中应当具有通用的献血者和受血者基本要素。2009 年，鉴于已有非欧盟成员的国家加入或者表示愿意加入 EHN，建立健全血液安全监测系统和共享重要经验已是全球的共同需求，将 EHN 升格为国际血液安全监测网络(International Haemovigilance Network，IHN)。有关如何参与 IHN 血液安全监测系统的信息见 https://www.ihn-org.com/membership/current-members/。国际范围血液安全监测和知识共享数据库包括但不限于 IHN 国际输血相关反应和事件监测数据库(International Surveillance of Transfusion-Associated Reactions and Events，ISTARE)[15]和 WHO 全球人源医疗产品监测数据库(Project Notify Library)(http://www.notifylibrary.org)[16]。

以前的血液安全监测系统主要是医院开展监测，将输血相关不良事件提交至中央数据存储库。近年来的研究显示年轻献血者献血不良反应发生率较高，促使了献血者安全监测工作的开展[17，18]。建立血液安全监测系统的目标是采集高质量、具有代表性和经过验证的监测数据并进行趋势分析，但并非需要采集所有潜在数据。区分监测数据与临床数据是很重要的。这两类数据非常相似，但临床决策所需要的是关于个人健康和照护的信息，而监测更多的是关注趋势性、概括性数据。监测数据最终不一定能以类似临床数据的方式进行分类。

最后，随着血液安全监测系统的发展，越来越清楚地认识到，统一采用标准化的数据结构和简单客观定义的术语，监测数据才具有可比性(例如表示为每次输血或每 1000 次献血的不良事件发生数等)，才能交由相应专家进行深入分析、解释和验证，进而才能对血液安全监测事件进行适当的分析[17，18]。

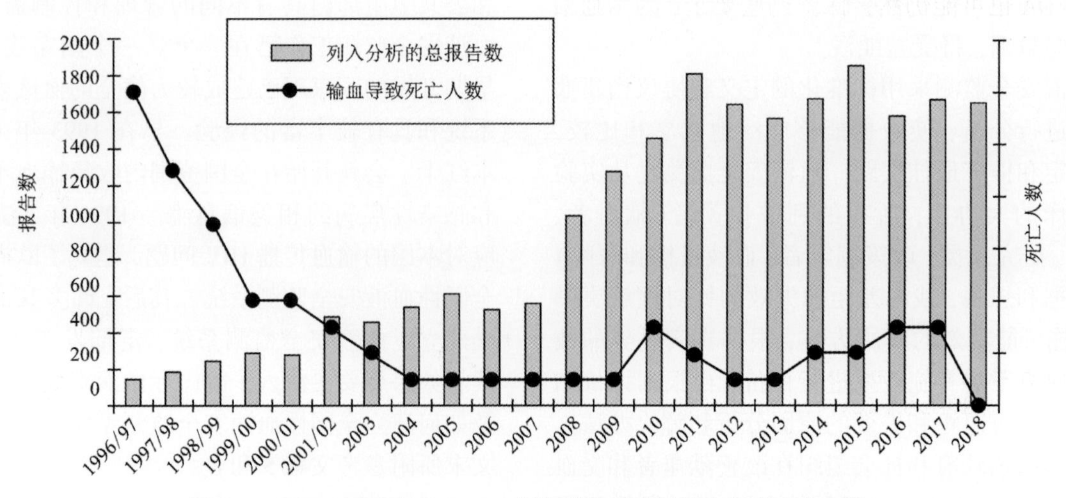

图 4-1 1996~2018 年向 SHOT 报告的病例数及输血相关死亡人数

(感谢 Debbi Poles 和 Shruthi Narayan 惠赠本图)

第二节　美国血液安全监测

2009 年，美国的血液安全监测被描述为“一些报告过程的拼凑”[19]，因为这些监测计划虽然很重要，但所开展的监测项目很有限，在国家层面仅收集特定献血者和受血者信息，向食品药品监督管理局(Food and Drug Administration，FDA)报告输血相关死亡、献血相关死亡和血液产品偏差事件。这些监测项目只是采集了血液安全监测的部分数据，不符合“成熟”的血液安全监测系统的全部标准，因此无法构成完整的血液安全监测系统。2003 年，FDA 初步采取了措施，准备通过制定《人源药物和生物制品安全报告要求》，在美国强制实施比较全面的血液安全监测。然而令人遗憾的是，本文撰稿时，该文件依然还是草案[20]。

《联邦法规》(Code of Federal Regulations，CFR)第 21 篇第 606 部第 170 条规定，医院和输血服务机构必须对所有严重输血相关不良反应开展调查，将可能与献血者或血液成分制备相关的并发症向血液采集机构报告。输血和采血机构必须将输血或献血相关死亡病例直接向 FDA 汇报。FDA 每年发布输血或献血相关死亡报告(https://www.fda.gov/vaccines-blood biologics/report-problem-center-biologics-evaluation-research/transfusiondonation-fatalitie)。FDA 还规定，持有执照的生产机构、未持有执照的注册血液机构和输血服务机构必须报告产品偏差(CFR 第 21 篇第 606 部第 171 条)。即使将来法规要求建立更为规范的全国性血液安全监测系统，FDA 也可能仍然会保留这些要求，因为血液安全监测报告是回顾性的，而 CFR 规定必须在发生后很短时间内向 FDA 报告不良事件或产品偏差。

目前美国尚未强制在全国范围系统开展非致死性输血不良反应或献血相关不良反应的监测。但是，一些研究机构领衔或主持协作的研究计划，包括美国红十字会(American Red Cross，ARC)、维塔兰特研究所(Vitalant Research Institute，VRI)和美国国家心肺血液研究所(National Heart，Lung，and Blood Institute，NHLBI)联合开展的合作研究，诸如献血者逆转录病毒流行病学研究(Retrovirus Epidemiology Donor Study，REDS)、REDS-Ⅱ、受血者流行病学和献血者评估研究(Recipient Epidemiology and Donor Evaluation Study-Ⅲ，REDS-Ⅲ)，在新发传染病、非感染性输血并发症和献血者相关不良反应领域取得了大量的研究成果。

与此类似，20 世纪 90 年代中期，Kaplan 和 Battles 2 位医生建立了颇具影响力的输血医疗事件报告系统[medical event (incident) reporting system for transfusion medicine，MERS-TM][22]。还有，从 2007 年开始，《国家采供血调查报告》也包括输血反应和严重献血相关不良事件的总结报告(图 4-2)[21]。美国血液安全自愿监测报告系统的成功建立，得益于所有利益相关方和许多组织开展密切合作，特别要感谢美国卫生与公众服务部(Department of Health and Human Services，DHHS)，包括 FDA 和美国疾病控制预防中心(Centers for Disease Control and Prevention，CDC)，为血液安全监测系统的建立和运行提供战略合作、资源、资金支持和技术指导。

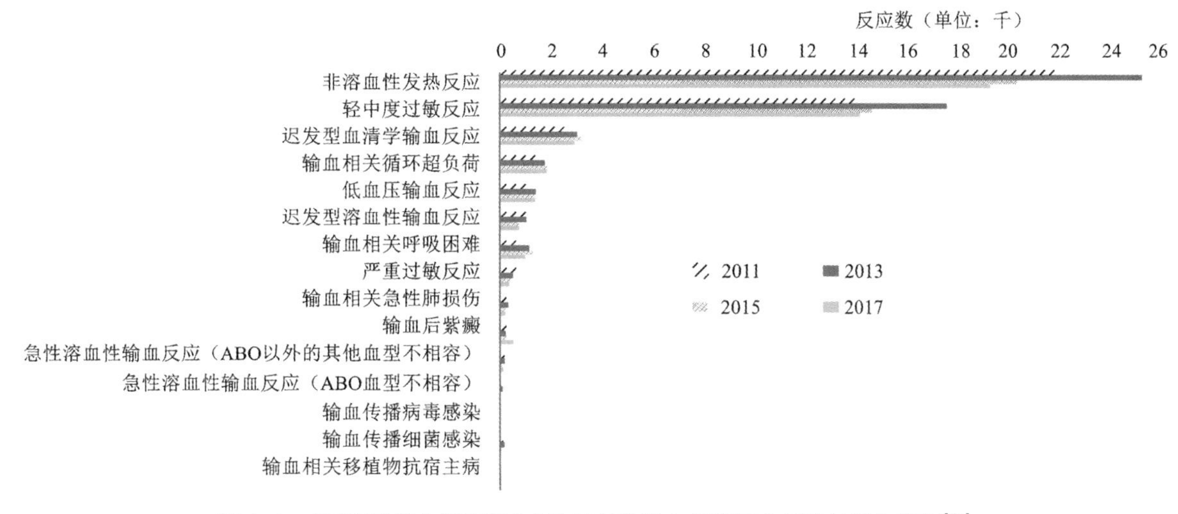

图 4-2　《国家采供血调查报告》关于各种输血相关不良反应的报告情况[21]

一、生物制品安全监测工作组

2006 年初，美国输血医学界一些知名人士认识到，迫切需要建立更广泛、更有凝聚力、更协调的监测方法，将受血者、献血者、组织、器官和细胞治疗(cellular therapy，CT)一并纳入监测范围，并将这一监测方法称为生物制品安全监测(Biovigilance)[23]。AABB 成立了一个跨组织的生物制品安全监测工作组，邀请政府相关领导和社会组织的代表启动全国性生物安全监测系统计划。出于对政府机构附加监管的关切，包括政府监管可能采取的惩罚措施对患者救治工作产生不利影响，美国建立了以政府和社会合作为框架的血液安全监测系统[24]。通过生物制品安全监测工作组和国际专家工作组(由已建立血液安全监测系统的其他国家的专家代表组成)的共同努力，按照自愿报告的基本原则——保密、公正文化(非惩罚性数据分析)、聚焦促进患者和捐献者安全的高效数据报告——建立接受者和捐献者安全监测计划。该工作组在制定全国性受血者血液安全监测系统的病例定义和数据要求方面也发挥了关键作用，将在下文详述。

二、生物制品安全监测的基本要素

充分利用已有医院事件报告系统[CDC 负责的国家医疗安全网络(National Healthcare Safety Network，NHSN)]就能实现受血者血液安全监测的有效报告(详见本章第三节)。献血者安全监测需要建立全新和有效的框架，才能接受全美国血液机构的报告(详见本章第四节)。美国全面开展生物制品安全监测的其他重要领域还包括组织和器官移植以及细胞治疗的安全监测。通过和国际注册机构[国际血液和骨髓移植研究中心(Center for International Blood and Marrow Transplant Registry，CIBMTR)、国家骨髓捐献计划(National Marrow Donor Program，NMDP)和世界骨髓捐献者协会(World Marrow Donor Association，WMDA)]合作，开展全国性细胞治疗不良事件及其结局的监测工作。为了持续推进血液安全监测工作，AABB《血库和输血服务机构标准》要求，通过认证的血库、输血服务机构和血液中心应采用国家认可的献血或输血相关不良反应分类标准。如果本国没有相应的分类标准，可采用国际认可的分类标准，例如国际输血协会(International Society of Blood Transfusion，ISBT)的分类标准[25]。

第三节　美国受血者安全监测

CDC 负责的 NHSN 是基于万维网的监测系统，安全性高。最初建立 NHSN 的目的是收集医院感染(hospital-acquired infections，HAI)数据。美国现有 12 000 多家医疗机构通过 NHSN 报告患者各种感染相关问题和其他安全问题[26]。NHSN 的血液安全监测模块于 2010 年开始收集数据。医院利用该模块监测本院的输血活动，还能自行决定是否与外部机构(政府和非政府)共享数据，开展强制或自愿的报告活动[27]。

NHSN 模块是用于不良事件和不良反应监测的数据存储库，为了确保医院之间的数据具有可比性，必须对所报告的所有数据元统一进行定义。不同医院的报告阈值最好能尽量一致。为此，NHSN 血液安全监测模块的组成部分以及所使用的术语和定义均由学科专家制定和全面审核。该模块的主要组成部分包括：①患者人口统计学基本信息和用血数据，用于数据汇总和分类比较分析；②按照病例定义标准报告输血相关不良反应，以及严重程度和输血相关性分级(表 4-1)；③意外事件报告(即输血相关错误、差错或不良事件)。意外事件报告属于非强制性，除非与患者伤害相关。截至 2018 年，已有 359 家输血机构注册了 NHSN 血液安全监测项目，其中有 133 家机构积极向 NHSN 报告数据(Kracalik I，CDC 个人通讯，2020 年 4 月 8 日)。目前可通过临床文档架构(clinical documentation architecture，CDA)直接报告每月的分母数据，但是向 CDC NHSN 报告血液安全监测数据时，仍然需要手工输入数据。

将医院输血相关不良事件，如输血相关循环超载(transfusion - associated circulatory overload，TACO)、TRALI 或疑似输血传播感染(transfusion-transmitted infection，TTI)报告与血液中心开展的调查进行整合，有助于对不良反应的全面了解。例如，AABB 血液安全监测委员会、血液安全监测教育与分析委员会和献血者血液安全监测工作组最近共同制订了向血液供应方报告不良反应的统一表格(附录 4-1)[28]。可能有新的信息和技术用于诊断和治疗输血并发症，因此需要定期重新评估复杂输血不良反应(如 TACO 和 TRALI)病例的定义等。

这些工作需要满足临床、研究和监测各方的不同潜在需求。病例定义的修订最好经过每个相关方的验证[29, 30]。

美国疾控中心和各州公共卫生部门之间的合作持续推进了各州向 NHSN 血液安全监测网络报告。例如，2014 年马萨诸塞州强制要求将“向 NHSN 血液安全监测模块提交报告”作为马萨诸塞州对输血和输血相关不良事件的监管要求[27, 31]。全州范围的参与，促进了对各州输血实践和血液使用方面的差异的深入了解，对输血相关事件，包括与 TTI 和 TACO 等相关事件的更全面的认识[32, 33]。还有，全州范围的参与提供了通过输血服务机构跟踪输血实践（例如 TTI 风险减少策略、采用新的血液成分如全血等）变化趋势的机会[33]。

一、联网和上报数据

CDC　NHSN 血液安全监测模块网站提供了相关资源和培训材料，方便用户登录系统并开始向系统报告（https：//www. cdc. gov/nhsn/acute－care－hospital/bio-hemo/setup. html）。取得访问权限并启动模块后，应先填报年度医院调查表，然后才能开始提交数据。调查表包括医院许多基本统计信息的数据元。调查表填写完成后，可以开始使用网页表格提交月份报告计划，报告每月的分母数、不良反应和不良事件发生数。每月的分母数宜包括每月的血液成分输注数量。报告月的数据宜在下个月份填报。不良事件（不良反应和意外事件）宜在调查完成后立刻报告。

二、输血相关不良反应的报告

宜按照 CDC 的方案[26]开展不良反应调查，并将其归入相应类别（共有 12 类）。根据所报告的不良反应与监测定义（标准）、严重程度或等级和与输血相关性的符合程度填写相应编码（表 4－1）。相关性是血液安全监测的一个重要概念，表示不良反应有多大可能性是由献血或输血引起的。2017 年 1 月发布的 NHSN 血液安全监测模块增设了一项功能：收集病例与输血相关的具体数据，并提出相关性评分标准。2018 年 1 月，该系统允许上报机构表示是否同意计算机评估结果。随着相关性和严重程度评估标准的不断走向成熟，世界各地的血液安全监测系统也开始将这两项评估内容整合到监测报告中。

表 4-1　NHSN 血液安全监测模块不良反应及其严重程度和与输血相关性的分类＊[1]

病例诊断标准	严重程度	输血相关性
确诊病例 患者不良反应符合全部诊断标准	不严重 需要进行医疗干预（如对症治疗），但受血者存在永久性损伤的风险很小	肯定相关 有确凿证据表明不良反应是输血所致
疑似病例 患者临床症状、放射影像检查、实验室检查和（或）提供的信息仅部分而不是全部符合不良反应诊断标准	严重 输血不良反应导致患者住院或住院时间延长，或患者持续存在明显残疾或失能，或者必须进行医疗或手术干预以防止身体功能受到永久性损伤或损害	很可能相关 受血者症状还有其他可能原因的解释，但是输血是引起不良反应可能性最大的原因
	危及生命 输血不良反应出现后必须采取重大医疗措施（例如升压药、气管插管，转入重症监护室）以防止患者死亡 死亡 输血不良反应导致受血者死亡 不确定 不良反应严重程度未知或未说明	可能相关 其他潜在原因导致不良反应的可能性最大，但是不能排除输血所致

续表4-1

可选项	可选项	可选项
可疑 患者临床症状或体征、放射影像或实验室检查以及所提供的信息不符合确诊或疑似病例的诊断标准		可能无关 证据明显支持输血以外的原因，但仍不能排除输血所致 肯定无关 有确凿证据支持不良事件与非输血因素有关的，不存在合理的质疑 不确定 不良反应与输血之间的关系未知或者未说明

*经 Chung 等同意使用[27]；

†NHSN 血液安全监测方案根据症状、体征、实验室和放射影像检查结果，制定了 12 种输血不良反应的诊断标准。病例报告应包括根据患者临床结局判定不良反应严重程度以及不良反应事件与输血的相关性。

三、输血意外事件报告

输血相关差错或意外事件的报告方式有 2 种：一是详细填报输血相关意外事件表单；二是编写输血意外事件月份总结报告。CDC 仅要求采用填报表单的方式报告导致输血不良反应的输血意外事件。然而，如果统一使用由 MERS-TM 研发并且已整合到 CDC 系统的不良事件编码，对没有造成伤害的意外事件定期开展评估和编写更详细的报告，不同输血机构之间的数据便可进行比较，这可能是一项增值活动(图 4-3)[34]。

四、通过 NHSN“群组”功能使用受血者数据

参加 NHSN 血液安全监测的医院能通过 NHSN 系统内置的“群组”功能与外部合作组织(群组)共享上报数据，因而不需将同一数据输入多个监管系统。允许群组用户管理方访问群组内所有成员医院的上报数据，但不允许成员医院访问群组内其他医院的任何数据。马萨诸塞州的医院和血液中心按照该州的监管要求，将上报 NHSN 数据与本州群组(由该州监管部门维护)共享(图 4-4)，也与根据 2005 年《患者安全和质量改进法案》(Patient Safety and Quality Improvement Act，PSQIA)建立的患者安全组织(Patient Safety Organization，PSO)的本州 NHSN 群组共享[35, 36]。

第四节　美国献血者安全监测

献血者安全和健康监测属于血液安全和充足保证工作的一部分。血液机构必须是献血者所期望的献血者安全守护者，必须将对献血者的承诺转化为献血者动员和管理、采血过程和献血者安全的持续改进。因此，需要开展献血者安全监测。

血液机构每天收集到以献血者相关活动为中心的大量数据，以提高每种血液成分的采集效率和减少献血者不良反应的风险。以血液中心为基础的献血者安全监测系统和协作研究主要是获得不良反应发生率的相关数据，用于提高献血者安全和降低不良事件发生率的研究[34, 37-39]。大型采供血系统内部的献血者安全监测计划的实施已经证实，开展献血者安全监测在年轻献血者献血安全措施的制订和实施方面取得了显著成效[34, 40]。血液中心的数据还能用于分析和帮助确定献血妨碍因素和促进因素，以提高献血者总体满意度[41, 42]。有多种方法可提升献血者安全，包括降低高风险献血者(例如估计血容量较小的献血者)的血管迷走神经反应发生率，开展献血者和工作人员教育，强调献血者补充水分和盐分的重要性，提高对可能发生血管迷走神经反应并出现意识丧失(尤其是离开献血现场后)的献血者的预判能力，以及制订减少屏蔽献血率(例如监测铁储存、补充铁剂)和增加献血者保留率的策略。血液机构通过成熟的献血者安全监测系统收集和利用数据，不仅能够提高献血者的安全和满意度，还能为业务和运营相关复杂事项的决策提供信息。

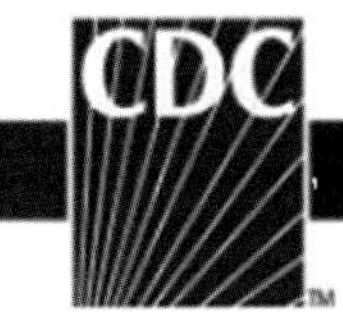

NHSN Biovigilance Component
Hemovigilance Module Surveillance Protocol v2.5.2
www.cdc.gov/nhsn

事件代码

注：事件代码基于MERS TM（美国）和TESS（加拿大）事件分类方案。

血液接收核对（输血科） 输血科对供血机构、其他医院、卫星储血点或临床病区送来血液的核对接收工作的问题。 PC 00 未具体说明 PC 01 数据录入不完整/不正确/未录入 PC 02 运输记录不完整/不正确 PC 03 血液实物与配送清单不符 PC 04 运送条件不符合要求 PC 05 不符合退回入库条件 PC 06 血液核对不正确/未核对 PC 07 输注核对不正确/未核对（记录评审/审核） PC 08 血液成分标签不正确/缺失 血液储存（输血科） 输血科血液储存的问题。 US 00 未具体说明 US 01 储存条件不当 US 03 储血设备监控不当 US 04 血液储存在不正确物架（如 ABO/自体血/指定患者专用） US 05 血液储存位置不正确 库存管理（输血科） 血液库存质量管理问题。 IM 00 未具体说明 IM 01 库存审核不正确/未做 IM 02 血液状态不正确/未在线更新（如可用/废弃） IM 03 供血机构召回/追溯处理不当/未处理 IM 04 向供血机构订血不正确/未订血 IM 05 将过期血液放置在可用库 IM 06 将召回/隔离血液放置在可用库	临床申请用血/检测（临床科室） 临床科室申请患者检测或用血的问题。 PR 00 未具体说明 PR 01 申请用血患者错误 PR 02 申请不完整/不正确（在线申请） PR 03 未注明特殊需求（如 CMV 阴性、自体血） PR 04 未申请 PR 05 申请的检测项目不当/不必要（有意） PR 06 申请的血液成分不恰当/不必要（有意） PR 07 申请的检验项目不正确（无意） PR 08 申请的血液成分不正确（无意） 血液/检测录入（输血科） 输血科录入患者检测/用血书面申请信息的问题。 如果临床科室使用线上申请，不存在这些问题。 OE 00 未具体说明 OE 01 申请患者录入错误 OE 02 申请信息录入不完整/不正确 OE 03 未录入特殊需求（如 CMV 阴性、自体血） OE 04 未录入 OE 05 录入不当/不必要的检测项目申请（有意） OE 06 录入不当/不必要的血液成分申请（有意） OE 07 录入不当/不必要的检测项目申请（无意） OE 08 录入不当/不必要的血液成分申请（无意） 标本采集（标本采集部门） 患者标本采集的问题。 SC 00 未具体说明 SC 01 标本标签患者姓名错误 SC 02 未贴标签 SC 03 采集了错误（其他）患者的标本 SC 04 采血管类型错误 SC 05 标本量不足 SC 06 标本溶血 SC 07 标识不完整/不可读/不正确（患者姓名以外的其他信息） SC 08 标本采集错误 SC 09 只有申请单没有标本 SC 10 腕带不正确/不可用 SC 11 标本污染

图 4–3　NHSN 血液预警模块事件代码

[引自 NHSN 手册：生物制品安全监测系统操作规程 2018 年 4 月(第 1/3 页)[26]]

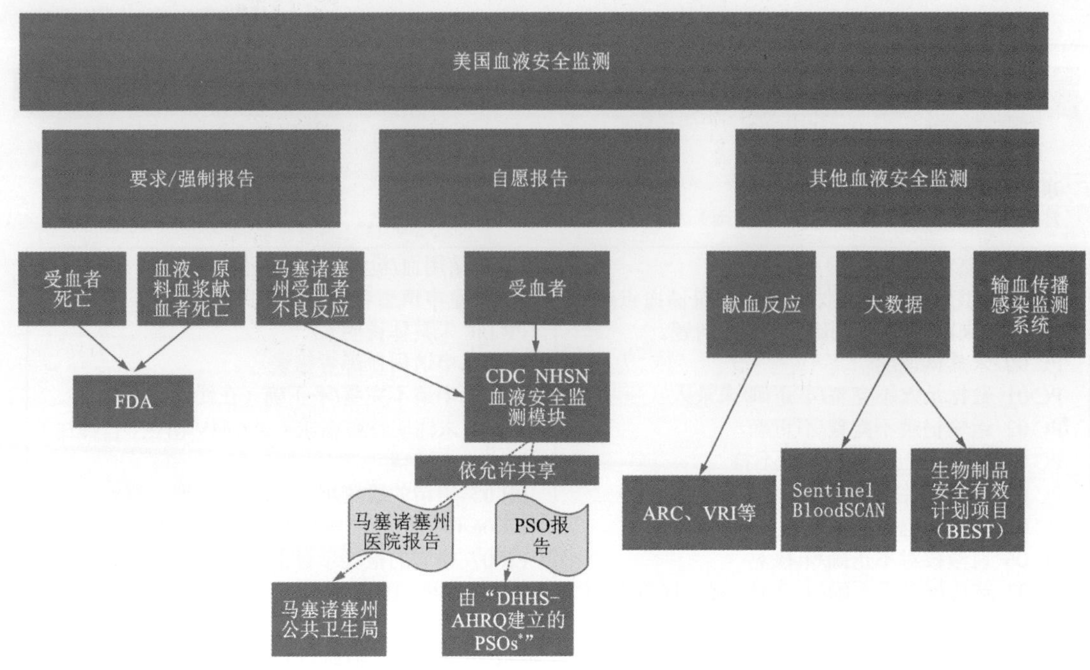

＊美国 2005 年患者安全和质量改进法案(PSQIA)授权美国卫生与公众服务部卫生保健研究和质量局(AHRQ)负责管理 PSO。FDA：食品和药物管理局；CDC：疾病控制与预防中心；NHSN：国家医疗保健安全网络；PSO：患者安全组织；ARC：美国红十字协会；VRI：维塔兰特研究所；BloodSCAN：血液安全持续主动监测网络。

图 4-4　美国血液安全监测系统

一、背景

与受血者安全监测系统一样，美国的献血者安全监测系统也是由 AABB 生物制品安全监测工作组发展而成。献血者安全监测工作组由美国血液机构、医院采血机构、美国军队血液供应机构、加拿大血液服务机构、血浆蛋白治疗协会(Plasma Protein Therapeutics Association，PPTA)的代表以及 DHHS 合作方[国际输血协会(International Society of Blood Transfusion，ISBT)和 INH]的联络人员组成。该工作组负责制订和实施全国献血者安全监测计划，其任务是制定基于现有模式的献血者安全监测通用定义集，为 DHHS 资助的软件开发提供专业支持。该软件用于献血者数据采集，并为系统化、标准化计算和比较的软件开发提供专业指导。最终开发出一款名为献血者安全监测分析和报告(DonorHART)的软件。该软件提供了一整套报告和图表工具，以简化初始数据报告和汇总数据分析。

某血液中心根据 DonorHART 报告中观察到的献血不良反应发生率的差异，制订和实施了旨在降低了 30 岁以下献血者的献血不良反应发生率的改进措施[43, 44]。以为数不多的参与机构的数据为基础编写了献血者安全监测报告(图 4-5 和表 4-2)。报告总体上证实了采用商用大型献血者血液安全监测计划软件(ARC，VRI)的文献报告结果[45-47]。目前美国献血者安全监测工作仍在开展，ARC 和 VRI 等组织对此做出了重大贡献。然而，由于系统维护成本的原因，DonorHART 已于 2018 年 9 月 25 日停用。尽管如此，献血者安全监测标准化工作仍在继续，最近《AABB 标准》要求使用标准化分类就表明了这一点。还有，AABB 献血者安全监测工作组的成员与 ISBT 和 PPTA 代表正在合作开展关于献血者不良反应严重程度分级标准化的国际项目(见下文和附录 4-2)。

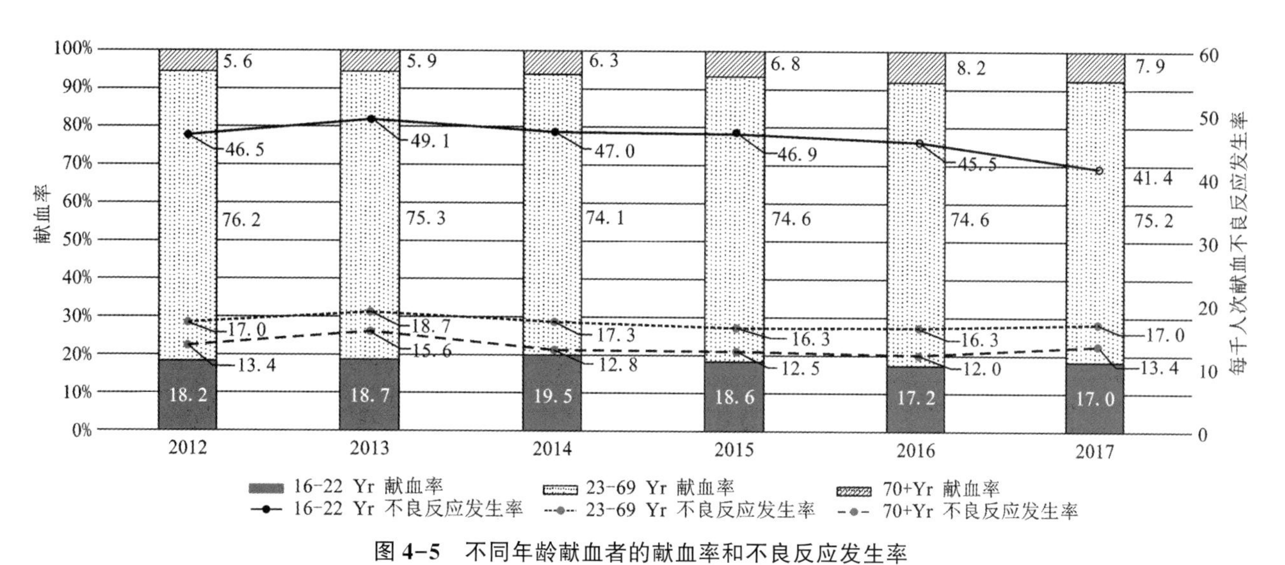

图 4-5　不同年龄献血者的献血率和不良反应发生率

（根据 2012-2017 年 AABB 献血者安全监测数据制图）[47]

表 4-2　各类献血不良反应的发生率＊

	2012 (n=5)	2013 (n=6)	2014 (n=10)	2015 (n=10)	2016 (n=11)	2017 (n=7)
全部不良反应	22.2	24.3	22.8	21.9	22.2	20.8
血管迷走神经反应	15.9	17.4	16.3	14.8	14.4	13.2
晕厥前反应，无意识丧失(无或仅有轻微并发症)	13.6	14.9	14.0	12.2	12.1	10.8
意识丧失	2.3	2.5	2.3	2.6	2.4	2.3
穿刺相关局部损伤	3.0	3.3	3.1	3.5	4.5	3.7
神经刺激	0.2	0.2	0.2	0.2	0.2	0.2
血肿/瘀斑	2.7	3.0	2.8	3.1	4.0	3.0
刺伤动脉	0.03	0.03	0.03	0.04	0.05	0.05
手臂疼痛	0.1	0.1	0.1	0.2	0.2	0.4
迟发型出血	-	-	-	-	0.002	0.01
感染	-	-	-	0.01	0.003	0.01
严重血管损伤	-	-	-	-	-	-
损伤	0.1	0.1	0.1	0.1	0.06	0.06
严重损伤	0.01	0.01	0.01	0.1	0.03	0.02
轻微损伤	0.1	0.1	0.1	0.02	0.03	0.04
单采相关不良反应	2.8	3.1	2.9	3.3	3.0	3.8
枸橼酸盐反应	0.2	0.2	0.2	0.2	0.2	0.3
溶血	0.004	0.005	0.004	0.005	0.006	0.001
空气栓塞	0.001	0.001	0.001	-	0.001	-
液体渗漏	2.6	2.8	2.7	3.1	2.7	3.6

续表4-2

	2012 (n=5)	2013 (n=6)	2014 (n=10)	2015 (n=10)	2016 (n=11)	2017 (n=7)
过敏	0.2	0.2	0.2	0.04	0.04	0.03
局部	0.2	0.2	0.2	0.03	0.03	0.03
全身	0.04	0.04	0.04	0.01	0.004	0.004
严重过敏反应	–	–	–	–	0.001	–
严重心血管事件	0.001	0.001	0.001	0.001	–	–
24 小时内心绞痛	0.001	0.001	0.001	–	–	–
心脏骤停	–	–	–	–	–	–
脑血管意外	–	–	–	0.001	–	–
24 小时内心梗	–	–	–	–	–	–
24 小时内短暂性脑缺血发作(TIA)	–	–	–	–	–	–
其他	0.2	0.3	0.2	0.2	0.2	0.02

*每 1000 次献血的不良反应发生率，数据源于 2012-2017 年 AABB 献血者安全监测报告；
n=参加 DonorHART 监测系统的采血机构数。

二、全球标准

多年来，许多组织(ISBT、IHN、ARC、美国血液中心、VRI 等)共同努力制定了公认、通用的献血者安全监测定义、术语和概念。ISBT 血液安全监测工作组、INH 和 AABB 献血者安全监测工作组的代表组成了标准修订小组，对 2008 年 ISBT 发布的《献血相关并发症监测标准》做了修订。标准修订小组对 AABB 和 ISBT 血液安全监测术语之间的差异进行了协调和统一，于 2014 年 12 月发布了第 1 项国际统一的 AABB-ISBT 献血并发症定义标准。血液经营者联盟(Alliance of Blood Operators)、欧洲血液联盟(European Blood Alliance)和 INH 对这些定义作了正式背书[40, 45, 48]。对该标准的进一步验证，证实了其适用性，提出了关于进一步优化献血不良反应严重程度和相关性评估架构的建议。2018 年 1 月至 2019 年 6 月，AABB、ISBT、和 PPTA 代表参加的国际血液安全工作组研制并验证了献血者不良反应严重程度分级评估方法[49, 50]。该评估方法与 2014 年 AABB-ISBT 标准定义一起用于献血相关并发症的评估(附录 4-2)，为献血相关并发症严重程度分级提供了客观的标准化框架，并解决了在对 2014 年的标准定义实施验证期间所遇到的严重程度分级缺乏一致性的问题。献血不良反应定义的统一便于在国家或国际层面对不同血液中心和不同的系统之间进行比较。该标准参照了《不良事件通用术语标准》(Common Terminology Criteria for Adverse Events，CTCAE1)的有关定义，后者是广为熟悉的临床严重程度量表，将严重程度分为 1~5 级，大致分别对应于轻度、中度、重度、危及生命和致命的分文字表述[50]。

第五节 美国血液安全监测展望

2009 年 DHHS 关于美国生物制品安全监测差距分析报告指出，有关血液、组织和器官移植安全的国家监测计划存在 16 项关键差距，其中涉及血液相关活动的有 8 项(表 4-3)[19]。至今已经 10 年过去了，有些差距已经缩小或弥合，但有许多差距依然存在。随着对受血者和献血者相关数据的定义更为精准和基础数据的确定，第 4 项和第 6 项差距已经基本弥合。然而，监测系统碎片化问题(第 1 项差距)仍较严重，缺乏全面的国家报告，只有部分医院参与 CDC NHSN 血液安全监测模块，除了 FDA 要求的献血和/或输血相关死亡案例报告以外，只有部分血液中心自愿报告献血者不良事件的详细数据(第 5 项差距)。遗憾的是，世界范围内(不只是美国)的组织和器官生物制品安全监测工作滞后于献血者和受血者安全监测工作，这意味着第 9~16 项差距依然存在。然而，全球人源医疗产品警戒与监测数据库(Project Notify)是国际专家如何共同努力解决组织和器官生物安全监测的一个范例。

表 4-3　2009 年美国生物制品安全监测报告确定的存在差距[18]

血液	差距 1	多个不良事件报告系统的拼凑和碎片化
	差距 2	可能漏报输血不良事件
	差距 3	不符合 FDA 的报告要求
	差距 4	需要准确的受血者基础数据、精确定义和培训
	差距 5	除了死亡事件外，没有开展献血者严重不良事件的全国监测
	差距 6	需要准确的献血者基础数据、精确定义和培训
	差距 7	需要准确追溯所有献血者传染病检测数据
	差距 8	需要对报告数据及时分析
组织	差距 9	有关 HCT/P 可能传播传染病的信息有限
	差距 10	报告的 HCT/P 受者感染与组织相关性的判定能力有限
	差距 11	法规没有要求所有医疗机构均应报告 HCT/P 不良反应
	差距 12	目前仅能追踪至 HCT/P 移植物受者
	差距 13	不良反应报告仅限于根据 PHS 法第 361 条规定的 HCT/Ps 传染病
	差距 14	可能无法获得接受涉事献血者 HCT/P 的其他受者的信息
器官	差距 15	没有全国统一的器官/组织捐献者网络系统，无法实现经捐献者传播的器官和组织移植受者疾病的实时报告、数据收集、沟通和分析，包括回溯器官和组织捐献者所需的捐献者通用标识
	差距 16	没有要求应保留捐献者和受者样本

注：FDA：食品药品监督管理局；HCT/P：人体细胞、组织、基于细胞和组织的产品；PHS：公共卫生服务。

虽然在技术上报告机构可随时访问自己的数据，但是医院信息系统和血液机构计算机系统(blood establishment computer systems，BECS)十分复杂，数据难以查找和分析。幸运的是，随着美国国家数据库［如输血传播感染安全监测系统(Transfusion - Transmissible Infections Monitoring System，TTIMS)］的建成，年度报告的发布，研究人员和分析人员能(有限)访问综合数据，从广义上说，已经着手解决这一问题。如果没有对目前在用的报告系统实施正式改造，增加报告要求，至少在国家层面依然存在第 2、第 3 和第 5 项差距。令人看到希望的是，这些差距在州这一层面(即马萨诸塞州)已经得到部分弥合，这一成果最终可能导致形成共识，下一步应从国家层面整合报告。数据实时可及性(第 8 项差距)也是一个难题，但是正在采取措施缩短报告发布的滞后时间。

输血行业以及血液和输血安全受到的威胁仍然在不断发展和变化，风险评估与专业决策所需工具和方法也随之发展和变化。生物药品上市后的使用者风险实时评估一直备受关注，并且是国会的强制要求(2007 年食品药品管理修正案)。FDA 于 2011 年建立了国家血液安全持续主动监测网络(Blood Safety Continuous Active Surveillance Network，BloodSCAN)，作为 FDA 医疗产品安全性监测系统的一个组成部分(详见 www. sentinelinitiative. org)[51，52]。该系统是一个分布式数据库，有 18 个数据合作伙伴，健康数据覆盖超过 3 亿人年。实施该项计划的目的是为了帮助 FDA 与公共、学术和民间组织合作，收集高质量数据，对安全问题快速(在数天至数周内)做出响应，结果向公共领域开放。

2017 年，生物制品安全有效计划项目(Biologics Effectiveness and Safety，BEST)拓展了常用数据模型，将各种来源的原始数据整合成标准二级结构数据，供进一步分析，并采用主动监测和先进技术如人工智能和自然语言处理等分析处理血液安全监测相关问题。这种非结构化数据研究显示，将来有望实现电子健康记录（electronic health record，EHR）的文本数据与输血数据的交互联系。该项目基本上解决了上述血液安全监测的关键缺陷，包括数据实时可及性。虽然这类数据挖掘能缩短新发事件的发现所需时间，但仍存在数据不精准和（或）不完整导致提供错误信息的潜在风险。

观察性健康数据科学和信息学（Observational Health Data Sciences and Informatics，OHDSI，读音为“Odyssey”；网站为 Ohdsi. org）项目是人们如何以强大的新方式收集和分析医疗数据的又一个示例。OHDSI 是由多个利益相关方组成的跨学科国际合作组织，为大规模分析或观察健康数据创建开源解决方案。OHDSI 的使命是“为通过大协作取得改善健康决策和保健的证据赋能，实现健康改善。”

现有传染病（例如艾滋病毒）和新发传染病（例如西尼罗河病毒、寨卡病毒和南美锥虫病）的威胁依然持续存在，传染病监测和快速警报系统的改进仍然是每个国家血液安全监测计划的主要内容（第 7 项差距）。AABB 建立了西尼罗河病毒和寨卡病毒检测结果报告的独立专用在线网络（见 http://www.aabb.org/research/hemovigi-lance）。该系统能实时跟踪献血者筛查数据，包括鉴别筛查结果真假阳的确证试验数据，还能按地理位置和时间段生成报告。

2015 年初，FDA 生物制品评估与研究中心（Center for Biologics Evaluation and Research，CBER）和 NHLBI 宣布 1 项联合计划，建立 TTIMS，充分利用已取得成功的现有计划（REDS-Ⅱ）建立 TTI，包括已知和新发病原体的监测框架。这类监测计划对于客观评估新的血液安全措施［例如 FDA 的政策变化，将男男性接触者终生屏蔽献血修改为最后 1 次男男性接触后屏蔽献血 1 年，又进一步将其缩短为 3 个月］具有很大的价值。FDA 在作出其他政策调整前，例如对于经过病原体灭活技术处理的血液成分，停止某些原规定必须检测的项目或修改其他鉴定试验要求，必须有全国客观数据的支持，因此非常需要诸如 Sentinel BloodSCAN、BEST 和 TTIMS 等这些监测系统。

鉴于美国医疗保健系统的民营化和竞争性质，美国也许永远都不会有像 SHOT 这样的血液安全监测系统，或者像拥有单一付费模式医疗保健系统的其他国家的类似监测系统。这些国家的血液安全监测项目都有较稳定的资金保障，而美国民营机构监测项目的长期资金供应可能令人担忧（DonorHART 和 AABB 患者安全项目已终止）。为了取得成功，监测系统必须能继续为利益相关方提供高质量数据，推进新的安全假设和客观分析，并证明其成效。

以前，美国生物安全监测系统曾被看作效能低下的“拼凑”系统。今日，美国生物安全监测系统更像是一个真正的“网络”，各个部分由国内甚至国际不同学科、不同关注点的利益相关方鼎力构建，相互独立又相互依赖，但都有共同的首要目标——提升献血者和受血者安全。像美国这样的国家能不再只依赖本国资源。因此可以这样认为，一个国家的血液安全监测系统可以是由各类研究机构、公共和民间的血液安全监测项目互联形成的子网络，多个子网络互联互通即形成了全球血液安全监测系统的大网络，其纯净目标就是全球献血者和受血者能获得最佳的照护。

致谢

本文作者感谢 SrijanaRajbhandary 为本章的更新所提供的帮助。

要点

1. 血液安全监测是对整条输血链实施监测，是所有利益相关方（研究人员、政策制定者、血液机构和医院）共同开展的大协作，共享数据和认识，实施潜在解决方案，评价实施效果，根据真实世界数据进一步修正和改进，目的是最大限度地减少献血者和受血者不良事件或不良反应，提高血液安全和合理用血水平。
2. 最早开展血液安全监测工作是出于对输血传播病毒感染及其对受血者的后果的关切。
3. 美国的全国性血液安全监测工作落后于其他国家。目前，美国的全国性血液安全监测由一些重要但有限的不良反应报告计划拼凑而成，在国家层面收集特定和严重的献血者和受血者不良反应和不良事件数据。还有一些监测计划虽然不是美国全国性的，但其抓取和验证数据的功能相当强大。

4. 监测和临床决策的概念虽有部分重叠但是相互独立的。临床决策所需要的是关于患者个人健康和照护的信息，而监测更多的是聚焦趋势性、概括性数据，监测数据最终不一定能以类似临床数据的方式进行分类。
5. 成立患者安全组织(PSO)的目的是为患者安全事件自愿报告和分析提供保密环境，以提升患者医疗安全水平。
6. 血液机构有责任将血液采集风险降至最低程度。在过去10年中，规范开展献血者安全监测的工作热情高涨，发布了国际统一的关于献血相关并发症的AABB-ISBT标准定义。
7. 所有新开展的血液安全监测计划都面临共同的挑战：①从数据提交到年度报告发布的间隔时间过长；②缺少足够的粒数据，使许多观察结果难以解释；③担心系统可能无法充分抓取新的、快速变化或不寻常的疾病信息，或者资源不足以致无法对分析技术和新的血液安全威胁应对策略实施改进；④不可能抓取可能发生不良事件的所有机构及其所发生的所有不良事件的信息；⑤各机构在术语的使用和定义方面缺乏一致性；⑥期望监测系统提供更多、更精细的结果但又要求其降低运行成本而带来的财务压力。
8. 目前仍在努力促进术语标准化，为血液安全监测项目数据共享和结果改善的持续推进助力。

参考文献

[1] Busch MP, Lee LL, Satten GA, et al. Time course of detection of viral and serological markers preceding human immunodeficiency virus type 1 seroconversion: Implications for screening of blood and tissue donors. Transfusion 1995; 35(2): 91-97.

[2] Jennings ER, Hindman WM, Zak B, et al. The thymol turbidity test in screening of blood donors. Am J Clin Pathol 1957; 27(5): 489-502.

[3] Keating LJ, Gorman R, Moore R. Hemoglobin and hematocrit values of blood donors. Transfusion 1967; 7(6): 420-424.

[4] AuBuchon JP, Whitaker BI. America finds hemovigilance! Transfusion 2007; 47: 1937-1942.

[5] De Vries RRP, Faver J-C, eds. Hemovigilance: An effective tool for improving transfusion safety. West Sussex, UK: Wiley-Blackwell, 2012.

[6] Strengers PFW. Haemovigilance-Why? [Available at http://www. ztm. si/uploads/publica tion/990/1009. pdf (accessed September 16, 2019).]

[7] DHHS Advisory Committee on Blood and Tissue Safety and Availability meeting minutes, April 30-May 1 and November 19-20, 2009 transcripts. Silver Spring, MD: Department of Health and Human Services, 2009.

[8] Japanese Red Cross Society. Haemovigilance annual report 1993-2001. Tokyo: Japanese Red Cross Central Blood Center, 2003. [Available at http://www. jrc. or. jp/mr/english/ (accessed September 6, 2018).]

[9] Serious Hazards of Transfusion. TRALI tables. Manchester, UK: SHOT, 2010. [Available at www. shotuk. org/shot-reports/trali-tables/ (accessed April 8, 2020).]

[10] Bolton-Maggs PHB, Cohen H. SHOT haemovigilance and progress in improving transfusion safety. Br J Haematol 2013; 163(3): 303-314.

[11] PHB Bolton-Maggs, Poles D, et al for the Serious Hazards of Transfusion (SHOT) Steering Group. The 2017 Annual SHOT Report. Manchester, UK: SHOT, 2018. [Available at https://www. shotuk. org/shot-reports/ (accessed April 8, 2020).]

[12] Joint United Kingdom (UK) Blood Transfusion and Tissue Transplantation Services Professional Advisory Committee. Welcome to the National Blood Transfusion Committee. [Available at https://www. transfusionguidelines. org/uk-transfusion-committees/national-bloodtransfusion-committee (accessed April 8, 2020).]

[13] European Union. Directive 2002/98/EC of the European Parliament and of the Council of 27 January 2003 setting standards of quality and safety for the collection, testing, processing, storage and distribution of human blood and blood components and amending Directive 2001/83/EC. Official Journal of the European Union 2003; L33: 30-40. [Available at http:// eurlex. europa. eu/legal-content/EN/TXT/ ? uri=CELEX%3A32002L0098.]

[14] European Commission. Commission Directive 2005/61/EC of 30 September 2005 implementing Directive 2002/98/EC of the European Parliament and of the Council as regards traceability requirements and notification of serious adverse reactions and events (text with EEA relevance). Official Journal of the European Union 2005; L256: 350-8. [Available at http://eurlex. europa. eu/legal-content/EN/ALL/? uri=CELEX%3A32005L0061.]

[15] Politis C, Wiersum JC, Richardson C, et al. The International Haemovigilance Network Database for the Surveillance of Adverse Reactions and Events in Donors and Re-

cipients of Blood Components: Technical issues and results. Vox Sang 2016 Nov; 111(4): 409-417.

[16] World Health Organization. Blood transfusion safety. Haemovigilance. Geneva: WHO, 2019. [Available at http://www. who. int/bloodsafety/haemovigilance/en/ (accessed September 6, 2018).]

[17] Zins C. Conceptual approaches for defining data, information, and knowledge. J Am Soc Inform Sci Tech 2007; 58(4): 479-493.

[18] Strehlow RA. Content analysis of definitions. In: Wright SE, Strehlow RA, eds. Standardizing and harmonizing terminology: Theory and practice. ASTM STP 1223. Philadelphia: American Society for Testing and Materials, 1994: 53-62.

[19] Public Health Service Biovigilance Task Group. Biovigilance in the United States: Efforts to bridge a critical gap in patient safety and donor health. Washington, DC: DHHS, 2009. [Available at https://wayback. archive-it. org/3922/20140403203201/http://www. hhs. gov/ash/bloodsafety/biovigilance/ash _ to _ acbsa _ oct _ 2009. pdf.]

[20] Food and Drug Administration. Safety reporting requirements for human drug and biological products; proposed rule. (March 14, 2003) Fed Regist 2003; 68: 12405-97. [Available at https://www. federalregister. gov/documents/2003/03/14/03-5204/safety-reporting-requirementsfor-human-drug-and-biological-products.]

[21] US Department of Health and Human Services. National Blood Collection and Utilization Survey (website). Washington, DC: Office of Infectious Disease and HIV/AIDS Policy, 2020. [Available at https://www. hhs. gov/oidp/topics/blood-tissue-safety/surveys/national-bloodcollection-and-utilization-survey/index. html.]

[22] Kaplan HS, Battles JB, Van der Schaaf TW, et al. Identification and classification of the causes of events in transfusion medicine. Transfusion 1998; 38(11-12): 1071-1081.

[23] Strong DM, AuBuchon J, Whitaker B, Kuehnert MJ. Biovigilance initiatives. ISBT Science Series 2008; 3: 77-84.

[24] AuBuchon JP, Whitaker BI. America finds hemovigilance! Transfusion 2007; 47: 1937-1942.

[25] Gammon R, ed. Standards for blood banks and transfusion services. 32nd ed. Bethesda, MD: AABB, 2020.

[26] National Healthcare Safety Network. Blood safety surveillance. Atlanta, GA: Centers for Disease Control and Prevention, 2018. [Available at http://www. cdc. gov/nhsn/acute-care-hospital/bio-hemo/.]

[27] Chung KW, Harvey A, Basavaraju SV, Kuehnert, MJ. How is national recipient hemovigilance conducted in the United States? Transfusion 2015; 55(4): 703-707.

[28] AABB. Common transfusion reaction reporting form (report of adverse transfusion reaction to blood suppliers). Bethesda, MD: AABB, 2019. [Available at http://www. aabb. org/re search/hemovigilance/Documents/AABB-TransfusionAdverse-Reaction-Form. pdf (accessed September 16, 2019).]

[29] Wiersum-Osselton JC, Whitaker B, Grey S, et al. Revised international surveillance case definition of transfusion-associated circulatory overload: A classification agreement validationstudy. Lancet Haematol 2019; 6(7): e350-e358.

[30] Vlaar APJ, Toy P, Fung M, et al. A consensus redefinition of transfusion-related acute lung injury. Transfusion 2019; 59(7): 2465-2476.

[31] Cumming M, Osinski A, O'Hearn L, et al. Hemovigilance in Massachusetts and the adoption of statewide hospital blood bank reportingusing the National Healthcare Safety Network. Transfusion 2017; 57(2): 478-483.

[32] Haass KA, Sapiano MRP, Savinkina A, et al. Transfusion-transmitted infections reported tothe National Healthcare Safety Network Hemovigilance Module. Transfus Med Rev 2019; 33(2): 84-91.

[33] Massachusetts Department of Public Health. Hemovigilance program data summary January-December 31, 2017. Jamaica Plain, MA: Bureauof Infectious Disease and Laboratory Sciences, 2018. [Available at https://www. mass. gov/service-details/reporting-requirements-for-bloodbanks-and-hemovigilance-in-massachusetts.]

[34] Eder AF, Dy BA, Kennedy JM, et al. Improvedsafety for young whole blood donors with newselection criteria for total estimated blood volume. Transfusion 2011; 51: 1522-1531.

[35] Patient Safety and Quality Improvement Act of2005. Pub. L. No. 109-41, § § 921-26, 119Stat. 424 (2005). Rockville, MD: Agency forHealthcare Research and Quality, 2005. [Available at http://www. gpo. gov/fdsys/pkg/PLAW-109publ41/pdf/PLAW-109publ41. pdf.]

[36] PSO Privacy Protection Center. Common formats background. Rockville, MD: Agency forHealthcare Research and Quality, 2005. [Available at https://www. psoppc. org/psoppc _ web/publicpages/commonFormatsOverview (accessed April 12, 2020).]

[37] Custer B, Bravo M, Bruhn R, et al. Predictors ofhemoglobin recovery or deferral in blood donorswith an initial

successful donation. Transfusion2014; 54(9): 2267-2275.

[38] Wieling W, France CR, van Dijk N, et al. Physiologic strategies to prevent fainting responses during or after whole blood donation. Transfusion 2011; 51(12): 2727-2738.

[39] Eder AF. Current efforts to reduce the risk of syncope among young blood donors. CurrOpinHematol 2012; 19(6): 480-485.

[40] Tomasulo P, Kamel H, Bravo M, et al. Interventions to reduce the vasovagal reaction rate in young whole blood donors. Transfusion 2011; 51: 1511-1521.

[41] Kamel HT, Bassett MB, Custer B, et al. Safety and donor acceptance of an abbreviated donor history questionnaire. Transfusion 2006; 46(10): 1745-1753.

[42] Bednall TC, Bove LL. Donating blood: A metaanalytic review of self-reported motivators and deterrents. Transfus Med Rev 2011; 25(4): 317-334.

[43] Townsend M, Land KJ, Whitaker B, et al. US donor hemovigilance system: Mechanism for nationwide reporting (abstract 3A-S1-02). Vox Sang 2001; 101(Suppl 1): 11-12.

[44] Land KJ. Update on donor hemovigilance. Presented at DHHS Advisory Committee on Blood Safety and Availability, November 4-5, 2010.

[45] Land KJ, Whitaker BI, for the AABB US Donor Hemovigilance Working Group. The 2012 AABB donor hemovigilance report. Bethesda, MD: AABB, 2013. [Available at http://www.aabb.org/research/hemovigilance/Pages/donor-hemovigilance.aspx (accessed September 6, 2018).]

[46] Rajbhandary S, Stubbs J, Land KJ, Whitaker BI, for the AABB US Donor Hemovigilance Working Group. The 2012-2014 AABB donor hemovigilance report. Bethesda, MD: AABB, 2016. [Available at http://www.aabb.org/research/hemovigilance/Pages/donor-hemovigilance.aspx (accessed September 6, 2018).]

[47] AABB. 2012-2017 Donor hemovigilance highlights. Bethesda, MD: AABB, 2019. [Available at: http://www.aabb.org/research/hemovigilance/Documents/2012-2017-AABB-DonorHemovigilance-Highlights.pdf (accessed April 8, 2020).]

[48] Goldman M, Land K, Wiersum-Osselton J. Development of standard definitions for surveillance of complications related to blood donation. Vox Sang 2016; 110: 185-188.

[49] Donor hemovigilance. Bethesda, MD: AABB, 2019. [Available at http://www.aabb.org/research/hemovigilance/Pages/donor-hemovigilance.aspx (accessed September 17, 2019).]

[50] Townsend M, Kamel HT, Van Buren N, et al. Development and validation of donor adverse reaction severity grading tool: Enhanciing objective grade assignment to donor adverse events. Transfusion 2020 (in press).

[51] Menis M, Izurieta HS, Anderson SA, et al. Outpatient transfusions and occurrence of serious noninfectious transfusion-related complications among US elderly, 2007-2008: Utility of large administrative databases in blood safety research. Transfusion 2012; 52: 1968-1976.

[52] Menis M, Anderson SA, Forshee RA, et al. Transfusion-related acute lung injury and potential risk factors among the inpatient US elderly as recorded in Medicare claims data, during 2007 through 2011. Transfusion 2014; 54: 2182-2193.

附录 4-1 医疗机构向供血机构报告不良事件的方案

输血不良反应报告表

填报说明：

1. 请将本表提交给为该患者提供血液的所有供血机构。及时报告非常重要，能使供血机构采取必要措施，阻止涉事献血者的其他血液成分被其他患者输注。
2. 如已填写本医疗机构内部使用的输血不良反应报告表，本表可只填写内部报告表未涉及的部分，并将内部报告表一并附上。

你是否认为患者的不良反应是由献血者或血液成分的原因所致？

□是或疑似：

不良反应未导致患者死亡：填写本表，报送供血机构。

不良反应导致患者死亡：填写本表，报送供血机构和FDA。

□否：无需填写本表，无需向供血机构报告。

□其他：咨询供血机构的医生。

续附录4-1

供血机构为医院输血科提供的补充说明(如适用):

通用说明

请附下列文件的复印件:

- 已填写完整的医疗机构内部使用输血不良反应记录单。
- 疑似 TRALI 的,输血前和输血后的胸部 X 线检查报告单。
- 疑似脓毒症的,细菌培养结果和等待报告的试验(如有)。
- 适用的入院记录、关于不良反应的病程记录、出院记录。
- 疑似过敏反应的,过敏和用药清单。

供血机构填写	病例编号:	接收日期:
	报告医院信息	
提交日期:	报告医院:	
填表人姓名:	职位:	
医院地址:		
电话号码:	传真:	邮箱:
输血服务部门医疗主任姓名:	电话:	邮箱:
血库医疗主任姓名:	电话:	邮箱:
患者/受血者信息		
病案编号:	姓名:	
年龄:	出生年月(可选项):	
体重	性别	
主治医师姓名(可选项):	主治医师电话(可选项):	
入院或初步诊断:		
输血适应证		
相关严重合并症(如适用)		
有关用药		
反应前 24 小时内的输血情况(如有必要,请另附页)		
反应后 24 小时内的输血情况		
先前的输血反应史(类型和日期)		
报告时的患者现状:		
□已恢复到输血前状态	□死亡(输血相关死亡)* 日期:　年　月　日(如能获得)	
□仍然需要接受与输血反应相关的支持	□死亡(与输血无关) 日期:　年　月　日(如能获得)	
□其他/未知(请具体说明):		
*在 24 小时内向 FDA 报告。		

续附录4-1

血液成分信息						

*请列出在输血反应前 24 小时内输注的血液成分(如有必要，请附页)。
*采用大量输血方案或者快速多次输血的，请列出每袋血液成分的估计输血日期和时间。
(如可能请附麻醉记录)

供血机构	献血编号	血液品种及代码	输血量(如适宜，单位为 mL)	输血开始日期/时间	输血结束日期/时间	医院是否对血液成分进行了修饰加工?

不良反应信息	
开始输血的日期/时间：	年　月　日　时　分　□am　□pm
开始反应的日期/时间：	年　月　日　时　分　□am　□pm
停止输血的日期/时间：	年　月　日　时　分　□am　□pm

不良反应发生前后的生命体征变化			
	输血前	反应期间	反应后
日期/时间	年　月　日　时　分 □am　□pm	年　月　日　时　分 □am　□pm	年　月　日　时　分 □am　□pm
体温	℃		
血压(收缩压)	mmHg	mmHg	mmHg
血压(舒张压)	mmHg	mmHg	mmHg
脉搏	bpm	bpm	bpm
呼吸频率	rpm	rpm	rpm
氧饱和度	%	%	%

出现反应时的症状/体征(勾选)		
□腹部疼痛/痉挛 [1, 4]	□呼吸困难 [1, 2, 3, 4]	□意识丧失 [1]
□血管性水肿 [1]	□肺水肿 [2, 3]	□恶心/呕吐 [1, 4]
□焦虑不安 [1]	□足部水肿 [3]	□少尿 [4]
□心律失常 [1]	□红斑 [1]	□端坐呼吸 [3]

续附录4-1

□背痛 [4]	□发热 [2, 4]	□输血部位疼痛 [4]
□心脏骤停 [1]	□脸红[1]	□瘙痒 [1]
□胸痛 [4]	□头痛[3, 4]	□休克 [1, 4]
□胸部压迫感[1, 3]	□声音沙哑/喘鸣[1]	□胸骨下疼痛 [1]
□畏冷/寒战 [4]	□高血压 [2, 3]	□心动过速[1, 2, 3, 4]
□咳嗽 [3, 4]	□低血压 [1, 2, 4]	□呼吸急促 [2, 3]
□发绀[1, 2, 3]	□低氧血症 [2, 3]	□荨麻疹 [1]
□腹泻 [1]	□濒死感 [1]	□哮鸣 [1, 4]
□弥散性血管内凝血[4]	□颈静脉扩张 [3]	□脉压差过大 [3]
[1]过敏/严重过敏反应 [2]TRALI [3]TACO [4]脓毒症		
疑似不良反应：如有多种可能，请给出优先考虑顺序 *		
□过敏/严重过敏反应†	□输血相关急性肺损伤(TRALI)‡	□脓毒性输血反应§
□其他(请具体说明)		
其他补充信息： (如有多种可能，请给出优先考虑顺序)		

* 请详见生物安全监测网络血液安全监测方案关于不良反应完整定义。

†请附过敏和用药列表。

‡请附 X-线胸片。

§ 请附培养结果和等待报告的试验(如有)。

肺部：过敏/严重过敏反应信息		
急性肺损伤的危险因素(勾选)		
□急性呼吸窘迫综合征(ARDS) □吸入性肺炎 □肺炎 □吸入有毒物质 □肺挫伤 □溺水 □肺出血	□严重脓毒血症 □休克 □多发性创伤 □烧伤 □急性胰腺炎 □体外循环 □药物中毒 □容量超负荷 □肾衰竭	□上气道阻塞 □弥漫性肺泡损伤 □化疗 □服用胺碘酮 □弥散性血管内凝血 □胸部辐照 □大量输血

补充意见(其他危险因素)

续附录4-1

诊断（勾选和/或填写）										
	输血前					输血后				
	日期和时间（年/月/日 时：分 am 或 pm）	是/否/未做			测定值	日期和时间（年/月/日 时：分 am 或 pm）	是/否/未做			测定值
O_2 饱和度≤ 90%		□是	□否	□未做			□是	□否	□未做	
氧合指数≤300 mmHg		□是	□否	□未做			□是	□否	□未做	
胸部 X 射线检查：双肺浸润（如有需要，请附胸部 X 光片）		□是	□否	□未做			□是	□否	□未做	
胸部 X 光片：心脏轮廓变宽（心脏增大）		□是	□否	□未做			□是	□否	□未做	
B 型利钠肽升高（以 pg/mL 为单位）BNP NT-proBNP		□是	□否	□未做			□是	□否	□未做	
中心静脉压升高 > 12 mmHg（提供测定值）		□是	□否	□未做			□是	□否	□未做	
液体容量正平衡（以 mL 为单位）（如可能，请附患者液体出入量报告）		□是	□否	□未做			□是	□否	□未做	
白细胞计数一过性下降		□是	□否	□未做			□是	□否	□未做	

治疗措施和临床病程		
	治疗（勾选）	患者对治疗的反应（勾选）
对乙酰氨基酚	□是	□是
抗组胺药	□是	□是
支气管扩张药	□是	□是
利尿药	□是	□是
肾上腺素	□是	□是
插管/通气支持	□是	□是
补氧	□是	□是
类固醇	□是	□是
升压药	□是	□是
其他（具体说明）：	□是	□是

补充（如果有，请附其他临床信息）。

如果疑似 TRALI，请保存 1 份 EDTA 抗凝标本

续附录4-1

受血者 HLA 分型：	
受血者 HNA 类型：	
受血者 HLA/HNA 抗体状态：	
献血者 HLA/HNA 抗体检测结果（如已用所输注的血液成分血样做检测）：	
献血者 HLA 类型（如有）：	
疑似细菌污染	
涉事血液成分是否送回血库？ □是 □否	
重复肉眼观察，血液成分是否存在异常（如团块、变色、溶血）？ □否 □是，描述：无法观察	
涉事血液成分-取样：□血袋 □留样管 □未做	
革兰氏染色镜检：□可见细菌 □未见细菌 □未检测 阳性结果（可见细菌时，描述检测结果）	
细菌培养：□阴性 □阳性 □待定 □未检测 阳性鉴定结果（鉴定为何种细菌）	
医院是否对该血液成分做细菌污染快速检测（PGD 法或同类检测）？ □否 □是	
患者输血前血液培养：□阴性 □阳性 □待定 □未做	
日期/时间：	阳性鉴定结果（鉴定为何种细菌）
患者输血后血液培养：□阴性 □阳性 □待定 □未做	
日期/时间：	阳性鉴定结果（鉴定为何种细菌）
患者是否有发热史或其他与其基础疾病相关的感染史？ □否 □是	
患者输血时是否在使用抗生素？ □否 □是，药品名称：	
患者目前正在接受抗生素治疗吗？ □否 □是，药品名称：	
患者在输血前是否有中性粒细胞绝对数减少（中性粒细胞计数$<0.5\times10^9$/L）？ □否 □是	
意见：	

续附录4-1

输血科医疗主任审核意见	
初步印象和分类*	
反应类型	□过敏/严重过敏　□TRALI　□TACO　□脓毒症　□其他
案例定义标准	□确定　□可能　□可疑
严重程度	□不严重　□严重　□威胁生命　□死亡
与输血相关性	□肯定相关　□可能相关　□可疑相关　□可能无关　□肯定无关　□未确定
备注	
输血科医疗主任联系电话/电子邮件：	
输血科医疗主任(或授权人员)签字：	
*请详见生物安全监测网络血液安全监测方案关于不良反应完整定义。	

供血机构审核意见	
判定和分类*	
反应类型	□过敏/严重过敏　□TRALI　□TACO　□脓毒症　□其他
案例定义标准	□确定　□可能　□可疑
严重程度	□不严重　□严重　□威胁生命　□死亡
与输血相关性	□肯定相关　□可能相关　□可疑　□可能无关　□肯定无关　□未确定
备注(如果需要，请附其他报告)	
供血机构联系人	电话：　　　邮箱：
*请详见生物安全监测网络血液安全监测方案关于不良反应完整定义。	

附录 4-2　献血不良事件严重程度评估与分级方法

级别	分级依据	示例
1 级	同时符合以下情况： 无院外医疗处理； 持续时间短≤2 周； 日常活动不受限； 无或很小干预后自愈	刺入动脉：采用压力绷带，无其他干预，痊愈，无后遗症。 血管迷走神经反应：安慰照顾和(或)口服补液，痊愈。 枸橼酸盐反应：口服钙剂或降低回输速度，痊愈
2 级	符合以下任一项情况： 院外医疗处理，无住院； 持续时间>2 周，≤6 个月； 日常活动受限≤2 周	血栓性浅静脉炎：口服抗生素，痊愈，无后遗症。 血管迷走神经反应：需要转送急诊室实施静脉补液。 伤口：需要缝合
3 级	无生命危险，伴以下任一项情况： 住院； 持续时间>6 个月； 日常活动受限>2 周； 需要手术； 其他严重并发症(E 类)	动静脉瘘：需要手术修复。 骨折、牙齿损伤或脑震荡。 脑缺血和其他心血管疾病短暂性发作，无生命危险
4 级 *	必须马上给予医疗干预以防止死亡	跌倒伴意识丧失和颅内出血。严重过敏反应需要气管插管或气管切开
5 级 *	死亡	死亡

* 献血者不良事件严重程度分级汇总表没有包括 4 和 5 级。

CTCAE v 5：不良事件通用术语 5.0 版；2017 年 11 月 27 日发布；美国卫生与公众服务部、国立卫生研究院、国立癌症研究所。

使用手册

简介

本方法需与 ISBT、AABB 和 IHN《献血不良反应监测标准》(2014 年)一起使用。制定本方法的目的是为了增加严重程度分级客观性，减少主观因素的影响。根据已确立的临床严重程度分级标准——《不良事件通用术语标准》(5.0 版)制定献血不良事件严重程度分级标准，共分为 1~5 级，大致分别对应于轻度、中度、重度、危及生命和死亡。献血不良事件严重程度分级和依据如下。

续附录 4-2

使用说明

1. 使用 2014 年 12 月 ISBT、AABB 和 IHN《献血并发症监测标准》确定献血者不良事件(DAE)的类别。
2. 必须同时满足列示的所有条件方能判断为 1 级。
3. 献血者同时存在同类 DAE 的不同等级情况时，最终判断选用最高等级。例如，血管迷走神经反应导致跌倒，献血者在急诊室缝合手臂上的撕裂伤(2 级)，同时诊断为脑震荡(3 级)，最终判断为 3 级。
4. 有的献血者可能同时经历多个 DAE，此时的判断方法如下：
   a) 如果是属于献血者不良事件不同类型，按照分级方法判断各自的相应等级。例如，分别将口服钙剂即缓解的枸橼酸盐反应判断为 1 级，将影响日常生活>2 周的神经损伤判断为 3 级。
   b) 如果多个 DAE 存在相关性或难以区分，按照适用的最高等级判定。
5. 不是全部献血者不良事件都能被分为 1~5 级。例如，涉及严重血管损伤、心脑血管事件的 DAE 至少为 3 级，没有 1 级或 2 级可选。与此类似，涉及手臂疼痛的 DAE 不可能危及生命，仅限于 1~3 级。
6. 4 级(危及生命)和 5 级(死亡)非常罕见。只有经过适宜的医务人员会诊并做出最终诊断后(见危及生命的定义)方可选择，因此本评估方法未予详述。
7. 献血者死亡为献血所致或者与献血相关的，必须按照法律规定向主管机构报告。
8. 关于相关性评估。制定本评估方法的目的是帮助采血机构确定 DAE 严重程度等级。至于严重 DAE 与献血的相关性必须按照 FDA 献血相关死亡报告的相关要求另行单独评估。相关性评估内容请详见 ISBT、AABB、IHN《2014 年献血相关并发症监测标准》。

术语和缩略语：

1. 院外医疗处理(Outside Medical Care，OMC)：献血者接受院外急救人员、医护人员、医院急诊室评估和(或)治疗，但未入院治疗。请注意，如果呼叫了院外急求(救护车)，经过评估后未将献血者转送医院，仍归为 OMC。
2. 住院治疗：不包括在急诊中心或医院急诊科就诊和出院。
3. 危及生命：如果没有给予医学干预，献血者可能很快面临死亡危险的不良事件。

   注 1：只有在需立即采取措施以防止献血者死亡的情况下，方可将 DAE 判定为 4 级(危及生命)。例如，献血者严重过敏反应导致支气管痉挛或喉部水肿，严重呼吸困难，需行插管或气管切开术。

   注 2：仅存在潜在生命危险，没有实施相应干预的，不宜判定为 4 级。4 级专门用于已实施干预措施以防止献血者死亡的 DAE。
4. 手术：任何需要区域麻醉(脊椎麻醉神经阻滞阻滞)、吸入或全身麻醉的手术。下列情况不属于手术：简单缝合、使用缝合钉或蝶形胶布。
5. 日常活动：包括日常家务、必要的商务、购物、上班或上学，或其他需要的走动。具有以下情况时判定献血者日常活动受限：

a) 不能自行洗澡、穿衣、吃饭、上下床或坐椅子、上厕所和在家走动，需他人帮助(基本日常生活不能自理)；

b) 不能工作、上学或处理个人/家庭日常事务(工具性日常生活活动受限)。

续附录 4-2

类别	1 级	2 级	3 级
A. 1. 穿刺部位出血 血肿 刺入动脉 迟发型出血	无 OMC 局限在静脉穿刺部位	OMC，未住院 日常活动能力≤2 周 扩散到静脉穿刺部位以外	住院 日常活动受限>2 周 严重后遗症 手术干预
A. 2. 手臂疼痛 神经损伤或刺激 其他臂痛	无 OMC 持续时间≤2 周	OMC，未住院 疼痛持续时间>2 周，≤6 个月 日常活动受限≤2 周	疼痛持续时间>6 个月 日常活动受限>2 周
A. 3. 静脉或软组织的局部感染或炎症 浅表性血栓性静脉炎 蜂窝织炎	无 OMC	OMC，未住院 日常活动受限≤2 周 口服抗生素后痊愈	住院 日常活动受限>2 周 抗生素静脉治疗痊愈
A. 4. 其他严重血管损伤 深静脉血栓 动静脉瘘 筋膜室综合征 肱动脉假性动脉瘤			医疗确诊 抗凝剂治疗 手术治疗
B. 血管迷走神经反应 血管迷走神经反应，无意识丧失 血管迷走神经反应，意识丧失	无 OMC	OMC 日常活动受限≤2 周 伤口缝合 静脉补液	住院 日常活动受限>2 周 骨折、确诊脑震荡，行牙科修复术的牙齿损伤（如牙冠/牙套、种植牙、牙桥、拔牙、假牙）
C. 单采相关 枸橼酸盐反应 溶血 空气栓塞 渗出	无 OMC 枸橼酸盐反应（包括手足痉挛），口服或未口服钙剂缓解	OMC，未住院 日常活动受限≤2 周 枸橼酸盐反应，需要静脉注射钙剂	住院 日常活动受限>2 周， 医疗诊断为心律失常
D. 过敏反应 局部过敏反应 全身性严重过敏反应	无 OMC 使用非处方药治疗（外用类固醇、抗组胺药）后缓解	OMC，未住院 全身性过敏反应（包括支气管痉挛、喉痉挛），吸入或口服支气管扩张剂和（或）使用 EpiPen 肾上腺素注射笔后缓解	住院 全身性过敏反应（包括支气管痉挛、喉痉挛），静脉注射类固醇和（或）肾上腺素后缓解，无需气管插管或气管切开

续附录4-2

类别	1级	2级	3级
E. 其他严重并发症 急性心脏症状 心肌梗死 心脏骤停 短暂性脑缺血发作 脑血管意外(中风)			医疗确诊
F. 其他	无 OMC 未受伤	OMC，未住院 持续时间>2周~≤6个月 日常活动受限≤2周	住院 持续时间>6个月 日常活动受限>2周 手术

第5章

自体和异体献血者的健康检查

血液采集机构最重要的职责是保证安全和充足的血液供应。为了保护献血者在献血期间和献血后的健康，以及保证血液成分的安全性、质量、纯度、标识和疗效以保护受血者，对献血者进行适当的健康检查极其重要。献血者健康检查是血液安全整体保障的一个组成部分，其关键步骤包括献血者教育、美国食品药品监督管理局（Food and Drug Administration，FDA）认可的健康征询、专项体检和感染性疾病检测（详见本书第7章）；所有献血相关信息的管理（包括随后产生的献血后信息）与献血流程必须按照现行药品生产质量管理规范要求进行。

本章介绍了在血液采集和进行相关输血传播感染（relevant transfusion - transmitted infections，RTTIs）检测之前，与献血者健康检查相关的联邦法规、认证要求和医学考虑[1-3]。[RTTIs由美国联邦法规（Code of Federal Regulations，CFR）的FDA认证，第21篇630.3部（h）]

第一节 献血者健康检查概述

血液采集机构必须根据联邦和所在州的法规，以及AABB的自愿认证标准来确定献血条件。FDA以指引和行业备忘录等文件形式制定献血者健康检查具体标准。AABB也制定了献血者健康检查的专业标准，经过AABB认证的血液采集机构必须遵从这一标准[1]。

血液采集机构向意向献血者告知献血流程和可能发生的献血相关不良反应，并且指导他们，如果有任何RTTI的危险因素就不应当献血。健康检查过程包括专项体检和直接询问具体风险行为、用药情况、旅行和其他可能影响受血者或献血者安全的各种情形。这类询问聚焦RTTIs的风险，包括目前已开展（例如人类免疫缺陷病毒）、尚未普遍开展（例如巴贝西虫）以及还没有获批筛查试剂可以使用（例如，散发以及变异型的克雅病和疟疾）的病原体感染。此外，血液中心宜询问献血者的怀孕史，以判断HLA抗体检测是否必要，这也是减少输血相关急性肺损伤（transfusion related acute lung injury，TRALI）风险策略的一部分。血液采集机构必须在献血当日采集血液前确认献血者是否符合献血条件。如果献血者对献血前健康检查问卷的回答不完整或不清楚，血液采集人员可在献血后24h内向献血者澄清，这样做仍然符合“血液采集当日”的要求[CFR 21，630.10（c）条款]。

如果由于个人健康史、检测结果为有反应性、高危行为或医疗等原因而不可献血供他人使用的，血站可能会对意向献血者采取保密性屏蔽措施并告知本人，以阻止其以后再次献血[21 CFR 606.160（e）（1）和（2）；以及630.10（d）（1）]。根据不同原因，屏蔽献血的时间间隔可能确定或不确定（仍有可能再次献血），也可能是永久性（今后不可能再次献血）[1]。此外，法规要求采集机构必须对献血者在献血后报告的信息进行适当管理，因为这类信息可能影响所捐献血液成分的安全性、含量或疗效，以及是否允许献血者以后再次献血[2]。

自体献血者的选择标准较异体献血者宽松，但其重点仍然是向自体输血患者提供尽可能安全的血液，以及对采血可能引发的健康风险进行评估[3]。

目前美国绝大多数的血液采集机构使用AABB献血者健康征询问卷（Donor History Questionnaire，DHQ）[4-7]。本章的参考资料来自DHQ 2.1版本，其在撰写本文时仍在接受 FDA 的审查。DHQ 2.1 版纳入了 2020 年 4 月 FDA 指南针对 CJD、HIV 和疟疾的建议[8-10]。2020 年 4 月的 CJD 指南是最终版本，但针对 HIV 和疟疾指南的实施尚未通过公评。FDA 打算在结合评议期的反馈后修订和替换艾滋病和疟疾指南。但 FDA 预计指南中提出的建议将继续适用。

应用审慎原则时，在试图消除血液供应中已知或潜在 RTTI 风险的同时也将导致很多健康献血者不能献血。血液采集机构的医学主管负责制定法规或标准，未涵盖的献血者健康检查有关事项的具体处理办法[3,11-14]。因此，对于同一事项，不同血站甚至同一血站的不同医生可能做出不同的医学决定。确定符合献血者健康条件的具体做法在国家和国际层面均存在相当大的差异，这反映了风险评估方法本身存在不确定性[12]。血站工作人员宜有能力解释 AABB、FDA 和本血站献血者健康检查要求具体条款的本意。

有关联邦法规确定的献血者健康检查要求的最常见问题及其回答请详见 FDA 网站的"血液问答"[15]。有关 AABB《血库和输血服务标准》的解释或基本原理的问题宜提交给 AABB 标准部门(standards@aabb.org)[16]，部分问题的回答和讨论请详见 AABB 网站。

第二节　异体献血者的健康检查

一、献血者登记和身份证明

在美国，用于异体输血的血液成分一般来自自愿无偿献血者。如果不是来自自愿无偿献血者，法规要求将血液成分标识为来自有偿献血者[21 CFR 606.121(c)(8)(v)]。

意向献血者宜出示可被接受的身份证明。可接受的身份证明包括政府颁发的证件如驾驶执照或护照，或由血液采集机构发放的由字母和数字组合构成唯一代码的献血卡。出于隐私考虑，绝大多数血液采集机构不再将社会保障号码作为献血者身份证明。

准确记录献血者身份的重要性在于：①确定献血者之前捐献的所有血液(包括曾以不同姓名捐献的血液)，使血液信息系统能够将之前捐献的所有血液关联在一起。②确保必要时能在献血后能联系到献血者，告知其血液检测结果或有关该次献血的其他相关信息。如果血液检测结果导致献血者以后不能继续献血，血液采集机构必须在献血后 8 周内，尽到告知义务[2]。根据 FDA 在 CFR 中的相关规定，血站要求献血者提供联系地址，以便血站在必要时能够在这一时限内联系献血者并给予辅导或随访。血站必须按照法规和标准要求的时限保存献血记录[21 CFR 606.160；AABB 参考标准 6.2A[1(p73-75)]]。

每个血液采集机构或系统均必须保存屏蔽献血者名单，值得注意的是，美国目前没有建立全国献血者屏蔽登记系统。因此，被某家血站屏蔽的献血者可能会被另一家血站获准献血。现有证据表明，这类献血者屏蔽登记系统既无助于血液安全，也无法阻止不适宜输注的血液成分的发放，因此没有必要建立[17]。还有，实行全国献血者屏蔽登记可能发生献血者个人信息泄露。

二、献血者教育资料与知情同意

美国血液采集机构在献血知情同意过程中向所有意向献血者提供有关献血的信息。DHQ 教育资料整合了联邦法规 AABB 标准要求的所有要素，血站增加了保护献血者和受血者的要素[1,2,4]。每次为意向献血者提供服务时，血站工作人员必须以献血者能理解的方式告知其采血程序，并且献血者的知情同意和/或确认必须被记录在案[1]。还必须证明献血者已经阅读过教育资料，有机会提问，且如果献血可能导致受血者发生教育资料中列出的风险时，意向献血者应同意不献血，退出献血程序[1]。用于实施献血者健康检查程序的环境宜具有私密性，方便与献血者讨论有关私密信息。宜告知献血者在采血过程中可能出现不良反应以及将对其血液进行 RTTI 的检测。还宜告知献血者有关血液检测阳性结果的告知程序，以及血站将血液检测阳性结果向联邦或州卫生局报告，并可能会将其录入屏蔽献血登记系统，使献血者以后不能再献血等程序。如果献血时采集的血液标本或信息可能被用于研究性检测或其他研究，也宜将其向献血者告知。最后，还宜向献血者解释的是，血站所开展的血液检测对于早期感染的检出能力有限，以及标本不适宜时可能不做检测。献血者教育资料告知献血者不应将获得感染性疾病免费检测作为献血目的。未成年人(即 16 岁或 17 岁)或无民事行为能力成年人献血，血液采集机构当按照各州法律的要求，获得其家长或者监护人的同意[1]。另，AABB 标准 5.2.2 条要求，当需要获得家长同意时，血液采集机构必须向意向献血者的父母或合法授权代表提供有关献血过程的信息[1(p16)]。

血液采集机构宜制订相应措施以满足英语不流利或文盲视力或听力受损或其他身体残疾人群的献血需求。许多血液采集机构试图顺应献血者特殊需求，但是也必须确保采血过程不会对献血者或工作人员造成不必要的风险：既能获得准确的健康史，又不会削弱知情同意/确认程序。最终由血站负责指导献血者健康检查和采血医师决定这些献血者能否献血[1]。

三、通过专项体检和血红蛋白或血细胞比容测定判定献血者符合健康条件

献血者是否符合健康条件的判定程序包括专项体检和血红蛋白或血细胞比容测定[1,2]。有关献血者健康检查的法规，不只是要求应做具体的体检，而且还要求对献血者健康检查过程实施适宜的医学监督和管理(21 CFR 630.5；21 CFR 630.10)。献血者健康检查的执行情况对所采集血液成分的疗效或安全性和/或献血者健康具有潜在影响。对于机采献血者还另有要求，其体重、血红蛋白或血细胞比容必须符合 FDA 在批准自动化采集设备的文件中提出的要求。对于单采血浆的献血者，采浆人员应称量其体重，而不应采用献浆者自报的体重。

必须应测量献血者血压，其收缩压应在 90～180 mmHg，舒张压应在 50～100 mmHg。如果血压测量值超出这一范围，应由医师对献血者进行检查，评估其能否安全献血。脉搏应为 50～100 次/分，脉率正常。医生可根据自己的判断批准脉搏超出前述范围或者脉率不正常的献血者献血。可采用当面或电话批准方式，但不得将这一批准权限授予非医师人员。也不能通过标准操作程序(SOP)进行界定。

总的来说，FDA 和 AABB 均未规定血红蛋白检测方法、标本类型[毛细血管(指尖血)或静脉血标本]或可接受的血红蛋白/血细胞比容筛查试验的性能特点。但有一项专门规定，即不能采用耳垂穿刺采集的毛细血管血液标本作为异体或自体献血者血红蛋白/血细胞比容筛查试验的标本[1]。美国大多数血液采集机构采集指尖毛细血管血液标本做血红蛋白测定，其检测结果常略高于静脉血标本[18]。

血站一般选择操作简单的便携式设备测定血红蛋白或血细胞比容。硫酸铜密度检测法(方法 6-1)仍为美国血站所接受，但已逐渐被可采用便携式设备检测的血红蛋白分光光度检测法或血液分析仪测定法所取代。便携设备床旁检测法提供血红蛋白定量结果，其变异系数为 1.3%[19]。血液成分自动分析仪测定静脉血标本血红蛋白水平方法的变异系数一般≤1.2%[19]。目前使用的大多数血红蛋白定量检测方法的灵敏度为 2～5 g/L，绝大多数屏蔽献血者的血红蛋白和血细胞比容值接近临界值。毛细血管血液标本血红蛋白检测方法的分析前误差很可能源于采血技术，必须按照设备制造方提供的操作说明书进行血液标本检测。非侵入的血红蛋白测定方法，通过接触皮肤即可测定，不需血液标本，已被批准使用。

献血者血红蛋白筛查可能有助于确保每单位红细胞所含的最低血红蛋白含量。但目前 FDA 和 AABB 均未规定从全血制备的红细胞的有效成分含量标准。如果献血者血红蛋白为 125 g/L，那么预计其所捐献的 500 mL 全血制成的 1 单位红细胞将含有血红蛋白 62.5 g，但实际上并没有对全血制成的红细胞的最终血红蛋白含量进行测定的要求。AABB 标准要求所采用的单采红细胞方法能够保证每单位红细胞平均血红蛋白含量为 60 g，抽样检查时 95%单采红细胞的血红蛋白含量>50 g[1](p27)。

FDA 法规规定，从 2016 年 5 月起，男性献血者的最低血红蛋白浓度为 130g/L 或相当于 HCT 值 39% [21 CFR630.10(f)(3)(i)(B)]。女性献血者的最低血红蛋白浓度为 125g/L 或 HCT 值 38% [21 CFR 630.10(f)(3)(i)(A)]。血红蛋白或血细胞比容筛查有助于防止采集已有明显贫血的献血者血液，但事实上，有许多献血者虽然符合规定的血红蛋白浓度要求，但其铁储备是不足的[20]。这可能会影响献血者的健康和所采集的血液成分的疗效。因此，如果血液采集机构希望能够采集血红蛋白浓度在 120～125 g/L 或是 HCT 值在 36%～38%的女性献血者的血液，应按照 FDA 针对这种情况制定的程序[21 CFR 630.10(f)(3)(i)(A)]对献血者进行额外的健康检查，以保证献血不会影响到献血者的健康。然而，在本章截稿时，有关 FDA 接受血红蛋白浓度在 120～125 g/L 的女性献血的程序仍未明确，其具体措施可能包括延长献血间隔时间、补充铁剂和/或在献血前采集血液标本测定铁蛋白。但

目前还没有铁储备床边检测方法可供使用。

血红蛋白或HCT水平低于要求是绝大多数献血中心屏蔽献血者的最常见原因。低铁可能对健康有不良影响，尤其对青少年、育龄期女性和男女重复献血者[21-25]。有研究提示，即使不存在贫血，仅储存铁含量降低便可能对人体机能和认知功能产生不利影响[26]。献血者尤其是经常献血者可能出现红细胞生成缺铁，或可进一步发展为储存铁明显缺乏[23]。如果未给予补充铁剂，有三分之二的献血者的储存铁水平在献血168天(24周)后仍可能无法恢复[27]。近来的研究显示，给予这些献血者补充铁剂能提高储存铁和血红蛋白水平。多维素片和铁剂均属于非处方药，前者每日服用量所含铁元素为19 mg，后者可达38 mg，这两种方法都可以作为献血者铁的有效补充，其不良反应与安慰剂无异[28]。另一种有效措施是铁蛋白检测。对于铁蛋白含量低的献血者，告知他们可选择补充铁剂或延长以后的献血间隔时间[23-28]。与提供补铁剂一样，单纯告知献血者处于缺铁状态也能起到效果[28]。鼓励献血者补铁的方式有多种，包括在献血现场发给铁剂，赠送铁剂优惠券和/或告知患者需要补铁。低铁蛋白状态可作为延长献血(含红细胞成分)屏蔽期的依据。如果没有提供铁蛋白或补铁的信息，单纯延长献血屏蔽期还是无法使献血者铁水平得到及时恢复。如果适宜，宜建议铁蛋白含量过低或过高的献血者就医，以进一步评估。

最后，采血人员必须在采血前检查献血者前臂皮肤，确定没有皮肤损伤和静脉药瘾的迹象，如多次针刺(例如密布的小瘢痕)或静脉硬化。必须注意的是，不要将经常献血所致前臂瘢痕或凹痕误认为是静脉药瘾的表现。对患有常见和轻度皮肤病(例如毒藤皮疹)者，如果不存在局部细菌感染或者采血前无法进行前臂皮肤消毒的情况，就无需屏蔽献血。

四、献血者健康征询问卷-AABB DHQ

AABB DHQ包含了符合AABB标准和FDA要求的信息，已被美国大多数血站广泛使用。虽然FDA没有强制要求采用DHQ[6,7]，但根据21 CFR 601.12(b)有关事前批准的补充规定，准备采用其他方式采集所要求的献血者信息时，必须事先报送FDA批准。另外，FDA认可在DHQ中包括FDA法规或推荐没有涉及的事项，如癌症，器官、组织或骨髓移植，骨或皮肤移植。AABB推荐血液采集机构采用FDA批准的完整的DHQ资料，具体包括：

①献血者教育材料；

②完整版DHQ；

③使用手册(包括专业术语目录和参考文献)；

④医学屏蔽列表。

血液采集机构可选用DHQ流程图，也可采用其他类似方式评价对DHQ的反馈意见。经FDA认可的DHQ和附录资料(2.0版本)详见AABB网站[6]。

FDA已经认可了当前提交的DHQ，因此不宜随意对其问题的措辞、顺序和文本进行修改。DHQ使用手册详细说明了使用DHQ及相关材料的目的和局限性。不允许对DHQ问题进行修改，即使是很小的修改。修改后的文件将不再被FDA认可为AABB文件。血液采集机构可增加其他问题，前提是①在DHQ末尾附加问题的指定区域内；②更严格的限制。设计DHQ的本意是让献血者自行阅读和填写，当然血站也可选用口头直接提问和填写或两者结合的方法来填写DHQ。

如果血站DHQ包括了AABB标准和FDA法规没有涉及的具体医学问题，血站必须制订标准操作规程，确定接受或屏蔽献血者的标准。合理的献血者健康评估方法宜找到一种平衡，既要通过采取适当的防范措施来保障血液供应的需求，又要避免制订与献血者和受血者安全无关、过度严格的限制措施使大量人群不能献血[3]。宜根据献血者的医学问题或个人史，结合献血者和受血者带来风险的现有证据制订献血者健康要求。

如果某种情形对受血者或献血者具有潜在风险，尤其是还有其他保护献血者或者降低受血者潜在风险的输血安全措施时，宜对采用提问方式进行献血者筛查的这种方法的有效性及其附加价值进行评价。血站收到献血者在献血后报告的信息，且认为如果是在献血前收到这些信息，则献血者将被屏蔽时，宜根据其对受血者造成的潜在危害和可能性的大小采取相应措施，如收回血液、撤出供应或者通知接收方。血站制定献血屏蔽标准时，宜考虑将来一旦获得证据，需要对这些标准进行修订时，必须在制定并遵从本机构的SOP的前提下，与献血者进一步探讨，允许血站做出医学判断的一些事项并指出DHQ的存在问题[3]。

第三节　仅供重复献血者使用的简化版献血者健康征询问卷

关于经常重复献血的献血者，尤其是血小板和血浆献血者，在每次献血时必须回答相同问题的这一要求和实践的弊端，血液采集机构已经认识多年。这些提问是针对很久以前发生的高危因素，且已不可能改变。要求献血者每次献血时重复回答这些问题，引起许多积极献血的献血者对献血经历感到不满。DHQ 简化版能起到改善重复献血者的献血经历的作用。对于已 2 次通过了 DHQ 完整版的健康征询，且在过去 6 个月中至少献血 1 次的献血者，FDA 允许让他们使用 AABB 的简化版 DHQ（aDHQ）。aDHQ 用户手册详细介绍了使用 aDHQ 的目的和限制。AABB aDHQ 是由献血者既往史专责小组（Donor History Task Force，DHTF）参照完整版 DHQ 开发和验证的，已被 FDA 官方指引认可，可供已经使用 DHQ 完整版的血液采集机构采用[7]。简化版设计了 2 个“捕获问题”，专门针对献血者在上次献血后所经历的新的诊断或治疗，用于代替完整版中关于很久以前的高危因素（例如输血和巴贝西虫病）的 14 个问题。

在某些情况下必须立即采取措施，以降低新发或再发 RTTI 的风险。当没有检测方法可用或没有开展检测，或者可采用的病原体灭活措施对病原体没有灭活作用时，献血者健康检查可能起到特别重要的作用。要求献血者自我屏蔽的献血者信息和/或教育材料，可以迅速避免有潜在风险的献血者献血。例如，曾到 RTTI 常见或暴发地区旅行的个人不要献血。可在 DHQ 的最后添加献血者筛查问题，以评估旅行风险或疑似感染者暴露风险。关于增加这类献血者筛查问题的措施在投入使用前所需的准备时间，随血液采集机构操作方法（包括与献血者健康检查相关的血液计算机管理系统的升级、员工培训）的改变所需时间而异。在不能有效管控血液安全风险的地区，可能有必要暂停所有血液采集。出现应急态势时，FDA、其他管理部门和/或 AABB 将发布应急指导意见，使血液采集机构保持警惕并作出适当调整，以应对紧急情况。增加献血者教育信息和献血者筛查问题的这些临时措施，是继续纳入以后的献血者筛查内容，还是在风险解除后停止使用，需视具体情况而定。

第四节　血站规定的献血者健康检查要求

与针对受血者潜在风险的问题不同，旨在保护献血者安全的献血者健康检查要求由血站医学主管决定。因此，不同的血站在这方面的做法可能存在差异[3, 12]。AABB 标准要求献血者健康状态必须良好，无重要脏器疾病（如心脏、肝或肺部疾病）、癌症或异常出血倾向，但医学主管准许献血的除外[1](p64)。采血人员需正确理解每种医学状况导致屏蔽献血的基本原理，因为即使是短暂屏蔽，也可能对献血者再次献血产生负面影响[29]。

一、癌症

美国血液采集机构每年收到数百份有关已经献血的个体后来发现癌症的报告。尽管在生物学上存在通过输血直接传播癌症的可能性，但在实践中至今尚无输血传播肿瘤的案例报告[30]，虽然经常有人在献血后被诊断患癌症。一项回顾性研究调查了丹麦和瑞典受血者的癌症发病率，这些患者输注了处于癌症亚临床期的献血者捐献的血液，在 354094 名受血者中，有 12012（3%）曾输注癌前期献血者捐献的血液，但这些受血者的癌症风险并没有高于输注无癌症献血者捐献血液的受血者[31]。另一项类似研究显示，输注了后来被诊断为慢性淋巴细胞白血病的献血者的血液后，受血者的肿瘤风险并未增加[32]。这些数据表明，意外输入癌症献血者血液引起的癌症传播，在一个大规模受血者队列包括两个国家数年内的所有输血记录中并未发现，即使存在，也极为罕见。

必须谨慎考虑癌症患者以后的献血者健康要求，必须留有足够的时间，待经过化疗或其他治疗的癌症患者已经完全恢复后方可献血。美国目前尚无关于曾患癌症的献血者健康检查的联邦法规或专业标准。因此，血站的医学主管在确定这类献血者的献血条件时有较大的自主决定权。

目前，美国几乎所有持有执业许可证的血液采集机构接受局部癌症治愈后的个体献血，并且没有屏蔽时限。这类局部癌症包括皮肤癌（例如基底细胞癌或鳞状细胞癌）和原位癌（如宫颈癌），肿瘤已被完全切除，且被认为已治愈。对于具有实质器官或非血液系统恶性肿瘤史的个体，大部分血液采集机构对其短暂屏蔽，等待治疗完成后一段时间，如果没有复发症状则可献血。对于非血液肿瘤，其屏蔽时限为治疗完成后 1~5 年不等[31]。对于有血液系统恶性肿瘤和侵袭性黑素瘤的献血者，各血液中心采用的屏蔽措施不尽相同。目前认为对于具有肿瘤史的个体采取这些不同的屏蔽措施是合理的，但如果获得有关输血传播癌症可能性的新信息，则宜对其重新评估。

二、出血状态或血液疾病

出血状态和血液病可能影响献血者的安全和血液的疗效，血液采集机构必须制定对具有血液疾病的意向献血者进行评估的 SOP。一般而言，宜对意向献血者的出血状态或血液疾病进行 2 个方面的评估：①采血程序是否引发献血者出血或血栓形成；②献血者捐献血液的止血效果是否受到影响，因而不适合他人输注[3]。

血浆成分和冷沉淀宜含有适量、具有活性的凝血因子，且不宜含有过多的凝血抑制因子或促进因子。与此类似，血小板成分是补充患者血小板的唯一来源，其所含血小板宜具有适宜的功能，且没有受到由其所含抑制剂造成的不可逆损伤。

一般劝告具有明显出血史的个人应当避免献血。但是，出血史询问并不能防止其他方面健康的献血者出现罕见但严重的血栓性或出血性并发症。血友病、凝血因子缺陷或存在具有临床意义的凝血抑制因子的个体均具有不同程度的出血倾向。出于献血者安全和血液疗效的考虑，必须屏蔽这类个体献血。但Ⅻ因子缺乏是个例外，它与出血或血栓形成均无关。

凝血因子常染色体隐性突变或性染色体连锁隐性突变的携带者一般不存在出血风险，虽然其凝血因子水平较低，但大多数血液采集机构接受这类携带者献血。其理由是，虽然这类个体的凝血因子活性差别较大(50%~150%)，但与维持止血功能所需的凝血因子活性(5%~30%)比较，仍处于正常水平[3]。绝大多数血液采集机构一般不允许血管性血友病患者献血，但某些机构可能允许病情较轻、无出血史的个体捐献红细胞。有关抗血栓治疗个体献血的问题见本章后面部分。

三、心和肺疾病

心血管疾病在美国很常见，估计每 3 个成年人就有 1 名以上患者，共有 8 600 万患者[33]。作为献血者安全措施之一，意向献血者将被问及是否曾患心肺疾病，但是具有心肺疾病史个体献血的标准则由各血站自行确定。

已公开发表的关于择期心脏手术患者自体献血研究结果的汇总分析显示，该组患者的献血不良反应发生率并没有高于无心脏疾病史的献血者[34-38]。虽然成年人心血管疾病较为常见，但健康献血者捐献全血时出现血管迷走神经反应的概率仅为 2%~5%，且更常见于健康年轻人，年龄大的人反而较少见[39, 40]。

接受具有心脏病史个体献血的合理条件是：献血当天无症状，通过了健康检查，心脏疾病诊断或治疗后不存在功能障碍，日常活动不受限制。一些血站建议，出现心血管事件、做过心脏手术或者心脏病诊断后至少等待 6 个月方可考虑献血。如果在此期间一直没有症状，日常活动正常，可允许其献血。不允许献血的情形可能包括近期出现临床症状，不稳定型心绞痛、近期心肌梗死、左冠状动脉主干狭窄、进行性充血性心衰或主动脉瓣严重狭窄导致的活动受限或功能障碍[3]。

四、用药状况

DHQ 和屏蔽献血药品列表包含了 AABB 和 FDA 规定需要屏蔽献血的具体治疗药品，共分为 3 大类：

①对胎儿具有潜在强致畸危害的药品(尽管至今尚无与使用致畸药品的献血者血液输注相关的胎儿不良结局的案例)。

②能通过输血进入受血者体内，用于治疗感染的抗生素或抗微生物药品(用于预防痤疮、红斑痤疮以及菌血症低风险的其他慢性疾病的抗生素除外)。

③影响血液成分(仅针对血浆或血小板成分)疗效的抗凝药和抗血小板药。

虽然允许血液采集机构在 FDA 和 AABB 屏蔽献血药品列表中增列其他药品，但许多血站仅选用该列表或只增加了少量药品。DHTF 工作组鼓励血液采集机构充分考虑本地增列的屏蔽献血药品的具体原因，避免不必要的屏蔽献血[3]。近年来，抑制血小板功能或凝血的药物的品种剧增，例如Ⅹ因子直接抑制剂越来越多地被用于替代华法林。使用这些药物常是屏蔽献血的原因［21 CFR 630.10(e)；21 CFR 640.21(b) and (c)］。

FDA 很久以前公布的妊娠用药风险分类旨在对妊娠用药进行效益和风险评估。这一分类常被血站用于献血者健康检查，但这并不合适。例如 D 类和 X 类风险药品中的一些常用药品（例如口服避孕药和抗胆固醇药）对孕妇可能是禁忌的，但是对其他受血者而言，即使可能存在风险也非常小，完全可以忽略。2016 年，FDA 废止了这一风险分类方法，引入了新方法，说明在开具对孕妇或哺乳期妇女存在风险的药物处方时的考虑。这一方法也可能被不恰当用于献血条件的判断，但问题较小些[41]。

各地在制定屏蔽献血药品列表时，通常考虑的是献血者服药的原因及其身体状况，而不是所采集血液成分中的残留药品本身对受血者具有多大的危害。献血者使用的大多数药品对受血者无害，但在对献血者用药的潜在风险进行评估时宜考虑许多影响因素（例如药品的半衰期、血浆浓度均值和峰值、在血液成分中的残留浓度以及输入受血者体内后被稀释的程度）。

第五节　为满足特殊医疗需求的指定（定向）献血

一、特殊医疗需求

在某些有限的临床条件下，受血者可能受益于从特定献血者采集的血液成分。例如：存在多种抗体或者高频抗原的抗体患者需要输注对应红细胞抗原阴性的血液。如果需要特定献血者经常献血，供具有特殊医疗需求的特定患者使用，血液采集机构必须制订具体程序，由患者经治医师提出用血申请，经过血站医生批准。必须由医师对献血者进行健康检查，并证实其符合异体献血者健康检查的全部要求，但献血间隔除外［21 CFR 630.15（a）（1）（ii）（B）］。需要紧急输血时，如果按照 CFR 对血液单位进行标识和管理，可在获得 RTTI 检测结果之前发放血液。由于粒细胞成分在 24h 后便会失效，因此通常以这种形式发放。必须尽快完成血液检测，并在第一时间内向医院或输血服务机构报告血液检测结果[2]。

二、定向献血

定向献血是指患者要求使用指定献血者（通常是患者家属或朋友）的血液。定向献血在过去数年内已经减少，但这种需求仍然在继续。对定向献血的偏好似乎反映了公众仍然存在一种不正确认知，即使用通用库存血液存在 RTTI 风险。大多数血液采集机构和医院为了迁就这一需求，克服定向献血所带来的血液采集、保存、追踪、付费和运输服务方面的种种困难，提供定向献血服务。

定向献血者的病毒标志物检出率高于自愿献血者。这主要（但不完全）是因为定向献血者中首次献血者的占比更高[42]。没有证据表明定向献血者的血液比社区自愿献血者的更安全。相反，由于定向献血者感受到献血压力可能更大，因此可能给血液安全带来负面影响。可能难以对定向献血者的阳性检测结果保密。然而，还是有患者或其家属，特别是新生儿或其他儿科患者，有时会谋求定向献血。

定向献血者必须符合自愿献血者的献血条件，因此如果其血液没有被原先计划安排的患者所使用，则可供其他患者使用。血液采集机构宜向临床人员说明清楚定向献血程序，使医院、输血申请医师和患者知悉何时能够获得定向献血者捐献的血液。需要沟通的内容包括明确从采血到可供患者输注的时间间隔，献血者 ABO 血型可能与患者不相容，或者献血者可能由于其他原因不能献血，以及定向献血者的血液可供其他患者使用等。

三、自体献血

自从 20 世纪 90 年代以来，美国的自体献血已经显著减少。其原因可能是由于异体输血相关的病毒风险已明显降低，手术用血普遍减少，以及由此带来的自体献血医疗获益低，但成本却明显增加[43-45]。最适合开展自体献血的是存在同种异体免疫难以获得相容血液、择期手术可能需要输血以及在手术前有适当时间使血红蛋白水平得以恢复的患者。

一般来说，单纯术前自体献血对于减少异体输血需求是有限的，实际上反而可能增加术后低血细胞比容的风险。但术前自体献血可与其他血液保护技术（如急性等容性血液稀释、围术期血液回收和止血药品）联合应用（详见本书第 20 章）。

宜由血站和患者的经治医师共同对拟自体献血的患者进行献血者健康检查。FDA、AABB 或双方制定的自体献血条件具体如下：

①患者医师的处方或医嘱。

②患者血红蛋白≥110 g/L，或血细胞比容≥33%。

③在拟行手术或输血前≥72 h 采血。

④存在菌血症风险时不可自体献血。

⑤如果标识为“仅用于自体输注”，则所采集的血液只能供献血患者本人输注。

血站宜明确自体献血的禁忌证，包括献血可能引发较大风险的医疗情形，例如：①不稳定型心绞痛；②近期心肌梗死或者脑血管意外；③具有明显的心肺疾病，症状持续，且未经经治医师检查确认能自体献血；④未经治疗的主动脉瓣狭窄[45]。输血申请医师和血站医师都需要仔细权衡自体献血的收益和风险。FDA 已发布的自体献血指引明确指出，针对异体献血的某些规则未必适用于自体献血[46]。

要点

1. AABB 工作组研制的 AABB DHQ 和相关文件，包括供重复献血者使用的简化版，已得到 FDA 认可，是确定意向自愿献血者是否符合异体献血条件的适宜方法。
2. DHQ 及其相关文件的最新版本(2. 0 版)详见 AABB 网站。FDA 于 2016 年 5 月对所有 DHQ 文件进行认可的指引详见 FDA 网站[6, 7]。
3. 告知意向献血者关于献血风险、HIV 感染相关的临床症状和体征、血源性病原体传播的高危行为，以及如果意识到携带 RTTI 时应当避免献血的重要性。
4. 低铁(即使不存在贫血)对于年轻、育龄女性或者重复献血的献血者的身体健康可能具有负面影响。
5. 身体健康，献血当天状态良好，符合 AABB、FDA 和血液采集机构规定的所有献血要求，方能成为异体献血者。
6. 近年来，择期手术患者在没有明确医疗需求的情况下选用定向献血的情形已大幅减少，但依然存在，尽管没有证据能够表明定向献血更为安全。

参考文献

[1] Gammon R, ed. Standards for blood banks and transfusion services. 32nd ed. Bethesda, MD: AABB, 2020.

[2] Code of federal regulations. Title 21, CFR Parts600 to 799. Washington, DC: US Government Publishing Office, 2019 (revised annually).

[3] Eder AF, Goldman M, eds. Screening blood donors with the donor history questionnaire. Bethesda, MD: AABB Press, 2019.

[4] Zou S, Eder AF, Musavi F, et al. ARCNET Study Group. Implementation of the uniform donor history questionnaire across the American Red Cross Blood Services: Increased deferral among repeat presenters but no measurable impact on blood safety. Transfusion 2007; 47: 1990-1998.

[5] Fridey JL, Townsend M, Kessler D, Gregory K. A question of clarity: Redesigning the AABB blood donor history questionnaire—a chronology and model for donor screening. Transfus Med Rev 2007; 21: 181-204.

[6] Blood donor history questionnaires. Version 2. 0. Bethesda, MD: AABB, 2016. [Available at http://www. aabb. org/tm/questionnaires/Pages/dhqaabb. aspx (accessed August 24, 2018).]

[7] Food and Drug Administration. Guidance for industry: Implementation of acceptable full-length and abbreviated donor history questionnaires and accompanying materials for use in screening donors of blood and blood components. (May 2016) Silver Spring, MD: CBER Office of Communication, Outreach, and Development, 2016. [Available at https://www. fda. gov/downloads/BiologicsBloodVaccines/GuidanceComplianceRegulatoryInformation/Guidances/Blood/UCM273685. pdf.]

[8] Food and Drug Administration. Guidance for Industry: Revised recommendations to reduce the risk of transfusion-transmitted malaria. (April2020) Silver Spring, MD: CBER Office of Communication, Outreach, and Development, 2020. [Available at https://www. fda. gov/regulatory-information/search-fda-guidance-documents/revised-recommendations-reduce-risktransfusion-transmitted-malaria.]

[9] Food and Drug Administration. Guidance for Industry: Revised recommendations to reduce the risk of human immunodeficiency virus transmission by blood and blood products. (April 2020) Silver Spring, MD: CBER Office of Communication, Outreach, and Development, 2020. [Available at https://www. fda. gov/regulatory-information/search-fda-guidance-documents/revised-recommendations-reducing-risk-humanimmunodeficiency-virus-transmission-bloodand-blood.]

[10] Food and Drug Administration. Guidance for Industry: Revised recommendations to reduce the risk of transmis-

sion of Creutzfeldt-Jakob disease and variant Creutzfeldt-Jakob disease by blood and blood components. (April 2020) Silver Spring, MD: CBER Office of Communication, Outreach, and Development, 2020. [Available at https://www.fda.gov/regulatory-information/search-fda-guidance-documents/recommendations-reduce-possible-risk-transmissioncreutzfeldt-jakob-disease-and-vari a n t -creutzfeldt.]

[11] Eder AF. Evidence-based selection criteria to protect the blood donor. J ClinApher 2010; 25: 331-337.

[12] Eder AF, Goldman M, Rossmann S, et al. Selection criteria to protect the blood donor in North America and Europe: Past (dogma), present (evidence), and future (hemovigilance). Transfus Med Rev 2009; 23: 205-220.

[13] Strauss RG. Rationale for medical director acceptance or rejection of allogeneic plateletpheresis donors with underlying medical disorders. J ClinApher 2002; 17: 111-117.

[14] Reik RA, Burch JW, Vassallo RR, Trainor L. Unique donor suitability issues. Vox Sang 2006; 90: 255-264.

[15] Food and Drug Administration. Questions about blood. Silver Spring, MD: CBER Office of Communication, Outreach, and Development, 2016. [Available at https://www.fda.gov/vaccines-blood-biologics/blood-blood-products/questions-about-blood.]

[16] Standards portal. Bethesda, MD: AABB, 2019. [Available at http://www.aabb.org/sa/Pages/Standards-Portal.aspx (accessed September 18, 2019).]

[17] Cable R, Musavi F, Notari E, Zou S. ARCNET Research Group. Limited effectiveness of donor deferral registries for transfusion-transmitted disease markers. Transfusion 2008; 48: 34-42.

[18] Cable RG, Steele WR, Melmed RS, et al for the NHLBI Retrovirus Epidemiology Donor Study-II (REDS-II). The difference between finger stick and venous hemoglobin and hematocrit varies by sex and iron stores. Transfusion 2012; 52: 1031-1040.

[19] Cable RG. Hemoglobin determination in blood donors. Transfus Med Rev 1995; 9: 131-144.

[20] Cable RG, Glynn SA, Kiss JE, et al, for the NHLBI Retrovirus Epidemiology Donor Study-II (REDS-II). Iron deficiency in blood donors: Analysis of enrollment data from the REDS-II Donor Iron Status Evaluation (RISE) study. Transfusion2011; 51: 511-522.

[21] Beutler E, Waalen J. The definition of anemia: What is the lower limit of normal of the blood hemoglobin concentration? Blood 2006; 107: 1747-1750.

[22] Simon TL, Garry PJ, Hooper EM. Iron stores in blood donors. JAMA 1981; 245: 2038-2043.

[23] Cable RG, Glynn SA, Kiss JE, et al. Iron deficiency in blood donors: The REDS-II Donor Iron Status Evaluation (RISE) study. Transfusion 2012; 52: 702-711.

[24] Updated strategies to limit or prevent iron deficiency in blood donors. Association bulletin #17-02. Bethesda, MD: AABB, 2017. [Available at http://www.aabb.org/programs/publications/bulletins/Docs/ab17-02.pdf#search=association%20bulletin%20iron (accessed August24, 2018).]

[25] Bialkowski W, Bryant BJ, Schlumpf KS, et al. The strategies to reduce iron deficiency in blood donors randomized trial: Design, enrollment and early retention. Vox Sang 2015; 108: 178-185.

[26] Eder AF, Kiss JE. Adverse reactions and iron deficiency after blood donation. In: Simon TL, Mc-Cullough J, Snyder EL, et al, eds. Rossi's principles of transfusion medicine. 5th ed. Chichester, UK: John Wiley and Sons, 2016: 43-57.

[27] Kiss JE, Brambilla D, Glynn SA, et al, for the National Heart, Lung, and Blood Institute (NHLBI) Recipient Epidemiology and Donor Evaluation Study-III (REDS-III). Oral iron supplementation after blood donation: A randomized clinical trial. JAMA 2015; 313: 575-583.

[28] Mast AE, Bialkowski W, Bryant BJ, et al. A randomized, blinded, placebo-controlled trial of education and iron supplementation for mitigation of iron deficiency in regular blood donors. Transfusion 2016; 56: 1588-1597.

[29] Custer B, Schlumpf KS, Wright D, et al. NHLBI Retrovirus Epidemiology Donor Study-II. Donor return after temporary deferral. Transfusion2011; 51: 1188-1196.

[30] Eder AF. Blood donors with a history of cancer. In: Eder AF, Goldman M, eds. Screening blood donors with the donor history questionnaire. Bethesda, MD: AABB Press, 2019: 63-78.

[31] Edgren G, Hjalgrim H, Reilly M, et al. Risk of cancer after blood transfusion from donors with subclinical cancer: A retrospective cohort study. Lancet 2007; 369: 1724-1730.

[32] Hjalgrim H, Rostgaard K, Vasan SK, et al. No evidence of transmission of chronic lymphocytic leukemia through blood transfusion. Blood 2015; 126: 2059-2061.

[33] AHA Statistics Committee and Stroke Statistics Subcommittee. Heart disease and stroke statistics—2016 update:

A report from the American Heart Association. Circulation 2016; 133: e38-360.

[34] Kasper SM, Ellering J, Stachwitz P, et al. All adverse events in autologous blood donors with cardiac disease are not necessarily caused byblood donation. Transfusion 1998; 38: 669-673.

[35] Mann M, Sacks HJ, Goldfinger D. Safety of autologous blood donation prior to elective surgery for a variety of potentially high risk patients. Transfusion 1983; 23: 229-232.

[36] Klapper E, Pepkowitz SH, Czer L, et al. Confirmation of the safety of autologous blood donation by patients awaiting heart or lung transplantation: A controlled study using hemodynamic monitoring. J Thorac Cardiovasc Surg1995; 110: 1594-1599.

[37] Dzik WH, Fleisher AG, Ciavarella D, et al. Safety and efficacy of autologous blood donation before elective aortic valve operation. AnnThorac Surg 1992; 54: 1177-1180.

[38] Popovsky MA, Whitaker B, Arnold NL. Severe outcomes of allogeneic and autologous blood donation: Frequency and characterization. Transfusion 1995; 35: 734-737.

[39] Eder AF, Dy BA, Kennedy J, et al. The American Red Cross donor hemovigilance program: Complications of blood donation reported in 2006. Transfusion 2008; 48: 1809-1819.

[40] Wiltbank TB, Giordano GF, Kamel H, et al. Faint andprefaint reactions in whole-blood donors: An analysis of predonation measurements and their predictive value. Transfusion 2008; 48: 1799-1808.

[41] Food and Drug Administration. Content and format of labeling for human prescription drug and biological products; requirements for pregnancy and lactation labeling; final rule. Title 21, CFR Part 201. (December 4, 2014) FedRegist 2014; 79: 72063-103. [Available at https://www. federalregister. gov/documents/2014/12/04/2014-28241/content-and-format-of-labeling-forhuman-prescription-drug-and-biological-products-requirements-for.]

[42] Dorsey KA, Moritz ED, Steele WR, et al. A comparison of human immunodeficiency virus, hepatitis C virus, hepatitis B virus and human T-lymphotropic virus marker rates for directed versus volunteer blood donations to the American Red Cross during 2005 to 2010. Transfusion2013; 53: 1250-1256.

[43] Brecher ME, Goodnough LT. The rise and fall of preoperative autologous blood donation. Transfusion2002; 42: 1618-1622.

[44] Schved JF. Preoperative autologous blood donation: A therapy that needs to be scientifically evaluated. Transfus Clin Biol 2005; 12: 365-369.

[45] Goodnough LT. Autologous blood donation. Anesthesiol Clin North Am 2005; 23: 263-270.

[46] Food and Drug Administration. Guidance for industry: Determining donor eligibility for autologous donors of blood and blood components intended solely for autologous use—compliance policy. (August 2016) Silver Spring, MD: CBER Office of Communication, Outreach, and Development, 2016.

第 6 章

输注用全血和血液成分的采集

血液采集和输注已有百余年历史。本章介绍按照现行 AABB 和国际标准的要求，对供临床输注用的血液和血液成分进行采集、分离制备（如红细胞、血小板和血浆）和保存的方法。有关各种血液成分及其使用的详细信息，请见 AABB 等机构发布、FDA 认可的《人体血液和血液成分使用说明书》。血站过去只能采用手工方法从献血者采集的全血（whole blood，WB）中分离血液成分，现在已引入全血自动化分离血液成分技术和血液成分单采技术（Hemapheresis 或 apheresis）。单采技术能直接从献血者全血中分离和采集所需血液成分，并将其他血液成分回输献血者体内。“Hemapheresis”或“apheresis”是指各种血液成分自动化采集程序，其词根来自希腊语“aphairos”，意为“从中取出”。目前大多数血站综合应用全血采集和单采 2 种血液采集方式以满足临床输血需求。

第一节　献血者准备和照护

一、献血者知情同意

血站必须在意向献血者每次献血之前向其提供献血前教育和献血过程辅导，并回答献血者提出的问题。根据 AABB《血站和输血服务机构标准》（以下简称《AABB 标准》）和《联邦法规》（Code of Federal Regulations，CFR）规定，血站必须取得献血者对以下事项的书面确认［AABB 标准 5.2-5.4 和 CFR 21Part 630.10（g）］[3,4(pp15-17)]：

- 献血者收到并已仔细阅读具体献血过程中可能发生风险的资料；
- 献血者已经详细阅读输血传播感染相关教育资料；
- 血站对献血者的血液标本进行特定输血传播感染的检测；
- 血站确定献血者所献血液不适合临床输注或者必须屏蔽献血者献血时，需在献血记录中记载献血者不符合献血要求，并告知献血者被屏蔽献血的原因和屏蔽期限；
- 献血者随时可提出问题和退出献血过程。

还有，CFR 规定，血站的责任医生或适宜的受权人员必须取得献血者对单采血浆和单采血小板的知情同意。责任医生或受权人员宜向献血者解释清楚在单采过程中可能出现的风险，回答献血者提出的问题，给献血者退出单采的机会。关于履行单采血小板献血者知情同意程序的频率的具体要求是，第 1 次单采时及此后每年 1 次［21 CFR 640.21（g）和 630.5］。单采血浆的知情同意频率除了和单采血小板相同的以外，还增加了一条要求：如果距前次血浆单采超过 6 个月，必须重新履行签署知情同意过程（21 CFR 630.15）。

二、献血者健康检查和身份确认

必须经过检查判定献血者符合健康要求，工作人员才可以为献血者采集血液。血液成分正确标识和血液检测结果与献血者信息正确关联是确保受血者安全的两个关键点。只有做到这两点，才可能在必要时开展事后调查并收回问题血液。血液成分标识一律采用条形码和肉眼可读的唯一献血者身份识别编码（donation identification number，DIN），同一名献血者同一次献血的献血者健康征询/献血记录单、每份标本和每袋血液成分均使用同一 DIN，献血电子记录也使用相同的 DIN。在采集血液前，宜确认献血记录、血袋主袋和联袋以及血液标本管 DIN 的一致性。在进行静脉穿刺采血前对所有 DIN 标识实施最后核查，有助于确保献血者的历史数据、实验室数据和其他制备数据与 DIN 和血液成分的正确关联。

三、静脉选择和穿刺部位消毒

采血者检查献血者双臂，在肘窝处选择隆起、粗大、固定的静脉以及没有瘢痕或损伤的皮肤作为穿刺部位。

宜遵守消毒剂使用说明书的规定，对穿刺部位进行清洁和消毒。这些消毒方法能使穿刺部位达到外科清洁的要求，但不能达到绝对无菌的要求。有研究发现，献血者穿刺部位经聚乙烯吡酮碘或异丙醇和碘酒消毒后，采用平板接触法做细菌培养，结果约 50%献血者的细菌培养结果为无细菌生长，在培养结果阳性的献血者中，绝大多数为少量(1～100 个菌落)细菌生长，只有个别(1%)献血者的细菌数超过 100 个菌落[5]。寄居在皮肤深层的细菌接触不到消毒剂，可能导致血液污染。一项关于猪皮穿刺研究显示，150 次穿刺中有 1 次在针头灌洗液中检出猪表皮细胞[6]。采集血液时将最先流出的 10 mL 血液导入留样袋能扣留皮肤碎片，减少血小板细菌污染[4(p22),7-9]。留样袋中的血液能用于实验室检测。

四、献血者献血后照护

血液采集结束后立即将针头收回到保护套内，以防意外损伤。献血结束后，在静脉穿刺部位放置敷料，献血者手臂保持抬高，用手指局部按压，直至穿刺部位止血。可也可选用绷带或创口贴。

AABB 标准 5.3.3 要求，血站必须向献血者提供献血后照护的书面指导[4(p17)]。献血后照护包括观察献血者是否出现献血不良反应的体征或症状。如果献血者能耐受坐位，没有任何其他反应，便可前往休息区。宜鼓励献血者食用饮料和点心，在休息区休息大约 15 分钟或者直到没有任何不适后才可离开。还有，宜鼓励献血者在献血后数小时内多喝水，避免提重物、剧烈运动或可能给本人或他人带来危险的活动。应告知献血者如果发生再出血，应按压穿刺部位止血，如果按压无效，应联系血站。血站应给献血者留下联系方式，方便献血者在必要时(例如觉得所献血液不适合输注、出现献血不良反应或感染症状和体征等)向血站报告。

五、献血不良反应

献血者献血时或离开献血现场后，可能出现献血不良反应。美国红十字会 1 项关于献血者安全的全面监测报告显示，献血不良反应的发生率分别为：全血采集 349/10 000，血小板单采 578/10 000，2 U 红细胞采集 538/10 000，主要表现是轻度头晕或者局部轻度血肿[10]。较严重献血不良反应的发生率，全血采集较高(7.4/10 000 人次)，单采血小板(5.2/10 000 人次)和 2 U 红细胞采集(3.3/10 000)较低[10]。离开献血现场后出现需要医疗照护的献血不良反应发生率约为 3/10 000[11]。欧洲 1 项献血者全人群研究结果显示，病程较长的献血不良反应的发生率为 0.5/10 000，失能的发生率为 0.23/10 000[12]。必须记录采血过程中发生的所有不良反应及其全面调查结果。

(一)穿刺相关损伤

1. 血肿(瘀斑)

瘀斑是最常见静脉穿刺后的不良反应。献血者随访研究显示，瘀斑的发生率约为 23%[11]。血肿是指血液在皮下组织淤积，较瘀斑少见，发生率为 1.7%[11]。瘀斑和轻度血肿(<5 cm×5 cm)一般不会影响献血者再次献血[11]。

2. 局部神经损伤

穿刺相关神经损伤尽管较少见，但由于神经与血管紧密相连和解剖学上的个人差异，即使采用规范的穿刺技术仍无法完全避免神经损伤。献血者可能诉说穿刺部位以外的区域诸如前臂、手腕、手、上臂或肩膀的感觉异常。神经损伤一般为短暂性，基本上都能恢复正常[11]。但有 7%的献血者神经损伤可能需要 3～9 个月才能康复[11]。损伤严重的可能需要转诊神经内科接受治疗。

3. 刺入动脉

刺入动脉较为罕见，发生率不到 1/10 000[11]。提示刺入动脉的现象有：采集血液呈鲜红色，血袋异常快速充盈(<4 分钟完成采集)和针头随动脉搏动而跳动[11]。发生刺入动脉时，出现血肿的可能性较大。在采血早期发现刺入动脉时，应立即拔针，对穿刺部位长时间施压。大多数献血者能快速和完全恢复。有些血肿可能形成假性动脉瘤，表现为忽大忽小，膨胀性搏动，宜对其作出评价和处理。

(二)全身性反应

1. 血管迷走神经反应

血管迷走神经反应(也称"先兆晕厥")的表现包括头晕、出汗、恶心、呕吐、虚弱、忧虑、面色苍白、低血压和心动过缓等症状[11]。严重者可出现晕厥(意识丧失)、抽搐和大小便失禁。献血后立位性血压变化也可能产生晕厥。血管迷走神经反应的特征是脉率减慢,而血容量减少出现的反应则是脉率加快。不过在实际工作中不必对两者作出鉴别,因为这两种原因引起的不良反应的处理方法相似。出现血管迷走神经性反应时,宜停止献血,让献血者平卧,使用湿冷毛巾冷敷献血者颈部和肩部,松开献血者衣服,以帮助缓解症状。对于部分严重献血不良反应或恢复缓慢的献血者,可能需要将其转诊急诊室进行短期观察或静脉输液。对发生严重献血不良反应的献血者进行电话随访有助于评估是否完全恢复。对于曾出现献血不良反应的全血献血者再次献血时出现晕厥的可能性,目前仍无法准确预测,但是目前已知这类献血者以后再次献血的可能性降低[13]。

大多数献血者的全身性献血不良反应发生在献血现场(在献血椅或休息区)[14]。当场和离场型血管迷走性神经反应的主要预测因素是年龄偏小、血容量偏少(<3.5 L、害怕和初次献血[14-17]。对于发生血管迷走神经反应的献血者,尤其是离场献血者,应特别关注是否出现意识丧失,因为其可能导致献血者受伤[14]。据美国血液系统公司(Blood Systems, INC)报告,全血采集期间和采血后的晕厥发生率为27/10 000,晕厥相关损伤发生率为1.3/10 000[14]。在出现意识丧失的迷走神经反应中,约10%是在献血者离开献血现场后发生的[14]。为了进一步保障献血者安全,已对血容量偏少且年龄偏小的献血者实施屏蔽,以及对年龄偏小献血者采取能减少献血不良反应的生理性防范措施[15, 18]。目前认为行之有效的措施包括献血者教育、环境控制、要求献血者在献血前和献血后饮水、注意力分散和肌肉收缩放松活动等[18, 19]。对于血容量偏少(≤3.5 L且年龄偏小的献血者实施屏蔽献血,有助于降低不良反应发生风险。

2. 枸橼酸反应

在单采过程中,经过枸橼酸抗凝的血液以献血者可耐受的速度被回输到献血者体内[20]。在健康人体内,枸橼酸抗凝剂被快速分解代谢,但仍有部分献血者会出现轻微的枸橼酸反应(口唇及口周发麻、面部麻木)[20]。对于出现低钙血症的献血者,建议口服钙剂[20]。

六、献血相关死亡

美国FDA要求血液机构报告献血相关死亡事件。根据FDA有关异体献血的统计数据,2015年度共采集全血和单采红细胞1200万人次,血小板240万人次和血浆370万人次;2016年采集血浆3830万人次[21]。献血相关死亡极为罕见。在FDA 2013年至2017年5年期间收到的报告中,献血相关死亡报告共47例,其中从2014年开始以后,献血者死亡与献血相关性的判定结果为肯定有关、很可能有关或可能有关的有7例[21]。

七、治疗性采血

治疗性采血是某些血液病的1种治疗方法,其适应证包括血色病、真性红细胞增多症、其他原因(如睾酮治疗)引起的红细胞增多症[22]和某些卟啉病。去除红细胞或减少铁保存是这些疾病的有效治疗方法[23, 24]。21 CFR 630.15(a)(2)和AABB标准5.6.7.1专门规定,当患者符合异体献血者其他标准时,治疗性采血所获得的血液可用于异体输血[4(p24)]。总体要求是,治疗性采集的血液准备用于异体输血的,必须标识需要采取治疗性采血的疾病或病情。但是,如果FDA根据21 CFR 640.120批准了"例外或替代程序",可认定某些患者,例如遗传性血色病或睾酮治疗所致的红细胞增多症患者的治疗性采血为异体献血,可豁免标识要求和献血频率限制。

治疗性采血方式主要是采集全血500mL,也有单采红细胞[25]。有数项研究表明,从病情稳定或无并发症的血色病患者采集的血液给其他患者输注,从输血传播感染的角度来看是安全的[26,28]。

血色病是一种遗传性疾病,其特征是铁吸收过量,导致过多的铁在组织和器官中沉积,引起铁中毒和器官损伤[24, 29]。血色病的定期采血治疗包括两个阶段:一是去铁阶段——使血清铁蛋白降低到可接受水平;二是低铁维持阶段——将血清铁蛋白维持在较低水平[29, 30]。在真性红细胞增多症和其他原因所致红细胞增多症,治疗性采血的作用是降低与高粘血症相关的静脉血栓风险,治疗目标是将患者血细胞比容水平维持在男性52%和女性48%[31]。

第二节 血液采集

一、全血采集

AABB标准5.4.1A规定，每次献血量最高可达10.5 mL/kg（包括血袋和所有标本的血量）[4(pp62-69)]。在北美和欧洲，常规全血献血量为450 mL±10%（405~495 mL）或500 mL±10%（450~550 mL）。其他地区的献血量可能不同，有的低至200~250 mL。具体应用时，采用采集血液的净重（以g为单位）除以全血密度（1.053 g/mL），得出全血容量[32]。AABB标准5.4.1A规定，献血者体重≥50千克（110磅），血红蛋白（血细胞比容）：女性≥125 g/L（38%），男性≥130 g/L（39%）[4(pp62-69)]。CFR允许从血红蛋白（或血细胞比容）为120~12.5 g/L（36%~38%）的女性献血者中采集血液，前提是血站采取额外措施确保献血者的健康不会受到影响[21 CFR 630.10(f)(3)(i)(A)]。世界各地的献血者健康检查要求因当地监管要求而异。

必须将血袋的采血量控制在血袋生产厂家的规定范围，以保证抗凝剂与全血的比例恰当。超量采集的异体血液宜予报废，采集不足量血液制备的红细胞宜标识为“不足量红细胞”。当使用450±45 mL的血袋采集的全血只有300~404 mL，或使用500±50 mL的血袋采集的全血只有333~449 mL时，所制备的红细胞标识为“不足量红细胞”后可供临床输注（AABB标准5.7.4.7）[4(p27)]。有证据显示，采血量过多或过少（275~600 g）时，所分离的红细胞经过21~35天保存后，其体内回收率并不受影响[33, 34]。从不足量全血中分离的血浆和血小板宜予报废。

500 mL全血的采集时间平均<10分钟。按照血站的规定，采集时间>15~20分钟的全血不适宜制备血小板或血浆。采血过程中宜定时摇动采血袋，以确保抗凝剂与血液均匀混合。

使用含抗凝剂的无菌塑料血袋采集全血。血袋的塑料成分一般为聚氯乙烯（polyvinyl chloride, PVC）[35]。抗凝剂一般为枸橼酸盐-磷酸盐-葡萄糖（citrate-phosphate-dextrose, CPD）、枸橼酸盐-磷酸盐-葡萄糖-葡萄糖（citrate-phosphate-dextrose-dextrose, CP2D）或枸橼酸盐-磷酸盐-葡萄糖-腺嘌呤（citrate-phosphate-dextrose-adenine, CPDA-1）。抗凝剂为ACD（acid-citrate-dextrose）、CPD或CP2D的全血在1~6℃的保存期为21天，抗凝剂为CPDA-1的全血在1~6℃保存期为35天（AABB标准5.1.8A）[4(pp52-61)]。

采血袋标识宜包括保存期和监管机构要求的其他信息。无菌采血袋包含供制备血液成分使用的一体化连接的管路和转移袋，以及供输注或其他穿刺使用的接口。开放性穿刺的血液，其保存期以穿刺时重新算起且缩短，以降低细菌污染风险。全血采集方法的创新包括使用具有监测采血量和自动将抗凝剂与血液混匀功能的采血秤，以及能按照固定比例向从静脉采集的血液加入抗凝剂的设备。

采集后全血对临时保存、运输和处理过程中的温度要求是由血液成分制备要求决定的。有的血液成分制备要求将流动采血车或固定采血点采集的血液尽快送至血液成分集中制备实验室。另一些血液成分的制备不必要求快速运送。不同血液成分对冷链和运输方法的要求差异很大，因此宜遵守相应器械制造方规定的技术要求。用于血小板制备的全血不宜<20℃。在美国，从全血中分离血小板必须在采集后8小时内完成（AABB标准5.1.8A）[4(pp52-61)]。将采集后的1袋血液放置在20~24℃的运输箱内，可能需要10~16小时血液温度才能达到20℃[36]。为了使血液尽快冷却，需要将血液放置在特殊环境中保存。一些血站使用具有冷却速率控制功能的冷却板，使血液温度降至20℃。这种冷却板采用1，4-丁二醇作为吸热剂，其熔点为20℃。使用冷却板后，采集后的血液温度降至20℃时大约需要2小时[36]。宜尽快使不用于制备血小板的全血的温度降至血液保存冰箱温度，一般需要在血袋周围放置湿冰袋或其他冷媒。

每袋血液都应进行ABO血型和Rh血型鉴定、不规则抗体筛查和可经输血传播感染筛查。献血者重复献血供特定患者输注时可例外，例如某些血液成分单采，可经输血传播感染筛查间隔时间为30天[21 CFR 610.40(c)]。

（一）从全血制备血液成分

根据制备需要选用不同配置的血液采集和分离系统（图6-1）[37]。采血袋、联袋和管路相互连接形成一个密闭的整体，使整个血液成分制备过程都在封闭系统中操作。在血液发放之前不应有穿入血袋的操作，除非是取样、采血后制备或将血液成分转移至其他血袋的需要。使用开放系统制备的血液成分，应从系统被开放时算起，缩短保存期，以降低细菌污染风险。血袋系统开放后的血液保存期，1~6℃保存的红细胞为 24 小时，室温保存的全血、红细胞或血小板为 4 小时，融化后的血浆或冷沉淀为 4 小时（AABB 参考标准 5.1.8A）[4(pp52-61)]。使用经批准的无菌接管设备等同于密闭系统，用于汇集或取样时的各种连接操作，血液成分仍然保留原有保存期（AABB 参考标准 5.7.2A）[4(p24)]。

目前，3 种主要血液成分（红细胞、血小板和血浆）的分离和制备方法都需要至少 1 次离心步骤。离心机、手工和自动化分浆设备宜经过适当确认、维护和校准或系统检查，以验证制备条件符合要求（AABB 标准 3.5.1）[4(p5)]。

经离心分离后，必须细心地将血液成分导流进入不同的血袋，以进一步加工。许多实验室使用分浆器手工分离方式，制备人员观察到红细胞界面接近导管时，用止血钳夹闭导管，停止挤压血袋。已有血液成分自动分离机可供选用。该设备能自动检测血液成分界面和停止挤压过程。经过离心后，将全血放入挤压器，施加压力使血液成分从母袋顶部和（或）底部（取决于血站使用的制备方法）流出，进入相应血袋。

一般根据从全血分离血小板的方法对血液成分加工方法进行定义[37, 38]。从全血制备血小板的方法主要有两种，一种是富血小板血浆法，另一种是白膜法。两种方法都需要离心。必须根据所使用的血袋和血小板制备方法进行确认，确定适宜的离心参数，以保证所制备的血液成分安全和高质量。

1. 富血小板血浆（PRP）法

将全血低速离心，将红细胞和 PRP 分离，然后将 PRP 高速离心，分浆，获得浓缩血小板。分浆可采用手工操作，也可由半自动化或自动化系统完成。分离的血浆能作进一步加工。将血小板沉淀物静置 0.5~2 小时后以血浆重悬[37-39]。将 PRP 法获得的红细胞浓缩物做在线白细胞滤除后，加入经批准的红细胞保存液，制成去除白细胞的红细胞悬液。

对于 PRP 法制备的血小板的质量要求是：①血小板数量>5.5×10^{10} 个，质量抽检符合率 90%；②保存期末 pH≥6.2；③容量为 40~70 mL（AABB 标准 5.7.4.20）[4(p29)]。有研究显示，以 35~40 mL 血浆保存的血小板具有良好的回收率和存活率[40, 41]。通常将 4~6 U 血小板汇集成为 1 个治疗量，在经批准的血小板保存袋中保存。汇集后的血小板必须在 4 小时内输注（AABB 标准 5.1.8A）[4(pp52-61)]。将 PRP 法制备的血小板进行白细胞过滤后，成为少白细胞的浓缩血小板或汇集血小板。对于 1 个治疗量的少白细胞汇集血小板的质量要求是：①白细胞残留量，美国为<5.0×10^{6} 个，加拿大和欧洲为<1.0×10^{6} 个；②保存期末 pH≥6.2（AABB 标准 5.7.4.20）[4(p30)]。

2. 白膜法

白膜法在许多国家应用，但美国目前仍没有批准使用。白膜法制备过程：将未去白细胞的全血高速离心，分离血浆、红细胞和白膜层；将 4 份或 5 份白膜层与 1 U 血浆混合，低速离心，分离浓缩血小板，作进一步加工如滤除白细胞。采用该法的血站为了方便工作安排，常将用于制备血小板的全血和白膜层在 20~24℃ 放置 8~24 小时[42, 43]。与 PRP 法比较，白膜法的特点是能获得较多血浆，红细胞损失量较大，过滤前的白细胞含量较少，且由于白细胞的作用，使血小板中活菌数量明显减少。

3. 全血过滤法

如果由于工作安排或血液品种的原因，不需从全血中分离血小板时，可在采集后 8 小时内将全血冷却至 1~6℃，随后进一步加工成红细胞和血浆成分。在离心前，对抗凝全血做去除白细胞过滤，然后采用手工或半自动方法分离红细胞和血浆成分。所制备的红细胞的血细胞比容宜≤80%（AABB 标准 5.7.4.1.1）[4(p26)]。使用红细胞保存液能延长红细胞保存时间。使用能保留血小板的白细胞滤器保存前对全血做去除白细胞处理，能制备出符合 FDA 血液质量要求的少白红细胞、血小板和血浆[45]。

（二）全血制备血液成分的自动化

采用自动化制备能提高血液成分标准化程度。自动化设备能实现多种功能，包括控制挤压速度，通过光学传感设备监测血液界面，钳夹和热合管路，监控血液成分重量，添加保养液以及有助于血液成分制备质量稳定的其他功能。有的自动化系统集成了包括离心在内的所有功能，无需人工操作。从全血中制备红细胞、血浆和血小板的全自动化设备，已在欧洲和其他地方投入使用，最近也已获得美国批准使用。数项评价研究表明，使用自动化设备制备的红细胞、血小板和血浆成分，其质量符合相关要求[46-48]。

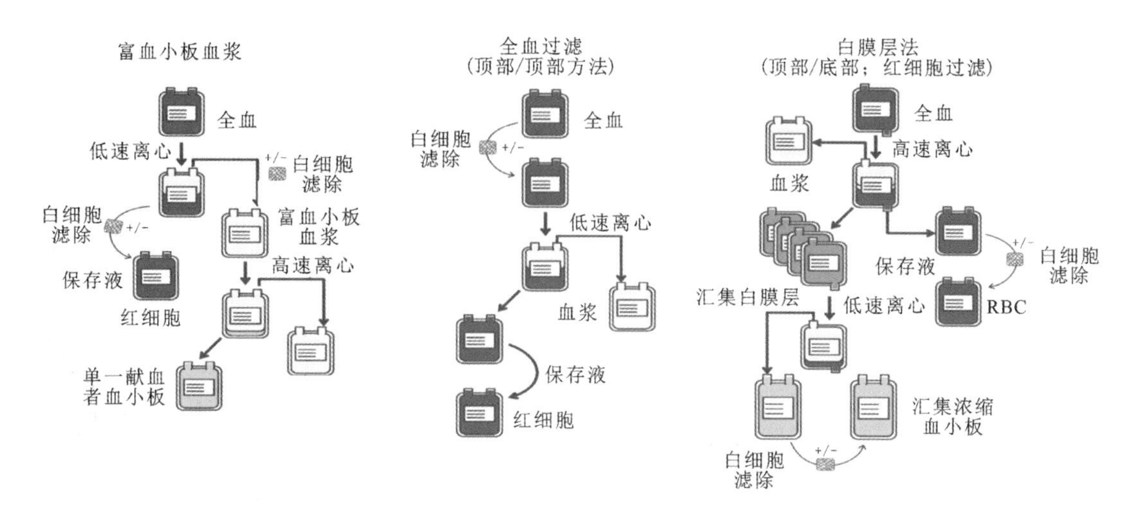

图 6-1　从全血中制备红细胞、血小板和血浆成分的各种方法示意图

二、血液成分单采

单采设备是一个连续分离所需血液成分，并将其他血液回输给献血者的系统。根据监管机构的批准范围，单采设备可能同时从同一献血者采集红细胞、血小板和血浆。单采设备所能采集的血液成分类型和组合还取决于献血者的生理特性，如身高、体重、性别、血小板计数、血细胞比容或血红蛋白水平。单采设备采用软件算法判定献血者资格，同时保证献血者的安全。

以单采方式采集血液成分时应遵守的规则和标准大多与全血捐献相同。经批准与单采设备一起使用的抗凝剂包括 ACD 配方 A(ACD-A)或 ACD 配方 B(ACD-B)。虽然单采的采集和制备过程与全血采集制备不同，但有关 2 种过程的血液保存和运输要求以及若干质量控制步骤是相同的。

(一)红细胞单采

在美国，以单采方式采集的红细胞约占 15%，以全血方式采集的约占 85%[49]。每单位单采红细胞至少含有 60 g 血红蛋白或 180 mL 红细胞(AABB 标准 5.7.4.8)[4(p27)]。美国批准单采设备采集以下组合的红细胞[50]：

- 红细胞 1 U；
- 红细胞 1 U，血小板和(或)血浆；
- 仅红细胞 2 U。

与全血类似，单采红细胞能在保存液中保存，使红细胞保存期延长。红细胞保存溶液的添加方式有两种：手工添加或者在采集红细胞后由单采设备自动添加。

(二)单采血小板

在过去 25 年中，美国单采血小板的年使用量稳步增加。据估计，美国临床输注的血小板有 92% 是单采血小板[49]。单采设备能从单个献血者采集 1、2 或 3 个治疗量血小板，具体采集量取决于献血者身体状况。单采设备可同时采集单采血小板和 1 U 红细胞和(或)血浆。

AABB 标准 5.7.4.21 要求，每个治疗量单采血小板的血小板数量 $\geq 3\times10^{11}$ 个，抽检符合率为 90%[4(p30)]。血小板数量 $<3.0\times10^{11}$ 个的，宜标识实际所含血小板数量[51]。

单采血小板献血者的献血频次可比全血献血者更多，但献血者必须符合全血献血者所有健康检查要求。关于单采血小板频次的规定是，2 次单采血小板宜间隔至少 2 天，1 周内不超过 2 次，或在连续 12 个月内不超过 24 次(AABB 标准 5.5.3.1)[4(p20)]。如果献血者捐献了 1 U 全血，或者在采集血小板过程中未能回输红细胞，至少 8 周后才能再次单采血小板，除非红细胞离体血量小于 100 mL(AABB 标准 5.5.3.2)[4(p20)]。如果特定患者有特别的医疗需求，且血站责任医生确定采集血小板对献血者健康没有负面影响，献血者捐献血小板的频次可不受前述限制。服用抗血小板药物对血小板功能具有不可逆的抑制作用。由于单采血小板常是患者输注血小板的唯一来源，因此服用抗血小板药物的献血者应暂缓捐献血小板。服用阿司匹林和/或含阿司匹林药物和吡罗昔康者停药后 48 小时后，服用氯吡格雷和噻氯匹定者停药后 14 天后，方可捐献血小板(AABB 标准 5.4.1A)[4(pp62-69)]。

AABB 标准 5.5.3.4 允许根据本次采血前或上次采血前后采集血样的血小板计数结果判断献血者的血小板计数是否符合要求[4(p21)]。首次献血者如准备单采 3 个治疗量血小板，必须在单采前采集血液标本做血小板计数(AABB 标准 5.5.3.4.1)[4(p21)]。献血者单采条件的所有例外情形，宜经过单采责任医生根据献血者健康状况书面批准。FDA 单采指南要求定期评审献血记录以监控献血者的血小板计数水平[51]。

单采设备能采集血浆含量较少或高度浓缩的血小板。高度浓缩血小板必须以血小板添加剂溶液(PAS)稀释，才能保存 5 天或 7 天，具体保存时间必须符合当地监管部门的规定[52-54]。

(三)单采血浆

在美国，用于输注的单采血浆占输注血浆总量的 12%[49]。单采设备能单独采集血浆或组合采集血浆、1 U 红细胞和(或)血小板。采浆总量主要取决于献血者生理状况和单采设备对最大采浆量的规定。单采血浆一般是少白细胞血浆。

应注意临床输注用血浆献血者和原料血浆献血者的区别。原料血浆采集后用于制备血浆蛋白衍生物，献浆频次>1 次/4 周。临床输注用血浆献血者的献浆频次<1 次/4 周，健康检查和监测要求与全血献血者相同。

三、单采设备

(一)Trima Accel 系统(泰尔茂比司特)

Trima Accel 是一个单段式连续流血细胞分离系统，在献血者与设备连接时，利用离心力将血液分离成各种成分。Trima Accel 系统由设备、软件、无菌一次性导管组和血液保存袋组成。该设备从献血者身上抽取全血，并在一次性管路中与抗凝剂混合。Trima Accel 允许使用抗凝剂 ACD-A。血液和抗凝剂一起被泵入分离通道，在离心机旋转作用下，将血液成分分离，剩余血液回输给献血者。该仪器采集的血浆是少白细胞的。血小板和白细胞流入分离带，进入白细胞去除腔，白细胞去除腔根据大小将血小板与白细胞分离。最终，少白细胞的血小板进入血小板保存袋。Trima Accel 系统可以通过在线过滤形成去白红细胞，自动添加适当体积的 RBC 保存液，或者这些步骤可以在采集后手工完成。Trima Accel 允许使用美国的红细胞保存溶液 AS-3 和欧洲的 SAGM(生理盐水、腺嘌呤、葡萄糖和甘露醇)。它还可以采集少血浆的浓缩血小板，并自动添加适当体积的 PAS。

Trima Accel 系统可用于单独或组合采集以下成分，具体取决于献血者体型、性别、血小板计数和血细胞比容：

- 1U、2U 或 3U 的血小板保存于血浆或 PAS 中。
- 采集血浆可制备成新鲜冷冻血浆(FFP)，采血后 24 小时内冷冻血浆(PF24)和采血后在室温保存 24 小时内制备的冰冻血浆(PF24RT24)。
- 保存在红细胞保存溶液中的单或双单位少白红细胞。
- 保存在红细胞保存溶液中的单或双单位红细胞

在美国，Trima Accel 允许使用延长血小板保存袋保存去白血小板 7 天(100%血浆中)和 5 天(PAS 中)。美国以外地区的血小板保存时间依据当地法规或许可执行。

(二)Amicus 分离系统(费森尤斯卡比)

Amicus 分离系统是一种自动血细胞分离机，用于采集血液成分和单核细胞。分离机可同时采集红细胞、血浆和血小板。Amicus 分离系统由 Amicus 分离设备和配套的一次性单采管路组成。分离系统是连续流离心设备，离心装置从献血者身上抽取全血，分离一种或多种血液成分，并将剩余的血液成分与生理盐水一同回输给献血者进行液体置换。Amicus 允许使用抗凝剂 ACD-A。第一阶段采用轻度离心将最重的红细胞和白细胞从血小板和血浆中分离出来，得到少白细胞血小板。第二阶段，PRP 被泵入收集室对血小板进行浓缩。

Amicus 分离系统可使用单针或双针管路，单针管路采集血小板也可同时采集红细胞。单针或双针管路均可同时采集血浆。

Amicus 的血小板保存袋，允许保存 7 天(血小板在 100%的血浆中)或保存 5 天(血小板在 35%的血浆和 65%PAS-3 中)。Amicus 允许在美国市场使用红细胞保存液(添加液)AS-1，在欧洲市场上使用 SAGM。

Amicus 可单独或组合采集以下成分，具体取决于献血者体重、身高、血小板计数和血细胞比容：

- 1U、2U 或 3U 血小板，保存在血浆或 35%血浆与 65%PAS-3 的混合物中。
- 可制备成 FFP、PF24 和 PF24RT24 的血浆。
- 1U 少白的红细胞保存在红细胞保存液中。

Amicus还能进行单核细胞单采和治疗性单采程序，如治疗性血浆置换。

（三）Alyx成分采集系统（费森尤斯卡比）

Alyx成分采集系统是一个用于采集和分离献血者全血的自动系统。全血离心分离成细胞和血浆成分，细胞和/或血浆成分保留在采集容器中，或根据预定的采集程序回输给献血者。Alyx系统利用刚性圆柱型离心仓分离血细胞和血浆。在回输过程中，血浆和生理盐水返回献血者体内。采集完成后，该系统能自动添加保存液，并将红细胞泵入在线白细胞滤器，进入最终保存袋。

Alyx采用一次性封闭管路，所有溶液和容器均预先连接。在美国，该系统允许使用抗凝剂ACD-A和AS-1；在欧洲，允许使用SAGM作为红细胞保存溶液。

根据献血者体重和血细胞比容/血红蛋白，Alyx可用于采集以下成分：

- 2 U少白细胞红细胞
- 1 U少白细胞红细胞6和2 U或3 U血浆
- 最多4 U的血浆

可制备成FFP、PF24和PF24RT24的血浆。

（四）Aurora单采血浆系统（费森尤斯卡比）

Aurora单采血浆系统，包括仪器（硬件和软件）和一次性管路，是一种自动血浆分离系统，用于常规采集原料血浆。Aurora系统使用4%柠檬酸钠抗凝剂，并可用盐水替代。献血者连接至PLASMACELL Xi一次性管路后，Aurora Xi系统采集血浆是一个完全自动化的过程。Aurora Xi系统基于快速旋转分离器（膜过滤器）将血浆与全血分离。采集过程采用单针管路，采集全血并将浓缩的细胞成分回输献血者体内。该过程包括交替循环，在循环中抽取血液，分离和收集血浆，回输剩余的细胞成分。并持续监测静脉压，以避免超过供者静脉流量。

（五）MCS+ LN8150血细胞分离系统（唯美血液技术）

唯美血液技术MCS+ LN8150系统由设备、程序软件和一次性管路组成。该分离系统使用单针管路，从献血者静脉抽取全血，并按比例与抗凝剂混合。利用分离杯技术分离献血者全血成分。

根据献血者体型和血细胞比容的不同，该系统可采集1 U或2 U红细胞，同时还可采集血浆。未采集的血液成分回输给献血者，并可用适量生理盐水补充血容量。该系统能自动添加适量保养液，并配有白细胞滤器。采集完成后，管路下机，通过重力对红细胞进行过滤。

（六）MCS+ LN9000血细胞分离系统（唯美血液技术）

唯美血液技术MCS+ LN9000系统由设备、程序软件和一次性管路组成。该分离系统使用单针封闭管路，从献血者静脉抽取全血，并按比例与抗凝剂混合。利用莱森（Latham）分离杯技术分离各种血液成分。基于血浆控制血细胞比容管理的临界流技术，含有血小板和白细胞的白膜层在分离杯中形成。使用快速血浆从细胞层中将血小板从分离杯中挤出（冲击技术）。未采集的血液成分回输给献血者，并用适量生理盐水补充血容量。

根据献血者体型和血小板计数，MCS+ LN9000能够采集1 U、2 U或3 U的单采血小板，可同时采集或不采集血浆。一次性管路配有白细胞滤器。在采集过程中，通过重力对血小板进行自动过滤，最终制成少白细胞的血小板。

（七）PCS2血细胞分离系统（唯美血液技术）

唯美血液技术PCS2系统由采集设备、操作软件和一次性单针管路组成，用于采集原料血浆或输注用血浆。使用单针管路，PCS2血细胞分离系统从献血者静脉抽取全血，与抗凝剂混匀。利用分离杯技术分离献血者全血成分，并按患者情况和设定量采集血浆。未采集的血液成分回输给献血者，并用适量生理盐水补充血容量。

（八）采用YES技术的NexSys PCS设备（唯美血液技术）

采用yield-enhancing solution（YES）技术的NexSys PCS设备，使用一次性管路、单静脉通路从献血者静脉抽取全血，并按比例将其与抗凝剂溶液混合。NexSys PCS系统利用吹模分离技术分离献血者全血成分。采用分离杯技术将献血者全血分离成血液成分，并采集设定量的原料血浆进入收集袋中。未采集的血液成分回输给献血者，并用适量生理盐水补充血容量。

第三节 血液成分保存

一、输注用全血冷藏保存

全血大多数用于制备血液成分，但也能直接用于临床输注。全血在经批准的抗凝剂/保存液中能保存 35 天(AABB 标准 5.1.8A)[4(pp52-61)]。全血可未经滤除白细胞处理直接保存，也可经过能保留血小板的滤器滤除白细胞后再行保存。最近，低效价抗-A/抗-B 的 O 型全血在战伤救治中的应用取得了成功，再次引起了在平民创伤救治中使用全血的兴趣[1, 55-57]。全血和红细胞的容量相近、保存和运输温度要求相同。在大出血患者，与输注平衡血液成分(平衡比例的红细胞、血浆和血小板)比较，输注全血更为简便[55]。全血所含低温保存血小板的止凝血效果，与常温保存血小板相同甚至更好[56, 58]。输注全血的优点在于输注 1 袋全血就能平衡复苏所需血液成分，而不需要输注 4 袋不同的血液成分(红细胞、血小板和血浆)[56]。

二、红细胞成分保存

用来保存全血和红细胞的血袋的材料是经过邻苯二甲酸二(2-乙基)己酯[di(2-ethylhexyl) phthalate，DEHP]塑化的 PVC。DEHP 不仅赋予 PVC 柔韧性，而且对红细胞具有保护作用，能使其避免在保存过程中发生溶血。近年来，出于对 DEHP 可能具有毒性的忧虑，有些血袋已采用其他塑化剂替代，例如丁酰柠檬酸三己酯(butyryl-trihexyl-citrate，BTHC)、环己烷-1，2-二羧酸二异壬酯(1，2-cyclohexane dicarboxylic acid diisononyl ester，DINCH)和二(2-乙基己基)酯[di(2-ethylhexyl) terephthalate，DEHT][59]。很难找到具有与 DEHP 类似的红细胞保护作用的其他塑化剂。新的塑化剂投入使用后，就没有了 DEHP 稳定红细胞膜的作用。新型红细胞保存液有可能弥补这一缺失。有研究显示，几种红细胞保存液[磷酸盐-腺苷-葡萄糖-鸟苷-生理盐水-甘露醇(phosphate-adenine glucose-guanosine-saline-mannitol，PAGGSM)、AS-3、磷酸盐-腺苷-葡萄糖-鸟苷-葡萄糖酸盐-甘露醇(phosphate-adenine-glucose-guanosine-gluconate-mannitol，PAGGGM)]和以 DINCH 或 DEHT 为塑化剂的血液采集和保存系统一起使用时的红细胞保存效果，与红细胞保存液 AS1 或 SAGMS 和 DEHP-PVC 血袋的相似。

保存液为 CPD 或 CPD2、保存温度为 1~6℃ 时，源于全血的红细胞的保存期为 21 天，血细胞比容为 65%~85%。使用 CPDA-1 的红细胞的保存期为 35 天，血细胞比容<80%(AABB 标准 5.1.8A)[4(pp52-61)]。在美国，加入添加液使红细胞保存期延长至 42 天，在其他一些地区甚至延长至 56 天。加入添加液使血细胞比容下降至 55%~65%。新生儿或儿科输血常使用保存时间短于 7~10 天的红细胞。在临床输血实践中，关于血液保存期的长短和抗凝剂或添加液的偏好存在不同意见，但没有证据表明哪种选择是最好的。对于全血制备或单采的红细胞在保存期末的溶血率，美国的要求是<1%，欧盟和其他地区要求是<0.8%[62, 63]。

目视检查红细胞能发现颜色异常或细菌污染、溶血和凝块等引起外观变化[64]。将外观异常血袋离心后，易于观察上清溶血情况。目视检查上清液呈混浊、棕色或红色，提示可能存在细菌污染[64]。但是，目视检查无法发现所有细菌污染血液。红细胞血袋中的血凝块一般都很小，目视检查难以发现，直到临床输注的输血器或成分制备实验室进行白细胞滤除的滤器出现堵塞时才被发现。目视检查不合格或以其他方式发现有凝块的血液不宜放行供临床输注。

由于献血者的个体差异和血液制备方法的差别，每袋红细胞的血红蛋白含量或血细胞比容有所不同。例如，采用白膜法制备血小板后获得的红细胞的血红蛋白和血细胞比容一般比 PRP 法的低，因为白膜法会损失更多的红细胞。红细胞单采能更为精准地控制每单位红细胞的血红蛋白含量和血细胞比容。美国法规并未直接规定每单位红细胞的血红蛋白总量，但至少为 45g。欧盟规定每单位少白细胞红细胞的血红蛋白含量至少为 40g[62]。有些专家主张对每单位红细胞的血红蛋白含量和血细胞比容标准作出更为严格的规定[67, 68]

用热合机或者热合钳将与血袋相连的采血导管分隔热合，可产生 13~15 段(每段均有重复序列号)血液标本，用于后续 ABO/Rh 血型鉴定、交叉配血、抗原分型、输血不良事件调查或其他实验室检测。但是，在使用导管血样评估红细胞血袋成分时需要谨慎，因为导管血样的血红蛋白、溶血与血细胞比容与血袋中的血液具有明显差异[60, 70]。

三、血小板保存

血小板的保存和运输温度为 20~24℃。血小板保存袋的透气性优于红细胞和血浆保存袋。在保存过程中必须保持血小板处于振荡状态，以支持血小板代谢，保证适宜的体内血小板回收率(AABB 参考标准5.1.8A）[4(pp52-61),51,71]。目前使用的血小板保存袋具有高透气性，其材料为BTHC或(2-乙基己基)三聚体塑化的PVC或乙酸乙烯酯、聚烯烃(聚乙烯或聚丙烯)或含氟聚合物[35]。振荡有助于保证血小板和悬浮介质之间能够进行有效的氧气、二氧化碳和乳酸等物质交换。长时间静置保存影响血小板的氧化代谢，增强糖酵解，导致乳酸增加，pH值下降[72]。如果血小板pH值≤6.2，其体内回收率将不符合要求[73]。血站向医院运送、远距离空运和血站之间调剂血液时，血小板不需要振荡保存。体外研究显示，在无振荡的条件下保存24小时，对血小板的损伤很小[72,74,75]。但长时间无振荡保存可能导致血小板pH值降低至不符合要求的水平[74]。

血小板在20~24℃保存过程中，污染细菌可能繁殖，导致输血相关败血症，严重时可危及生命。在保存袋中，血小板活性能保持5~7天。为了降低细菌污染输血不良反应的风险，有些地方法规加强了对血小板保存期的管控。具体管控措施因各地所实施风险减轻策略的不同而异。目前采用的风险减轻策略包括献血者筛查、皮肤消毒、血液分流、细菌培养、发放输注前快速检测和病原体灭活技术。FDA 2019年9月发布的指南规定[76]：①病原体灭活血小板的保存期为5天；②经过2次细菌检测(再次培养或快速检测)或采用FDA批准的方法——推迟采集大容量样本做细菌培养的，血小板保存期延长到7天；③采用首次细菌培养和经批准作为安全措施的再次检测，或者病原体灭活的，血小板保存期为5天；④采用经过批准用于保存7天的血小板保存袋，做2次细菌培养或首次检测为细菌培养、再次检测为发放输注前快速检测的，血小板保存期为7天。其他国家已经允许经过病原体灭活(如瑞士)或推迟采集大容量样本细菌培养(如加拿大和英国)的血小板保存期为7天[77]。

在制备后进行目视检查时，绝大多数血小板不存在肉眼可见的红细胞，这意味着其红细胞含量小于0.4×10^9个。一般来说，每单位血小板的红细胞数量不超过1.0×10^9，但全血制备的血小板有时含有较多的红细胞[78]。发现血小板有肉眼可见的红细胞时，宜测定血细胞比容。AABB标准5.15.5规定，如果血小板中含有2 mL以上的红细胞，应做交叉配型，献血者红细胞的ABO血型应与受血者血浆相容。在这种情况下，血小板保存袋上应附有献血者血样，供相容性检测使用[4(p38)]。

在制备当天，部分全血制备的血小板或单采血小板可能含有血小板聚集团块[78,79]。在日常工作中，可采用目视检查的方法，对血小板聚集程度作出主观判断，保证聚集严重的血小板不予贴签和放行。大多数肉眼可见的聚集团块，特别是轻度到中度的聚集团块，经过持续振荡保存1天后便可能消失[78]。从全血制备血小板的离心温度和离心速度以及滤白可能影响血小板的聚集程度[79,80]。有血站发现，同一献血者捐献的多袋血小板均出现聚集，提示血小板聚集与献血者相关[81]。

由于不利的运输条件、设备临时故障或停电，血小板偶尔无法在20~24℃保存。有1项研究显示，在37℃下保存6小时，接着放置室温无振荡继续保存18小时后，血小板体内回收率并未受到影响[82]。然而，有两项研究结果显示，20℃以下保存对血小板体内回收率和存活具有不良影响[83,84]。因此，宜采取适当措施，使血小板在血站保存和运输期间的温度范围符合要求。

在欧洲，单采和全血制备的血小板均可在血浆或PAS中保存。目前上市的PAS配方支持含血浆量为30%~40%的血小板的保存[52]。进一步降低血浆含量需要含有碳酸氢盐和葡萄糖的新型PAS配方，才能维持血小板代谢和活性。PAS保存血小板的优点包括减少输血不良反应，降低抗-A和抗-B抗体的效价，以及使更多血浆作为其他用途[52]。缺点是输血后的血小板计数增加值较低[52]。美国目前仅批准PAS用于保存单采血小板，尚未批准用于保存全血制备的血小板。

四、血浆保存

相关法规根据血浆的采集方法、保存温度、冰冻方法、再次加工、时间安排和融化后保存条件等多种组合，对血浆种类进行定义并制定相应的监管要求。血浆制备和使用的所在国家对血浆技术要求制定了一系列法规、标准、规范和指南。本部分信息主要来源于(但不限于)美国CFR、FDA指引文件、《人体血液和血液成分使用说明书》《AABB标准》和欧盟指令。宜了解血浆制备所在国家对血浆的具体定义和要求。

一般将从全血制备或单采的血浆冷冻保存，以保留凝血因子活性和延长保存期。新鲜血浆如果没有及时冰冻，可能导致Ⅴ因子和Ⅷ因子水平降低。

冰冻血浆融化后可供临床使用，也可在 1~6℃ 保存一段时间。冰冻血浆也可用于制备冷沉淀和去冷沉淀血浆。血浆能用于临床输注，或者作为制备各种血浆蛋白产品的原料血浆。

（一）新鲜冰冻血浆

在美国，新鲜冰冻血浆（FFP）可从由全血制备或单采制备。1 单位从全血制备的血浆平均为 300 mL，1 单位单采血浆为 400~600 mL。FFP 的所有凝血因子、抗凝血酶和血管性血友病因子裂解蛋白酶（ADAMTS13）的含量符合临床输注要求[86]。FFP 必须在采集后 8 小时内制备完毕并冷冻保存（AABB 参考标准 5.1.8A）；或者按照血液采集、加工和保存系统生产方操作说明书要求操作（AABB 参考标准 5.1.8A 和 5.7.4.9）[4(pp28, 52-61)]。FFP 在 -18℃ 以下的保存期为 12 个月，经 FDA 批准，在 -65℃ 的保存期可达 7 年（AABB 参考标准 5.1.8A）[4(pp52-61)]。

欧洲委员会对 FFP 的定义更为严格：从全血分离或通过单采血浆制成，在采血后 6 小时内冰冻，或如果全血在采集后快速降至 20~24℃，血浆可在 24 小时内冰冻[62]。必须在 1 小时内将血浆降至 -25℃ 以下。使用速冻设备、干冰或者干冰与乙醇或防冻剂的混合物能快速冷冻血浆。FFP 在 -25℃ 以下的保存期为 36 个月，在 -25℃ ~ -18℃ 的保存期为 3 个月[62]。欧洲委员会没有具体规定融化方法，仅要求血浆融化必须在可控环境下进行，且融化后无可见的不溶性冷沉淀物[62]。

血浆取出后宜立即使用 30~37℃ 水浴或经 FDA 批准的干式设备融化冰冻血浆。使用水浴时，血袋外面必须有塑料保护套（AABB 标准 5.7.4.9.1）[4(p28)]。单采 FFP 容量较大，融化需更长时间。封闭系统制备的 FFP 一旦融化，只能在 1~6℃ 保存 24 小时。保存超过 24 小时后，应将标识修改为冰冻血浆，可在 1~6℃ 继续保存 4 天（AABB 标准 5.7.4.13 和 AABB 标准 5.1.8A）[4pp29, 52-61]。

血浆袋的玻璃化转变温度取决于材料成分，PVC 血袋一般为 -35~-20℃[87]。处于或低于此温度范围时，血袋脆性显著增加。血袋有破损的血液不宜用于输注，宜作废弃处理。

AABB 要求血液机构采取措施，降低血浆成分输注所致的输血相关性急性肺损伤（transfusion-related acute lung injury，TRALI）的风险[44]。为了将患者输注可能导致 TRIAL 的 HLA 同种抗体的风险降至最低程度，现行做法包括只从男性、未怀孕的女性或 HLA 抗体检测阴性的已生育女性的献血者采集单采血小板、血浆和全血[4(p18)]。

实行血浆隔离检疫机制能提高血浆的病毒安全性。欧洲委员会规定，献血者在隔离期（隔离期长于病毒检测窗口期，一般为 6 个月）满后返回血站再次做检测，至少 HBV、HBsAg、HCV 抗体、HIV 抗体检测结果为阴性的，被隔离的 FFP 方可放行。采用病毒核酸筛查以后，窗口期已缩短，FFP 的隔离期也可相应缩短[88]。

（二）采集后 24 小时内制备的冰冻血浆（PF24）

FDA 将采集（手工或自动方法）后 24 小时内冰冻至 -18℃ 以下的冰冻血浆定义为 PF24。PF24 可能来源于全血或单采。由于路途遥远和工作安排等原因无法在采血后 8 小时内完成全血或血浆的运输和制备，此时便可制备 PF24。除了 V 因子、Ⅷ因子和蛋白 C 的含量以外，PF24 其他成分的含量与 FFP 相当[2]。单采血浆成分必须在采集后 8 小时内放置到 1~6℃ 的环境中保存，且在 24 小时内冰冻（AABB 标准 5.7.4.10）[4(p28)]。融化后，PF24 可在 1~6℃ 保存 24 小时（AABB 标准 5.1.8A）[4(pp52-61)]。PF24 融化后超过 24 小时的，必须重新标识为融化血浆。融化血浆可在 1~6℃ 继续保存 4 天（AABB 标准 5.7.4.13 和 5.1.8A）[4(pp29, 52-61)]。

（三）采血后在室温保存 24 小时内制备的冰冻血浆（PF24RT24）

PF24RT24 指采集后在室温放置达 24 小时，然后在 -18℃ 以下保存的血浆（AABB 标准 5.7.4.11）[4(p28)]。PF24RT24 可能来源于全血或单采。由于路途遥远和工作安排等原因无法在采血后 8 小时内完成全血或血浆的运输和制备，此时便可制备 PF24RT24。除了 V 因子、Ⅷ因子和蛋白 S 水平外，PF24RT24 其他成分的含量与 FFP 相当[2]。融化后，PF24RT24 可在 1~6℃ 保存 24 小时（AABB 参考标准 5.1.8A）[4(pp52-61)]。PF24RT24 融化后超过 24 小时的，必须重新标识为融化血浆，可在 1~6℃ 下继续保存 4 天（AABB 标准 5.7.4.13 和 AABB 标准 5.1.8A）[4pp29, 52-61]。

（四）融化血浆

融化血浆是指 FFP、PF24 或 PF24RT24 融化后在 1~6℃ 下保存超过 24 小时的血浆（AABB 标准 5.7.4.13）[4p(29)]。前述类别血浆融化后超过 24 小时转化为融化血浆后还能继续保存 4 天。融化血浆的Ⅱ因子和纤维蛋白原含量稳定，其他凝血因子，尤其是很少作为血浆输注原因的V因子和Ⅷ因子的含量减少。从FFP转化的融化血浆，经过5天保存后，其V因子、Ⅶ因子和Ⅷ因子含量降低[89, 91]。去冷沉淀血浆融化后保存5天后，其纤维蛋白、Ⅷ因子和血管性血友病因子(vWF)含量不受影响，但ADAMTS13、V因子和Ⅶ因子含量降低[92]。融化血浆除了V因子和Ⅷ因子外，其他因子含量符合要求。融化血浆一般用于紧急输血，以避免等待血浆融化，导致输注延误。

(五)液体血浆

在美国，在全血保存期间内可随时从中分离制备液体血浆，用于输注。液体血浆在超过全血保存期后仍可在1～6℃继续保存5天[AABB标准5.1.8A和21 CFR610.53(b)][4(pp52-61)]。从以ACD、CPD或CP2D为保存液的全血分离的液体血浆保存期为26天。如果全血保存液为CPDA-1，从中分离的液体血浆保存期为采集后40天。液体血浆除了V因子和Ⅷ因子外，其他因子含量符合要求。液体血浆一般用于紧急输血，以避免等待血浆融化，导致输注延误。

(六)冷沉淀凝血因子

冷沉淀的抗血友病因子(Cryoprecipitated Antihemophilic Factor, AHF)，在欧洲简称为冷沉淀，是由FFP制备的冷球蛋白组分。FFP在1～6℃冰箱或水浴中放置过夜融化，经过离心，获得冷不溶解蛋白沉淀物，将上清血浆转移到联袋中。以少量剩余血浆(通常为15 mL)重悬沉淀物，重新冻存。冷沉淀应在从低温离心机中取出后1小时内冰冻。在-18℃条件下，冷沉淀的保存期为自采血日起12个月(AABB标准5.1.8.A)[4(pp52-61)]。欧洲要求FFP融化温度为2～6℃，冷沉淀在-25～-18℃条件的保存期最长3个月，在-25℃以下可保存36个月[62]。

《AABB标准》5.7.4.15要求，每单位冷沉淀至少含Ⅷ因子80 IU和纤维蛋白原150 mg[4p(29)]，尽管纤维蛋白原平均含量一般为250 mg[93]。欧洲标准要求为每单位冷沉淀至少含70 IU Ⅷ因子、140 mg纤维蛋白原和100 IU vWF[62]。目前制备的冷沉淀含有较高水平的纤维蛋白原(中位数为388 mg/U)[94]。FFP快速冷冻可增加冷沉淀Ⅷ因子的获得率[95]。冷沉淀含有抗-A和抗-B抗体，但每单位冷沉淀的抗-A和抗-B抗体含量很少。有研究显示，O型冷沉淀的抗-A含量仅为其来源血浆的抗-A总量的1.15%[96]。

冷沉淀融化后宜尽快使用，但单袋或者使用无菌接管密闭系统汇集的冷沉淀融化后在室温(20～24℃)可保存6小时。采用开放系统汇集的冷沉淀融化后只能在室温保存4小时(AABB标准5.1.8A)[4(pp52-61)]。汇集冷沉淀时可能使用稀释液(例如0.9%氯化钠)，以提高单袋冷沉淀的回收率。

冷沉淀在室温保存2小时、4小时和6小时后，Ⅷ因子含量分别平均下降约10%、20%和30%[97]。与O型冷沉淀相比，A型和B型冷沉淀的Ⅷ因子含量较高(120 IU/袋 vs 80 IU/袋)[98]。融化后的冷沉淀不宜再次冰冻。

(七)去冷沉淀血浆

去冷沉淀血浆是冷沉淀制备过程的副产品。以封闭系统制备的去冷沉淀血浆必须在FFP融化后24小时内重新冷冻至-18℃以下(AABB标准5.1.8A)[4(pp52-61)]。欧洲与美国法规均要求去冷沉淀血浆的保存温度和保存期与FFP相同。去冷沉淀血浆含有正常水平的凝血因子V(85%)、Ⅰ、Ⅶ、X因子、抗纤溶酶、抗凝血酶、蛋白C和蛋白S，纤维蛋白原含量约为2 g/L[99]，但Ⅷ因子、vWF因子抗原、vWF活性、纤维蛋白原和XⅢ因子含量均降低[92, 100]。去冷沉淀血浆基本上专门用于血栓性血小板减少性紫癜患者的血浆置换或输注[2]。

(八)回收血浆或原料血浆

血站常将多余血浆和液体血浆转化为一种没有许可的血液成分——回收血浆或“加工用血浆”，将其运送到血浆蛋白分离中心加工成白蛋白、凝血因子和免疫球蛋白等血浆衍生物。采血机构必须与血浆蛋白制品生产方签订短期供应协议，才能运送原料血浆(21 CFR 601.22)。因为回收血浆没有过期日期，因此必须永久保存回收血液的相关记录。回收血浆的保存条件和保存期由血浆蛋白制品生产方规定。在欧洲，用于生产人类血浆蛋白制品的FFP必须符合适用的欧洲药典指南的要求。

原料血浆通过单采收集，并在合适温度下保存，用于进一步制备血浆蛋白制品。原料血浆献血者一般是有偿的，其筛查标准与临床输注用单采血浆献血者的不同(AABB标准5.5.2)[4(p19)]。原料血浆献血者在7天内最多可以捐献2次，两次采集之间的间隔至少2天(AABB标准5.5.2.2.1)[4(p20)]。除了每次献血都要求进行感染性病原体检测外，还要求对原料血浆献血者在初次单采捐献当天以及此后每4个月进行体检和检测，以确定血浆或血清总蛋白、免疫球蛋白水平[21 CFR 640.65(b)(1)]。

第四节 采集后加工或血液成分修饰

一、保存前滤除白细胞

血液采集系统可带有在线滤器，用于滤除全血、红细胞和/或血小板中的白细胞。许多用于全血白细胞过滤的系统允许在采集后24小时内室温过滤，也有的采用冷藏温度过滤。从单一献血者的全血制备的滤白血小板，白细胞残留量必须<8.3×10^5/U，质量抽检符合率达到95%(AABB标准5.7.4.19)[4(p30)]。欧洲委员会要求，滤白的红细胞、汇集血小板和单采血小板的白细胞残留量必须<1×10^6/U[62]，质量抽检符合率达到90%。美国FDA要求，滤白的红细胞、汇集血小板和单采血小板的白细胞残留量必须<5×10^6/U，质量抽检符合率达到95%，置信水平为95%[35, 36]。

美国要求滤白红细胞和血小板的回收率>85%(AABB标准5.7.4.6)[4(p27), 101]。滤白血小板的血小板含量必须≥5.5×10^{10}个/U，质量抽检符合率≥75%；保存末期pH>6.2，质量抽检符合率≥90%(AABB标准5.7.4.19)[4(p30)]。滤白单采血小板的血小板含量必须≥3.0×10^{11}个/治疗量，质量抽检符合率≥95%；保存末期pH>6.2，质量抽检符合≥95%，置信水平95%[36]。欧洲委员会的标准要求，滤白红细胞的血红蛋白含量必须≥40 g/U，滤白单采血小板的血小板含量必须>2×10^{11}个[62]，两者的质量抽检符合率均为≥90%。

一般宜在全血采集后尽快(通常在采集后5天内)滤除白细胞。全血采集袋含有滤除白细胞和血小板的在线滤器，用于制备滤白红细胞和FFP。能保留血小板的在线全血滤器用于制备滤白红细胞、FFP和血小板。如果全血采集袋没有在线白细胞滤器，可使用经FDA批准的无菌接管设备连接滤器[101]。使用能在血浆和血小板单采过程中进行白细胞去除的单采设备时，所采集的血液成分不需要再另外做滤白。

存在镰状细胞是红细胞过滤失败的最常见原因。在含有镰状细胞的红细胞中，过滤失败率大约为50%，其余的50%虽能通过滤器，但其白细胞残留量可能超过标准允许的上限[102]。

滤白血液成分的残余白细胞水平低于大多数标准血液学分析仪的检测水平，因此一般采用Nageotte血细胞仪计数法和流式细胞计数法检测血液成分的白细胞残留量。Nageotte血细胞计数板采用固定加样容量(50μL)，具有蚀刻网格，便于在显微镜下人工计数细胞[103]。流式细胞术方法涉及用荧光DNA结合染料标记新鲜或固定细胞，以便白细胞可以利用内部参考标记进行计数。1项多中心研究显示，检测新鲜样本(24小时内)时，流式细胞术的检测结果优于Nageotte计数法[104]。一般而言，Nageotte计数法的白细胞检测值低于流式细胞术。最近已上市1种利用图像分析的自动化光学系统用于计算白细胞数量，较Nageotte板计数法和流式细胞术更为简便[105]。

二、血液成分汇集

将多袋血小板或血浆成分汇集成1袋，能增加单袋血液成分中的细胞或血浆蛋白含量。血站或医院输血科使用无菌接管设备汇集的血液成分，其无菌性和保存期不受影响(AABB标准5.7.2.1.1)[4(p24)]。

采用开放系统汇集的血小板的保存期为自汇集时算起4小时(AABB标准5.1.8A)[4(pp52-61)]。采用FDA批准用于血小板汇集的封闭系统的，汇集血小板保存期为最早1袋血小板采集后5天(AABB标准5.1.8A)[4(pp52-61)]。采用多个血袋无菌接管技术能将4~6袋滤白或未滤白的血小板汇集(一般为ABO血型相同)。如果将未滤白血小板汇集，可在汇集过程中滤白。以汇集血小板中保存期最短的那袋的保存期作为汇集血小板保存期[21 CFR 610.53(B)]。

美国规定，滤白汇集血小板的白细胞残留量必须<5.0×10^6个。经过批准的汇集血小板血袋必须具有取样装置，以供细菌污染检测取样使用。汇集血小板的制备机构必须保留所汇集的每份血小板的ABO/Rh血型、献血条码和采血机构的记录(AABB标准5.7.3.3)[4(p25)]。

国际上有许多血站采用白膜法制备血小板，并在保存前汇集和以PAS或血浆保存[106]。现已普遍开始使用自动化汇集设备以提高血液成分制备效率。在美国以外的地区，在保存前对白膜法制备的血小板汇集后，可接着做病原体灭活。

采用开放系统在输注前汇集的冷沉淀，在20~

24℃的保存期为4小时(AABB标准5.1.8A)[4(pp52-61)]。采用开放系统在保存前汇集的冷沉淀，在-18℃可保存12个月(AABB标准5.1.8A)[4(pp52-61)]。冷沉淀融化后的保存期为4小时(AABB标准5.1.8A)[4(pp52-61)]。使用经FDA批准的无菌接管设备制备的汇集冷沉淀可在-18℃保存12个月，融化后可保存6小时(AABB标准5.1.8A)[4(pp52-61)]。汇集冷沉淀的单位数量可能有所不同，可为4、5、6、8或10单位。保存前汇集的冷沉淀必须在低温离心后1小时内开始冰冻(AABB标准5.1.8A)[4(pp52-61)]。以所汇集的每单位冷沉淀均含Ⅷ因子80 IU和纤维蛋白原150 mg为依据，乘以所汇集的单位数，便能得出汇集冷沉淀的有效成分含量(AABB标准5.7.4.15)[4(p29)]。

三、冰冻红细胞

冰冻红细胞的制备方法目前有2种：低浓度甘油快速冰冻法[107]和高浓度甘油缓慢冰冻法[108, 109]。低浓度甘油快速冰冻法使用低浓度甘油(15%~20%)、快速冷却(>100℃/分钟)、在液氮(-196℃)或液氮蒸汽(-165℃)中保存，在42~45℃水浴中快速解冻。低浓度甘油快速冰冻法较少用。在美国和国际上的大多数血站，较常用高浓度甘油(40%)缓慢冰冻(≤1℃/分钟)法，在-65℃保存，在37℃水浴中快速解冻。2种方法均需要控制甘油的加入和去除速度，以防止红细胞的渗透性溶解和尽量减少受血者接触化学冷冻保护剂。红细胞成分必须在采集后6天内进行冷冻保存，除非红细胞经过复壮处理或是稀有血型。稀有血型红细胞在保存期内皆可冷冻保存，无需事先经过复壮处理(AABB标准5.7.4.2.1)[4(p26)]。

冰冻红细胞必须在-65℃以下保存，保存期为10年。稀有血型的冰冻红细胞超过保存期后仍可使用，但是必须制定相应的放行制度(AABB参考标准5.1.8A)[4(pp52-61)]。欧洲法规允许冰冻红细胞保存期长达30年[62]。在低温冰冻状态下，PVC或聚烯烃血袋脆性增加，因此冰冻红细胞的运输和处理宜小心谨慎，轻拿轻放。必要时，可将已经解冻和去甘油的稀有血型红细胞重新冷冻保存和再次解冻使用，这样做并不影响红细胞回收率[110]。

在冰冻红细胞解冻后，必须采用添加和去除氯化钠溶液的方法去除甘油。大多数情况下在开放系统的条件下作去除甘油操作，因此解冻去甘油红细胞在1~6℃只能保存24小时(AABB标准5.1.8A)[4(pp52-61)]。采用开放系统的方法制备的红细胞最终以0.9%氯化钠和0.2%葡萄糖悬浮。葡萄糖为红细胞提供营养，能使保存4天的解冻去甘油红细胞输入人体后具有良好的活性[111]。

在封闭系统中自动添加或去除甘油的解冻红细胞洗涤系统已上市。使用该系统，在全血采集后6天内添加甘油，在解冻去甘油的红细胞加入AS-3保存液，可在1~6℃保存14天(美国)，加入SAGM保存液的，可在1~6℃保存7天(欧洲)[111, 112]。该系统制成的非去白冰冻解冻红细胞的血细胞比容为51%~53%，白细胞平均数约为9.0×10^6个/U[113]。欧洲标准要求冷冻解冻红细胞的血红蛋白含量≥36 g/U，血细胞比容35%~70%，游离血红蛋白<0.2 g/U[62]。

四、冰冻和低温保存血小板

研究显示，血小板经4%~6%二甲基亚砜(dimethyl sulfoxide，DMSO)处理，在-80℃以下保存2~4年，仍保持止血功能[114-116]。在冷冻前去除二甲基亚砜，冰冻血小板在融化后立即与血浆重新混悬，适用于战时和平时的创伤救治[116, 117]。与标准室温保存相比，血小板冷冻保存和随后的解冻过程耗时更多，且费用更高。目前正在开展数项关于冷冻保存血小板输注安全与效果的临床试验[118-120]。

与室温保存血小板相比，在1~6℃下保存的冷藏血小板具有许多优点：①新陈代谢放缓，使保存期延长；②增强止血活性；③提高细菌安全性；③保存和运输更容易[121]。血小板在1~6℃保存能促进血小板活化，增强促凝血功能，这一特性使人们产生了采用冷藏血小板治疗出血患者的兴趣[58]。美国已经允许单采血小板在1~6 ℃下无振荡保存3天(21 CFR 640.24和21 CFR 640.25)。与室温保存血小板相比，冷藏保存血小板的血小板体内回收率和存活率较低[71, 122]。

五、血液成分辐照

对细胞血液成分进行辐照处理，能减少输血相关移植物抗宿主病(transfusion-associated graft-vs-host disease，GVHD)风险。血液辐照使用的放射源包括γ射线(铯-137血液辐照仪和钴-60放射源)和X-射线(由放射治疗用直线加速器或独立单元产生)。这 2 种放射源灭活 T 淋巴细胞的效果均能符合要求。市面上已有专供血库使用、独立的血液辐照仪。

美国规定，血袋中心位置的辐射剂量必须≥25 戈瑞(Gy)[2500 厘戈瑞(cGy)]，且<50 Gy (5000 cGy)[63, 124]。还有，在满载的辐照血液罐中，血液成分任何部位的最小照射剂量必须≥15Gy (AABB 标准 5.7.3.2)[4(p25)]。欧洲标准要求的剂量略高，血液成分任何部位的辐射剂量必须≥25Gy，且<50 Gy[62]。美国和欧洲的标准都能有效预防 GVHD。

必须对辐照仪常规监测，以确保辐照时有足够的辐射剂量到达血袋(AABB 标准 5.7.3.1)[4(p25)]。可采用对辐照敏感的胶片或辐照剂量监测条做辐照仪的质量控制[124]。欧洲要求使用辐射敏感的标签[62]。FDA 法规要求，铯-137 放射源必须每年验证 1 次，钴-60 放射源必须每半年宜有 1 次(AABB 标准 5.7.3.1)[4(p25)]。X 射线辐照仪的放射剂量测定，宜遵守设备生产方的推荐(AABB 标准 5.7.3.1)[4(p25)]。辐照仪大修或移位后，必须实施剂量验证(AABB 标准 5.7.3.1)[4(p25)]。还宜定期监测 γ 辐照仪的操作转盘、定时器、因放射源衰减需要增加的辐照时间。

美国规定，处于保存期内的红细胞均可辐照。血液成分辐照后的保存期为 28 天，也可同血液辐照前的原有保存期，但必须以较短者为准(AABB 参考标准 5.1.8A)[4(pp52-61)]。欧洲要求，只有采血后 28 天内的红细胞方可辐照，辐照红细胞的保存期为辐照后 14 天或采集后 28 天，但必须以较短者为准[62]。血小板在保存期内均可以辐照，辐照后血小板的保存期与辐照前血小板相同(AABB 标准 5.1.8A)[4(pp52-61)]。

辐照红细胞保存后导致体外红细胞质量下降。研究表明，辐照前和照射后的保存期会影响红细胞的溶血水平和上清液钾水平，这可能对某些患者构成风险[125, 126]。例如，在新生儿和快速输血的儿童，高钾可能引起心脏并发症[127]。因此，对于新生儿和需要快速输血的儿童，推荐使用保存时间短或辐照后经过洗涤的红细胞。50Gy 的辐照强度对血小板没有损伤作用[128]。

六、红细胞和血小板成分的洗涤

对于对高钾敏感的患者，尤其是在没有新鲜红细胞可用时的新生儿大量输血[129]，具有血浆相关输血不良反应史的受血者[130]，以及为了减少 TRALI[131]，推荐使用洗涤红细胞。有研究提示，将保存红细胞进行洗涤，能去除红细胞保存过程中累积的促炎细胞和分子，减少红细胞的生物活性物质[132]，可能是保存期间红细胞降解的有效解决手段[133]。

血库可在输注前采用手工、半自动细胞处理仪或血液回收仪洗涤红细胞，以减少血浆或免疫球蛋白含量[129, 134, 135]。所采用的洗涤方法必须确保使用足够量的相容溶液洗涤红细胞，以基本上去除所有血浆(AABB 标准 5.7.4.5)[4(p27)]。由于使用开放系统洗涤红细胞可能存在潜在细菌污染，且洗涤后以生理盐水而不是红细胞保存液重悬，使红细胞活性降低，因此洗涤红细胞的保存期为 24 小时(AABB 参考标准 5.1.8A)[4(pp52-61)]。使用密闭系统、半自动洗涤程序和红细胞保存液，能延长洗涤红细胞保存期[134]。欧洲标准要求，每单位洗涤红细胞的血红蛋白≥40 g，血细胞比容为 0.50~0.70，溶血率<0.8%，上清液蛋白质<0.5 g[62]。

七、减少血液成分容量

为了防止心脏超负荷，减少 ABO 抗体输入，实施宫内输血，或减少反复发生输血反应的风险，有些患者需要输注血浆含量较少的血小板。在输注前离心减少容量的方法，能将血小板容量减少至 10~15 mL/U(单一献血者全血制备)。在血小板保存第 5 天时实施减容操作，血小板形态、平均血小板体积、低渗休克反应、协同聚集和血小板因子 3 活性等体外质量指标和输注后血小板增加值均令人满意[136]。减容血小板的体外回收率约为 85%。未汇集的单一献血者全血制备的血小板，经过离心(580 g，20 分钟)减容后，容量从约 60 mL 减少至 35~40 mL，血小板计数增高(> 2.3×10^9/L)[137]。降低从全血制备的血小板的 pH 值能避免形成肉眼可见的血小板聚集物(微聚物)[138]。在离心前加入 10%的 ACD-A 保存液，能降低血小板 pH 值，有利于高浓度血小板的再悬浮，避免聚集[138]。使用开放系统制备的减容血小板，保存时间最长为 4 小时。

八、病原体灭活

目前，血液安全已经达到了前所未有高度。然而，尽管对献血者进行了严格筛查和检测，已知和新出现的可经输血传播感染的风险仍然存在[139]。对血液成分实施病原体灭活技术处理，能灭活病毒、细菌和寄生虫等病原体，从而降低经输血传播的感染风险[139]。大多数病原体灭活方法是损伤病毒、细菌和寄生虫的核酸，阻止其复制[139]。这些方法也能使残留的白细胞失活，因此可用于替代 γ 或 X 射线辐照，以预防 GVHD。血小板、血浆和红细胞不含基因组核酸，基本上不受病原体灭活处理的影响[139]。

INTERCEPT(Cerus 公司)使用补骨酯衍生物(amotosalen)/短波紫外线(ultraviolet A，UVA)破坏病原体的核酸。欧洲(CE 认证)、加拿大(加拿大卫生部)和美国(FDA)已批准使用该项技术处理血小板和血浆。在血浆或血小板中加入补骨酯衍生物，终浓度为 150 μM，用 3.0 J/cm^2 的短波紫外线 UVA(λ=320~400 nm)照射。照射后，使用吸附装置去除血浆中的补骨酯衍生物，使补骨酯衍生物残留浓度小于 0.02 mg/mL(血小板)或 0.01 mg/mL(血浆)[140]。经该法处理的血浆，凝血因子和抗血栓形成因子的平均活性仍在参考范围内[141]。体外实验显示，经过该处理后血小板特性和功能部分下降[142]。

Mirasol 灭活系统(泰尔茂公司)使用核黄素(维生素 B2)和 UV 光照射，破坏病原体核酸。该系统已获得 CE 认证，用于处理血小板和血浆。处理时加入 35 mL 核黄素，然后以 6.24 J/mL 的 UV 线(λ=280~400 nm)照射 6~10 分钟。核黄素为天然存在的维生素，无需去除。照射后的血小板和血浆无需任何处理便能用于输注。经过 Mirasol 系统处理的血浆很好地保留了凝血因子和抗凝蛋白活性[143, 144]。体外研究报告该处理导致血小板性状和功能的一些损失[142]。Mirasol 系统已获得 CE 认证，用于处理输注用全血、血小板和血浆。

THERAFLEX 紫外线血小板病原体灭活系统(MacoPharma 和德国红十字公司)已通过 CE 认证，用于血小板的病原体灭活。该系统采用 UVC(λ=254 nm)照射血小板，灭活病原体核酸，在照射的同时使血小板振荡，保证整袋血小板受到均匀照射。在灭活过程中没有加入任何光活性化合物，因此无需采取化合物去除步骤。

THERRAFLEX 亚甲基蓝血浆病原体灭活系统(MacoPharma 和德国红十字公司)通过 CE 认证，用于灭活血浆。亚甲基蓝(Methylene blue，MB)已被证明可通过破坏核酸使病原体灭活[146]。将亚甲蓝(约 85 μg 无水亚甲蓝氯化物)以片剂形式加入融化的 FFP 中，用白光照射激活。融化冰冻血浆是 MB 处理的第一步，以裂解可能含有病毒颗粒的白细胞[146]。激活后，用过滤器去除 MB(残余浓度：0.3 μM)。处理过的血浆可重新冻存[146]。与未经过处理的血浆比较，亚甲蓝处理血浆的Ⅷ因子和纤维蛋白原含量大约减少 10%~35%[146]，采用不同的分析方法和不同的制备实验室可能存在一定差异。

Octaplas(Octaparma 公司)是 1 种经过表面活性剂(solvent/detergent，SD)处理的汇集血浆，已通过欧洲(CE 认证)、加拿大(加拿大卫生部)和美国(FDA)的批准。SD 血浆不损伤核酸，而是破坏病毒包膜、细胞和大多数原生动物。因此它不能有效灭活无包膜病毒[147]。将经过标准的输血传播病原体检测和微小病毒 B19 DNA、甲肝和戊肝 RNA 检测阴性的多人份血浆汇集，加入 1%的三正丁基磷酸盐和 1%的 Triton X-100，破坏病毒包膜，制成 SD 血浆[147]。SD 血浆只能由具备组织和管理大规模生产能力的机构制备，血站没有能力制备。供输注的每单位 SD 血浆容量为 200 mL，在-18℃的保存期为 12 个月[148]。SD 血浆的大多数凝血因子减少约 10%，但Ⅷ因子减少约 20%[149]。蛋白 S 和 α_2 抗纤溶酶对 SD 处理较为敏感，宜采取控制措施，将其含量维持在正常血浆范围(>0.4 IU/mL)[150]。SD 血浆有 ABO 血型标识，融化后宜在 24 小时内使用。

第五节　隔离

所有采集的血液宜立即放置在指定的隔离位置，直至以下程序已全部完成：①献血者信息和献血记录的评估；②当前和历次献血信息的比较；③献血者既往被屏蔽献血信息的检查；④所有实验室检测(21CFR 606.100)。由于血液采集后可用于血液成分分离的时间有限，可在以上所有程序完成前将全血分离成血液成分。所分离的所有血液成分放置在适宜温度下保存和继续隔离，直到所有规定程序已经完成和复核。常同时采用物理和电子措施对血液实施隔离。

最近捐献血液的感染性病原体检测结果为阳性的献血者之前所献血液成分必须隔离和适当处置。

献血后回告信息表明不适合输注的血液也必须隔离处置。其他一些血液成分也可能需要隔离，等待质量控制采样和分析的结果决定进一步处置方式。例如，对某袋血液进行采样做细菌检测时，就必须将该袋血液隔离至预先规定的时间，届时如果细菌检测阴性，该袋血液方可放行。

需全面理解隔离程序，方能防止不适合输注血液成分被错误放行。献血者的所有信息、历史献血记录和当前的检测结果都符合要求时，方可对血液成分实施隔离解除、贴签和放行。最好是使用血液信息系统严格控制贴标和放行，以防止任何不合格血液成分被错误发放。

有的血液成分的保存时间很短，需要紧急放行。紧急放行必须经医生批准，并在标签和附签上标明"本袋血液成分放行时检测尚未完成"(AABB 标准 5.27.3)[4(p44)]。

尽管已经广泛使用计算机软件对血液加工过程实施控制，FDA 还是不断收到不适宜输注血液成分被错误放行的报告，其中大多数是人为错误或过程控制失效所致[121]。

第六节 血液标识

FDA 的数份文件中含有血液和血液成分的标识要求。FDA 于 1985 年发布了《血液和血液成分统一标识指南》[152]。CFR 第 21 篇(606.120、606.121 和 606.122 条)详细规定了标识的具体要求。《AABB 标准》要求，通过认证的血液机构必须按照最新版《关于血液和血液成分标识统一使用 ISBT128 码的美国行业共识标准》的要求标识血液和血液成分保存袋(AABB 标准 5.1.6.3.1)[4(p12)]。该文件概述了血袋标签中必须呈现的信息，具体规定了输血和移植必须使用的数据标识符，包括条形码的布局和具体位置。

底签和其他直接粘贴在血袋上的附签必须使用经批准的黏合剂。根据 1985 年 FDA 发布的指南，只有经 FDA 批准为"间接食品添加剂"的材料才可作为底签和附签的黏合剂和涂层[152]。FDA 对直接粘贴在塑料血袋上的标签还另有标准要求。标签空间不够使用时，可将部分信息，尤其是不要求直接粘贴在血袋上的信息标识在系带标签上，作为血袋标签的补充。选择标签和制订标识规则时，宜确认符合国家监管要求。

FDA 关于所有血液成分必须使用条形码标识的规定于 2006 年 4 月 26 日起施行。该项规定要求标签至少包含以下条形码信息：①机构唯一标识码(例如注册编号)；②与献血者相关的编号；③血液成分代码；④献血者 ABO 和 Rh 血型。这些信息必须同时采用肉眼和机器可读的格式。该项规定适用于采集和制备血液成分的血液机构，也适用于开展血液成分制备操作，诸如制备汇集冷沉淀和(或)制备供儿科使用的小剂量红细胞、血小板和血浆等血液成分的医院输血科。

美国《人体血液和血液成分使用说明书》中有关于血液标识的详细说明[26]，必须将其提供给每个参与血液成分输注的工作人员，以便随时能查阅。该说明书由 AABB、美国红十字会、美国血液中心和军队血液保障计划共同制定，经 FDA 认可。该说明书提供了每种血液成分的重要信息，本章未尽事宜请查阅该说明书。

可将特殊信息标签粘贴在血袋上。这类信息可能是：①保留用于进一步制备；②仅供紧急输血使用；③仅供自体输注；④不可用于输注；⑤已辐照；⑥生物危害标志；⑦来源于治疗性采血；⑧特殊筛选(例如 HLA 分型或 CMV 抗体)。ISBT 128 码允许根据以前献血的检测状态为血液成分附加特殊属性，诸如献血者 CMV 抗体状态。

如上所述，可使用系带标签标识血袋补充信息。系带标签对于自体和指定献血特别有用。系带标签包括患者身份信息、患者即将接受手术的医院名称、手术日期以及可能对医院输血服务有帮助的其他信息。

每袋血液成分必须具有能追溯到献血者的唯一性献血条形码。将血液成分汇集时，必须能通过汇集后的血液成分编码追溯到所汇集的每袋血液成分。

国际血液自动化通用委员会(International Council for Commonality in Blood Banking Automation，ICCBBA)发布的信息很重要，其网站(www.iccbba.org)提供更新和修订的血液成分产品编码清单。ISBT 128 码支持无线射频标签或其他形式的电子数据传输方式[153, 154]。

要点

1. 血站必须在意向献血者每次献血前向其提供献血前教育和献血过程辅导，并回答献血者提出的任何问题。

2. 献血不良反应可能发生在献血时或离开献血现场后。必须详细记录在献血过程中发生的不良反应及其调查结果。
3. 大多数献血不良反应轻微，无需要采取医疗措施。常见的献血不良反应包括全身性反应(例如晕厥)和局部反应(例如血肿)。屏蔽血容量偏小(<3.5 L)的献血者有助于减少献血者尤其是年龄偏小的献血者发生血管迷走神经反应的风险。
4. 采用治疗性血液采集以去除红细胞或减少铁储备，是血液疾病的一种有效治疗方法。
5. 血液加工机构可根据需要选用不同类型的血液采集和分离系统。一般根据从全血中分离血小板方法确定从全血分离血液成分的方法。
6. 单采设备是一种连续采血和分离血液成分的系统，从献血者采集血液，分离和收集所需成分，将其他血液回输给献血者。单采的血液成分的组合取决于所使用的单采设备获得批准的单采组合和献血者个体状况。
7. 根据采血方法、保存温度、冷冻方式、再次加工、时间安排和解冻后保存条件的差异对血浆进行分类和监管。
8. 血液成分采集后的修饰包括保存前白细胞滤除、汇集、冷冻保存、辐照、洗涤、减容或病原体灭活。
9. 所有采集的血液宜立即放置在指定的隔离位置，直至以下程序已全部完成：①献血者信息和献血记录的评估；②当前和历次献血信息的比较；③献血者既往被屏蔽献血信息的检查；④所有实验室检测。
10. 血液成分标识统一使用条形码和肉眼可读的唯一性编码。每位献血者每次献血的每袋血液成分和每份标本必须使用相同的唯一性编码。
11. 条形码和肉眼可读的血袋标签必须符合 ISBT 128 技术规范。该规范具有能对全球的血液机构进行标识，拥有更多的产品代码，扫描误读率低，读码正确率高，加强其他标识信息传输的优势。

参考文献

[1] Chandler MH, Roberts M, Sawyer M, Myers G. The US military experience with fresh whole blood during the conflicts in Iraq and Afghanistan. Semin Cardiothorac Vasc Anesth 2012; 16(3): 153-159.

[2] AABB, American Red Cross, America's Blood Centers, Armed Services Blood Program. Circular of information for the use of human blood and blood components. (October 2017) Bethesda, MD: AABB, 2017. [Available at https:// www. aabb. org/tm/coi/Documents/coi1017. pdf (accessed October 1, 2019).]

[3] Code of federal regulations. Title 21, Food and Drugs: Part 606, Current good manufacturing practice for blood and blood components; Part 610, General biological products standards; Part 630, Requirements for blood and blood components intended for transfusion or for further manufacturing use; Part 640, Additional standards for human blood and blood products. Washington, DC: US Government Publishing Office, 2019. (revised annually).

[4] Gammon R, ed. Standards for blood banks and transfusion services. 32nd ed. Bethesda, MD: AABB, 2020.

[5] Goldman M, Roy G, Frechette N, et al. Evaluation of donor skin disinfection methods. Transfusion 1997; 37(3): 309-312.

[6] Buchta C, Nedorost N, Regele H, et al. Skin plugs in phlebotomy puncture for blood donation. Wiener klinische Wochenschrift 2005; 117(4): 141-144.

[7] de Korte D, Curvers J, de Kort WL, et al. Effects of skin disinfection method, deviation bag, and bacterial screening on clinical safety of platelet transfusions in the Netherlands. Transfusion 2006; 46(3): 476-485.

[8] McDonald CP, Roy A, Mahajan P, et al. Relative values of the interventions of diversion and improved donor-arm disinfection to reduce the bacterial risk from blood transfusion. Vox Sang 2004; 86(3): 178-182.

[9] de Korte D, Marcelis JH, Verhoeven AJ, Soeterboek AM. Diversion of first blood volume results in a reduction of bacterial contamination for whole-blood collections. Vox Sang 2002; 83(1): 13-16.

[10] Eder AF, Dy BA, Kennedy JM, et al. The American Red Cross donor hemovigilance program: Complications of blood donation reported in 2006. Transfusion 2008; 48(9): 1809-1819.

[11] Newman BH. Blood donor complications after whole-blood donation. Curr Opin Hematol 2004; 11(5): 339-345.

[12] Sorensen BS, Johnsen SP, Jorgensen J. Complications related to blood donation: A population based study. Vox Sang 2008; 94(2): 132-137.

[13] Eder AF, Notari EP 4th, Dodd RY. Do reactions after

whole blood donation predict syncope on return donation? Transfusion 2012; 52(12): 2570-2576.

[14] Bravo M, Kamel H, Custer B, Tomasulo P. Factors associated with fainting: Before, during and after whole blood donation. Vox Sang 2011; 101(4): 303-312.

[15] Rios JA, Fang J, Tu Y, et al. The potential impact of selective donor deferrals based on estimated blood volume on vasovagal reactions and donor deferral rates. Transfusion 2010; 50(6): 1265-1275.

[16] Kamel H, Tomasulo P, Bravo M, et al. Delayed adverse reactions to blood donation. Transfusion 2010; 50(3): 556-565.

[17] France CR, France JL, Kowalsky JM, et al. Assessment of donor fear enhances prediction of presyncopal symptoms among volunteer blood donors. Transfusion 2012; 52(2): 375-380.

[18] Tomasulo P, Kamel H, Bravo M, et al. Interventions to reduce the vasovagal reaction rate in young whole blood donors. Transfusion 2011; 51(7): 1511-1521.

[19] Eder AF, Kiss JE. Adverse reactions and iron deficiency after blood donation. In: Simon TL, McCullough J, Snyder EL, et al, eds. Rossi's principles of transfusion medicine. 5th ed. Chichester, UK: John Wiley and Sons, 2016: 43-57.

[20] Lee G, Arepally GM. Anticoagulation techniques in apheresis: From heparin to citrate and beyond. J Clin Apher 2012; 27(3): 117-125.

[21] Food and Drug Administration. Fatalities reported to FDA following blood collection and transfusion - Annual summary for fiscal year 2016. Silver Spring, MD: CBER Office of Communication, Outreach, and Development, 2016. [Available at https://www. fda. gov/media/111226/ download.]

[22] Chin-Yee B, Lazo-Langner A, Butler-Foster T, et al. Blood donation and testosterone replacement therapy. Transfusion 2017; 57(3): 578-581.

[23] Kim KH, Oh KY. Clinical applications of therapeutic phlebotomy. J Blood Med2016; 7: 139- 44.

[24] Marrow B, Clarkson J, Chapman CE, Masson S. Facilitation of blood donation amongst haemochromatosis patients. Transfus Med 2015; 25(4): 239-242.

[25] Evers D, Kerkhoffs JL, Van Egmond L, et al. The efficiency of therapeutic erythrocytapheresis compared to phlebotomy: A mathematical tool for predicting response in hereditary hemochromatosis, polycythemia vera, and secondary erythrocytosis. J Clin Apher 2014; 29(3): 133-138.

[26] Jolivet-Gougeon A, Ingels A, Danic B, et al. No increased seroprevalence of anti-Yersinia antibodies in patients with type 1 (C282Y/C282Y) hemochromatosis. Scand J Gastroenterol 2007; 42(11): 1388-1389.

[27] Sanchez AM, Schreiber GB, Bethel J, et al. Prevalence, donation practices, and risk assessment of blood donors with hemochromatosis. JAMA 2001; 286(12): 1475-1481.

[28] Leitman SF, Browning JN, Yau YY, et al. Hemochromatosis subjects as allogeneic blood donors: A prospective study. Transfusion 2003; 43(11): 1538-1544.

[29] McDonnell SM, Grindon AJ, Preston BL, et al. A survey of phlebotomy among persons with hemochromatosis. Transfusion 1999; 39(6): 651-656.

[30] Phlebotomy guidelines for patients with hereditary hemochromatosis. Greenville, SC: Iron Disorders Institute, 2011. [Available at http: // www. irondisorders. org/Websites/idi/files/ Content/854256/Physician% 20 Chart%20phle botomy%20detail2011. pdf (accessed October 1, 2019).]

[31] Keohane C, McMullin MF, Harrison C. The diagnosis and management of erythrocytosis. BMJ 2013; 347: f6667.

[32] Wagner SJ. Whole blood and apheresis collections for blood components intended for transfusion. In: Fung MK, Eder AF, Spitalnik SL, Westhoff CM, eds. Technical manual. 19th ed. Bethesda, MD: AABB; 2017: 125-60.

[33] Button LN, Orlina AR, Kevy SV, Josephson AM. The quality of over and undercollected blood for transfusion. Transfusion 1976; 16(2): 148-54.

[34] Davey RJ, Lenes BL, Casper AJ, Demets DL. Adequate survival of red cells from units "under collected" in citrate-phosphate-dextrose-adenine-one. Transfusion 1984; 24(4): 319-322.

[35] Prowse CV, de Korte D, Hess JR, van der Meer PF. Commercially available blood storage containers. Vox Sang 2014; 106(1): 1-13.

[36] Pietersz RN, de Korte D, Reesink HW, et al. Storage of whole blood for up to 24 hours at ambient temperature prior to component preparation. Vox Sang 1989; 56(3): 145-50.

[37] Hardwick J. Blood processing. ISBT Science Series2008; 3: 148-176.

[38] Devine DV, Howe D. Processing of whole blood into cellular components and plasma. ISBT Science Series2010; 5: 78-82.

[39] Levin E, Culibrk B, Gyongyossy-Issa M, et al. Implementation of buffy coat platelet component production: Comparison to platelet-rich plasma platelet production. Transfusion 2008; 48(11): 2331-2337.

[40] Holme S, Heaton WA, Moroff G. Evaluation of platelet concentrates stored for 5 days with reduced plasma volume. Transfusion 1994; 34(1): 39-43.

[41] Ali AM, Warkentin TE, Bardossy L, et al. Platelet concentrates stored for 5 days in a reduced volume of plasma maintain hemostatic function and viability. Transfusion 1994; 34(1): 44-47.

[42] van der Meer PF, Cancelas JA, Cardigan R, et al. Evaluation of overnight hold of whole blood at room temperature before component processing: Effect of red blood cell (RBC) additive solutions on in vitro RBC measures. Transfusion 2011; 51(Suppl 1): 15s-24s.

[43] Perez-Pujol S, Lozano M, Perea D, et al. Effect of holding buffy coats 4 or 18 hours before preparing pooled filtered PLT concentrates in plasma. Transfusion 2004; 44(2): 202-209.

[44] Acker JP, Hansen AL, Kurach JD, et al. A quality monitoring program for red blood cell components: In vitro quality indicators before and after implementation of semiautomated processing. Transfusion 2014; 54(10): 2534-2543.

[45] Snyder EL, Whitley P, Kingsbury T, et al. In vitro and in vivo evaluation of a whole blood platelet- sparing leukoreduction filtration system. Transfusion 2010; 50(10): 2145-2151.

[46] Plaza EM, Cespedes P, Fernandez H, et al. Quality assessment of buffy-coat-derived leucodepleted platelet concentrates in PAS-plasma, prepared by the OrbiSac or TACSI automated system. Vox Sang 2014; 106(1): 38-44.

[47] Lagerberg JW, Salado-Jimena JA, Lof H, et al. Evaluation of the quality of blood components obtained after automated separation of whole blood by a new multiunit processor. Transfusion 2013; 53(8): 1798-1807.

[48] Johnson L, Winter KM, Kwok M, et al. Evaluation of the quality of blood components prepared using the Reveos automated blood processing system. Vox Sang 2013; 105(3): 225-235.

[49] Rajbhandary S, Whitaker BI, Perez GE. The 2014-2015 AABB Blood Collection and Utilization Survey report. Bethesda, MD: AABB, 2018.

[50] Food and Drug Administration. Guidance for industry: Recommendations for collecting red blood cells by automated apheresis methods - technical correction February 2001. Silver Spring, MD: CBER Office of Communication, Outreach, and Development, 2001. [Available at https://www.fda.gov/vaccines-blood-biolog ics/biologics-guidances/blood-guidances.]

[51] Food and Drug Administration. Guidance for industry and FDA review staff: Collection of platelets by automated methods. (December 2007) Silver Spring, MD: CBER Office of Communication, Outreach, and Development, 2007. [Available athttps://www.fda.gov/vaccines-blood-biologics/biologics-guidances/blood-guidances.]

[52] van der Meer PF, de Korte D. Platelet additive solutions: A review of the latest developments and their clinical implications. Transfus Med Hemother 2018; 45(2): 98-102.

[53] Slichter SJ, Corson J, Jones MK, et al. Exploratory studies of extended storage of apheresis platelets in a platelet additive solution (PAS). Blood 2014; 123(2): 271-280.

[54] Ringwald J, Walz S, Zimmermann R, et al. Hyperconcentrated platelets stored in additive solution: Aspects on productivity and in vitro quality. Vox Sang 2005; 89(1): 11-18.

[55] Cap AP, Beckett A, Benov A, et al. Whole blood transfusion. Mil Med 2018; 183(Suppl 2): 44-51.

[56] Yazer MH, Cap AP, Spinella PC, et al. How do I implement a whole blood program for massively bleeding patients? Transfusion 2018; 58(3): 622-628.

[57] Yazer MH, Spinella PC. The use of low-titer group O whole blood for the resuscitation of civilian trauma patients in 2018. Transfusion 2018; 58(11): 2744-2746.

[58] Nair PM, Pidcoke HF, Cap AP, Ramasubramanian AK. Effect of cold storage on shear-induced platelet aggregation and clot strength. J Trauma Acute Care Surg 2014; 77(3 Suppl 2): S88-93.

[59] van der Meer PF, Reesink HW, Panzer S, et al. Should DEHP be eliminated in blood bags? Vox Sang2014; 106(2): 176-195.

[60] Lagerberg JW, Gouwerok E, Vlaar R, et al. In vitro evaluation of the quality of blood products collected and stored in systems completely free of di(2-ethylhexyl)phthalate-plasticized materials. Transfusion 2015; 55(3): 522-531.

[61] Graminske S, Puca K, Schmidt A, et al. In vitro evaluation of di(2-ethylhexyl) terephthalate plasticized polyvinyl chloride blood bags for red blood cell storage in AS-1 and PAGGSM additive solutions. Transfusion 2018; 58

(5): 1100-1107.

[62] European Directorate for the Quality of Medicines and HealthCare. Guide to the preparation, use and quality assurance of blood components. Strasbourg, France: Council of Europe, 2017.

[63] Hess JR. Measures of stored red blood cell quality. Vox Sang 2014; 107(1): 1-9.

[64] Kim DM, Brecher ME, Bland LA, et al. Visual identification of bacterially contaminated red cells. Transfusion 1992; 32(3): 221-225.

[65] Jordan A, Chen D, Yi Q-L, Acker JP. Assessing the influence of component processing and donor characteristics on red cell concentrates using quality control data. Vox Sang 2016; 111(1): 8-15.

[66] Hansen AL, Kurach JD, Turner TR, et al. The effect of processing method on the in vitro characteristics of red blood cell products. Vox Sang 2015; 108(4): 350-358.

[67] Sweeney JD. Standardization of the red cell product. Transfus Apher Sci2006; 34: 213-218.

[68] Hogman CF, Meryman HT. Red blood cells intended for transfusion: Quality criteria revisited. Transfusion2006; 46: 137-142.

[69] Janatpour KA, Paglieroni TG, Crocker VL, et al. Visual assessment of hemolysis in red blood cell units and segments can be deceptive. Transfusion 2004; 44(7): 984-989.

[70] Kurach JD, Hansen AL, Turner TR, et al. Segments from red blood cell units should not be used for quality testing. Transfusion 2014; 54(2): 451-455.

[71] Murphy S, Gardner FH. Effect of storage temperature on maintenance of platelet viability— deleterious effect of refrigerated storage. N Engl J Med 1969; 280(20): 1094-1098.

[72] Dumont LJ, Gulliksson H, van der Meer PF, et al. Interruption of agitation of platelet concentrates: A multicenter in vitro study by the BEST Collaborative on the effects of shipping platelets. Transfusion 2007; 47 (9): 1666-1673.

[73] Dumont LJ, AuBuchon JP, Gulliksson H, et al. In vitro pH effects on in vivo recovery and survival of platelets: An analysis by the BEST Collaborative. Transfusion 2006; 46(8): 1300-1305.

[74] Wagner SJ, Vassallo R, Skripchenko A, et al. The influence of simulated shipping conditions (24- or 30-hr interruption of agitation) on the in vitro properties of apheresis platelets during 7-day storage. Transfusion 2008; 48 (6): 1072-1080.

[75] Vassallo RR, Wagner SJ, Einarson M, et al. Maintenance of in vitro properties of leukoreduced whole blood-derived pooled platelets after a 24- hour interruption of agitation. Transfusion 2009; 49(10): 2131-2135.

[76] Food and Drug Administration. Guidance for industry: Bacterial risk control strategies for blood collection establishments and transfusion services to enhance the safety and availability of platelets for transfusion. Silver Spring, MD: CBER Office of Communication, Outreach, and Development, September 2019. [Available at: https://www.fda.gov/regulatory-information/ search-fda-guidance-documents/]

[77] McDonald C, Allen J, Brailsford S, et al. Bacterial screening of platelet components by National Health Service Blood and Transplant, an effective risk reduction measure. Transfusion 2017; 57(5): 1122-1131.

[78] Berseus O, Hogman CF, Johansson A. Simple method of improving the quality of platelet concentrates and the importance of production control. Transfusion 1978; 18(3): 333-8.

[79] McCullough J, Dodd R, Gilcher R, et al. White particulate matter: Report of the ad hoc industry review group. Transfusion 2004; 44(7): 1112-1118.

[80] Welch M, Champion AB. The effect of temperature and mode of agitation on the resuspension of platelets during preparation of platelet concentrates. Transfusion 1985; 25 (3): 283-285.

[81] van der Meer PF, Dumont LJ, Lozano M, et al. Aggregates in platelet concentrates. Vox Sang 2015; 108(1): 96-100.

[82] Moroff G, George VM. The maintenance of platelet properties upon limited discontinuation of agitation during storage. Transfusion 1990; 30(5): 427-430.

[83] Moroff G, Holme S, George VM, Heaton WA. Effect on platelet properties of exposure to temperatures below 20 degrees C for short periods during storage at 20 to 24 degrees C. Transfusion 1994; 34(4): 317-321.

[84] Gottschall JL, Rzad L, Aster RH. Studies of the minimum temperature at which human platelets can be stored with full maintenance of viability. Transfusion 1986; 26 (5): 460-462.

[85] Smith JF, Ness PM, Moroff G, Luban NL. Retention of coagulation factors in plasma frozen after extended holding at 1-6 degrees C. Vox Sang 2000; 78(1): 28-30.

[86] Dumont LJ, Cancelas JA, Maes LA, et al. The bioequivalence of frozen plasma prepared from whole blood held overnight at room temperature compared to fresh-frozen

plasma prepared within eight hours of collection. Transfusion 2015; 55(3): 476-484.

[87] Hmel PJ, Kennedy A, Quiles JG, et al. Physical and thermal properties of blood storage bags: Implications for shipping frozen components on dry ice. Transfusion 2002; 42(7): 836-846.

[88] Roth WK. Quarantine plasma: Quo vadis? Transfus Med Hemother 2010; 37(3): 118-122.

[89] Scott E, Puca K, Heraly J, et al. Evaluation and comparison of coagulation factor activity in fresh-frozen plasma and 24-hour plasma at thaw and after 120 hours of 1 to 6 degrees C storage. Transfusion 2009; 49 (8): 1584-1591.

[90] Sheffield WP, Bhakta V, Mastronardi C, et al. Changes in coagulation factor activity and content of di(2-ethylhexyl) phthalate in frozen plasma units during refrigerated storage for up to five days after thawing. Transfusion 2012; 52(3): 493-502.

[91] Sheffield WP, Bhakta V, Yi QL, Jenkins C. Stability of thawed apheresis fresh-frozen plasma stored for up to 120 hours at 1 degrees C to 6 degrees C. J Blood Transfus 2016; 2016: 6260792.

[92] Bhakta V, Jenkins C, Ramirez-Arcos S, Sheffield WP. Stability of relevant plasma protein activities in cryosupernatant plasma units during refrigerated storage for up to 5 days postthaw. Transfusion 2014; 54(2): 418-425.

[93] Ness PM, Perkins HA. Fibrinogen in cryoprecipitate and its relationship to factor VIII (AHF) levels. Transfusion 1980; 20(1): 93-96.

[94] Callum JL, Karkouti K, Lin Y. Cryoprecipitate: The current state of knowledge. Transfus Med Rev 2009; 23(3): 177-188.

[95] Farrugia A, Prowse C. Studies on the procurement of blood coagulation factor VIII: Effects of plasma freezing rate and storage conditions on cryoprecipitate quality. J Clin Pathol 1985; 38(4): 433-437.

[96] Smith JK, Bowell PJ, Bidwell E, Gunson HH. Anti-A haemagglutinins in factor VIII concentrates. J Clin Pathol 1980; 33(10): 954-957.

[97] Pesquera-Lepatan LM, Hernandez FG, Lim RD, Chua MN. Thawed cryoprecipitate stored for 6 h at room temperature: A potential alternative to factor VIII concentrate for continuous infusion. Haemophilia 2004; 10(6): 684-688.

[98] Gunson HH. Variables involved in cryoprecipitate production and their effect on factor VIII activity. Report of a working party of the Regional Transfusion Directors Committee. Br J Haematol 1979; 43(2): 287-295.

[99] Smak Gregoor PJ, Harvey MS, Briet E, Brand A. Coagulation parameters of CPD fresh-frozen plasma and CPD cryoprecipitate-poor plasma after storage at 4 degrees C for 28 days. Transfusion 1993; 33(9): 735-738.

[100] Yarranton H, Lawrie AS, Mackie IJ, et al. Coagulation factor levels in cryosupernatant prepared from plasmatreated with amotosalen hydrochloride (S-59) and ultraviolet A light. Transfusion 2005; 45(9): 1453-1458.

[101] Food and Drug Administration. Guidance for industry: Pre-storage leukocyte reduction of whole blood and blood components intended for transfusion. (September 2012) Silver Spring, MD: CBER Office of Communication, Outreach, and Development, 2012. [Available at https://www. fda. gov/downloads/BiologicsBloodVaccines/GuidanceComplianceRegulato ryInformation/Guidances/Blood/UCM3206 41. pdf.]

[102] Schuetz AN, Hillyer KL, Roback JD, Hillyer CD. Leukoreduction filtration of blood with sickle cell trait. Transfus Med Rev 2004; 18(3): 168-176.

[103] Lutz P, Dzik WH. Large-volume hemocytometer chamber for accurate counting of white cells (WBCs) in WBC-reduced platelets: Validation and application for quality control of WBC- reduced platelets prepared by apheresis and filtration. Transfusion 1993; 33(5): 409-412.

[104] Dzik S, Moroff G, Dumont L. A multicenter study evaluating three methods for counting residual WBCs in WBC-reduced blood components: Nageotte hemocytometry, flow cytometry, and microfluorometry. Transfusion 2000; 40(5): 513-520.

[105] Strobel J, Antos U, Zimmermann R, et al. Comparison of a new microscopic system for the measurement of residual leucocytes in apheresis platelets with flow cytometry and manual counting. Vox Sang 2014; 107(3): 233-238.

[106] van der Meer PF, de Korte D. The buffy-coat method. In: Blajchman M, Cid J, Lozano M, eds. Blood component preparation: From benchtop to bedside. Bethesda, MD: AABB Press, 2011: 55-81.

[107] Rowe AW, Eyster E, Kellner A. Liquid nitrogen preservation of red blood cells for transfusion. Cryobiology 1968; 5(2): 119-128.

[108] Meryman HT, Hornblower M. A method for freezing and washing red blood cells using a high glycerol concentration. Transfusion 1972; 12: 145-156.

[109] Valeri CR, Zaroulis CG. Rejuvenation and freezing of

outdated stored human red cells. N Engl J Med 1972; 287(26): 1307-1313.

[110] Valeri CR. Viability, function and rejuvenation of previously frozen washed red blood cells. In: Chaplin HJ, Jaffe ER, Lenfant C, Valeri CR, editors. Preservation of red blood cells. Washing ton, DC: National Academy of Science, 1972: 265-297.

[111] Valeri CR, Ragno G, Pivacek LE, et al. A multi-center study of in vitro and in vivo values in human RBCs frozen with 40-precent (wt/vol) glycerol and stored after deglycerolization for 15 days at 4 degrees C in AS-3: Assessment of RBC processing in the ACP 215. Transfusion 2001; 41(7): 933-939.

[112] Lelkens CC, de Korte D, Lagerberg JW. Prolonged post-thaw shelf life of red cells frozen without prefreeze removal of excess glycerol. Vox Sang 2015; 108(3): 219-225.

[113] Valeri CR, Pivacek LE, Cassidy GP, Ragno G. The survival, function and hemolysis of human RBCs stored at 4℃ in additive solution (AS-1, AS-3 or AS-5) for 42 days and then biochemically modified, frozen, thawed, washed and stored at 4℃ in sodium chloride and glucose solution for 24 hours. Transfusion 2000; 40(11): 1341-1345.

[114] Valeri CR, Feingold H, Marchionni LD. A simple method for freezing human platelets using 6 per cent dimethylsulfoxide and storage at -80 degrees C. Blood 1974; 43: 131-136.

[115] Cid J, Escolar G, Galan A, et al. In vitro evaluation of the hemostatic effectiveness of cryopreserved platelets. Transfusion 2016; 56(3): 580-586.

[116] Valeri CR, Ragno G, Khuri SF. Freezing human platelets with 6 percent dimethyl sulfoxide with removal of the supernatant solution before freezing and storage at -80 degrees C without posthtaw processing. Transfusion 2005; 45: 1890-1898.

[117] Noorman F, van Dongen TT, Plat MJ, et al. Transfusion: -80 degrees C frozen blood products are safe andeffective in military casualty care. PLoS One 2016; 11(12): e0168401.

[118] Slichter SJ, Dumont LJ, Cancelas JA, et al. Safety and efficacy of cryopreserved platelets in bleeding patients with thrombocytopenia. Transfusion 2018; 58(9): 2129-2138.

[119] Dumont LJ, Cancelas JA, Dumont DF, et al. A randomized controlled trial evaluating recovery and survival of 6% dimethyl sulfoxide-frozen autologous platelets in healthy volunteers. Transfusion 2013; 53(1): 128-137.

[120] Reade MC, Marks DC, Johnson L, et al. Frozen platelets for rural Australia: The CLIP trial. Anaesth Intensive Care 2013; 41(6): 804-805.

[121] Waters L, Cameron M, Padula MP, et al. Refrigeration, cryopreservation and pathogen inactivation: An updated perspective on platelet storage conditions. Vox Sang 2018; 113(4): 317-328.

[122] Stolla M, Fitzpatrick L, Gettinger I, et al. In vivo viability of extended 4 degrees C-stored autologous apheresis platelets. Transfusion 2018; 58(10): 2407-2413.

[123] Moroff G, Luban NLC. The irradiation of blood and blood components to prevent graft-versus- host disease: Technical issues and guidelines. Transfus Med Rev 1997; 11(1): 15-26.

[124] Moroff G, Leitman SF, Luban NL. Principles of blood irradiation, dose validation, and quality control. Transfusion 1997; 37(10): 1084-1092.

[125] Serrano K, Chen D, Hansen AL, et al. The effect of timing of gamma-irradiation on hemolysis and potassium release in leukoreduced red cell concentrates stored in SAGM. Vox Sang 2014; 106(4): 379-381.

[126] de Korte D, Thibault L, Handke W, et al. Timing of gamma irradiation and blood donor sex influences in vitro characteristics of red blood cells. Transfusion2018; 58: 917-926.

[127] Strauss RG. RBC storage and avoiding hyperkalemia from transfusions to neonates and infants. Transfusion 2010; 50(9): 1862-1865.

[128] Voak D, Chapman J, Finney RD, et al. Guidelines on gamma irradiation of blood components for the prevention of transfusion-associated graft-versus-host disease. BCSH Blood Transfusion Task Force. Transfus Med 1996; 6(3): 261-271.

[129] O'Leary MF, Szklarski P, Klein TM, Young PP. Hemolysis of red blood cells after cell washing with different automated technologies: Clinical implications in a neonatal cardiac surgery population. Transfusion 2011; 51(5): 955-960.

[130] Tobian AA, Savage WJ, Tisch DJ, et al. Prevention of allergic transfusion reactions to platelets and red blood cells through plasma reduction. Transfusion 2011; 51(8): 1676-1683.

[131] Silliman CC, Moore EE, Johnson JL, et al. Transfusion of the injured patient: Proceed with caution. Shock 2004; 21(4): 291-299.

[132] Cholette JM, Henrichs KF, Alfieris GM, et al. Washing red blood cells and platelets transfused in cardiac surgery reduces postoperative inflammation and number of transfusions: Results of a prospective, randomized, controlled clinical trial. Pediatr Crit Care Med 2012; 13(3): 290-299.

[133] Cortes-Puch I, Wang D, Sun J, et al. Washing older blood units before transfusion reduces plasma iron and improves outcomes in experimental canine pneumonia. Blood 2014; 123(9): 1403-1411.

[134] Hansen A, Yi QL, Acker JP. Quality of red blood cells washed using the ACP 215 cell processor: Assessment of optimal pre- and postwash storage times and conditions. Transfusion 2013; 53(8): 1772-1779.

[135] Gruber M, Breu A, Frauendorf M, et al. Washing of banked blood by three different blood salvage devices. Transfusion 2013; 53(5): 1001-1009.

[136] Moroff G, Friedman A, Robkin-Kline L, et al. Reduction of the volume of stored platelet concentrates for use in neonatal patients. Transfusion 1984; 24(2): 144-146.

[137] Pisciotto PT, Snyder EL, Napychank PA, Hopfer SM. In vitro characteristics of volume-reduced platelet concentrate stored in syringes. Transfusion 1991; 31(5): 404-408.

[138] Aster RH. Effect of acidification in enhancing viability of platelet concentrates current status. Vox Sang1969; 17(1): 23-27.

[139] Seltsam A. Pathogen inactivation of cellular blood products-an additional safety layer in transfusion medicine. Front Med2017; 4: 219.

[140] Lin L, Conlan MG, Tessman J, et al. Amotosalen interactions with platelet and plasma components: Absence of neoantigen formation after photochemical treatment. Transfusion 2005; 45(10): 1610-1620.

[141] Irsch J, Pinkoski L, Corash L, Lin L. INTERCEPT plasma: Comparability with conventional fresh-frozen plasma based on coagulation function—an in vitro analysis. Vox Sang 2010; 98(1): 47-55.

[142] Marks DC, Faddy HM, Johnson L. Pathogen reduction technologies. ISBT Science Series 2014; 9: 44-50.

[143] Larrea L, Calabuig M, Roldan V, et al. The influence of riboflavin photochemistry on plasma coagulation factors. Transfus Apher Sci 2009; 41(3): 199-204.

[144] Rock G. A comparison of methods of pathogen inactivation of FFP. Vox Sang 2011; 100(2): 169-178.

[145] Seltsam A, Muller TH. UVC irradiation for pathogen reduction of platelet concentrates and plasma. Transfus Med Hemother 2011; 38(1): 43-54.

[146] Seghatchian J, Struff WG, Reichenberg S. Main properties of the THERAFLEX MB-Plasma System for pathogen reduction. Transfus Med Hemother 2011; 38(1): 55-64.

[147] Hellstern P, Solheim BG. The use of solvent/ detergent treatment in pathogen reduction of plasma. Transfus Med Hemother 2011; 38(1): 65-70.

[148] Hellstern P, Haubelt H. Manufacture and composition of fresh frozen plasma and virus-inactivated therapeutic plasma preparations: Correlation between composition and therapeutic efficacy. Thromb Res 2002; 107(Suppl 1): S3-8.

[149] Sharma AD, Sreeram G, Erb T, Grocott HP. Solvent-detergent-treated fresh frozen plasma: A superior alternative to standard fresh frozen plasma? J Cardiothorac Vasc Anesth 2000; 14(6): 712-717.

[150] Octaplas package insert and label information. Hoboken, NJ: Octapharma USA Inc, 2015: 1-8. 151. Espinola R, O'Callaghan S, Weir L, et al. Quarantine release errors (QREs) in blood establishments: Summary of a public workshop. Transfusion2012; 52S: 269A.

[152] Food and Drug Administration. Guideline for the uniform labeling of blood and blood components. (August 1985) Silver Spring, MD: CBER Office of Communication, Outreach, and Development, 1985. [Available at https://www.fda. gov/vaccines-blood-biologics/biologics-guidanc es/blood-guidances.]

[153] ISBT 128 standard technical specifications v5. 9. 0. (March 2018) San Bernardino, CA: ICCBBA, 2018: 185.

[154] Knels R, Ashford P, Bidet F, et al. Guidelines for the use of RFID technology in transfusion medicine. Vox Sang 2010; 98(Suppl 2): 1-24.

第7章

感染性疾病筛查

在美国，血液成分和其他药品均由食品药品监督管理局(Food and Drug Administration，FDA)监管。FDA要求，药品生产方必须对产品生产原料的适宜性实施验证[1]。献血者是生物药品质量的关键要素，必须对其适宜性进行验证。

每位献血者每次献血时，必须同步采集血液标本，采用经过FDA批准的筛查试验实施检测，以确定献血者及所献血液成分是否含有感染性病原体。血液筛查过程极为重要，因为大多数血液成分(例如红细胞、血小板、血浆和冷沉淀)没有经过感染性病原体灭活处理就直接给患者输注。因此，献血者献血时，存在其血液中的感染性病原体一旦未被检出，就有直接传播给受血者的可能。

第一节　血液筛查历史回顾

在美国，献血者可经输血传播感染检测技术随着时间的推移而不断进步和发展(表7-1)。早期仅对献血者实施梅毒筛查。20世纪60年代的研究显示，有多次输血史的患者超过30%患有输血后肝炎(posttransfusion hepatitis，PTH)。20世纪70年代早期的研究发现，当时新发现的乙型肝炎病毒(hepatitis B virus，HBV)引起的肝炎仅占输血后肝炎的25%。与输注无偿献血者血液的受血者比较，输注有偿献血者血液的受血者发生乙型肝炎和非甲型非乙型肝炎的几率更高。20世纪70年代中叶，随着乙肝表面抗原(hepatitis B surface antigen，HBsAg)敏感检测技术的应用和有偿献血向自愿无偿献血的转变，乙型肝炎及非甲非乙型输血后肝炎的发生率明显降低。但在多次输血患者中仍有6%～10%发生非甲非乙型输血后肝炎[2-3]。

表7-1　经批准的美国献血者可经输血传播感染筛查试验的变化

实施年份	筛查试验	注释
20世纪40~50年代	梅毒	FDA在20世纪50年代强制要求实施梅毒检测
20世纪70年代	HBsAg	1970年第1代试剂，1973年要求采用敏感性更高的试剂
1985	HIV抗体(抗-HTLV-Ⅲ)	最初将导致艾滋病的HIV病毒命名为HTLV-Ⅲ，因此最初HIV抗体检测称为抗-HTLV-Ⅲ检测
1986~1987	ALT和抗-HBc	AABB推荐将ALT和抗-HBc检测作为非甲非乙型肝炎的替代筛查试验，但这些试验未经FDA批准用于献血者筛查。1995年开展HCV抗体检测后，AABB不再推荐献血者ALT检测。1991年FDA批准并要求实施抗-HBc检测

续表7-1

实施年份	筛查试验	注释
1988	抗-HTLV-Ⅰ	HTLV-Ⅰ感染者通常无症状，但有一小部分可能发生白血病、淋巴瘤或神经系统疾病
1990	HCV 抗体(1代HCV抗体检测试剂)	一般认为HCV是非甲非乙型肝炎的病原体
1991	抗-HBc	AABB之前曾建议将抗-HBc检测作为非甲非乙型肝炎的替代筛查试验，1991年FDA要求将其作为HBV检测的补充试验
1992	抗-HCV 2.0版	该版本试剂提高了对HCV感染的检出能力
1992	抗-HIV-1/2	新的HIV抗体试剂提高了对早期感染的检出能力，且扩大了检出范围，包括HIV-1和HIV-2
1996	HIV-1 p24抗原检测	可比抗体检测早6天检出HIV-1感染。FDA允许采用FDA批准的HIV-1核酸检测后不再做HIV-1 P24抗原检测
1996	抗-HCV 3.0版	抗-HCV3.0版的检出能力高于抗-HCV 2.0版
1997~1998	抗-HTLV-Ⅰ/Ⅱ	新的HTLV抗体试验，可检出HTLV-Ⅰ和HTLV-Ⅱ
1999	HIV-1和HCV核酸检测	最初仅作为临床试验，2002年获FDA批准，采用MP-NAT(6-16份)，比抗体或抗原检测更早检出感染
2003	WNV核酸检测	最初仅作为临床试验，2005-2007年获FDA批准，AABB和FDA分别在2004年和2009年推荐在WNV流行地区采用ID-NAT而非MP-NAT对献血者进行核酸检测。AABB在2013年更新了推荐
2004	血小板细菌污染检测	AABB 2004年推荐开展血小板细菌污染检测，FDA批准了一些方法作为质控检测，2011年以后，AABB仅认可经FDA批准或具有相同敏感性的试验，经过病原体减少处理的血小板符合AABB要求
2006~2007	锥虫病抗体	2006年底FDA批准其用于血液筛查，2007年广泛实施。美国居民罕见血清阳转，FDA 2010年发布的指引推荐对献血者做一次筛查
2007~2008	HBV核酸检测	开始是多种病毒(HIV、HCV和HBV)核酸检测系统的一个组分。FDA 2012年10月发布的指引明确推荐开展HBV DNA筛查，采用MP-NAT(6-16份)
2016	ZIKV核酸检测	为应对ZIKV感染在美洲流行，FDA 2016年8月年发布的指引推荐采用ID-NAT对全部献血者进行检测(波多黎各立即实施，高风险的南部的各州和纽约4周内实施，所有其他州12周内实施)。2018年7月发布的指引准许采用MP-NAT(6-16份)代替ID-NAT，但暴发流行地区仍必须采用ID-NAT。经过批准的病原体灭活技术可代替检测
2019	巴贝虫核酸检测	2019年获批并强制使用。经过批准的病原体灭活技术可代替检测。尚无获得批准的血清学检测

注：FDA：食品药品监督管理局；HBsAg：乙型肝炎表面抗原；HIV：人类免疫缺陷病毒；AIDS：获得性免疫缺陷综合征；HTLV：人类嗜T细胞病毒；ALT：丙氨酸氨基转移酶；HBc：乙型肝炎核心抗原；NANB：非甲非乙；HCV：丙型肝炎病毒；HBV：乙型肝炎病毒；RNA：核糖核苷酸；NAT：核酸检测；MP-NAT：小组合汇集标本核酸检测；ID-NAT：单份标本核酸检测；WNV：西尼罗病毒；DNA：脱氧核糖核苷酸；ZIKV：寨卡病毒。

在缺乏非甲非乙型输血后肝炎病原体特异性检测方法的情况下，研究者们寻求能用于发现与非甲非乙型肝炎相关献血的替代标志物。结果发现，献血者抗-HBc和/或丙氨酸氨基转移酶（alanine amino transferase，ALT）升高与受血者非甲非乙型输血后肝炎的发病风险增加相关[4-7]。但由于这些方法不是特异性检测，故推迟其在血液筛查中的应用。

20世纪80年代初期，在确定艾滋病病原体之前，由于担心输血导致艾滋病传播，又重新启用替代标记物检测的概念。为降低输血传播艾滋病潜在风险，部分血站开始实施献血者抗-HBc（因为艾滋病高危人群普遍存在此抗体）和/或CD4/CD8T细胞比值倒置[在艾滋病患者及艾滋病前的潜伏期以后确定为人类免疫缺陷病毒（human immunodeficiency virus，HIV）感染人群中发现的免疫异常]筛查[8]。但最初认为输血传播艾滋病风险很低，不需要采用替代标志物检测[9]。在分离到HIV并确定其为艾滋病病原体后，很快就建立了HIV抗体筛查技术并于1985年投入应用。

有了HIV抗体检测技术后，很快就发现了既往献血者和受血者存在HIV感染。另外，研究发现HIV感染者可长期处于无症状病毒携带状态，病毒可在血液成分中存在多年而不被发现。至此已经很清楚了，之前严重低估了HIV经输血传播风险[10]，这一认识使血液筛查方法扩大到未知病原体。现行的献血者既往史评估包括筛查和排除具有血源或性传播疾病接触风险的献血者，其目的是降低血液成分携带尚未明确的其他可经输血传播病原体的可能性。

在实施献血者HIV筛查以后，仍然存在HIV经输血传播。这是由于献血者感染HIV后，需要数周或数月方能检出HIV抗体[11]。献血者在这段血清学阴性窗口期内的所献血液可能含有感染性HIV，但血液筛查试验无法检出。

保护安全血液供应不受窗口期献血影响的最直接方法是排除HIV接触风险较高的潜在献血者。FDA早在1983年就推荐血站向献血者提供HIV感染高危行为的信息资料，并要求具有高危行为的人群不要献血。加利福尼亚州（第19版为“旧金山”）的实践经验清楚地证明了这种方法是有效的[12]。1990年，FDA推荐向每位献血者直接询问是否存在每项HIV高危行为。1992年，FDA发布了这一征询过程的全面指引。

自发现HIV以后，通过采取以下多种措施，经输血传播风险已经大幅降低：

采取献血者教育和筛查问卷方式，排除存在血源/窗口期感染和目前尚无检测技术的输血传播疾病高风险的献血者。

通过检测感染的早期阶段并在必要时实施新献血者筛查试验，改进和/或增加试验以缩短特定病原体的窗口期。

施行《现行药品生产质量管理规范》（cGMP）法规，保证不采集或不发放不适合输注的血液成分。

对已知和新发现的输血传播疾病实施监测。

根据是否能发现特定危险因素和是否有筛查试验可以采用，选择适宜的筛查方法（表7-2）。

表7-2　血液筛查方法

筛查方法	适用情形	示例
仅征询问卷	已确定感染危险因素但无敏感和/或特异的检测方法的病原体	疟疾，朊病毒
仅检测	有病原体感染检测方法可用，献血征询问卷无法发现存在感染危险的个体	西尼罗病毒
征询问卷和检测	具有确定的感染危险因素和有效检测方法	HIV、HBV和HCV和巴贝虫
专供特定受血者使用的病原体检测阴性的血液成分	病原体在献血者中普遍存在，但特定受血者人群输注检测阴性血液成分能受益	巨细胞病毒（目前已普遍采用的经过滤除白细胞的细胞血液成分，因此除了特定患者外，不再使用巨细胞病毒血清学检测阴性的血液成分）
血液成分检测	感染性病原体在献血者血样中无法检出，必须检测血液成分（血小板）	细菌

第二节 血液筛查试验

FDA 在《联邦法规》(Code of Federal Regulations, CFR)第 21 篇第 610.40 条中规定了献血者可经输血传播感染的检测要求。除了 CFR 以外, FDA 还通过发布指引文件给出推荐意见。FDA 指引虽然不是美国的法规文件, 但确立了在美国的实践标准, 因此许多血站管理者将其视为法规要求。AABB 通过协会公告或《血站和输血服务机构标准》(以下简称《AABB 标准》)向输血界提出了推荐和要求。除了美国加利福尼亚州已将《AABB 标准》某些要求纳入州法律以外, AABB 的推荐和标准不具有法律效力。

自 1985 年以来, FDA 和 AABB 发布了有关筛查试验的一系列推荐、法规和/或标准, 包括施行已久的梅毒和 HBsAg 筛查和其他病原体筛查试验[13]。有关献血者感染检测的变化详见表 7-1。目前美国血站所开展的血液筛查试验见表 7-3。

表 7-3 美国目前批准实施的血液筛查试验

要素	标记物	试验方法	补充试验*
巴贝虫	巴贝虫 DNA/RNA	TMA 或 PCR	用于研究的抗体试验和 PCR
HBV	HBsAg	ChLIA 或 EIA	HBV DNA 检测(FDA)[†] 中和试验(FDA)
	抗-HBc IgM 和 IgG 抗体	ChLIA 或 EIA	
	HBV DNA[‡]	TMA 或 PCR	
HCV	针对 HCV 多肽和重组蛋白的 IgG 抗体	ChLIA 或 EIA	HCV RNA 检测(FDA)[†] RIBA(FDA)[§]、条带免疫印迹试验(未经 FDA 批准)
	HCV RNA[‡]	TMA 或 PCR	
HIV-1/2	HIV-1/2 IgM 和 IgG 抗体	ChLIA 或 EIA	HIV RNA 检测 (FDA)[†] HIV-1: IFA 或免疫印迹试验 (FDA) HIV-2: EIA (FDA)
	HIV-1 RNA[‡]	TMA 或 PCR	
HTLV-Ⅰ/Ⅱ	HTLV-Ⅰ/Ⅱ IgG 抗体	ChLIA 或 EIA	免疫印迹试验(FDA)、带免疫印迹试验(未经 FDA 批准)
梅毒螺旋体	梅毒螺旋体抗原 IgG 或 IgG + IgM 抗体	微量血凝、颗粒凝集、免疫荧光或 EIA	第二种 FDA 批准的梅毒螺旋体筛查试验
	非梅毒螺旋体抗原血清学试验(快速血清反应抗体)	颗粒凝集	梅毒螺旋体抗原免疫荧光或凝集试验或 EIA
克氏锥虫	克氏锥虫 IgG 抗体(检测 1 次)[◇]	ChLIA 或 EIA	ESA (FDA)
WNV 和 ZIKV	WNV 或 ZIKV RNA	TMA 或 PCR	重复 NAT 或其他 NAT 和抗体检测(IgM、IgG)

注: * 标注(FDA)的是 FDA 批准的补充试验, 其他补充试验不是法规要求, 但可能对献血者辅导可能有帮助。

[†] 经 FDA 批准的病毒 NAT 筛查阳性结果可作为 HBsAg、抗-HIV、抗-HCV 检测有反应性的确证依据。如果 NAT 为阴性, 必须做血清学补充试验。

[‡] 美国采用 6~16 份标本汇集检测 HIV、HCV、HBV 核酸。

[§] 重组免疫印迹试验(recombinant immunoblot assay, RIBA)从 2013 年开始停止供应。FDA 修订指引提供了 RIBA 确证试验的替代方法。

◇每位献血者可只做 1 次克氏锥虫抗体检测。

现采用获批准的 NAT 检测 ZIKV RNA，ID-NAT 和 MP-NAT 的具体适用情形详见 WNA 正文部分。

TMA：转录介导扩增；PCR：聚合酶链反应；HBV：乙肝病毒；ChLIA：化学发光免疫分析法；EIA：酶免疫分析法；FDA：食品药品监督管理局；NAT：核酸检测；HBsAg：乙肝表面抗原；HIV：人类免疫缺陷病毒；HCV：丙型肝炎病毒；Ig：免疫球蛋白；RIBA：重组免疫印迹法；HIV-1/2：人类免疫缺陷病毒 1 和 2 型；IFA：免疫荧光试验；HTLV-Ⅰ/Ⅱ：人类嗜 T 细胞病毒Ⅰ和Ⅱ型；ESA：酶带分析法；WNV：西尼罗病毒；ZIKV：寨卡病毒；ID-NAT：单份核酸检测；MP-NAT：小组合汇集核酸检测。

一、检测的后勤保障

以证实献血者符合健康要求为目的的所有感染性疾病检测的标本，必须在献血时采集，并由血液筛查实验室检测。此外，血小板成分细菌污染的检测常由血液成分制备机构完成。

开展 FDA 要求的血液筛查试验的实验室必须以生物制品生产方向 FDA 注册，因为这一原料确认（血液筛查）属于血液成分制备过程的一部分。献血者感染性疾病样本筛查试剂和设备必须经过 FDA 生物评价与研究中心批准（许可或批准）。FDA 网站上有经过批准的血液筛查方法[13]。必须严格按照生产方说明书规定进行检测。仅批准用于诊断的检测方法和检测平台可能不适用于血液筛查。

二、血清学检测过程

大多数血清学筛查试验（检测抗原或抗体的试验）属于酶免疫吸附试验或化学发光免疫试验。一般要求用规定的筛查试验对每份献血者标本做 1 次检测。如果筛查试验结果为无反应性，则认为检测结果为阴性。如果初次检测有反应性，试验说明书通常要求对其进行 2 份重复检测。如果重复检测的 2 份结果均为无反应性，则最终结果为无反应性或阴性，与标本对应的血液可使用。如重复检测的 2 份结果有 1 份或 2 份为有反应性，则该标本为重复检测有反应性，与标本对应的血液不准许用于异体输注。但对于细胞治疗产品，重复检测有反应性的细胞产品有时可用于治疗（详见本章后面的“人体细胞、组织以及用于制备产品的人体细胞和组织的捐献者检测的注意事项”部分）。

经批准用于血液筛查的可经输血传播感染检测方法具有高敏感性的特点，为的是尽可能检出已受感染的所有个体，并且尽可能减少出现假阴性结果。但是，采用这些试验检测未受感染个体的标本时可能出现有反应性结果（假阳性结果）。经过健康征询筛选之后，献血人群已属于感染性疾病低风险人群，因此大部分的重复检测有反应性结果不是代表真正存在感染。为了判断重复检测有反应性的筛查结果代表真实感染而不是假阳性结果，宜采用特异性更高的补充试验对献血者标本进行检测。

FDA 规定，如果有经 FDA 批准的补充试验，必须采用这类试验对重复检测有反应性的献血者血液标本进一步做检测和评价。FDA 已批准 HBsAg、抗-HIV-1 、抗-HCV、抗-HTLV-Ⅰ/Ⅱ和克氏锥虫抗体的补充试验。最初的 HCV 抗体确证试剂（重组免疫印迹试剂）已停止供应，但修订后的 FDA 指南提供了一种 HCV 补充试验的替代途径[14]。目前可以采用的补充试验见表 7-3。FDA 规定，如果没有已批准的补充试验可用时，必须采用经 FDA 许可或批准的试验对献血者标本做重复检测，为献血者辅导提供附加信息，未经 FDA 批准的补充试验也能提供有用的信息，但不得用于确定献血者符合献血条件。

不准许将筛查试验结果为重复检测有反应性的血液成分用于异体输血，无论其进一步检测的结果如何。但梅毒病原体检测是唯一存在例外的情况，在某些情况下，补充试验结果为阴性时，筛查试验（仅限于非梅毒螺旋体试验）有反应性的血液可用于患者输注，详见本章的梅毒检测部分。

三、核酸检测

实施核酸检测（nucleic acid testing，NAT）的目的是为了缩短前述的血清学检测阴性窗口期。病毒核酸（RNA 或 DNA）的检测过程与血清学筛查有所不同。NAT 首先需要提取献血者血浆中的核酸，然后采用核酸扩增试验扩增和检测病毒基因序列。

在 1999 年实施的献血者 HIV 和 HCV RNA 筛查检测系统仅为半自动系统，通量小，无法开展单人份献血者标本检测。由于在 HIV 和 HCV 感染个体中病毒 RNA 含量通常较高，而且 NAT 的敏感性非常高，因此，阳转血清盘的 NAT 结果显示，采用小组合汇集（minipools，MP）的献血者血浆标本检测，其敏感性几乎不受影响。

于是，最初获批的 NAT 血液筛查系统是先将 16~24 份献血者标本汇集，然后对汇集标本进行检测。目前的核酸检测系统采用 6~16 份标本的汇集物做检测。如检测结果为阴性，则该汇集的所有标本均为 HIV 和 HCV RNA 阴性。如果 MP-NAT 有反应性，需对单份标本进行检测，以鉴别出检测结果为有反应性的具体标本。如果进一步鉴别检测的结果为无反应性，其对应血液可放行供临床输注。如果单份标本检测结果为有反应性，判断其对应血液为病毒核酸阳性，不能用于临床输注。

近年来，已研发出全自动 NAT 系统。经 FDA 批准用于血液筛查的自动化检测平台可采用多种病毒核酸检测技术，1 个反应可同时检测 HIV、HCV RNA 以及 HBV DNA。有些系统在初次检测时就能直接判断有反应的具体病毒，另一些系统需要进一步做鉴别试验才能明确具体病毒。批准这些系统可采用单份标本和 6~16 份献血者标本汇集标本做检测。全自动 NAT 平台的应用使常规开展单份标本筛查(individual donation screening，ID-NAT)成为可能，而不是只能 MP-NAT。然而，目前根据 ID-NAT 和 MP-NAT 的比较，仅根据 ID-NAT 检出的有反应性献血的预测率，并不支持在美国实施 ID-NAT。因为据估计，ID-NAT 筛查仅能小幅提高受感染献血者的检出率，但检测相关费用明显高于 MP-NAT[15]。还有另一个令人担忧的问题是，ID-NAT 筛查的假阳性率比 MP-NAT 更高，将有更多的献血者被屏蔽。

与血清学检测策略不同，FDA 不准许对单份 NAT 有反应性标本做重复检测，以判断初次检测有反应性的结果是否为真阳性。FDA 要求，如果单份(非汇集的)标本 NAT 筛查 HIV、HCV 或 HBV 有反应性，应当将对应血液成分报废和在规定的时间内屏蔽对应的献血者。FDA 制定了献血者归队策略(表 7-4)[27]。在常规使用 ID-NAT 筛查献血者的国家，对初次检测有反应性标本做重复检测是一种常规实践。如果初次检测有反应性而重复检测无反应性，对于献血者的管理和血液成分的处置策略有所不同。在许多国家，因为这样的试验结果并不能排除血液含低载量的病毒的可能性，因而将血液报废，而这种情况下的献血者管理有所不同，可能包括屏蔽和归队策略。

以西尼罗河病毒(WNV)为例，当具体地区发生 WNV 流行时，推荐采用 ID-NAT 而不是 MP-NAT 筛查。为了应对 2015 年~2017 年在美洲暴发的寨卡病毒(ZIKV)疫情，采用处于临床研究阶段的 ZIKV NAT 技术检测，最初要求采用 ID-NAT，最近允许采用 MP-NAT(6~16 份)，必须转换为 ID-NAT 的情形与 WNV 类似[26]。

四、筛查试验结果为有反应性时的处置

血液筛查试验为重复检测有反应性(或单份 NAT 有反应性)时，通常应报废对应的血液成分。将实验室信息系统与血站计算机系统连接，能阻止检测有反应性的血液成分被贴签和/或放行。由于许多感染属于持续性感染，因此检测结果为有反应性时可能提示宜禁止献血者日后再次献血。还有，由于无法确定献血者受感染的具体日期，可认为该献血者之前所献血液疑似具有感染性。

FDA 和 AABB 均发布了关于有反应性检测结果处置的推荐意见，包括对献血者后续献血的影响，献血者之前所献血液成分的收回(应收回多久以前献的血液成分)，已输注涉事献血者所献血液成分的受血者告知。一般是根据献血者血液标本的补充或确证试验结果作出相应的推荐意见。

这些推荐意见相当复杂。因此，制定核查表，对获得具体的反应性检测结果之后应采用具体措施作出规定，这可能很有帮助。工作人员根据既定核查表要求记录所完成的每项措施。宜将核查表作为 SOP 的一部分。

与检测结果为有反应性的献血者管理、其他血液成分的收回和涉事献血者之前所献血液成分受血者的告知有关的联邦法规、FDA 指导文件、AABB 标准和 AABB 推荐公告见表 7-5。下文仅概述这些法规和推荐。

表 7-4　献血者归队条件

检测为有反应(R)的标志物或筛查试验	可考虑归队的筛查检测结果	归队条件	
		屏蔽时间	献血前标本检测结果或其他要求
乙肝病毒(HBV)：献血前随访检测要求不同(见下文)			
HBsAg[16]	HBsAg——R 但未确证，并且： • HBsAg——重复有反应(RR)，中和试验阴性(NEG)或未做 • 抗-HBc——无反应(NR)	56 天	献血条件全部符合，并且以下检测结果为 NR： • HBsAg • 抗-HBc (不需要做献血前随访检测)
乙肝疫苗接种后 28 天内检测 HBsAg——无乙肝病毒暴露风险[17]	HBsAg 确证阳性(POS)，且同时符合以下情形： • HBsAg——RR、中和试验 POS、抗-HBc——NR • 在献血后 28 天内接受过 HBV 疫苗注射 • 接种疫苗仅仅是为了防止将来可能的暴露(即不是针对当前潜在暴露的具体事件，如针刺*)	56 天	献血条件全部符合，并且以下检测结果为 NR： • HBsAg • 抗-HBc (不需要做献血前随访检测)
抗-HBc[18]	抗-HBc——RR 不止 1 次	8 周	随访检测结果为： • HBsAg——NR • 抗-HBc——NR • HBV NAT——NR
HBV NAT[19]	HBV NAT——R，并且具有以下任一情形： • HBsAg——NR、抗-HBc——RR • HBsAg——NR、抗-HBc——NR • HBsAg——RR 但未确证、抗 HBc——NR	6 个月	随访检测结果为： • HBsAg——NR • 抗 HBc——NR • HBV NAT†——NR
不准许归队的情形	• HBsAg——RR，确证 POS • HBV NAT——R(采用需做补充试验的 HBV NAT)，并且 HBsAg——RR(经 HBsAg 中和试验确证)，无论抗-HBc 结果如何 • HBV NAT——R(采用无需做补充试验的 HBV NAT)，并且 HBsAg——RR 但未经中和试验确认，以及抗-HBc——RR		
人类免疫缺陷病毒 1 型和 2 型(HIV-1/2)[20]：必须做献血前随访检测			
HIV-1 NAT	• HIV-1 NAT——R • 抗-HIV-1/2‡——NR • HIV-1 p24 EIA§——NR	8 周	• HIV-1 NAT——NR • 抗-HIV-1/2——NR
抗-HIV-1/2	• 抗-HIV-1/2——RR，或 • 抗-HIV-2——RR • HIV-1 NAT——NR 或未做 • HIV-1 p24 EIA§——NR • HIV-1WB——NEG，或 IFA——NEG、不确定、不可读或未做	8 周	• HIV-1 NAT——NR • 抗-HIV-1/2——NR

续表7-4

检测为有反应(R)的标志物或筛查试验	可考虑归队的筛查检测结果	归队条件	
		屏蔽时间	献血前标本检测结果或其他要求
HIV-1 p24 抗原	• HIV-1 p24 EIA——RR，中和试验 POS 或不确定(非中和或无效) • HIV-1 NAT——NR 或未做 • 抗-HIV-1/2——NR	8 周	• HIV-1 NAT——NR • 抗-HIV-1/2——NR
不准许归队的情形	• HIV-1 NAT——R，并且抗-HIV-1/2-RR(无论 HIV-1 WB 或 IFA 或 HIV-1 p24 EIA 检测结果如何) • HIV-1 NAT——R，并且 HIV-1 p24 EIA——RR(无论抗-HIV-1/2 检测结果如何) • HIV-1 NAT——NR(或未做)，并且抗-HIV-1/2——RR，HIV-1 WB 或 IFA-POS(无论 HIV-1 p24 EIA 检测结果如何) • HIV-1 NAT——NR(或未做)，并且抗-HIV-1/2——RR(无论 WB 或 IFA 结果如何)以及 HIV-1 p24 EIA——RR(无论中和试验结果如何)		
丙型肝炎病毒(HCV)[20]：必须做献血前随访检测			
HCVNAT	• HCV NAT——R • 抗-HCV——NR	6 个月	• HCV NAT——NR • 2 种获批的抗 HCV 不同检测——NR
抗-HCV	• HCV NAT——NR 或未做 • 抗-HCV——RR	6 个月	• HCV NAT——NR • 2 种获批的抗 HCV 不同检测——NR?
不准许归队的情形	• HCV NAT——R，并且抗-HCV——RR(不管以前的 HCV RIBA 结果如何) • HCV NAT——NR(或未做)，并且抗-HCV——RR 以及曾有 HCV RIBA——POS		
苍白螺旋体(梅毒)[21, 22]：不必做献血前随访检测			
非梅毒螺旋体特异性试验	• 非梅毒螺旋体试验——R • 梅毒螺旋体试验——POS	3 个月#	• 医生或公共卫生诊所提供的完成已知有效治疗的书面证据 • 献血条件全部符合
梅毒螺旋体特异性试验	• 梅毒螺旋体筛查试验——R • 另一种梅毒螺旋体筛查试验——NEG	N/A	• 当次献血或随访标本采用与筛查试验不同、经 FDA 批准的梅毒螺旋体筛查试验——NEG
	• 梅毒螺旋体筛查试验——R • 另一种梅毒螺旋体筛查试验——POS • 非梅毒螺旋体试验——NEG	3 个月#	• 医生或公共卫生诊所提供的完成已知有效治疗的书面证据 • 献血条件全部符合
	• 梅毒螺旋体筛查试验——R • 另一种梅毒螺旋体筛查试验——POS • 非梅毒螺旋体试验——POS	3 个月#	• 医生或公共卫生诊所提供的完成已知有效治疗的书面证据 • 献血条件全部符合
克氏锥虫[23]：必须做献血前随访检测			

续表7-4

检测为有反应(R)的标志物或筛查试验	可考虑归队的筛查检测结果	归队条件	
		屏蔽时间	献血前标本检测结果或其他要求
克氏锥虫抗体	• 克氏锥虫抗体——RR，并且： • 克氏锥虫抗体补充试验(临床研究或获批)——NEG • 或克氏锥虫放射免疫沉淀试验(RIPA)(未获批)——NEG • 或未采用临床研究或获批补充试验进行克氏锥虫抗体检测，也未用未获批的 RIPA 进行检测。	6 个月	• 2 种获批的克氏锥虫抗体不同筛查试验**——NR • 并且-获批的克氏锥虫抗体补充试验——NEG
不准许归队的情形	• 临床研究或获批的克氏锥虫抗体补充试验结果为阳性或不确定 • 未获批的克氏锥虫 RIPA 试验结果为阳性或不确定		
人类嗜 T 淋巴细胞病毒 I 型和 II 型(HTLV-I/II)[24]：必须做献血前随访检测			
抗-HTLV-I/II	• 抗-HTLV-I/II——RR • 抗-HTLV-I/II(临床研究或获批)补充试验——NEG 或未做 • 或采用研究用的 HTLV 补充检测方案，最终判定——NEG	6 个月	• 2 种获批的抗-HTLV-I/ II 抗体筛查不同试验**——NR
不准许归队的情形	• 使用临床研究或获批的补充检测，抗-HTLV-I/II 阳性或不确定 • 使用研究用的 HTLV 补充检测方案(例如，加州公共卫生实验室 HTLV 检测方案)，最终判定为阳性或不确定		
巴贝虫[25]：不必做献血前随访检测			
巴贝虫	• 巴贝虫核酸检测——R	2 年	• 献血条件全部符合，并且获批的 NAT 筛查——NR
西尼罗河病毒(WNV)[26]：不必做献血前随访检测			
WNV NAT	• WNV NAT——R	120 天	• 献血条件全部符合
寨卡病毒(ZIKV)[27]：不必做献血前随访检测			
ZIKV NAT	• ZIKV NAT——R	120 天	• 献血条件全部符合

* 如果可能发生暴露(如针刺)，将献血推迟 3 个月。

† 根据产品说明书要求进行操作(如重复检测)，HBV NAT 的敏感性达到：95%检出限≤2 IU/mL。

‡ 抗-HIV-1 或抗-HIV-2 或抗-HIV-1/2。

§ 如果做检测。

? 如果一项抗-HCV 检测为 RR，另一项抗-HCV 检测为 NR，FDA 允许间隔至少 6 个月后再次采集随访样本，采用 HCV ID-NAT 和 2 种获批的抗-HCV 不同筛查试验进行检测，重新考虑献血者能否归队。如果献血者第二次随访样本(在检测不合格的那次献血后无论何时第二次随访)抗-HCV 仍然 RR，FDA 推荐永屏蔽献血。

根据试剂盒说明书，R 包括 RR。

已知有效梅毒治疗完成后 3 个月。

** 应包括检测不合格(RR)的那次献血所采用的筛查试验。

HBV：乙型肝炎病毒；HBsAg：乙肝表面抗原；R：有反应；RR：重复有反应；NR：无反应；NEG：阴性；POS：阳性；HBc：乙肝核心抗原；NAT：核酸检测；HIV-1/2：人类免疫缺陷病毒 1 型和 2 型；EIA：酶免疫分析；WB：免疫印迹试验；IFA：免疫荧光试验；HCV：丙型肝炎病毒；RIBA：重组免疫印迹试验；RIPA：放射免疫沉淀试验；HTLV-I/II：人类嗜 T 淋巴细胞病毒 I 型和 II 型；ZIKV：寨卡病毒；ID-NAT：单份样本核酸检测。

表 7-5 献血者检测及其有反应性结果处置措施的相关法规和标准*

指标/试验	法规或标准文件	主题				
		献血者检测和病原体减少技术	献血者管理	产品收回	受血者通知	献血者归队
HIV-1/2	CFR 第 21 篇第 610.40 条[1]	√	–	–	–	–
	CFR 第 21 篇第 610.41 条[1]	–	√	–	–	–
	CFR 第 21 篇第 610.46[1]	–	–	√	√	–
	CFR 第 42 篇第 48.27 条[29]	–	–	√	√	–
	FDA 指引，2004 年 10 月[30]	√	–	–	–	–
	FDA 指引，2017 年 12 月[20]	√	√	√	√	√
	《AABB 标准》5.8.5、5.8.6 条[31(p34)]	√	–	–	–	–
HIV-1 O 亚型	FDA 指引，2009 年 8 月[32]	√	√	–	–	√
HBV	CFR 第 21 篇第 610.40 条[1]	√	–	–	–	–
	CFR 第 21 篇第 610.41 条[1]	–	√	–	–	–
	FDA 指引，2012 年 10 月[19]	√	√	–	–	√
	《AABB 标准》，5.8.5、5.8.6 条[31(p34)]	√	–	–	–	–
	FDA 指引，2017 年 9 月[33]					√
HBsAg	FDA 备忘录，1987 年 12 月[16]	√	√	–	–	√
	《AABB 标准》，5.8.5、5.8.6 条[31(p34)]					√
HBsAg 和抗-HBc[†]	FDA 备忘录，1996 年 7 月[34]	–	–	√	–	–
抗-HBc	FDA 指引，2010 年 5 月[18]	–	–	–	–	√
	《AABB 标准》，5.8.5、5.8.6 条[31(p34)]					√
HBV（疫苗）	FDA 指引，2011 年 11 月[17]	–	–	–	–	√
HCV	CFR 第 21 篇第 610.40 条[1]	√	–	–	–	–
	CFR 第 21 篇第 610.41 条[1]	–	√	–	–	–
	CFR 第 21 篇第 610.47 条[1]	–	–	√	√	–
	CFR 第 42 篇第 482.27 条[29]	–	–	√	√	–
	FDA 指引，2004 年 10 月[30]	√	–	–	–	–
	FDA 指引，2010 年 12 月[35]	–	–	√	√	–
	FDA 指引，2017 年 12 月[20]	√	√	√	√	√
	FDA 指引，2019 年 10 月[36]	–	√	–	–	–
	《AABB 标准》，5.8.5、5.8.6 条[31(p34)]		–	√	–	–
HTLV-Ⅰ/Ⅱ	CFR 第 21 篇第 610.40 条[1]	√	–	–	–	–

续表7-5

指标/试验	法规或标准文件	主题				
		献血者检测和病原体减少技术	献血者管理	产品收回	受血者通知	献血者归队
	CFR 第 21 篇第 610.41 条[1]	-	√	-	-	-
	FDA 指引，2020 年 2 月[24]	√	√	√	-	-
	《AABB 标准》，5.8.5、5.8.6[31(p34)]	√	-	-	-	-
梅毒	CFR 第 21 篇第 610.40 条[1]	√	-	-	-	-
	CFR 第 21 篇第 610.41 条[1]	-	√	-	-	-
	FDA 指引，2014 年 9 月[21]	√	√	-	-	√
	《AABB 标准》，5.8.5、5.8.6 条[31(p32)]	√	-	-	-	-
克氏锥虫	FDA 指引，2010 年 12 月[23]	√	√	√	√	-
	FDA 指引草案，2017 年 12 月[22]	-	-	-	-	√
	《AABB 标准》，5.8.5、5.8.6 条[31(p34)]	√	-	-	-	-
WNV	FDA 指引，2005 年 6 月[37]	-	√	√	√	-
	FDA 指引，2009 年 11 月[26]	√	√	√	-	-
	《AABB 标准》5.8.5、5.8.6 条[31(p34)]	√	-	-	-	-
	AABB 协会公告(13-2 号)[38]	√	-	-	-	-
ZIKV	FDA 指引，2018 年 7 月[27]	√	√	√	√	√
ZIKV(DENV 和基孔肯亚病毒)	AABB 协会公告(16-07 号)[39]	√	√	√	√	√
细菌	FDA 指引，2019 年 9 月[40]	√				
	《AABB 标准》5.1.5.1、5.1.5.2、5.1.5.3 条[31(pp11-12)]	√	-	√‡	-	-
	AABB 协会公告(05-02 号)[41]	-	√	-	-	√
	AABB 协会公告(12-04 号)[42]	√	-	-	-	-
	AABB 协会公告(04-07 号)[43]	√	-	√	√	-
细小病毒 B19§	FDA 指引，2009 年 7 月[44]	√	-	-	-	-
巴贝虫	FDA 指引，2019 年 5 月[25]	√	√	√	√	√

注：* 推荐自 2018 年 8 月起生效。血液中心可能还会受到其他要求，诸如回收血浆合同约定的规格等约束。

† 备忘录还包括有关 HCV 和 HTLV 的推荐，但这些推荐已被后来的文件所代替。

‡ 当次捐献的所有血液部分。

§ 仅供进一步制备的血浆。

HIV-1/2：人类免疫缺陷病毒 1 和 2 型；CFR：《联邦法规》；FDA：食品药品监督管理局；BB/TS Standards：血站和输血服务机构标准；HBV：乙型肝炎病毒；HBsAg：乙型肝炎表面抗原；抗-HBc：乙肝病毒核心抗体；HCV：丙型肝炎病毒；HTLV-Ⅰ/Ⅱ：人类嗜 T 细胞病毒Ⅰ和Ⅱ型；WNV：西尼罗病毒；ZIKV：寨卡病毒；DENV：登革热病毒；CHIKV：基孔肯亚病毒。

1. 献血条件

FDACFR 第 21 篇第 610.41 条规定了血液筛查试验结果为有反应性的献血者屏蔽管理措施。FDA 指引和 AABB 协会公告提供了关于补充检测、献血条件和献血者辅导的具体推荐意见。必须将对献血者的献血条件或健康构成影响的检测结果告知献血者。必须建立机制，防止不符合献血条件的献血者继续献血，以及防止源自这类献血者的血液成分被意外放行。

FDA 发布了具体指引(表 7-4)，提供了因抗-HIV、抗-HCV、HBsAg、抗-HBc、梅毒和克氏锥虫血清学试验以及 HIV、HCV 或 HBV，WNV、巴贝虫和寨卡病毒 NAT 检测有反应性而被屏蔽献血的献血者的归队程序。最常见的路径是要求献血者过了规定的等待期后做相关检测，结果应为阴性。献血者归队必须严格执行 FDA 的相关规定[28]。

2. 献血者之前捐献的血液成分收回和受血者告知(事后调查)

FDA 和 AABB 提供了关于本次献血时可经输血传播感染筛查为重复检测有反应性(或单份 NAT 有反应性)的献血者之前所献血液成分处置的推荐意见。这些推荐的关注焦点是，献血者之前献血时，即使血液筛查试验结果为阴性，仍有可能处于早期感染的窗口期。

CFR 第 21 章第 610.46 条和第 610.47 条详细规定了献血者 HIV 和 HCV 检测结果为有反应性时，之前所献血液成分及其受血者的管理策略。医疗保险和医疗补助服务法规(第 42 篇第 482.27 条)重申了这些规定，保证医院的输血服务遵从受血者告知要求。FDA 指引和/或 AABB 协会公告提供了其他病原体检测结果为有反应性的献血者之前所献血液成分处置的推荐意见(表 7-5)。

FDA 和 AABB 推荐，大多数情况下宜收回并隔离尚未输注的这类献血者之前所献血液成分。最重要的是，应在获得重复检测为有反应性的结果后立即启动尚未输注血液成分的收回工作，防止在做确证试验期间，这类血液成分被输注。FDA 要求，应在获得 HIV，HCV，WNV，ZIKV 和克氏锥虫检测有反应性结果的 3 个工作日内，HBsAg、抗-HBc 或抗-HTLV 检测有反应性结果的 1 周内启动相关血液成分收回工作。巴贝虫检测有反应性也需要收回相关血液成分，但是 FDA 没有明确规定具体的时限。如果确证试验结果为阴性，FDA 准许在某些情况下重新放行之前所献的血液成分。一般情况下，之前所献血液成分已经部分或全部被输注。FDA 和 AABB 针对数种感染性病原体提供了推荐意见，应在 12 周内通过医生告知已经输注确证试验阳性血液的受血者存在接触感染性病原体的可能性。

AABB 和/或 FDA 一般在新的检测方法实施之前发布关于之前所献血液成分受血者告知(事后调查)的推荐意见。相关感染的确证试验或医疗措施出现变化和发展时，推荐意见亦将随之更新。法律(CFR 第 21 章第 610.46 条和 610.47 条)仅要求对 HIV 和 HCV 检测开展事后调查。开展 HIV 事后调查过程中可能会遇到相关受血者已经死亡的情形，此时应告知其近亲属。CFR 详细规定了血液成分收回和受血者告知的具体时限，包括最长调查时限的要求。FDA 指引和 AABB 协会公告针对其他病原体诸如 WNV、ZIKV、巴贝虫和克氏锥虫等提供了血液成分收回和受血者告知的推荐意见。这些要求也可能包括使用未经批准的筛查试验时的调查方案。表 7-5 列出了与血液成分收回或受血者告知有关的文件。

如果没有公开发布的指引可作为指导，血站可能不清楚是否应当或应当在何时告知之前所献血液的受血者存在接触感染的可能性。如果没有补充试验或进一步的检测方法可以采用，就不可能判断筛查试验重复检测为有反应性的结果是否代表献血者真正存在感染。另外，如果没有针对感染的有效治疗方法，告知受血者可能已经受到感染并不能取得医疗收益。但是，这类告知对于公共卫生是有益处的。具体而言，被告知可能受到感染的受血者可能接受进一步检测，如果检测结果为阳性，可能采取预防措施以避免感染进一步传播。

五、供免疫功能低下受血者使用的血液成分巨细胞病毒检测

有些常见感染并不会引起免疫功能正常个体产生疾病，但却可能引起免疫功能低下个体产生严重疾病。巨细胞病毒(cytomegalovirus，CMV)感染即属此。

CMV 是具有脂质包膜的 DNA 病毒，属于疱疹病毒科。与其他疱疹病毒一样，CMV 引起终生感染，通常处于潜伏状态，但是随时有激活的可能。在免疫功能正常的个体，原发性 CMV 感染的表现轻微，从无症状到传染性单核细胞增多症。在免疫

功能低下的患者，原发感染和激活感染均可能导致严重甚至致命的疾病。CMV 可通过输血传播，主要是通过细胞血液成分中所含有的完整的白细胞进行传播，冰冻/解冻的血浆成分不会传播 CMV 感染。输血传播 CMV 感染的高危患者是免疫功能低下的患者，包括胎儿、CMV 阴性母亲分娩的低体重早产儿以及接受实体器官或异基因造血干细胞(HSC)移植的 CMV 阴性受者等[45]。

大多数献血者都曾感染过 CMV，其体内存在 CMV 抗体。因此，如果 CMV 抗体阳性的血液成分全部不能使用，则无法保证适宜的血液供应。

但是，可采取适当措施降低上述高危患者经输血感染 CMV 的风险。这些高危患者宜使用经过处理的 CMV 低风险的细胞血液成分，包括 CMV 抗体阴性或者经过有效减少白细胞的程序处理的血液成分。研究显示，这 2 种方法的效果相似，但还是有所差异。据估计，CMV 血清学阴性血液成分的传播风险为 1%～2%，少白细胞血液成分的传播风险为 2%～3%[45-47]。最近数项研究显示，176 例经严密监测的异基因干细胞移植受者接受未经 CMV 检测的少白细胞血液成分输注后均未出现 CMV 感染[48-49]。由于很多高危患者在输注少白细胞血液成分后，接受 CMV 感染的严密监测和/或早期进行抗 CMV 药物治疗，因此难以评估这些高危患者输注 CMV 血清阴性血液成分的益处。CMV 阴性血液的使用趋势在下降，全部采用少白细胞血液的趋势在上升。这一趋势变化的主要原因是没有证据表明通过少白细胞的血液成分继续 CMV 传播。但是，在血清阳转前或早期抗体产生后采集的血液成分传播 CMV 的风险尽管很低但在理论上仍然存在，因为这类血液单位的 CMV DNA 含量最高[50]。开展 CMV DNA 筛查或病原体灭活(如果全面使用)将可能消除这一风险。CMV 感染传播风险主要是在低出生体重儿，其传播途径是感染巨细胞病毒母亲的母乳喂养[51-52]。

六、自体献血

FDA 规定，必须对从一个机构转运到另一个机构的自体献血实施可经输血传播感染检测，如果接收机构不允许自体血液进入异体血液库存，则以 30 天为周期，每个周期内的第 1 份自体献血(CFR 第 21 篇第 610.40 条(d)(3)款)做检测。血液成分标签必须与其检测状态一致。重复检测为有反应性的血液成分必须有生物危害标识。由于存在将自体血液误输给其他患者的可能性，一些医院制定政策禁止接受某些试验结果为阳性的自体血液。

七、人体细胞、组织以及用于制备产品的人体细胞和组织的捐献者检测注意事项

FDA 对于人体细胞、组织以及用于制备产品的人体细胞和组织(HCT/P)的捐献者的征询问卷和检测试验与献血者的不同，而且是按照不同类型组织规定不同的筛查要求。CFR 第 21 篇第 1271 条和 FDA 2007 年 8 月发布的指引规定了这方面的要求(表 7-6)[54-55]。FDA 还另外发布了关于实施 HCT/P 梅毒[56]、WNV 检测[57]的指引以及寨卡病毒和其他感染性病原体检测的指引草案。关于 HCT/P 指引的最新文件详见 FDA 网站的组织指引网页[58]。

表 7-6 FDA 对 HCT/P 的检测要求(自 2018 年 10 月起实施)

组织类型	病原体	检测方法
所有组织	HIV	抗-HIV-1 和 HIV-2* HIV-1 RNA*
	HBV	HBsAg* 抗-HBc*
	HCV	抗-HCV* HCV RNA*
	苍白密螺旋体	FDA 许可和批准的筛查试验
所有活体捐献者	WNV	WNV RNA*

续表7-6

组织类型	病原体	检测方法
富含白细胞的HCT/Ps((如造血祖细胞或精液)捐献者，除了上述病原体检测外，还应检测：	HTLV-Ⅰ/Ⅱ	抗-HTLV-Ⅰ/Ⅱ
	CMV	FDA批准用于抗-CMV(包括总IgG和IgM)筛查试验
生殖组织细胞捐献者，除了上述病原体检测外，还应检测：	沙眼衣原体	FDA许可或批准的诊断试验
	淋病奈瑟菌	FDA许可或批准的诊断试验

*经FDA批准用于捐献者筛查。

†活体捐献者必须符合ZIKV接触的临床和行为的捐献者资格要求，此外没有其他检测要求。

FDA：食品药品监督管理局；HCT/Ps：人类细胞、组织、及以细胞和组织为基础的产品；HIV：人类免疫缺陷病毒；HBV：乙肝病毒；HCV：丙肝病毒；WNV：西尼罗病毒；HTLV：人类嗜T细胞病毒；CMV：巨细胞病毒；Ig：免疫球蛋白。

CFR第21篇1271部分和FDA 2007年8月发布的指引具体规定了HCT/P捐献者检测的时间框架[54-55]。在大多数情况下，必须在组织捐献前后7日内采集感染性疾病筛查标本，外周造血干细胞或骨髓捐献者可将检测时限提前至捐献前30日内。延长检测和移植之间的间隔期可能与感染性病原体传播相关[59]。自体组织和来自受者性伴侣的生殖细胞可免去部分检测要求。

开展HCT/P捐献者标本检测的血站实验室应当向FDA注册，如果有经FDA批准的适用检测方法可以采用，就必须使用。有关HCT/P的检测要求和获批的试验方法详见FDA网站[60]。检测实验室必须仔细核对HCT/P检测说明书，因为说明书要求的HCT/P检测方法可能不同于献血者的检测方法。例如，对于大多数类型的HCT/P捐献者，必须采用单份NAT，不准许采用MP-NAT。

在某些情况下，FDA法规允许使用感染性疾病筛查结果为有反应性的HCT/P，具体规定详见CFR第21篇第1271.65条。FDA发布了关于这类组织的具体标识、保存和告知要求。目前(截至本章完稿时)FDA不要求对HCT/P捐献者做WNV RNA以及克氏锥虫抗体的检测。

八、不同国家在捐献者检测方面的差异

尽管本章聚焦美国可经输血传播感染的筛查，但是其他国家的献血者筛查方法也与美国基本相似。根据感染性疾病地域性流行特点和可用的检测方法，不同的国家采用相应的献血者健康征询问卷以及检测方法。例如，没有WNV流行的大多数国家不开展此项检测，但会询问并屏蔽到过WNV流行国家的献血者。HBV高流行国家如果不允许抗-HBc检测有反应性的意向献血者献血，其血液供应保障将受到不利影响。在全国性实践和可采用的检测方法与美国不同的国家，如果有机构希望向AABB申请认证，AABB差异评估分委会将考虑给予差别对待。也有一些病原体，例如戊型肝炎病毒是有些国家实施筛查的，但美国并没有常规实施筛查，本章后续部分将对此进行讨论。

第三节　输血残余感染风险

尽管实施了血液筛查，但血液成分仍可能经输血传播感染。输血残余风险的大小因献血人群中感染性疾病的发生率以及所实施的血液筛查流程的性质而异。

一、已实施血液筛查的病原体

输血传播HIV、HCV以及HBV现已罕见，以至于无法通过前瞻性临床研究计算其传播率，因此只能通过建模推算。

在理论上，已实施筛查血液的残余风险有数种来源。其一是，现行检测试剂无法检测出的病毒株。疾病控制预防中心、血站和检测试剂生产方开展新病毒株监测[61]。FDA要求检测试剂生产方不断提高试剂的检测能力，覆盖新病毒株。其二是，血液隔离失效(即血站对检测有反应性血液单位的隔离失效)。在采用计算机系统控制血液成分贴签和发行的机构，血液隔离失效实属罕见，因为计算机系统设计时，就是为了防止未完成检测或检测结果有反应性的血液成分被错误发行。在依赖人工记录和隔离的机构，错误放行的发生率可能较高，但现在仍采用人工操作的机构极少[62]。其三是，处

于感染早期、在检测结果为阳性之前的窗口期献血者血液，这是残余风险的主要来源。图 7-1 显示了不同类型血液筛查试验产生反应的顺序。能更早检出感染的血液筛查试验投入使用后，窗口期已明显缩短。但是，仍然没有任何一种试验能在个体感染后立即检出阳性结果，因此窗口期感染仍然是重点关注的问题。MP-NAT 的窗口期，HIV 为 9.0～9.1 天，HCV 为 7.4 天[15, 63]，HBV 的窗口期更长，目前估计为 18.5～26.5 天，其原因稍后将在本章讨论。

利用新发感染率×窗口期模型，可对血液处于窗口期的可能性作出数学估算[64]。

窗口期血液成分残余感染风险＝窗口期时间长度×可经输血传播病原体在重复献血者中的新发感染率。

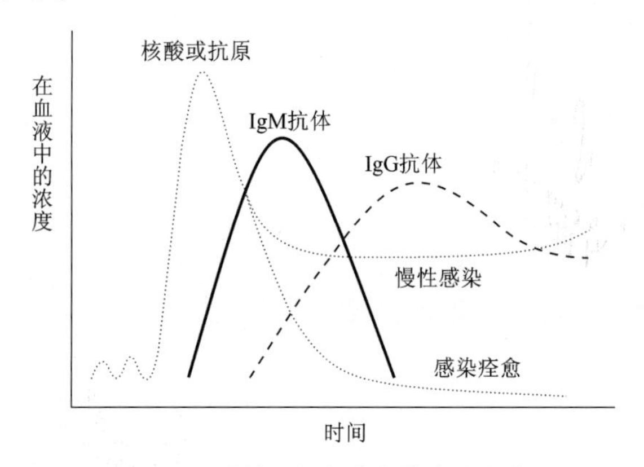

图 7-1　感染不同标志物的出现顺序

根据在一段时间内，最初献血检测为阴性而后来检测为阳性（即血清阳转）的献血者观察数除以对抽样人群进行监视或随访的时间（通常以人数和年为单位），得出重复献血者的新发感染率。这种方法的局限性是仅考虑重复献血者的新发感染率，并且不允许用来评估首次献血者可能处于窗口期的可能性。该方法不包括 NAT 阳转献血者。

能用于估算初次和重复献血者新发感染率的其他方法采用能鉴别新近和长期感染的试验方法，包括核酸检测（例如用核酸检测献血者血液含有 HIV 或 HCV RNA，但不含相对应的抗体，可以解释为代表非常早期的感染）和限制性抗原亲和力分析[15, 63, 65-66]。采用这些试验方法后，初次献血者的 HIV 和 HCV 新发感染率是重复献血者的 2～4 倍[63, 65-67]。但是，初次和重复献血人群的感染率还是明显低于一般人群。关于仍然需要采用献血者征询问卷选择新发感染低风险的献血者的重要性将在本节后续的艾滋病部分详细讨论。

目前根据窗口期和新发感染率计算的献血者 HIV、HCV 和 HBV 传播风险见表 7-7[63, 68]。

表 7-7　根据窗口期和新发感染率估算美国可经输血传播感染风险

研究期间	病原体	年新发感染率(1/10 万)	感染性窗口期(天)	每份血液的残余风险
2007～2008 年①	HIV	3.1	9.1	1：1467000
2007～2008 年①	HCV	5.1	7.4	1：1149000
2009～2011 年②	HBV	1.6	26.5～18.5	(1：1208000)～(1：843000)

注：①根据 16 人份汇集物的 HIV 和 HCV NAT 结果估算；②使用盖立福(Grifols) UltrioPlus 核酸检测试剂和 16 人份汇集物的检测结果估算 HBV 残余风险，其范围反映了 HBV 最低感染剂量存在不确定性(20mL 血浆含 1 个或 10 个拷贝)。

HIV：人类免疫缺陷病毒；HCV：丙肝病毒；HBV：乙肝病毒；MP-NAT：小组合汇集标本核酸检测。

二、尚无血液筛查方法的病原体

存在于健康人血循环中感染性病原体基本上都可通过输血传播。在未对献血者检测的情况下，不可能估算感染性病原体的输血传播风险。很可能被发现为输血传播感染的是那些具有特殊临床表现，且如果不是经输血传播，在美国将很少见的感染。如果感染一般与受血者不具备的临床或行为风险因素相关（例如，当没有到已知疟疾流行地区的受血者发生疟疾），能提高发现输血感染的可能性。

认识到危及生命的病原体对血液供应具有潜在威胁，但尚无相应血液筛查试验时，AABB 和 FDA 通常考虑是否能够采用献血征询问卷排除可能接触这些病原体的献血者。病原体流行地区的旅行和居住史的献血征询是目前保护美国血液安全不受疟疾和变异型克雅病影响的唯一办法。然而，大多数感染性病原体并没有如此明确的地域风险特征。一般而言，难以将献血征询问卷设计得既敏感(即发现大多数受感染个体)又特异(即只排除存在感染的个体)。

保护血液供应不受感染性病原体影响的另一方法是病原体灭活。高温灭活、溶剂或去污剂处理、纳米过滤、层析、低温乙醇分离以及其他方法已成功用于血浆衍生物残余病原体的灭活或去除。在美国以外的一些国家使用血小板和临床输注血浆的病原体灭活系统已有数年。2015年12月FDA批准了1家企业(INTERCEPT Blood System)的病原体灭活系统。美国也有了有机溶剂/表面活性剂(solvent/detergent，SD)处理的血浆(SD血浆)可供临床输注。Octaplas(Octapharma)血浆采用630~1520人份的混合血浆和病毒灭活处理[69]。病原体灭活系统将在本章的病原体灭活部分详细讨论。

AABB输血传播疾病委员会对可能威胁血液供应的感染性病原体做了全面评估，包括减少每种病原体经输血传播的策略以及经数据证实或理论上的病原体灭活功效[70]。AABB网站对这类资料不断更新，及时补充所发现的可能威胁[71]。本章仅简述从科学或公众角度认为威胁最大的病原体，读者如需了解详情，请见TRANSFUSION杂志2009年增刊和AABB网站[70-71]。

第四节 特定病原体的筛查

一、人类免疫缺陷病毒

HIV-1是含有脂质包膜的单链RNA球形逆转录病毒，含有2条线性正链RNA，于1984年被确定为AIDS的病原体。美国1985年开始对血液筛查HIV-1抗体。HIV-2与HIV-1很相似，最初在西非发现，在美国罕见。1992年，美国将HIV-2抗体纳入血液筛查试验范围[72]。

HIV通过具有感染性的体液经性接触或肠道外途径传播(例如注射毒品)或垂直传播(从被感染的母亲传播至婴儿)。在世界上一部分地区，HIV以异性性传播和垂直传播为主。但是在美国，HIV感染却一直集中在男男性接触者(MSM)、毒品注射者和高危异性性接触者(即与HIV阳性或HIV高危个体如MSM或毒品注射者的性接触者)[73]。

目前献血者HIV筛查试验包括HIV-1 RNA NAT和HIV抗体血清学检测。经批准的献血者抗体筛查试验包括检测HIV-1和HIV-2的IgM和IgG。目前采用的试验还可检出HIV-1 O亚型的抗体。HIV-1O亚型是最初在中西非地区发现的1株HIV-1病毒。血站如果采用不包括HIV-1O亚型的HIV抗体检测，应采用献血征询问卷排除在HIV-1O亚型流行地区居住、接受治疗或性伴侣来自HIV-1 O亚型流行区域的献血者[32]。

目前根据MP-NAT结果估算，HIV-1的窗口期平均为9~9.1天[15,63]。根据窗口期和新发感染率计算，从重复献血者输血传播HIV的风险约为1/150万(表7-6)。未公布的数据表明，残余风险已经进一步下降至1/200万~1/300万。然而，如果首次献血者传播风险包括在内，残余风险将高出2倍~4倍[66]。还有，宜注意的是，这些残余风险估计值是针对输注1袋血液成分的情况，如果输注了多袋血液，残余风险将相应增加。

在美国，通过献血征询能排除很多HIV高危人群。NAT已将窗口期缩短至仅数日，因此有专家质疑是否还有必要通过健康征询排除高危献血者。针对不同的HIV新发感染率计算窗口期风险，其结果将进一步突显低危献血人群的重要性。例如，高危人群如城市年轻男男性行为人群中所观察到的HIV新发感染率高达1%~8%[74-75]，假设1名献血者来自HIV新发感染率为1%的人群，将该参数和窗口期长度代入公式，可估算出该献血者血液成分传播HIV的可能性：

献血者处于窗口期的风险=窗口期长度×献血人群新发感染率=9.0天/365(天/年)×[1/100(人·年)]=1/4100。

这就是来自高危人群的该献血者血液成分含有HIV但被目前实施的血液筛查漏检的可能性，明显高于现有献血人群血液成分的HIV传播风险(1/150万)。因此，尽管目前的检测方法缩短了窗口期，但如果HIV高危人群加入献血队伍，血液安全将受到严重影响。所以，采用献血征询问卷的方法，暂时排除高危献血者，最大限度减少处于窗口期的献血者，这对于保证血液安全仍然至关重要。

虽然人们非常希望能够制定基于特定行为而不是性偏好的更有针对性筛查策略，以仅屏蔽真正存在HIV高风险的个体献血。但FDA 2015年12月发布的指引指出，更具针对性的筛查策略的功效尚未确定。FDA 2020 年 4 月发布的指引对美国目前因存在接触 HIV 潜在风险必须屏蔽献血的各种情况作出了规定。目前规定，具有包括 MSM 在内的大多数高危行为的，必须屏蔽献血 3 个月[22]。

二、乙肝病毒

乙肝病毒(HBV)是具有脂质包膜的嗜肝 DNA 病毒科的成员，其基因组为部分双链环状 DNA，阅读框相互重叠，这是 HBV 基因组的特殊之处。HBV 的传播途径与 HIV 类似，通过接触乙肝病毒感染者的体液进行传播。在成人乙肝病例中仅有 25%~40%的患者出现黄疸，在儿童病例中出现黄疸的比例更小。大部分围产期母婴传播可导致慢性感染，而成年期获得的 HBV 感染大多数被清除。HBV 感染在世界上一些地区例如东亚和非洲很常见，围产期母婴传播和由此产生的慢性感染增加了这些地区人群的感染率。在美国，HBV 常规免疫计划实施后，新发 HBV 急性感染率已经降低了至少 80%。产妇 HBV 筛查和新生儿预防接种能有效降低围产期母婴传播。

HBV 感染期间，一般可在循环血液中检测到病毒 DNA 和包膜抗原(HBsAg)。在 HBsAg 出现后，机体很快就产生抗-HBc，最初是 IgM 抗体，随后是 IgG 抗体。受感染个体产生抗-HBsAg 时，HBsAg 即被清除。

FDA 规定，血液筛查必须包括 HBsAg、HBV DNA 和全部抗-HBc(IgM 和 IgG)。由于一部分人体内 HBsAg 存在时间很短以及 HBsAg 检测存在假阳性，使得献血者 HBV 新发感染率的计算变得复杂[68]。由于不同 HBV 试验的敏感性存在差异以及血液成分输注引起 HBV 感染所需病毒剂量存在不确定性，目前发表的 HBV 感染窗口期的估算值存在差异[76-77]。近期的研究提供了根据可能导致病毒感染的不同剂量(例如 10 拷贝/20 mL 血浆 vs1 拷贝/20 mL 血浆)估算的窗口期。雅培公司的化学发光检测系统(雅培公司)的窗口期约为 30 天~38 天[76]。HBV DNA MP(16 份)检测的窗口期缩短至 18.5 天~26.5 天(范围取决于将感染剂量假定为 1 拷贝还是 10 拷贝)[68]。根据这一 MP 检测方法估计，美国 HBV 输血传播风险约为 1/84.3 万和 1/120 万(表 7-7)[68]。乙肝病毒的残余风险一直在下降，根据未公布的数据，现在可能在 1/200 万~1/300 万。

实施 HBV DNA 血液筛查对于发现受 HBV 感染的献血者具有重要价值。在 HBsAg 可检出前的窗口期，可检出 HBV DNA，但此时的 HBV DNA 水平可能低于 MP-NAT 的检测限[76-77]。在 HBV 感染后期，HBsAg 被清除后，HBV NAT 可检出持续感染(如隐匿型感染)[76-77]。美国实施抗-HBc 筛查，发现约有 1%抗-HBc 重复检测有反应性的血液来源于隐匿型感染献血者(其体内存在 HBV DNA，但 HBsAg 阴性)，避免了隐匿型 HBV 感染经输血传播[68]。隐匿型 HBV 感染的病毒载量很低，需敏感性很高的 NAT 才能检出。HBV NAT 还能检出曾接种疫苗的急性 HBV 感染者[78-79]，其体内从不存在 HBsAg，但可检出 HBV DNA。目前仍不清楚这类血液成分是否具有感染性，因为有接种疫苗诱导产生的抗-HBs。美国对血液成分常规筛查 HBV DNA，至少能检出部分这类感染者。今后可能认为，随着 HBV NAT 的应用，没有必要继续做 HBsAg 检测。有研究估计，如果不检测 HBsAg，仅做 HBV NAT 和抗-HBc 检测，所增加的风险为 1/440 万[80]。

三、丙肝病毒

丙肝病毒(HCV)是具有包膜的单链 RNA 病毒，属于黄病毒科的成员，病毒颗粒很小。以前称为非甲非乙型输血相关肝炎，有 90%是由 HCV 所致[81]。大多数 HCV 感染者无症状，但转变为慢性感染的可能性很大，可进一步导致肝硬化、肝细胞癌和许多肝外综合征。

HCV 主要通过血液传播。在美国，约有 55%的 HCV 感染与毒品注射或与 1992 年前接受过输血治疗有关，但其余感染者的危险因素尚不清楚[82]。性传播和垂直传播在 HCV 中并不常见，虽然 HCV 与 HIV 共感染时增加了通过这些途径传播的机会。

目前对于 HCV 的血液筛查包括 HCV RNA 的 NAT 和抗-HCV 检测。FDA 2019 年 10 月发布的指引建议，采用 HCV NAT 对复检有反应性的献血者进一步检测，如果复检结果为无反应性，采用第二种获批的筛查试验进行检测[36]。从感染病毒到 MP-NAT 可检出，HCV 检测的平均窗口期为 7.4 天[15]。血清学试验只检测 IgG 类抗体，而 IgG 类抗体是感染相对后期的标志物。因此，从检出病毒 RNA 到检出病毒抗体间有一段明显的滞后期(1.5 月~2 月)[83]。献血征询对于排除存在 HCV 感染的个体的作用很有限，因为大部分感染者无症状，且无明显危险因素或接触史。虽然存在这些限制情况，但目前美国 HCV 输血传播的估计风险还是很低，约为 1/110 万（表 7-7）[63]。与前文所述 HIV 和 HBV 类似，HCV 的残余风险也一直在下降，具体为 1/300 万到 1/200 万之间。

四、人类嗜 T 淋巴细胞病毒 Ⅰ 型和 Ⅱ 型

人类嗜 T 淋巴细胞病毒 Ⅰ 型（human T-Cell Lymphotropic virus，types Ⅰ，HTLV-Ⅰ）是具有包膜的 RNA 病毒。1978 年从 1 名皮肤 T 细胞淋巴瘤患者体内首次分离到该病毒。HTLV-Ⅰ是最早发现的人类逆转录病毒。与 HTLV-Ⅰ密切相关的 HTLV-Ⅱ是后来从一名毛细胞白血病患者体内分离到的。这 2 种病毒与细胞紧密结合，主要感染淋巴细胞，引起终生感染，多数无症状，但 20～30 年以后，HTLV-Ⅰ感染者中有 2%～5%将出现成人 T 细胞白血病或淋巴瘤。还有一小部分感染者出现神经性疾病，称为 HTLV 相关脊髓病或热带痉挛性麻痹。HTLV-Ⅱ与疾病的相关性尚不清楚。目前认为这 2 种病毒通过血液、性和母乳传播。

世界一些地区，包括日本、南美、加勒比海和非洲地区存在 HTLV-Ⅰ 感染流行。在美国，HTLV-Ⅰ 感染者主要来自流行地区的移民、毒品注射者以及这些人群的性伴侣。美国献血者 HTLV 感染约有一半是 HTLV-Ⅰ所致[84-85]。

唯一经 FDA 批准用于血液筛查的 HTLV 试验是 HTLV-Ⅰ和 HTLV-Ⅰ的 IgG 抗体筛查试验。筛查试验有反应性的血液成分可能不准许放行用于输注。直至不久前，FDA 仅批准 HTLV-Ⅰ/Ⅱ抗体筛查试验，但筛查试验不能鉴别 HTLV-Ⅰ和 HTLV-Ⅱ抗体。2014 年 12 月 FDA 批准了免印迹试验（MP 生物医学公司，2.4 版）。该方法除了使用 HTLV-Ⅰ病毒裂解物作为抗原以外，还采用重组多肽抗原，用于检测和鉴别 HTLV-Ⅰ和 HTLV-Ⅱ抗体。2020 年 2 月，FDA 发布了指南，允许之前因筛查结果有反应性而被屏蔽的某些献血者归队[24]。

目前 HTLV 抗体检测的窗口期尚未确定，因此难以对输血传播 HTLV 的风险进行评估。估计 HTLV 输血传播残余风险小于几百万分之一，但无证据支持。由于 HTLV 与细胞紧密结合，因此白细胞去除可能降低其感染性。还有，延长红细胞冷藏保存时间也可能降低感染性[86-87]。目前认为，HTLV 与 CMV 类似，仅通过含有白细胞的血液成分进行传播，而不会通过冰冻或解冻的血浆制品传播[84-85]。例如，美国 HTLV 输血传播发生率很低（即使在没有实施筛查的情况下）与本国人群的低感染率有关。由于去白细胞技术的普遍使用，以及 HTLV 在库存血中的存活能力低，有些国家（如英国和荷兰）已经或正在考虑从对每次献血都进行检测转变为只对献血者进行一次检测。今后如果这样做，初次献血的检测结果为阴性的献血者在后续的所有献血中将仍被认定为 HTLV 阴性[88-89]。

五、戊肝病毒

HEV 是最近引起全球关注的可经输血传播病原体。HEV 是单链 RNA 病毒，为二十面体小球形颗粒，无包膜，属于肝炎病毒科。20 世纪 80 年代在阿富汗的不明原因肝炎的士兵中首次发现 HEV。HEV 仅有 1 个血清型，但至少有 4 个基因型，具有不同的地理分布和流行模式。基因型 1 和 2 一般与欠发达热带国家的水源性（粪口传播）大流行相关。基因型 3 和 4 似乎是动物病毒，常通过没有完全煮熟的猪肉产品传播，导致人兽共患感染。基因型 3 分布广泛，包括发达国家，基因型 4 似乎在一些亚洲国家更常见。

HEV 感染潜伏期为 3 周到 8 周，通常为自限性，但在免疫功能低下和患有慢性肝病的人群可能导致暴发性肝炎。孕妇及胎儿感染 HEV 基因型 1 和 2 可能引起死亡。日本、法国、英国、荷兰和西班牙已经发现 HEV 输血相关传播，以基因型 3 最为常见，到目前为止已经报告 30 多例输血传播感染[90]。最近的调查显示，HEV 流行地区的血清阳性率为 20%～40%，差别较大，其原因可能部分与检测方法的特性和饮食习惯的差异有关。大多数研究显示队列效应，即随着年龄增加，感染率也随之升高。输血感染性与血浆中是否存在的病毒 RNA 有关。献血者 HEV RNA 的检出率为 1/1000～1/10 000。英国 1 项大型研究显示，采用实验室自行建立的 HEV RNA 检测方法，225 000 献血者中有 79 例阳性（1/2848）[91]；43 名受血者的追踪结果显示，有 18 名（42%）存在经输血传播感染的证据，其中 10 名感染时间延长，3 名免疫抑制患者需要接受清除病毒的治疗，有 1 名具有肝炎的临床表现。美国一项小型盲法研究结果显示，献血者抗-HEV 阳性率为 7.7%，但 19 000 名献血者中仅有 2 名 HEV RNA

阳性(1/9500)[92]。研究发现，严重免疫抑制患者(例如实体器官移植受者)发生慢性戊型肝炎，且有长期后遗症，尽管在美国仍没有证据显示其与输血的相关性，但这仍是令人担忧的主要问题。

由于 HEV 没有包膜，因此 SD 处理或目前的病毒灭活技术对其无效。已有经病毒灭活处理仍发生输血传播 HEV 感染的个案报告，某些批次的汇集 SD 血浆产品也被筛查出 HEV RNA[69,93]。献血者征询不是一种有效的筛查方式，因为大部分献血者将因饮食(例如食用猪肉或野味)而被认为有感染 HEV 的风险。核酸筛查是唯一有效的预防措施。在 HEV 高发的一些欧洲国家(例如英格兰，爱尔兰和荷兰)以及日本的部分地区已常规开展核酸检测。其他一些国家正在对 HEV 检测方法进行评估，准备对高风险患者包括实体器官移植患者和 HSC 受者开展检测。

六、梅毒

梅毒的病原体是苍白密螺旋体。梅毒血液筛查已有近 80 年的历史。最初是采用非梅毒螺旋体血清学方法，检测心磷脂抗体[例如梅毒血浆反应素快速试验(RPR)。近年来，梅毒螺旋体特异抗体的自动化检测已经取代 RPR。

绝大多数献血者梅毒抗体检测有反应性结果并不代表存在梅毒感染，而是由于生物学假阳性或者以前经过治疗个体中仍然存在的抗体所致(梅毒螺旋体特异性抗体检测前者为阴性，后者为阳性)。FDA 针对初次筛查采用的是非特异性(例如梅毒血浆反应素快速试验)还是特异性梅毒螺旋体试验分别提供了推荐意见。如果采用非特异性梅毒螺旋体筛查试验，宜采用特异性梅毒螺旋体抗体试验作为补充试验，以指导献血者和血液成分管理。非特异性梅毒螺旋体筛查试验为有反应性，但特异性梅毒螺旋体确证验为阴性的血液成分，如果同时标识这 2 种检测结果，FDA 准许其放行[1,21]。如果采用特异性梅毒螺旋体筛查试验，宜采用经 FDA 批准的另一种检测方法作为补充试验。如果特异性梅毒螺旋体筛查试验为有反应性，补充试验为阴性，血液成分不得放行，但献血者可归队。如果特异性梅毒螺旋体补充试验为有反应性，必须屏蔽献血者至少 12 个月。必须有献血者的诊治医师或公共卫生实验室提供的治疗有效的书面证据方可归队[79]。如果使用的是非梅毒螺旋体筛查试验，并且随后使用梅毒螺旋体试验的检测是有反应性的，也同样如此。

目前开展梅毒血液筛查的价值存在争议[94-96]。尽管在二战前曾有很多输血感染梅毒案例报告，但是美国已经有 40 多年没有发现输血传播梅毒案例。输血传播梅毒的风险很低，这可能与献血者新发梅毒感染率下降以及在血液储存过程中梅毒螺旋体的存活能力有限有关[97]。自 2000 年以来，梅毒感染率持续上升，特别是在 MSM 人群中，给取消献血者梅毒检测的希望泼了盆冷水[98]。

另一种考虑是梅毒能否作为高危性行为的替代标记物，对其筛查能否提高血液安全。然而，已有研究表明，梅毒筛查对于其他血液和性传播感染诸如 HIV、HBV、HCV 或 HTLV 的检测没有提供附加价值[96]。

七、其他细菌

血液成分(主要是血小板)细菌污染仍然还在导致输血相关疾病和死亡[40,99]。根据 FDA 指引，与其他血液成分比较，血小板引起脓毒症和输血相关死亡风险更高，是输血相关感染的首位原因，其发生率约为 1/100 000 份单采血小板输注[40,100]。通过常规质控培养，单采血小板细菌污染的检出率约为 1/6000，但仍存在漏检，从而导致输血相关脓毒症的发生[40,100-101]。血小板细菌污染的最常见来源是献血者皮肤，但也有可能是献血者无症状菌血症所致。

刚采集后的血液成分，细菌含量一般很低，难以检出，一般也不会引起受血者出现症状。但是在血液成分储存过程中，尤其是血小板成分在室温保存过程中，有利于细菌生长繁殖。在红细胞冷藏过程中细菌繁殖较慢，因此由红细胞引起的菌血症相当少见。偶尔，红细胞成分受到能够在低温条件繁殖的细菌的污染，可引起致命性脓毒症[99,101]。2014 年，为减少血小板输注相关脓毒症的风险，AABB 发布标准，要求血液机构对所有血小板进行细菌检测以控制细菌污染所致不良反应。2009 年 AABB 认为，一些国家开展的病原体灭活方法可代替血小板细菌检测[31(p11)]。

血液采集过程中有 2 个步骤对于控制血液成分受到献血者皮肤细菌的污染至关重要。一是在静脉穿刺前，必须采用经证实有效的消毒剂对献血者皮肤进行彻底消毒。常用的消毒剂有碘伏、洗必泰或酒精[106]。二是最初流出的血液带有被细菌污染的小片皮肤，将最初流出的40 mL或者更多的血液导流入留样袋，避免其进入血小板成分，这样做可进一步减少皮肤污染物进入血液成分的可能性[40,100-102]。《AABB标准》要求，从2008年起，必须使用带有留样袋的血袋采集所有血小板，包括用于制备血小板的全血[31(p22)]。

目前有多种技术可用于血小板细菌检测。《AABB标准》要求，血液中心必须使用经FDA批准或经过验证、敏感性与FDA批准的方法相当的细菌检测方法[31(p11)]。但是，这些检测方法都不够敏感，无法在采血后立即检出细菌。因此，所有检测方法均要求在采样前应等待一段时间，使污染细菌在血液成分中繁殖后才采样检测。

美国最常用的单采血小板细菌污染检测方法是一步法细菌培养，要求血小板采集后保存至少24 h后才采样，接种到1个或多个培养瓶中，将培养瓶放入培养系统中孵育。有的血站采用的策略是：仅在培养12~24 h后无细菌生长时才放行血小板。细菌培养时间最长至血小板有效期限。如果在血小板放行后才发现细菌培养阳性，血站应尽力收回血小板。如果血小板尚未输注，重新留样做细菌检测很有意义，因为最初阳性信号约有2/3是由于培养瓶污染(不是血液成分污染)或者培养系统产生假阳性信号[100-101]。培养阳性时宜做细菌鉴定。如果细菌培养为真阳性，经细菌鉴定不是皮肤污染菌，而是无症状菌血症，宜将细菌检测结果告知献血者，建议其进一步医疗咨询[41]。

所有细菌检测方法均批准用于少白细胞单采血小板的细菌检测，有的方法批准用于全血分离的少白细胞血小板的细菌检测[103]。一步培养适用于全血来源的血小板和保存后汇集血小板的细菌检测。在血小板发放输注之前，采用低技术含量的筛查方法，诸如血袋目视检查观察漩涡外观，检测葡萄糖或pH，但其敏感性和特异性均低，不能满足AABB的细菌检测标准[31,102]。然而，无论采用何种血小板检测方法，在输血前都宜对所有血小板进行外观检查，看是否有细菌污染的迹象。经FDA批准的的血小板发放输注前快速检测法可用于在发放前汇集的浓缩血小板的细菌检测[104-105]。

自从实施单采血小板常规细菌筛查以后，向FDA报告的因输注细菌污染单采血小板引起死亡的发生率已下降[99]。然而，推测可能是由于采样时血小板中的细菌浓度仍然低于检测限，使得这种早期检测法仍存在约50%单采血小板细菌污染漏检，因此输血相关脓毒症甚至死亡仍在发生。AABB提供了进一步减少血小板细菌污染风险的策略。2019年9月FDA发布的正式指引将减少血小板细菌污染风险的方法归为一步法和两步法的一部分[40,100-102]。前述的血小板发放输注前的快速检测方法已获得FDA批准，作为已经过其他筛查方法检测的单采血小板的辅助检测方法。1项大规模临床试验结果显示，从27 620份保存早期细菌培养筛查试验阴性的单采血小板中仍检出9份存在细菌污染(1/3069)，并且发现有142份保存早期细菌培养筛查试为假阳性结果[106]。在撰写本文时，已有1篇关于常规使用单采血小板发放输注前快速再次检测的效果的文献报告，未能证实该策略的使用能取得进一步降低细菌污染风险的功效。到目前为止，FDA批准的快速再次检测仍未在美国广泛实施[107]。

目前美国采用的培养方法均不能保证检出所有细菌污染。改进方法包括在第3天或第4天进行二次培养，使用快速再次检测，或使用推迟采样和增大采样容量的一次培养方法[108]。此外，选用某些检测方法可能允许将血小板保存时间延长至7天，前提是血小板保存袋具有可保存7天的标识。瑞士、法国和比利在用的血液安全监测系统发现，采用批准的血小板病原体灭活技术，能破坏细菌繁殖，取得了降低输血相关脓毒症发生率的成效[105]。这些国家已经采用血小板病原体灭活技术代替细菌检测。截至2017年，已输注超过200万单位经病毒灭活处理的血小板，没有发现确证的细菌感染。由于已批准病毒灭活技术在具体操作方面的某些问题，美国尚未广泛采用这类技术取代细菌培养。2019年FDA发布的指引提出一些干预措施的推荐意见，有些干预措施是《AABB标准》没有涉及的[40]。这些补充干预措施包括：在发放输注前24 h内，对已经过细菌培养的单采血小板或保存前汇集的血小板再次进行快速细菌检测，或在血小板储存的第4天再次做细菌培养至少12 h，或按生产方说明书进行病原体灭活。FDA现在也推荐在美国使用已在英国和加拿大使用的增菌原代培养方法(即推迟采样、增大采样量培养)。该方法对采集后48 h内血小板进行细菌培养，接种量为16 mL，接种有氧和厌氧培养瓶。应用该法可将血小板保存时间延长至7天，且能将输血相关脓毒症发生率显著降低至1/120万，尽管有1例金黄色葡萄球菌突破性感染和通过血小板外观检查发现另外3例金黄色葡萄球菌污染。目前还有另一种提高检出率的培养方法(按最小比例采样量)，即按单采血小板容量的3.8%取样，而不是按固定采样量的1.1%~2.7%(即取样量为8~10 mL，接种1个有氧培养瓶)。目前尚未关于该法与英国的细菌培养法的比较数据[104, 109]。

八、虫媒病原体感染

在20世纪90年代末之前，疟疾是可能通过输血传播的最常见虫媒感染。自2002年以来，发现其他一些虫媒病原体可能通过输血进行二次传播。目前已对新发现的每种虫媒病原体对血液安全的威胁进行了评估。针对某些虫媒病原体，制定并实施了相应的新献血者筛查试验等干预措施。针对另一些虫媒病原体，增加了相应的献血者征询问卷筛查。但并不是所有要求立即采取的干预和监测措施都需要一直实施下去。这些虫媒感染对美国血液供应的威胁程度以及建立合理干预策略的难易程度，常影响干预策略的制定与实施。

1. 西尼罗病毒

WNV是RNA病毒，具有包膜，属于黄病毒科。1937年在乌干达的西尼罗河地区发现首例WNV感染病例。之后，中东、南非和欧洲曾出现WNV暴发流行。在美国，1999年首次发现WNV感染病例，随后该病毒传播到整个北美，美国几乎所有的州在每年夏秋季都出现流行，具有周期性。该病毒主要通过库蚊在禽类之间循环传播，偶而发生人类感染。人体内的病毒载量过低，不会将病毒再传播给蚊子。人类感染约80%没有明显症状，20%表现为自限性发热，不到1%的感染者有严重的神经受损症状，诸如脑膜脑炎或急性弛缓性麻痹。

2002年夏天发表的1篇报告揭示了献血者WNV感染构成血液安全风险的模式[110]，接受了来自同一器官捐献者的4名器官移植受者发生了具有神经损害表现的WNV感染，经过追踪发现，器官捐献者的感染源是在其创伤死亡前输注的血液[111]。2002年发现23名受血者感染了输血传播WNV，普通人群发现2946例WNV脑膜脑炎[111]。经过开展多学科协作，在2003年夏天开展了WNV检测的临床研究。引起急性WNV感染的最大风险源是RNA阳性而不是抗体阳性血液成分，因此为了保护血液安全供应，应开展NAT而不是血清学检测。FDA和AABB要求采用献血者WNV RNA检测方法[26, 30, 38]。WNV RNA阳性献血者的回顾性队列研究显示，29%~61%的献血者在献血前后存在症状，而未感染的对照组有3%~20%也存在相应症状，表明献血健康征询措施不具有敏感性和特异性，无法防止该病毒经输血传播[112]。

与HCV、HBV和HIV NAT类似，为了最大限度提高检测效率，可采用MP-NAT 1次检测6~16份献血标本。但是，如前所述，WNV感染者体内血循环中的病毒RNA载量较低(目前发现的最大病毒载量为720 000拷贝/mL)，病毒RNA载量低的献血者标本经过汇集稀释后，可能无法被检出[113]。已经观察到，由于标本汇集过程中低含量RNA被稀释，用MP-NAT方法进行筛查，感染WNV的献血者血液成分的漏检率高达50%以上[38, 113, 114]。因此AABB和FDA均推荐，在WNV感染活跃的地区宜采用ID-NAT，不宜采用MP-NAT[26, 38]。通过相邻采血机构之间的沟通，病毒RNA阳性血液监测，WNV临床病例的疫情报告以及对当地动物和蚊子的疫情监测，能确定该地区WNV的流行状态。

在2003年开展献血者NAT筛查之前，共有23例输血传播WNV报告，其后新增病例14例，大多数是由于其所输注的血液成分中含有低水平的病毒RNA所致[92]。除了2002年的1例外，其余所有相关的血液成分的病毒IgM均为阴性[113, 115]。血站必须做好准备，以便能快速将MP-NAT切换为ID-NAT，以保证这一季节性筛查策略能够奏效。

2. 寨卡病毒

ZIKV是1种热带虫媒病毒，属于黄病毒科，与登革热病毒的亲缘关系很近，通过伊蚊媒介传播给人类。1947年在非洲首次发现ZIKV，后经过亚洲和太平洋群岛。近期该病毒开始环绕太平洋群岛传播。2007年密克罗西尼亚的雅浦岛发生了全球首次人群大规模流行，2013年传播到法属玻利尼西亚和其他一些太平洋岛屿群，2015年5月传播到巴西，2015年12月传播到加勒比地区[115-116]。截至本文撰稿时，已有86个国家或地区，包括美洲的48个国家或地区报告了该病毒流行，且所有病例都与2013年至2017的大流行有关[117]。大多数(约80%)ZIKV感染者没有症状[118]，但ZIKV可导致孕妇流产、胎儿先天性ZIKV感染相关综合征(包括小头症)、成人格林巴利综合征和神经系统并发症[116, 119-124]。

美国居民的主要感染途径是在ZIKV流行地区旅行[125-126]。截至本文撰稿时，CDC收到报告，美国共有5430例旅行相关ZIKV感染，52例性传播，2例实验室感染[125]。还有1例是在美国以外的地区获得ZIKV感染，患者病情迅速发展、最终死亡，且在没有其他引起ZIKV流行的危险因素情况下，二次传染给照护人员[127]。2016年和2017年，美国已有2个州有虫媒传播ZIKV感染病例报告，佛罗里达州226例，德克萨斯州11例，2018年没有报告病例。而在美国属地，主要是波多黎各，已报告ZIKV局部传播37115例。CDC收到ZIKV感染相关格林巴利综合征报告，美国大陆13例，美国属地51例[125]。

从献血者血液中可检出ZIKV RNA。2013年~2014年法属玻利尼西亚发生ZIKV流行期间，从献血者检出ZIKV RNA，NAT阳性率为2.8%。随后，马提尼克和波多黎各献血者的检出率为1.8%[118, 128-130]。截至目前，已发现4例疑似输血传播感染病例，均发生在巴西[131-132]。这4名受血者的感染来源于3名献血者的血液，这3名献血者均在献血后报告中说明了出现类似登革热/ZIKV感染症状，但是受血者输血后没有出现ZIKV感染相关症状。除了通过蚊虫和输血传播以外，ZIKV还可通过性传播[95]。尽管大多数ZIKV性传播病例是由受感染的男性传播给其性伴侣(男性或女性)，但也有受感染的女性传播给男性的报告[133]。

目前认为ZIKV的病毒血症持续1~2周，这与其他虫媒病毒类似。95%的感染者约需要19天(对已发表文献的汇总分析，其95%可信区间为13~80天)才能清除病毒[134]。ZIKV RNA在全血、精液、阴道分泌物和尿液中持续存在的时间比在血清和血浆更长。1项研究报告显示，尽管血清标本病毒RNA已经转为阴性，但在症状出现后的5~58天，全血中仍持续存在病毒RNA(与感染性病毒不同)，在尿液中病毒RNA持续存在5~26天[135]。在精液中，ZIKV持续存在时间最长，有1例为62天，其他病例为92~93天，最长为188天，这些患者均有曾到ZIKV流行区或曾经流行区旅行的经历[136-139]。根据波多黎各150例ZIKV PCR阳性患者的分析结果[140]，估计ZIKV RNA在各种体液的持续存在时间的中位数(95%置信区间)和95%百分位数(95%置信区间)分别是血清15(14~17)和41(37~44)天、尿液11(9~12)和34(30~38)天、精液42(35~50)和120(100~139)天[140]。

该病毒与严重疾病关系密切，在美州快速传播，从无症状献血者检出病毒RNA，发现输血传播病例，这些因素使血站担忧该病毒危及血液安全，因此血站最初采用特殊征询问卷询问献血者是否曾到ZIKV流行区旅行或居住，并对这部分人群屏蔽献血28天[141]。然而，由于越来越担忧该病毒在美国本土传播、旅行相关传播和性传播，FDA在2016年8月对指引进行了修订，要求全部采用ID-NAT或经FDA批准的病原灭活技术[39, 142]。

曾有2种NAT申请新药临床研究，随后在2017年底和2018年年中获得了许可。美国本土和波多黎各均使用这2种方法。献血者NAT筛查试验比FDA批准的其他诊断试验更敏感[143]。从ZIKV流行地区返回后71天和97天的献血者的血浆中仍可检出病毒RNA[141-145]。近期有1项关于使用其中一种检测方法报告[146]，对430万份献血者进行为期15个月的临床研究，发现9名确认阳性的献血者(160人初次有反应性，阳性预测值为5.6%)，特异性为99.997%。对9名确认阳性献血者进一步调查发现有2人是在当地感染，6人是在前往ZIKV流行地区旅行时感染，1人在接种实验性ZIKA疫苗后检测阳性。在献血后154天的献血者红细胞和献血后80天的血浆中均可检出ZIKA RNA。共检出8名被蚊子叮咬感染的献血者(推断其相关献血成分具有感染性)，每检出1名被感染献血者的费用为530万美元。费用之所以如此之高，主要是因为在2015年2017年疫情在其他地方暴发期间，美国几乎没有媒介传播，其次，全球ZIKV感染病例似乎都在减少。ZIKV是否会再次流行还有待观察。2018年期间，美国没有本土感染病例的报告，佛罗里达州所报告的68例病例(在撰写本文时)都是从ZIKV仍然流行地区返回的旅行者[125]。

经FDA批准的血小板和血浆病原体灭活系统能有效降低相关虫媒病毒的滴度。已发表的数据显示，使用FDA批准的方法能使血浆和血小板ZIKV滴度下降>6 log10，红细胞的病毒感染性滴度的降低幅度与血浆相似。采用病毒灭活技术容易将SD血浆和其他血浆衍生产品中的ZIKA灭活[147-150]。

FDA 2018年7月对指引做了修订，准许全都使用MP-NAT替代ID-NAT[27]。但是，一旦采血地区出现 ZIKV 媒介传播流行，或者检出献血者 ZIKVNAT 有反应性且可能是本土虫媒传播感染所致(已排除其他传播方式)，就必须将 MP-NAT 切换为 ID-NAT。血浆和血小板成分病原体灭活仍然可作为检测的替代方法。此外，该指引要求献血者根据 ZIKV 诊断进行自我屏蔽献血，NAT 有反应性和/或已明确临床诊断的献血者应屏蔽献血 120 天，其后准许献血[27]。该指引不再推荐对可能在旅行时有 ZIKV 暴露风险的献血者进行献血前筛查。

3. 其他虫媒病毒

还有其他虫媒传播病毒可通过输血引起继发性传播感染。在 AABB 网站的新发感染性疾病网页上有关于这些病原体及其可能干预策略的评估[70-71]。其中有 2 种病原体——登革热病毒和基孔肯亚病毒近年来受到广泛关注，因为在美国本土以外的地区已发现血液成分含有这 2 种病毒核酸。然而，到目前为止，还没有针对这 2 种病毒的具体干预措施。与 ZIKV 一样，这些病原体输血传播的重要性和临床意义仍不清楚。

全球约有 40%的人口居住在受登革热威胁的地区，其中有许多流行地区是美国人的旅行目的地。20 世纪 80 年代登革热在拉丁美洲和加勒比海地区快速传播。目前登革热在波多黎各、美属维京群岛和萨摩亚群岛流行。在过去 10 年中，夏威夷、德克萨斯和佛罗里达曾发生数次登革热暴发流行[151]。有 4 种密切相关的黄病毒可引起登革热，通过埃及伊蚊和白蚊伊蚊在人群中传播。大多数感染者没有症状。有症状感染者的疾病谱较宽，从不明原因发热、典型登革热到严重登革热(登革出血热和登革热休克综合征)。无论有症状还是无症状，感染者均存在约 7 天的病毒血症，这是登革热的 1 项特征。香港、新加坡、巴西和波多黎各共发现 7 起输血传播登革热事件，血液均来自无症状献血者。虽然虫媒病毒感染率较高，但经输血传播感染的报告例数却很少。这反映了所存在的问题：虽然面临着登革热广泛暴发流行的风险，但由于缺乏对输血传播登革热的系统监测，因而存在对其认识不足的问题[152]。在巴西、中美洲和波多黎各使用 NAT 和抗原检测技术发现了病毒 RNA 阳性的无症状献血者。波多黎各献血者病毒 RNA 阳性率与美国献血者在 WNV 流行高峰季节的阳性率相似[153-154]。巴西 1 项研究发现 RNA 阳性献血者通过输血传播病毒，但通过医学追踪发现，以没有输注病毒 RNA 阳性血液成分的患者作为对照，因输注了病毒 RNA 阳性血液成分而受到感染的患者并没有产生明显的临床疾病[155]。由于没有蚊虫的唾液作用以及蚊虫感染后病毒发生的其他变化，输血传播和蚊虫传播感染在发病机制和临床表现方面可能有所不同[156-157]。

在美国大陆没有持续发生地方性登革热流行，输血传播风险主要来自返回到美国的受感染的无症状或处于症状前期的旅行者。症状出现前有 3~14 天的潜伏期。对到过疟疾流行地区旅行的人群实施屏蔽献血(美国居民屏蔽献血 12 周)能提供某种程度的保护作用。但是美国外出旅行者到过的大部分登革热流行地区没有疟疾流行，到这些地区的献血者有可能将病毒传入社区和血液供应链。美国大部分地区存在登革热持续传播的条件——感染源(旅行者)、易感人群和蚊虫传播媒介。

基孔肯亚病毒也是由伊蚊传播的另 1 种热带虫媒病毒，属于披膜病毒科甲病毒属的 1 个种，在非洲首次发现。印度洋群岛和加勒比海曾发生暴发流行，从 2013 年末到 2015 年上半年报告的临床病例数大于 170 万，也有病毒 RNA 阳性献血者的报告[158-159]。目前虽然还没有发现经输血传播的案例，但其与登革热早期感染十分相似，故引起很大的关注。最为突出的是，法国政府为了应对基孔肯亚病毒在印度洋群岛的暴发，暂停了当地的红细胞采集工作(改由法国大陆向群岛供应血液)，并对当地采集的血小板实施有限的 NAT 和病原体灭活处理[159]，其他措施包括强化献血者献血后回告［感染者出现症状可能性较大(50%~80%)，有助于献血后回告措施取得成效］、屏蔽流行地区居民献血。基孔肯亚病毒感染的症状与登革热相似，但对循环系统没有影响，关节痛是主要表现，且可能持续很长时间。尽管目前已有常规检测方法，例如基孔肯亚病毒和 DENV 联合 NAT，但还没有得到广泛应用。2014 年在波多黎各疫情暴发时[160]，在没有相互关系的献血者标本中，基孔肯亚病毒 RNA 检测阳性率高达 2.1%，阳性标本病毒 RNA 载量为 104~109 拷贝/mL[158-160]。

4. 克氏锥虫

克氏锥虫(Trypanosoma cruzi，T. cruzi)属于寄生性原虫，可引起美洲锥虫病。墨西哥、美洲中部及南美洲部分地区均有该病流行。通常通过感染的锥蝽或猎蝽虫传播给人类，但人与人之间可能通过输血、器官/组织移植、母婴传播，摄入污染食物或饮料传播。该病流行国家的乡村地区有许多哺乳动物携带昆虫媒介，是克氏锥虫的储存宿主。媒介昆虫吸不到其他哺乳动物血液时，就转而吸人体血液，从而导致人的感染，这是最常见的感染方式。急性感染时出现叮咬部位局部水肿和发热，通常为自限性，但免疫功能低下患者可产生严重症状。多数感染会转为慢性，但无症状。初次感染数十年后，仍有10%~40%的感染者出现晚期临床表现，包括肠道功能异常或心脏疾病，严重者可能死亡。虽然随着新鲜全血应用的减少和血清学检测的应用，经输血传播克氏锥虫已少见，但近十年在流行地区仍有发现输注慢性无症状感染者捐献的血液传播克氏锥虫病的案例。

2006年12月，美国FDA批准了第一个用于血液筛查的克氏锥虫抗体酶联免疫试验(EIA)，该试验采用虫体裂解物作为抗原。虽然最初FDA并没有要求，但美国血站在2007年普遍实施了该项检测。随后，获得FDA批准的第2种筛查方法是采用化学发光检测法，以重组抗原代替EIA所采用的虫体裂解物抗原。最初FDA没有批准补充试验，但采用未经批准的放射免疫沉淀分析法作为检测有反应性标本的补充试验，对献血者辅导工作具有指导作用。根据放射免疫沉淀分析法的检测结果，约有25%的有反应性的美国献血者属于真正感染者[161-162]。FDA已经批准了使用与ChLIA相同的克氏锥虫重组抗原的酶试条试验(ESA)为一种补充试验，但假阳性率很高。

在美国，克氏锥虫筛查试验有反应性和补充试验阳性的大部分血液成分来自出生于克氏锥虫流行地区的献血者如拉丁美洲，其余的确证试验阳性献血者大多数为先天性感染(即献血者母亲来自克氏锥虫流行地区)，仅有一小部分受到感染的献血者是因与虫媒接触而受到感染的(本土病例)。在美国开展血液筛查的最初2年，没有发现献血者血清阳转[162]。2010年12月，FDA发布的指引推荐，对每位美国献血者一次克氏锥虫抗体筛查即可[163]。其后，2017年FDA发布的指引保留了对美国献血者的一次性筛查的要求，对于补充试验非阳性或不确定的献血者，提供了献血者归队策略[23]。最后，FDA建议删除献血者健康征询(DHQ)中有关美洲锥虫病病史的问题，因为该项问题缺乏特异性，而且一次性献血者筛查已取得成效[23,164]。

在血液筛查实施前，美国和加拿大共发现7例经输血传播克氏锥虫病例，与血小板输注有关，但都不是新近感染献血者捐献的血小板。至今，美国、加拿大和西班牙报告了20例经输血传播病例，同样都与输注血小板有关，这些血小板也是由曾在克氏锥虫流行区居住过、很久以前受到感染的献血者捐献的[165]。自从血液筛查实施后，如果发现确证试验阳性的献血者，即告知该献血者之前所献血液成分的受血者进行检测。自2007年来，通过事后调查仅发现2名之前的受血者(输注了1名出生在锥虫病流行地区、既往感染克氏锥虫的献血者捐献的血小板)疑似输血感染[166]。因此，尽管历史上报告的克氏锥虫流行地区受感染献血者的全血传播克氏锥虫感染率高达10%~20%，但迄今为止在美国还没有发现通过红细胞输注传播克氏锥虫的病例(迄今为止只有1例报告)[167]。红细胞的感染性比血小板和新鲜全血低得多，其原因可能与寄生虫在冷藏血液成分中的存活能力有限有关。

5. 巴贝虫

巴贝虫是红细胞内寄生虫，是巴贝虫病的病原体。全世界已发现巴贝虫100余种。巴贝虫病是人兽共患疾病，人体一般是由于受到巴贝虫感染的蜱叮咬后获得感染。在美国东北部和中西部地区，最常见的是田鼠巴贝虫，其传播媒介是肩突硬蜱。这种蜱还可传播莱姆病。在美国西部地区，巴贝虫感染较少见，且以邓肯巴贝虫为主，而邓肯巴贝虫的传播媒介很可能是太平洋硬蜱(The vector for B. duncani in the United States is likely I. pacificus.)。在美国，人感染巴贝虫病例的报告数越来越多，2011年CDC将巴贝虫病列入全国报告疾病，但不要求所有州上报疫情。

巴贝虫能在人体血循环中生存数月甚至数年，但感染者常无症状。然而有些感染者可能出现类似疟疾的疾病，严重的可能导致死亡，病死率为6%~9%，免疫功能低下患者的死亡率可高达21%[25,168]。免疫功能低下、老年人和无脾患者的病情常较重。但是，最近1篇关于已报告输血传播巴贝虫(TTB)病例的综述显示，任何受血者都对巴贝虫感染及其临床疾病具有易感性，都有发展为严重疾病的可能性[169]。抗生素治疗非常有效，常用治疗方法是口服阿托伐醌和阿奇霉素7~10天。重症患者常需要采用红细胞换血治疗。感染的早期发现和诊断至关重要。

TTB 的病例数不断增加，从 1979 年到 2009 年，共报告了 162 例，但截至 2018 年 10 月已有超过 200 例[168, 170-171]。由于大多数感染者没有症状，因此报告数要少于真实发生数。2018 年 3 月，FDA 批准了 2 种不同的鼠巴贝虫血液筛查试验（1 种抗体和 1 种 PCR 检测），但都尚未上市[25]。2019 年 1 月，FDA 批准了 1 种用于多种巴贝虫（田鼠巴贝虫、邓肯巴贝虫、分歧巴贝虫、猎户巴贝虫）的 NAT 检测方法，该方法敏感性高，无需同时做抗体检测。2019 年 5 月，FDA 正式发布了针对巴贝虫检测指引，准许使用经批准的 NAT 技术进行巴贝虫核酸检测。截至 2016 年，95%的巴贝虫病例集中在 7 个存在巴贝虫流行的州（全部在东北部和中西部以北地区）[25]。然而，FDA 指引认为美国的 14 个州和哥伦比亚特区均为高风险地区（定义为巴贝虫流行区或毗邻巴贝虫高流行区），因此推荐做巴贝虫检测。FDA 以前曾要求血站应询问献血者的巴贝虫病病史，永久屏蔽有巴贝虫病史的献血者。FDA 最新的正式指引规定，美国开展检测的地区无需再做献血者征询。血液机构必须对 14 个州和华盛顿特区（以及 FDA 将来增加的其他地区）采集的血液使用经批准的 NAT 检测，或者保留关于巴贝虫病风险的病史包括先前检测阳性或临床诊断为巴贝虫病的资料。无论存在任何一种情况（检测阳性或临床诊断为巴贝虫病），均必须屏蔽献血者至少 2 年，只有在献血者在过去 2 年内巴贝虫检测为阴性，并且使用经批准的 NAT 方法检测呈阴性时，才允许重新献血。与最初批准的 NAT（PCR）相比，现在批准的 NAT 和用作补充试验的 NAT 的分析灵敏度有了较大提高[172]。经批准的病原体灭活技术能显著降低田鼠巴贝虫的感染性，可作为经批准 NAT 的替代方法[25, 173]。

巴贝虫感染的常用诊断方法是血涂片找红细胞内寄生虫。巴贝虫感染的特征是受感染红细胞内可见四联的裂殖子（又称马耳他十字），可据此与疟疾鉴别。如果疑似输血感染，可召回对应的献血者，以用于研究的巴贝虫抗体检测或 NAT，或这 2 种方法联合检测。献血者存在巴贝虫 DNA 和高滴度抗体时一般提示近期感染。导致输血传播巴贝虫的献血者大多数为巴贝虫流行地区的居民，偶尔也有非流行地区居民，但到过流行地区旅行[25, 168, 170, 174]。旅行者献血导致输血传播巴贝虫的风险约为 1/1000 万次献血[171]。

申报新药的的血液筛查试验的临床研究报告了检测产出、献血者阳性持续时间、检测阴性血液与输血感染的关系、检测阳性血液感染性以及残余风险[171]。采用 2 种方法（自动免疫荧光法检测抗体和 PCR ID-NAT 检测寄生虫 DNA，这是 FDA 最早批准的 2 种检测方法，但已不再上市）检测了约 90 000 份知情同意献血者的血液。检测阳性标本做进一步确证试验。巴贝虫高流行地区献血者感染率较高，阳性率为 1/3000，有 1/10 000 的标本处于窗口期（抗体阴性、PCR 阳性）。输注未经筛查的红细胞传播巴贝虫的风险，巴贝虫流行地区为 1/10 万，巴贝虫高流行地区为 1/1.8 万。在巴贝虫高流行地区，输注未经筛查的红细胞感染巴贝虫的风险是输注经过筛查血液的 9 倍（尚未发现筛查过的血液与输血传播巴贝虫相关）。1 年以后 95%的感染者体内已不存在巴贝虫 DNA，但抗体消失率<10% 。

当前版本的 NAT 检测（包括在用的获批试验和其他补充试验）敏感性非常高，并且全自动化。检测和扩增的目的物是寄生虫核糖体 RNA（rRNA）。与单个染色体 DNA 的模板比较，每只具有感染性的寄生虫有数千个拷贝 rRNA。同时也扩增和检测 DNA。因此，即使检测样本只含 1 个受感染的红细胞，检测结果可能为阳性。此外，这些方法还能检出包括田鼠巴贝虫在内能感染人类的多种巴贝虫。使用这些超敏 rRNA NAT 符合 AABB 巴贝虫防控策略专门工作组的推荐[172]

6. *疟疾*

疟疾由红细胞内寄生疟原虫引起。人体被蚊虫叮咬而受到感染。大多数人疟疾是由 5 种疟原虫所致：恶性疟原虫、间日疟原虫、三日疟原虫、卵形疟原虫和诺氏疟原虫。症状有间歇发热、寒战和溶血性贫血。

在无症状感染期，疟原虫出现在外周循环系统，易经输血传播。与巴贝虫感染一样，疟原虫感染者的发现和诊断相当复杂，要求血涂片查找红细胞内疟原虫，检测抗体或 PCR 检测寄生虫 DNA。输血传播在热带疟疾流行区常见。在其他地方，从疫区返回的旅行者或者仅有部分或不完全免疫力的流行地区居民到非流行地区的献血者是高危感染源。美国还没有经 FDA 批准用于疟疾血液筛查的试验，目前仅采用献血征询问卷进行排查。去过疟疾流行地区旅行、居住在疟疾流行国家或疟疾恢复后的献血者暂时被屏蔽献血。在美国，献血征询问卷在预防疟疾输血传播中发挥了很大作用，2000 年至 2017 年报告经输血传播疟疾只有 11 例，其中 8 例是恶性疟原虫。在美国，TTM 的风险依然存在，约为 1/100 万单位采集血液。大约 70%的 TTM 病例是在献血征询时未能给予屏蔽的献血者所献血液导致的，最主要的原因是献血者没有正确填写 DHQ。大多数病例涉及的献血者均有非洲居住史(而非短期旅行)[175-177]。

虽然输血安全已经达到了如此的高水平，但为其所付出的代价是大量献血者流失。在美国，疟疾相关征询问卷每年排除了本可献血的人群达数十万之多。为此，2013 年 FDA 发布的指引重新定义了疟疾流行地区——只有推荐开展疟疾药物预防的地区方属于疟疾流行地区[178]。根据新的定义，许多旅游热点不再被认为具有疟疾感染风险。例如在这之前，被屏蔽献血的人群中有许多是去墨西哥旅行的，但实际上在墨西哥旅行感染疟疾的风险是很低的[179]。然而，2013 年 FDA 发布的指引增加了 1 项复杂的评估规则，专门用于评估在疟疾流行国家居住 5 年以上的献血者的旅行史，这是由于担心这献血者存在部分免疫力，导致献血者长期存在无症状寄生虫血症。

美国以外的一些国家对到过疟疾流行地区旅行的人群实施屏蔽献血，但是如果在旅行结束 4~6 个月后使用基于 2 种疟原虫(恶性疟原虫和间日疟原虫，其他虫种由于交叉反应检出率较低)重组抗原的疟疾抗体检测为阴性，准许其献血。法国、英国和澳大利亚已常规这样做，只发现 1 例疑似 TTM 病例与归队的献血者有关((2012 年法国病例)。一篇综述总结了 5 个疟疾非流行国家的 TTM 病例报告，2002 年至 2013 年共有 11 例，其中法国 3 例，英国 1 例，美国 7 例。在没有获批试验可用的情况下，FDA 不接受这种准予归队的检测策略[180]。

病原体灭活技术能够有效降低流行区输血传播风险[181]。2020 年 4 月 FDA 发布的指引准许采取替代程序，疟疾非流行国家的居民，路过疟疾流行地区或到疟疾流行地区旅行的，准许其捐献血小板和/或血浆成分，且无需设置屏蔽期，但其前提条件是，所采集的成分已经适宜病原体灭活处理，并且献血者符合献血资格的所有其他要求[178]。非洲(加纳库马西)完成了 1 项双盲随机临床试验，采用病原体灭活技术阻断输血传播疟疾，参试患者 214 人，107 人输注经病毒灭活的全血，107 人输注未经处理的全血[181]，总共有 65 名没有寄生虫血症的患者输注了含有寄生虫的血液，其中 28 人输注了经过处理的全血，仅 1 人(4%)受到感染，37 人输注了未处理的全血，有 8 人(22%)受到感染，表明病原体灭活技术能显著降低输血传播疟疾发生率，与未处理组[37 人有 8 人感染(22%)]相比，病原体灭活组(28 名患者中只有 1 人感染)输血传播疟疾的发生率显著降低。

九、朊病毒

朊病毒是具有感染性的蛋白粒子，通过激发自然存在的细胞朊蛋白质发生构象改变而引起疾病。朊病毒引起的致死性的神经系统疾病称为传染性海绵状脑病。

散发性克-雅病(Creutzfeldt-Jakob disease，CJD)是一种传染性海绵状脑病，在世界各地散发，发病率约为 1/100 万。医源性克-雅病是由于注射了人源生长激素或移植了受到感染的中枢神经系统组织(包括硬脑膜移植物、角膜组织和垂体来源的激素)所致。自从英国和美国 20 世纪中期开始监测以来，没有证据表明散发性 CJD 能通过输血传播[182-183]。尽管如此，仍不应准许该病高危人群或死于散发性 CJD 的患者家属献血[184]。

在所有形式的人类朊病毒病中，遗传性朊病毒病约占 15%。通过父母一方或双方朊蛋白基因的常染色体显性突变遗传获得本病。

与散发性克-雅病和遗传性朊病毒病不同，变异型克-雅病(variant CJD，vCJD)可通过输血传播。vCJD 的病原体是引起牛海绵状脑病(又称疯牛病)的朊病毒。人在摄入感染动物组织后发生感染。与 CJD 不同，vCJD 患者更年轻，表现为精神症状，从诊断到死亡的时间比散发性 vCJD 更长。尸检发现脑内有罕见的红色斑块可作出死后诊断。临床病例主要出现在英国，但世界其他地区也因污染动物组织出口而导致发生感染。自世纪之交疫情达到高峰以来，报告的病例数有所下降。12 个国家发现了大约 230 例，其中 95%以上发生在英国和欧洲，英国报告了 4 例输血感染 vCJD[185]，其中有 3 例发展成 vCJD，第 4 例死于其他疾病，但尸检时在其脾脏和 1 个淋巴结发现 vCJD 朊病毒。此外，英国已发现 1 例死于其他原因的血友病患者存在 vCJD 潜伏感染，该患者曾使用从英国血浆制备的Ⅷ因子治疗，该制品的原料血浆来自后来发生 vCJD 的献血者，提示 vCJD 可通过输注凝血因子浓缩物传播[70-71]。在美国，vCJD 感染极其罕见，极少数报告病例很可能是在其他地方受到感染。至今美国没有发现输血传播 vCJD 病例。

尽管迄今为止报道的所有 vCJD 病例中，仅 1 例为蛋氨酸-缬氨酸杂合子，其他全部是朊病毒蛋白基因 129 密码子的蛋氨酸纯合子，但该例杂合子的存在提出了潜伏期可能更长的问题，提示在可预见的未来将继续保持对 vCJD 的献血屏蔽[186]。

FDA 没有批准朊病毒感染血液筛查试验。最近的研究报告表明，一些研究技术可能适用于朊病毒诊断[187]。然而，到目前为止，这些技术都不具备适用血液筛查的性能要求，包括测周期。即使有可用的检测技术，献血者是否需要接受这种致命的、不治之症的筛查，将是一个伦理和社会难题[188]。然而，考虑到并未证明散发性 CJD 能通过输血传播，vCJD 的发病率很低，且在继续下降，因此可能没有必要筛查朊病毒相关疾病。一般认为，血浆衍生产品的制造工艺能去除大部分 TSE 的传染性[184]。美国仅通过献血健康征询问卷进行排查，排除有 CJD 或 vCJD 高风险的献血者。在 2020 年 4 月修订的指引中，FDA 修改了长期屏蔽献血的标准，扩大了潜在献血者基数。新指引的变化包括取消对以下人员的献血屏蔽：1) 英国、法国和爱尔兰以外的欧洲国家累计居住或旅行超过一定时间的居民；2) 欧洲任何地方的美军基地的军事人员。还有，不必再询问献血者是否接受源自脑垂体的人源生长激素或英国牛胰岛素的情况。根据疾病家族史或死者捐献的硬脑膜组织移植手术史排查 CJD。根据在牛海绵状脑病流行期间在英国（1980 年~1996 年）或爱尔兰或法国（1980 年~2001 年）的居住史，尤其是在这些国家的输血史排查 vCJD[184]。爱尔兰是新列入屏蔽范围的地区。

十、血浆衍生物的筛查

商品化的血浆衍生物以数千名献血者血浆的混合物为原料。在开展特定病原体灭活之前，这类混合血浆常受到病毒污染。如今，血浆衍生物生产过程采用了去除或灭活多数已知病原体的方法，如长时间热处理或溶剂/去污剂（SD）处理。SD 处理能灭活具有包膜的病原体，如 HIV、HCV 和 HBV 等。纳米过滤、层析法或冷乙醇分离法能降低病原体的感染性，但这些方法仅能用于特定产品的生产，而且这些方法也不能去除或灭活所有病原体。

细小病毒 B19 是 1 种能在血浆衍生产品中持续存在的病原体。这种细小、无包膜的 DNA 病毒对物理灭活有很强的抵抗力。B19 病毒急性感染的病情一般较轻，且呈自限性，临床表现有感染性红斑和多关节病。急性感染可出现一过性红细胞生成障碍，这在免疫缺陷和存在溶血的个体中具有重要临床意义。在免疫缺陷个体，红细胞生成障碍期可能延长。B19 病毒宫内感染可引起严重的胎儿贫血和胎儿水肿。

细小病毒 B19 感染很常见，绝大多数成人具有针对该病毒的抗体，表明之前曾感染该病毒。急性感染期的病毒 DNA 载量可超过 1012 IU/mL，随着抗体的产生，数周到数月后病毒 DNA 载量逐渐降低。

B19 病毒 DNA 的检出率，在捐献的血液中约为 1%，而在混合血浆制品几乎是 100%，但病毒 DNA 含量低。含有高浓度病毒 DNA 的血浆成分或血浆制品才与细小病毒 B19 输血传播有关。至今，病毒 DNA 含量低于 104 IU/mL 的血液制品相关输血传播感染仅有 1 例报告[71]。

目前还没有经过 FDA 批准用于血液筛查的细小病毒 B19 试验，但在美国以外的其他国家已有自动化检测方法，并已获欧洲监管机构批准使用。但是，FDA 要求血浆衍生品生产方筛查原料血浆是否含有高滴度细小病毒 B19。通过采用敏感性经过调整的 MP-NAT 对汇集血浆标本进行检测，可达到仅检出具有高浓度病毒标本的要求。排除了含有高浓度病毒的原料血浆以后，能使最终混合血浆中的病毒浓度保持在 104 IU/mL 以下。

十一、其他病原体

AABB 网站有公开的电子资源，包括专家对已引起关注的可能危及美国或全球血液安全的新发病原体的分析[71]，还有各种病原体的最新事实资料，每份资料均包括临床表现、流行病学、输血传播感染证据以及各种风险降低策略（例如献血征询问卷、血清学检测或 NAT、病原体灭活）的可能效果。鼓励读者充分利用这一丰富资源。

第五节　病原体灭活技术

血液筛查可以降低但无法消除输血感染风险。

血液筛查的效果受到若干因素的制约，主要有如下几个方面[189]：

1. 对已被认为可通过输血传播的每种感染实施血液筛查是不现实的；

2. 每种试验都存在窗口期；

3. 每种试验的敏感性都有一定的限度；

4. 一种血液筛查试验的研发是一个漫长的过程，需要经历很多阶段，包括感染性病原体的确定、能有效检出感染性血液成分的试验类型（例如血清学试验或NAT）的选择、适合血液筛查试验的研发以及开展临床试验和监管部门的批准等，在如此漫长的研发过程中，输血传播感染可能一直在发生；

5. 血液筛查无法阻断未知病原体或者尚未被认识或怀疑可通过输血传播的病原体经输血传播。

病原体灭活技术很有吸引力。人们希望其能成为献血征询和血液筛查的替代方法，以阻断输血传播感染。病原体灭活处理能降低血液成分残余病原体的感染性。采用该项技术能减少尚无血液筛查试验的感染性病原体经输血传播，也能进一步降低已知病原体的残余感染风险。病原体灭活技术一旦被批准和实施后，在理论上可淘汰一些目前所采用的检测技术，例如CMV检测、血小板细菌检测和ID-NAT，有些病原体灭活技术还能代替辐照，因而能抵销一部分成本。

如上所述，病原体灭活方法是目前血浆衍生品生产过程中的基本环节。美国已批准SD处理混合血浆用于临床输注[69]。用于处理血浆的这些方法（SD处理、亚甲蓝/可见光处理）损伤细胞膜，因此不适用血小板和红细胞的病毒灭活。经过这些灭活技术处理的混合血浆传播无包膜病毒和对灭活有特别抵抗力的病毒的风险加大。因此，预先对用作血浆衍生物生产的原料血浆实施筛查，以排除诸如细小病毒B19、HEV、HAV（另一种无包膜的肝炎病毒，极少经输血传播）等病原体污染风险。在美国，对用于输注的SD处理的血浆实施这类预先筛查。

美国现在已批准了一家公司用于单采血浆和血小板病原体灭活的技术（INTERCEPT），该技术使用补骨脂素和紫外线A（UVA）照射。在美国以外的地方已使用其他病毒灭活技术，采用核黄素（维生素 B_2）、UVB、UVA照射处理血浆和血小板（Mirasol）。损伤病原体核酸的灭活技术对目前开展检测的所有病原体包括HIV、HBV、HCV、HTLV、WNV、CMV、ZIKV、巴贝虫、寄生虫、梅毒以及引起血小板污染的病原体都有明显灭活作用。但是，不同病原体灭活技术的性能差别很大。例如，补骨脂/紫外线还能灭活白细胞，避免输血相关移植物抗宿主病的发生，减少储存期间细胞因子的产生和释放，减少输血相关非溶血性发热反应。补骨脂/紫外线处理对白细胞诱导的同种异体抗体（如HLA抗体）的形成没有影响[190]。美国和其他国家正在开展红细胞病原体灭活的临床试验，应用阿莫西汀和谷胱甘肽处理红细胞（INTERCEPT），用核黄素和紫外线处理全血（Mirasol）。关于已有或正在研发的病原体灭活技术的细节请详见最近发表的综述[191-193]，其要点见表7-8。

表7-8　用于输注的血液成分的病原体灭活技术

成分	技术	生产方
商业化生产混合血浆	溶剂/洗涤剂处理	Octapharma
单份血浆	补骨脂+紫外光法	Cerus
	核黄素（维生素 B_2）+紫外光法	Terumo BCT
	亚甲蓝+光照法	Macopharma
血小板	补骨脂+紫外光法	Cerus
	核黄素（维生素 B_2）+紫外光法	Terumo BCT
	紫外光法	Macopharma
红细胞	阿莫西汀和谷胱甘肽	Cerus
	核黄素（维生素 B_2）+紫外光法	Terumo BCT

注：FDA：食品药品监督管理局；UV：紫外线。

针对核酸的病原体灭活技术通常是通过使病原体核酸产生交联，从而阻止病原体核酸复制。经过病原体灭活技术处理的血小板输注 1h 后 CCI 略有降低[193]。临床试验结果显示，输注经病原体灭活技术处理血小板患者的轻中度出血发生率增加，但未见严重出血并发症，血小板输注的间隔时间和总量没有明显差异。临床试验和动物模型试验均报告存在与输血相关急性肺损伤(TRALI)相似的肺毒性。之前 1 项红细胞病原体灭活临床试验，因为出现针对红细胞新抗原的无症状免疫反应，且认为这一反应是灭活处理所致，故予以终止试验。目前已采用重新建立的灭活方法(阿莫西汀和谷胱甘肽)恢复临床试验。初步试验报告显示，核黄素和 UV 对储存接近 42 天的红细胞功能具有损伤作用。尽管对处理过的血液成分是否潜在不良反应还有许多争议，欧洲对病原体灭活的血小板和血浆的数据的深入分析并不支持其他关切问题。然而，FDA 要求，INTERCEPT 处理血小板在美国应开展四期上市后研究，这一要求也可能适用于以后的其他灭活方法。

在美国，从病原体灭活技术中获得的益处主要是减少了新发病原体经输血传播感染和血小板相关细菌脓毒症。目前在美国，输血感染量化风险已经很低，因此证明病原体灭活处理不会给患者带来新的危害至关重要。向美国监管部门申请批准病原体灭活技术时，应开展严格的临床前期和临床研究。毒理学的深入研究至关重要，因为这些病原体灭活剂大多与核酸相互作用，在理论上存在致癌和致突变可能性。应对灭活处理血液成分是否有新抗原形成以及灭活过程对最终产品临床疗效的影响作出评估。有关北美对病原体灭活技术评估过程的审批要求请详见近期发表的综述[191-193]。

病原体灭活仍然是研究热点，其原因是：①无需采用降低血小板细菌污染风险的复杂检测程序能取得减少血小板输注相关脓毒症的成效；②灭活寄生虫例如田鼠巴贝虫和恶性疟原虫；③减少已知新发病原体的相关风险如 DENV、基孔肯亚病毒和 ZIKV；④提前防御未知新发病原体的威胁。同时也要再次强调，不同方法的灭活能力差异很大，应针对每种方法的预期用途进行评估。

第六节　总结

目前血液成分的安全水平基于 2 类关键筛查方法：一是献血者教育和征询，这是某些病原体如疟原虫和朊病毒的唯一筛查方法；二是血液检测。必须遵从生产方说明书、FDA 法规和 AABB 标准开展细致的血液检测，血液机构必须建立对检测有反应性的血液成分实施隔离和对检测阳性献血者之前所献血液成分实施召回的牢固机制。

目前在美国，可经输血传播感染的量化风险已经很低，HIV 约为 1/150 万，HCV 约为 1/110 万，HBV 为 1/ 120 万~1/ 80 万[63,68]，而且如前所述，这些风险还在进一步降低，然而至关重要的是仍需保持警惕，献血条件调整以后，一旦发现已知病原体检出率发生变化以及新发输血传播病原体的证据时，就能尽快实施必要和可行的防范措施[141-142,61,194]。病原体灭活技术有望取代或者补充现行筛查策略如血小板细菌筛查，还可能有效防范目前尚无筛查方法的病原体通过输血传播。

要点

1. 献血者可经输血传播感染筛查包括：①对意向献血者进行健康征询，排除高危人群献血；②对血液实施检测。
2. 从接触感染到血液筛查试验出现阳性结果存在一段滞后时间(窗口期)，处于窗口期的血液可能传播感染。
3. 根据 MP-NAT 检测估计，HIV 和 HCV 的窗口期<10 天，HBV 的窗口期<28 天。
4. 输血传播感染性疾病的残余风险是窗口期长度和献血者新发感染发生率的函数。新发感染率处于低水平的献血人群对于保证血液安全十分重要。
5. HIV，HCV 和 HBV 的残余风险已经非常低而且还在继续下降。根据窗口期长度和新发感染率计算，美国目前的输血传播感染风险，HIV 约为 1/150 万，HCV 约为 1/110 万，HBV 为 1/120 万~1/80 万。
6. 目前尚无经 FDA 批准的疟疾或 vCJD 血液筛查试验，实施健康征询发现并排除可能接触者是避免这些病原体经输血传播的唯一方法。
7. AABB 要求血站建立程序，控制、发现或灭活血小板污染细菌。采用病原体灭活或细菌检测能满足这一要求。但仍在考虑对现有细菌培养方法实施改进，以进一步减少输血相关脓毒血症的发生。

8. 人类虫媒感染已成为输血传播感染的潜在来源。可经输血传播的虫媒病原体包括 WNV、克氏锥虫、巴贝虫和登革热病毒，可能还有基孔肯亚病毒和最近发现的 ZIKV。
9. 病原体灭活技术能减少尚无血液筛查试验的病原体传播，还能进一步减少已知病原体的残余传播风险。病原体减少的产品包括商品化生产的血浆衍生物、SD 处理的汇集血浆以及病原体减少的血小板和血浆成分。
10. 血站必须建立保证检测阳性血液成分不被放行用于输注的程序。必要时应采取的措施包括：①将检测阳性献血者之前所献血液成分收回和隔离；②通知检测阳性献血者之前所献血液成分的受血者可能受到感染。

参考文献

[1] Code of federalregulations. Title 21, CFR Parts 211 and 610. Washington DC: US Government Publishing Office, 2019 (revised annually).

[2] Alter HJ, Klein HG. The hazards of blood trans- fusion in historical perspective. Blood 2008; 112: 2617-2626.

[3] Seeff LB, Wright EC, Zimmerman HJ, McCollum RW. VA cooperative study of post-transfusion hepatitis, 1969-1974: Incidence and characteristics of hepatitis and responsible risk factors. Am J Med Sci 1975; 270: 355-362.

[4] Alter HJ, Purcell RH, Holland PV, et al. Donor transaminase and recipient hepatitis. Impact on blood transfusion services. JAMA 1981; 246: 630-634.

[5] Aach RD, Szmuness W, Mosley JW, et al. Serum alanine aminotransferase of donors in relation to the risk of non-A, non-B hepatitis in recipients: The transfusion-transmitted viruses study. N Engl J Med 1981; 304: 989-994.

[6] Alter HJ, Holland PV. Indirect tests to detect the non-A, non-B hepatitis carrier state. Ann Intern Med 1984; 101: 859-861.

[7] Stevens CE, Aach RD, Hollinger FB, et al. Hepatitis B virus antibody in blood donors and theoccurrence of non-A, non-B hepatitis in transfusion recipients. An analysis of the Transfusion- Transmitted Viruses Study. Ann Intern Med 1984; 101: 733-738.

[8] Galel SA, Lifson JD, Engleman EG. Prevention of AIDS transmission through screening of the blood supply. Annu Rev Immunol 1995; 13: 201- 227.

[9] Joint statement on acquired immune deficiency syndrome (AIDS) related to transfusion. Transfu- sion 1983; 23: 87-88.

[10] Busch MP, Young MJ, Samson SM, et al. Risk of human immunodeficiency virus (HIV) transmis- sion by blood transfusions before the implementation of HIV-1 antibody screening. The Transfusion Safety Study Group. Transfusion 1991; 31: 4-11.

[11] Ward JW, Holmberg SD, Allen JR, et al. Transmission of human immunodeficiency virus (HIV) by blood transfusions screenedas negative for HIV antibody. N Engl J Med 1988; 318: 473-8.

[12] Perkins HA, Samson SM, Busch MP. How well has self-exclusion worked? Transfusion 1988; 28: 601-602.

[13] Food and Drug Administration. Infectious dis- ease tests. Silver Spring, MD: CBER Office of Communication, Outreach, and Development, 2019. [Available at https://www.fda.gov/vac cines-blood-biologics/blood-donor-screening/infectious-disease-tests.]

[14] Food and Drug Administration. Information for blood establishments: Unavailability of CHIRON RIBA HCV 3.0 SIA (RIBA). Silver Spring, MD: CBER Office of Communication, Outreach, and Development, 2012.

[15] Busch MP, Glynn SA, Stramer SL, et al. A new strategy for estimating risks of transfusion- transmitted viral infections based on rates of detection of recently infected donors. Transfusion 2005; 45: 254-264.

[16] Food and Drug Administration. Memorandum to all registered blood establishments: Recommendations for the management of donors and units that are initially reactive forhepatitis B surface antigen (HBsAg). Silver Spring, MD: CBER Office of Communication, Outreach, and Development, 1987.

[17] Food and Drug Administration. Guidance for industry: Requalification method for reentry of donors who test hepatitis B surface antigen (HbsAg) positive following a recent vaccination against hepatitis B virus infection. Silver Spring, MD: CBER Office of Communication, Out-reach, and Development, 2011.

[18] Food and Drug Administration. Guidance for industry: Requalification method for reentry of blood donors deferred because of reactive test results for antibody to hepatitis B core antigen (Anti-HBc). Silver Spring, MD: CBER Office of Communication, Outreach, and Development, 2010.

[19] Food and Drug Administration. Guidance for industry: Use of nucleic acid tests on pooled and individual samples

from donors of whole blood and blood components, including source plas- ma, to reduce the risk of transmission of hepatitis B virus. Silver Spring, MD: CBER Office of Communication, Outreach, and Development, 2012.

[20] Food and Drug Administration. Guidance for industry: Nucleic acid testing (NAT) for human immunodificiency virus type 1 (HIV-1) and hepatitis C virus (HCV): Testing, product disposition, and donor deferral and reentry. Silver Spring, MD: CBER Office of Communication, Outreach, and Development, 2017.

[21] Food and Drug Administration. Guidance for industry: Recommendations for screening, testing and management of blood donors and blood and blood components based on screening tests for syphilis. Silver Spring, MD: CBER Office of Communication, Outreach, and Development, 2014.

[22] Food and Drug Administration. Guidance for industry: Revised recommendations for reducing the risk of human immunodeficiency virus transmission by blood and blood products. (April 2020) Silver Spring, MD: CBER Office of Communication, Outreach, and Development, 2020.

[23] Food and Drug Administration. Guidance for industry: Use of serological tests to reduce the risk of transmission of Trypanosoma cruzi infection in blood and blood components. Silver Spring, MD: CBER Office of Communication, Out- reach, and Development, 2017.

[24] Food and Drug Administration. Guidance for industry: Use of serological tests to reduce the risk of transfusion-transmitted human T-lymphotropic virus types I and II (HTLV-I/II). Silver Spring, MD: CBER Office of Communication, Out- reach, and Development, 2020.

[25] Food and Drug Administration. Guidance for industry: Recommendations for reducing the risk of transfusion-transmitted babesiosis. Silver Spring, MD: CBER Office of Communication, Outreach, and Development, 2019.

[26] Food and Drug Administration. Guidance for industry: Use of nucleic acid tests to reduce the risk of transmission of West Nile virus from donors of whole blood and blood components in- tended for transfusion. (November 2009) Silver Spring, MD: CBER Office of Communication, Outreach, and Development, 2009.

[27] Food and Drug Administration. Guidance for industry: Revised recommendations for reducing the risk of Zika virus transmission by blood and blood components. (July 2018) Silver Spring, MD: CBER Office of Communication, Out- reach, and Development, 2018. [Available at https://www.fda.gov/vaccines-blood-biolog ics/biologics-guidances/blood-guidances.]

[28] Eder AF. Donor reentry. In: Eder AF, Goldman M, eds. Screening blood donors with the donor history questionnaire. Bethesda, MD: AABB Press, 2019: 209-247.

[29] Code of federal regulations. Title 42, CFR Part 482.27. Washington, DC: US Government Publishing Office, 2019 (revised annually).

[30] Food and Drug Administration. Guidance for industry: Use of nucleic acid tests on pooled and individual samples from donors of whole blood components (including Source Plasma and Source Leukocytes) to adequately and appropriately reduce the risk of transmission of HIV-1 and HCV. Silver Spring, MD: CBER Office of Communication, Outreach, and Development, 2004.

[31] Gammon R, ed. Standards for blood banks and transfusion services. 32nd ed. Bethesda, MD: AABB, 2020.

[32] Food and Drug Administration. Guidance for industry: Recommendations for management of donors at increased risk for human immunodeficiency virus type 1 (HIV-1) group O infection. Silver Spring, MD: CBER Office of Communication, Outreach, and Development, 2009.

[33] Food and Drug Administration. Guidance for industry: Requalification of donors previouslydeferred for a history of viral hepatitis after the 11th birthday. Silver Spring, MD: CBER Office of Communication, Outreach, and Development, 2017.

[34] Food and Drug Administration. Memorandum to all registered blood and plasma establishments: Recommendations for the quarantine and disposition of units from prior collections from donors with repeatedly reactive screening tests for hepatitis B virus (HBV), hepatitis C virus (HCV), and human T-lymphotropic virus type I (HTLV-I). Silver Spring, MD: CBER Office of Communication, Outreach, and Development, 1996.

[35] Food and Drug Administration. Guidance for industry: Lookback for hepatitis C virus (HCV): Product quarantine, consignee notification, further testing, product disposition, and notification of transfusion recipients based on donor test results indicating infection with HCV. Silver Spring, MD: CBER Office of Communication, Outreach, and Development, 2010.

[36] Food and Drug Administration. Guidance for industry: Further testing of donations that are re-active on alicensed donor screening test for antibodies to hepatitis c virus. Silver Spring, MD: CBER Office of Communication, Outreach, and Development, 2019.

[37] Food and Drug Administration. Guidance for industry:

Assessing donor suitability and blood and blood product safety in cases of known or suspected West Nile virus infection. Silver Spring, MD: CBER Office of Communication, Outreach, and Development, 2005.

[38] West Nile virus nucleic acid testing – revised recommendations. Association bulletin #13–02. Bethesda, MD: AABB, 2013.

[39] Updated recommendations for Zika, dengue, and chikungunya viruses. Association bulletin #16–07. Bethesda, MD: AABB, 2016.

[40] Food and Drug Administration. Draft guidance for industry: Bacterial risk control strategies for blood collection establishments and transfusion services to enhance the safety and availability of platelets for transfusion. Silver Spring, MD: CBER Office of Communication, Outreach, and Development, 2019.

[41] Guidance on management of blood and platelet donors with positive or abnormal results on bacterial contamination tests. Association bulletin #05–02. Bethesda, MD: AABB, 2005.

[42] Recommendations to address residual risk of bacterial contamination of platelets. Association bulletin #12–04. Bethesda, MD: AABB, 2012.

[43] Actions following an initial positive test for possible bacterial contamination of a platelet unit. Association bulletin #04–07. Bethesda, MD: AABB, 2004.

[44] Food and Drug Administration. Guidance for industry: Nucleic acid testing (NAT) to reduce the possible risk of parvovirus B19 transmission by plasma–derived products. Silver Spring, MD: CBER Office of Communication, Outreach, and Development, 2009.

[45] Blajchman MA, Goldman M, Freedman JJ, Sher GD. Proceedings of a consensus conference: Prevention of post–transfusion CMV in the era of universal leukoreduction. Transfus Med Rev 2001; 15: 1–20.

[46] Vamvakas E. Is white blood cell reduction equivalent to antibody screening in preventing transmission of cytomegalovirus by transfusion? A review of the literature and meta–analysis. Transfus Med Rev 2005; 19: 181–199.

[47] Bowden RA, Slichter SJ, Sayers M, et al. A comparison of filtered leukocyte–reduced and cytomegalovirus (CMV) seronegative blood products for the prevention of transfusion–associated CMV infection after marrow transplant. Blood1995; 86: 3598–3603.

[48] Nash T, Hoffmann S, Butch S, et al. Safety of leukoreduced, cytomegalovirus (CMV)–untested components in CMV–negative allogeneic human progenitor cell transplant recipients. Transfusion 2012; 52: 2270–2272.

[49] Hall S, Danby R, Osman H, et al. Transfusion in CMV seronegative T–depleted allogeneic stem cell transplant recipients with CMV–unselected blood components results in zero CMV trans– missions in the era of universal leukocyte reduction: A U.K. dual centre experience. Transfus Med 2015; 25: 418–423.

[50] Ziemann M, Thiele T. Transfusion–transmitted CMV infection – current knowledge and future perspectives. Transfus Med 2017; 27: 238–248.

[51] Furui Y, Yamagishi N, Morioka I, et al. Sequence analyses of variable cytomegalovirus genes for distinction between breast milk– and transfusion–transmitted infections in very–low–birth– weight infants. Transfusion 2018; 9999: 1–9.

[52] Josephson CD, Caliendo AM, Easley KA, et al. Blood transfusion and breast milk transmission of cytomegalovirus in very low–birth–weight infants: A prospective cohort study. JAMA Pediatr 2014; 168: 1054–1062.

[53] Food and Drug Administration. Guidance for industry: Donor screening recommendations to reduce the risk of transmission of Zika virus by human cells, tissues, and cellular and tissue– based products. Silver Spring, MD: CBER Office of Communication, Outreach, and Development, 2018.

[54] Code of federal regulations. Title 21, CFR Part 1271 21. Washington, DC: US Government Publishing Office, 2019 (revised annually).

[55] Food and Drug Administration. Guidance for industry: Eligibility determination for donors of human cells, tissues, and cellular and tissue– based products (HCT/Ps). Silver Spring, MD: CBER Office of Communication, Outreach, and Development, 2007.

[56] Food and Drug Administration. Guidance for industry: Use of donor screening tests to test donors of human cells, tissues and cellular and tissue–based products for infection with Treponema pallidum (syphilis). Silver Spring, MD: CBER Office of Communication, Outreach, and Development, 2015.

[57] Food and Drug Administration. Guidance for industry: Use of nucleic acid tests to reduce the risk of transmission of West Nile virus from living donors of human cells, tissues, and cellular and tissue–based products (HCT/Ps). Silver Spring, MD: CBER Office of Communication, Outreach, and Development, 2016.

[58] Food and Drug Administration. Tissue guidances. Silver Spring, MD: CBER Office of Communication, Outreach,

and Development, 2016. [Available athttps://www. fda. gov/vaccines- blood-biologics/biologics-guidances/tissue-guid ances.]

[59] Mezochow AK, Henry R, Blumberg EA, Kotton CN. Transfusion transmitted infections in solid organ transplantation. Am J Transplantation 2015; 15: 547-554.

[60] Food and Drug Administration. Testing donors of human cells, tissues, and cellular and tissue- based products: Specific requirements. Silver Spring, MD: CBER Office of Communication, Outreach, and Development, 2015. [Available at https://www. fda. gov/vaccines-blood-biolog ics/safety-availability-biologics/testing-donors- human-cells-tissues-and-cellular-and-tissue-based-products-hctp-specific-requirements.]

[61] Custer B, Stramer SL, Glynn S, et al. Transfusion-transmissible infection monitoring system: A tool to monitor changes in blood safety. Transfusion 2016; 56: 1499-1502.

[62] Anderson SA, Yang H, Gallagher LM, et al. Quantitative estimate of the risks and benefits of possible alternative blood donor deferral strategies for men who have had sex with men. Transfusion 2009; 49: 1102-1114.

[63] Zou S, Dorsey KA, Notari EP, et al. Prevalence, incidence, and residual risk of human immunodeficiency virus and hepatitis C virus infections among United States blood donors since the introduction of nucleic acid testing. Transfusion 2010; 50: 1495-1504.

[64] Schreiber GB, Busch MP, Kleinman SH, Korelitz JJ. The risk of transfusion-transmitted viral infections. The Retrovirus Epidemiology Donor Study. N Engl J Med 1996; 334: 1685-1690.

[65] Stramer SL, Glynn SA, Kleinman SH, et al. Detection of HIV-1 and HCV infections among antibody-negativeblood donors by nucleic acid- amplification testing. N Engl J Med 2004; 351.

[66] Dodd RY, Notari EP 4th, Stramer SL. Current prevalence and incidence of infectious disease markers and estimated window-period risk in the American Red Cross blood donor population. Transfusion 2002; 42: 975-979.

[67] Duong YT, Kassanjee R, Welte A, et al. Recalibration of the limiting antigen avidity EIA to determine mean duration of recent infection in divergent HIV-1 subtypes. PLoS One 2015; 10: e0114947.

[68] Stramer SL, Notari EP, KrysztofDE, Dodd RY. Hepatitis B virus testing by minipool nucleic acid testing: Does it improve blood safety? Transfusion 2013; 53: 2449-2458.

[69] Octaplas, pooled plasma (human), solvent/detergent treated solution for intravenous infusion insert (prescribing information). Hoboken, NJ: Octapharma USA.

[70] Stramer SL, Hollinger FB, Katz LM, et al. Emerging infectious disease agents and their potential threat to transfusion safety. Transfusion 2009; 49(Suppl 2): 1S-29S.

[71] Emerging infectious disease agents and their potential threat to transfusion safety. Bethesda, MD: AABB, 2017. [Available at http://www. aabb. org/tm/eid/Pages/default. aspx (accessed October 1, 2019).]

[72] Stramer SL, Yu G, Herron R, et al. Two human immunodeficiency virus Type 2 cases in US blood donors including serologic, molecular, and genomic characterization of an epidemiologically unusual case. Transfusion 2016; 56: 1560-1568.

[73] Centers for Disease Control and Prevention. HIV surveillance report, 2016. Vol. 28. Atlanta, GA: CDC, 2017. [Available at https://www. cdc. gov/hiv/library/reports/hiv-surveillance. html.]

[74] Centers for Disease Control and Prevention. HIV prevalence, unrecognized infection, and HIV testing among men who have sex with men—five U. S. cities, June 2004-April 2005. MMWR Morb Mortal Wkly Rep 2005; 54: 597- 601.

[75] Truong HM, Kellogg T, Klausner JD, et al. In- creases in sexually transmitted infections and sexual risk behaviour without a concurrent in- crease in HIV incidence among men who have sex with men in San Francisco: A suggestion of HIV serosorting? Sex Transm Infect 2006; 82: 461-466.

[76] Kleinman SH, Busch MP. Assessing the impact of HBV NAT on window period reduction and residual risk. J Clin Virol 2006; 36(Suppl 1): S23-29.

[77] Stramer SL. Pooledhepatitis B virus DNA testing by nucleic acid amplification: Implementation or not. Transfusion 2005; 45: 1242-1246.

[78] Linauts S, Saldanha J, Strong DM. PRISM hepatitis B surface antigen detection of hepatits B virus minipool nucleic acid testing yield samples. Transfusion 2008; 48: 1376-1382.

[79] Stramer SL, Wend U, Candotti D, et al. Nucleic acid testing to detect HBV infection in blood donors. N Engl J Med 2011; 364: 236-247.

[80] Dodd RY, Nguyen ML, Krysztof DE, et al. Blood donor testing for hepatitis B virus in the United States: Is there a case for continuation of hepatitis B surface antigen detection? Transfusion 2018; 58: 2166-2170.

[81] Alter HJ. Descartes before the horse: I clone, therefore I

am: The hepatitis C virus in current perspective. Ann Intern Med 1991; 115: 644-649.

[82] Smith BD, Morgan RL, Beckett GA, et al. Recommendations for the identification of chronic hepatitis C virus infection among persons born during 1945-1965. MMWR Recomm Rep 2012; 61: 1-32.

[83] Page-Shafer K, Pappalardo BL, Tobler LH, et al. Testing strategy to identify cases of acute hepatitis C virus (HCV) infection and to project HCV incidence rates. J Clin Microbiol 2008; 46: 499- 506.

[84] Guidelines for counseling persons infected with human T-lymphotropic virus type I (HTLV-I) and type II (HTLV-II). Centers for Disease Control and Prevention and the U. S. P. H. S. Working Group. Ann Intern Med 1993; 118: 448-454.

[85] Vrielink H, Zaaijer HL, Reesink HW. The clinical relevance of HTLV type I and II in transfusion medicine. Transfus Med Rev 1997; 11: 173-179.

[86] Aubron C, NicholA, Cooper DJ, Bellomo R. Age of red blood cells and transfusion in critically ill patients. Ann Intensive Care 2013; 3: 2.

[87] Eikelboom JW, Cook RJ, Liu Y, Heddle NM. Du- ration of red cell storage before transfusion and in-hospital mortality. Am Heart J 2010; 159: 737-743.

[88] UK BTS Joint Professional Advisory Commit - tee ' s (JPAC) HTLV Working Group. Options for human T-lymphotropic virus (HTLV) screening within the UK Blood Services (updated October 2015). [Available at https://www. transfusion guidelines. org/document - library/options-for- human-t-lymphotropic-virus-htlv-screening- with-the-uk-blood-services-updated-october - 2015-r.]

[89] Hewitt PE, Davison K, Howell DR, Taylor GP. Human T-lymphotropic virus lookback in NHS Blood and Transplant (England) reveals the efficacy of leukoreduction. Transfusion 2013; 53: 2168-2175.

[90] Petrik J, Lozano M, Seed CR, et al. Hepatitis E. Vox Sang 2016; 110: 93-130.

[91] Hewitt PE, Ijaz S, Brailsford SR, et al. Hepatitis E virus in blood components: A prevalence and transmission study in southeast England. Lancet 2014; 384: 1766-1773.

[92] Stramer SL, Moritz ED, Foster GA, et al. Hepatitis E virus: Seroprevalence and frequency of vi- ral RNA detection among US blood donors. Transfusion 2016; 56: 481-488.

[93] Hauser L, Roque-Afonso AM, Beylouné A, et al. Hepatitis E transmission by transfusion of Inter- cept blood system-treated plasma. Blood 2014; 123: 796-797.

[94] Orton S. Syphilis and blood donors: What we know, what we do not know, and what we need to know. Transfus Med Rev 2001; 15: 282-291.

[95] Katz LM. A test that won´t die: The serologic test for syphilis. Transfusion 2009; 49: 617-619.

[96] Zou S, Notari EP, Fang CT, et al. Current valueof serologic test for syphilis as a surrogate mark- er for blood-borne viral infections among blood donors in the United States. Transfusion 2009; 49: 655-661.

[97] Orton SL, Liu H, Dodd RY, et al. Prevalence of circulating Treponema pallidum DNA and RNA in blood donors with confirmed-positive syphilis tests. Transfusion 2002; 42: 94-99.

[98] Centers for Disease Control and Prevention. Sexually transmitted diseases (STDs): Syphilis statistics. Atlanta, GA: CDC, 2016. [Available at http://www. cdc. gov/std/syphilis/stats. htm.]

[99] Food and Drug Administration. Fatalities report- ed to FDA following blood collection and transfusion: Annual summary for fiscal year 2015. Silver Spring, MD: CBER Office of Communication, Outreach, and Development, 2015.

[100] Eder AF, Kennedy JM, Dy BA, et al. Limiting and detecting bacterial contamination of apheresis platelets: Inlet-line diversion and increased culture volume improve component safety. Transfusion 2009; 49: 1554-1563.

[101] Ramirez-Arcos SM, Goldman M, Blajchman MA. Bacterial infection: Bacterial contamination, testing and post - transfusion complications. 2nd ed. Philadelphia: Church Livingstone, 2007.

[102] Suggested options for transfusion services and blood collectors to facilitate implementation of BB/TS Interim Standard 5. 1. 5. 1. 1. Association bulletin #10-05. Bethesda, MD: AABB, 2010.

[103] Benjamin RJ, Kline L, Dy BA, et al. Bacterial contamination of whole-blood-derived platelets: The introduction of sample diversion and prestorage pooling with culture testing in the American Red Cross. Transfusion 2008; 48: 2348-2355.

[104] McDonald C, Allen JM, Brailsford S, et al. Bacterial screening of platelet components by National Health Service Blood and Transplant, an effective risk reduction measure. Transfusion 2017; 57: 1122-1131.

[105] Benjamin RJ, Braschler T, Weingand T, Corash LM. Hemovigilance monitoring of platelet septic reactions with effective bacterial protection systems. Transfusion 2017;

57: 2946-2957.

[106] Jacobs MR, Smith D, Heaton WA, et al. Detection of bacterial contamination in prestorage culture-negative apheresis platelets on day of is-sue with the Pan Genera Detection test. Trans- fusion 2011; 51: 2573-2582.

[107] Ruby KN, Thomasson RR, Szczepiorkowski ZM, Dunbar NM. Bacterial screening of apheresis platelets with a rapid test: A 113 - month single center experience. Transfusion 2018; 58: 1665- 1669.

[108] Erony SM, Marshall CE, Gehrie EA, et al. The epidemiology of bacterial culture-positive and septic transfusion reactions at a large tertiary academic center: 2009 to 2016. Transfusion 2018; 58: 1933-1939.

[109] Kamel H, Townsend M, Bravo M, Vassallo RR. Improved yield of minimal proportional sample volume platelet bacterial culture. Transfusion 2017; 57: 2413-2419.

[110] Biggerstaff BJ, Petersen LR. Estimated risk of transmission of the West Nile virus through blood transfusion in the US, 2002. Transfusion 2003; 43: 1007-1017.

[111] Pealer L, Marfin A, Petersen LR. Transmission of West Nile virus through blood transfusion in the United States in 2002. N Engl J Med 2003; 349: 1236-1245.

[112] Zou S, Foster GA, Dodd RY, et al. West Nile fever characteristicsamong viremic persons identified through blood donor screening. J Infect Dis 2010; 202: 1354-1361.

[113] Dodd RY, Foster GA, Stramer SL. Keeping blood transfusion safe from West Nile virus: American Red Cross experience, 2003 to 2012. Transfus Med Rev 2015; 29: 153-1561.

[114] O'Brien SF, Scalia V, Zuber E, et al. West Nile virus in 2006 and 2007: The Canadian Blood Services' experience. Transfusion 2010; 50: 1118-1125.

[115] Groves JA, Shafi H, Nomura JH, et al. A probable case of West Nile virus transfusion transmission. Transfusion 2017; 57: 850-856.

[116] Petersen LR, Jamieson DJ, Powers AM, Honein MA. Zika virus. N Engl J Med 2016; 374: 1552-1563.

[117] Pan American Health Organization, World Health Organization. Zika - epidemiological update. (August 25, 2017) Washington, DC: PAHO/WHO, 2017. [Available at http://www. paho. org/hq/dmdocuments/2017/2017-aug-25-phe-epi-update-zika-virus. pdf (accessed October 1, 2019).]

[118] Gallain P, Cabie A, Richard P, et al. Zika virus in asymptomatic blooddonors in Martinique. Blood 2017; 129: 263-266.

[119] Rasmussen SA, Jamieson DJ, Honein MA, Petersen LR. Zika virus and birth defects—review-ing the evidence for causality. N Engl J Med 2016; 374: 1981-1987.

[120] Brasil P, Pereira JP Jr, Moreira ME, et al. Zika virus infection in pregnant women in Rio de Janei- ro. N Engl J Med 2016; 375: 2321-2334.

[121] Franca GV, Schuler-Faccini L, Oliveira WK, et al. Congenital Zika virus syndrome in Brazil: A case series of the first 1501 livebirths with complete investigation. Lancet 2016; 388: 891-897.

[122] Johansson MA, Mier-y-Teran-Romero L, Reefhu is J, et al. Zika and the risk of microcephaly. N Engl J Med 2016; 375: 1-4.

[123] Garcez PP, Loiola EC, Madeiro da Costa R, et al. Zika virus impairs growth in human neurospheres and brain organoids. Science 2016; 352: 816-818.

[124] Cao-Lormeau VM, Blake A, Mons S, et al. Guillain-Barre Syndrome outbreak associated with Zika virus infection in French Polynesia: A case-control study. Lancet 2016; 387: 1531-1539.

[125] Centers for Disease Control and Prevention. Zika virus: Statistics and maps. Atlanta, GA: CDC, 2019. [Available at http://www. cdc. gov/ zika/reporting/index. html.]

[126] Porse CC, Messenger S, Vugia DJ, et al. Travel-associated Zika cases and threat of local trans-mission during global outbreak, California, USA. Emerg Infect Dis 2018; 24: 1626-1632.

[127] Swaminathan S, Schlaberg R, Lewis J, et al. Fatal Zika virus infection with secondary nonsexu- al transmission. N Engl J Med 2016; 375: 1907-1909.

[128] Musso D, Nhan T, Robin E. Potentialfor Zika virus transmission through blood transfusion demonstrated during an outbreak in French Polynesia, November 2013 to February 2014. Euro Surveill 2014; 19: 20761.

[129] Kuehnert MJ, Basavaraju SV, Moseley RR, et al. Screening of blood donations for Zika virus infection-Puerto Rico, April 3-June 11, 2016. MMWR Morb Mortal Wkly Rep 2016; 65: 627-628.

[130] Benjamin RJ. Zika virus in the blood supply. Blood 2017; 129: 144-145.

[131] Barjas-Castro ML, Angerami RN, Cunha MS, et al. Probable transfusion-transmitted Zika virusin Brazil. Transfusion 2016; 56: 1684-1688.

[132] Motta IJ, Spencer BR, Cordeiro da Silva SG, et al. Evi-

dence for transmission of Zika virus by platelet transfusion. N Engl J Med 2016; 375: 1101-1103.

[133] Davidson A, Slavinski S, Komoto K, et al. Suspected female-to-male sexual transmission of Zika virus - New York City, 2016. MMWR Morb Mortal Wkly Rep 2016; 65: 716-717.

[134] Lessler J, Ott CT, Carcelen AC, et al. Times to key events in Zika virus infection and implications for blood donation: A systematic review. Bull World Health Organ 2016; 94: 841-849.

[135] Lustig Y, Mendelson E, Paran N, et al. Detection of Zika virus RNA in whole blood of imported Zika virus disease cases up to 2 months after symptom onset, Israel, December 2015 to April 2016. Euro Surveill 2016; 21 (26).

[136] Atkinson B, Hearn P, Afrough B, et al. Detection of Zika virus in semen. Emerg Infect Dis 2016; 22: 940.

[137] Mansuy JM, Pasquier C, Daudin M, et al. Zika virus in semen of a patient returning from a non- epidemic area. Lancet Infect Dis 2016; 16: 894-895.

[138] Gaskell KM, Houlihan C, Nastouli E, Checkley AM. Persistent Zika virus detection in semen in a traveler returning to the United Kingdom from Brazil, 2016. Emerg Infect Dis 2017; 23: 137-9.

[139] Medina FA, Torres G, Acevedo J, et al. Duration of the presence of infectious Zika virus in semen and serum. J Infect Dis 2019; 219: 31-40.

[140] Paz-Bailey G, Rosenberg ES, Doyle K, et al. Persistence of Zika virus in body fluids - final report. N Engl J Med 2018; 13: 1234-1243.

[141] Food and Drug Administration. Guidance for industry: Recommendationsfor donor screening, deferral, and product management to reduce the risk of transfusion transmission of Zika virus. Silver Spring, MD: CBER Office of Communication, Outreach, and Development, 2016.

[142] Food and Drug Administration. Guidance for industry: Revised recommendations for reducing the risk of Zika virus transmission by blood and blood components. Silver Spring, MD: CBER Office of Communication, Outreach, and Development, 2016.

[143] Stone M, Lanteri MC, Bakkour S, et al. Relative analytical sensitivity of donor nucleic acid amplification technology screening and diagnostic real - time polymerase chain reaction assays for detection of Zika virus RNA. Transfusion 2017; 57: 734-747.

[144] Galel SA, Williamson PC, Busch MP, et al. First Zika-positive donations in the continental Unit- ed States. Transfusion 2017; 57: 762-769.

[145] Williamson PC, Linnen JM, Kessler DA, et al. First cases of Zika virus - infected US blood do - nors outside states with areas of active transmission. Transfusion 2017; 57: 770-778.

[146] Saa P, Proctor M, Foster G, et al. Investigational testing for Zika virus among U. S. blood donors. N Engl J Med 2018; 378: 1778-1788.

[147] Aubry M, Richard V, Green J, et al. Inactivation of Zika virus in plasma with amotosalen and ultraviolet A illumination. Transfusion 2016; 56: 33-40.

[148] Laughhunn A, Santa Maria F, Broult J, et al. Amustaline (S-303) treatment inactivates high levels of Zika virus in red blood cell components. Transfusion 2017; 57: 779-789.

[149] Blumel J, Musso D, Teitz S, et al. Inactivation and removal of Zika virus during manufacture of plasma-derived medicinal products. Transfusion 2017; 57: 790-796.

[150] Kuhnel D, Muller S, Pichotta A, et al. Inactivation of Zika virus by solvent/detergent treatment of human plasma and other plasma-derived products and pasteurization of human serum albumin. Transfusion 2017; 57: 802-810.

[151] Anez G, Rios M. Dengue in the United States of America: A worsening scenario? Biomed Res Int 2013; 2013: 678645.

[152] Tomashek KM, Margolis HS. Dengue: A potential transfusion-transmitted disease. Transfusion 2011; 51: 1654-1660.

[153] Stramer SL, Linnen JM, Carrick JM, et al. Dengue viremia in blood donors identified by RNA and detection of dengue transfusion transmission during the 2007 dengue outbreak in Puerto Rico. Transfusion 2012; 52: 1657-1666.

[154] Matos D, Tomashek KM, Perez-Padilla J, et al. Probable and possible transfusion-transmitted dengue associated with NS1 antigen-negative but RNA confirmed-positive red blood cells. Transfusion 2016; 56: 215-222.

[155] Sabino EC, Loureiro P, Lopes ME, et al. Transfusion-transmitted dengue and associated clinical symptoms during the 2012 epidemic in Brazil. J Infect Dis 2016; 213: 694-702.

[156] Matos D, Tomashek KM, Perez-Padilla J, et al. Probable and possible transfusion-transmitted dengue associated with NS1 antigen-negative but RNA confirmed-posi-

tive red blood cells. Transfusion 2016; 56: 215-222.

[157] Vogt MB, Lahon A, Arya RP, et al. Mosquito saliva alone has profound effects on the human im- mune system. PLoS Negl Trop Dis 2018; 12: e0006439.

[158] Chiu CY, Bres V, Yu G, et al. Genomic assays for identification of Chikungunya virus in blood donors, Puerto Rico, 2014. Emerg Infect Dis 2015; 21: 1409-1413.

[159] Brouard C, Bernillon P, Quatresous I, et al. Estimated risk of Chikungunya viremic blood donation during an epidemic on Reunion Island in the Indian Ocean, 2005 to 2007. Transfusion 2008; 48: 1333-1341.

[160] Simmons G, Bres V, Lu K, et al. High incidence of chikungunya virus and frequency of viremic blood donations during epidemic, Puerto Rico, USA, 2014. Emerg Infect Dis 2016; 22: 1221-1228.

[161] Otani MM, Vinelli E, Kirchhoff LV, et al. WHO comparative evaluation of serologic assays for Chagas disease. Transfusion 2009; 49: 1076-1082.

[162] Food and Drug Administration. Blood Products Advisory Committee, 94th meeting. Silver Spring, MD: CBER Office of Communication, Outreach, and Development, 2009. [Available at https://wayback. archive-it. org/7993/ 20170111012330/http://www. fda. gov/Advi soryCommittees/Committees MeetingMateri als/BloodVaccinesandOtherBiolo gics/Blood - ProductsAdvisoryCommittee/ucm121612. htm.]

[163] Food and Drug Administration. Guidance for in- dustry: Use of serological tests to reduce the risk of transmission of Trypanosoma cruzi infection in whole blood and blood components intended for transfusion. Silver Spring, MD: CBER Office of Communication, Outreach, and Development, 2010.

[164] Steele WR, Hewitt EH, Kaldun AM, et al. Do- nors deferred for self-reported Chagas disease history: Does it reduce risk? Transfusion 2014; 54: 2092-2097.

[165] Benjamin RJ, Stramer SL, Leiby DA, et al. Try- panosoma cruzi infection in North America and Spain: Evidence in support of transfusion trans- mission. Transfusion 2012; 52: 1913-21; quiz 2.

[166] Kessler DA, Shi PA, Avecilla ST, Shaz BH. Results of lookback for Chagas disease since the inception of donorscreening at New York Blood Center. Transfusion 2013; 53: 1083-1087.

[167] Blumental S, Lambermont M, Heijmans C, et al. First documented transmission of Trypanosoma cruzi infection through blood transfusion in a child with sickle-cell disease in Belgium. PLoS Negl Trop Dis 2015; 9: e0003986.

[168] Herwaldt BL, Linden JV, Bosserman E, et al. Transfusion-associated babesiosis in the United States: A description of cases. Ann Intern Med 2011; 155: 509-519.

[169] Fang DC, McCullough J. Transfusion-transmitted Babesia microti. Transfus Med Rev 2016; 30: 132-8.

[170] Linden JV, Prusinski MA, Crowder LA, et al. Transfusion-transmitted and community- acquired babesiosis in New York, 2004 to 2015. Transfusion 2018; 58: 660-668.

[171] Moritz ED, Winton CS, Tonnetti L, et al. Screening for Babesia microti in the U. S. blood supply. N Engl J Med 2016; 375: 2236-2245.

[172] Ward SJ, Stramer SL, Szczepiokowski ZM. Assessing the risk of Babesia to the United States blood supply using a risk-based decision-making approach: Report of AABB's Ad Hoc Babesia Pol-icyWorking Group (original report). Transfusion 2018; 58: 1916-1923.

[173] Tonnetti L, Laughhunn A, Thorp AM, et al. Inactivation of Babesia microti in red blood cells and platelet concentrates. Transfusion 2017; 57: 2404-2412.

[174] Tonnetti L, Eder AF, Dy B, et al. Transfusion-transmitted Babesia microti identified through hemovigilance. Transfusion 2009; 49: 2557-2563.

[175] Mali S, Steele S, Slutsker L, Arguin PM. Malaria surveillance-United States, 2007. MMWR Surveill Summ 2009; 58: 1-16.

[176] Mali S, Tan KR, Arguin PM. Malaria surveillance—United States, 2009. MMWR Surveill Summ 2011; 60: 1-15.

[177] Anand A, Mace KE, Townsend RL, et al. Investigation of a case of suspected transfusion- transmitted malaria. Transfusion 2018; 58: 2115-2121.

[178] Food and Drug Administration. Guidance for industry: Revised recommendations to reduce the risk of transfusion-transmitted malaria. Silver Spring, MD: CBER Office of Communication, Outreach, and Development, 2020.

[179] Spencer B, Steele W, Custer B, et al. Risk for malaria in United States donors deferred for travel to malaria-endemic areas. Transfusion 2009; 49: 2335-2345.

[180] O'Brien SF, Delage G, Seed CR, et al. The epidemiology of imported malaria and transfusion policy in 5 nonendemic countries. Transfus Med Rev 2015; 29: 162-171.

[181] Allain JP, Owusu-Ofori AK, Assennato SM, et al. Effect of Plasmodium inactivation in whole blood on the incidence of blood transfusion-transmitted malaria in endemic regions: The African investigation of the Mirasol System (AIMS) randomised controlled trial. Lancet 2016; 387: 1753-1761.

[182] Crowder LA, Schonberger LB, Dodd RY, Steele WR. Creutzfeldt-Jakob disease lookback study: 21 years of surveillance for transfusion transmission risk. Transfusion 2017; 57: 1875-1878.

[183] Urwin PJ, Mackenzie JM, Llewelyn CA, et al. Creutzfeldt-Jakob disease and blood transfusion: Updated results of the UK Transfusion Medicine Epidemiology Review Study. Vox Sang 2016; 110: 310-316.

[184] Food and Drug Administration. Guidance for in- dustry: Recommendations to reduce the possi-ble risk of transmission of Creutzfeldt-JakobDis-ease (CJD) and variant Creutzfeldt-Jakob disease (vCJD) by blood and blood products. Silver Spring, MD: CBER Office of Communication, Outreach, and Development, 2020.

[185] Seed CR, Hewitt PE, Dodd RY, et al. Creutzfeltd-Jakob disease and blood transfusionsafety. Vox Sang 2018; 113: 220-231.

[186] Mok T, Jaunmuktane Z, Joiner S, et al. Variant Creutzfeldt-Jakob disease in a patient with het-erozygosity at PRNP codon 129. N Engl J Med 2017; 379: 292-294.

[187] Bougard D, Brandel JP, Bélondrade M, et al. Detection of prions in the plasma of presymptomat-ic and symptomatic patients with variant Creutzfeldt-Jakob disease. Sci Transl Med 2016; 8: 370ra182.

[188] Cooper JK, Andrews N, Ladhani K, et al. Evaluation of a test for its suitability in the diagnosis of variant Creutzfeldt-Jakob disease. Vox Sang 2013; 105: 196-204.

[189] Snyder E, Stramer S, Benjamin RJ. The safety of the US blood supply - time to raise the bar. N Engl J Med 2015; 372: 1882-1885.

[190] Norris PJ, Kaidarova Z, Maiorana E, et al. Ultraviolet light-based pathogen inactivation and alloimmunization after platelet transfusion: Results from a randomized trial. Transfusion 2018; 58: 1210-17.

[191] Webert KE, Cserti CM, Hannon J, et al. Proceedings of a Consensus Conference: Pathogen inactivation-making decisions about new technologies. Transfus Med Rev 2008; 22: 1-34.

[192] Klein HG, Anderson D, Bernardi MJ, et al. Pathogen inactivation: Making decisions about new technologies. Report of a consensus conference. Transfusion 2007; 47: 2338-2347.

[193] Seghatchian J, Hervig T, Putter JS. Effect of pathogen inactivation on the storage lesion in red cells and platelet concentrates. Transfus Apher Sci 2011; 45: 75-84.

[194] Food and Drug Administration. Guidance for industry: Recommendations for assessment of blood donor eligibility, donor deferral and blood product management in response to Ebola virus. Silver Spring, MD: CBER Office of Communication, Outreach, and Development, 2017.

第 8 章

输血医学中分子生物学和免疫学技术的基本原理

本章介绍了核酸、蛋白质尤其是抗体分析的基本原理和方法，以及体液免疫(抗体介导免疫)的基本概念。

在输血医学实践中，核酸和抗体分析技术广泛应用于检测：①献血者血液中的感染性病原体；②红细胞、血小板和中性粒细胞表面抗原；③红细胞和血小板抗体；④HLA 类型；⑤亲缘关系。尽管亲缘关系检测与输血实践无关，但也属于 AABB 标准和认证计划的一部分。

在输血免疫学中，与细胞免疫相比，体液免疫与临床输血实践的关系更为密切。本章主要介绍与输血直接相关的检测技术，重点是体液免疫检测技术的基本概念和基本原理。有关具体检测方法和实验步骤请详见本书第六部分方法学。有关分子生物学和免疫学的系统知识请见其他专著。

第一节　核酸检测

在输血医学中，核酸检测主要应用于以下方面：①检测感染性病原体；②检测献血者和受血者血型的基因型。人类 DNA 组成基因组，进而构成染色体，存在于细胞核中。虽然大部分人体细胞都是有核细胞，但红细胞和血小板没有细胞核，因此缺乏 DNA。个体的基因型即他(她)的基因构成和编码信息位于 DNA。在输血医学应用中，“基因型”通常指存在于单个基因位点的特定等位基因。细菌、真菌、原生动物和许多病毒也利用DNA 来编码它们的基因组。但有些病毒基因组为 RNA。所有与输血医学相关的遗传物质均以 DNA 或 RNA 编码，只有朊病毒(不含核酸)是个例外。

一、核酸的基本化学组成和结构

本部分仅简述核酸的基本组成和结构，其他详细内容请查阅专著[1]。DNA 是由连接在一起的脱氧核苷酸链组成的核酸聚合物。脱氧核苷酸由 3 部分组成：①脱氧核糖(具有 5 个碳原子的碳水化合物)；②C5 上的磷酸基团；③C1 上的碱基(图 8-1 A)。

DNA 含有 4 种不同的核苷：腺嘌呤(A)、鸟嘌呤(G)、胞嘧啶(C)和胸腺嘧啶(T)，它们在 C1 上的碱基化学结构各不相同。DNA 聚合物由糖类和磷酸盐共价结合形成的重复序列组成，该重复序列构成了 DNA 双螺旋外骨架。DNA 链具有“5’-端”和“3’-端”，指的是 DNA 链的 1 端连接至 C5 的游离磷酸基团，另 1 端连接至 C3 的游离羟基(图 8-1 B)。

人类基因组由双链 DNA (double-stranded DNA，dsDNA)组成，双链中的碱基通过非共价氢键互补配对，即 T 与 A 互补配对，形成 2 对氢键，G 与 C 互补配对，形成 3 对氢键。当 2 条单链中的碱基具有互补序列时，它们通过氢键杂交形成 DNA 双链分子(图 8-1 C)。这 2 条互补链的 5’端和 3’端方向相反，形成双螺旋结构，其中磷酸二酯键主链位于螺旋结构的外侧，互补配对的碱基位于螺旋结构的内侧。核苷酸的差异在于碱基的排列序列，这决定了 DNA 分子间的差异。

基因表达时，以编码特定基因的 DNA 作为模板合成 RNA，后者经过进一步加工形成信使 RNA (mRNA)。接着，mRNA 从细胞核运输到细胞质，用于指导蛋白质合成。蛋白质担负着大多数细胞的代谢活动。虽然在结构上与 DNA 相似，但 RNA 具有以下特点：①核糖核苷在戊糖的 C2 位上具有额外的羟基；②尿嘧啶(U)取代胸腺嘧啶(T)；③常为单链。

人类细胞有数种 RNA，其中用作蛋白质合成模板的为 mRNA。某个基因表达时，以该基因 DNA 作为模板，产生与基因 DNA 互补的 mRNA，此过程称为“转录”。转录复合物解开 DNA 双螺旋，合成互补的 mRNA 链，RNA 合成释放后，单链 DNA 又恢复配对形成双链形式（图 8-1 C）。因此，mRNA 携带了 DNA 基因序列的信息。mRNA 总是以 5’→3’方向合成，因此对于特定的基因，2 条 DNA 链只有 1 条被转录成 mRNA。在细胞核中合成后，mRNA 经过加工和运输到达细胞质。在细胞质中，核糖体以 mRNA 为模板合成新的蛋白质分子，这一过程称为“翻译”。

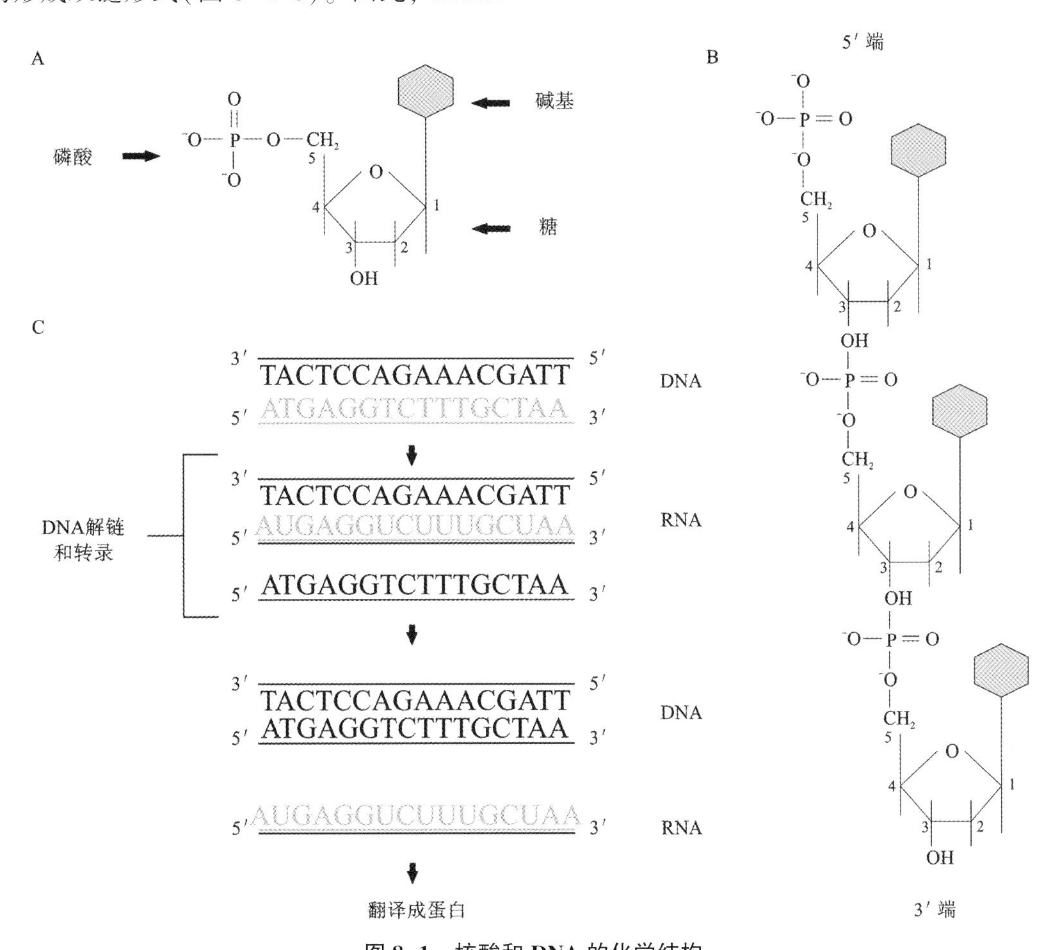

图 8-1 核酸和 DNA 的化学结构

二、核酸的分离

在检测 DNA 和 RNA 前，需先提取核酸。同一个体的不同类型有核细胞基本上含有相同的基因组 DNA（genomic DNA，gDNA）。因此，可从容易获得的细胞如外周血白细胞和口黏膜上皮细胞等提取 gDNA。然而，不同类型细胞的 mRNA 差异很大，因为 mRNA 差异表达模式是决定细胞表型的关键。因此，检测样本细胞的选择是 mRNA 分析的关键。市面已有多种简便快速的核酸提取试剂盒，能简便和快速地从各类细胞提取高质量的 DNA 或 mRNA，或从血浆中提取核酸。

三、聚合酶链反应

20 世纪 80 年代，聚合酶链反应（polymerase chain reaction，PCR）技术的发明使核酸检测和分析发生了革命性改变。PCR 是首个基于扩增的技术，核酸片段经过扩增后可直接检测[2]。PCR 反应体系需要以下原料：①待分析 DNA 样品（目的基因或“模板”）；②约 20 个核苷酸长度的目的基因特异性引物；③耐热 DNA 聚合酶，它可识别与目的 DNA 结合的引物，并按碱基互补配对原则依次延长引物 DNA 链；④4 种核苷酸（A、T、C 和 G）；⑤适当的缓冲液。PCR 仪的热循环部件能快速、精确地改变温度，保证 PCR 反应程序按照加热和冷却的顺序重复循环，从而使 DNA 片段呈指数增加。单个循环包括：①双链 DNA 的加热变性；②冷却使引物与模板退火；③在引物链上延伸和合成 DNA。PCR 循环数一般为 20~40 个循环，具体所需循环数取决于待扩增模板的丰度和所要求的检测的敏感性。

如图 8-2 所示，PCR 以单拷贝双链 DNA 模板开始，通过加热至 95℃使 DNA 变性，破坏互补碱基之间的氢键，使 2 条 DNA 链解离成为单链；降低温度（退火反应）使特异性引物与 DNA 模板结合，1 条引物结合到"上游"（称"5'端"）互补区，而另 1 条引物结合到"下游"（称"3'端"）互补区；温度升高至 DNA 聚合酶最佳反应温度 72℃时，DNA 聚合酶沿着引物的 3'末端添加正确的核苷酸，使扩增链延长，延伸反应结束时，产生了 2 个拷贝的 DNA 分子。通过变性、退火和延伸 3 个步骤的不断重复循环，2 条引物之间的 DNA 分子拷贝数呈指数增加。被 2 条特定引物限定的 DNA 片段称为"扩增产物"。

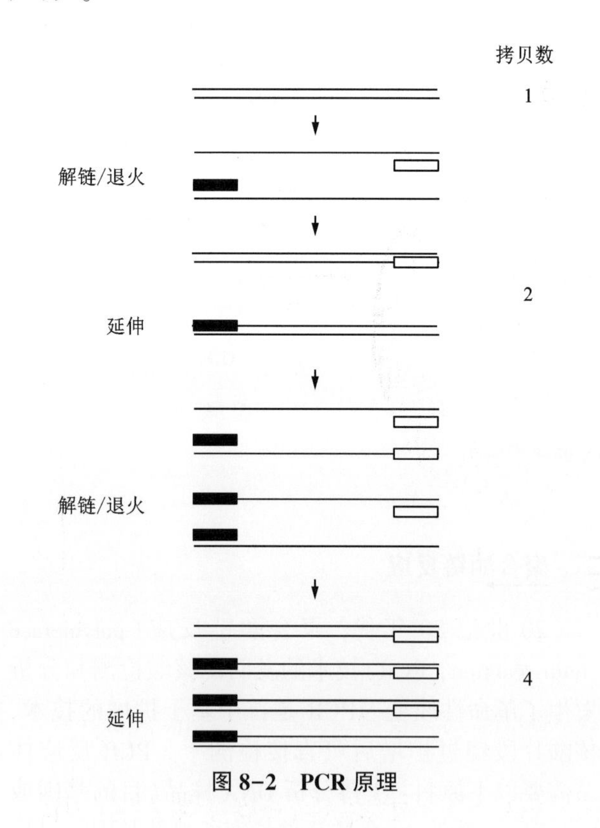

图 8-2　PCR 原理

四、聚合酶链反应注意事项

虽然 PCR 是用于检测核酸的 1 种稳妥方法，但有些技术问题仍会对 PCR 及其他基于扩增的技术产生影响。

1. 样品处理和模板降解

DNA 通常比较稳定，基因组分析前样品储存温度和处理的差异对 DNA 影响较小，但目的基因数量少的情况——例如母体血浆样本的胎儿基因分型、病毒核酸检测除外。RNA 容易出现自身降解或被许多生物样品富含的热稳定 RNA 酶降解，其稳定性远不如 DNA。

2. 抑制剂

PCR 扩增依赖 DNA 聚合酶的活性。因此，能抑制 DNA 聚合酶活性的任何物质都可能抑制 PCR。肝素、从红细胞释放的血红蛋白以及从白细胞释放的乳铁蛋白能抑制 PCR 反应[3]。大多数 PCR 分析系统已尽可能减少干扰物质的影响。但是，与既定试验方案的偏差可能引入意想不到的抑制物。为了发现是否存在抑制物，试验必须设置对照，可采用普遍存在的核酸序列（gDNA 保守区序列）作为对照和（或）在标本中加入阳性对照的方式。

3. 引物设计

虽然在商业化 PCR 检测系统的应用过程中，一般不必考虑引物导致反应效果不佳的问题，但是对引物设计原理的理解有助于试验问题的分析和新的检测目的物 PCR 试验的研制。理想的引物仅与目的片段的 1 个特异性位点结合。但由于 gDNA 的复杂性，引物可能与非目的片段结合，导致非目的片段扩增和引物持续消耗。引物还可能出现彼此结合，形成短片段扩增产物即引物二聚体[4]。

4. 污染

PCR 的最大优势之一是能扩增微量遗传物质。在理论上能达到检测单拷贝目的物的敏感度。但在实际检测中，PCR 的检测限约为 10 个拷贝 DNA，当然检测限也取决于扩增产物检测方法的敏感性。PCR 高敏感性这一特性导致其容易出现假阳性结果。假阳性可能是因为受到其他样品污染，或者更常见的是受到上一轮 PCR 反应的扩增产物的污染。例如，以 10 个拷贝的 DNA 分子为模板，经过 30 个循环扩增后，可产生$>10^{10}$个扩增产物；移液器、实验台表面或 PCR 仪即使仅受到$1/10^{9}$扩增产物的污染，都可能导致随后的 PCR 出现假阳性结果。

为了尽可能减少污染，PCR 试验过程必须沿着一个方向进行。在与检测实验室隔开的实验室提取 DNA，制备 PCR 反应体系，在第 2 个实验室扩增，在第 3 个实验室进行扩增产物检测。不宜出现逆向流动，PCR 后(扩增或分析)实验室使用的材料或仪器不宜再回到 PCR 前(DNA 提取和 PCR 准备)实验室。常规使用带有滤芯的移液器吸头，以防止移液过程中产生携带污染和样本气溶胶污染。随着新近研发的无需核酸提取以及全封闭的 PCR 系统的投入使用[5]，临床实验室可能很快就不需要考虑实验室物理空间布局单向流动的需求了。

另一种避免污染的有效方法是在扩增前向 PCR 反应体系加入脱氧尿苷三磷酸(deoxyuridine tri-phosphate，dUTP)。DNA 聚合酶以 dUTP 替代脱氧胸苷三磷酸(de-oxythymidine triphosphate，dTTP)，使 DNA 扩增产物含有尿嘧啶。尿嘧啶-DNA 糖基化酶(uracil-DNA glycosylase，UNG)对含有尿嘧啶的 DNA 分子能进行特异性剪切[6]。因此，将 UNG 加入起始 PCR 反应体系，能消除扩增产物的污染作用，且不影响样本中的天然 DNA。同时，PCR 最初的热变性步骤能将热不稳定的 UNG 灭活。

最后，标准操作必须设置阴性对照管，即采用不含任何 DNA 样本的纯水作为试验对照。阴性对照不应出现可检测信号。一旦阴性对照出现可检测信号，说明试剂或仪器存在污染，该批检测结果全部无效。

5. 逆转录 PCR

mRNA 不适合用作 PCR 模板。因此当需要扩增并分析 mRNA 分子时，需要增加一个步骤，先使用逆转录酶以 RNA 为模板合成互补的单链 DNA (complementary DNA，cDNA)。合成 cDNA 前(5'→3')，需要引物退火才能启动转录反应。所合成的 cDNA 能用作 PCR 扩增的模板。

五、转录介导的扩增技术和基于核酸序列的扩增技术

目前，已衍生出很多基于扩增原理的核酸检测方法。其中最具代表性的是转录介导的扩增技术(transcription-mediated amplification，TMA)和基于核酸序列的扩增技术(nucleic acid sequence-based amplification，NASBA)。本章将对这 2 种技术作进一步介绍(图 8-3)[7,8]。

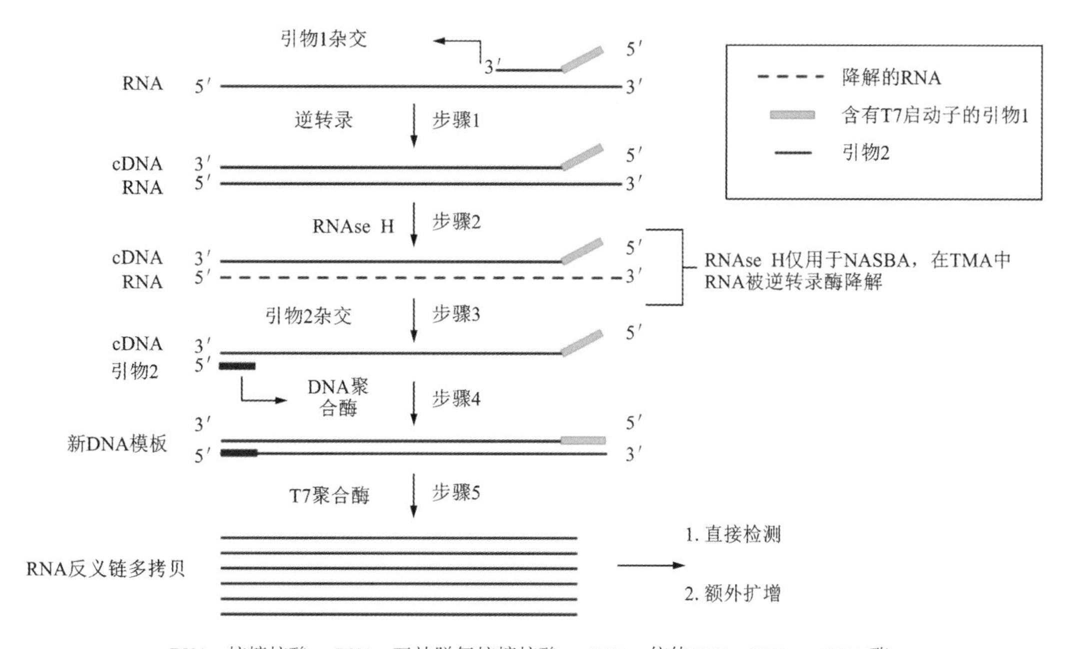

RNA：核糖核酸；cDNA：互补脱氧核糖核酸；mRNA：信使 RNA；RNAse：RNA 酶。

图 8-3　转录介导扩增和基于核酸序列扩增原理

在人类免疫缺陷病毒(human immunodeficiency virus，HIV)、丙型肝炎病毒(hepatitis C virus，HCV)和西尼罗河病毒这些 RNA 病毒的核酸检测(nucleic acid testing，NAT)中，TMA 发挥了很大作用。TMA 体系包括 2 对引物、逆转录酶、DNA 聚合酶、RNA 酶 H 和 T7RNA 聚合酶(1 种具有序列特异性的 RNA 聚合酶)。TMA 反应开始时，序列特异性下游引物(引物 1)与目的 RNA 的 3'端杂交，通过逆转录合成 cDNA(图 8-3 步骤 1)。引物 1 的 3'端含有与目的 RNA 杂交的 1 段序列，5'端含有 T7

聚合酶启动子的特异性序列。随后，在逆转录过程中(TMA 试验)或 RNA 酶 H(NASBA 试验)将 RNA 模板降解(图 8-3 步骤 2)。接着，引物 2 与新合成的 cDNA 链结合(图 8-3 步骤 3)，在 DNA 聚合酶作用下合成双链 DNA 分子(图 8-3 步骤 4)。此时的 DNA 分子的一端含有 T7 启动子(来自引物 1)，因此 T7 聚合酶能发挥转录作用，合成新的 RNA(图 8-3 步骤 5)。从单个 DNA 模板可合成许多 RNA 转录子，这些新合成的 RNA 分子又可再进入扩增循环，重复前述过程。此过程持续重复循环，产生大量的扩增产物。与 PCR 相比，TMA 和 NASBA 的最大优点是不需要重复使核酸变性，在恒温条件下即能扩增 RNA，因此不需要使用热循环仪。

六、扩增产物的检测

扩增产物检测的传统方法是凝胶电泳和荧光染料(如溴化乙锭)显色。该法耗时且难以自动化。临床实验室目前已常规应用更为先进的扩增产物检测技术。

1. 实时 PCR

采用 1 个或多个"探针"。此类探针只有当存在目的扩增产物时才会发出荧光。探针是一段 DNA 寡聚物，与扩增子内特定 cDNA 序列杂交。实时 PCR 通过热循环仪内置的荧光色谱分析仪，检测每次扩增产物的荧光变化。实时 PCR 敏感性高，能做定量分析，通过使用多种不同波长的荧光染料，能在同一反应中同时检测多个目的基因(例如多重核酸扩增反应)。还有，做扩增产物分析检测时无需打开扩增反应管，最大限度地减少了扩增产物污染所致检测假阳性的风险。

扩增产物荧光检测方法有多种。TaqMan 系统(Applied Biosystems 公司产品)是一种常用的扩增检测方法(图 8-4 A)。该法采用的探针，1 端带有荧光报告基团(荧光染料)，另一端带有荧光淬灭基团。这 2 个基团与探针牢固结合，且位置靠得很近，故淬灭基团能有效地阻断报告基团发出的荧光信号。在扩增产物合成过程中，DNA 聚合酶沿着模板链移动，遭遇杂交探针，由于 DNA 聚合酶具有核酸酶活性，遂将探针降解，释放出荧光报告基团，且释放后的荧光报告基团与淬灭基团的距离变远，故荧光报告基团开始发出荧光信号。只有具备 2 个条件：①探针与检测目的 DNA 杂交；②DNA 聚合酶降解 DNA 所结合的探针，荧光报告基团方能发出荧光信号，所以荧光信号强度与扩增产物量呈现具有高度相关的函数关系。第 2 种检测方法是使用分子信标(图 8-4 B)。与 TaqMan 探针类似，分子信标探针的 1 端带有荧光报告基团，另 1 端带有荧光淬灭基团，探针的 2 端为互补序列，未结合的探针形成发夹结构，荧光基团和淬灭基团靠得很近，荧光被淬灭。扩增产物合成后，探针与目标序列结合，发夹结构被解开，荧光基团和淬灭基团相距够远，荧光基团能发出荧光信号。

第 3 种检测方法是使用 2 种探针(图 8-4 C)。每种探针含有独特的基团。只有当 2 个基团的距离很近时才能发出荧光。因此，存在扩增产物时，2 种探针与扩增产物结合，使 2 个基团相互接近，因而能发出荧光信号。

第 4 种检测方法(图 8-4)使用 1 种名为 SYBR Green 染料(Thermo Fisher Scientific 公司产品)。该染料在游离状态下仅发出微弱的荧光，与双链 DNA 结合后能发出增强的荧光。与上述方法不同的是，SYBR 并无序列特异性，能检测所有扩增产物，其特异性比序列特异性探针的方法要低，容易出现假阳性结果。但是，采用"熔解曲线"分析方法能克服这一缺点。熔解曲线分析的基本原理是，熔解曲线与扩增产物大小及其 GC 含量呈函数关系，而且正确扩增产物的大小和序列是已知的，因此通过观察温度分布曲线的变化，能辨别正确和异常的扩增产物。上述荧光探针技术不仅适用于实时 PCR，也适用于其他扩增技术如 TMA(如上所述)。

2. DNA 芯片

在 DNA 水平对编码蛋白质血型的基因差异进行分析的技术在输血医学实践的应用日益普遍[9]。大多数血型抗原的差异仅仅是膜蛋白的微小差异，常只有单个氨基酸残基的差异，在基因组水平上表现为单核苷酸多态性(single nucleotide polymorphisms, SNPs)。

血型 SNPs 的检测方法主要是采用 PCR 扩增和 DNA 芯片分析技术。血型基因目的区域经 PCR 扩增后，通过设计的引物(探针)杂交检测特定产物，杂交与信号输出取决于特定等位基因的存在与否。多重 PCR 和 DNA 芯片系统能检测个体样本的血型抗原基因型，具有高通量和自动化的优势[10-12]。

采用基因分型技术推测红细胞抗原型别可能比传统血清学血型鉴定技术的效能更高[13-16]。例如，已接受多次输血的患者，血清学血型鉴定技术可能

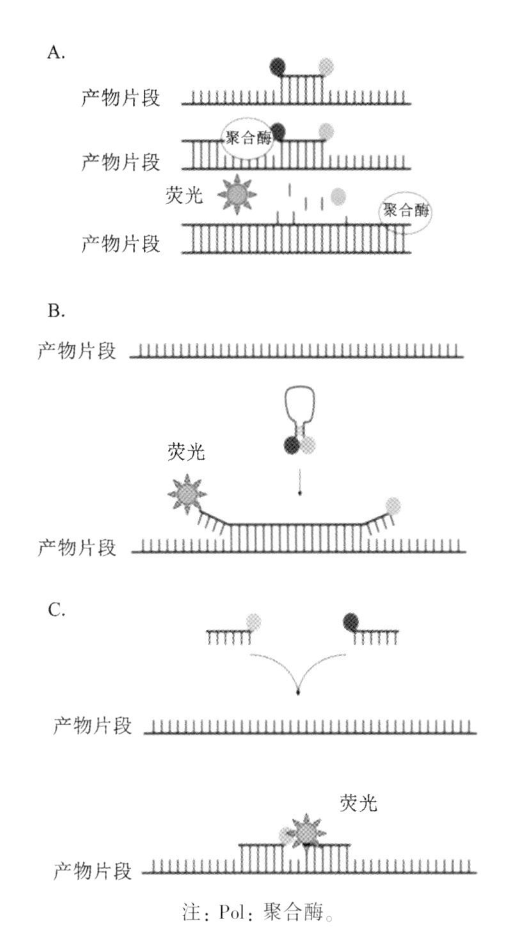

注：Pol：聚合酶。

图 8-4　实时 PCR 中应用序列特异性探针的检测方法

无法区分患者自身红细胞和输入红细胞，而采用基因分型技术能准确地推测患者的红细胞表型[17]。还有，当血清学试剂无法全面鉴定某些抗原时（例如部分 D），采用基因分型能获得详细信息[18]，有助于确定在血清学鉴定为弱 D 的患者中有哪些需要 Rh 免疫球蛋白（RhIG）预防免疫[19]。对于血清学技术可能无法检出的同种抗原，例如 DO（Dombrock）系统、某些弱 D（如 DEL）和 Fy^{X}[20]，采用基因分型技术可能有助于某些临床情形，例如患者表现为溶血性输血反应，但没有检出同种抗体的评估[21]。采用基因分型推测多种血型抗原的技术，尤其适用于镰状细胞疾病（sickle cell disease，SCD）和需要经常输血的疾病患者。为这类患者输注血型抗原匹配的血液以避免产生同种免疫反应，是患者长期医疗照护的重要组成部分[22-25]。

目前美国食品药品监督管理局（Food and Drug Administration，FDA）批准的基因分型平台主要是用于检测已知的单核苷酸和其他常见的多态性，包括调节抗原表达的基因的多态性［例如影响 FY（Duffy）表达的 GATA 突变］[21]，且能并行检测多种多态性，为具有多种抗体的患者选择适宜的红细胞单位提供了很大帮助[25,26]。然而，对于有些单倍型，例如表达 Rhce 突变的 RHCE * ce 等位基因，检测平台只能给出推断性结果，一般还需要做验证研究。有些血型抗原源自复杂的基因相互作用或者 FDA 批准的检测平台尚未纳入的等位基因。基因分型平台不能鉴定复杂的抗原表位，例如 ABO、GLOB、RHD、RHCE、GYPA 和 GYPB[17]。尽管开展了预防性配血，但 Rh 突变引发的同种免疫仍然是输血实践中的重大挑战。RhD 和 RhCE 等位基因序列的准确测定尤为重要，基因分型平台通常无法分辨潜在的等位基因组成[27]。目前 FDA 批准的平台要求纳入的检测目的物是具体已知的，因此这类平台无法检出先验的或新的（当前未知的）多态性，包括导致蛋白结构改变的编码区多态性或者调控基因表达（如基因启动子区）的非编码区多态性。随着基因多态性与抗原表达关系的不断明确，基因分型对抗原表达的推测能力将进一步提高。

3. 第二代测序技术

采用传统的测序方法，耗资近 30 亿美元，2001 年基本完成了人类基因组大部分测序工作。人们预计，人类基因组序列的确定将使临床疾病遗传分析和生物医学研究方法发生巨大变化。但是，传统的全基因组测序方法成本高、周期长，无法在常规临床实践中应用。然而，在过去十年左右，出现了一些更强大的高通量测序技术，统称为第二代（又称下一代）测序技术（next-generation sequencing，NGS），使 DNA 测序的实际应用潜能得以实现[28]。

早期的测序方法一次只能测序 1 个 DNA 片段。NGS 能同时对大量不同的 DNA 片段并行测序。尽管不同的 NGS 采用的平台和技术有所不同，但都涉及对目标 DNA 的各个部分进行多次测序，读取序列，获得序列读长。然后通过生物信息学算法将重叠的序列读长与以前的测序数据库进行整合，以确定相关序列读长在参考基因组的位置。NGS 通过计算机分析序列读长产生特定个体的遗传特征。尽管单个 NGS 读长的保真度不如传统测序方法，但序列读长数量的增加大大增强了统计可信度。NGS 同时对多段 DNA 进行测序的能力显著降低了全基因组测序的时间和成本，每个基因组的测序成本约 1000 美元[28]。

与传统测序技术相比，NGS 具有显著优势，但也存在一些局限性。首先，虽然获取序列原始数据的成本大幅下降[28]，但存储和处理超大数据集需要大型的生物信息学基础设备，成本高昂。对以前其他临床适应证的研究获得的已有序列数据进行挖掘，能降低部分成本。事实上，已有团队在研发具有应用前景的生物信息学方法，从 NGS 数据获得血型特征信息，精确性较高[29-32]。其次，由于序列读长较短，NGS 在区分高度相似的基因序列方面的能力常有限。例如，对于同源性高达 93%的 RHD 和 RHCE，NGS 就难以区别[33]。然而，最近的研究采用同源基因特异性 NGS 方法，能成功检测 RHD 和 RHCE 的差异[34]。虽然这些技术还处在探索研究阶段，但已经说明了基因组方法可能对输血医学实践产生重要影响。例如，最近 1 项研究采用强大的同源基因特异性 NGS 方法，分析 SCD 患者和非裔美国人献血者的 RhD 和 RhCE 基因型，试图增加少数族裔献血者人数和减少 SCD 患者 RhD 和 RhCE 同种免疫的不良后果，研究结果令人鼓舞[35]。

第二节 蛋白质分析

许多输血医学检测技术都涉及患者血浆抗体的检测和鉴定。本节将介绍最常用的抗体检测技术的实验原理。顺便也介绍虽然不常用，但也需要了解的抗体检测技术。

一、液相分析(基于凝集的方法)

每个免疫球蛋白分子抗原结合位点的数量因抗体的同种型而异，IgG 分子有 2 个，IgM 分子有 10 个抗原结合位点。每个抗体分子能结合不止 1 个靶分子，因此抗体能使红细胞表面的多个抗原分子形成交联。凝集反应是检测抗原抗体相互作用的标准血清学方法，在输血医学实践中广泛应用。

红细胞表面血型抗原分子的数量和密度因血型而异。凝集反应用于交叉配血(献血者红细胞与患者血浆或血清反应)、不规则抗体筛查(已知抗原的谱细胞与患者血浆或血清反应)以及献血者或患者血型抗原表型鉴定(待检红细胞和单抗或已知特异性的抗血清反应)。

凝集反应的检测方法有多种。采用人工试管法时，以肉眼观察离心后试管底部沉淀红细胞的分布状态判断凝集反应。采用微孔板法时，观察微孔底部红细胞分布状态判断凝集反应。目前广泛使用基于凝胶的试验。凝集反应发生后，经过离心，反应混合物通过凝胶介质(一般为葡聚糖丙烯酰胺)，未凝集的红细胞能通过凝胶介质，但体积较大的凝集红细胞被阻留在凝胶顶部或内部。与试管法相比，凝胶试验的优点包括使用自动化检测平台，减少洗涤步骤，反应强度判读标准化、敏感性高和通量大[36]。

尽管凝集反应敏感且易于操作，但凝集物的形成有赖于抗原抗体的适宜比例。容易促使凝集反应发生的抗原抗体比例的最合适范围称为等价带。抗体分子的每个臂均与不同颗粒上的抗原结合，使颗粒相互联结成网状或晶格状，产生凝集现象(图 8-5B)。

如果抗原抗体比例超出等价带的两端，将出现假阴性结果。当抗体浓度异常高时，减少了抗体与 2 个分离的颗粒或红细胞结合的可能性，出现前带效应(图 8-5A)。尽管经典的红细胞血清学试验罕见前带效应，但在血清所含红细胞抗体滴度非常高的情况下，有可能出现前带效应，导致 ABO 正反定型结果不一致[37]。将待测血清稀释和使用含 EDTA 的稀释剂，能减少前带效应[38]。抗原过量时，抗体分子与同 1 个细胞表面的多个抗原表位结合，细胞无法形成交联和凝集，出现后带效应，导致凝集反应假阴性(图 8-5C)。

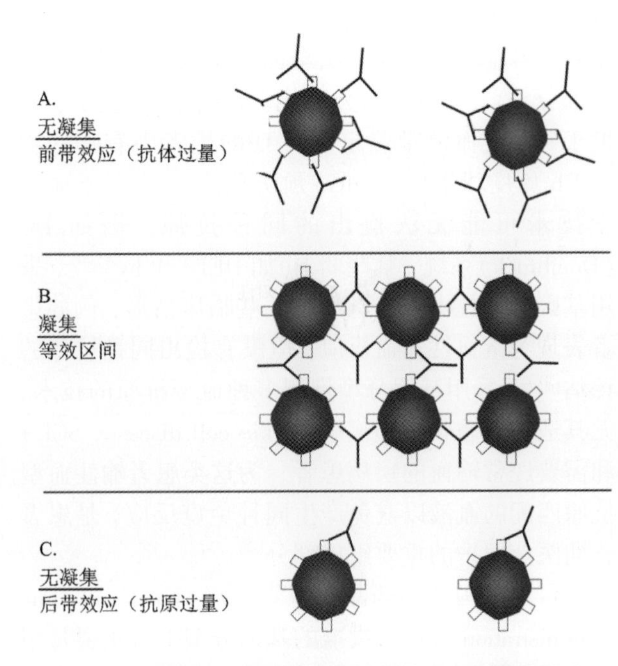

图 8-5 抗原和抗体相对浓度对凝集反应结果的影响

二、固相分析

在固相试验中，将特异性抗原和抗体固定在固相(一般为塑料)介质表面。将含有待检蛋白质的溶液加入微孔中，聚苯乙烯(或其他塑料)直接吸附溶液中的蛋白质，并使蛋白质与塑料发生不可逆的结合。然后，将微孔进行洗涤，加入待分析物，与蛋白质包被的固相一起孵育，检测所黏附的待分析物。已有黏附和检测方法的多种联合。

1. 固相红细胞黏附试验检测红细胞表型

在微孔板的微孔底部包被已知血型抗原特异性的抗体。将待检红细胞加入微孔，孵育使其与包被抗体结合，离心。如果待检红细胞与抗体没有结合，待检红细胞全部沉淀在微孔底部，呈圆点状，为阴性反应。反之，如果待检红细胞与特异性抗体结合，红细胞均匀地分布在微孔底部，为阳性反应，说明待检红细胞表面存在相应抗原(图8-6A)。

2. 固相红细胞黏附试验检测红细胞抗原的特异性抗体

微孔底部包被抗原颗粒(可以是红细胞或红细胞碎片)。将患者血清加入微孔，孵育并洗涤。如果患者血清中含有针对所包被的红细胞抗原的抗体，抗体将与红细胞或者红细胞碎片结合。加入指示红细胞(抗人IgG致敏的红细胞)。如果指示红细胞均匀地分布在微孔底部，为阳性反应。反之，如果指示细胞沉淀为圆点状，为阴性反应(图8-6B)。

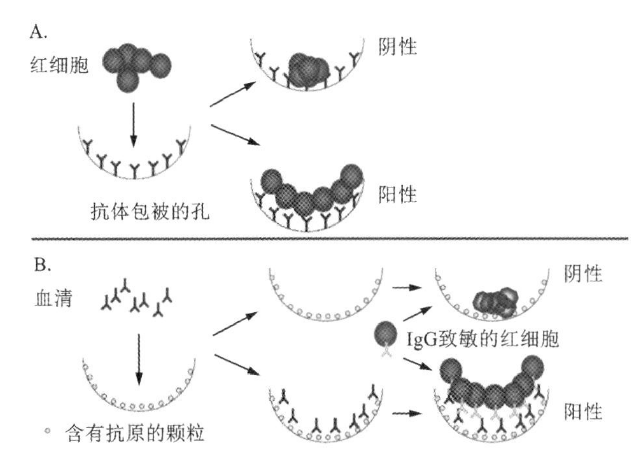

图8-6　用于红细胞(A)和抗体检测(B)的固相实验

3. 固相试验检测血小板抗原或抗体

将上述固相红细胞黏附试验(SPRCA)加以改造，能用于检测血小板抗原如HPA-1a或血小板抗体[39]。

4. 酶联免疫吸附试验

酶联免疫吸附试验(enzyme-linked immunosorbent assay, ELISA)，亦称为酶免疫试验，能用于检测抗原或抗体。ELISA采用酶标记的第二抗体，该酶将加入的底物转化成可检测的信号——颜色(显色反应)或光子(化学发光反应)。第二抗体的使用和酶催化产生的信号使ELISA具有强大的信号放大作用。因此，ELISA敏感性显著高于液相凝集或SPRCA。

根据待分析物的不同，ELISA一般使用纯化或重组的抗原或抗体。然而，也能将完整的红细胞用于筛查红细胞抗体，该试验称为酶联抗人球蛋白实验[40]。

(1)间接ELISA检测抗体

用已知抗原检测对应抗体(图8-7A)。将抗原包被微孔，加入待测样本，经过孵育和洗涤后，加入酶(如碱性磷酸酶或辣根过氧化物酶)联抗-Ig(如抗-IgG)，孵育和洗涤，加入底物，在酶的催化作用下，底物转化为可检测的显色物质，表明样本中存在包被抗原的对应抗体。采用分光光度计测定酶/底物的特定波长的吸光度值。吸光度值的高低和与包被抗原结合的抗体数量成正比。采用标准曲线能进行定量测定。抗体含量很高的样本可能需要稀释，以确保其吸光度值在可检测的线性范围内。ELISA很难用于多通道跨膜蛋白所携带抗原的检测，因为此类抗原吸附到固相(如微孔)表面时，其抗原表位可能无法保持原有构象。

(2)夹心ELISA检测抗原

用于可溶性抗原的检测和定量分析(图8-7B)。使用的2种抗体[一般是单克隆抗体(MoAb)]分别针对同一目标抗原的2个相互分隔的不同抗原表位，因此2种抗体互不影响各自与相应抗原表位的结合。以1种MoAb(捕获抗体)包被微孔。加入样本，孵育，样本溶液中的抗原与捕获抗体结合。洗涤后，加入第2种酶标MoAb，孵育。第2种酶标MoAb的特异性是针对目标抗原的，因此它只能与被包被抗体捕获的抗原结合。再次洗涤后，加入酶的底物，如果存在第2种酶标MoAb，底物转化成可检测的显色物质。

(3)竞争ELISA检测抗原

用已知抗体检测对应抗原(图8-7C)。与间接

ELISA 类似，竞争 ELISA 将目标抗原包被在微孔表面。将检测样本与目标抗原的特异性抗体混合和孵育，将混合物加入抗原包被的微孔。如果样本中不含相应抗原，特异性抗体将与固相抗原结合。如果样本中含有相应抗原，该抗原与特异性抗体结合，阻止抗体与固相抗原结合。因此，随着样本中的可溶性抗原数量的增加，能自由结合到固相抗原上的抗体数量就越少。所以，检测信号的强度与样本中可溶性抗原的含量呈负相关。

竞争 ELISA 也可用于检测抗体。检测样本与标记抗体混合，加入抗原包被的微孔。患者抗体和标记抗体竞争与微孔包被的抗原结合。样本中无抗体或抗体量少时，试验产生较强的信号。与夹心 ELISA 比较，竞争 ELISA 的缺点是更难优化，优点是不需要 2 种针对不同表位的抗体。

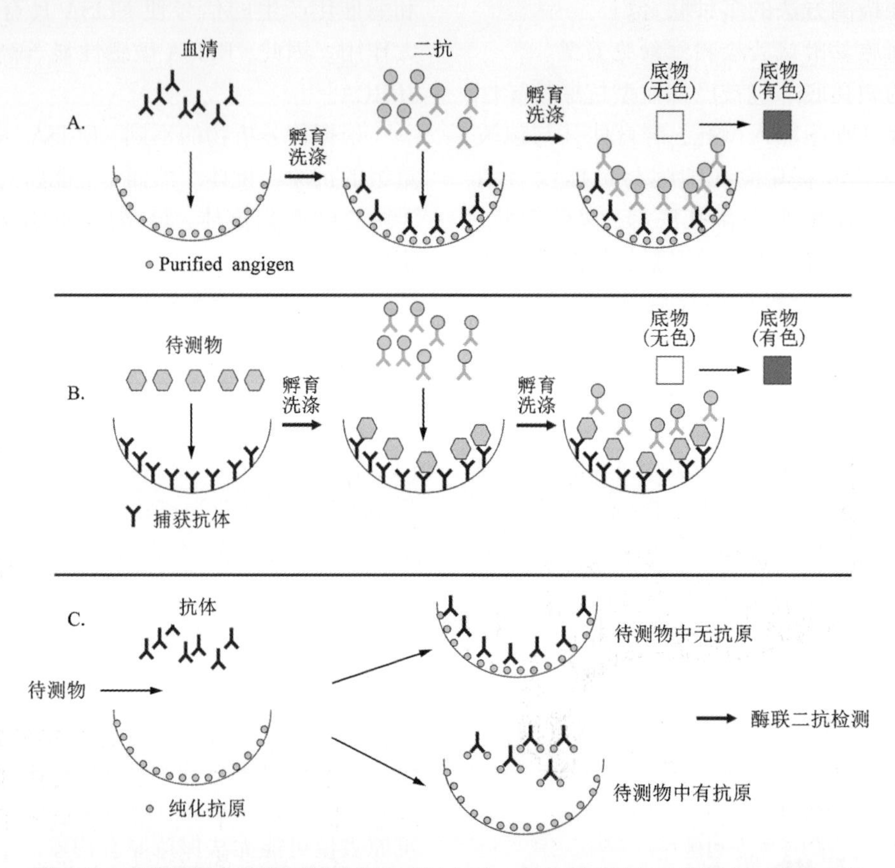

图 8-7 间接酶联免疫吸附试验（ELISA）（A）、夹心 ELISA（B）和竞争 ELISA（C）

（4）ELISA 的技术问题

ELISA 简单且稳定。可能存在的问题有：样本存在的酶抑制物可能导致假阴性，非特异性的酶激活性可能导致假阳性。通过设置合适的对照和洗涤，一般能防止此类问题的发生。如果待检抗原数量超过抗体数量，可能出现“钩状效应”（hook effect），使检测值低于样本实际值。某些夹心 ELISA 同时加入检测物和检测抗体，可能出现类似前带效应（见本节“一、液相实验”部分），过量的抗原可能导致检测信号减弱。将待检抗原样品稀释即能克服钩状效应。最后，接触小鼠或使用基于小鼠的生物药物的患者体内可能产生抗小鼠抗体，此类抗体能与夹心 ELISA 的捕获抗体和（或）检测抗体发生交联，产生很强的检测信号。

三、输血医学较少用的蛋白质分析技术

蛋白质分析还有其他一些技术方法。但由于各种各样的原因，这些方法尚未被血库和输血医学实验室广泛采用，只有一些参比实验室自行建立此类检测方法。

1. 蛋白芯片

芯片技术极大增加了固相方法所能同时检测的目标物质数量。在 1 个小芯片上的许多位点放置不同的蛋白质，这样就能利用这一芯片同时检测 1 份

样本与多种分析物的结合活性。例如，利用带有不同血型抗原位点的芯片，能同时检测单份患者样本是否含有多种血型抗体。与 ELISA 类似，蛋白芯片技术要求抗原表位维持抗体识别所需的构象。蛋白芯片技术尚未在血库血清学实践中实际应用。

2. 蛋白印迹

ELISA 技术敏感性较高，也容易出现假阳性，尤其是当所使用的抗原纯度不高时（例如采用组织培养的细胞和病毒裂解物），抗原制备物中的其他成分可能产生交叉反应。蛋白印迹（Western blot，WB）试验首先通过聚丙烯酰胺凝胶高分辨蛋白电泳分离技术将抗原混合物进行分离，然后将其转移至一种膜上（作为固相载体），用于检测患者样本是否含有相应抗体。在相邻泳道使用分子量标记物，能确定抗体所识别抗原的分子量。也可采用基于其他物理特性（如电荷）的方法分离抗原。

与目的分析物具有相同物理特性的交叉反应抗原的存在可能性非常小，因此 WB 的特异性优于 ELISA。WB 可用于对输血传播病原体（如 HIV 或 HCV）感染血清学筛查阳性结果进行确证，尽管 NAT 已成为这些病毒感染确证试验的首选方法。

3. 流式细胞术

流式细胞术使细胞群分析技术发生了根本变化。其基本原理是将针对细胞表面分子的荧光标记抗体与待检细胞孵育，这些被“染色”的细胞流经流式细胞仪时，单个细胞受到激光照射，其细胞表面标记的荧光基团受到激发，发出特定波长的荧光，被流式细胞仪内的传感器所收集。通过测定每个细胞的荧光，能对复杂细胞混合物中的少量群体细胞进行可视化计数分析[41]。流式细胞术在输血实践中的应用目前仍很有限。有些实验室将其用于母亲血样所含 RhD 阳性胎儿红细胞的定量分析，以帮助确定预防 RhD 抗原致敏 RhD 阴性妊娠女性所需的 RhIG 剂量[42]。

4. 悬浮点阵技术

悬浮点阵技术（Suspension array technology，SAT）综合了固相抗体/抗原反应（ELISA）的特异性以及流式细胞术光学检测的敏感性和高通量的优点[43]。通过在试剂制备过程中对荧光染料的选择，产生具有不同荧光性质的微球（微珠），用作特定受体（捕获抗原和抗体）初始结合的固相载体。通过将具有特定荧光性质的磁珠与特定受体配对，可能制备能同时检测多种待测物的微球芯片。

分析样本时，首先将与受体共价连接的微珠悬液和待测溶液（例如血浆）共同孵育，以结合靶分析物（抗原或抗体）。接着，将微珠-受体-靶分析物悬浮液和以另一种荧光素标记，而不是酶（如 ELASA）标记的单克隆第二抗体一起温育。然后，以流式细胞仪检测微珠悬液。流式细胞仪能检测单个微珠（不是单个细胞）。基于微珠的特定荧光信号，流式细胞仪的软件能识别每个微珠捕获的特定抗体，并根据单克隆第二抗体的荧光强度对待测物进行定量检测。该技术能同时检测多种待测物，很少量的样本便可进行高通量检测。

输血医学中应用悬浮点阵技术的 1 个例子是，采用 Luminex 系统检测和鉴定 HLA 特异性同种抗体，筛选血小板献血者和调查分析血小板输注无效的原因[44]。该系统还能用于血型基因分型。

第三节　免疫学基础

免疫系统既要针对外来抗原产生抗体，又要保持对自身抗原的耐受，这个过程既复杂又精细，需要多种细胞的参与和复杂的调节。本节仅介绍抗体的结构和功能及其在输血并发症中的作用。

一、抗体结构

简言之，抗体由 2 条相同的重链和 2 条相同的轻链组成（图 8-8）。每条重链和轻链都具有 1 个可变区和 1 个恒定区。可变区是抗体和抗原结合的部位。不同抗体分子之间的可变区各不相同。人类抗体有 2 类轻链家族，分别是 kappa 和 lambda 链。就具体抗体而言，其轻链或为 2 条 κ 链，或为 2 条 λ 链。

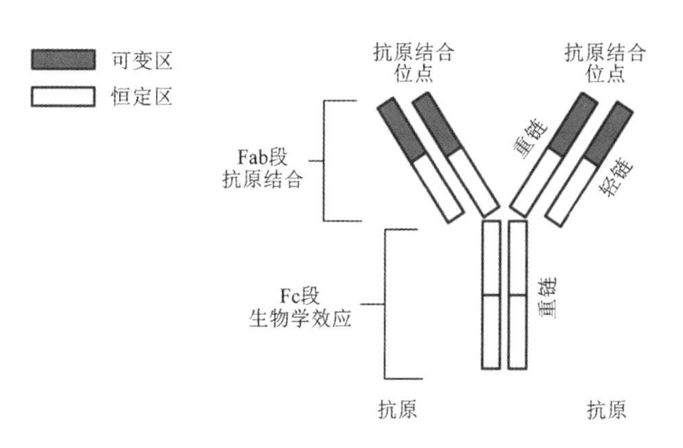

图 8-8　免疫球蛋白单体的基本结构

使用木瓜蛋白酶能将免疫球蛋白分解成2个功能片段，即Fab段和Fc段。Fab段由重链和轻链的可变区、轻链的恒定区和1条重链的恒定结构域组成。Fab段能与抗原结合但不能激活效应机制。Fc段仅由重链恒定区域组成，能激活效应机制，使抗体的作用靶受到破坏。根据抗体的同种型和亚类，不同抗体分子之间的Fc恒定区域存在一定差异。

抗体类别由重链恒定区所决定，共有5类(IgM、IgG、IgE、IgA和IgD)。不同类别抗体在每个抗体分子的抗原结合部位的数量和效应功能均存在差异(图8-9 A)。抗体的“亲和力”反映抗体分子上单个抗原结合位点与抗原结合的能力，而抗体的“亲合力”是指抗体分子上多个抗原结合位点与抗原结合所形成的总体结合强度。因此，虽然IgM单个抗原结合位点亲和力相对较低，但由于IgM具有10个抗原结合位点，故其抗原亲合力很强。1条额外蛋白质链(J链)和二硫键将5个Ig分子联结在一起，构成IgM。采用二硫苏糖醇(dithiothreitol，DTT)处理能破坏IgM的抗原亲合力，其原理是DTT破坏了IgM的二硫键。实验室采用DTT处理鉴别IgM和IgG抗体。与抗原结合后，IgM的三维构象发生改变，激活补体的潜能得以发挥。总体而言，在输血反应和自身免疫性溶血性贫血，是IgM(和有些IgG)抗体导致溶血。IgM和IgG两类抗体之间还有1点重要区别，IgG能通过胎盘，IgM不能通过胎盘，因此IgM与胎儿或新生儿溶血病无关。

虽然在抗原特异性免疫应答的早期阶段即产生IgM，但IgG抗体对于成熟的体液免疫效应功能的发挥具有重要的作用。IgG分为4个亚类，即IgG1、IgG2、IgG3和IgG4。IgG亚类的恒定区各不相同，导致它们在激活补体和(或)与吞噬细胞的Fc受体相互作用的能力方面存在差别(图8-9 B)。激活补体能力，以IgG1和IgG3最强，IgG2较弱，IgG4缺如。临床观察与这些特性一致，只有IgG4红细胞抗体的患者一般不会出现溶血反应，而具有IgG1、IgG2和IgG3红细胞抗体的患者均出现溶血反应。

IgA是黏膜表面分泌的主要抗体同种型，对胃肠道、泌尿生殖道和呼吸道的病原体起到主要的中和作用。IgA有单体或双体(图8-9显示双体)2种形式，血清中的IgA常为单体。IgA可进一步分为IgA1和IgA2两个亚类。2个IgA单体通过J链联结(与IgM的联结相同)形成IgA双体。由IgA抗体引起的溶血十分罕见。抗人球蛋白试验(如Coombs)无法检出IgA。因此，对于出现溶血反应且直接抗球蛋白试验阴性的患者，宜考虑存在IgA红细胞抗体的可能性。

IgE抗体与肥大细胞的Fc受体结合，一遇到抗原便诱导组胺释放。IgE抗体是过敏和严重过敏反应(如Ⅰ型过敏反应)的主要原因。IgD主要结合于B细胞膜表面，仅少量存在于血清，其作用尚不清楚。

IgG是红细胞诱导同种异体免疫反应后产生的主要抗体同种型。抗体筛查试验选用检出IgG抗体的试剂。与此不同，针对多糖类血型抗原(例如A和B抗原)的天然抗体通常(但不完全)是IgM。IgM的五聚体结构使其能够直接凝集同种异体反应性A或B型红细胞，这是血型正定型和反定型试验的基本原理。然而，值得注意的是，可能存在针对其他血型抗原的IgM，但它们不会引起凝集，这可能与目标抗原数量较少有关。因此，目前采用的检测系统可能会漏检这类IgM抗体。与此类似，采用标准的临床检测方法也无法直接检出导致自身免疫性溶血性贫血的IgA抗体[45]。还有，有些抗IgG试剂无法检出所有IgG亚类，可能导致有些患者的IgG抗体漏检[46]。至于为何会存在血型抗原的同种抗体类型的差异，至今几乎全然不知。目前认为，红细胞诱导同种抗体的产生和抗体类别转换需要CD4 T细胞的参与和帮助[47,48]，但最近有研究提示并不是所有红细胞诱导IgG同种抗体的产生都需要CD4 T细胞[48]。天然存在的抗体是在没有任何外源性抗原刺激的情况下产生的[49]。这一现象提示，可能是通过与输注红细胞诱导同种免疫不同的环境暴露和免疫机制，产生抗A和抗B抗体，使IgM抗体持续存在。

二、Fc受体在靶细胞清除中的作用

细胞表面的Fc受体γ家族(gamma family of Fc receptors，FcγR)能识别与抗原结合的IgG的Fc区。至今已发现至少有4种FcγR。每种FcγR的性质各不相同，导致其功能各异甚至相反。FcγR2a和FcγR3能够促进靶细胞被吞噬。FcγR2a和FcγR3的亲和力相对较低，IgG单体分子不能与FcγR2a或FcγR3结合。只有在1个靶细胞同时与多个IgG结合时，FcγR2a和FcγR3才能与IgG结合。与此相反，FcγR2b是抑制性受体，阻止靶细胞被吞噬。

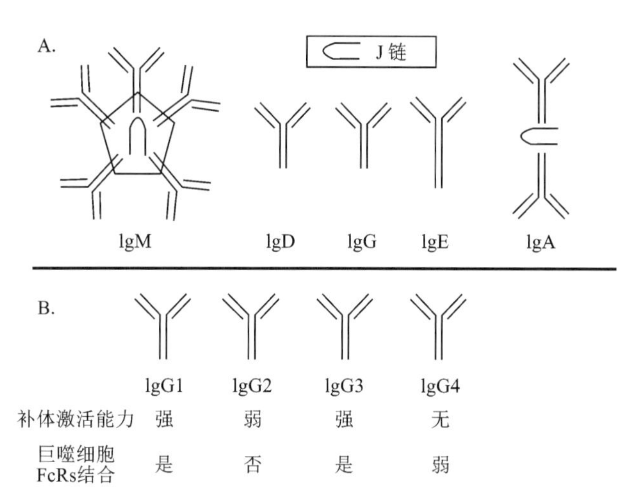

图 8-9　免疫球蛋白同种型(A)IgG 亚类及其补体激活能力和与吞噬细胞表面 FcγR 的结合能力(B)

FcγR1 的亲和力很强，能与 IgG 单体结合，因此无论 IgG 是否与靶细胞结合，FcγR1 都能与 IgG 结合。但至今仍不清楚这一结合特性所起的作用。

FcγR 生物学功能相当复杂，具体表现在：①某种与 IgG 结合的细胞或颗粒能激活多个受体，包括起拮抗作用的受体；② IgG 每种亚类(IgG1、IgG2、IgG3 和 IgG4)对不同 FcγR 的亲和力各不相同(图 8-9 B)。携带外源性抗原的颗粒或细胞能与含有 IgG 多种亚类的混合物结合。此时，IgG 对吞噬作用的净效应取决于与抗原结合的 IgG 亚类的比例及其与不同 FcγR 的相互作用。因此，IgG Fc 区域与 FcγR 的直接结合，在多数情况下，能起到促进红细胞清除的作用，但也并非总是如此。

三、补体对靶细胞的调理和破坏作用

IgG Fc 区具有激活补体作用。补体系统由一系列蛋白酶组成，一旦被激活，初始信号被放大，导致大量效应分子产生。补体激活途径有多种，本节主要讨论从 Fc 区激活开始的经典途径。

IgM 的补体激活能力很强。为了避免 IgM 随意激活补体，只有当 IgM 与抗原结合，发生构象改变后，其重链恒定区的补体结合位点才会暴露。IgM 与补体相互作用的效能很强大，在理论上，与抗原结合的单个 IgM 即能导致 1 个靶细胞溶解。

与 IgM 不同，IgG 不需要改变构象即能激活补体。但是，需要多个 IgG 分子与同一靶细胞结合，方能激活补体。这一机制能保证未结合抗原的循环 IgG 不会随意激活补体。

一旦被激活，补体系统将启动至少 2 种不同的靶细胞破坏机制。第 1 种机制是补体成分对靶细胞进行“拟破坏”的标识，这个过程称为“调理作用”。在补体激活的早期阶段，C3 的一个部分与抗原表面共价结合(通过硫酯键断裂，形成很不稳定的羰基，羰基与细胞表面的游离胺或羟基反应)。巨噬细胞的特异性受体能识别多个 C3b。当巨噬细胞遇到 C3b 包被的分子时，能将其吞噬并破坏。然而，C3b 也有可能迅速被降解为 C3dg，而 C3dg 不为巨噬细胞所识别，于是绕开了吞噬作用。C3dg 能被 B 细胞补体受体识别，可能对同种抗体的产生具有影响。

第 2 种机制是 C3 的激活促进了膜攻击复合物(membrane attack complex，MAC)的形成。MAC 由补体蛋白 C5b-C9 组成，形成类似于中空管状结构，插入靶细胞的细胞膜，形成靶细胞内部和外部环境之间的通道，导致靶细胞发生渗透性溶解。

四、补体激活的结果

抗体与细菌、病毒、颗粒和各种人体组织抗原结合诱导产生的效应机制有多种。一般来说，IgG 一旦与红细胞结合，靶细胞可能经历 FcγR 介导的吞噬(图 8-10)。如果抗体启动补体级联反应，导致 C3b 与红细胞表面结合，红细胞受到调理，发生 C3b 受体(CR1、CR3、CR4 和 CRIg)介导的吞噬。最后，如果补体系统被完全激活，MAC 的插入导致红细胞溶解。

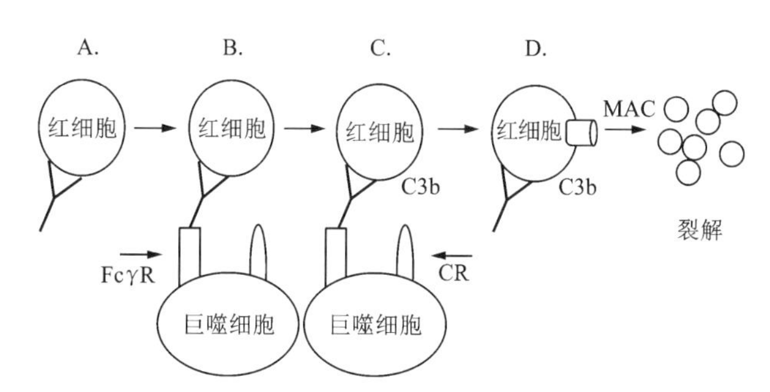

A：抗体与红细胞结合；B：IgG 与吞噬细胞表面的 FcγR 结合；C：如果红细胞逃逸 cγR 介导的吞噬，通过补体激活和 C3b 沉积，增强调理作用；D：如果 FcγR 和 C3b 的联合调理作用仍不足以清除红细胞，完整的补体级联形成 MAC 并插入红细胞表面，导致红细胞溶解。这些过程可能同时发生，其最终结果反映了各种竞争通路的综合效应。CR：补体受体。

图 8-10　抗体结合红细胞的破坏机制

每种效应机制所起的作用可能有所不同，可能与各种抗体同种型和亚类的相对量和抗原性质（如抗原密度和/或与细胞骨架连接）有关，这些影响因素可能综合决定不相容红细胞输注的最终结果[50-52]。下文将进一步介绍红细胞的破坏过程和溶血反应的临床表现。

五、血管外溶血

“血管外”溶血是指网状内皮系统（reticuloendothelial system，RES）的吞噬细胞对与抗体和（或）C3b 结合的红细胞进行吞噬和清除的过程。该过程主要发生在脾脏和肝脏。之所以使用“血管外”这一术语，是因为红细胞在其正常居留场所——血管内以外的场所受到破坏。相反，“血管内”溶血在输血后很快出现，常与急性溶血性输血反应（acute hemolytic transfusion reaction，AHTR）相关。与 AHTR 不同，迟发性溶血性输血反应（delayed hemolytic transfusion reaction，DHTR）具有迟发的动力学因素，主要是因为初期缺少涉事抗体或其效价很低，需要经过一段时间以后才能产生抗体或者使抗体效价增高，才能导致较多数量的红细胞被破坏，因此溶血的表现较迟出现。DHTR 的性质通常但不全是血管外溶血。

与血管外溶血显著不同，血管内溶血将红细胞内容物直接释放到血液循环。“溶血”这一输血专业术语容易使不熟悉输血医学的其他医务工作者感到困惑。因为一般认为溶血是指红细胞在血液循环内出现裂解。但是，血管外溶血是指红细胞被吞噬细胞破坏的过程，这一过程一般发生在溶酶体内。注意这一区别非常重要。因为在红细胞正常更新过程中，RES 的吞噬细胞每天都要吞噬相当数量的衰老的自体红细胞。以这种方式消耗红细胞遵循一定的过程，分解并重复利用红细胞内容物（如血红蛋白和铁），避免红细胞内容物对组织造成损伤。

然而，这并不意味着抗体包被红细胞的血管外清除在生物学方面相当于衰老红细胞的正常清除。与衰老红细胞的正常清除不同，DHTR 能导致患者罹患疾病，偶尔可能导致患者死亡。

尚不清楚为何有的红细胞抗体优先促进调理和吞噬，而不是促进 MAC 所致的渗透性溶解。红细胞抗体类型和靶细胞抗原的拓扑结构和数量是非常重要的两个方面。还有，虽然补体可能被激活，但在 MAC 诱导的靶细胞溶解发生之前，C3b 和抗体对红细胞综合调理可能就已经导致吞噬作用的产生。与上述解释相一致的观察现象是，血管外溶血一般由 IgG 抗体诱导，血管内溶血一般由 IgM 抗体诱导，IgM 激活补体和促进 MAC 形成的效能更强。

六、血管内溶血

在某些不相容输血病例，在 C3b 和（或）IgG 发挥诱导调理和吞噬作用前，MAC 就已经快速形成，并导致红细胞溶解。由于红细胞是在血液循环时被溶解的，故称这类溶血为“血管内溶血”。还有，抗体介导的血管内溶血比血管外溶血更快、更容易，因此很快出现临床症状和体征。

如上所述，AHTR 一般由 IgM 抗体所致。IgM 抗体能有效激活补体，导致 MAC 的快速形成。尽管已发现 IgM 特异性 Fc 受体（FcμR），但尚不清楚在不相容红细胞输血的情况下，该受体在促进 IgM 包被红细胞被清除方面的作用。IgM 红细胞抗体激活补体后，可能产生 C3b 的调理作用，发挥受体介导的吞噬作用。然而，总体上认为，IgM 抗体主要是诱导血管内溶血。

与在血管外清除衰老红细胞的机制不同，在正常情况下，人体不会发生明显的血管内溶血。直接释放到循环中的红细胞内容物对人体具有很强的毒性，游离血红蛋白诱导的毒性作用最强。尽管许多游离血红蛋白能被结合珠蛋白结合和清除，但这一清除系统很容易被大量游离血红蛋白所压垮。AHTR 常导致出现茶色尿（即血红蛋白尿）和肾功能不全，这可能是血红素诱导的线粒体功能受损、氧化应激改变、代谢紊乱和炎症反应增加的综合作用引发细胞损伤结果的反映[53]。还有，AHTR 的体征和症状可能很严重，包括弥漫性血管内凝血、休克和死亡。AHTR 的常见原因是笔误导致的 ABO 血型不相容输血。临床输血实践已采用多个环节核对制度，防止 ABO 不相容输血所致 AHTR 这类不良事件的发生。

七、超溶血和抗体阴性 DHTR

经历 AHTR 或 DHTR 的患者偶尔也可能发生自身（非输注）红细胞溶血，这一过程通常被称为超溶血。虽然主要是在 SCD 患者观察到超溶血现象，但在其他临床疾病的患者也可能发生超溶血。超溶血导致患者自身红细胞损失，且有时又没有可检出自身抗体，因此推测超溶血可能不依赖抗体。多项研究提示补体的作用。病例系列分析提示，使用依库珠单抗(Eculizumab)可能对超溶血患者有益，该药品是一种抑制 C5 以后的补体成分活化的抗体[54, 55]。

除了超溶血外，有些患者存在输入红细胞被加速清除的问题，但又没有检出任何同种抗体，这一过程称为抗体阴性 DHTR（antibody - negative - DHTR，AN-DHTR）。AN-DHTR 可能是致命的，也可能伴有超溶血，但其潜在机制仍然未知。认识到这种现象的存在非常重要，因为用于检测红细胞不相容性的传统方法所关注的全部是同种抗体，因此无法直接检测 AN - DHTR。输血后和怀疑 AN - DHTR 时立即监测血红蛋白 A 水平可能特别有助于此类疾病的诊断[56]。这类不良反应具有一定的死亡率，需要进一步研究，深入了解其潜在的生物学特征，发现和采取 AN-DHTR(无论是否伴有超溶血)的有效治疗措施[57, 58]。

八、非溶血性红细胞抗体

有多种路径能导致抗体包被的红细胞受破坏，因此很容易理解，输注交叉配血不相容的红细胞可能产生溶血反应。但令人好奇的是，有许多红细胞抗体实际上并不具备溶血特性。某些血型抗原(例如 JMH 或 CH/RG 抗原)，在不相容输血后罕见溶血反应。还有，在健康献血者中，约有 1% 出现直接抗球蛋白试验阳性结果(表明 IgG 自身抗体与自身红细胞结合)，但没有存在溶血的相关证据。即使是人们熟知的常与抗体介导溶血反应相关的抗原(例如 RH、KEL、JK、FY 和 MNS 系统的抗原)，也不一定会引发溶血。实际上，在误输入 ABO 不相容红细胞的患者，此时的抗原和抗体组合具有很强的溶血效应，也仅有 50% 的患者出现临床明显的溶血反应。

对于不相容输血后不发生溶血这一现象，有多种解释。对于罕见与溶血有关的抗原，抗原密度或拓扑结构可能无法引导溶血途径的启动。对于不同程度参与溶血的抗原，抗体应答(温度范围、效价、亲和力、同种型或 IgG 亚类)可能起到重要作用。具有相同抗原特异性的不同抗体可能具有不同的补体激活能力。据此，在抗球蛋白(Coombs)试剂中增加了抗-C3 成分，以发现抗体是否能激活补体。最近的研究还提示，抗体与某些抗原结合可能导致红细胞表面的抗原发生选择性丢失，使红细胞不发生同种抗体介导的溶血反应[59、60]。

IgG 类血型抗体一般为多克隆。早期研究表明具有临床意义的红细胞 IgG 抗体主要是 IgG1 和 IgG3 亚类，IgG2 和 IgG4 亚类较少见[61-63]。在一些无临床意义的血型抗体(如抗-CH/RG)，IgG 亚类的分布情况刚好相反，多数为 IgG4 亚类[61]。1 项研究注意到，有 1 种输血前检测常用的抗人球蛋白单抗无法检出 IgG4 亚类和特定人群的 IgG3 等位基因变异型[46]。关于有临床意义的抗体通常为 IgG 1 和 IgG 3 亚类，无临床意义的抗体通常为 IgG2 和 IgG4 亚类的这一认识是基于数十年前的研究。现在，采用具有非常精细特异性的试剂能确立针对每种血型抗原的 IgG 同种型和临床意义的关系。

不同患者在遗传多态性和(或)缺陷方面的差异，包括补体和补体调节蛋白的微小变异和 FcγR 等位基因多态性，可能会影响溶血与红细胞清除。还有，具体患者的网状内皮系统功能状态可能对抗体包被细胞有效去除程度具有决定性影响。单核细胞单层试验（monocyte monolayer assay，MMA）是目前致力于确定红细胞同种抗体潜在临床意义的唯一可用方法。尽管有一定用处，但 MMA 不关注受血者的其他重要因素，诸如受血者补体的改变。最近的研究提示，在部分患者，免疫介导的血小板输注无效是由 CD8 T 细胞促成的，可能与同种抗体无关[64]，细胞清除的调节机制可能不依赖同种抗体。

客观地说，目前对于免疫性红细胞破坏的发生和表现的潜在基础只有初步了解[65]。目前的同种抗体检测方法仅能确定其存在，不能确定其活性，也只是根据历史经验判断某种同种抗体是否具有临床意义。从工作实际需要出发，对于“无临床意义的抗体”，尤其是其对应抗原频率非常高，难以或不可能获得抗原阴性的血液时，也可发放交叉配血不相容红细胞供患者输注。负责管理这类患者的医务人员常关注不相容输血的相关问题，输血服务机构必须具备相应问题的解决能力。虽然现已认识到，被认定为具有临床意义的抗体实际上并不会在所有患者都产生溶血作用，但目前仍没有实用方法能预测需要紧急输血的患者输注不相容红细胞后是否会发生溶血反应。因此，这类患者的红细胞输注策略包括选用与患者常见血型抗原相符的血液。对于具有显著临床意义抗体的患者，不宜发放交叉配血不相容的红细胞，抢救输血可例外。如果无法获得相容性红细胞，且溶血的潜在危害可能小于患者严重贫血，在这种情况下，可考虑先采取免疫抑制措施后进行输血。此时需要患者的临床医疗团队和输血医生之间的经常和密切沟通，共同商定患者的最好管理办法。

九、了解同种抗体产生机制的新方法

尽管有关血型抗原的结构与表达调控特征的研究已经非常深入，但关于暴露红细胞后，机体产生同种抗体的主要因素仍然不清楚。在实体器官移植中，已有大量的动物模型研究描述、定义和完善了主要组织相容性抗原和免疫机制在移植排斥中的作用。但多年来一直都没有建立诱导输血同种免疫的类似动物模型。

近年来，输血相关动物模型研究有了进展，为了解在输血过程中同种异体抗体是如何产生的提供了重要的观察机会。这些动物系统的研究和令人信服的患者推论研究结合在一起，正在开始揭示输血医学这一基本过程的相关机制[47, 66-71]。以前，只有观察到某种血型抗原导致患者产生免疫反应并发生溶血反应后，才能确定该血型抗原具有临床相关性。现在，已经能利用这些最新的研究工具揭示红细胞同种异体免疫的过程，开启了预防同种异体抗体产生的希望之旅。

十、对输入红细胞所产生的免疫应答小结

总体而言，当抗体与红细胞结合时，激活了导致细胞破坏的多条途径。补体激活既能通过 C3b 的调理作用促进吞噬，也能通过形成 MAC 直接溶解红细胞。IgG 的 Fc 结构域通过与吞噬细胞表面的 FcγR 结合，促进红细胞被吞噬。这些不同途径所起的相对作用主要取决于靶抗原及其相应抗体的性质。红细胞溶血不仅仅是输注红细胞疗效丧失这么简单的问题，与红细胞溶血相关的免疫激活和毒性导致临床不良后果，严重时，受血者可能发病甚至死亡。如果读者希望了解免疫生物学和免疫反应的更多详细内容，请参阅其他专著[72]。

要点

1. 分子杂交技术能用于检测基因、基因产物和多态性，但其敏感性比扩增技术低。
2. 核酸扩增检测技术（PCR、TMA 和 NASBA）敏感性高，但容易受到（如扩增产物）污染，出现假阳性结果，或者受到抑制物的影响，出现假阴性结果。
3. 蛋白质表达分析技术能检测基因的最终产物，核酸检测技术能预测蛋白表达。
4. 蛋白质分析技术不涉及扩增，敏感性比 NAT 低，但也较不易受到污染和抑制。
5. 蛋白质分析技术容易受到非扩增因素的影响（例如异嗜性抗体、前带效应和钩状效应），出现错误结果。
6. 抗原和抗体的不同检测技术存在检测性能方面的差异。
7. IgM 和 IgG 抗体导致红细胞破坏的机制有多种，具体取决于相应抗原和抗体结构。
8. IgG 抗体通过 Fc 受体和（或）补体的调理作用，促进吞噬细胞吞噬红细胞，引起红细胞破坏，产生血管外溶血，一般表现为 DHTR。
9. IgM 抗体（以及罕见病例的 IgG 抗体）通过激活补体，形成膜攻击复合物，将其插入红细胞，引起红细胞破坏，产生血管内溶血，一般表现为急性溶血性输血反应。
10. 可能发生不依赖抗体的 DHTR。详细观察和评估患者临床状态及其对输血的反应对此类患者的及时诊断和治疗十分重要。
11. 不是所有红细胞抗体都导致红细胞破坏。应尽可能避免输注不相容血液。在无法获得相容红细胞，且患者存在的抗体不具有临床意义时，可考虑输注不相容红细胞。宜根据具体患者的病情，与输血申请医生深入沟通，制定不相容红细胞输注方案。

参考文献

[1] Alberts B, Johnson A, Lewis J, et al. Molecular biology of the cell. 6th ed. New York: Garland Science, 2014.

[2] Mullis KB, Faloona FA. Specific synthesis of DNA in vitro via a polymerase-catalyzed chain reaction. Methods Enzymol1987; 155: 335-350.

[3] Al-Soud WA, Radstrom P. Purification and characterization of PCR-inhibitory components in blood cells. J Clin Microbiol 2001; 39(2): 485-493.

[4] Rychlik W. Selection of primers for polymerase chain reaction. Mol Biotechnol 1995; 3(2): 129-134.

[5] Wagner FF, Flegel WA, Bittner R, Doüscher A. Molecu-

lar typing for blood group antigens within 40 min by direct polymerase chain reaction from plasma or serum. Br J Haematol 2017; 176(5): 814-821.

[6] Pang J, Modlin J, Yolken R. Use of modified nucleotides and uracil-DNA glycosylase (UNG) for the control of contamination in the PCR-based amplification of RNA. Mol Cell Probes 1992; 6(3): 251-256.

[7] Compton J. Nucleic acid sequence-based amplification. Nature 1991; 350(6313): 91-92.

[8] Kwoh DY, Davis GR, Whitfield KM, et al. Transcription-based amplification system and detection of amplified human immunodeficiency virus type 1 with a bead-based sandwich hybridization format. Proc Natl Acad Sci U S A 1989; 86(4): 1173-1177.

[9] Elkins MB, Davenport RD, O'Malley BA, Bluth MH. Molecular pathology in transfusion medicine. Clin Lab Med 2013; 33(4): 805-816.

[10] Denomme GA, Van Oene M. High-throughput multiplex single-nucleotide polymorphism analysis for red cell and platelet antigen genotypes. Transfusion 2005; 45(5): 660-666.

[11] Bugert P, McBride S, Smith G, et al. Microarray-based genotyping for blood groups: Comparison of gene array and 5'-nuclease assay techniques with human platelet antigen as a model. Transfusion 2005; 45(5): 654.

[12] Hashmi G, Shariff T, Seul M, et al. A flexible array format for large-scale, rapid blood group DNA typing. Transfusion 2005; 45(5): 680.

[13] van der Schoot CE, de Haas M, Engelfriet CP, et al. Genotyping for red blood cell polymorphisms. Vox Sang 2009; 96(2): 167-179.

[14] Flegel WA, Castilho L, Delaney M, et al. Molecular immunohaematology round table discussions at the AABB Annual Meeting, Denver 2013. Blood Transfus 2015; 13(3): 514-520.

[15] Flegel WA, Johnson ST, Keller MA, et al. Molecular immunohaematology round table discussions at the AABB Annual Meeting, Boston 2012. Blood Transfus 2014; 12(2): 280-286.

[16] Flegel WA, Chen Q, Castilho L, et al. Molecular immunohaematology round table discussions at the AABB Annual Meeting, Orlando 2016. Blood Transfus 2018; 16(5): 447-456.

[17] Denomme GA. Molecular basis of blood group expression. Transfus Apher Sci 2011; 44(1): 53-63.

[18] Denomme GA, Dake LR, Vilensky D, et al. Rh discrepancies caused by variable reactivity of partial and weak D types with different serologic techniques. Transfusion 2008; 48(3): 473-478.

[19] Sandler SG, Flegel WA, Westhoff CM, et al. It's time to phase in RHD genotyping for patients with a serologic weak D phenotype. College of American Pathologists Transfusion Medicine Resource Committee Work Group. Transfusion 2015; 55(3): 680-689.

[20] Baumgarten R, van Gelder W, van Winter-shoven J, et al. Recurrent acute hemolytic transfusion reactions by antibodies against Doa antigens, not detected by cross-matching. Transfusion 2006; 46(2): 244-259.

[21] Fasano RM, Sullivan HC, Bray RA, et al. Genotyping applications for transplantation and transfusion management: The Emory experience. Arch Pathol Lab Med 2017; 141(3): 329-340.

[22] Svensson AM, Delaney M. Considerations of red blood cell molecular testing in transfusion medicine. Expert Rev Mol Diagn 2015; 15(11): 1455-1464.

[23] Wheeler MM, Johnsen JM. The role of genomics in transfusion medicine. Curr Opin Hematol 2018; 25(6): 509-515.

[24] Chou ST, Westhoff CM. The role of molecular immunohematology in sickle cell disease. Transfus Apher Sci 2011; 44(1): 73.

[25] Wilkinson K, Harris S, Gaur P, et al. Molecular blood typing augments serologic testing and allows for enhanced matching of red blood cells for transfusion in patients with sickle cell disease. Transfusion 2012; 52(2): 381-388.

[26] Klapper E, Zhang Y, Figueroa P, et al. Toward extended phenotype matching: A new operational paradigm for the transfusion service. Transfusion 2010; 50(3): 536-546.

[27] Chou ST, Jackson T, Vege S, et al. High prevalence of red blood cell alloimmunization in sickle cell disease despite transfusion from Rh-matched minority donors. Blood 2013; 122(6): 1062-1071.

[28] Metzker ML. Sequencing technologies-the next generation. Nat Rev Genet 2010; 11(1): 31-46.

[29] Lane WJ, Westhoff CM, Uy JM, et al. Comprehensive red blood cell and platelet antigen prediction from whole genome sequencing: Proof of principle. Transfusion 2016; 56(3): 743-754.

[30] Lane WJ, Westhoff CM, Gleadall NS, et al. Automated typing of red blood cell and platelet antigens: A whole-genome sequencing study. Lancet Haematol 2018; 5(6): e241-e251.

[31] Fichou Y, Audrézet MP, Guéguen P, et al. Next-generation sequencing is a credible strategy for blood group geno-

typing. Br J Haematol 2014; 167(4): 554-562.

[32] McBean RS, Hyland CA, Flower RL. Approaches to determination of a full profile of blood group genotypes: Single nucleotide variant mapping and massively parallel sequencing. Comput Struct Biotechnol J 2014; 11(19): 147-151.

[33] Okuda H, Suganuma H, Kamesaki T, et al. The analysis of nucleotide substitutions, gaps, and recombination events between RHD and RHCE genes through complete sequencing. Biochem Biophys Res Commun 2000; 274(3): 670-683.

[34] Wheeler MM, Lannert KW, Huston H, et al. Genomic characterization of the RH locus detects complex and novel structural variation in multiethnic cohorts. Genet Med2019; 21: 477-486.

[35] Chou ST, Evans P, Vege S, et al. RH genotype matching for transfusion support in sickle cell disease. Blood 2018; 132(11): 1198-1207.

[36] Harmening DM, Walker PS. Alternative technologies and automation in routine blood banktesting. In: Harmening DM, ed. Modern blood banking and transfusion practices. 5th ed. Philadelphia: FA Davis, 2005: 293-302.

[37] Judd WJ, Steiner EA, O'Donnell DB, Oberman HA. Discrepancies in reverse ABO typing due to prozone. How safe is the immediate-spin crossmatch? Transfusion 1988; 28(4): 334-338.

[38] Salama A, Mueller-Eckhardt C. Elimination of the prozone effect in the antiglobulin reaction by a simple modification. Vox Sang 1982; 42(3): 157-159.

[39] Procter JL, Vigue F, Alegre E, et al. Rapid screening of platelet donors for PlA1 (HPA-1a) alloantigen using a solid-phase microplate immunoassay. Immunohematology 1998; 14(4): 141-145.

[40] Leikola J, Perkins HA. Enzyme-linked antiglobulin test: An accurate and simple method to quantify red cell antibodies. Transfusion 1980; 20(2): 138-144.

[41] Arndt PA, Garratty G. A critical review of published methods for analysis of red cell antigen-antibody reactions by flow cytometry, and approaches for resolving problems with red cell agglutination. Transfus Med Rev 2010; 24(3): 172-194.

[42] Dziegiel MH, Nielsen LK, Berkowicz A. Detecting fetomaternal hemorrhage by flow cytometry. Curr Opin Hematol 2006; 13(6): 490-495.

[43] Nolan JP, Sklar LA. Suspension array technology: Evolution of the flat-array paradigm. Trends Biotechnol 2002; 20(1): 9-12.

[44] Kopko PM, Warner P, Kresie L, Pancoska C. Methods for the selection of platelet products for alloimmune-refractory patients. Transfusion 2015; 55(2): 235-244.

[45] Chadebech P, Michel M, Janvier D, et al. IgA-mediated human autoimmune hemolytic anemia as a result of hemagglutination in the spleen, but independent of complement activation and Fc alpha R I. Blood 2010; 116(20): 4141-4147.

[46] Howie HL, Delaney M, Wang X, et al. Serological blind spots for variants of human IgG3 and IgG4 by a commonly used anti-immunoglobulin reagent. Transfusion 2016; 56(12): 2953-2962.

[47] Calabro S, Gallman A, Gowthaman U, et al. Bridging channel dendritic cells induce immunity to transfused red blood cells. J Exp Med 2016; 213(6): 887-896.

[48] Mener A, Patel SR, Arthur CM, et al. Complement serves as a switch between CD4+T cell independent and-dependent RBC antibody responses. JCI Insight 2018; 3(22).

[49] Haury M, Sundblad A, Grandien A, et al. The repertoire of serum IgM in normal mice is largely independent of external antigenic contact. Eur J Immunol 1997; 27(6): 1557-1563.

[50] Stowell SR, Winkler AM, Maier CL, et al. Initiation and regulation of complement during hemolytic transfusion reactions. Clin Dev Immunol2012; 2012: 307093.

[51] Liepkalns JS, Hod EA, Stowell SR, et al. Biphasic clearance of incompatible red blood cellsthrough a novel mechanism requiring neither complement nor Fcgamma receptors in a murine model. Transfusion 2012; 52(12): 2631-2645.

[52] Girard-Pierce KR, Stowell SR, Smith NH, et al. A novel role for C3 in antibody-induced red blood cell clearance and antigen modulation. Blood 2013; 122(10): 1793-1801.

[53] Tracz MJ, Alam J, Nath KA. Physiology and pathophysiology of heme: Implications for kidney disease. J Am Soc Nephrol 2007; 18(2): 414-420.

[54] Dumas G, Habibi A, Onimus T, et al. Eculizumab salvage therapy for delayed hemolysis transfusion reaction in sickle cell disease patients. Blood 2016; 127(8): 1062-1064.

[55] Chonat S, Quarmyne MO, Bennett CM, et al. Contribution of alternative complement pathway to delayed hemolytic transfusion reaction in sickle cell disease. Haematologica 2018; 103: e483-485.

[56] Mekontso Dessap A, Pirenne F, Razazi K, et al. A diag-

nostic nomogram for delayed hemolytic transfusion reaction in sickle cell disease. Am J Hematol 2016; 91(12): 1181-1184.

[57] Habibi A, Mekontso-Dessap A, Guillaud C, et al. Delayed hemolytic transfusion reaction in adult sickle-cell disease: Presentations, outcomes, and treatments of 99 referral center episodes. Am J Hematol 2016; 91(10): 989-994.

[58] Vidler JB, Gardner K, Amenyah K, et al. Delayed haemolytic transfusion reaction in adults with sickle cell disease: A 5-year experience. Br J Haematol 2015; 169(5): 746-753.

[59] Stowell SR, Liepkalns JS, Hendrickson JE, et al. Antigen modulation confers protection to red blood cells from antibody through Fcgamma receptor ligation. J Immunol 2013; 191(10): 5013-5025.

[60] Sullivan HC, Gerner-Smidt C, Nooka AK, et al. Daratumumab (anti-CD38) induces loss of CD38 on red blood cells. Blood 2017; 129(22): 3033-3037.

[61] Devey ME, Voak D. A critical study of the IgG subclasses of Rh anti-D antibodies formed in pregnancy and in immunized volunteers. Immunology 1974; 27(6): 1073-1079.

[62] Szymanski IO, Huff SR, Delsignore R. An autoanalyzer test to determine immunoglobulin class and IgG subclass of blood group antibodies. Transfusion 1982; 22(2): 90-95.

[63] Michaelsen TE, Kornstad L. IgG subclass distribution of anti-Rh, anti-Kell and anti-Duffy antibodies measured by sensitive haemagglutination assays. Clin Exp Immunol 1987; 67(3): 637-645.

[64] Arthur CM, Patel SR, Sullivan HC, et al. CD8+T cells mediate antibody-independent platelet clearance in mice. Blood 2016; 127(14): 1823-1827.

[65] Flegel WA. Pathogenesis and mechanisms of antibody-mediated hemolysis. Transfusion 2015; 55(Suppl 2): S47-58.

[66] Yazdanbakhsh K, Ware RE, Noizat-Pirenne F. Red blood cell alloimmunization in sickle cell disease: Pathophysiology, risk factors, and transfusion management. Blood 2012; 120(3): 528-537.

[67] Stowell SR, Henry KL, Smith NH, et al. Alloantibodies to a paternally derived RBC KEL antigen lead to hemolytic disease of the fetus/newborn in a murine model. Blood 2013; 122(8): 1494-1504.

[68] Patel SR, Cadwell CM, Medford A, Zimring JC. Transfusion of minor histocompatibility antigen-mismatched platelets induces rejection of bone marrow transplants in mice. J Clin Invest 2009; 119(9): 2787-2794.

[69] Bao W, Yu J, Heck S, Yazdanbakhsh K. Regulatory T-cell status in red cell alloimmunized responder and nonresponder mice. Blood 2009; 113(22): 5624-5627.

[70] Evers D, van der Bom JG, Tijmensen J, et al. Absence of the spleen and the occurrence of primary red cell alloimmunization in humans. Haematologica 2017; 102(8): e289-e292.

[71] Elayeb R, Tamagne M, Pinheiro M, et al. Anti-CD20 antibody prevents red blood cell alloimmunization in a mouse model. J Immunol 2017; 199(11): 3771-3780.

[72] Murphy K, Weaver C. Janeway's immunobiology. 9th ed. New York: Garland Science, 2016.

第 9 章

血型遗传学

遗传学是一门研究亲代特性如何遗传至子代的学科[1]。**基因组**是指一个细胞的所有遗传信息，而**基因组学**是对生物体的整个基因组的研究[2]。本章描述了血型的遗传学。“血型”术语一词适用于各种可检测的血液成分的特性，但是在本章中，“血型”主要是指红细胞膜表面上的抗原，这些抗原可通过特定的血清抗体确定。血小板和白细胞抗原将在本书第 15 章讨论。

在 Landsteiner 发现 ABO 血型 10 年后，von Dungern 和 Hirszfeld 于 1910 年首次提出血型具有遗传特征[3]。由于血型可使用特定抗体通过简单的凝集试验来鉴定，且血型的遗传可以很容易地在家系研究中追溯，因此，血型成为遗传学家的理想研究工具。红细胞抗原曾是(现在仍是)遗传学和人类学研究中重要的**标志物**(具有确定基因和等位基因是否存在的可检测特征)[4,5]。

不同人群的红细胞抗原表达差异可用于保证安全输血。因此，了解人类遗传学原理(包括遗传模式及术语的使用)，是免疫血液学和输血医学的一个重要方面。本章概括了血型抗原的遗传学基本原理及其与输血医学的相关性，这需要用到许多遗传学术语，每个术语在初次出现时将使用**加粗**字体，并给出定义。

分子遗传学是核酸水平的基因研究，适用于各种临床和科研目的[1,6]。分子遗传学研究使人们深入了解控制血型表达的基因及其相关调控元件。基于基因变异和抗原状态之间的联系，人们利用基于 DNA 的分子方法预测血型[7]。分子免疫血液学检测在临床上的使用已经越来越普遍，给输血医学从业者带来了挑战。自相容性检测出现以来，输血医学一直是“个体化的”，而遗传组学与该领域的整合正在将输血医学提升到基因组信息精准医学的地位。

第一节　基因组结构和基因调控

很多优秀的教材对经典遗传学[8]和基因组学[2]提供了更深刻的见解。本章所概述的遗传学和基因组学基本原理旨在综述血型抗原的遗传与表达，此外本章还介绍了常用的预测抗原表型的分子方法的背景研究。

一、基因

基因是遗传的功能单位，是指可编码特定蛋白质的脱氧核糖核酸(deoxyribonucleic acid，DNA)片段，但并非所有的基因都可以编码蛋白质。基因是所有**性状**(由基因决定的特征或疾病)的基本遗传单位，包括从父母传递到子代的血型性状。**基因座**是染色体上的固定位置，例如基因或遗传标志物。一个基因座可能被该基因的几种替代形式之一所占据，称为**等位基因**。例如，编码 Jk^a 抗原蛋白的基因是编码 Jk^b 抗原基因的不同形式(即等位基因)。术语“基因”和“等位基因”可相互替换使用。*JK*01* 和 *JK*02* 是分别编码多态性共同抗原 Jk^a 和 Jk^b 抗原的 *SLC14A1* 基因的等位基因名称。倾向于同步遗传的等位基因组合被称为**单体型**，例如 *RH* 基因座中的 *RHD* 和 *RHCE* 等位基因就是单体型。

二、染色体

染色体携带有维持细胞或机体生命所必须的遗传物质(DNA)。人类**体细胞**(所有非生殖细胞)中含有 46 条染色体，共 23 对，每对染色体中 1 条来自父方，1条来自母方。人类有22对**同源染色体**(每对染色体携带来自父系与母系染色体的相同基因)，也称为**常染色体**(除性染色体外的其他所有染色体)。另外一对是非同源染色体，组成决定个体性别的**性染色体**。男性的性染色体为X和Y染色体，而女性为2条X染色体。**核型**指1个人的染色体组成，正常男性和女性可分别写为“46，XY”和“46，XX”。染色体携带的遗传信息在体细胞分裂时由亲代细胞传递给子代细胞(**有丝分裂**；见下文“有丝分裂”一节)，以及在生殖时通过**减数分裂**产生**配子**或生殖细胞由父母传递给后代(子女)(见下文“减数分裂”一节)。

细胞遗传学是对染色体的研究。染色体有丝分裂期间可通过各种染色和成像技术可视化研究染色体结构。每条染色体均有2节，称为“**臂**”，它们在中间收缩的部分相接，称为**着丝粒**(图9-1)。所有的染色体都有一些共同的形态特征，但在一些特征上有所差异，如大小、着丝粒的位置、DNA含量和染色特质。

染色技术提供了一种区分单个染色体的方法。选定的染料使染色体非均匀着色，不同的条带模式可以用来区分每个人类染色体和检测大片段重排。吉姆萨染色可以很好地染色富含腺嘌呤(adenine，A)和胸腺嘧啶(thymine，T)的染色体区域，也称为**异染色质区**。**常染色质区**富含鸟嘌呤(guanine G)和胞嘧啶(C)，染色较差。染色体带型模式的结果可以用来识别和鉴定染色体。所谓的**G带**是从着丝粒依次向外编号。以1号染色体为例，短臂或长臂上最靠近着丝粒的区域，分别编号为1p1和1q1。使用更高的分辨率，可进一步分为亚带(如1p11和1p12)，甚至可进一步细分(如1p11.1和1p12.1)。基因可被单独定位于1个特定的条带位置(图9-2)。其他染色方法也可以用来研究染色体，荧光原位杂交(fluorescent in-situ hybridization，FISH)利用荧光染料识别特定区域，并检测大片段结构异常和三体畸形。表9-1中列出了编码39个红细胞血型系统的基因染色体定位[9-13]，图9-2举例说明了其中一些基因的位置。

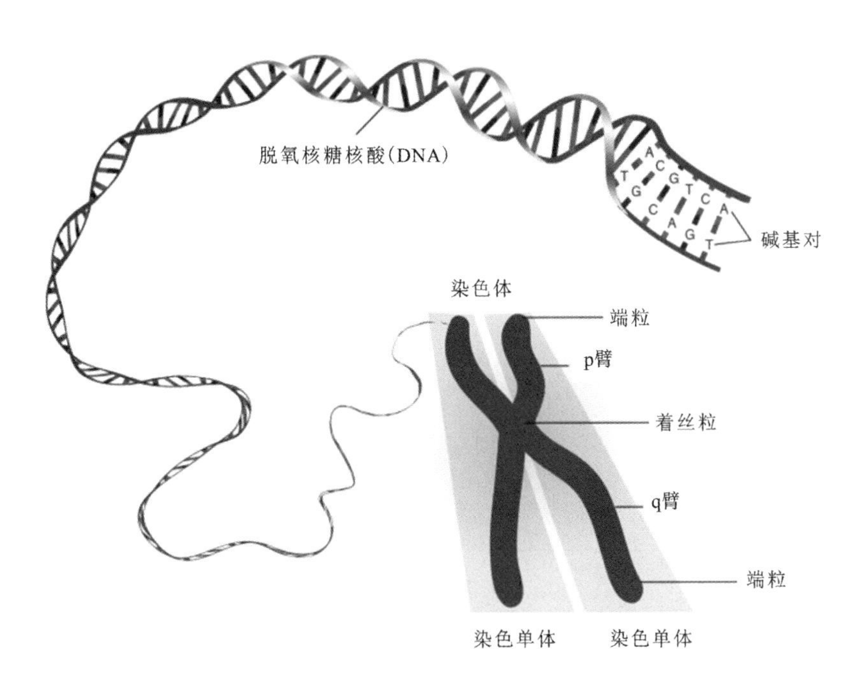

注：每条染色体都有一个着丝粒，或缩小区域，两侧区域被称为“臂”：上面的短臂(或**p臂**)和下面的长臂(或**q臂**)。染色体的总体大小、着丝粒的位置和DNA含量各不相同。

图9-1 染色体由1条线性双链DNA分子有组织地包装而成

[感谢美国国家人类基因组研究所(Genome.gov)惠赠此图]

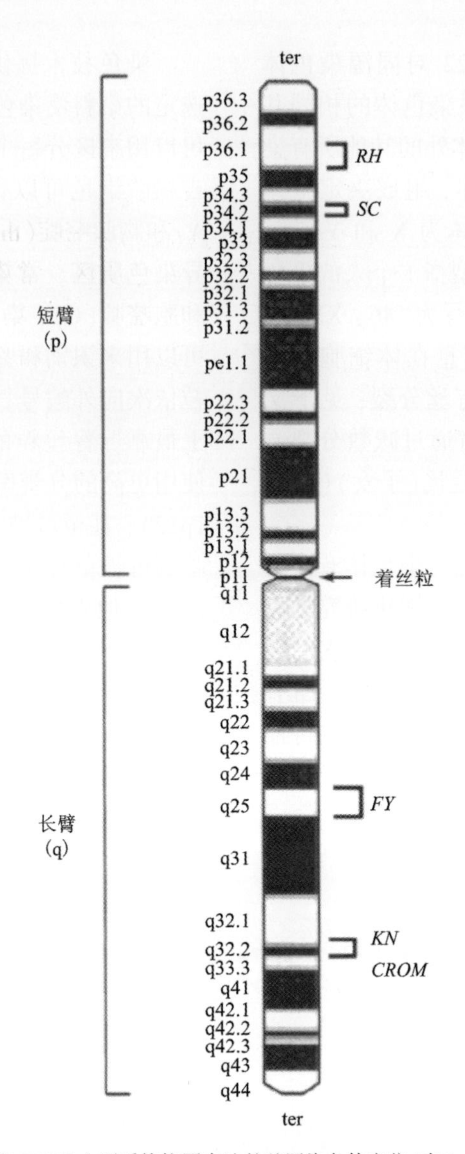

注：图示控制 RH、SC、FY、KN 和 CROM 血型系统抗原表达的基因染色体定位(表 9-1 列出了血型系统的 ISBT 符号)。

图 9-2　人类 1 号染色体吉姆萨染色后的形态和带型

表 9-1　血型系统

ISBT 系统符号/命名(编号)	ISBT(HGNC)基因名称＊	染色体定位	基因产物(成分名称)［CD 编号］	相关的血型抗原［无效表型］
ABO (001)	*ABO* (*ABO*)	9q34. 2	糖基转移酶，糖类	A；B；A，B；A1 ［O 型］
MNS (002)	*MNS* (*GYPA* *GYPB*)	4q31. 21	血型糖蛋白 A(GPA)［CD235a］ 血型糖蛋白 B（GPB)［CD235b］	M，N，S，s，U，He，Mi^a，Vw，M^c 和其他 40 种抗原 ［En(a−)；U−；M^kM^k］
P1PK (003)	*P1* (*A4GALT*)	22q13. 2	半乳糖基转移酶，糖类	P1，P^k，NOR
RH/Rh (004)	*RH* (*RHD* *RHCE*)	1p36. 11	RhD［CD240D］ RhCE［CD240CE］	D，G，C，E，c，e，V，VS 和其他 47 种抗原［Rh_{null}］

续表9-1

ISBT 系统符号/命名(编号)	ISBT(HGNC)基因名称＊	染色体定位	基因产物(成分名称)[CD 编号]	相关的血型抗原[无效表型]
LU/Lutheran (005)	*LU* (*BCAM*)	19q13. 32	Lutheran 糖蛋白；B 细胞黏附分子 [CD239]	Lu^a, Lu^b, Lu3, Lu4, Au^a, Au^b 和其他 19 种抗原[隐性 Lu(a-b-)]
KEL/Kell (006)	*KEL* (*KEL*)	7q34	Kell 糖蛋白 [CD238]	K, k, Kp^a, K11, Kp^b, Ku, Js^a, Js^b 和其他 28 种抗原 [K_0 或 Knull]
LE/Lewis (007)	*LE*(*FUT3*)	19p13. 3	岩藻糖转移酶，糖类(从血浆中吸附)	Le^a, Le^b, Le^{ab}, Le^{bh}, ALe^b, BLe^b [Le(a-b-)]
FY/Duffy (008)	*FY* (*ACKR1*)	1q23. 2	FY 糖蛋白 [CD234]	Fy^a, Fy^b, Fy3, Fy5, Fy6 [Fy(a-b-)]
JK/Kidd (009)	*JK* (*SLC14A1*)	18q12. 3	人尿素通道蛋白(HUT) Kidd 糖蛋白	Jk^a, Jk^b, Jk3 [Jk(a-b-)]
DI/Diego (010)	*DI* (*SLC4A1*)	17q21. 31	带 3，阴离子交换蛋白 1 [CD233]	Di^a, Di^b, Wr^a, Wr^b, Wd^a, Rb^a 和其他 16 种抗原
YT/Yt (011)	*YT* (*ACHE*)	7q22. 1	乙酰胆碱酯酶	Yt^a, Yt^b, YTEG, YTLI, YTOT
XG/Xg (012)	*XG* (*XG*)	Xp22. 33 Yp11. 2	Xg^a 糖蛋白 CD99(MIC2 产物)	Xg^a, CD99
SC/Scianna (013)	*SC* (*ERMAP*)	1p34. 2	红细胞膜结合蛋白(ERMAP)	Sc1, Sc2, Sc3, Rd 和其他 3 种抗原 [Sc：-1, -2, -3]
DO/Dombrock (014)	*DO* (*ART4*)	12p12. 3	Do 糖蛋白，ART 4 [CD297]	Do^a, Do^b, Gy^a, Hy, Jo^a 和其他 5 种抗原[Gy(a-)]
CO/Colton (015)	*CO* (*AQP1*)	7p14. 3	水通道蛋白 1 (AQP1)	Co^a, Co^b, Co3, Co4 [Co(a-b-)]
LW/Landsteiner-Wiener (016)	*LW* (*ICAM4*)	19p13. 2	LW 糖蛋白，细胞黏附分子 4(ICAM4) [CD242]	LW^a, LW^{ab}, LW^b [LW(a-b-)]
CH/RG/Chido/Rodgers (017)	*CH/RG* (*C4A*, *C4B*)	6p21. 32	补体成分：C4A；C4B	Ch1, Ch2, Rg1 和其他 6 种抗原 [Ch-Rg-]
H (018)	*H* (*FUT1*)	19q13. 33	墨角藻糖基转移酶，糖类 [CD173]	H[孟买型 (O_h)]
XK/Kx (019)	*XK* (*XK*)	Xp21. 1	XK 糖蛋白	Kx[McLeod 表型]
GE/Gerbich (020)	*GE* (*GYPC*)	2q14. 3	糖蛋白 C (GPC) [CD236] 糖蛋白 D (GPD)	Ge2, Ge3, Ge4 和其他 8 种抗原[Leach 表型]

续表9-1

ISBT 系统符号/命名(编号)	ISBT(HGNC)基因名称 *	染色体定位	基因产物(成分名称)[CD 编号]	相关的血型抗原[无效表型]
CROM/Cromer (021)	*CROM* (*CD55*)	1q32.2	DAF [CD55]	Cr^a, Tc^a, Tc^b, Tc^c, Dr^a, Es^a, IFC 和其他 13 种抗原 [Inab 表型]
KN/Knops (022)	*KN* (*CR1*)	1q32.2	CR1 [CD35]	Kn^a, Kn^b, McC^a, Sl^a, Yk^a 和其他 4 种抗原
IN/Indian (023)	*IN* (*CD44*)	11p13	Hermes 抗原 [CD44]	In^a, In^b 和其他 4 种抗原
OK/Ok (024)	*OK* (*BSG*)	19p13.3	神经素，基础免疫球蛋白 [CD147]	Ok^a, OKGV, OKGM
RAPH/Raph (025)	*RAPH*(*CD151*)	11p15.5	CD151	MER2[Raph-]
JMH/John Milton Hagen (026)	*JMH* (*SEMA7A*)	15q24.1	脑信号蛋白 7A [CD108]	JMH 和其他 5 种抗原 [JMH-]
I(027)	*GCNT2* (*IGNT*)	6p24.2	氨基半乳糖糖基转移酶，糖类	I[I-或成人 i 表型]
GLOB/Globoside (028)	*GLOB* (*B3GALNT1*)	3q26.1	转移酶，糖类 (Gb_4, globoside)	P, PX2[P-]
GIL/Gill (029)	*GIL*(*AQP3*)	9p13.3	水通道蛋白 3 (AQP3)	GIL[GIL-]
RHAG/Rh 相关糖蛋白(030)	*RHAG*	6p21.3	Rh 相关糖蛋白 [CD241]	Duclos, Ol^a, DSLK
FORS[14] (031)	*FORS* (*GBGT1*)	9q34.2	红细胞糖苷脂 3-α-N-氨基半乳糖基转移酶 1	FORS1
JR[15,16] (032)	*JR* (*ABCG2*)	4q22.1	Jr 糖蛋白 ATP 结合转运蛋白 G 超家族成员 2 (ABCG2) [CD338]	Jr^a[Jr(a-)]
LAN[17] (033)	*LAN* (*ABCB6*)	2q36	Lan 糖蛋白 ATP 结合转运蛋白 B 超家族成员 6(ABCB6)	Lan[Lan-]
VEL/Vel[18-20] (034)	*VEL*(*SMIM1*)	1p36	小整合膜蛋白 1 (SMIM1)	Vel[Vel-]
CD59[21] (035)	*CD59*	11p13.33	CD59	CD59.1[CD59: -1]
AUG/Augustine[22] (036)	*ENT1* (*SLC29A1*)	6p21.1	平衡型核苷载体 1 (ENT1)	AUG1, At^a(AUG2) 和其他 2 种抗原 [AUG: -1, -2]

续表9-1

ISBT 系统符号/命名(编号)	ISBT(HGNC)基因名称*	染色体定位	基因产物(成分名称)［CD 编号］	相关的血型抗原［无效表型］
KANNO (037)	*PRNP*	20p13	朊病毒蛋白(PRNP)	KANNO1
SID/Sid (038)	*B4GALNT2*	17q21.32	β(1，4)N-乙酰半乳糖胺转移酶	Sd^a(SID1)
CTL2[†] (039)	*SLC44A2*	19p13.2	溶质载体家族 44 成员 2	CTL2.1(global)，CTL2.2(Rif)

*如果基因信息是通过血型分型试验间接获得的，那么该基因的名称则用血型系统 ISBT 名称中的斜体字表示。例如，*SLC14A1*(HGNC 术语)将表示为 *JK*A* 和 *JK*B* 或 *JK*01/02*(ISBT 术语)；

[†]当手册付印时，ISBT 工作组批准 CTL 为 039 血型的会议被推迟。请参阅 ISBT 网站了解最新情况。

ISBT：国际输血协会；HGNC：人类基因命名委员会；ATP：三磷酸腺苷。

三、细胞分裂

细胞分裂时，染色体复制，每 1 个子细胞获得 1 份完整的遗传物质。在体细胞中通过**有丝分裂**完成，在生殖细胞中由类似的称为**减数分裂**的过程所替代。两种细胞分裂方式共同的特征是，在分裂开始前，染色体进行复制，形成两套子代**染色单体**，通过着丝粒相互连接(图 9-1)。

1. 有丝分裂

体细胞通过**有丝分裂**来生长和修复(图 9-3)。通过这一过程，每个细胞可衍生为具有相同染色体的 2 个子细胞。子细胞同亲代细胞一样是**二倍体**(2N)；也就是说它们由 46 条(23 对)染色体组成，具有亲代细胞所有的遗传信息。

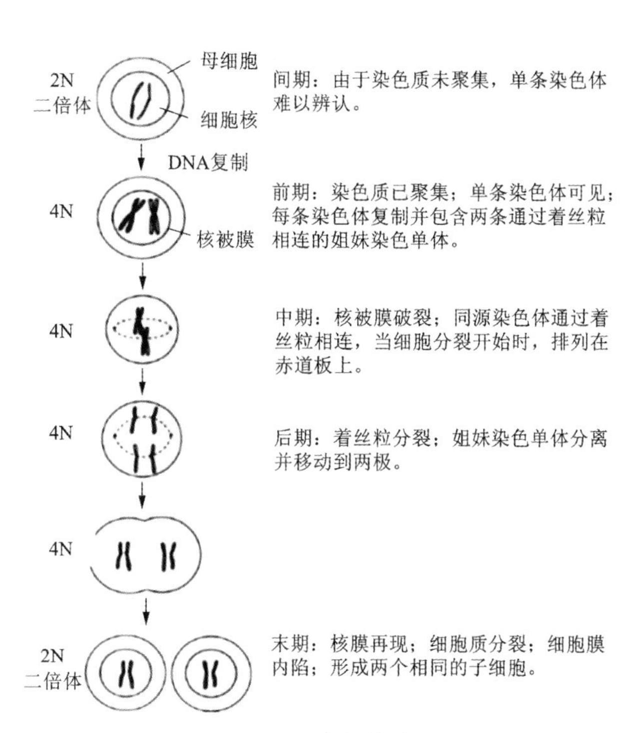

图 9-3　有丝分裂

2. 减数分裂

减数分裂只在生殖细胞准备形成配子(精子或卵细胞)时发生。体细胞是二倍体(2N)，而配子是**单倍体**(1N)，其染色体数目只有体细胞的一半。**减数分裂**是细胞分裂和复制以形成单倍体配子的过程。减数分裂时，双倍体细胞进行 1 次 DNA 复制，然后进行 2 次分裂，产生 4 个单倍体配子(图 9-4)。精子和卵细胞在受精时融合，每个配子都携带一组单倍体(1N)染色体，它们共同形成一个具有 46 条染色体的受精卵。与携带 X 的精子受精的卵子成为雌性(XX)，与携带 Y 的精子受精的卵子成为雄性(XY)。

减数分裂通过 2 个机制保证了遗传的多样性：**自由组合**和**交换**。通过自由组合，每个子细胞随机接受来自父方或母方的同源染色体。交换指同源染色体之间的遗传物质交换。遗传物质的重组保证了遗传多样性，产生了独一无二的配子，而配子融合后又产生独一无二的受精卵。

四、X 染色体失活(莱昂作用)

根据性染色体遗传，女性体细胞中 X 染色体基因具有 2 个拷贝，而男性仅有 1 个 X 染色体基因拷贝。由于大多数 X 染色体基因在 Y 染色体上没有同源基因，因此男性和女性之间在 X 染色体基因的剂量上可能会存在不平衡。剂量补偿包括**X 染色体**

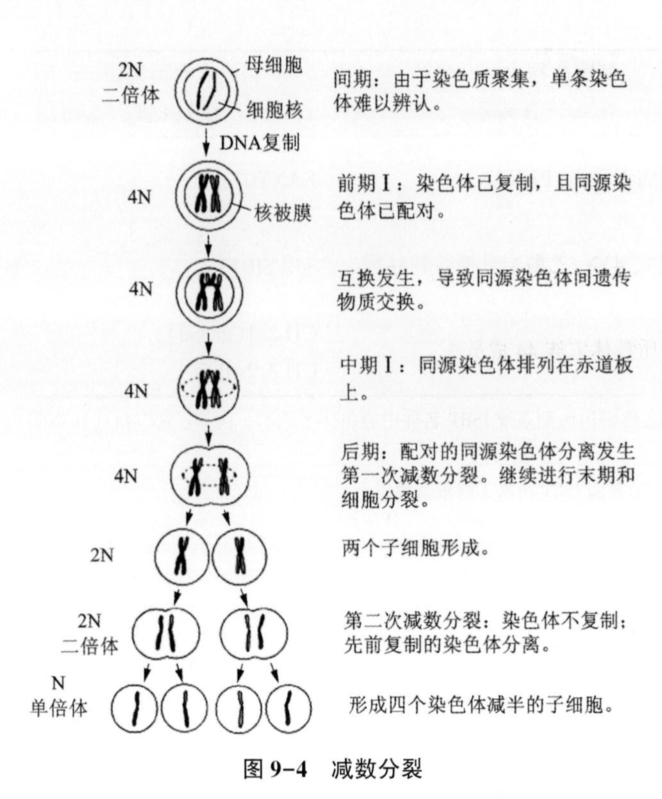
2N
二倍体
母细胞
细胞核
间期：由于染色质聚集，单条染色体难以辨认。
DNA复制
4N
核被膜
前期Ⅰ：染色体已复制，且同源染色体已配对。
4N
互换发生，导致同源染色体间遗传物质交换。
4N
中期Ⅰ：同源染色体排列在赤道板上。
4N
后期：配对的同源染色体分离发生第一次减数分裂。继续进行末期和细胞分裂。
2N
两个子细胞形成。
2N
二倍体
第二次减数分裂：染色体不复制；先前复制的染色体分离。
N
单倍体
形成四个染色体减半的子细胞。

图 9-4　减数分裂

失活(也称为莱昂作用)，在这个过程中，每一个女性体细胞的 2 条 X 染色体中的一条上的大多数基因在胚胎发育的非常早期阶段失活[23]。失活的 X 染色体来自父方还是母方是 1 个概率事件，但是一旦出现失活，该细胞所有后代细胞均出现同一条 X 染色体的失活。一些 X 染色体上的基因出现逃逸失活，第 1 个被发现的逃逸失活基因是 *XG*，该基因编码 XG 血型系统抗原。同 *XG* 基因类似，大多逃逸失活的基因定位于 X 染色体短臂末端，但有几个集中在染色体的短臂或长臂上[24, 25]。

XK 基因编码 XK 血型系统，是 X 染色体所携带的唯一一个编码红细胞抗原的基因。*XK* 基因改变或缺失可导致出现 McLeod 表型，即缺乏 Kx 抗原且 KEL 抗原表达减少[26, 27]。与 *XG* 基因不同，*XK* 基因有 X 染色体失活倾向，McLeod 表型相关基因的女性**携带者**(携带 1 个隐性症状基因和 1 个正常基因的人)的红细胞可能出现 Kx-(McLeod 表型)和 Kx+(非 McLeod 表型)的双群。使用 KEL 抗体进行流式细胞术分析，可见 McLeod 表型红细胞上 KEL 抗原减弱，且女性携带者红细胞分为双群。这种混合细胞群的现象反映了单个体细胞系中父系或母系 X 染色体失活的随机性。

第二节　基因多态性

多态性是等位基因变异性在群体水平的体现(1 个基因座上有 2 种或 2 种以上的等位基因)，每个等位基因都有显著的频率(>1%)。一些血型系统(例如 RH 和 MNS)具有高度多态性，与其他系统(例如 FY 和 CO)相比，在一个给定的基因座上具有更多的等位基因[9]。在一个群体中具有多态性的等位基因不一定在所有群体中都具有多态性，例如，与红细胞中 Fy^b 沉默相关的 *FY* 等位基因(*FY**02*N*.01)在非洲血统人群中具有多态性，发生频率>70%，但这种等位基因在其他人群中通常不存在。基因多态性可能代表了一个种群的进化优势，一个多态种群比一个具有遗传一致性的种群更容易适应进化变化。目前仍不清楚红细胞抗原广泛多态性衍生出何种进化优势(若有)，但许多文章将对特定疾病的抵抗力或易感性与特定血型联系起来[28]。

突变可以是遗传的(种系的)，也可以是获得性的(后天的)。种系突变存在于每个细胞中，并遗传给后代。获得性或**新生突变**可以自发发生，也可以由辐射(如紫外线或 X 射线)或化学物质引起。突变可以发生在基因内部或基因间区，可能是**沉默**的，即它对编码的蛋白质没有影响，或者它可能改变基因产物，并可能引起在表型变化。在人类中，产生新表现型的表达基因突变率据估计 $<10^{-5}$($<1/100000$)。

遗传变异有 3 种类型：①单碱基对置换，也称为**单核苷酸变异**(single nucleotide variants，SNVs)；②单段 DNA 的插入或删除(in/dels)，范围从两个到几百个碱基对不等；③**结构变异**则涉及到更长的 DNA 片段，包括删除、插入、倒置、复制和拷贝数变异。3 种类型的遗传变异都可以在编码红细胞抗原表型的基因中观察到。人类基因组的大部分多样性由 SNVs 引起[29-31]，大多数血型抗原多态性是 SNVs 结果[7, 32, 33]。位于基因编码区的 SNV 可以是**同义突变**，即它们编码与参考序列相同的氨基酸；也可以是**非同义突变**，即它们会导致不同的氨基酸替代；也可以是**无义突变**，即编码终止密码子。由于编码氨基酸的密码子具有三联体性质，若插入或删除的核苷酸数量不能被 3 整除，in/dels 会导致移码突变；移码突变常导致多肽的过早终止，往往导致生成无功能的蛋白质。用于确定 SNV 位点序列的**基因分型**或基于 DNA 的试验，可用于预测红细胞表型，在下文“血型基因组学”一节中有更详细的讨论。在等位基因编码携带红细胞抗原的蛋白质中，任何由基因引起的抗原变化都必须先被一种特定的抗体所识别，才能说该等位基因可编码某种抗原。

一、等位基因

染色体已知位置上的一个基因可能有多种存在形式，即等位基因。一个人的每种性状均有 2 条等位基因，1 条来自母方，1 条来自父方。为了解释这个概念，简单来说，*ABO* 基因座可认为有 3 个等位基因，即 *A*、*B*、*O*(尽管基因分型揭示了该等位基因座位还有许多其他的变异型)。这 3 个等位基因可形成 6 种可能基因型：*A/A*、*A/O*、*A/B*、*B/B*、*B/O* 和 *O/O*。一个人可根据父母的遗传贡献获得任意 2 条等位基因的组合，从而在红细胞上表达相应的抗原。例如，遗传 *A/A* 和 *A/O* 可产生 A 型红细胞，*A/B* 可产生 AB 型红细胞，*B/B*、*B/O* 可产生 B 型红细胞，*O/O* 可产生 O 型红细胞。

当 1 个给定基因座上相同的等位基因同时表达在 2 条染色体上时，这个人称为该等位基因的“**纯合子**”。等位基因“**半合子**”是指 1 个等位基因仅仅只有 1 个拷贝，而不是通常的 2 个拷贝，如 D+ 表型中 1 条 *RHD* 缺失。当特定位点出现不同的等位基因时，称为“**杂合子**”。例如，K-k+ 红细胞表型的人在 *KEL* 位点上是编码 k 抗原的 *KEL*＊02 等位基因的纯合子。基因型为 *KEL*＊01 和 *KEL*＊02 杂合子(*KEL*＊01/02 基因型)的人，红细胞表型为 K+k+。

一个相同基因座位上不同等位基因编码的抗原可称为“**对偶抗原**”(代表“对立的”抗原)，因此 K 和 k 是 1 对对偶抗原。例如，将 K-k+ 或 Kp(a-b+)型红细胞称为 k 或 Kp^b 抗原的纯合子是不正确的，而应该说此红细胞具有该抗原的双倍剂量，或者说他们是该基因的纯合子。基因称为等位基因，而抗原称为对偶抗原。

抗原表达的数量(抗原密度)受到等位基因是否为纯合子或杂合子的影响，纯合子的抗原密度通常较高。在一些血型系统中，抗原密度差异可表现为抗体对具有双倍该抗原剂量的细胞反应较强。*JK*＊*A/A* 基因型编码的 Jk(a+b-)表型的红细胞具有双倍 Jk^a 抗原剂量，因此与抗-Jk^a 的反应要强于只有 1 个该抗原的 Jk(a+b+)红细胞。同理，M+N-红细胞与抗-M 的反应要明显强于 M+N+ 红细胞。反应较弱的抗体在使用表达单剂量相应抗原的红细胞进行检测时可能检测不到。这种基于等位基因纯合子或杂合子的可观察到的反应强度差异称为“**剂量效应**”(表 9-2)。

表 9-2　通过基因分型确定等位基因纯杂性和抗原剂量的示例

等位基因状态	基因型＊	表型	Jk^a 剂量	Jk^b 剂量
纯合子	*JK*＊*01/JK*＊*01*	Jk(a+b-)	双倍剂量	无
杂合子	*JK*＊*01/JK*＊*02*	Jk(a+b+)	单倍剂量	单倍剂量
半合子	*JK*＊*01/JK*＊*01N.01*(null)	Jk(a+b-)	单倍剂量	无

注：*JK*＊*01* 编码 JK^a，*JK*＊*02* 编码 JK^b，*JK*＊*01N.01* 为 JK^a 表达的沉默基因。

二、基因型与表型

个体的基因型是遗传自父母的基因集合，也经常用来指在一个基因座上的等位基因集合。表型是一个人遗传的基因可观察的表达，反映了基因的生物活性。因此，通过血清学检测确定的红细胞抗原的存在或缺失代表表型；通过 DNA 检测预测的红细胞抗原的存在或缺失代表基因型。有时基因型可以从表型预测，例如，当一个人的红细胞与抗-Jk^a 和抗-Jk^b 均反应时，为 Jk(a+b+)表现型，可以推测基因型为 *JK*＊*A* / *JK*＊*B*。表型通常只能部分预测基因型，例如，B 型红细胞反映了 B 基因的存在，但基因型可能是 *ABO*＊*B/B* 或 *ABO*＊*B/O*。几十年来，基因型常通过家系研究进行推断，但现在大多数抗原和表型可以在 DNA 水平上确定，DNA 分析已经基本取代家系研究，广泛用于确定基因型(见下文“血型基因组学”一节)。

第三节　基因性状的遗传

基因性状是指 1 个或多个基因可观察到的表达情况。性状(或红细胞抗原)的遗传是由基因定位于常染色体还是 X 染色体(性连锁性状)，以及该性状是显性还是隐性来决定的。

一、系谱

家系研究是跟踪一种基因特征(如编码 1 种红细胞抗原的等位基因)通过亲属间传递的遗传状况。将患者家系所有成员的关系及其基因表达情况按照一定格式排列绘制成的图谱，称为**系谱**。综合分析 1 个系谱可以发现 1 个性状或抗原的遗传模式和类型。第 1 个使整个家系被调查的人被称为**先证者**(proband：男；propositus：性别未知；proposita：女)，propositi 为先证者复数形式，与性别无关。用于构建系谱的规定和符号详情如图 9-5 和图 9-6 所示。

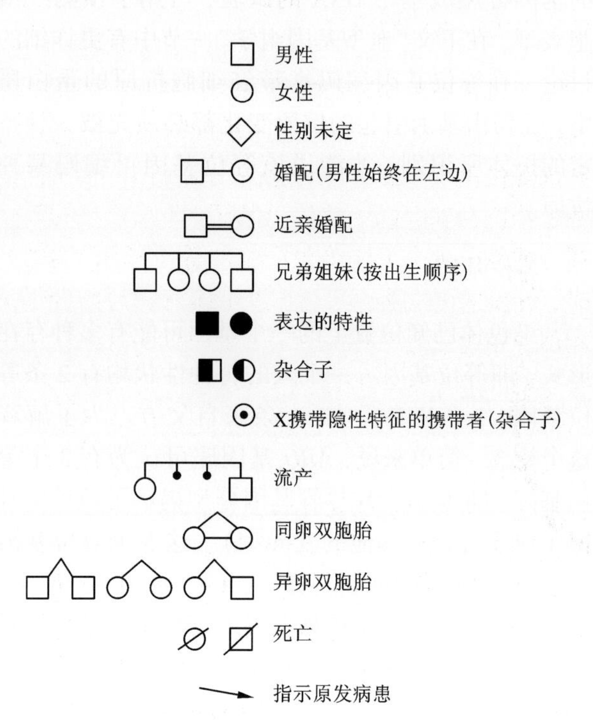

图 9-6　系谱构建所用符号及其意义

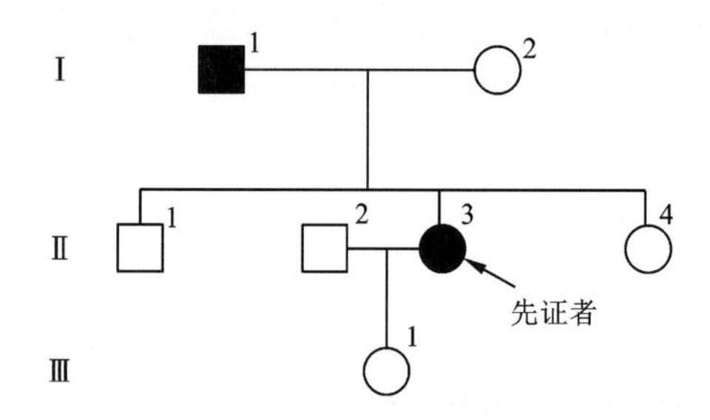

注：男性用方形表示，女性用圆圈表示，系谱中不同世代由罗马数字标识；每 1 代的人均用阿拉伯数字标识；编号从左到右依次排列，每个家庭年龄最大的孩子被放置在同代兄弟姐妹的左边；实心符号代表受此特征影响的家庭成员，而空心符号则是未受影响的成员。

图 9-5　一个系谱示例

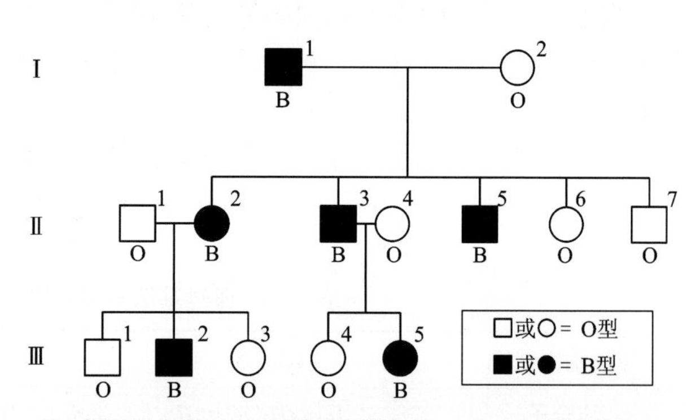

注：根据子代的 ABO 血型，可推测 Ⅰ-1 为 *B/O* 而不是 *B/B* 基因型(显示 *B* 等位基因相对于 *O* 是显性基因)，因为他的两个孩子(Ⅱ-6 和Ⅱ-7)是 O 型，必须从他们的父亲(Ⅰ-1)遗传一条 *O* 等位基因，并从他们的母亲(Ⅰ-2)遗传一条 *O* 等位基因；同样，根据子代的 ABO 血型，可知Ⅱ-2 和Ⅱ-3 是 *B/O*，*B* 对于 *O* 为显性。

图 9-7　ABO 等位基因的常染色体显性遗传

二、常染色体显性遗传

通过**常染色体显性遗传**方式的抗原(或任何性状)只要在相关等位基因存在时即表达，与该等位基因是纯合子或杂合子无关。该抗原在每代中都会出现，且在男性和女性中出现的概率相等。通常，携带一种常染色体显性遗传性状的人可将该性状遗传至其一半的子女。图 9-7 的系谱演示了常染色体显性遗传，且表明了 *B* 等位基因相对于 *O* 是显性基因。

三、常染色体共显性遗传

等位基因编码的常染色体显性血型抗原可能通过**共显性**的方式遗传，即当存在 2 个不同的等位基因(杂合子)时 2 个等位基因均表达。因此，当红细胞表型为 S+s+，可推测同时存在编码 S 和编码 s 的等位基因[或基因型为 *S/s*(*GYPB* * *S/s*)]。

四、常染色体隐性遗传

通过**常染色体隐性遗传**的性状只在该等位基因为纯合子的个体中表达，且是从父母亲双方遗传得到该等位基因。当遗传到隐性等位基因的 1 个拷贝和 1 个沉默基因或无效等位基因(即无功能的等位基因或编码 1 个无法检出产物的等位基因)的组合时，可表达该隐性性状，且该个体表现与纯合子很相似。很难或几乎不可能通过血清学方法从隐性纯合子中区分出这种组合，但可通过 DNA 检测区分。

2 个杂合子携带者婚配有 1/4 的子代可能是该性状的纯合子。隐性性状纯合子子代的双亲则是该性状的携带者。如果该隐性基因的频率很低，则很少出现上述情况，且通常在该性状个体的兄弟姐妹中容易找到，而其他亲属中不易找到。除非**近亲**结婚(血亲之间)，该情况在上一代或前几代中均很难找到。当该隐性基因很罕见时，受影响个体的父母很可能是近亲，因为 1 个罕见的等位基因在血缘亲属之间出现的概率要大大高于非亲属的随机人群。当该隐性基因较为常见时，近亲则不是出现纯合子的必要条件，如 ABO 系统中的 *O* 基因，尽管是隐性遗传，但并不罕见，*O* 基因纯合子的人在随机人群中很常见。

在血型遗传学中，隐性性状通常指**沉默基因**的纯合子不编码任何产物，红细胞表现为**null 表型**[如 Lu(a-b-)、Rh_{null} 或 O 型]。图 9-8 的家系展示了对偶抗原 Lu^a 和 Lu^b 的共显性遗传，以及一个无效 Lu 基因的常染色体隐性遗传，在纯合子状态下导致 Lu(a-b-)表型。先证者Ⅱ-3 是一个需要多次输血的患者，在其血浆中发现存在抗-Lu3(一种针对 Lutheran 高频抗原的抗体)。由于其表型 Lu(a-b-)是隐性遗传的结果，因此可能从他的兄弟姐妹中能找到相容的献血者。Ⅰ-1 和Ⅰ-2 的后代中可能有 1/4 为 Lu(a-b-)表型。然而本案例中只有先证者红细胞表型为 Lu(a-b-)。

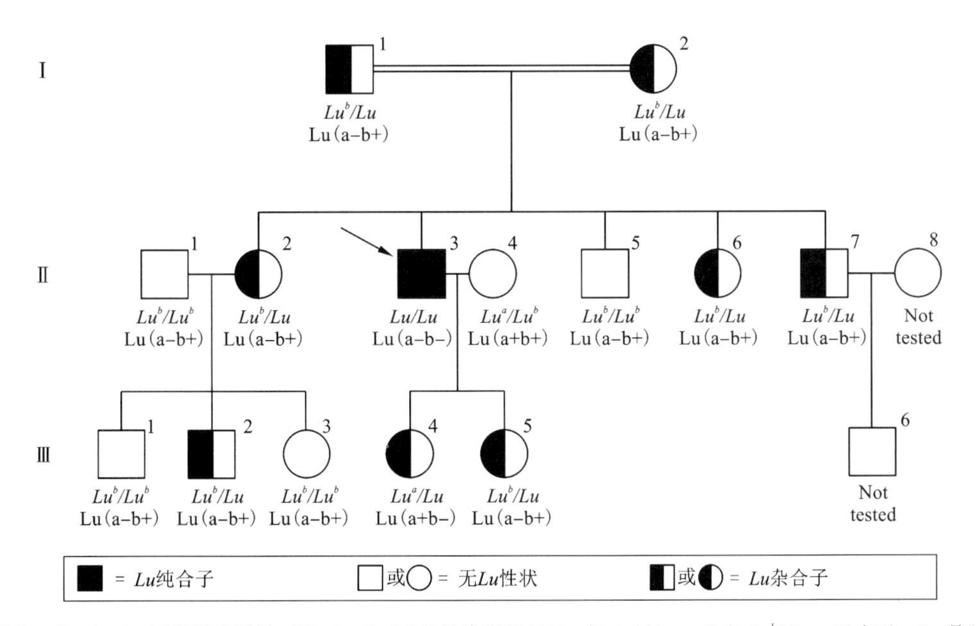

注：先证者Ⅱ-3[Lu(a-b-)]和其妻子Ⅱ-4[Lu(a+b+)]的子代表型显示，与 Lu^a(*Lu*＊*A*)和 Lu^b(*Lu*＊*B*)相比，*Lu* 是隐性的(为 Lutheran 无效等位基因，或 *LU*＊*02N*)；沉默的 Lutheran 等位基因在表型水平被 Lu^a(*Lu*＊*A*)和 Lu^b(*Lu*＊*B*)的产物所掩盖。

图 9-8　常染色体隐性遗传

五、性连锁遗传

性连锁性状是指由 X 或 Y 染色体上基因编码的性状。Y 染色体上携带有功能的基因较少，因此探讨性连锁遗传时通常指 X 染色体携带基因的遗传。女性具有 2 条 X 染色体，X 染色体携带基因的遗传如常染色体基因的遗传一样可以是显性的也可以是隐性的。而在男性中有 1 条来自母亲的 X 染色体和 1 条来自父亲的 Y 染色体，X 和 Y 染色体上的基因由于只有 1 个拷贝，因而均属于半合子。大多数 X 染色体携带的基因与 Y 染色体没有**同源基因**(相似的 DNA 序列)。因此，X 连锁显性遗传在男性和女性中是相同的，但是在男性中，X 连锁隐性遗传在所有携带该性状基因的男性中均会表达。X 连锁显性和隐性遗传中不存在从男性遗传至男性的情况，即与 X 染色体连锁的性状不会从父亲遗传给儿子。

1. 性连锁显性遗传

性连锁显性遗传是指由性染色体上的基因编码的显性遗传。对于 X 连锁基因，该性状在男性和女性杂合子或纯合子中均表达。男性可将 X 染色体遗传给他所有的女儿，且他所有的女儿都会表达该性状。当一名女性是 X 染色体显性性状等位基因的杂合子时，她的每一名子女，无论男孩还是女孩，均有 50%的概率遗传到该性状。当一名女性是 X 染色体显性性状等位基因的纯合子时，该性状可遗传至她所有的子代（见图 9-9）。

XG 血型系统的 Xg^a 抗原由 X 染色体上的基因编码，它以性连锁显性遗传的方式遗传。最先表明 Xg^a 抗原是由 X 染色体基因编码的迹象是 Xg（a-）和 Xg（a+）表型的频率在男性和女性中显著不同，Xg^a抗原在女性中的频率为 89 %，在男性中的频率仅为 66 %[9]。近年来，研究发现 Xg^a 的表达差异与 *XG* 基因中 GATA 结合基因序列破坏有关[34]。

图 9-9 展示了 Xg^a抗原在 1 个三代家系中的遗传。在第Ⅰ代中，Ⅰ-1 是 Xg（a+），且将 Xg^a 遗传给了他所有的女儿，而没有遗传给他的儿子。他大女儿Ⅱ-2 一定是 Xg^a/Xg 杂合子，她从 Xg（a+）的父亲遗传得到编码 Xg^a 抗原的等位基因，从其 Xg（a-）的母亲遗传得到 1 个沉默基因 *Xg*。Ⅱ-2 将 Xg^a 传递给了她一半的子女（不论男孩和女孩）。

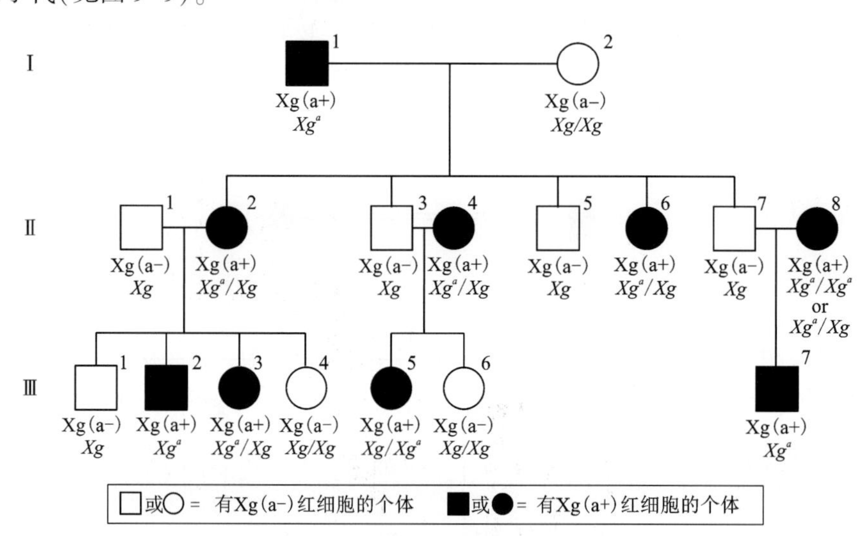

注：Xg^a 抗原由 X 染色体短臂顶端等位基因编码；该家系显示 Xg^a抗原是性连锁显性遗传。

图 9-9 性连锁显性遗传

2. 性连锁隐性遗传

性连锁隐性遗传是指性染色体编码控制且在携带者（如杂合子女性）中不表达的性状。当母亲为携带者或该性状基因的纯合子时，男性可从母亲遗传得到该性状。受到影响的男性可将该性状传递给其所有的女儿，后者将该性状遗传至她大约一半的儿子中。因此，X 染色体隐性性状在男性中出现的频率要显著高于女性。当女性携带者与没有该性状的男性生育婚配后，可将该性状传递给她一半的女儿（也将是携带者）和一半的儿子（将受影响）。当受影响的男性与没有该性状的女性生育婚配后，所有儿子都不会有该性状，所有女儿都会是携带者。当 1 种 X 染色体隐性性状很罕见时，该性状几乎仅在男性中可见。

XK 基因编码 Kx 蛋白，且属于 X 染色体隐性遗传。*XK* 突变或缺失可导致红细胞出现 **McLeod 表型**，该表型表现为红细胞缺乏 Kx 抗原，KEL 抗原表达减弱。**McLeod 综合征**与迟发型临床或亚临床肌病、神经退行性病变、中枢神经系统症状、棘形细胞增多症和代偿性溶血性贫血有关。已发现 30 多种与 McLeod 表型相关的不同 *XK* 突变。不同的 *XK* 突变可有不同的临床表现，且可能与不同的临床预后相关[35]。通过测序判断 McLeod 表型患者 *XK* 基因突变的特定类型具有临床预后价值。如图 9-10 的家系所示，McLeod 综合征是 X 连锁隐性遗传，且只在男性中发现。

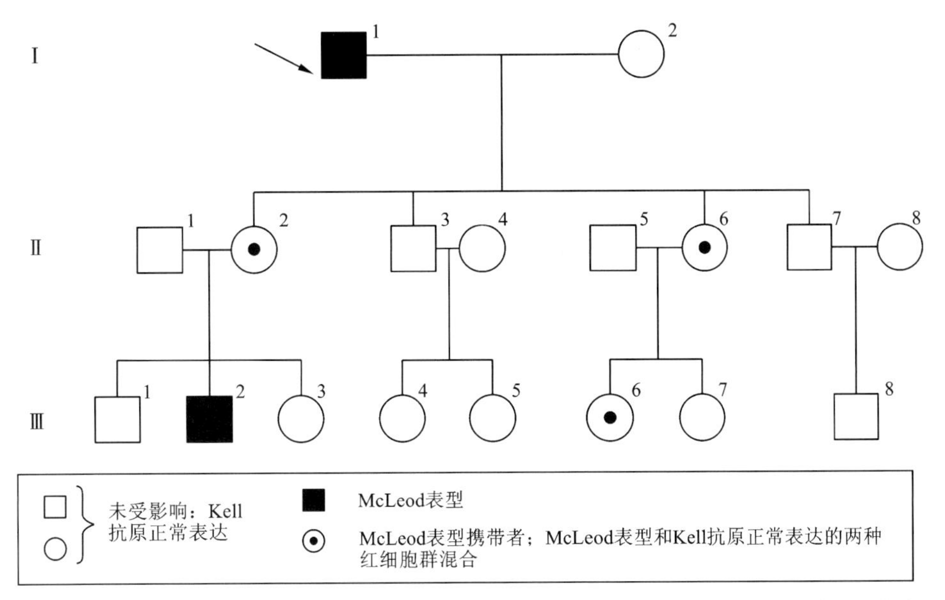

注：该家系显示性连锁隐性性状将会在所有遗传该性状特征的男性中表达；而女性只有该性状的纯合子才能表达；该性状隔代遗传，并通过女性携带。

图 9-10 性连锁隐性遗传

六、自由分离和自由组合定律

性状从一代传递至下一代遵循一定的模式或定律。自由分离定律是指同源染色体在减数分裂时分离，并随机分配到配子中。1 对等位基因中只有 1 个会传递至下一代，且配子接受亲代同源等位基因的机会均等。这些染色体在受精时随机组合，自由地分离，并从一代传递至下一代。图 9-11 中的家系展示了 9 号染色体上 ABO 等位基因的自由分离。

自由组合定律是指多种性状的等位基因之间是相互独立的遗传。也就是说，1 个等位基因（如 9 号染色体上的 *B* 等位基因）的遗传不会影响另一个等位基因的遗传（如 4 号染色体上编码 M 抗原的 *M* 等位基因）。图 9-11 的家系阐述了这一原则。

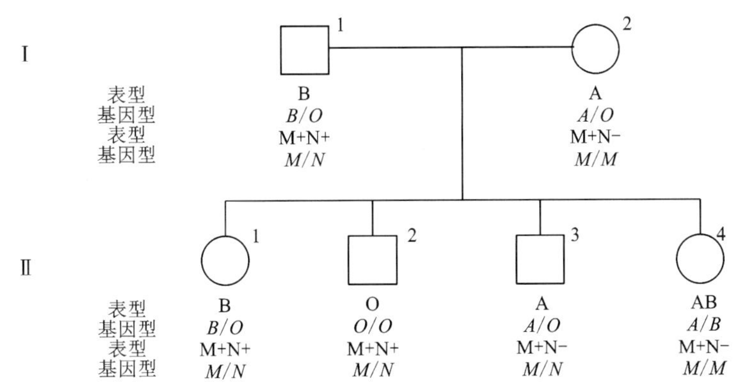

注：亲代 ABO 等位基因随机传递（自由分离），每个孩子遗传了不同的组合；这一家系还显示编码 ABO 和 MNS 血型抗原的等位基因是相互独立遗传的。

图 9-11 自由分离与自由组合通过 1 个家族的血型等位基因遗传显示

第四节 结构变异

一、连锁与互换

连锁是指同1条染色体上的2个基因一起遗传的现象。如编码RH系统抗原的*RHD*和*RHCE*，均位于1号染色体，是不会独立分配的连锁基因座。

互换是指同源染色体之间遗传物质的交换（图9-4）。在这个过程中，1条染色体单体上的片段（和相关基因）与另1条染色单体上的相应片段（和相关基因）交换位置；这些片段重新连接，一些基因变换了所在染色体。因此，互换是遗传物质洗牌的一种方式。由于互换可使染色体上产生新的基因组合，因此也被称为**重组**，被重新编排的染色体可称为**重组子**。图9-12以1号染色体为例解释了互换和重组。

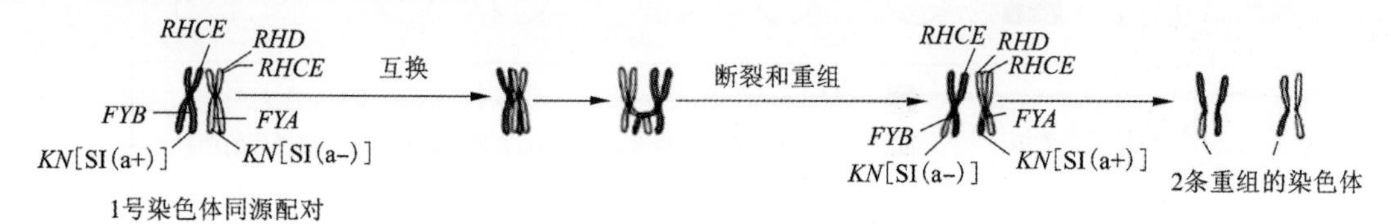

注：以1号染色体为例，紧密联系的RH基因，*RHD*和*RHCE*，位于1号染色体短臂的顶端；*FY*和*KN*定位在染色体的长臂上，并不存在连锁；在减数分裂期间，在同源染色体配对和染色体断裂的部分之间发生交叉互换重新加入到同伴染色体上；1号染色体的长臂交叉导致了*FY*和*KN*基因重组，这样一来，编码Fy^b抗原的基因就会与1种编码KN系统的Sl(a-)表型的基因一起遗传。

图9-12 互换和重组

同1条染色体上携带的不紧密相连的2个基因座可被称为**同线基因**。例如，*RH*和*FY*基因座，均位于1号染色体，但它们之间距离较远（*RH*位于短臂而*FY*位于长臂），可发生互换并自由组合，因此称为同线基因。

同1条染色体上2个基因发生互换的频率是2个基因间距离（以厘摩cM为单位）的1种衡量手段；2个位点的距离越远，发生互换（和重组）的可能性越大。相反，距离非常近（相连接）的基因倾向于不发生重组，同时传递至下一代。2个基因间互换的程度可通过分析候选基因的系谱信息和重组的程度来计算。连锁分析的传统方法需要使用对数优势记分法（logarithm of the odds，LOD）[36]。连锁分析的基本原理是已构建的基因之间的相对位置和距离以及映射到哪位染色体上。Lutheran（*LU*）和ABH分泌基因（*SE*或*FUT2*）是第1个被发现的常染色体连锁遗传案例，如图9-13所示。

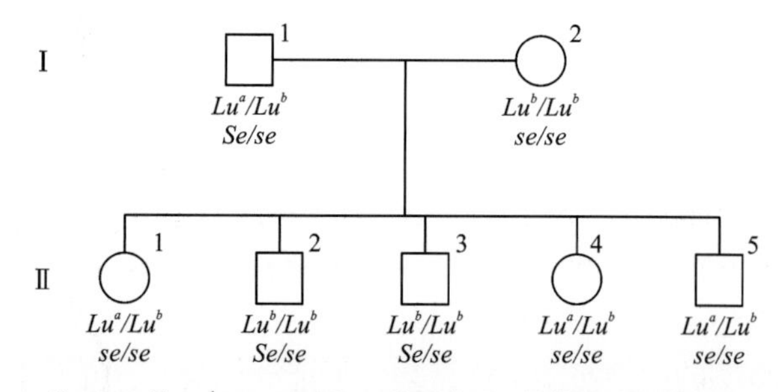

注：I-2是Lu^b（*LU*B*）和*se*的纯合子，并传递这些等位基因给她的后代；I-1是双重杂合子[Lu^a/Lu^b（*LU*A/B*）和*Se/se*]，Lu^b（*LU*B*）与*Se*一起遗传，Lu^a（*LU*A*）和*se*一起遗传，显示*LU*和*Se*（*FUT2*）之间的连锁；需要对几个这样的信息家系进行分析才能以在统计学上确认连锁。

图9-13 LU和SE(FUT2)的连锁

尽管互换很容易在距离较远的基因中发生，仍有少数在同一条染色体上距离较近或紧密相连的基因发生重组的案例。4号染色体上编码MN（*GYPA*）和Ss（*GYPB*）抗原的基因就是一个这样的例子，已由Daniels作综述[24]。

二、连锁不平衡

如前文所述，紧密相临座位上的基因倾向于一起遗传，并形成1个**单体型**（同一条染色体上2个或以上紧密相连座位上基因的组合）。编码MNS抗原的等位基因可通过4种单体型遗传：*MS*、*Ms*、*NS*和*Ns*[在国际输血协会（International Society of Blood Transfusion，ISBT）等位基因术语中，这些单体型可

以分别写成 *GYPA* * *M*-*GYPB* * *S*、*GYPA* * *M*-*GYPB* * *s*、*GYPA* * *N*-*GYPB* * *S*、*GYPA* * *N*-*GYPB* * *s*]。由于连锁基因不会独立分配，每1种单体型编码的抗原在种群中出现的频率与随机分配的频率不同。如果 *M* 和 *S* 不是连锁遗传，那么M+和S+在人群中的频率应为17%（从频率计算），但是实际观察到的 *MS* 单体型的频率为24%（通过检测和家系分析得到的数据）[24]。这种2个或以上连锁基因座位形成的特定组合一起遗传且比预期出现概率更高的现象称为**连锁不平衡**。

第五节 嵌合现象

在输血医学中，标本产生混合凝集的现象并不罕见。通常嵌合现象是由于输入献血者红细胞或干细胞移植人工诱导的结果。比较罕见的情况是，混合凝集现象来自于真正的**嵌合体**，即具有来自多个合子的双重细胞群体的人。事实上，第1个人类嵌合体的实例是1名女性献血者在抗原分型时表现为混合凝集而发现的。大多数人类嵌合体可以分为双生嵌合体或四配子（双精）嵌合体。嵌合现象不是一种遗传疾病[37]。

胎盘血管吻合导致两个胎儿之间血液混合，造血干细胞迁移至对方的骨髓中，从而形成双生嵌合体。双胞胎中每个胎儿可能有2种不同的细胞群（红细胞和白细胞），即自身的遗传细胞群和另一个胎儿的细胞群。双胞胎中2个细胞系的百分比往往不同，主细胞系不一定是自体细胞系，并且两种细胞系的比例在整个生命期内可能会改变。嵌合双胞胎具有免疫耐受性，它们自身的红细胞中缺少A或B抗原，但在植入的双胞胎细胞上存在A或B抗原时，它们也不会产生针对A或B抗原的抗体。除红细胞外，这种耐受现象也可体现在混合淋巴细胞培养试验阴性以及可以互相接受对方的皮肤移植。

在双生嵌合体中，双细胞群仅限于血细胞。四配子嵌合体或双精嵌合体在所有组织中呈现嵌合现象，通常因为不孕不育而被发现，而不是因为红细胞双群。导致四配子嵌合体发育的机制未知，但是可确定的是由2个受精卵融合并发育成一个含有2个细胞谱系的人而产生。

通过医疗干预和分裂活跃的细胞转移而产生的嵌合体更为常见，例如造血干细胞移植[37]。然而，基于DNA分析预测红细胞表型发现具有双重红细胞人群的嵌合体现象比过去更普遍，嵌合现象也造成了母权纠纷[38,39]。

第六节 基因位置效应

等位基因在同1条染色体上称为**顺式位**（*cis*），而等位基因位于2条同源染色体的相对位置称为**反式位**（*trans*）。顺式位等位基因常相连并一起遗传，而反式位等位基因则自由分离。

过去常用Rh血型系统来解释顺式和反式的意义。例如，*DCe*/*DcE* 基因型用来描述1个 *DCe* 单体型在 *cis* 位置上有 *C* 和 *e* 等位基因，1个 *DcE* 单体型在 *cis* 位置上有 *c* 和 *E* 等位基因，而 *C* 和 *E*、*c* 和 *e* 在不同的单体型上，即在 *trans* 位上。在这种排列下，*C* 和 *e* 通常一起遗传，而C和E则不会。前文提到Fisher-Race理论，认为 *RH* 基因座含有3个基因，1个基因负责编码C和c抗原，另一个基因负责编码E和e抗原。相反，基因组分析提示只有1个基因（*RHCE*）编码1种携带CcEe抗原的蛋白，*RHCE* 基因具有4种等位基因（*RHCE* * *Ce*、*RHCE* * *cE*、*RHCE* * *ce*、*RHCE* * *CE*）。因此，对于Rh系统而言，*DCe* 是1种单体型，且 *RHD* 等位基因与 *RHCE* * *Ce* 等位基因是 *cis* 排列。

红细胞抗原的表达可被基因或蛋白之间的相互作用修饰或影响，主要表现为抗原表达减弱。1条染色体上单体型的表达影响另1条染色体上单体型的表达，称为"**位置效应**"，该现象可在Rh抗原表达时出现。当 *Ce* 单体型（注意：*RHD* 基因缺失）在 *trans* 位上为编码D抗原的单体型时，通常表现为D抗原表达显著减弱，产生弱D表型。当此编码D抗原单体型与 *ce* 或 *cE* 一起遗传时，D抗原正常表达。这种抗原表达减弱的原因尚不清楚，但可能与基因表达水平不同及细胞膜蛋白组装改变有关。当红细胞表达KEL系统的 Kp^a 抗原时，同一等位基因编码的其他KEL系统抗原受到抑制（顺式修饰效应）。当 *trans* 位上有1个沉默的 *KEL* 基因（K_0 基因），该现象最为明显。Kp^a 氨基酸改变，不利于Kell糖蛋白转运至红细胞表面，因此由 Kp^a 运载至红细胞表面的Kell糖蛋白数量显著减少。

第七节 血型抗原表达的遗传修饰因子

遗传修饰因子是指可影响另一个或多个基因表

达的基因或基因座。遗传修饰因子可与它们所修饰的基因不相连或独立遗传，例如，位于染色体19p13.3-p13.12 上的 *KLF*1，编码红细胞 Krüppel 样因子(erythroid Krüppel-like factor，EKLF)，EKLF 是对于红细胞终末分化至关重要的基因表达所必需的转录因子。Singleton 等[40]首先发现杂合性 *KLF*1 核苷酸变异与显性 Lu(a-b-)表型有关[9]，也被称为***In*(*Lu*)表型**。这种杂合性主要表现为 Lutheran 系统抗原、P1、In^b 和 AnWj 抗原表达减弱。X 连锁的 *In*(*Lu*)表型与转录因子 GATA1 的突变有关，该转录因子由 X 染色体携带的 *GATA*-1 基因编码，也是红细胞和巨核细胞分化的关键因子[41]。对上述红细胞抗原中的一种或多种进行分型有助于区分 *In*(*Lu*)表型和 Lu(a-b-)表型，也可对相关基因进行测序来区分。

血型系统另一个非连锁的修饰因子例子是调节型 Rh_{null}(与 amorph 型不同)。已通过家系研究发现定位于 *RHAG* 的沉默突变，*RHAG* 是一个位于 6 号染色体上的编码 Rh 相关糖蛋白 RhAG 的基因。Rh 抗原表达需要红细胞膜表达 RhAG。*RHAG* 也被发现携带与 Rh_{mod} 表型相关的变异[9]。

一些红细胞抗原在表达时需要 2 个或以上独立基因产物的相互作用。红细胞膜中必须有携带 M 和 N 抗原的糖蛋白 GPA 的 75~99 位氨基酸，才能表达带 3 蛋白携带的 Diego 血型系统 Wr^b 抗原。RhD 和 RhCE 缺失(Rh_{null})可导致红细胞上缺乏 LW 抗原，且由 GPB 编码的 U、S、s 抗原缺失或减弱，再一次证实了 2 个或以上血型基因产物在红细胞膜表面的相互作用。

红细胞上 ABO、H、Lewis 和 I 抗原的表达和分泌需要一系列多个基因座的基因产物相互作用。这些抗原是糖蛋白或糖脂携带的糖类基团。糖类抗原的基因不编码膜蛋白，而是编码一种糖基转移酶，即催化免疫基团单糖转移的糖基转移酶。单糖通过逐步组装形成携带糖类抗原的寡糖链。每一种单糖结构由对应的糖基转移酶转移，因此，双糖需要 2 个基因，三糖需要 3 个基因，依此类推。如果一个基因座编码的酶出现遗传变异而表达不活跃，可阻止或修改其他基因产物表达。H 基因编码的产物是 A、B 抗原合成的前体，因此，如果 H 基因发生沉默，则不能形成 A、B 抗原。*ABO* * *A* 和 *ABO* * *B* 等位基因突变可能导致糖基转移酶功能减弱或失活。ABO、H、Lewis 和 I 抗原的生物合成见本书第 10 章。

第八节　群体遗传学

群体遗传学是关于基因的分布模式以及维持或改变基因(或等位基因)频率的影响因素的研究。群体遗传学的基本理解以及可简单代数计算的应用，在输血医学中对于亲缘关系鉴定很重要，其相关的知识可以应用于临床，例如预测对红细胞抗原产生抗体的患者找到相容血液的可能性。首先定义 3 个常用术语，这样有助于理解它们的准确用法。**“频率”**用于描述在遗传水平上的流行情况，即群体中等位基因(基因)的出现频率。**“流行率”**用于描述在表型水平上永久遗传特征的发生率，例如，任何给定群体中的血型。**“发病率”**用于描述在某个群体中随时间变化的疾病发生率，例如 1 种疾病的发生率。

一、表型流行率

血型抗原或表型的流行率通过在同一种族的随机大样本中利用特异性抗体来检测红细胞并计算阳性和阴性反应的百分比可以确定。所测试的群体越大，结果越有统计学意义。对于对偶抗原，表型流行率的百分比总和应等于 100%。例如，在 FY 血型系统中，非洲种族的 1 个随机群体中的 Fy(a + b -)、Fy(a-b +)、Fy(a + b +)和 Fy(a-b-)表型的流行率分别为 9%、22%、1%和 68%；这些百分比的总和为 100%。如果 1000 个欧裔献血者的红细胞用抗-c 检测，800 个标本是阳性的，200 个是阴性的，则 c + 表型的流行率为 80 %，c- 表型的流行率为 20 %。因此，在该献血者群体中，大约 20 % 的 ABO 相容的血液应该与产生抗-c 的患者血清/血浆相容。

二、抗原阴性表型的计算

当为具有针对 1 种或多种红细胞抗原的抗体的患者提供血液时，可以使用简单的计算来估计需要测试的献血者数，以找到所需抗原组合。如果抗原是彼此独立遗传的，为了计算组合的抗原阴性表型流行率，可将每种单一抗原的流行率相乘。当抗原由密切关联的等位基因编码并且作为单体型遗传(M、N、S、s)或属于相同载体蛋白(C、c、E、e)编码时，这种方法并不有效。例如，如果某患者同时含有抗-K、抗-S 和抗-Jk^a，需要 3 单位的血液，抗原阴性表型发生率和找到它们需要检测的单位数量，可以计算如下：

(1)欧洲献血者流行率：K−=91%；S−=48%；Jk(a−)=24%。

(2)每个抗原阴性的献血者的百分比以十进制表示，并相乘：0.91(K−)×0.48(S−)×0.24[Jk(a−)]=0.1048。

(3)0.1048换算成%=0.1048×100%=10.48%。

(4)10.48%代表发生率=10.48/100，约等于1/10。

(5)因此，10个ABO相容的红细胞中预期大约有1个是K−，S−，Jk(a−)的红细胞。

(6)所述患者需要3单位红细胞，因此平均来说，需要检测30单位的血液。可通过下述公式计算：

$0.1/X=3$；

$X=3/0.1$；

X=30单位。

特定抗原(或表型)的流行率可以随种族不同而变化[5]，所以组合抗原阴性表型流行率宜基于献血者群体中的主要种族。

三、等位基因频率

等位基因频率是在某一时间内某一群体中，特定基因座上，某一基因在所有等位基因数量中所占的比例。该频率可以从群体中每种表型的流行率来计算。在检测的群体标本中，任何给定基因座的等位基因频率的总和必须等于100%(或在代数计算中为1)。群体中的基因型频率是指某一基因型个体占取样群体基因型数的比例。

四、Hardy-Weinberg平衡定律

如果没有选择、突变、迁移或非随机婚配这些因素影响(以上事件仅在不受控制地发生时才能产生影响)，任何相对较大的群体中每一代的基因频率都趋向于保持恒定。根据英国数学家Hardy和德国医生Weinberg提出的原则，基因频率达到平衡。这种平衡可以用代数项表示为Hardy-Weinberg公式：

$p^2+2pq+q^2=1$

如果两个等位基因(通常称为A和a)分别具有p和q的基因频率，则纯合子和杂合子以如下比例存在于群体中：

$AA=p^2$；$Aa=2pq$；$aa=q^2$

在这样的两等位基因系统中，如果1个等位基因的基因频率，即p，是已知的，则q可以通过$p+q=1$计算。

Hardy-Weinberg方程可以用于从抽样群体中的表型流行率来估计基因型频率，反过来也可以从基因频率来确定基因型频率和表型流行率。该方程在血型遗传学中具有许多应用，其用途如下所示。例如在欧洲人群体中，编码K(*KEL*01*)或k(*KEL*02*)的两个等位基因的频率计算如下：

*KEL*01*等位基因的频率=p；

*KEL*02*等位基因的频率=q；

*KEL*01/01*基因型的频率=p^2；

*KEL*01/02*基因型的频率=2pq；

*KEL*02/02*基因型的频率=q^2。

K抗原在9%的欧洲人的红细胞上表达；p^2+2pq=携带*KEL*01*并且是K+人的频率。

因此，$p^2+2pq=0.09$。

$q^2=1-(p^2+2pq)$=携带*KEL*02/02*且K−的人的频率；

$q^2=1-0.09$；

$q^2=0.91$；

$q=\sqrt{0.91}=0.95$ =*KEL*02*的频率。

因为两个等位基因的频率的总和必须等于1.00：

$p+q=1$；

$p=1-q$；

$p=1-0.95$；

$p=0.05$ =*KEL*01*的频率。

一旦已经计算了*KEL*01*和*KEL*02*的等位基因频率，就可以计算k+(包括K+k+和K−k+两者)和K+(包括K+k−和K+k+两者)的百分比：

k+的流行率$=2pq+q^2$

$=2\times(0.05\times0.95)+(0.95)^2$

$=0.9975\times100\%$

=计算所得流行率为99.75%(观察所得k+表型的流行率为99.8%)。

K+的流行率$=2pq+p^2$

$=2(0.05\times0.95)+(0.05)^2$

$=0.0975$

$=0.0975\times100$ =K+的计算所得流行率为9.75%(观察所得K+表型的流行率为9%)。

已知基因频率 *KEL* * 01(p)= 0.05 和 *KEL* * 02 = 0.95，Hardy-Weinberg 方程也可以用于计算 3 种可能的基因型 *KEL* * 01/01，*KEL* * 01/02 和 *KEL* * 02/02 的频率：

$p^2 + 2pq + q^2 = 1$。

KEL * 01/01 频率 = $p^2 = 0.0025$；

KEL * 01/02 频率 = $2pq = 0.095$；

KEL * 02/02 频率 = $q^2 = 0.9025$。

如果抗体可用于检测感兴趣的等位基因的产物(在该实例中为抗-K 和抗-k)，则等位基因频率也可以通过表 9-3 所展示的方法直接计数获得。通过直接检测获得的等位基因频率是对采样群体的**观察频率**，而通过基因频率计算(上述)获得的等位基因频率是**预期频率**。上面的各种计算，应用于两个等位基因情况时，是相对简单的；对于 3 个以上等位基因频率的计算则复杂得多，且超出了本章的范围。

表 9-3 直接计算法计算 *K*(*KEL* * 01)和 *k*(*KEL* * 02)等位基因频率(假设没有无效表型)

表型	人数	等位基因数量	K (*KEL* * *01*)	k (*KEL* * *01*)
K+k-	2	4	4	0
K+k+	88	176	88	88
K-k+	910	1820	0	1820
总数	1000	2000	92	1908
等位基因频率			0.046	0.0954

注：随机抽取 1000 人检测 K 和 k 抗原，在 KEL 基因座上总共有 2000 个等位基因，因为每个人都有 2 个等位基因，来自各自父母；因此，有 2 个人有 K+k-的表型(每个人都有 2 个等位基因)总共有 4 个等位基因；加上 K+k+组中的 88 个 K(KEL * 01)等位基因，总共 92 个 K(KEL * 01)等位基因，等位基因频率为 0.046(92÷2000)。k(KEL * 02)等位基因的频率是 0.954(1908÷2000)。

对于某一特定群体，如果 1 个遗传性状例如红细胞抗原的流行率是已知的，则可以应用 Hardy-Weinberg 方程来计算等位基因和基因型频率。当群体足够大使偶然性不能改变等位基因频率并且婚配是随机的，则 Hardy-Weinberg 平衡定律是有效的。在应用 Hardy-Weinberg 平衡原理时，须假定不存在特定性状的选择优势或劣势和其他影响因素，例如突变或群体迁移。当满足所有这些条件时，可以说基因库处于平衡状态，从一代到下一代等位基因频率不会发生改变。如果条件不满足，等位基因频率可以在几代都发生变化，并且可以解释群体之间等位基因频率的许多差异。

第九节 亲缘关系鉴定

多态性是区分人的遗传特征或遗传标记。血型系统拥有最多的等位基因(多态性也最多)，因此对确定亲缘关系辨别力最高且最有用。血液是可被检测的遗传特征的丰富来源，包括红细胞、HLA 和血小板抗原。红细胞和 HLA 抗原容易鉴定，具有多态性，并遵循孟德尔遗传学定律。系统的多态性越大，找到两个完全相同的人的机会则越少。仅 HLA 系统的广泛多态性就可以在有亲子纠纷案例中排除超过 90%的非生父。然而，血清学确认身份的方法已被 Jeffreys 和其同事开创的基于 DNA 的检测[42](称为 DNA 指纹图谱，DNA 图谱)所超越和取代[43,44]。不同长度的 DNA 的串联重复序列主要出现在非编码基因组 DNA 中，并且根据重复区的大小将它们分成不同的组。这些串联重复序列在个体之间的变化相当广泛，所以相同数目的重复序列几乎不可能出现在两个人上，即使这些人是亲属关系。小卫星位点[也称为可变数量的串联重复(variable number of tandem repeats，VNTR)]具有 9~80 个碱基对的串联重复单元，而微卫星位点[也称为短串联重复(short tandem repeat，STR)]由 2~5 个碱基对串联重复组成[45]。

常用于测定 VNTR 和 STR 序列是根据 DNA 片段大小的电泳分离。DNA 图谱涉及选择性的信息量丰富的 VNTR 和 STR 基因座扩增(该扩增使用到基因座特异性寡核苷酸引物)以及随后**聚合酶链反应**(polymerase chain reaction，PCR)产物大小的测量。整个人类基因组中已绘制了数百个 STR 基因座，许多已经应用于身份确认。不同 STR 基因座(通常至少 12 个)的分析可绘制某个人的 DNA 图谱，几乎可以保证对此人(或双胞胎)是唯一的。DNA 指纹图谱是 1 种强大的工具，不仅用于身份确认和群体遗传学，而且可用于监测骨髓移植后的嵌合现象[46]。STR 分析也被用于监测器官移植后的移植物抗宿主病，特别是肝脏移植[47]。随着**下一代测序技术**(next-generation sequencing，NGS)的出现，正研发 SNV 测序谱用于基因鉴定[48]。

亲子鉴定案件中，如果疑父不能被亲子鉴定结果所排除，可以计算他作为父亲的概率。该计算比较了疑父传递父系专性基因的概率与任何其他随机选择的来自相同种族或族裔群体的人传递基因的概率。结果表示为概似比（亲权指数）或百分比。AABB 已经为进行亲缘关系鉴定的实验室制定了标准和指导文件[49]。

第十节　血型基因图谱

基因图谱是指基因座被定位到染色体某个位置的过程。血型基因的初始图谱是通过检测多个家庭的红细胞抗原来完成的。谱系分析用作目的基因之间重组的证据，以排除或建立血型与另一标记或已知染色体位置的连锁关系。

通过证明编码 FY 血型系统抗原的基因与 1 号染色体的遗传畸形有关，该基因成为首个被定位至染色体的基因[50]。随后，重组 DNA 方法被用于建立基因的物理位置。2003 年完成的人类基因组计划[51]构建了物理基因图，显示了基因座的位置，并且标识了以 DNA 碱基对表示的基因座之间的距离。2015 年完成的“千人基因组计划”创建了最大的人类遗传变异公共目录[52]。

目前，ISBT 认可的血型系统有 39 种[10]。所有血型基因都已被克隆并有各自的染色体定位（表 9-1）。最近定位的一些血型抗原基因使用了多种方法，包括多肽测序、大规模平行测序和生物信息学方法。通过两种不同的方法确定了 VEL 血型系统的定位。Storry 等[18]对来自瑞典的 20 个 Vel 阴性个体进行了 SNV 图谱，确定了 1 号染色体上的一个区域与 Vel 阴性表型有关[18]。另有研究对红细胞中表达的几个候选基因进行了测序，在 Vel 阴性个体的 *SMIM1* 中发现了 17 个碱基对缺失。详细的基因图谱制作程序信息超出了本章的范围，但相关综述可见参考文献[12]。

第十一节　基因、蛋白质和血型术语

基因和蛋白质的命名由人类基因组组织（Human Genome Organization，HUGO）基因命名委员会规定[53]。基因缩写符号和较长的描述性名称均由 HUGO 批准。基因符号用斜体书写（如 *KEL*）。基因可能有一个或多个别名，如编码 FY 血型系统抗原的 *ACKR1*，有几个别名——*DARC*、*CD234* 和 *ISBT* 基因名称 *FY*。血型抗原基因的基因座参考基因组（Locus Reference Genomic，LRG）记录（包括精选的基因组、转录本和蛋白质参考序列），正在开发之中[54]。基因编码区的核苷酸坐标以翻译起始密码子 ATG 的 A 开始编号。因此，*FY* 基因中决定 Fy^a 或 Fy^b 抗原表达的 SNV 定位表示为 *FY c.* 125，杂合子可写成 *FY c.* 125*A/G*，先写在参考序列中的核苷酸（即本例中的 A）。多肽的坐标从成熟蛋白质的第 1 个氨基酸开始编号。因此，Fy^a 或 Fy^b 抗原的氨基酸决定子的位置可表示为 FY p. Asp42Gly，先写参考蛋白中的氨基酸（即本例中的 Asp）。

血型抗原最初使用字母符号命名（如 A/B、C/c），或者以红细胞携带该抗原的先证者或第 1 个制备该抗体的人命名（如 Duclos），也使用过标有上标的字母的符号（如 Lu^a、Lu^b、Jk^a、Jk^b）和加了数字的术语（如 Fy3、Jk3、Rh32）。在血型系统中，使用不止 1 种方案命名抗原（如 KEL 血型系统：K、k、Js^a、Js^b、K11、K17、TOU）。

1980 年，ISBT 成立了红细胞表面抗原术语工作组[10]。工作组负责开发 1 个统一的命名规则使“人工和机器均可读”并“符合血型的遗传基础”。**血型系统**是由单个或多个抗原组成的，这些抗原在由单基因座或 2 个或多个同源基因控制表达。因此，每个血型系统在遗传上独立于其他血型系统，并由 1 个单基因或基因簇（2 个或 3 个同源基因组成）表达。

抗体与特定无效表型的红细胞不反应不足以将相应的抗原分配到某个血型系统。一些无效表型是基因抑制或修饰的结果，可能同时有多个血型系统的抗原表达受抑制。例如，Rh_{null} 表型不仅缺乏 Rh 抗原，也缺乏 LW 系统抗原、Fy5 抗原（FY 系统），有时还缺乏 U 抗原（MNS 系统）。同样地，血型抗原必须通过家系研究显示具有可遗传性，或者必须证明抗原的表达与其编码基因的核苷酸序列变异相关，才能被 ISBT 术语工作组分配抗原状态。血型抗原必须可通过相应抗体进行血清学检测，仅通过 DNA 分析检测到多态性但缺少相应抗体也不能称之为血型抗原。

ISBT 术语工作组建立了 1 个由大写字母和阿拉伯数字组成的术语，用以表示血型系统和抗原[10,55]。每个血型系统也可以通过 1 组数字来标识（例如，ABO 系统 = 001；Rh 系统 = 004）。类似地，系统中的每个抗原分配 1 个数字(例如，A 抗原= 001；B 抗原= 002；D 抗原= 001)。因此，001001 即 A 抗原，004001 即 D 抗原。或者，可以省略左侧的 0，A 抗原表示为 1.1，D 抗原表示为 4.1。每个系统还有 1 个字母缩写(表 9-1 列出了血型系统名称缩写，斜体则表示基因名)，因此，KEL 是 Kell 血型系统的 ISBT 符号，Rh 的 ISBT 系统符号是 RH，D 抗原的另外 1 个名称是 RH1。这种字母数字术语，主要是为方便计算机录入而设计的，并不是理想的日常沟通方式。为了实现统一，编制了 1 个方便使用的替代名[56]。

ISBT 术语工作组定期开会，为新发现的抗原分配名称和号码。ISBT 术语工作组近日改名为红细胞免疫遗传学和血型术语工作组(Red Cell Immunogenetics and Blood Group Terminology Working Party)，负责开发、维护和监控血型基因及其等位基因的术语[10]。这些术语根据 HUGO 发布的人类基因命名法指南确定，HUGO 负责基于国际人类基因命名系统(International System for Human Gene Nomenclature)来命名基因[57]。对于抗原术语标准，表中列出了系统、抗原和表型；关于基因和等位基因术语当前状态的信息，可参见 ISBT 红细胞免疫遗传学和血型术语工作组网络资源[10]。血型系统名称、等位基因、表型和抗原 ISBT 术语的实例见表 9-4。针对特定抗原的同种抗体的临床意义差异很大[58]。

表 9-4　血型系统中 ISBT 术语的例子

血型系统名称		系统中第 1 个抗原		抗原表型示例			
传统	ISBT 符号	传统	ISBT 术语	传统	ISBT 术语	编码示例抗原的等位基因	针对示例抗原的抗体
Rh	RH	D	RH1	D+	RH：1	RHD＊01	抗-D
Kell	KEL	K	KEL1	K+	KEL：1	KEL＊01.01	抗-K
Duffy	FY	Fy^a	FY1、008001 或 8.1	Fy(a+)	FY：1	FY＊01 或 FY＊A	抗-Fy^a

第十二节　血型基因组学

如本章前面部分所讨论的，在红细胞上表达的抗原是基因的产物，并且可以通过红细胞凝集试验直接检测(只要有相关的抗血清)。血型抗原检测是输血医学实践的一个重要方面，因为如果某一抗原被输入缺乏该抗原的个体的血循环中，可引起免疫应答。

产生免疫应答的抗体会带来临床实践上的问题，例如患者/献血者输血不相容，母体/胎儿不相容，也解释了为什么输注抗原阴性血液是保障此类患者输血安全的必须因素。红细胞凝集试验简单、快速，并且相对便宜。只要操作正确，它具有适于大多数检测的特异性和灵敏度。然而，红细胞凝集试验也有其局限性；例如，很难并且通常不可能获得近期有输血史的患者或者免疫球蛋白 G (immunoglobulin G，IgG)包被红细胞的准确表型，并且一些分型试剂短缺或不可获取。因为编码 39 种已知血型系统的基因已被克隆和测序，并且大多数血型抗原和表型的遗传基础也已知，几个最近被发现的血型抗原基因使用了基因组学方法，如通过 SNV 分析发现了 JR 抗原基因[15]，通过 NGS 发现了 Vel 阴性个体的基因[19]。此外，靶向外显子组测序已被用于解决疑难血清学病例[59]。

基于 DNA 的方法(基因分型)越来越多地被用作预测血型表型的 1 种间接方法。这种方法已经将血型基因组学，通常被称为“分子免疫血液学”，引入输血医学实践。通过测试 DNA 进行血型抗原的预测对于大多数抗原是简单和可靠的，因为大多数抗原的 SNV 遵循孟德尔遗传定律。例如，**对偶抗原**S 和 s 由 *GYPB* 等位基因调控，其仅相差 1 个核苷酸(S 是 143T，s 是 143C)，导致蛋白质序列相差 1 个氨基酸，S 的第 48 位残基是甲硫氨酸，而 s 的是苏氨酸(命名为 c.143T> C p.Met48Thr)。

详细的血清学和遗传研究(包括全基因组测序)已经表明，对于一些系统，尤其是 ABO 和 Rh，具有比表型更多的等位基因。已经鉴定了上百个不同的负责编码 4 种 ABO 血型的糖基转移酶的等位基因，并且 *A* 或 *B* 等位基因中的单个核苷酸变异可导致无活性的转移酶和 O 型表型（参见本书第 10 章）。常见的 Rh 抗原 D、C/c 和 E/e 的检测对于大多数群体并不复杂，但在一些种族中其抗原表达相当复杂。包含编码弱 D 或部分 D 表型，有超过 500 个 *RHD* 等位基因；包含编码改变的或新的杂合 Rh 蛋白，有超过 150 个 *RHCE* 等位基因，其中一些导致弱抗原表达（见本书第 11 章）。RH 基因分型，特别是在少数群体中，需要对基因的多个区域进行取样和比对。

一、预测血型抗原表型的分子生物学方法

用于分子基因分型的基因组 DNA 可以从有核细胞中提取出来。外周血单个核细胞（mononuclear cells，MNC）是目前最常用于预测红细胞表型的标本类型。如果患者的 MNC 计数较低，无法从外周血中提取 DNA，则可用口腔拭子替代。在骨髓移植受者中，如果抗体形成提示植活失败，也可使用口腔拭子进行基因分型。可用红细胞中的信使 RNA（messenger RNA，mRNA）形成互补 DNA（complementary DNA，cDNA），研究不同转录本的剪接或克隆，以确定血型抗原基因的多个 DNA 变异体是顺式还是反式。

大多基于 DNA 的检测都包括通过 PCR 扩增目标基因序列，然后进行各种下游分析（见第 8 章）。基因分型方法可以根据其在核苷酸水平上的分辨率来分类。任何基于 PCR 的检测方法都可能导致假阴性结果，由于有些变异会抑制变异基因的扩增或检测，导致未能检测到这些因基因变异而产生的等位基因，这种现象叫做**等位基因丢失**（allele dropout）。

低分辨率分子方法通常用于检测 DNA 样本中的 SNV 或其他遗传变异，包括**序列特异性引物 PCR**（sequencespecific primer PCR，SSP-PCR），也称为等位基因特异性 PCR，每个 DNA 样本使用 2 套引物进行扩增，当等位基因相差 1 个核苷酸时，每套引物只扩增 1 种等位基因。另 1 种低分辨率方法是使用限制性内切酶对 PCR 产物进行酶切后再 PCR 扩增［**多聚酶链反应-限制性片段长度多态性**（PCR-restriction fragment length polymorphism，PCR-RFLP）］。上述两种方法通常使用琼脂糖凝胶电泳按大小分离 DNA 片段，并对片段进行成像。这些方法效率低，不易自动化。**实时 PCR**（Real-time PCR）采用荧光探针进行定量或定性判读，该方法节约人力成本，可以自动化，但每个反应通常只检测 1 种 SNV。基于微珠或玻片的 DNA 阵列或单碱基引物延伸辅以**基质辅助激光解吸电离飞行时间**（matrix-assisted laser desorption/ionization time-of-flight，MALDI-TOF）质谱技术，使用同时扩增多个基因靶标的多重 PCR，具有同时检测多个标本的能力（通常为 48、96 或 384 个标本），可实现高通量基因分型，这些方法允许在 1 次试验中检测多个抗原。

中等分辨率分子方法包括 SNV 基因分型组合，同时检测 1 个基因中的多个变异。对于血型抗原基因分型，基于阵列和基于质谱的分析方法可用于探讨单个基因（如 *RHD*）的多种变异，来更准确地预测表型，包括弱抗原和部分抗原以及低频和高频抗原。值得注意的是，由于低分辨率和中等分辨率基因分型方法通常无法检出可抑制抗原表达的无效突变，因此这些方法都可能导致抗原预测出现假阳性。

高分辨率分子方法至少可以检测一个或多个基因的编码区域，从而获得可用于预测氨基酸序列和剪接位点的核苷酸序列。Sanger 测序是一种常用的高分辨率方法，可利用基因组 DNA 或 cDNA 的基因特异性 PCR 产生的 DNA 片段进行测序。当以 cDNA 为模板时，可以检测到剪接变异。**大规模平行测序**（massively parallel sequencing，MPS），包括 NGS，是一种高分辨率的方法，可用于对整个基因组、整个外显子组（覆盖所有蛋白质编码区域）或一组特定或目标基因组区域（如血型抗原表达的关键基因）进行测序。MPS 正在应用于研究和临床，它在个体化诊断、预后和最佳治疗方案的选择（包括血液成分）等方面具有潜能[60]。高分辨率方法比低分辨率和中分辨率方法更精确，但往往涉及更复杂的分析过程和结果判读。这些方法还可以识别使临床解释复杂化的**临床意义不明变异**（variants of unknown significance，VUS）。

分子免疫学实验室使用的方法与 HLA 分型类似，即对一个或几个 SNV 进行低分辨率分型，并对整个基因区域进行高分辨率测序。高分辨率方法通常用于调查新的等位基因，并解释血清学结果和基因型检测结果之间的差异。这些方法的应用已经由几个研究小组所综述[61-64]。

血型抗原变异的公共数据库对于研究和临床信息的共享至关重要。除了由 ISBT 工作组管理的包含表型信息的血型等位基因表外，还有其他资源可用，有针对血型抗原的[65-67]，也有更广泛的[68]，这些都是有用的人类变异目录。通过这些资源可进一步了解遗传变异对抗原表达的影响以及变异的频率。

二、分子检测预测血型的临床应用

基于 DNA 分子检测的主要应用是预测胎儿或受血者的红细胞表型，或被 IgG 包被的红细胞表型。其他应用包括解决 ABO 和 Rh 定型不符以及鉴定罕见血清学结果的分子基础。分子 DNA 分析也可为区分同种抗体和自身抗体提供信息。本节概述了目前在患者和献血者检测中使用的基于分子学的一些主要应用。表 9-5 总结了这些应用和其他临床应用。

1. 分子学检测预测红细胞表型

(1)近期输血患者

对于接受长期输血或大量输血的患者，由于存在献血者红细胞，红细胞凝集试验分型结果常不准确。DNA 分型可以避免耗时和繁琐的细胞分离方法，并且这些方法对网织红细胞分离和分型结果通常不理想。基于 PCR 的试验大多使用从外周血标本中分离的单个核细胞提取 DNA。通过靶向和扩增所有等位基因的共有区域来避免献血者来源 DNA 的干扰，因此不能检测到微量的献血者 DNA。该方法使利用输血后收集的血液标本制备的 DNA 能可靠地进行血型检测。从口腔黏膜涂片或尿沉渣分离的 DNA 也可用于检测。在产生同种抗体的输血依赖患者中，扩展抗原谱对于确定患者可能致敏的其他血型抗原有重要意义。

过去，当自身免疫性溶血性贫血患者输血时，在确定患者的红细胞表型次要抗原之前，需要费时费力地进行几种有差别的异体吸收试验以确定除自身抗体外是否存在同种抗体。通过分子检测确定患者最可能的表型，将吸收红细胞的抗原谱与患者的抗原谱相匹配，可以减少吸收试验所需的细胞类型数量。这种方法还可以将献血者的抗原谱与患者的抗原谱(常见抗原如 Rh、Jk^a、Jk^b、S、s)匹配，具有重要的临床意义。输注与具有临床意义的血型抗原匹配的血液可防止迟发性输血反应，并避免产生额外的同种异体免疫。

表 9-5　基于 DNA 分析的患者和献血者检测的应用

预测患者红细胞表型
• 近期输血后 ——帮助抗体鉴定和红细胞成分的选择 ——选择吸收红细胞
• 当无抗体分型试剂可用时(如抗-Do^a、抗-Do^b、抗-Js^a、抗-V、抗-VS)
• 区分同种抗体与自身抗体(如抗-e、抗-Kp^b)
• 当患者抗原检测阳性且可能为变异表型，检出相应抗体时(如 D 阳性患者抗-D，e 阳性患者抗-e)
• 当患者红细胞被免疫球蛋白包被时(DAT+) ——当无直接凝集抗体可用时 ——当抗原对 IgG 去除处理敏感时(如 EDTA-甘氨酸放散时 Kell 系统抗原变性) ——当检测需要用间接抗球蛋白试验但 IgG 去除技术去除细胞结合免疫球蛋白无效时 ——当抗血清反应弱，结果难以判读时(如抗-Do^a、抗-Do^b、抗-Fy^b)
• 在使用对血清学检测方法造成干扰的单克隆抗体治疗药物(如抗-CD38、抗-CD47、达雷木单抗)之前或之后，获取患者的表型
• 异基因造血干细胞移植后 ——如果出现抗体，检测患者和献血者储存的 DNA 标本(或口腔拭子)，以指导输注血液成分的选择
• 检测弱表达的抗原(如 Fy^X 表型的 Fy^b)

续表9-5

• 确定异常血清学结果的分子基础，尤其是 Rh 变异型
• 解决血型异常，如 A、B 和 Rh 血型定型异常
• 协助解决复杂血清学检测，尤其是涉及高频抗原而试剂不能获得时
• 确定胎儿是否有 HDFN 风险（母亲含有抗-D，父亲为 *RHD* 纯合子或杂合子）
预测献血者的红细胞表型：
• 筛查抗原阴性献血者
• 当抗体较弱或不可用时（如抗-Do^a、抗-Do^b、抗-Js^a、抗-Js^b、抗-V/VS）
• 大量筛查以增加抗原阴性库存
• 寻找红细胞缺乏高频抗原的献血者
• 解决血型异常，如 A、B 和 Rh 血型定型异常
• 解决由编码弱抗原或部分抗原的等位基因引起的抗原分型差异
• 抗体筛选试剂红细胞和抗体鉴定谱细胞的供者分型（如 Do^a、Do^b、Js^a、V、VS）
• 确定抗体筛选/鉴定谱细胞的供者合子型，尤其是 D、S、Fy^a 和 Fy^b 抗原

注：DAT：直接抗球蛋白试验　HDFN：新生儿溶血症。

（2）当红细胞包被有 IgG 时

对于自身免疫性溶血性贫血患者或其他患者，当红细胞包被有 IgG 时，由于免疫球蛋白与红细胞结合，直接抗球蛋白试验（direct antiglobulin testing，DAT）结果阳性，常导致血清学方法的抗原分型结果不正确。可以使用某些方法，例如用氯喹二磷酸或 EDTA-甘氨酸（EDTA-glycine acid，EGA）处理红细胞，可以去除红细胞结合的 IgG。有时这些处理方法不成功或不准确[69]，目的抗原也可能被破坏（例如，EGA 破坏 Kell 血型系统的抗原），或者无针对目标抗原的直接凝集抗体可用。分子学检测可以检测扩展的抗原谱，以选择相应抗原阴性的红细胞用于输血，与患者抗原谱相匹配。

（3）当治疗药物包被红细胞时

由于使用单克隆抗体（monoclonal antibody，MoAb）药物（如抗-CD38、抗-CD47）治疗患者的成功率越来越高，干扰物质的增加导致了几种血清学方法的失效。例如，由于 CD38 在红细胞上表达，间接抗球蛋白试验（indirect antiglobulin test，IAT）进行抗体检测时，抗-CD38 呈广谱反应。由于红细胞表面表达了大量的 CD47，因此抗-CD47 的反应性比抗-CD38 更广。此外，在某些情况下，致敏患者可能会出现最初 DAT 阳性，而在随后检测中可能为阴性。MoAbs 的检测取决于最后一次使用该药物与输血前检测的时间间隔、患者疾病诊断以及使用的血清学方法[70]。

许多实验室在患者注射抗-CD38 后使用硫醇处理的红细胞检测患者血清/血浆，但该方法不能排除针对 KEL、LU、KN、LW 和 YT 血型系统抗原的抗体。目前，一些抗-CD47 克隆正在临床试验中。为了避免 HU5F9-G4 的干扰，可以使用与 IgG4 无反应的单克隆抗体抗-IgG 或使用异体血小板或红细胞吸附试验[71]。随着试验的继续，消除不同抗-CD47 克隆干扰的方法正在开发中。

可以在患者开始药物治疗前通过分子检测获得基线基因型，以减少单克隆抗体对血清学检测的干扰。如果从全血或白细胞层提取 DNA，也可在药物治疗开始后使用分子检测来预测患者表型。患者的扩展表型可以用来预测患者可能产生的抗体。当患者接受单克隆抗体治疗时，可提供与其表型相似的红细胞进行输注[72]。

2. 基于 DNA 的分析区分同种抗体和自身抗体

当在红细胞表达相应抗原的患者中发现特异性抗体时，确定该抗体是同种抗体还是自身抗体至关重要，而分子学方法有助于输血管理。如果分子学方法预测红细胞是抗原阳性的，宜考虑通过高分辨率分子技术（如 Sanger 测序）检测血型抗原编码区域，因为该标本携带抗原的蛋白质中与参考序列相比可能存在氨基酸改变。氨基酸改变可以导致新的表位，或者传统抗原的表达改变（减弱或部分缺失)。

对于镰状细胞病(sickle cell disease, SCD)或地中海贫血等需要长期输血支持治疗并且具有同种免疫风险的的患者，区分同种抗体和自身抗体尤其重要，抗体存在将使该类患者的输血复杂化。对于非洲裔的SCD患者，常见Rh抗原(D、C、c和e)的部分表达非常普遍。这些患者经常同时含有抗-D、抗-C和抗-e，而其红细胞在血清学上表现为D+，C+和(或)e+。尽管这些患者可以对这些抗原产生同种抗体，Rh相关特异性自身抗体也很常见，区分两者对于安全的输血实践以避免溶血性输血反应(和保护稀有血液)至关重要[73, 74]。特别是迟发性溶血性输血反应，可使SCD患者处于危及生命的贫血、疼痛危象、急性胸部综合征和(或)急性肾功能衰竭的风险中。患者还可能发生超级溶血，即由于患者自身抗原阴性红细胞发生旁观者溶血，血红蛋白降至低于输血前水平。RH基因分型已经揭示了这些患者中有许多*RHD*和(或)*RHCE*等位基因变异型，其编码Rh蛋白氨基酸改变导致抗原改变或产生部分抗原。有关编码部分抗原的*RHD*和*RHCE*等位基因的详细信息，请参见第11章。

Jk^a和Jk^b自身抗体的报道并不罕见。随着编码部分Jk^a和Jk^b抗原的变异JK等位基因的发现，一些先前鉴定的自身抗体可能是同种抗体(详见第12章中“JK血型系统”一节)。JK变异的DNA分析有助于阐明这些现象。和在其他血型系统一样，JK系统遗传多态性在非洲裔人群中较高。

3. 产前分子学检测

下面将讨论的是基于DNA的检测方法对产前实践的影响。凝集试验，包括抗体效价，仅间接提示胎儿新生儿溶血病(hemolytic disease of the fetus and newborn, HDFN)的风险和严重程度。通过分子学方法预测抗原，可用于鉴别不具有HDFN风险的胎儿(即预测胎儿为抗原阴性)，母亲则不需要进行过度地监测。当母亲的血清含有与HDFN相关的IgG同种抗体，并且父亲相应抗原的状态为杂合子或不确定，或者无法检测时，宜考虑检测胎儿的DNA。有关围产期的更多细节(包括HDFN)见本书第23章。

(1)分子学检测判断胎儿新生儿溶血风险

Bennett等[75]首次报道了产前DNA检测用于预测血型表型，检测胎儿DNA中是否存在*RHD*。鉴于抗-D的临床意义，*RHD*可能是最常见的胎儿检测靶基因，但是如果遗传基础已知，胎儿任何抗原都可以用分子学检测来预测。当母体血循环中含有的IgG抗体不是抗-D时，在可能的情况下，比较明智的选择是先检测胎儿DNA的*RHD*以确定宫内输注D阴性红细胞是否必要；特别是当涉及的抗体是抗-c或抗-e时，可以避免使用罕见的rr′或rr″血液。

用于预测胎儿D表型的PCR分析是基于检测*RHD*特定部分是否存在。在欧洲人群中，D阴性表型的分子基础通常与整个*RHD*的缺失相关，其他几种分子基础也已经阐述清楚。在亚洲人群中，15%~30%的D阴性个体具有完整但无活性的*RHD*，另外一些红细胞与抗-D不反应的人为Del表型。大约1/4的非洲D阴性个体具有失活的*RHD*基因(*RHDψ*)，不编码D抗原，并且许多个体具有*RHD-CE-D*杂合基因(例如r'^S表型)。(关于RH系统的详细介绍见本书第11章。)通过分子学技术预测D分型需要检测多个核苷酸的变化。检测方法的选择取决于患者的种族和所需的辨别程度[76]。建立胎儿*KEL*基因分型方法对于确定胎儿是否具有严重贫血风险也具有重要的临床价值，因为母亲抗-K的强度通常与婴儿贫血的严重程度无关，抗-Ge3同样如此[77]。

可以通过判断胎儿是否携带与母亲抗体相对应的抗原来预测HDFN的风险。若父亲抗原为杂合表达或抗原表达不确定，宜考虑检测胎儿DNA。若预测胎儿不携带母亲抗体的相应抗原，可不需要对母亲进行侵入性且昂贵的监测。

从羊水中获得的羊水细胞是最常见的胎儿DNA来源。由于绒毛膜绒毛取样和脐带穿刺侵袭性强，对胎儿有风险，不推荐使用该方法取样。非侵入性标本可来源于在妊娠早期(5周)就出现的母体血浆中的无细胞胎儿DNA，DNA量随着胎龄而增加，从妊娠15周开始(或更早，取决于目的基因)，DNA检测结果就比较可靠[78]。由于胎儿DNA通常由较短的片段组成，所以检测能力可能比细胞DNA有限[79]。然而，由于大多数标本中的D阴性表型缺乏*RHD*基因，因此，这些检测方法对D分型特别成功。

检测基因的存在与否，没有检测单基因多态性或SNV的要求那么苛刻，例如K/k抗原状态。在一些欧洲国家，已用来自母体血浆的无细胞胎儿DNA对胎儿*RHD*基因进行常规检测[80~81]，可以让约40%怀有D阴性胎儿的D阴性孕妇避免不必要的产前Rh免疫球蛋白(Rh Immune Globulin, RhIG)治疗[82]。在多民族人群中，准确无创性胎儿*RHD*基因分型需要区分正常的*RHD*和杂交或非活性等位基因[76]。

(2)*RHD*基因分型以确定孕妇的D抗原状态

D的血清分型难以区分缺乏D抗原某些表位的部分D表型(具有D免疫风险)和弱D表型(不具有D免疫风险)。部分D型的红细胞可能通过直接或间接检测将判为D+，如果她们怀有D+胎儿，这些孕妇可能受益于预防性RhIG使用。*RHD*基因分型可以区分D变异型，以指导预防性RhIG使用和输血[64]。建议对育龄期妇女进行*RHD*基因分型，以避免1型、2型或3型弱D的女性接受RhIG，这些女性RHD同种免疫的风险很小或几乎没有，也可确定其他D变异型，非洲女性中部分D很常见，这些女性可受益于Rh免疫预防[83, 84]。

(3)父亲标本分子学检测

若母体血浆中有抗体，则宜检测父亲红细胞上的相应抗原。如果该抗原阴性，则胎儿没有风险。如果父亲抗原阳性，则可以进行**合子型**检测。合子型是指两个等位基因的数量和相似性，纯合或杂合的个体携带两个拷贝，在拷贝数存在变异的情况下，个体可以是半合子，即携带单个基因拷贝。

父亲标本的合子型检测通常在抗-D或抗-K可能引起HDFN时进行。如果父亲红细胞是K+并且母亲具有抗-K，则可以用血清学方法检测对偶的k抗原的表达。然而，许多实验室没有可用的授权试剂，所以遗传咨询师经常要求父亲进行DNA检测以确定K抗原状态。如果父亲红细胞是K阴性，则母亲抗-K很可能是通过输血或由其他性伴侣致孕而免疫产生。

当使用分子学方法检测父亲的*RHD*合子型时，由于D抗原阴性表型由多个不同的遗传事件导致，常需要使用多种检测方法才能准确鉴定*RHD*合子型，特别是对于非欧裔人群。如果父亲是纯合子(携带两个功能性*RHD*等位基因)，他所有的孩子都将是D+，且其伴侣每次怀孕都要监测。如果父亲是杂合子，胎儿有50%的风险。确定胎儿表D型可以避免不必要地妊娠监测以及不必要地使用免疫调节药物。

4. 分子学技术筛选抗原阴性献血者

采用基于DNA的分型预测献血者抗原谱来寻找抗原阴性的血液成分是大多数血液中心的常规做法，特别是没有合适的抗体可用时。由于DO抗原的红细胞分型非常困难，最常见的方法之一是Do^a和Do^b分型。许多其他特异性抗体不能用于大规模献血者筛选，比如抗-Hy、抗-Jo^a、抗-Js^a、抗-Js^b、抗-C^W、抗-V和抗-VS。

许多血液中心使用红细胞基因分型组合，可在1次检测中筛选多种次要抗原，并且已用于献血者大规模筛选。美国食品药品监督管理局(Food and Drug Administration, FDA)许可的平台现已上市，扩展抗原谱检测结果可标记于献血者血液成分上。该做法不仅通过扩展次要抗原和一些高频抗原的组合来增加抗原阴性库存，还使得为患者提供分子学匹配的血液成分成为可能。获批的可预测ABO和RhD的基因检测不能用于标记献血者血液成分。

5. 分子学方法解决血清学分型不一致

在血液中心或医院输血科，献血者或患者的两次血清学分型结果不一致并不罕见。这种不一致可能包括当次血型与历史血型不一致，或者当前标本上的两次分型结果不一致。在后一种情况下，这种不一致可能是由使用两种不同的方法(如固相检测和试管检测)导致，也有可能是由使用两种不同的试剂(如单克隆抗血清和多克隆抗血清)所导致。分子学方法可用于调查这种不一致。这些方法通常侧重于排除已知与抗原分型可变性相关的变异抗原。应用分子学方法解决血清学分型异常的示例如表9-6所示。详细讨论ABO和RhD分型不一致的原因超出了本章的范围，一些刊物中描述了处理这些情况的方法[86-88]。

6. 分子学检测确认献血者D抗原类型

血液中心必须使用血清学方法检测献血者的弱D表型，以避免将血液成分标记为D阴性，而导致输注该红细胞后患者产生抗-D。一些具有非常弱的D表达的献血者(2型弱D和Del型)，使用目前的方法会标记为D-，而不是D+。血清学试剂未检测到的弱D红细胞的发生率约为0.1%(但是可能会因为检测方法和群体而异)。尽管临床意义尚未确定，但是具有弱D表达的献血者红细胞与同种免疫相关。虽然RHD基因分型可用于确认D阴性献血者[89]，但目前还没有高通量和低成本的平台。

7. 分子学检测用于为携带Rh变异且已产生Rh免疫的患者寻找匹配的献血者

在非洲个体中常见 Rh 变异抗原表达[90, 91]。针对 Rh 变异抗原的抗体，比如抗-hr^B 和抗-hr^S，与 SCD 患者换血后镰状血红蛋白（sickle hemoglobin，HbS）下降不理想有关，也与输血反应和(或)单核细胞单层试验不相容性有关。在某些病例中，患者受益于输注与自身 *RH* 等位基因相匹配的红细胞成分。*RH* 等位基因匹配是指使用分层系统为，基于患者的 *RHCE* 和 *RHD* 等位基因选择献血者血液成分的过程[92]。这种方法尚未大规模实施，但已经建立了模型[93, 94]。

8. 实体器官捐献者 ABO 分型

由于 ABO 血型相容的肾移植捐献者不充足，ABO 血型不相容的肾移植已成为常规。最近的一项 Meta 分析显示，这种移植的结果虽然强差人意，但术后效果良好[95]。其他 ABO 血型不相容的实体器官移植也呈上升趋势[96]。ABO 基因分型策略可用于活体捐献者的血型预测，活体捐献者注册时使用口腔拭子（不是外周血）进行初始 DNA 测试。ABO 基因分型也可用于预测接受大量输血的近期死亡个体的血型。

表 9-6　分子学方法解决血清学分型不一致的示例

血型系统	不一致	分子学方法	结果
RH	标本既往为 D-，本次为弱 D+	*RHD* 阵列和 *RHD cDNA* 分析	*RHD* 阵列未检测到变异； cDNA 分析发现 *RHD* c. 19T（p. 7W），与弱 D18 型相关
RH	标本既往为 C+，本次为 C-	RBC 谱； *RHCE* 和 *RHD* 阵列	*RHCE* 阵列发现 *RHCE * ceTI*； *RHD* 阵列发现 *RHD * DIV*； 该单体型与抗-C 的反应性有关
FY	标本既往为 Fy(b-)，本次用一种抗血清分型为 Fy(b+w)，用另一种抗血清分型为 Fy(b-)，用第 3 种抗血清分型为 Fy(b+)	RBC 谱	*FY * 01/FY * 02W. 01* Fy(a+b+w)
JK	标本既往为 Jk(a+)，本次为 Jk(a-)	SSP-PCR 检测 JK c. 130G/A	*JK * 01W. 01/JK * 02* (Jka+ ^{w} b+)

SSP-PCR：序列特异性引物聚合酶链反应。

9. 血清学(表型)和 DNA(基因型)检测之间不一致

当血清学和 DNA 检测结果之间确实存在不一致，宜进行调查。通常，调查这种不一致可带来一些有趣的发现，例如存在新的等位基因或遗传变异，特别是检测不同种族的个体时。造成不一致的原因包括近期输血、造血干细胞移植和先天嵌合体。造血干细胞移植和先天嵌合体也可能导致体细胞 DNA 检测的结果不同于外周单个核细胞中提取的 DNA 检测结果。因此，当使用分子学方法检测时，获得准确的病史非常重要。许多遗传事件可导致红细胞凝集试验和 DNA 检测结果之间出现明显的差异（表 9-7）。弱抗原表达不能通过红细胞凝集试验检测，并且基因型并不总能预测出表型[7, 9]。表 9-8 列出了在解决血清学和分子学检测之间存在不一致时的一些重要考虑因素。

表 9–7　基因分析与表型不一致的一些分子事件示例

分子事件	机制	示例
选择性剪接	剪接位点核苷酸变异：部分或完全跳过外显子	S–s–；Gy(a–)
终止密码子提前	核苷酸删除→移码突变	Fy(a–b–)；D–；c–E–；Rh_{null}；Gy(a–)；GE：–2，–3，–4；K_0；McLeod
	核苷酸插入→移码突变	D–；Co(a–b–)
	核苷酸变异	Fy(a–b–)；r′；Gy(a–)；K_0；McLeod
氨基酸改变	错义核苷酸变异	D–；Rh_{null}；K_0；McLeod
蛋白量减少	错义核苷酸变异	Fy^X；Co(a–b–)
杂合基因	互换	GP. Vw；GP. Hil；GP. TSEN
	基因换位	GP. Mur；GP. Hop；D – –
蛋白间相互作用	RhAG 缺乏	Rh_{null}
	Kx 缺乏	KEL 抗原弱表达
基因修饰	*KLF1* 突变	*In*(*Lu*)表型

表 9–8　解决血清学(表型)和分子学(基因型)检测不一致的常用方法

• 可导致结果不一致的一些常见因素： ——检测时红细胞上的抗原决定簇数目 ——既往分型中使用的人源、多克隆或单克隆试剂 ——检测时操作错误 ——计算机录入错误
• 检查血清学和分子学结果记录有无错误： ——数据输入错误 ——标本上患者/献血者信息错误 ——在检测时和(或)DNA 提取过程中拿错标本
• 有记录错误时： ——检测结果作废，给出正确的结果 ——获取新的标有正确患者/献血者信息的标本 ——如怀疑拿错标本，重复检测标本和(或)提取 DNA
• 复查血清学试验： ——如有标本，可对当前标本重复血清学试验 ——用不同来源的血清学试剂复查当前标本 ——如无标本用于复查，尝试在下次献血或下次住院时获取献血者/患者的标本以进一步检测
• 重复分子学检测 ——如有标本，分子学检测复查当前样本，并表明是否使用了新提取的 DNA 样本复查 ——如条件允许，使用不同的分子平台复查当前标本 ——标本可能需要送往外部实验室进行进一步检测(如测序)
• 确定最终结果 ——如复查可解决异常，则无需进一步操作 ——如复查未解决差异，可通知管理团队，包括 CLIA 实验室主任或指定人员以获得进一步指示

10. 使用 SNV 基因分型预测红细胞表型的挑战

分子学检测可发现与抗原表达相关的单个 SNV 或多个 SNV，但不能对基因中的每个核苷酸进行取样。尽管可以通过 DNA 检测技术检测血型基因，但其基因产物有时不在红细胞上表达，通过常规红细胞凝集试验检测不到，这是因为突变使该基因沉默或表达水平降低。这种变化可导致患者和献血者分型时出现异常。沉默基因的纯合子(或复合杂合子)可导致无效表型，并且大多数无效表型具有多种分子机制[9]。

在献血者分型时，如存在 1 个很正常的基因，但其产物不表达在红细胞的表面上，可导致献血者被错误分型为抗原阳性。虽然这种情况意味着抗原阴性献血者的丢失，但它不危害输血的安全性。然而，如果患者检测到非常正常的基因但该基因没有表达，当患者输注抗原阳性血液时，面临产生相应抗体的风险。

为了避免此类错误，常规检测必须包括针对测试人群中普遍存在的沉默基因表达变化的检测。沉默的等位基因可具有种族特异性，例如，在 FY 血型系统中，FY 启动子区(GATA 盒)内的 SNV(c. -67T > C)阻止红细胞中 *FY * A* 和(或)*FY * B* 的转录，但不发生在其它组织。虽然 *FY * A* 沉默罕见，但是 *FY * B* 沉默在非洲人群中常见，其中 *FY * B* 的-67T > C SNV 纯合子导致 Fy(a-b-)表型，其流行率为 60 %以上。为了确保准确性，非裔人群 FY 分型时必须包括 GATA 盒的突变检测。

当一种方法用于预测有无 D 抗原，包括对完整但无活性的 RHD 假基因(*RHDψ*)的检测非常重要，特别是非裔人群。如果是用于预测非裔人群中 S 和 s 抗原表达的检测，则宜包括检测 *GYP * B* 外显子 5 中核苷酸 c. 230 处的 C>T SNV 或内含子 5 中的一个 SNV (+5g>t)，因为这两种 SNV 都阻止 S 抗原的表达并导致 U^{VAR} 的表达。

导致异常的其他常见原因包括标本中存在改变的 *FY * B* 等位基因，该等位基因可编码一种氨基酸变异体，导致 Fy^b 抗原表达显著减弱的 Fy^X 表型。大多数血清学试剂将该表型红细胞分型为 Fy(b-)。在欧裔人群中编码 Fy^X 表型的等位基因的流行率高达 2%，并且在非裔人群中也发现了该等位基因。与 JK 抗原表达缺失相关的沉默突变在亚洲裔人群中更常见，而核苷酸改变导致编码氨基酸变化使 JK 抗原表达减弱则常发生在非裔人群。

第十三节 总结

血型遗传学已成为输血医学实践的重要组成部分。分子免疫血液学使人们对遗传血型变异有了更深入的了解，包括 Rh 变异的复杂性和相关的部分 Rh 抗原。用于预测血型抗原表达的分子学方法的通量能力和分辨率各不相同。血液中心常规使用基因分型技术同时预测多个样本中的多种抗原，以寻找缺乏某种具有临床意义的抗原的红细胞献血者。红细胞谱在慢性输血患者中应用越来越广泛，尤其是那些患有血红蛋白病的患者。*RHD* 基因分型检测目前正应用于解决分型异常以及筛选需要使用 RhIG 的患者。血型基因组学，包括大规模平行测序技术的应用，旨在提供更丰富的患者和献血者红细胞表型信息，将有可能使输血医学更加个性化。

要点

1. 遗传学是关于遗传的研究，即 1 个性状(如血型抗原的表达)从父母传递给子代的机制研究。
2. 基因是 DNA 片段，是遗传的基本单位，它占据染色体上的特定位置(基因座)。
3. 等位基因是同一基因座的不同形式(例如，等位基因 *JK * A* 和 *JK * B* 是 *SLC14A1* 的不同形式，分别编码 Jk^a 和 Jk^b 抗原)。
4. 人的体细胞是二倍体，含有 23 对(46 条)染色体，其中 22 对是常染色体，另外 1 对是性染色体，男性携带 X 和 Y 染色体，女性携带 2 条 X 染色体。
5. 体细胞通过有丝分裂进行分裂，染色体复制并分裂成 2 个新的二倍体细胞，它们拥有母细胞的所有遗传信息。
6. 生殖细胞通过减数分裂进行分裂，经过染色体复制和两次分裂后，形成 4 个配子，每个配子都有亲本细胞染色体的一半。
7. 传统上，术语“基因型”是指由每个人从他的父母遗传的基因集合，该术语也用于指单个基因座的等位基因集。而一个人的基因型是他的遗传构成，表型是基因可观察到的表达，并反映基因的生物学活性。因此，通过血清学检测确定的红细胞抗原代表了表型。
8. 当同一等位基因出现在两个染色体上，该个体为纯合子；当一个基因座具有不相同的等位基因，该个体为杂合子；一个人只携带一个等位基因时，该个体是是半合子。

9. 血型抗原在红细胞上的表达可能受到基因相互作用的修饰或影响，包括结构相互作用（例如与 Rh_{null} 表型相关的 *RHAG* 基因突变）或转录相互作用［如与 *In*(*Lu*) 表型相关的 *KLF*1 突变］。
10. 遗传变异有多种类型，包括单个核苷酸变异（SNV）、插入/删除和结构变异。SNV 可以导致氨基酸变异，引起终止密码子提前，改变信使 RNA 的剪接，所有这些变异都可以使血型抗原表达改变。
11. 血型系统由在单个基因座（例如，*KEL* 编码 Kell 血型抗原）或 2 个或多个同源基因（例如，*RHD* 和 *RHCE* 编码 Rh 血型抗原）控制下的 1 种或多种抗原组成。因此，每个血型系统在遗传上是独立的。目前，已发现 39 个红细胞血型系统。
12. 编码红细胞血型系统的基因已被发现，并且大多数抗原和表型的遗传基础也已经了解。
13. 分子免疫血液学实验室正使用不同分辨率和通量的 DNA 分析技术来预测献血者和患者的抗原状态。
14. DNA 分析技术可用于预测红细胞表型以评估同种免疫风险、当血清学试剂难以获得或不可靠的情况下预测抗原状态、寻找抗原阴性献血者、解决分型异常以及鉴定变异抗原。
15. 基因组方法，包括大规模平行测序，可以通过单一测试预测个体的红细胞表型，并有可能革新输血医学。

参考文献

[1] Brown TA. Introduction to genetics: A molecular approach. London, UK: Garland Science, 2011.

[2] Lesk A. Introduction to genomics. 3rd ed. New York: Oxford University Press, 2017.

[3] Reid ME, Shine I. The discovery and significance of the blood groups. Cambridge, MA: SBB Books, 2012.

[4] Schurr TG. The peopling of the New World: Perspectives from molecular anthropology. Annu Rev Anthropol 2004; 33: 551-583.

[5] Pierron D, Heiske M, Razafindrazaka H, et al. Strong selection during the last millennium for African ancestry in the admixed population of Madagascar. Nat Commun 2018; 9(1): 932.

[6] Clark DP, Russell LD. Molecular biology: Made simple and fun. St. Louis, MO: Cache River Press, 2010.

[7] Reid ME, Denomme GA. DNA-based methods in the immunohematology reference laboratory. Transfus Apher Sci 2011; 44: 65-67.

[8] Nussbaum RL, McInnes RR, Willard HF. Thompson & Thompson genetics in medicine. 8th ed. Philadelphia: Elsevier/Saunders, 2016.

[9] Reid ME, Lomas-Francis C, Olsson ML. The blood group antigen factsbook. 3rd ed. San Diego, CA: Academic Press, 2012.

[10] International Society of Blood Transfusion. Red Cell Immunogenetics and Blood Group Terminology (working group). Blood group terminology. Amsterdam, the Netherlands: ISBT, 2019. [Available at http://www.isbtweb.org/workingparties/red-cell-immunogenetics-and-bloodgroup-terminology/ (accessed October 4, 2019).]

[11] An international system for human cytogenetic nomenclature (1978) ISCN (1978). Report of the Standing Committee on Human Cytogenetic Nomenclature. Cytogenet Cell Genet 1978; 21: 309-404.

[12] Lewis M, Zelinski T. Linkage relationships and gene mapping of human blood group loci. In: Cartron J-P, Rouger P, eds. Molecular basis of major human blood group antigens. New York: Plenum Press, 1995: 445-475.

[13] Lögdberg L, Reid ME, Zelinski T. Human blood group genes 2010: Chromosomal locations and cloning strategies revisited. Transfus Med Rev 2011; 25: 36-46.

[14] Svensson L, Hult AK, Stamps R, et al. Forssman expression on human erythrocytes: Biochemical and genetic evidence of a new histo-blood group system. Blood 2013; 121: 1459-1468.

[15] Zelinski T, Coghlan G, Liu XQ, et al. ABCG2 null alleles define the Jr(a-) blood group phenotype. Nat Genet 2012; 44: 131-132.

[16] Saison C, Helias V, Ballif BA, et al. Null alleles of ABCG2 encoding the breast cancer resistance protein define the new blood group system Junior. Nat Genet 2012; 44: 174-177.

[17] Helias V, Saison C, Ballif BA, et al. ABCB6 is dispensable for erythropoiesis and specifies the new blood group system Langereis. Nat Genet 2012; 44: 170-173.

[18] Storry JR, Jöud M, Christophersen MK, et al. Homozygosity for a null allele of SMIM1 defines the Vel-negative blood group phenotype. Nat Genet 2013; 45: 537-541.

[19] Cvejic A, Haer-Wigman L, Stephens JC, et al. SMIM1 underlies the Vel blood group and influences red cell traits. Nat Genet 2013; 45: 542-545.

[20] Ballif BA, Helias V, Peyrard T, et al. Disruption of SMIM1 causes the Vel- blood type. EMBO Mol Med 2013; 5: 751-761.

[21] Anliker, M, von Zabern I, Höchsmann B, et al. A new blood group antigen is defined by antiCD59, detected in a CD59 deficient patient. Transfusion 2014; 54: 1817-1822.

[22] Daniels G, Ballif BA, Helias V, et al. Lack of the nucleoside transporter ENT1 results in the Augustine-null blood type and ectopic mineralization. Blood 2015; 125: 3651-3654.

[23] Lyon MF. X-chromosome inactivation. Curr Biol 1999; 9: R235-R237.

[24] Daniels G. Human blood groups. 3rd ed. Oxford, UK: Blackwell Science, 2013.

[25] Clemson CM, Hall LL, Byron M, et al. The X chromosome is organized into a gene-rich outer rim and an internal core containing silenced nongenic sequences. Proc Natl Acad Sci U S A 2006; 103: 7688-7693.

[26] Redman CM, Reid ME. The McLeod syndrome: An example of the value of integrating clinical and molecular studies. Transfusion 2002; 42: 284-286.

[27] Russo DCW, Lee S, Reid ME, Redman CM. Point mutations causing the McLeod phenotype. Transfusion 2002; 42: 287-293.

[28] Garratty G. Blood groups and disease: A historical perspective. Transfus Med Rev 2000; 14: 291-301.

[29] Thorisson GA, Stein LD. The SNP consortium website: Past, present and future. Nucleic Acids Res 2003; 31: 124-127.

[30] Blumenfeld OO, Patnaik SK. Allelic genes of blood group antigens: A source of human mutations and cSNPs documented in the Blood Group Antigen Gene Mutation Database. Hum Mutat 2004; 23: 8-16.

[31] US Department of Energy and National Institutes of Health. Human Genome Project. Washington, DC: US Department of Energy Genome Programs, Office of Biological and Environmental Research, 2010. [Available at http://web. ornl. gov/sci/techresources/Human_Genome/index. shtml.]

[32] Reid ME. Molecular basis for blood groups and function of carrier proteins. In: Silberstein LE, ed. Molecular and functional aspects of blood group antigens. Bethesda, MD: AABB, 1995: 75-125.

[33] Storry JR, Olsson ML. Genetic basis of blood group diversity. Br J Haematol 2004; 126: 759-771.

[34] Möller M, Lee YQ, Vidovic K, et al. Disruption of a GATA1-binding motif upstream of XG/PBDX abolishes Xg(a) expression and resolves the Xg blood group system. Blood 2018; 132(3): 334-338.

[35] Roulis E, Hyland C, Flower R, et al. Molecular basis and clinical overview of McLeod syndrome compared with other neuroacanthocytosis syndromes: A review. JAMA Neurol 2018; 75: 1554-1562.

[36] Rice JP, Saccone NL, Corbett J. The lod score method (review). Adv Genet 2001; 42: 99-113.

[37] Bluth MH, Reid ME, Manny N. Chimerism in the immunohematology laboratory in the molecular biology era. Transfus Med Rev 2007; 21: 134-146.

[38] Yu N, Kruskall MS, Yunis JJ, et al. Disputed maternity leading to identification of tetragametic chimerism. N Engl J Med 2002; 346(20): 1545-1552.

[39] Cho D, Lee JS, Yazer MH, et al. Chimerism and mosaicism are important causes of ABO phenotype and genotype discrepancies. Immunohematology 2006; 22: 183-187.

[40] Singleton BK, Burton NM, Green C, et al. Mutations in EKLF/KLF1 form the molecular basis of the rare blood group In(Lu) phenotype. Blood 2008; 112: 2081-2088.

[41] Singleton BK, Roxby D, Stirling J, et al. A novel GATA-1 mutation (Ter414Arg) in a family with the rare X-linked blood group Lu(a-b-) phenotype (abstract). Blood 2009; 114: 783.

[42] Pena SDJ, Chakraborty R. Paternity testing in the DNA era. Trends Genet 1994; 10: 204-209.

[43] Jeffreys AJ, Wilson V, Thein SL. Hypervariable 'minisatellite' regions in human DNA. Nature 1985; 314: 67-73.

[44] Jeffreys AJ, Wilson V, Thein SL. Individualspecific 'fingerprints' of human DNA. Nature 1985; 316: 76-79.

[45] Butler JM, Reeder DJ. Short tandem repeat DNA internet database. NIST standard reference database SRD 130. Gaithersburg, MD: National Institute of Standards and Technology, 2017. [Available at http://www. cstl. nist. gov/div831/strbase/index. htm (accessed March 20, 2017).]

[46] Clark JR, Scott SD, Jack AL, et al. Monitoring of chimerism following allogeneic haematopoietic stem cell transplantation (HSCT): Technical recommendations for the use of short tandem repeat (STR) based techniques, on behalf of the United Kingdom National External Quality Assessment Service for Leucocyte Immunophenotyping

Chimerism Working Group. Br J Haematol 2015; 168(1): 26-37.

[47] Domiati-Saad R, Klintmalm GB, Netto G, et al. Acute graft versus host disease after liver transplantation: Patterns of lymphocyte chimerism. Am J Transplant 2005; 5: 2968-2973.

[48] Alvarez-Cubero MJ, Saiz M, Martínez-García B, et al. Next generation sequencing: An application in forensic sciences? Ann Hum Biol 2017; 44(7): 581-592.

[49] Maha GC, ed. Standards for relationship testing laboratories. 14th ed. Bethesda, MD: AABB, 2020.

[50] Donahue RP, Bias WB, Renwick JH, McKusick VA. Probable assignment of the Duffy blood group locus to chromosome 1 in man. Proc Natl Acad Sci U S A 1968; 61(3): 949-955.

[51] National Human Genome Research Institute. The Human Genome Project. Bethesda, MD: National Institutes of Health, 2019. [Available at https://www.genome.gov/human-genomeproject.]

[52] International Genome Sample Resource. Genome browsers: 1000 Genomes data in Ensembl. Hinxton, UK: European Bioinformat ics Institute, 2018. [Available at http://www.internationalgenome.org/1000-genomes-browsers/ (accessed October 4, 2019).]

[53] Yates B, Braschi B, Gray K, et al. Gene names.org: The HGNC and VGNC resources in 2017. Nucleic Acids Res 2017; 45(D1): D619-D625.

[54] MacArthur JA, Morales J, Tully RE, et al. Locus Reference Genomic: Reference sequences for the reporting of clinically relevant sequence variants. Nucleic Acids Res 2014; 42(Database issue): D873-D878.

[55] Daniels GL, Anstee DJ, Cartron J-P, et al. Blood group terminology 1995. ISBT Working Party on Terminology for Red Cell Surface Antigens. Vox Sang 1995; 69: 265-279.

[56] Garratty G, Dzik WH, Issitt PD, et al. Terminology for blood group antigens and genes: Historical origins and guidelines in the new millennium. Transfusion 2000; 40: 477-489.

[57] HGNC guidelines. Cambridge, UK: HUGO Gene Nomenclature Committee, 2002. [Available at https://www.genenames.org/about/guidelines/ (accessed October 4, 2019).]

[58] Reid ME, Lomas-Francis C. Blood group antigens and antibodies: A guide to clinical relevance and technical tips. New York: SBB Books, 2007.

[59] Schoeman EM, Roulis EV, Liew YW, et al. Targeted exome sequencing defines novel and rare variants in complex blood group serology cases for a red blood cell reference laboratory setting. Transfusion 2018; 58(2): 284-293.

[60] Yohe S, Thyagarajan B. Review of clinical nextgeneration sequencing. Arch Pathol Lab Med 2017; 141(11): 1544-1557.

[61] Avent ND. Large scale blood group genotyping. Transfus Clin Biol 2007; 14: 10-15.

[62] Monteiro F, Tavares G, Ferreira M, et al. Technologies involved in molecular blood group genotyping. ISBT Sci Ser 2011; 6: 1-6.

[63] Gassner C, Meyer S, Frey BM, et al. Matrixassisted laser desorption/ionization, time of flight mass spectrometry-based blood group genotyping - the alternative approach. Transfus Med Rev 2013; 27: 2-9.

[64] Keller MA. The role of red cell genotyping in transfusion medicine. Immunohematology 2015; 31(2): 49-52.

[65] The Human RhesusBase. Version 2.4. [Available at http://www.rhesusbase.info/ (accessed October 4, 2019).]

[66] Möller M, Jöud M, Storry JR, Olsson ML. Erythrogene: A database for in-depth analysis of the extensive variation in 36 blood group systems in the 1000 Genomes Project. Blood Adv 2016; 1(3): 240-249.

[67] Lane WJ, Westhoff CM, Gleadall NS, et al. Automated typing of red blood cell and platelet antigens: A whole-genome sequencing study. Lancet Haematol 2018; 5(6): e241-e251. [Available at https://bloodantigens.com/cgi-bin/a/a.fpl (accessed October 4, 2019).]

[68] Single Nucleotide Polymorphism Database (dbSNP). Bethesda, MD: National Center for Biotechnology Information, US National Library of Medicine, 2019. [Available at https://www.ncbi.nlm.nih.gov/projects/SNP/ (accessed October 4, 2019).]

[69] Horn T, Hamilton J, Kosanke J, et al. Assessment of common red blood cell pretreatments to yield an accurate serologic antigen phenotype compared with genotype-predicted phenotype. Immunohematology 2017; 33(4): 147-151.

[70] Dizon MF. The challenges of daratumumab in transfusion medicine. Lab Med 2017; 48(1): 6-9.

[71] Liu J, Wang L, Zhao F, et al. Pre-clinical development of a humanized anti-CD47 antibody with anti-cancer therapeutic potential. PLoS One 2015; 10(9): e0137345.

[72] Mitigating the anti-CD38 interference with serologic testing. Association bulletin #16-02. Bethesda, MD:

AABB, 2016. [Available at http://www.aabb.org/programs/publications/bulletins/Documents/ab16 - 02.pdf (accessed October 4, 2019).]

[73] Chou ST, Westhoff CM. The role of molecular immunohematology in sickle cell disease. Transfus Apher Sci 2011; 44: 73-79.

[74] Noizatt-Pirenne F, Tournamille C. Relevance of RH variants in transfusion of sickle cell patients. Transfus Clin Biol 2011; 18: 527-535.

[75] Pate LL, Myers J, Palma J, et al. Anti-Ge3 causes late-onset hemolytic disease of the newborn: The fourth case in three Hispanic families. Transfusion 2013; 53: 2152-2157.

[76] Hyland CA, Millard GM, O'Brien H, et al. Noninvasive fetal RHD genotyping for RhD negative women stratified into RHD gene deletion or variant groups: Comparative accuracy using two blood collection tube types. Pathology 2017; 49(7): 757-764.

[77] Daniels G, Finning K, Martin P, Soothill P. Fetal blood group genotyping from DNA from maternal plasma: An important advance in the management and prevention of haemolytic disease of the fetus and newborn. Vox Sang 2004; 87: 225-232.

[78] Clausen FB, Christiansen M, Steffensen R, et al. Report of the first nationally implemented clinical routine screening for fetal RHD in D- pregnant women to ascertain the requirement for antenatal RhD prophylaxis. Transfusion 2012; 52: 752-758.

[79] Li Y, Zimmermann B, Rusterholz C, et al. Size separation of circulatory DNA in maternal plasma permits ready detection of fetal DNA polymorphisms. Clin Chem 2004; 50(6): 1002-1011.

[80] Haimila K, Sulin K, Kuosmanen M, et al. Targeted antenatal anti-D prophylaxis program for RhD-negative pregnant women - outcome of the first two years of a national program in Finland. Acta Obstet Gynecol Scand 2017; 96(10): 1228-1233.

[81] de Haas M, Thurik FF, van der Ploeg CP, et al. Sensitivity of fetal RHD screening for safe guidance of targeted anti-D immunoglobulin prophylaxis: Prospective cohort study of a nationwide programme in the Netherlands. BMJ 2016; 355: i5789.

[82] Clausen FB. Lessons learned from the implementation of non-invasive fetal RHD screening. Expert Rev Mol Diagn 2018; 18(5): 423-431.

[83] Sandler S, Flegel W, Westhoff CM, et al. It's time to phase in RHD genotyping for patients with a serologic weak D phenotype. Transfusion 2015: 55: 680-689.

[84] Johnson ST, Katz L, Queenan JT, et al for the Interorganizational Work Group on RHD Genotyping. Joint statement on phasing-in RHD genotyping for pregnant women and other females of childbearing potential with a serologic weak D phenotype. Bethesda, MD: AABB. [Available at http://www.aabb.org/advocacy/statements/Pages/statement150722.aspx (accessed October 4, 2019).]

[85] Denomme GA, Schanen MJ. Mass-scale donor red cell genotyping using real-time array technology (review). Immunohematology 2015; 31(2): 69-74.

[86] Luo X, Keller MA, James I, et al. Strategies to identify candidates for D variant genotyping. Blood Transfus 2018; 16(3): 293-301.

[87] Meny GM. Recognizing and resolving ABO discrepancies. Immunohematology 2017; 33(2): 76-81.

[88] Vege S. Resolution of discordances between serology and DNA. In: Vege S, Gannett M, Delaney M. Introduction to moleclar immunohematology. Bethesda, MD: AABB Press, 2020: 91-114.

[89] Wagner FF. RHD PCR of D-negative blood donors. Transfus Med Hemother 2013; 40: 172-181.

[90] Pham B-N, Peyrard T, Tourret S, et al. Anti-HrB and anti-hrB revisited. Transfusion 2009; 49: 2400-2405.

[91] Reid ME, Hipsky CH, Velliquette RW, et al. Molecular background of RH in Bastiaan, the RH: -31, -34 index case, and two novel RHD alleles. Immunohematology 2012; 28: 97-103.

[92] Keller MA, Horn T, Crowley J, et al. Genotype compatibility tables for matching patients and donors for RH variants. Transfusion 2013; 53(2S): 174A.

[93] Gaspardi AC, Sippert EA, De Macedo MD, et al. Clinically relevant RHD-CE genotypes in patients with sickle cell disease and in African Brazilian donors. Blood Transfus 2016; 14(5): 449-454.

[94] Chou ST, Evans P, Vege S, et al. RH genotype matching for transfusion support in sickle cell disease. Blood 2018; 132(11): 1198-207.

[95] de Weerd AE, Betjes MGH. ABO-incompatible kidney transplant outcomes: A meta-analysis. Clin J Am Soc Nephrol 2018; 13(8): 1234-1243.

[96] Dean CL, Sullivan HC, Stowell SR, et al. Current state of transfusion practices for ABOincompatible pediatric heart transplant patients in the United States and Canada. Transfusion 2018; 58(9): 2243-2249.

第 10 章

ABO 和其他糖类血型系统

ABO、P1PK、LE（Lewis）、H、I、GLOB（Globoside）、FORS 和 SID 血型系统中的 19 个血型抗原的特异性是由位于糖蛋白和糖脂上的免疫显性糖类表位所决定的。这些抗原的合成需要一系列“糖基转移酶”的参与（图 10-1A）。糖基转移酶主要位于高尔基体，它们将特定的糖类按照特定的顺序、空间构型或端基异构（α-或 β-连接）依次连接，使糖脂和（或）糖蛋白的寡糖链得以延伸[1, 2]。血型抗原通常位于链的末端，但也并非全部如此。因其组织分布广泛，这种糖类系统常被称为组织血型[3]。

过去认为糖基转移酶有特异性的供体和受体底物分子，但许多更广泛的案例表明，包括与糖类有关的血型在内，受体底物具有“混杂性”。由于糖基转移酶的转录调控，以及其对核苷酸单糖供体[如尿苷二磷酸（uridine diphosphate，UDP）-半乳糖]和糖受体（如 1 型链和 2 型链）的专一性，使许多血型抗原呈组织特异性分布[4, 5]。尽管仍有许多确切机制尚不清楚，但是一些研究显示，血型抗原在发育、细胞黏附、恶性肿瘤和感染性疾病中发挥了作用[4, 6, 7]。

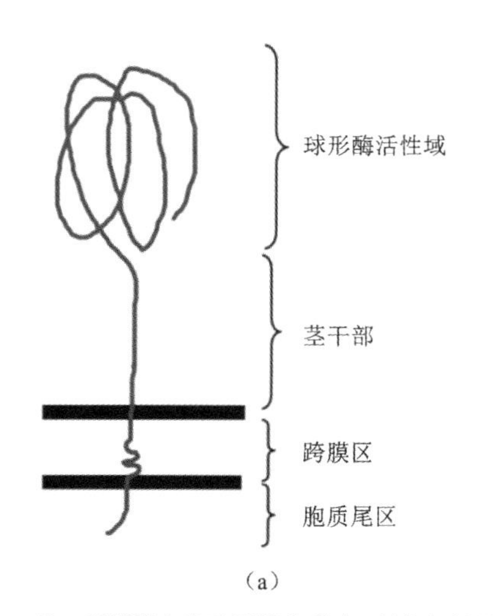

（a）

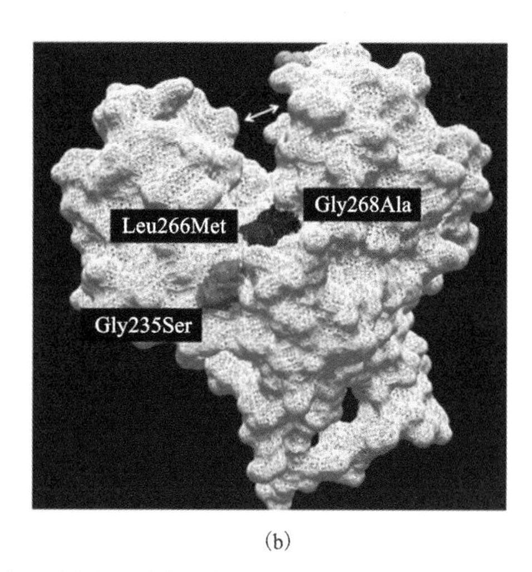

（b）

注：顶部箭头指示了催化裂隙，黑色标签凸显的深色表面对应的是决定 A 与 B 特异性的氨基酸的位置。

图 10-1　锚定在高尔基体膜上的糖基转移酶模型（A）及人类 ABO 糖基转移酶的三维表面模型（B）

第一节　ABO 血型系统（001）

ABO 血型系统最初由 Karl Landsteiner 于 1900 年提出，至今仍然是输血医学中最重要的血型系统[7]。血液中，ABO 抗原大量表达于红细胞上，也少量存在于血小板上，对于分泌型个体，抗原也存在于体液中。ABO 抗原也表达于其他组织，包括内皮、肾脏、心脏、肠、胰腺和肺组织[5]。也正是这些组织表达的抗原构成了 ABO 不相容器官移植的相对障碍[8]。

输注 ABO 不相容血液可能导致急性血管内溶血、肾衰竭甚至导致患者死亡[9, 10]。同样，如果患者未经预处理以去除血浆中的天然抗-A 和(或)抗-B，移植 ABO 不相容器官可能导致超急性体液性排斥反应。鉴于 ABO 不相容可能导致严重的临床后果，ABO 血型鉴定和 ABO 相容性试验仍然是输血前检查的基础和移植前检查的重要部分。

ABO 血型系统包含 4 个主要的 ABO 表型：A 型、B 型、O 型和 AB 型，由红细胞表面是否存在 A 抗原和(或)B 抗原所决定(表 10-1)。ABO 血型系统的另一特征为当红细胞表面不表达 A 抗原或 B 抗原时，血清中天然存在针对该抗原的抗体，称作同种血凝素。如表 10-1 所示，红细胞表面 A 和(或)B 抗原与血清中抗-A 和(或)抗-B 是一种互反关系，这一现象称为 Landsteiner 定律。例如，O 型红细胞表面缺乏 A、B 抗原，但血清中含有抗-A、抗-B。目前认为，此类血清天然抗体是机体对肠道和环境中细菌产生免疫应答的结果，例如在肠杆菌科细菌表面脂多糖上发现了 ABO 样结构[11, 12]。

表 10-1　常见 ABO 血型

红细胞与抗血清反应（红细胞分型）		血清与试剂红细胞反应（血清分型）			表型	美国人群中的频率(%)	
抗-A	抗-B	A_1 细胞	B 细胞	O 细胞	ABO 血型	欧洲裔	非洲裔
0	0	+	+	0	O	45	49
+	0	0	+	0	A	40	27
0	+	+	0	0	B	11	20
+	+	0	0	0	AB	4	4
0	0	+	+	+	孟买型 *	罕见	罕见

* H 阴性表型(见 H 抗原部分)；

+：凝集反应；0：无凝集反应。

一、生物化学

A、B 抗原由糖蛋白或糖脂上三糖末端表位决定[7]。如图 10-2 所示，H 抗原是 A、B 抗原生物合成必需的前体物质，特征为含有一个 α1，2 岩藻糖末端。这种连接了岩藻糖的寡糖链才能成为 A、B 糖基转移酶的受体底物。对于 A 型个体，N-乙酰半乳糖胺通过 α1，3 连接与 H 抗原末端的半乳糖结合，从而形成 A 抗原。而对于 B 型个体，α1，3 半乳糖连接到 H 抗原末端半乳糖的相同位置形成 B 抗原；如同时合成 A、B 抗原则为 AB 型；O 型个体因 ABO 基因的改变无 A 和 B 抗原合成，因此，仅表达 H 抗原[7, 13]。由于缺乏 H 抗原，罕见的孟买表型的个体也不能合成 A、B 抗原(参见“H 血型系统”)。

A 和 B 抗原可作为终端抗原表位出现在不同大小、组成、连接方式以及不同组织分布的寡聚糖支架上。红细胞上的 ABH 抗原连接位点主要位于 N-型糖苷键连接的糖蛋白和糖鞘脂，也有小部分位于 O-型糖苷键连接的糖蛋白(图 10-3)。根据紧连 ABH“抗原决定簇”的糖链序列 ABH 抗原可分为不同亚类。人类 ABH 主要表达在 4 种不同的寡聚糖外周核心结构(表 10-2)，红细胞内源性合成的 ABH 抗原主要表现为 2 型结构。此外具有 ABH 活性的 1 型结构可以吸附在红细胞表面，特别是分泌型个体[14]。

遗传因素决定了机体合成和应用糖链能力的不同。除了上面提到的 4 种主要的 ABO 血型之外，基于 A 或 B 抗原表达的量以及 A 或 B 抗原糖链的类型可将 A 或 B 表型分为不同的亚型(参见“ABO 亚型”部分)。例如，A 表型可以细分为多个亚型，其中 A_1 和 A_2 是最常见的和次常见的 A 亚型。由于 A_1 表型的 A 转移酶活性比 A_2 强，A_1 表型红细胞表面 A 抗原数量约为 A_2 表型的 5 倍[13]。两者之间也存在抗原性差异。例如，与 A_2 转移酶相比 A_1 转移酶更倾向于催化生成 3 型(重复 A)和 4 型(globo-A)A 抗原[15, 16]。除此以外，1 型底物上表达的 ABH 抗原可以根据分泌型基因和 LE 基因的状态形成额外的 Le^b 相关抗原[13, 17](见 H 和 LE 血型系统部分)。

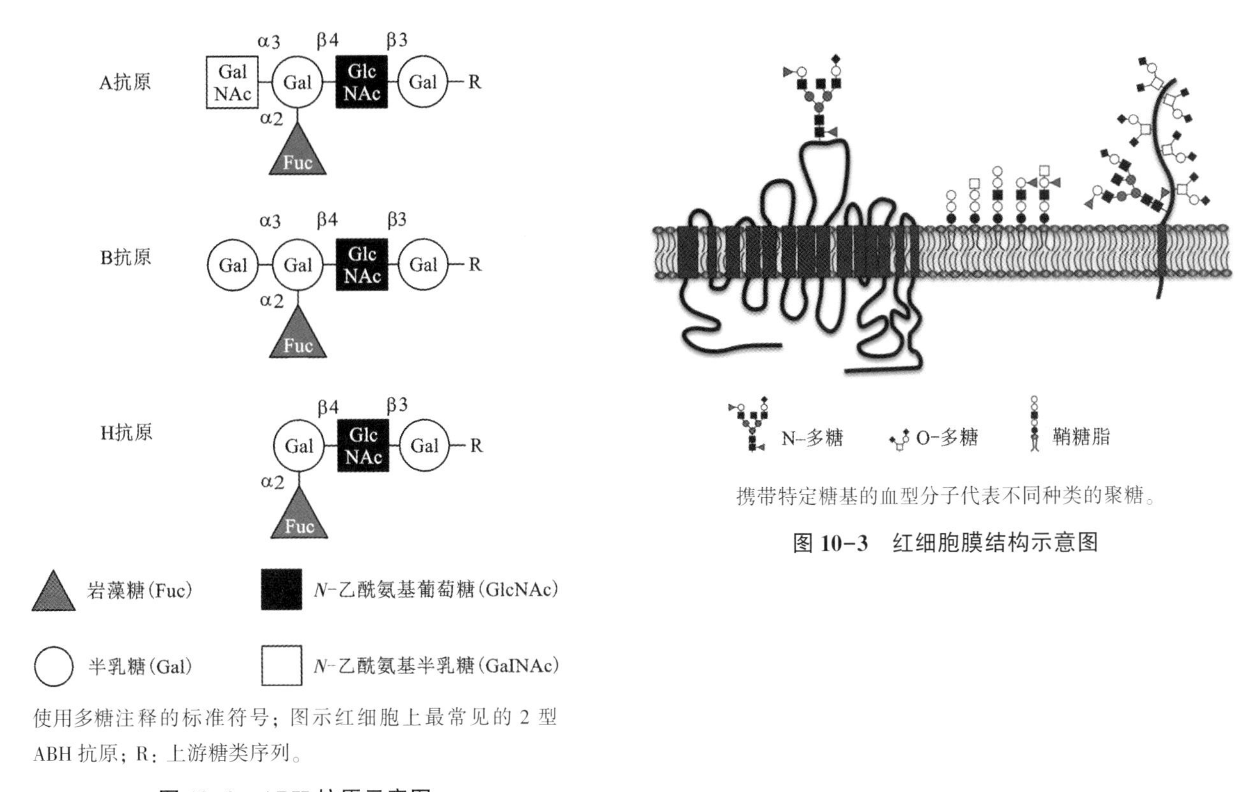

使用多糖注释的标准符号；图示红细胞上最常见的 2 型 ABH 抗原；R：上游糖类序列。

图 10-2　ABH 抗原示意图

携带特定糖基的血型分子代表不同种类的聚糖。

图 10-3　红细胞膜结构示意图

表 10-2　人类 A 抗原最重要的外周核心链变异型

抗原	寡糖序列 *
A 抗原决定簇	GalNAcα1-3(Fucα1-2)Galβ1-R
1 型 A 抗原	GalNAcα1-3(Fucα1-2)Galβ **1-3** GlcNAcβ1-3-R
2 型 A 抗原 †	GalNAcα1-3(Fucα1-2)Galβ **1-4** GlcNAcβ1-3-R
3 型 A 抗原(重复 A)	GalNAcα1-3(Fucα1-2)Galβ **1-3** GalNAcα1-3(Fucα1-2)Galβ1-4GlcNAcβ1-3-R
4 型 A 抗原(globo-A)	GalNAcα1-3(Fucα1-2)Galβ **1-3** GalNAcβ1-3Galα1-4Galβ1-4Glc-Cer

* 下划线序列指 1、2 和 4 型链的关键不同点，A 抗原半乳糖的链接及异构体(α 或 β 连接)用粗体标出，括号内的序列指 3 型 A 抗原的重复部分；注意：还有另一种类型 3 链，为 O 连接黏蛋白类型，特点是 Galβ1-3GalNAc 结合，而不是重复 A 序列。

† 目前是人类红细胞的主要类型。

Cer：神经酰胺；Fuc：岩藻糖；Gal：半乳糖；GalNAc：N-乙酰氨基半乳糖；Glc：葡萄糖；GlcNAc：N-乙酰氨基葡萄糖；R：上游寡糖。

二、ABO 血型在生长和发育中的变化

妊娠 5～6 周即可在胚胎红细胞表面检测出 ABO 抗原[17]。由于 2 型前体物质不成熟，脐带血红细胞 ABO 抗原数量比成人低[18](参见以下“I 和 i 抗原”部分)。随着年龄增长，前体链分支增多，更多的 A 抗原或 B 抗原得以表达[19]，2～4 岁时表达水平与成人相同[17, 18]。

出生时血清中无抗-A 和抗-B，如果存在，则来源于母亲。3～6 月婴儿可以自己产生抗-A、抗-B，但绝大多数在 1 周岁时血清中出现相应抗体[17, 20]。在儿童早期，抗-A 和抗-B 效价继续升高，5～10 年内达到成人水平。

健康成人的 ABO 抗体效价可以在 4～2048 之

间变化，甚至更高[17, 20, 21]。高效价抗体可见于O型多产妇和服用益生菌类营养补充剂的患者中[7, 12, 17]。以往报道指出，老年人抗体效价减低，但随后的研究对此提出了质疑[20]。有研究认为，在工业化国家，随着人们对加工类食品食用的增加，抗体效价减弱[21]。

三、遗传学

ABO 基因定位于染色体 9q34 上，由 7 个编码外显子组成，长度超过 19 kb[7]，开放阅读框最大的部分位于6、7号外显子。ABO 基因表达的转录调节有以下几种机制，包括启动子甲基化、反义 RNA、组织特异性转录因子结合基序，以及外显子1上游4 kb 的小卫星增强区[7]。此外，最近研究显示，内含子1上红系特异性 GATA 结合基序具有重要作用[22]，micro-RNAs 可能通过与3′端序列结合参与其中[23]。ABO 抗原表达也受 *H* 基因（*FUT1*/*FUT2*）调节，该基因负责 A、B 抗原前体物质 H 抗原的合成。*H* 基因受转录因子和启动子介导的组织特异性机制调节。H 抗原完全缺乏时，无论哪种 *ABO* 基因型均不表达 A 或 B 抗原。这是孟买型或 O_h 表型产生的原因[7, 13]。

通过从肺组织中纯化 A 糖基转移酶[24]以及随后克隆了 *ABO* 基因[25]等一系列研究，确定了 A、B、O、cis-AB 和弱 ABO 亚型的分子基础[7, 13, 26]。虽然已经发现了数百个 *ABO* 等位基因及其特征，但绝大多数个体拥有产生 A_1、A_2、B 或 O 表型的等位基因。在国际输血协会（International Society of Blood Transfusion，ISBT）规定的血型等位基因术语中，A^1 和 *B* 等位基因写成 *ABO * A1. 01* 和 *ABO * B. 01*（见本书第九章表 9-4，ISBT 术语应用于血型的示例）。这两种等位基因共显性表达，它们的编码区域仅相差7个核苷酸，其中4个氨基酸导致糖基转移酶中氨基酸发生改变[7, 25, 26]。3个氨基酸替换（A → B：p. Gly235Ser、p. Leu266Met 和 p. Gly268Ala）决定了糖基转移酶是将 UDP-*N*-乙酰基-D 半乳糖还是 UDP-D-半乳糖作为糖供体合成 A 或 B 抗原（图 10-1B）[7, 13]。罕见的 cisAB 表型是由于在上述氨基酸位点或其附近位点上同时具有 A 特异性和 B 特异性氨基酸，从而产生了一种嵌合酶[26]。目前，已经报道了大量与弱 A 和弱 B 亚型相关的突变，例如，A_2 亚型（仅次于 A_1 的第2常见的 A 亚型）通常是核苷酸缺失（c. 1061delC）使糖基转移酶的 C 端插入 21 个氨基酸所导致的结果[7, 26]。下文和表 10-3 中描述的大多数弱 A 或 B 亚型依赖于与 A 或 B 共有序列相比的单个非同义突变，从而导致一些对酶的活性、特异性或定位至关重要的保守氨基酸的替代。

O 等位基因编码非功能性酶或完全不编码蛋白质。O 型表型为常染色体隐性性状，是2个非功能性 *ABO* 基因的遗传表现。目前已鉴定出超过100个 *O* 等位基因[7, 26]，2种最常见的 *O* 等位基因 *ABO * O. 01. 01*（以前称为 O^1 或 *O01*）和 *ABO * O. 01. 02*（以前称为 $O^{1variant}$ 或 *O02*），它们含有一个相同的缺失突变 c. 261delG，导致蛋白质移码突变和提前截断，导致蛋白质缺乏酶活性区域。一种有差异但不常见的 *O* 等位基因 *ABO * O. 02*（最初被称为 O^2，但后来也被称为 *O03*），为一组非缺失等位基因，含有非同义多态性改变（c. 802G>A），使其编码的第268位氨基酸发生替换（p. Gly268Arg），此位点是与供体结合的关键残基。这些等位基因被认为与怀疑为 A 亚型的案例相关[27, 28]。随后的一项研究发现，尽管这种 *O* 等位基因在欧洲人中的频率为1%~3%，在健康献血者中，由反定型异常引起的所有血清学 ABO 正反定型不一致中，有25%是由含有这种改变的等位基因引起的[29, 30]。由此推测，血浆中弱抗-A 可能反映残存微弱的糖基转移酶活性，然而，之后的一项研究未能证明 *ABO * O. 02* 等位基因个体中有 A 抗原或者酶活性，但证实了其抗-A 效价较低[31]。如果有的话，临床意义还不清楚，仍被定为 O 型。

四、ABO 亚型

ABO 亚型是指红细胞或分泌液（"分泌型"个体中）所含 A 或 B 抗原量不同的表型。临床上最常遇到的2种亚型是 A_1 和 A_2。多数 A 型献血者为 A_1 亚型（在欧洲人群中约为80%），如前所述，其特征为每个红细胞上 A 抗原表位数量约为 A_2 型的5倍，A_2 是第2常见的亚型（20%）。很难估计每个红细胞抗原位点的绝对数量。一些研究人员认为 A_1 红细胞上大约有100万个抗原，A_2 大约有22万[32]，但另一些人认为是这个数量的2~3倍[33]。A_1 和 A_2 亚型都可以在常规直接检测中与抗-A 试剂产生强凝集。A_1、A_2 可以通过双花扁豆凝集素鉴别，其与 A_1 红细胞凝集但稀释到一定程度不与 A_2 红细胞凝集。由于 A_2 表型 H 到 A 的抗原转化不充分，A_2 红细胞与抗-H荆豆凝集素的反应性增加。酶学研究表明 A_1 的糖基转移酶活性是 A_2 的5~10倍，从而导致了 A_1、A_2 亚型A抗原表达数量和性质不同[7, 13]，A抗原性质差异表现在3型、4型结构的A抗原在 A_1 红细胞表达，而在 A_2 以及其他的更弱A抗原的亚型中不表达或表达程度很低[13, 15, 16]。

除 A_2 外，目前发现了其他几种弱A亚型(例如，A_3、A_x、A_m 和 A_{el})。同样，也发现了几种弱B亚型(例如，B_3、B_x、B_m 和 B_{el})。弱A和弱B亚型很少见，常通过红细胞(正定型)和血清或血浆(反定型)定型结果不符发现。大部分弱A和弱B亚型在单克隆定型试剂出现之前被发现，所报道的凝集反应格局是基于与人源多克隆抗-A、抗-B和抗-A，B试剂的反应。弱A亚型通常不与人源多克隆抗-A反应(表10-3)，且与人源多克隆抗-A1、抗-A，B和鼠源单克隆抗体发生免疫反应的程度具有可变性和不确定性[13, 15, 26]。与商品化鼠单克隆试剂反应的凝集强度取决于试剂的单克隆程度，不同克隆来源的抗体混合在一起可作为抗-A，B使用，使 A_x 红细胞凝集。这是欧盟体外诊断医疗器械指令(in-vitro diagnostic directive，IVDD)的要求，在美国不作要求。由于H抗原与A、B抗原的合成呈互反关系，大多数弱A和弱B亚型的H抗原表达水平都接近O细胞[7]。在临床实践中，除非遇到要确定 A_2 型捐献者的肾脏是否可以移植给O型和B型受者的情况，很少需要鉴定出患者具体的A或B亚型。然而，为了避免不必要的使用O型红细胞，对于需要长期输血的受血者有必要仔细鉴定ABO血型。应该高度关注并清楚献血者ABO正反定型不符的根本原因。例如，嵌合体与 A_3 亚型都可能表现出混合凝集，但两者必须进行区分。

表10-3　A和B亚型的血清学反应

红细胞表型	红细胞与抗血清或凝集素的反应				血清与试剂红细胞的反应			唾液(分泌型)
	抗-A	抗-B	抗-A，B	抗-H	A_1 细胞	B细胞	O细胞	
A_1	4+	0	4+	0	0	4+	0	A，H
A_2	4+	0	4+	2+	0/2+*	4+	0	A，H
A_3	3+mf†	0	3+mf†	3+	0/2+*	4+	0	A，H
A_x	0/±	0	1-2+	4+	0/2+*	4+	0	H
A_{el}	0‡	0	0	4+	0/2+*	4+	0	H
A_m	0/±	0	0/±	4+	0	4+	0	A，H
B	0	4+	4+	0	4+	0	0	B，H
B_3	0	3+mf†	3+mf†	4+	4+	0	0	B，H
B_{weak}	0	±/2+	±/2+	4+	4+	0	0	H
B_{el}	0	0	0	4+	4+	0	0	H
B_m	0	0/±	0/±	4+	4+	0	0	B，H

*在这些表型中抗-A1是否出现具有不确定性；

†反应可判读为2+或3+混合凝集，但通常看起来像大量游离细胞中的一个或几个大的凝集块；

‡用抗-A的吸收放散试验阳性；

1+~4+：逐渐增强的凝集反应；±：弱凝集；mf：混合凝集；0：无凝集。

鉴定时，弱A亚型血清学的分类通常基于以下依据：

1. 红细胞与单克隆(也可能是多克隆)抗-A和抗-A1的凝集强度(抗-A1也可以使用双花扁豆凝集素代替)；

2. 红细胞与人源多克隆及部分单克隆抗-A，B的凝集强度；

3. H抗原的表达程度(与单克隆抗-H凝集素、荆豆凝集素反应的凝集强度可反映表达程度)；

4. 血清中是否存在抗-A1(方法2-9)；

5. 唾液中是否存在A或H物质(现在很少进行分析)；

6. 用多克隆抗-A 进行吸收放散试验；

7. 家族(谱系)调查；

8. 分子检测(基因分型)。

在疑似弱 B 亚型的情况下，检测与上述类似，用抗-B 取代抗-A(和抗-A1)。可以检测唾液中是否存在 B 和 H 物质。

目前，许多参比实验室也使用 *ABO* 基因分型作为补充，以确定 ABO 正反定型不符的潜在原因[34]。除基因分型外，可以使用 *ABO* 基因的 sanger 测序或下一代测序。另外，用特定的的单克隆 ABO 试剂通过流式细胞术进行血型检测，一些 ABO 亚型显示出特征性模式[34]。这种方法对于区分低水平嵌合体与弱亚型，或输血后混合视野与可遗传的 A_3 亚型非常有用。值得注意的是，上述描述 ABO 亚型的一些方法尚未获得监管批准，并且这取决于地理区域。

五、B(A)、A(B)和 cisAB 表型

B(A)表型是常染色体显性表型，其特征为 B 型红细胞上表达弱 A 抗原[17, 36]。血清学方面，B(A)表型红细胞可以与抗-B 发生强反应，与单克隆抗-A 发生弱反应(<2+)，血清中可能含有可与 A_1 和 A_2 红细胞均反应的强抗-A。B(A)红细胞与不同单克隆抗-A 试剂发生反应的程度不同，利用一系列的多克隆和单克隆抗-A 可以解决 B(A)亚型正反定型不符的问题，但是基因检测最为准确。*B* 等位基因中 B-特征的多态性位点 c.703G>A(p.Gly235Ser)缺失将使 *B* 等位基因成为 *B(A)* 等位基因，但 *B* 等位基因的其他基因改变也将导致这种表型[26]。该表型的基础是 B-样糖基转移酶将 UDP-*N*-乙酰半乳糖胺连接到 UDP-半乳糖上的活性增强，从而出现了可检测到的 A 抗原。

A(B)亚型可以与单克隆抗-B 发生凝集反应，该表型的产生与 H 抗原和血浆 H-转移酶活性增加有关[17]。有一种假说认为，可能由于 H 前体物质增加使 A 糖基转移酶合成了一些 B 抗原物质。

当个体通过遗传所获得的 *ABO* 基因，其编码的 ABO 糖基转移酶利用 A 和 B 特异性核苷酸糖的方式比 B(A)或 A(B)表型更均衡时，可以表现为 cisAB 表型[37]。如果 *cisAB* 等位基因与 O 等位基因一起反式遗传，则可观察到 A 和 B 均弱表达的特殊表型(例如 A_2B_3)。血清中通常存在抗-B。*cisAB* 有不同的变异体，但最常见的变异型(*ABO* * *cisAB.01*)在东亚的一些地区相对普遍，所以常见于来自这些地区的个体。在该变异体中，A^1 等位基因表现出存在 B 特征的多态性 c.803G>C(p.Gly268Ala)，改变了酶对供体底物的特异性。

六、获得性 B

获得性 B 是 A 型血个体中出现的一种暂时的血清学正反定型不一致的现象[38]。当患者或献血者过去被鉴定为 A 型而现在表现出弱 B 时应怀疑是否为获得性 B。血清学方面，获得性 B 红细胞与抗-A 产生强凝集，与某些单克隆抗-B 和多数多克隆抗-B 产生弱凝集(2+或更低)，且血清中含有强抗-B。尽管患者红细胞可与抗-B 发生反应，但是患者血清不会与自身红细胞发生反应。

获得性 B 是 A 抗原的 *N*-乙酰半乳糖胺脱乙酰产生 B 样半乳糖胺的结果[39, 40]。获得性 B 现象常发生于胃肠道细菌感染的患者，许多肠道细菌含有能将 A 抗原转化为 B 样类似物的脱乙酰酶[40]。获得性 B 的鉴别可能受到试剂 pH 值和特异性单克隆抗-B 定型试剂的影响[38]，曾经出现含有 ES-4 克隆的抗-B 试剂导致获得性 B 检出率增加的情况。

为正确鉴定红细胞血型并确认是否存在获得性 B，宜使用不同的单克隆抗-B 或酸化的人源抗-B(pH6.0)重新检测红细胞，酸化的人源抗-B 不与获得性 B 抗原反应，也可以进行 *ABO* 基因分型。可与获得性 B 反应的单克隆抗-B 试剂不可应用于临床实践。

七、ABO 抗体

1. 抗-A 和抗-B

A 型和 B 型个体的主要同种抗体是 IgM 型，也可以检测到少量 IgG 型抗体。O 型血清的抗-A 和抗-B 主要为可以通过胎盘的 IgG 型抗体(IgM 不能通过)，因此相比其他血型，ABO 胎儿新生儿溶血病(hemolytic disease of the fetus and newborn, HDFN)常见于 O 型血母亲的后代。但是，ABO 相关 HDFN 的临床症状没有 RhD 相关的 HDFN 严重。

IgM 型和 IgG 型抗-A 和抗-B 均在室温 20~24℃或更低温度时凝集红细胞的能力较强，且两者都可以在 37℃有效激活补体。如果血清学实验包括了 37℃孵育的过程，则发生补体介导的溶血反应会更明显。当上层血浆为粉红色到红色，或细胞扣变小甚至消失时应该怀疑是否为 ABO 抗体介导的溶

血。溶血则判为阳性结果。待测血浆或试剂红细胞悬浮于含有 EDTA 抗凝剂的溶液中，可防止补体激活和溶血。

2. 抗-A，B

O 型血清中含有一种可以同时与 A 细胞和 B 细胞反应的特异性“抗-A，B”，其抗-A 和抗-B 的反应性不能通过吸收分离，说明此抗体识别 A、B 抗原的共同表位[7, 41]。这也是 ISBT 认可 A，B 为 ABO 系统第 3 个抗原的原因。唾液中含有的分泌性 A 或 B 物质可以抑制抗-A，B 与 A、B 红细胞反应的活性。

3. 抗-A1

1%~8%的 A_2 和 22%~35%的 A_2B 个体血清中含有同种抗体抗-A1，也可以在其他弱 A 亚型血清中发现抗-A1。O 型血清中含有抗-A 和抗-A1[40]。由于抗体的存在，ISBT 已经确认 A1 抗原为 ABO 系统的第 4 个抗原。在常规血型检测中，抗-A1 可以导致血型鉴定正反定型不符，并导致与 A_1 和 A_1B 型红细胞交叉配血不相容。抗-A1 常为 IgM 型，最适反应温度为室温或更低，通常认为无临床意义。但是，如果抗-A1 在 37℃有反应性则认为具有临床意义[40]。此种情况下，A_2 患者宜输注 O 型或 A_2 型红细胞；A_2B 型患者宜输注 A_2、A_2B、B 或 O 型红细胞。

八、常规 ABO 血型鉴定试验

献血者血液标本的 ABO 血型鉴定通常在献血时和医院输血科接收红细胞成分时（血型复核）进行，后者在美国以外的国家并不常实行，受血者标本则在输血前进行 ABO 血型鉴定。ABO 血型鉴定包括红细胞 A、B 抗原的定型（红细胞定型或正定型），并筛查血清或血浆中是否存在抗-A 和抗-B（血清/血浆定型或反定型）。因为正反定型彼此互为对照，献血者和患者都需要进行红细胞和血浆/血清定型。以下 2 种情况不需要进行反定型或血清定型：① 对已贴标签、之前已完成血型鉴定的献血者红细胞进行血型复核；② 4 个月以下的婴儿。如前所述，出生时血清中无同种抗体存在，3~6 个月后逐渐产生。

用于红细胞定型的抗-A 和抗-B 商品试剂效果好，即使不离心也可以与大部分含相应抗原的红细胞直接发生凝集反应。大多数单克隆定型试剂已经可以用于发现许多抗原弱的 ABO 亚型（参见说明书中具体试剂特性）。抗-A1、抗-A，B，以及鉴定 ABO 亚型的特殊技术不是常规定型试验所必需，但有助于解决 ABO 正反定型不符的问题。

与 ABO 商品化定型试剂相比，患者和献血者血清中的抗-A 和抗-B 相对较弱，实验过程中需要孵育和离心。因此，血清定型试验宜使用能充分检测出人抗-A 和抗-B 的方法。可用于 ABO 定型的方法包括片法、试管法、微孔板法、微柱凝胶法。

九、ABO 正反定型不符

ABO 红细胞定型和血清定型试验结果及解释见表 10-1。当红细胞定型与血清定型不相符时即为 ABO 正反定型不符，通常是由于定型过程中出现了意外的阴性或阳性结果（见表 10-3），可能是由于红细胞或血清的自身原因，或试验过程的技术原因导致（见表 10-4 和“ABO 正反定型不符解决方案”小节）。

表 10-4　ABO 正反定型不符的可能原因

分类	原因
弱/无红细胞反应	ABO 亚型
	白血病/恶性肿瘤
	输血
	妊娠
	宫内胎儿输血
	移植
	可溶性血型物质过多

续表10-4

分类	原因
额外的红细胞反应	自身凝集素/红细胞包被过多的蛋白
	未洗涤红细胞：血浆蛋白
	未洗涤红细胞：患者血清中含有与试剂成分反应的抗体
	移植
	获得性 B 抗原或多凝集
	cisAB 或 B(A)现象
	非同型输血
混合红细胞反应	ABO 亚型
	近期输过血
	移植
	胎母出血
	双胞胎或双精子(嵌合体)嵌合现象
弱/无血清反应	年龄相关(<4~6 月龄，老年人)
	ABO 亚型
	低丙种球蛋白血症
	移植
	过量的抗-A 或抗-B(前带效应)
	血液稀释，如过量输液
额外的血清反应	冷自身抗体
	冷同种抗体
	针对试剂成分的血清抗体
	血清蛋白过多
	血浆成分输注
	移植
	静脉内免疫球蛋白输注

必须记录 ABO 正反定型不符的相关实验结果，并在查找清楚原因后解释 ABO 血型定型结果。如果是献血者标本，其血液不可用于临床输注；如果是受血者标本，在调查期可以输注 O 型红细胞。此时，为了保证完成其他需要的鉴定试验，输血前获得足量的血液标本尤为重要。

1. 红细胞定型(正定型)异常

红细胞 ABO 定型出现意外结果的原因包括：

(1)遗传因素导致弱 ABO 亚型后代出现 ABO 弱表达。白血病和其他恶性肿瘤患者，以及妊娠时也可表现为 ABO 弱表达[13, 35, 42]；

(2)非同型红细胞输注或造血祖细胞(hematopoietic progenitor cell，HPC)移植(如 O 型移植给 A 型)后，2 种或 2 种以上 ABO 血型的红细胞共存导致的混合凝集视野。混合凝集也出现于一些 ABO 亚型(如 A_3 亚型)、异卵双胞胎血型嵌合体和罕见的双精子受精血型嵌合现象；

(3)抗-A 和抗-B 定型试剂与血浆或血清中悬浮红细胞反应时，被血清或血清中高浓度的 A 或 B 血型物质中和，从而出现假阴性结果；

(4)自身凝集素大量包被红细胞导致的血清或血浆悬浮红细胞自发凝集或自身凝集；

(5)异常血清蛋白浓度或输注高分子药物导致的血清或血浆悬浮红细胞非特异性凝集；

(6)由 pH 依赖性自身抗体、试剂依赖性抗体(如 EDTA 或对羟基本甲酸酯)或缗钱状凝集导致的假阳性反应；

(7)由获得性 B、B(A)、cisAB 或 A(B)表型导致的异常红细胞定型结果；

(8)遗传性或获得性红细胞膜异常伴随“隐蔽抗原”暴露导致的多凝集(如 T 抗原激活)[40]。由于人类血清中含抗“隐蔽抗原”的天然抗体，这些异常红细胞可与 ABO 相容的人类血清发生凝集。单克隆抗-A 和抗-B 不能检测多凝集反应。

2. *血清或血浆定型(反定型)异常*

血清或血浆定型可能出现的问题包括：

(1)血浆或不完全凝固的血清中的小纤维凝块误判为红细胞凝集；

(2)小于 4~6 个月的婴儿无血型抗体。出生后 3~6 个月产生同种抗体，出生时出现的 ABO 抗体是从母体被动获得的。6 个月到 1 岁的儿童也可能有较低水平的抗-A /抗-B；

(3)由弱 A 或弱 B 亚型导致的 ABO 抗体异常缺失(见表 10-3)；

(4)长期肠外或肠内营养导致的儿童无菌性抗-B 异常缺失[43]；

(5)注射马源免疫球蛋白的患者抗-A 异常缺失[44]；

(6)ABO 不相容性 HPC 移植伴免疫耐受诱导。例如，A 型患者接受 O 型骨髓移植后，外周循环中有 O 细胞，但血清中仅有抗-B[45](详见本书第 27 章 ABO 不相容性移植)；

(7)继发于先天性免疫缺陷或疾病治疗产生的严重低丙种球蛋白血症。低丙种球蛋白血症患者血型抗体稀释也发生于多次以白蛋白作为置换液进行血浆置换后；

(8)冷同种抗体(如抗-M)或自身抗体(如抗-I)，与相应的抗原阳性反定型细胞发生反应；

(9)针对 A_1 和 B 红细胞保存液试剂成分的抗体[40]；

(10)非特异性凝集，高分子量血浆扩容剂、缗钱状、高浓度血清蛋白或血清蛋白比例改变导致的凝集；

(11)近期输注非同型血浆成分(如，A 型患者输注 O 型血小板，导致患者血清中被动获得抗-A)；

(12)近期静脉注射免疫球蛋白，免疫球蛋白中可能含有 ABO 同种抗体；

(13)抗-CD47 是美国临床试验中的一种单克隆抗体，由于所有试剂红细胞具有 CD47 蛋白，因此均呈阳性反应；

(14)试验方法可能影响对抗-A/抗-B 的检出能力。柱凝集试验可能比试管法反应性更弱。

3. *技术性错误*

标本或检测技术问题导致 ABO 定型不符，主要包括以下几个方面：

(1)标本错误；

(2)红细胞悬液配制过浓或过淡；

(3)试剂错误，如错加试剂或漏加试剂；

(4)未发现溶血结果；

(5)未按试剂说明书操作；

(6)过度离心或离心不足；

(7)在非最佳温度下孵育正定型或反定型反应；

(8)结果判读或记录错误。

4. *ABO 正反定型不符解决方案*

解决血清学正反不符的第一步是对同一标本进行复检，排除检测过程中出现技术性错误的可能性。其他有助于解决不符结果的方法包括：重新采集标本避免标本错误；洗涤红细胞；检测红细胞意外抗体；了解可能导致检测结果矛盾的情况，回顾患者病史、用药史、近期输血史(方法 2-4)。ABO 抗原和(或)抗体减弱或缺失的标本可以使用能增强抗原-抗体结合的方法：包括 4℃ 孵育(方法 2-5)、酶处理红细胞(方法 2-6)、吸收放散试验(方法 2-7)以及有条件时可进行流式细胞术和分子检测。某些情况下，可能有必要检测唾液中 ABH 物质的分泌情况(方法 2-8)。疑似 B(A)、获得性 B 或 A(B)表型的患者需用不同的单克隆及人源多克隆试剂复检。

由意外血清反应导致的 ABO 不相符并不少见。常见原因包括冷自身抗体、缗钱状、冷反应性同种抗体(如抗-M)、产生抗-A1 的弱 A 亚型。此外，如上所述，某些非缺失 *O* 等位基因(*ABO * O. 02*)的存在是 O 型个体抗-A 效价较低的常见原因[29, 46]。为了解决在 A 型个体中由抗-A1 引起的 ABO 血型异常，可用双花扁豆凝集素检测红细胞，该凝集素可与 A_1 型红细胞发生凝集而不能与 A_2 或其他弱 A 亚型发生凝集。抗-A1 的存在需用 A_1、A_2、O 型红细胞进行检测(方法 2-9)。由冷型同种抗体(方法 2-10)或自身抗体导致的反定型问题可以在常温下通过抗体检测和在室温下的自身对照进行鉴别。在有冷自身抗体存在的情况下，ABO 抗体检测包括 37℃不离心的检测法(方法 2-11)和冷自身吸收试验(方法 4-5)。血清或血浆可以引起缗钱状凝集，类似于与 A_1 和 B 型红细胞的凝集。盐水替代法或盐水稀释法(方法 3-7)可以用于区分真凝集和缗钱状凝集并鉴定 ABO 抗体。用柠檬酸盐溶液孵育或稀释凝集反应具有类似的效果。

冷自身抗体可以导致红细胞自身凝集，在红细胞定型时出现意外反应。大量包被自身抗体的红细胞可以自发凝集并与抗-A 和抗-B 试剂发生假阳性反应。通常自身抗体介导的假阳性反应可以通过温盐水洗涤红细胞消除(方法 2-17)。二硫苏糖醇(方法 3-16)或 2-氨基乙基异硫脲溴化物孵育红细胞的方法能抑制、分散 IgM 介导的自身凝集。这些试剂破坏了 IgM 分子上的二硫键，降低其多价性和直接凝集红细胞的能力。

第二节 H 血型系统(018)

除了罕见的孟买表型外，H 抗原在所有个体的红细胞上表达。H 抗原作为 A、B 抗原的前体物质，在红细胞上的数量取决于 ABO 血型分型。由于 O 型个体缺乏功能性 ABO 糖基转移酶，所以 O 型红细胞上 H 抗原高度表达。在 A 型和 B 型个体中，H 抗原分别转化为 A 和 B 抗原，因此 H 抗原数量很少。基于与抗-H 荆豆凝集素的凝集能力，红细胞上 H 抗原的数量在 ABO 表型之间的差异如下：$O>A_2>B>A_2B>A_1>A_1B$。H 抗原存在于 HPCs、红细胞、巨核细胞和其他组织中[5,47,48]，与细胞黏附、造血分化和某些恶性肿瘤密切相关[6,7,48]。

一、生物化学与基因学

H 抗原分子末端为二糖岩藻糖(α1，2)半乳糖。2 种不同的岩藻糖基转移酶(Fuc-T)合成 H 抗原：α2Fuc-T1(*FUT1* 编码，也被称为 *H* 基因)和 α2Fuc-T2(*FUT2* 编码，分泌型基因)。*FUT1* 编码的酶优先对红细胞糖蛋白和糖脂上的 2 型寡聚糖进行岩藻糖化，从而形成 2 型 H 抗原，*FUT2* 编码的酶优先识别 1 型前体形成分泌型 1 型 H 抗原(图 10-4)[13]，唾液和其他体液中分泌型 1 型 ABH 抗原的合成需要功能性 *FUT2*(分泌型)基因，*FUT2* 在红细胞上不表达，但在唾液腺、胃肠道组织和生殖泌尿组织中表达[13]。红细胞上的 1 型 ABH 抗原是从血浆中循环的糖脂抗原被动吸附而来(见"LE 系统"章节)[40]。*FUT1* 和 *FUT2* 基因都有失活和减弱的突变[26]。一些突变与地理和种族分布有关。例如，欧洲人群中约有 20%非分泌型，是 *FUT2*01N.02* 基因(c.428G>A)为纯合子的结果，导致终止密码子提前(p.Trp143Stop)并形成无功能的酶。

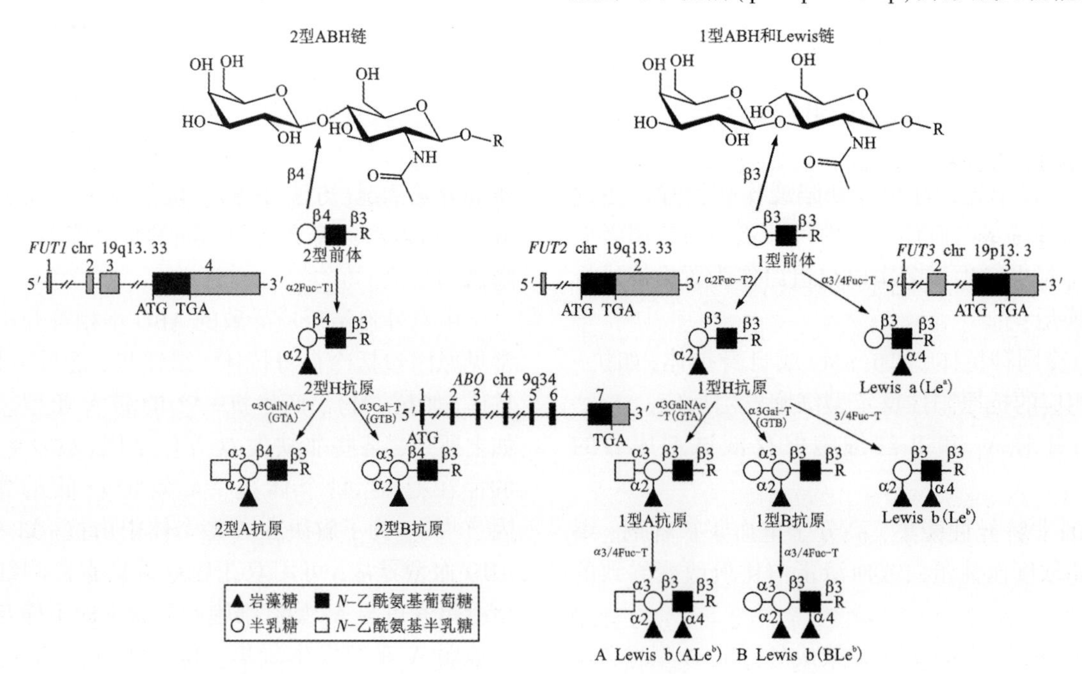

基因符号 ATG 和 TGA 分别代表起始密码子和终止密码子。Fuc-T：岩藻糖转移酶；Gal-T：半乳糖基转移酶；GalNAc-T：*N*-乙酰半乳糖胺转移酶；R：上游糖基序列。

图 10-4 顶端的两幅图显示了 1 型和 2 型前体链，差别(β3 与 β4 链接)用箭突出显示；图的下部分显示了前体转变为 1 型 ABH 和 Lewis 抗原以及 2 型 ABH 抗原所涉及的基因和酶及抗原的多糖结构

非白内障 i_{adult} 表型中，外显子 1C（合成红细胞 I 抗原的特异性序列）突变，导致红细胞 I 抗原合成障碍，但依靠外显子 1A 或 1B，I 抗原在其他组织中仍可以合成。在白内障 i_{adult} 表型中，由于基因缺失或外显子 2 和 3 的突变，所有组织均无 I 抗原合成。

三、针对 I 血型系统和 i 血型集合的 I 和 i 抗原的抗体

1. 抗-I

抗-I 是一种常见于健康人血清中的自身抗体，通常是 IgM 型抗体，在 4℃ 具有强反应性（效价 <64），更高效价抗体在室温即可检出。可以通过与成人红细胞具有强反应性，但与脐血红细胞反应弱或无凝集，从而鉴定抗-I（表 10-6）。4℃ 孵育、加入白蛋白或酶处理红细胞等方法可以增强抗-I 的抗体反应性。同种抗-I 可见于 i_{adult} 表型。

有些案例抗-I 的反应具有复杂性，表现为与特定的 ABO、P_1 或 LE 表型红细胞反应更强。许多抗-I 可以识别经进一步修饰从而表达额外血型抗原的分支寡糖；抗-HI 通常存在于 A_1 个体血清中，由于 O 型和 A_2 型红细胞 H 抗原比 A_1 型红细胞更丰富，抗-HI 与前二者反应更强；如 A 型血清可直接凝集 O 型红细胞，但与大多数 A 型红细胞相容，可考虑抗-HI 抗体存在；抗-IA，抗-IP1，抗-IBH 和抗-ILe^{bH} 同样具有复杂的反应性[40]。

2. 抗-i

自身抗-i 是健康人相对少见的冷凝集素，与抗-I 类似，主要是 IgM 型抗体，在 4~10℃ 反应性弱。抗-i 与脐血和 i_{adult} 红细胞反应最强，与 I +成人红细胞反应较弱（表 10-6）。传染性单核细胞增多症常具有短暂但高效价抗-i。与抗-I 类似，抗-i 可出现复杂的抗体反应性。

表 10-6　I/i 血型抗体与盐水介质红细胞悬液的血清学反应

反应温度	I/i 抗原细胞（细胞类型）	与抗-I 反应	与抗-i 反应
4℃	I（成人）	4+	0~1+
	i（脐带血）	0~2+	3+
	i（成人）	0~1+	4+
22℃	I（成人）	2+	0
	i（脐带血）	0	2~3+
	i（成人）	0	3+

3. 冷凝集素综合征

自身抗-I 和自身抗-i 在冷凝集素综合征（cold agglutinin syndrome，CAS）和混合抗体型自身免疫性溶血性贫血中具有病理学意义，主要作为具有高效价和较宽反应温区特性的补体结合性抗体发挥作用。淋巴组织增殖性疾病，例如 Waldenström 巨球蛋白血症、淋巴瘤和慢性淋巴细胞白血病可发生原发性 CAS。感染可产生较强的自身抗-I，肺炎支原体感染是自身抗-I 出现的常见原因，可伴有一过性血管内溶血并随后出现血红蛋白尿。[CAS 的其他信息详见本书第 14 章。]

在未稀释的标本中，CAS 自身抗体的特异性并不明显，可能难以确定。为了鉴定特异性自身抗体及临床意义，需要分析抗体效价和反应温态。表 10-6 展示了抗-I 和抗-i 在 4℃ 和 22℃ 的血清学反应特征（效价和反应温态分析详见本书第 13、14 章和方法 4-7）。

四、临床输血

自身抗-I 可以干扰 ABO 定型、抗体筛查和相容性检测。该抗体在 AHG 介质检测中可具有反应性，特别是试验中应用多特异性抗人球蛋白试剂 AHG。这种反应性不能说明抗体在 37℃ 具有活性，而是抗体在低温条件下结合并结合补体所致。一般情况下，可以采用不在室温下反应和使用抗-IgG 特异性 AHG 的方法避免冷自身抗体的干扰，对于强反应性抗体，可通过冷自身吸收技术去除（方法 4-5）。冷自身吸收后血清也可用于 ABO 定型。

第五节 P1PK(003)和 GLOB(028)血型系统

1927 年，Landsteiner 和 Levine 在实验中发现了 P 血型系统的第一个抗原(以前被认为是)，同时发现 M 和 N 抗原。该抗原实际上是现在所说的 P1 抗原(P 抗原属于另一个血型系统——GLOB]，在 2010 年决定将该系统的名称改为 P1PK。几种相关的鞘糖脂抗原属于 P1PK 血型系统(P1、P^k、NOR)和 GLOB 血型系统(P、PX2)[26, 56]。2018 年，GLOB 合集被废弃，LKE 抗原转入 901 系列抗原[57]。P^k、P、PX2 和 LKE 是高频抗原，表达于 null 表型外的几乎所有个体的红细胞，除了一些罕见的 null 表型，无 P、PX2 和 LEK 抗原(P^k 表型)或无 P、P^k 和 LKE 抗原(p 表型)(表 10-7)。PX2 在 p 表型的红细胞上高表达[58]。红细胞 P 抗原(也被称为红细胞糖苷脂)丰富，是含量最丰富的中性红细胞糖脂[59, 60]。P^k 和 P 抗原也广泛表达于非红系细胞或组织，包括淋巴细胞、血小板、肾脏、肺脏、心脏、内皮、胎盘和滑膜细胞[61, 62]，而 P1 抗原似乎主要在红细胞表达[61]。

表 10-7 P1PK 和 GLOB 血型系统的表型和频率

红细胞与抗血清反应				血清抗体	表型	分布频率(%)		
抗-P1	抗-P	抗-P^k	抗-$PP1P^k$			欧洲人	非洲人	亚洲人
+	+	0/+	+	无	P_1	79	94	20
0	+	0/±	+	抗-P1*	P_2	21	6	80
0	0†	0	0	抗-$PP1P^k$(抗-Tj^a)	p	罕见	罕见	罕见
+	0	+	+	抗-P，抗-PX2	P_1^k	罕见	罕见	罕见
0	0	+	+	抗-P，抗-P1，抗-PX2	P_2^k	罕见	罕见	罕见

*大约 25% P_2 表型可检测到抗-P1；

†通常为阴性，但抗-P 与红细胞 PX2 交叉反应可能导致某些标本弱阳性。

一、表型

超过 99.9%的献血者是 P_1(P1+)或 P_2(P1-)表型(见表 10-7)，两种表型均表达 P^k 和 P 抗原，不同点在于 P1 抗原的表达。该系统已经鉴定出 3 种罕见的常染色体隐性表型(p、P_1^k，P_2^k)和一些少见的弱变异型[63, 64]。类似于 ABO 系统，稀有的 p 和 P^k 表型与血清中含有针对缺失抗原的天然抗体(抗-P1、抗-P、抗-P^k、抗-PX2)有关。

二、生物化学

P^k、P 和 P1 抗原的合成是在乳糖苷神经酰胺[即神经酰胺二己糖(ceramide dihexose，CDH)]上逐步添加糖的过程(图 10-6，表 10-8)。首先合成 Globo 鞘糖脂的前体物质 P^k 抗原，由 α1，4-半乳糖基转移酶(由 *A4GALT* 编码)通过 α1，4 键添加一个半乳糖到 CDH 末端。接着，β1，3N-乙酰半乳糖胺转移酶(由 *B3GALNT1* 编码)以 P^k 抗原为底物，添加一个 β1，3 N-乙酰半乳糖胺至 P^k(Gb3)末端半乳糖，从而形成 P 抗原(Gb4)。包括红细胞在内的一些细胞中，P 抗原进一步延伸形成 Globo 家族抗原，例如 Luke(LKE)、4 型 ABH 抗原链(globo-H、globo-A 和 globo-B)和 NOR。NOR+是一种罕见的多凝集红细胞表型，其特征在于 P 抗原和相关长链 globo 糖脂末端添加了 α1，4 半乳糖(表 10-8)[65]。

不同于 P^k 和 P 抗原，P1 抗原不属于 Globo 糖鞘脂，而是 Neolacto 家族成员(2 型鞘糖脂)。在 P_1 个体中，*A4GALT* 将 α1，4-半乳糖添加到类红细胞糖苷脂的末端。P1 抗原是否存在于红细胞糖蛋白上尚不清楚[66, 67]。然而，P1 抗原决定簇在其他物种的糖蛋白上也有发现，而且类红细胞糖苷脂也是 H 抗原的前体，它与 A 和 B 抗原决定簇一起大多存在于 N 连接的糖类上[68, 69]。最近的一项研究表明，事实上，P1 表位存在于人类红细胞的糖蛋白上[70]。

p 表型红细胞上的弱 P 样活性是由 x_2(2010 年改名为 PX2)赋予的，这是一种相关的 2 型链糖脂。*B3GALNT1* 能够合成 PX2，这解释了为什么 P^k 表型的红细胞上缺乏 PX2[58]。

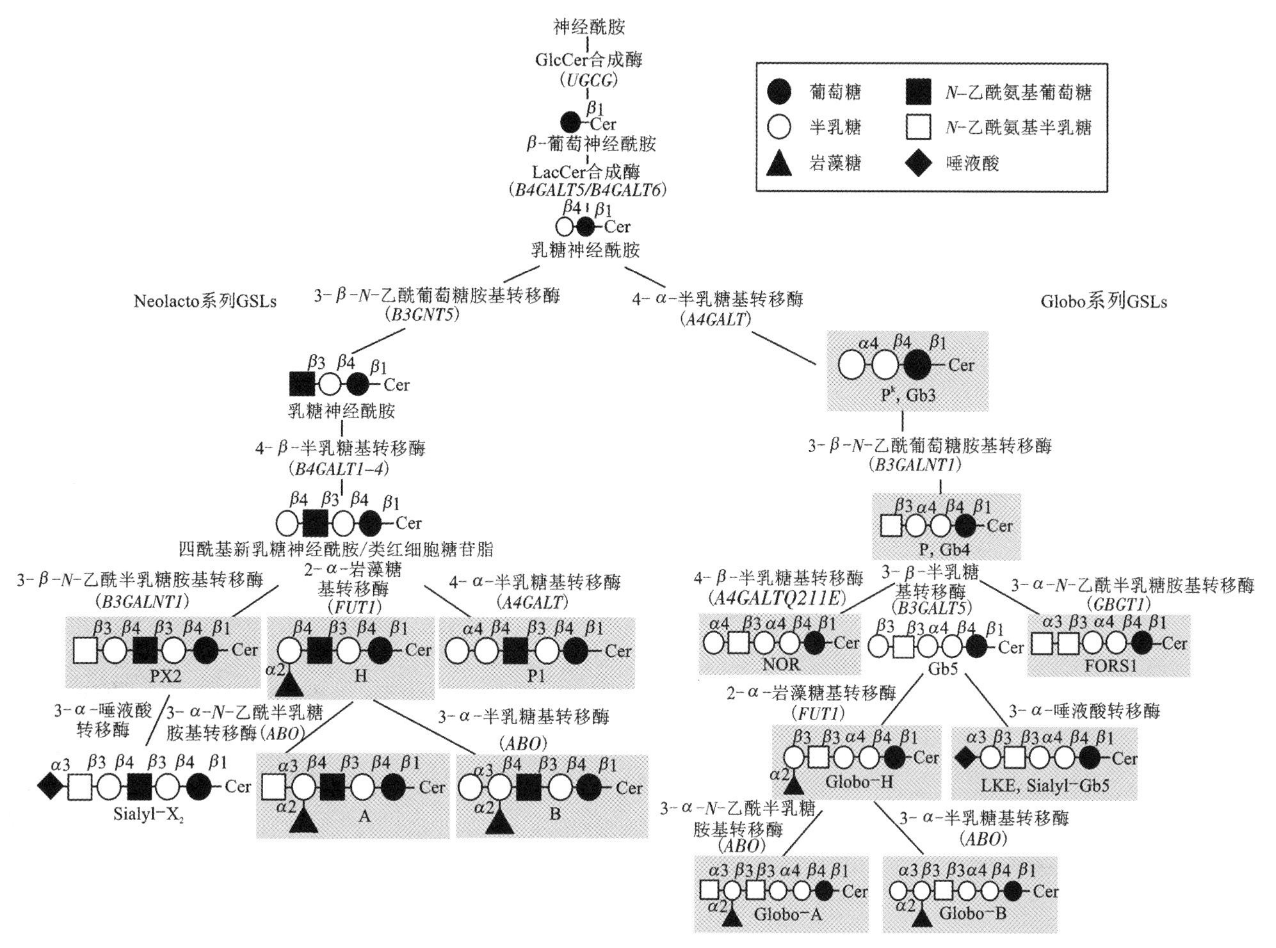

血型抗原公认的结构用灰色框突出；包括了已知的合成所有描述的鞘糖脂的糖基转移酶，潜在的基因(斜体加括号)也包括在内；ABH 抗原存在于 Neolacto 系列的 2 型链和 Globo 系列的 4 型链上；GlcCer：葡糖神经酰胺；GSLs：鞘糖脂；LacCer：乳糖神经酰胺。

图 10-6　Neolacto 和 Globo 系列中鞘糖脂的合成途径

表 10-8　P1PK、GLOB 以及相关鞘糖脂的结构

家族 *	名称	低聚糖结构
	CDH	Galβ1-4Glcβ1-1Cer
Globo (Gb)	Gb3，P^k	Galα1-4Galβ1-4Glcβ1-1Cer
	Gb4，P	GalNAcβ1-3Galα1-4Galβ1-4Glcβ1-1Cer
	Gb5	Galβ1-3GalNAcβ1-3Galα1-4Galβ1-4Glcβ1-1Cer
	NOR1	Galα1-4GalNAcβ1-3Galα1-4Galβ1-4Glcβ1-1Cer
	FORS1	GalNAcα1-3GalNAcβ1-3Galα1-4Galβ1-4Glcβ1-1Cer
	Globo-H	Fucα1-2Galβ1-3GalNAcβ1-3Galα1-4Galβ1-4Glcβ1-1Cer
	LKE	NeuAcα2-3Galβ1-3GalNAcβ1-3Galα1-4Galβ1-4Glcβ1-1Cer
	NOR2	Galα1-4GalNAcβ1-3Galα1-4GalNAcβ1-3Galα1-4Galβ1-4Glcβ1-1Cer
Neolacto (nLc)	Lc_3	GlcNAcβ1-3Galβ1-4Glcβ1-1Cer

续表10-8

家族*	名称	低聚糖结构
	nLc_4, PG	Galβ1-4GlcNAcβ1-3Galβ1-4Glcβ1-1Cer
	P1	Galα1-4Galβ1-4GlcNAcβ1-3Galβ1-4Glcβ1-1Cer
	SPG	NeuAcα2-3Galβ1-4GlcNAcβ1-3Galβ1-4Glcβ1-1Cer
	PX2 (x_2)	GalNAcβ1-3Galβ1-4GlcNAcβ1-3Galβ1-4Glcβ1-1Cer
	Sialyl-x_2	Neu5Acα2-3GalNAcβ1-3Galβ1-4GlcNAcβ1-3Galβ1-4Glcβ1-1Cer

*鞘糖脂家族；注意：Neolacto 是 2 型鞘糖脂链。

CDH：神经酰胺二己糖或乳糖基酰胺；Cer：神经酰胺；Gal：半乳糖；GalNAc：N-乙酰氨基半乳糖；Glc：葡萄糖；GlcNAc：N-乙酰氨基葡萄糖；NeuAc：*N*-乙酰神经胺酸(唾液酸)；PG：类红细胞糖苷脂；SPG：唾液酸类红细胞糖苷脂。

三、遗传学

目前，已在 *A4GALT* 和 *B3GALNT1* 鉴定出几种失活突变[26, 71, 72]。p 表型的形成是 *A4GALT1* 蛋白质编码序列突变的结果，但也可能是非编码的上游外显子缺失的结果[73]。*A4GALT1* 编码失活突变使得所有 Globo 家族抗原和 P1 抗原丢失。同时 p 表型类红细胞糖苷脂、唾液酸类红细胞糖苷脂和 PX2 合成增加，说明 2 型糖脂合成补偿性增加[58]。*B3GALNT1* 突变导致 P^k 表型的产生，该表型特征是 P、LKE 和 PX2 抗原的丢失以及 P^k 表达的增加[74]。P_1 和 P_2 表型的产生机制尚不清晰。有趣的是，P1 弱表达的个体是 P^1P^2 等位基因的杂合子，并且与 P^1 纯合子相比 *A4GALT* 的转录本较少[63]。最近的一项研究在 A4GALT 上发现了一个转录因子结合位点，包括中内含子 P^1/P^2 相关的单核苷酸多态性(single nucleotide polymorphism, SNP)rs5751348，其中 P^2 等位基因上造血转录因子 Runt 相关转录因子 1(runtrelated transcription factor 1, RUNX1)的结合位点缺失[75]。此外，另一项研究显示 P^1 等位基因上包含 rs5751348 的基序有转录因子早期生长反应因子 1(early growth response 1, EGR1)的结合位点[76]。Krüppel 样因子 1(Krüppel-like factor 1, KLF1)的单倍剂量不足，如 In(Lu)表型中所见，与 P1 抗原表达降低有关，提示 KLF1 参与 *A4GALT* 调节和 P1 抗原表达[77]，使得 P_1 和 P_2 表型的产生机制进一步复杂化。

四、针对 P1PK 和 GLOB 血型系统抗原的抗体

1. 抗-P1

P_2 献血者中，有 1/4~2/3 的人血清中存在抗-P1[40]。抗-P1 是天然产生的 IgM 型同种抗体，室温下可检测到弱凝集。在极少数病例中，抗-P1 在 37℃反应或发生体外溶血；由于抗-P1 几乎均为 IgM 抗体，不能通过胎盘，目前无抗-P1 引起 HDFN 的报道；极少报道抗-P1 引起体内溶血。包虫囊肿或肝片吸虫病(肝吸虫)患者以及鸟类饲养员中抗-P1 效价常升高。鸟类粪便中的 P1 样物质可刺激机体抗-P1 水平增高。有些个体中抗-P1 有 I 血型特异性(抗-IP1)[40]。

P1 在不同基因型个体间的表达强度有差异[63]，也有报告显示体外保存期间 P1 表达量下降[40]，因此，试验中抗-P1 可能并不与所有 P1+红细胞反应。可以通过低温孵育(如 4℃)或酶处理红细胞的方法增强抗-P1 反应性。抗-P1 反应活性可被含有包虫包囊液或鸽子蛋 P1 物质抑制。抑制 P1 活性有助于检测血清中多重抗体。

2. 同种抗-PP1P^k 和同种抗-P

抗-PP1P^k(旧称为抗-Tj^a)是 p 血型个体中一种可分离的抗-P、抗-P1 和抗-P^k 混合型抗体。同种抗-P(最近也称为抗-PX2)[58]为 $P_1{}^k$ 和 $P_2{}^k$ 个体血清中的天然抗体(见表 10-7)，主要是 IgM 型或 IgM、IgG 混合型。两种抗体均为较强的溶血素，与溶血性输血反应相关，也可导致 HDFN。抗-PP1P^k 与早期复发性自然流产相关，富含 P^k 和 P 抗原的胎盘是母体细胞毒性 IgG 抗体的靶向目标[78]。

3. 自身抗-P(Donath-Landsteiner)

抗-P 特异性自身抗体见于阵发性冷性血红蛋白尿(paroxysmal cold hemoglobinuria, PCH)，一种最易发生于病毒感染后儿童的临床综合征。PCH 的自身抗-P 是一种 IgG 型双相溶血素，能够在低温结合红细胞，又在体温发生血管内溶血。这个特点可以在体外通过 Donath-Landsteiner 实验证明(详见本书第 14 章和方法 4-11)。

五、临床输血

同种抗-PP1P^k 和同种抗-P 是具有临床意义的抗体，与急性溶血性输血反应和自然流产相关。罕见的 p 和 P^k 表型的个体宜输注抗原阴性、交叉配血相容的 p 或 P^k 表型的红细胞。由于 P^k 个体的血清中同时含有抗-P 和抗-PX2，即使 P 抗原阴性，也宜避免使用 p 表型的红细胞。p 表型是所有表型中 PX2 表达最高的[58]。然而，抗-PX2 的临床意义尚不清楚，如果没有 P^k 血液可用，可考虑输注 p 表型血液成分。

一般来说，抗-P1 是没有显著临床意义的室温凝集素。抗-P1 仅在室温或室温以下发生反应，如 P1+红细胞输注给含抗-P1 的患者，红细胞可正常生存，没有必要为抗-P1 患者提供抗原阴性的红细胞。抗-P1 极少导致红细胞生存减低和溶血性输血反应。

若抗-P1 能够在 37℃结合补体，在 AHG 试验中具有强反应性，那么认为其具有潜在的临床意义。在这种罕见的情况下，宜选用 37℃、多特异性 AHG 或抗-C3 间接抗人球蛋白试验均不反应的血液成分[40]。

第六节　FORS 血型系统(031)

2012 年新增了一个糖类血型系统，FORS 系统被 ISBT 认可。该系统有一个低频抗原 FORS1，通过 *N*-乙酰半乳糖胺在 α1，3 连接 P 抗原合成鞘糖脂(图 10-6)。该抗原与 A 抗原有相似之处，在同一个 α1，3 连接糖类残基终止。一些多克隆抗-A 试剂可能与 O 型 FORS1 阳性细胞反应。因此，FORS1 阳性表型在 1987 年被作为新的 ABO 亚型 A_{pae} 首次报道，该表型发现于 3 个英国家庭中[79]。这些红细胞与抗-A 试剂反应较弱，但与勃艮第蜗牛(Helix pomatia)凝集素反应强阳性，与双花扁豆(Dolichos biflorus)凝集素不反应。当 ABO 基因型是 *O* 等位基因纯合子时，其反应的抗原不是 A 抗原而是 FORS1 抗原[80]。相关基因 *GBGT1* 编码 Forssman 合酶，该酶是一种糖基转移酶，可在许多哺乳动物中产生特定的链接。该基因此前被认为是假基因，但其能够被 FORS1 阳性个体的 c. 887G>A (p. Arg296Gln)再活化[80]。有趣的是，很多人血浆中有天然的抗-FORS1，该抗体可能会引起体外溶血，但其临床意义仍未知。关于 FORS 血型系统的更多内容可参见最近发表的一篇综述[81]。

第七节　SID 血型系统(038)

2019 年认可了一种新的糖类血型系统，命名为 SID 血型系统，包括 Sd^a 抗原(详见本书第 12 章)。

要点

1. ABO、H、LE、I、P1PK、GLOB、FORS 和 SID 血型系统抗原根据糖蛋白及鞘糖脂上的糖类表位定义，由一组定位于高尔基体上的糖基转移酶合成，由于这些抗原的广泛组织分布也被称为组织血型抗原。
2. ABO 系统包含 4 个主要的 ABO 表型：A、B、O 和 AB。这 4 种表型是遗传 *ABO* 基因组合的结果，取决于是否存在 A 和 B 糖基转移酶可以合成红细胞上的 A 和 B 抗原。红细胞的 A、B 抗原与血清中抗-A、抗-B(或两者均有)呈互补的对立关系。
3. ABO 血型鉴定需要对红细胞 A 和 B 抗原分型(红细胞分型或正定型)以及检测血清或血浆中是否存在抗-A 和抗-B 同种凝集素(血清分型或反定型)。当正定型和反定型结果不一致时即为正反定型不符，此时可以通过额外的方法增强缺失的反应或消除假阳性来解决，如条件允许，还可以进行 *ABO* 和 *FUT1/FUT2* 基因分型或测序。
4. 除孟买型(O_h)外，H 抗原在所有红细胞上普遍表达。孟买型(O_h)个体中 *FUT1* 和 *FUT2* 基因编码的 H 抗原合成所需的岩藻糖转移酶失活或缺失。
5. H 抗原是 A 和 B 抗原的前体；因此，红细胞上的 H 抗原的量取决于 ABO 血型。O 型缺乏功能性 *ABO* 基因，H 抗原在 O 型红细胞高表达；A_1 型和 B 型的 H 抗原分别转化为 A 和 B 抗原，所以 H 抗原非常少。
6. LE 抗原不是由红细胞合成的，而是血浆中可溶性 LE 糖脂被动吸附到红细胞膜上而形成。
7. 3 种常见的 LE 表型可提示了由 *FUT3*(*LE* 基因)和 *FUT2*(分泌型基因)编码的功能性糖基转移酶的存在或缺失。
8. 随着年龄增加，I 抗原逐渐增多，同时伴随 i 抗原减少。大多数儿童在 2 岁表现为成人 I +表型。

9. 自身抗-I 和自身抗-i 在冷凝集素综合征和混合型自身免疫性溶血性贫血中具有病理学意义。
10. 超过 99.9%的献血者是 P_1(P1 +)或 P_2(P1-)表型。这两种表型均合成 P^k 和 P 抗原，不同之处主要在于 P1 抗原的表达。其他罕见表型(P_1^k、P_2^k、p)也存在，其中自然产生的 P^k、P 抗体可引起溶血性输血反应和反复自然流产。

参考文献

[1] Paulson JC, Colley KJ. Glycosyltransferases. Structure, localization, and control of cell typespecific glycosylation. J Biol Chem 1989; 264(30): 17615-17618.
[2] Hansen SF, Bettler E, Rinnan A, et al. Exploring genomes for glycosyltransferases. Mol Biosyst 2010; 6(10): 1773-1781.
[3] Clausen H, Hakomori S. ABH and related histoblood group antigens; Immunochemical differences in carrier isotypes and their distribution. Vox Sang 1989; 56(1): 1-20.
[4] Lowe JB, Marth JD. A genetic approach to mammalian glycan function. Annu Rev Biochem 2003; 72: 643-691.
[5] Marionneau S, Cailleau-Thomas A, Rocher J, et al. ABH and Lewis histo-blood group antigens, a model for the meaning of oligosaccharide diversity in the face of a changing world. Biochimie 2001; 83(7): 565-573.
[6] Anstee DJ. The relationship between blood groups and disease. Blood 2010; 115(23): 4635-4643.
[7] Storry JR, Olsson ML. The ABO blood group system revisited: A review and update. Immunohematology 2009; 25(2): 48-59.
[8] Rydberg L. ABO-incompatibility in solid organ transplantation. Transfus Med 2001; 11(4): 325-342.
[9] Sazama K. Reports of 355 transfusion-associated deaths: 1976 through 1985. Transfusion 1990; 30(7): 583-590.
[10] Linden JV, Wagner K, Voytovich AE, Sheehan J. Transfusion errors in New York State: An analysis of 10 years' experience. Transfusion 2000; 40(10): 1207-1213.
[11] Springer GF. Blood-group and Forssman antigenic determinants shared between microbes and mammalian cells. Prog Allergy 1971; 15: 9-77.
[12] Daniel-Johnson J, Leitman S, Klein H, et al. Probiotic-associated high-titer anti-B in a group A platelet donor as a cause of severe hemolytic transfusion reactions. Transfusion 2009; 49(9): 1845-1849.
[13] Daniels G. Human blood groups. 3rd ed. Oxford: Wiley-Blackwell, 2013.
[14] Henry S, Oriol R, Samuelsson B. Lewis histoblood group system and associated secretory phenotypes. Vox Sang 1995; 69(3): 166-182.
[15] Clausen H, Levery SB, Nudelman E, et al. Repetitive A epitope (type 3 chain A) defined by blood group A1-specific monoclonal antibody TH-1: Chemical basis of qualitative A1 and A2 distinction. Proc Natl Acad Sci U S A 1985; 82(4): 1199-1203.
[16] Svensson L, Rydberg L, de Mattos LC, Henry SM. Blood group A(1) and A(2) revisited: An immunochemical analysis. Vox Sang 2009; 96(1): 56-61.
[17] Klein HG, Anstee DJ. ABO, H, LE, P1PK, GLOB, I and FORS blood group systems. In: Mollison's blood transfusion in clinical medicine. 12th ed. Oxford: Wiley-Blackwell, 2014: 118-166.
[18] Cooling L. Polylactosamines, there's more than meets the "Ii": A review of the I system. Immunohematology 2010; 26(4): 133-155.
[19] Twu YC, Hsieh CY, Lin M, et al. Phosphorylation status of transcription factor C/EBPalpha determines cell-surface poly-LacNAc branching (I antigen) formation in erythropoiesis and granulopoiesis. Blood 2010; 115(12): 2491-2499.
[20] Auf der Maur C, Hodel M, Nydegger UE, Rieben R. Age dependency of ABO histo-blood group antibodies: Reexamination of an old dogma. Transfusion 1993; 33(11): 915-918.
[21] Mazda T, Yabe R, NaThalang O, et al. Differences in ABO antibody levels among blood donors: A comparison between past and present Japanese, Laotian, and Thai populations. Immunohematology 2007; 23(1): 38-41.
[22] Sano R, Nakajima T, Takahashi K, et al. Expression of ABO blood-group genes is dependent upon an erythroid cell-specific regulatory element that is deleted in persons with the B(m) phenotype. Blood 2012; 119(22): 5301-5310.
[23] Kronstein-Wiedemann R, Nowakowska P, Milanov P, et al. miRNA regulation of blood group ABO genes (abstract). Blood 2015; 126: 158.
[24] Clausen H, White T, Takio K, et al. Isolation to homogeneity and partial characterization of a histo-blood group A defined Fuc alpha 1—2Gal alpha1—3-N-acetylgalactosaminyltransferase from human lung tissue. J Biol Chem 1990; 265(2): 1139-1145.
[25] Yamamoto F, Clausen H, White T, et al. Molecular genetic basis of the histo-blood group ABO system. Nature 1990; 345(6272): 229-233.

[26] Reid ME, Lomas-Francis C, Olsson ML. The blood group antigen factsbook. 3rd ed. London: Academic Press, 2012.
[27] Hosseini-Maaf B, Irshaid NM, Hellberg Å, et al. New and unusual O alleles at the ABO locus are implicated in unexpected blood group phenotypes. Transfusion 2005; 45(1): 70-81.
[28] Seltsam A, Das Gupta C, Wagner FF, Blasczyk R. Nondeletional ABO * O alleles express weak blood group A phenotypes. Transfusion 2005; 45(3): 359-365.
[29] Wagner FF, Blasczyk R, Seltsam A. Nondeletional ABO * O alleles frequently cause blood donortyping problems. Transfusion 2005; 45(8): 1331-1334.
[30] Möller M, Jöud M, Storry JR, Olsson ML. Erythrogene: A database for in-depth analysis of theextensive variation in 36 blood group systems inthe 1000 Genomes Project. Blood Adv 2016; 1(3): 240-249.
[31] Yazer MH, Hult AK, Hellberg Å, et al. Investigation into A antigen expression on O2 heterozygous group O-labeled red blood cell units. Transfusion 2008; 48(8): 1650-1657.
[32] Cartron JP. [Quantitative and thermodynamicstudy of weak A erythrocyte phenotypes]. RevFr TransfusImmunohematol 1976; 19(1): 35-54.
[33] Berneman ZN, Van Bockstaele DR, Uyttenbroeck WM, et al. Flow-cytometric analysis oferythrocytic blood group A antigen density profile. Vox Sang 1991; 61(4): 265-274.
[34] Hosseini-Maaf B, Hellberg Å, Chester MA, Olsson ML. An extensive PCR-ASP strategy for clinical ABO blood group genotyping that avoids potential errors caused by null, subgroup andhybrid alleles. Transfusion 2007; 47(11): 2110-2125.
[35] Hult AK, Olsson ML. Many genetically definedABO subgroups exhibit characteristic flow cytometric patterns. Transfusion 2010; 50(2): 308-323.
[36] Beck ML, Yates AD, Hardman J, Kowalski MA. Identification of a subset of group B donors reactive with monoclonal anti-A reagent. Am J ClinPathol 1989; 92(5): 625-629.
[37] Yazer MH, Olsson ML, Palcic MM. The cis-ABblood group phenotype: Fundamental lessons inglycobiology. Transfus Med Rev 2006; 20(3): 207-217.
[38] Garratty G, Arndt P, Co A, et al. Fatal hemolytictransfusion reaction resulting from ABO mistyping of a patient with acquired B antigen detectable only by some monoclonal anti-B reagents. Transfusion 1996; 36(4): 351-357.
[39] Okubo Y, Seno T, Tanaka M, et al. Conversion ofgroup A red cells by deacetylation to ones thatreact with monoclonal antibodies specific forthe acquired B phenotype. Transfusion 1994; 34(5): 456-457.
[40] Issitt PD, Anstee DJ. Applied blood group serology. 4th ed. Miami, FL: Montgomery ScientificPublications, 1998.
[41] Obukhova P, Korchagina E, Henry S, Bovin N. Natural anti-A and anti-B of the ABO system: Allo- and autoantibodies have different epitopespecificity. Transfusion 2012; 52(4): 860-869.
[42] Olsson ML, Irshaid NM, Hosseini-Maaf B, et al. Genomic analysis of clinical samples with serologic ABO blood grouping discrepancies: Identification of 15 novel A and B subgroup alleles. Blood 2001; 98(5): 1585-1593.
[43] Cooling LW, Sitwala K, Dake LR, et al. ABO typing discrepancies in children requiring longterm nutritional support: It is the gut after all! Transfusion 2007; 47(Suppl 1): 10A.
[44] Shastry S, Bhat SS, Singh K. A rare case of missing antibody due to anti-snake venom. Transfusion 2009; 49(12): 2777-2778.
[45] Hult AK, Dykes JH, Storry JR, Olsson ML. A andB antigen levels acquired by group O donorderived erythrocytes following ABO-nonidentical transfusion or minor ABO-incompatiblehaematopoietic stem cell transplantation. Transfus Med 2017; 27(3): 181-191.
[46] Yazer MH, Hosseini-Maaf B, Olsson ML. Bloodgrouping discrepancies between ABO genotypeand phenotype caused by O alleles. CurrOpinHematol 2008; 15(6): 618-624.
[47] Mölne J, Björquist P, Andersson K, et al. Bloodgroup ABO antigen expression in human embryonic stem cells and in differentiated hepatocyteand cardiomyocyte-like cells. Transplantation2008; 86(10): 1407-1413.
[48] Larson G, Svensson L, Hynsjo L, et al. Typing forthe human Lewis blood group system by quantitative fluorescence-activated flow cytometry: Large differences in antigen presentation onerythrocytes between A1, A2, B, O phenotypes. Vox Sang 1999; 77(4): 227-236.
[49] Hosoi E, Hirose M, Hamano S. Expression levelsof H-type alpha(1, 2)-fucosyltransferase gene andhisto-blood group ABO gene corresponding tohematopoietic cell differentiation. Transfusion2003; 43(1): 65-71.
[50] Combs MR. Lewis blood group system review. Immunohematology 2009; 25(3): 112-118.

[51] Cooling L. Carbohydrate blood group antigensand collections. In: Cooling L, Davenport R, Schwartz J. eds. Transfusion medicine: Key concepts in a changing world. Bethesda, MD: AABB Press, 2020 (in press).

[52] Lindström K, Breimer ME, Jovall PA, et al. Nonacid glycosphingolipid expression in plasma ofan A1 Le(a-b+) secretor human individual: Identification of an ALebhepta-glycosylceramide asmajor blood group component. J Biochem 1992; 111(3): 337-345.

[53] Höglund P, Rosengren-Lindquist R, Wikman AT. A severe haemolytic transfusion reaction causedby anti-Le(a) active at 37 degrees C. BloodTransfus 2013; 11(3): 456-459.

[54] Fan J, Lee BK, Wikman AT, et al. Associations ofRhesus and non-Rhesus maternal red blood cellalloimmunization with stillbirth and pretermbirth. Int J Epidemiol 2014; 43(4): 1123-1131.

[55] Navenot JM, Muller JY, Blanchard D. Expression of blood group i antigen and fetal hemoglobin in paroxysmal nocturnal hemoglobinuria. Transfusion 1997; 37(3): 291-297.

[56] Storry JR, Castilho L, Chen Q, et al. International Society of Blood Transfusion Working Partyon Red Cell Immunogenetics and Terminology: Report of the Seoul and London meetings. ISBTSci Ser 2016; 11(2): 118-122.

[57] Storry JR, Clausen FB, Castilho L, et al. International Society of Blood Transfusion Working Party on Red Cell Immunogenetics and BloodGroup Terminology: Report of the Dubai, Copenhagen and Toronto meetings. Vox Sang2019; 114(1): 95-102.

[58] Westman JS, Benktander J, Storry JR, et al. Identification of the molecular and genetic basis ofPX2, a glycosphingolipid blood group antigenlacking on globoside-deficient erythrocytes. J Biol Chem 2015; 290(30): 18505-18518.

[59] Fletcher KS, Bremer EG, Schwarting GA. Pblood group regulation of glycosphingolipid levels in human erythrocytes. J Biol Chem 1979; 254(22): 11196-11198.

[60] Suzuki A, Kundu SK, Marcus DM. An improvedtechnique for separation of neutral glycosphingolipids by high-performance liquid chromatography. J Lipid Res 1980; 21(4): 473-477.

[61] Cooling L, Downs T. Immunohematology. In: McPherson RA, Pincus MR, eds. Henry's clinicaldiagnosis and management by laboratory methods. Philadelphia: Saunders, 2007: 618-668.

[62] Dunstan RA. Status of major red cell bloodgroup antigens on neutrophils, lymphocytes andmonocytes. Br J Haematol 1986; 62(2): 301-309.

[63] Thuresson B, Westman JS, Olsson ML. Identification of a novel A4GALT exon reveals the genetic basis of the P1/P2 histo-blood groups. Blood 2011; 117(2): 678-687.

[64] Cooling L, Dake LR, Haverty D, et al. A hemolytic anti-LKE associated with a rare LKEnegative, "weak P" red blood cell phenotype: Alloanti-LKE and alloanti-P recognize galactosylgloboside and monosialogalactosylgloboside (LKE) antigens. Transfusion 2015; 55(1): 115-128.

[65] Duk M, Singh S, Reinhold VN, et al. Structuresof unique globoside elongation products presentin erythrocytes with a rare NOR phenotype. Glycobiology 2007; 17(3): 304-312.

[66] Haselberger CG, Schenkel-Brunner H. Evidencefor erythrocyte membrane glycoproteins beingcarriers of blood-group P1 determinants. FEBSLett 1982; 149(1): 126-128.

[67] Yang Z, Bergström J, Karlsson KA. Glycoproteinswith Galα4Gal are absent from human erythrocyte membranes, indicating that glycolipids arethe sole carriers of blood group P activities. J Biol Chem 1994; 269(20): 14620-14624.

[68] Khoo KH, Nieto A, Morris HR, Dell A. Structural characterization of the N-glycans from Echinococcus granulosus hydatid cyst membraneand protoscoleces. Mol BiochemParasitol 1997; 86(2): 237-248.

[69] Suzuki N, Yamamoto K. Molecular cloning of pigeon UDP-galactose: β-D-galactosideα1, 4-galactosyltransferase and UDP-galactose: β-Dgalactosideβ1, 4-galactosyltransferase, twonovel enzymes catalyzing the formation ofGalα1-4Galβ1-4Galβ1-4GlcNAc sequence. J Biol Chem 2010; 285(8): 5178-5187.

[70] Stenfelt L, Westman JS, Hellberg Å, Olsson ML. The P1 histo-blood group antigen is present onhuman red blood cell glycoproteins. Transfusion2019; 59(3): 1108-1117.

[71] Hellberg Å, Ringressi A, Yahalom V, et al. Genetic heterogeneity at the glycosyltransferase lociunderlying the GLOB blood group system andcollection. Br J Haematol 2004; 125(4): 528-536.

[72] Ricci Hagman J, Hult AK, Westman JS, et al. Multiple miscarriages in two sisters of Thai origin with the rare Pk phenotype caused by a novel nonsense mutation at the B3GALNT1 locus. Transfus Med 2019; 29(3): 202-208.

[73] Westman JS, Hellberg Å, Peyrard T, et al. Largede-

letions involving the regulatory upstream regions of A4GALT give rise to principally novelP1PK-null alleles. Transfusion 2014; 54(7): 1831-1835.

[74] Hellberg Å, Poole J, Olsson ML. Molecular basisof the globoside-deficient Pk blood group phenotype. Identification of four inactivating mutations in the UDP-N-acetylgalactosamine: globotriaosylceramide 3-β-N-acetylgalactosaminyltransferase gene. J Biol Chem 2002; 277: 29455-29459.

[75] Westman JS, Stenfelt L, Vidovic K, et al. Alleleselective RUNX1 binding regulates P1 bloodgroup status by transcriptional control ofA4GALT. Blood 2018; 131(14): 1611-1616.

[76] Yeh CC, Chang CJ, Twu YC, et al. The differential expression of the blood group P1 - A4GALTand P 2 - A4GALT alleles is stimulated by the transcription factor early growth response 1. Transfusion 2018; 58(4): 1054-1064.

[77] Eernstman JV, Heshusius S, Philipsen M, et al. KLF1 regulates P1 expression through transcriptional control of A4GALT (abstract). Vox Sang2017; 112(S1): 25.

[78] Lindström K, van dem Borne AE, Breimer ME, et al. Glycosphingolipid expression in spontaneously aborted fetuses and placenta from bloodgroup p women. Evidence for placenta beingthe primary target for anti-Tja-antibodies. Glycoconj J 1992; 9(6): 325-329.

[79] Stamps R, Sokol RJ, Leach M, et al. A new variant of blood group A: Apae. Transfusion 1987; 27(4): 315-318.

[80] Svensson L, Hult AK, Stamps R, et al. Forssmanexpression on human erythrocytes: Biochemicaland genetic evidence of a new histo-blood groupsystem. Blood 2013; 121(8): 1459-1468.

[81] Hult AK, Olsson ML. The FORS awakens: Review of a blood group system reborn. Immunohematology 2017; 33(2): 64-72.

第 11 章

Rh 血型系统

RH 系统有 2 个基因，每个基因编码 1 条多肽，总共表达 55 个抗原（表 11-1）。血型系统命名为 Rh，国际符号为 RH。对 Rh 系统相关的红细胞同种免疫的关注源于 D 抗原，该抗原在所有次要血型抗原中免疫原性最强。将 D 阳性红细胞（Red Blood Cells，RBCs）输注给 D 阴性个体，健康志愿者的免疫发生率为 80%～90%[1]，患者的免疫发生率为 20%～50%[2-4]。

抗-D 是引起严重胎儿新生儿溶血病（hemolytic disease of the fetus and newborn，HDFN）的主要原因。Rh 免疫球蛋白（Rh Immune Globulin，RhIG）预防性治疗是 20 世纪 60 年代中期输血治疗真正取得成功的一个实例，其发展的部分原因是由于母体和胎儿之间的 ABO 血型不相容具有针对 D 抗原免疫的部分保护作用[5]。给予人源的 IgG 抗-D 能有效预防 HDFN[6]。随着 RhIG 的使用，针对 D 抗原的同种免疫在孕妇中的发生率下降到活产数的 1/4000[7]。一旦免疫产生抗-D，RhIG 就不能预防孕妇在妊娠期间抗-D 效价增加。免疫产生抗-D 的高风险、同种异体免疫对 D 阴性育龄期女性的影响以及对 D 阳性胎儿的显著危害，使得 D 抗原匹配成为输血医学的常规做法。

表 11-1　Rh 抗原的常用名、ISBT 命名和分布频率

抗原	ISBT 命名		分布频率	备注
	编号	符号		
D	004.001	RH1	常见	85%/92% 白种人/黑种人
C	004.002	RH2	常见	68%/27% 白种人/黑种人
E	004.003	RH3	常见	29%/22% 白种人/黑种人
c	004.004	RH4	常见	80%/96% 白种人/黑种人
e	004.005	RH5	98%	
ce 或 f	004.006	RH6	常见	65%/92% 白种人/黑种人
Ce 或 rh_i	004.007	RH7	常见	68%/27% 白种人/黑种人
C^W	004.008	RH8	2%	白种人

续表11-1

抗原	ISBT 命名		分布频率	备注
	编号	符号		
C^X	004. 009	RH9	~2%	芬兰人
V	004. 010	RH10	30%	黑种人
E^W	004. 011	RH11	低	
G	004. 012	RH12*	常见	84%/92% 白种人/黑种人
…	…	RH13-RH16	…	弃用
Hr_0	004. 017	RH17†	高	
Hr 或 Hr^S	004. 018	RH18‡	高	Hr^S 阴性黑种人
hr^s	004. 019	RH19§	98%	hr^s 阴性黑种人
VS	004. 020	RH20	低	32%黑种人
C^G	004. 021	RH21	常见	68%白种人
CE	004. 022	RH22	低	<1%
D^W	004. 023	RH23◇	低	位于 DVa 上
…	…	RH24/RH25	…	弃用
类 c	004. 026	RH26	高	
cE	004. 027	RH27	常见	28%/22% 白种人/黑种人
hr^H	004. 028	RH28	低	
total Rh	004. 029	RH29¶	高	100% 除 Rh_{null} 外
Go^a	004. 030	RH30◇	低	黑种人
hr^B	004. 031	RH31§	98%	hr^B 阴性黑种人
Rh32	004. 032	RH32#	低	黑种人 位于 DBT 上
R_0^{Har}, DHAR	004. 033	RH33	低	<1% 德国人
Hr^B	004. 034	RH34**	高	Hr^B 阴性黑种人
Rh35	004. 035	RH35	低	
Be^a	004. 036	RH36	低	
Evans	004. 037	RH37	低	位于 D/CE 杂交体
…	…	RH38	…	弃用
类 C	004. 039	RH39	高	
Tar	004. 040	RH40	低	位于 DVII 上
类 Ce	004. 041	RH41	高	70%白种人
Ce^S	004. 042	RH42	低	2%黑种人
Crawford	004. 043	RH43	低	0. 1%黑种人
Nou	004. 044	RH44	高	

续表11-1

抗原	ISBT 命名		分布频率	备注
	编号	符号		
Riv	004.045	RH45	低	
Sec	004.046	RH46	高	Sec 阴性黑种人
Dav	004.047	RH47	高	
JAL	004.048	RH48	低	
STEM	004.049	RH49††	低	6%黑种人
FPTT	004.050	RH50	低	位于 DFR、R_0^{Har} 上
MAR	004.051	RH51	高	芬兰人
BARC	004.052	RH52◇	低	位于 DVI 上
JAHK	004.053	RH53	低	
DAK	004.054	RH54◇	低	黑种人(位于 $DIII^a$、DOL、R^N)
LORC	004.055	RH55	低	
CENR	004.056	RH56	低	
CEST	004.057	RH57	高	JAL 的对偶抗原，CEST 阴性黑种人
CELO	004.058	RH58	高	RH43 的对偶抗原 CELO 阴性黑种人
CEAG	004.059	RH59	高	CEAG 阴性黑种人
PARG	004.060	RH60	低	
CEVF	004.061	RH61	高	CEFV 阴性黑种人
CEWA	004.062	RH62*	高	

* 出现在表达 C 或 D 抗原的红细胞上。

† 由 D 缺失表型 D--，Dc-和 DC^w-产生的抗体。

‡ 在非洲人中流行的变异 e 和/或 D 表型的个体所产生的抗体。

§ 该抗原不存在于非洲人中的 DcE/DcE(R_2R_2)表型或 e 变异型红细胞。

◇ 与部分 D 相关的低频抗原。

¶ 由具有 Rh_{null} 红细胞的个体产生的抗体。

\# 低频抗原，由具有 R^N 或部分 DBT 抗原的红细胞表达[1]。

** 由非洲人中流行的 C、e 和/或 D 表型的个体所产生的抗体。

†† 与 65%的 hr^S-Hr^S-和 30%的 hr^B-Hr^B-红细胞有关。

第一节 历史背景

D 抗原的临床意义可追溯到 1939 年，Levine 和 Stetson 发现 1 名孕妇的血清能凝集 80%的 ABO 相容标本，他们认为“胎儿代谢产物”和输注其丈夫血液后发生的输血不良反应和其血清中出现的抗体相关[8]。Landsteiner 和 Wiener 使用了 1 种针对恒河猴红细胞免疫的豚鼠抗血清来区分“Rh 阳性”和“Rh 阴性”红细胞。该抗血清实际上很可能是抗-LW（LW 抗原在 D 阳性红细胞上表达增强）。由于 Levine 未能给该抗原命名，引发了一场关于谁真正发现 Rh 的激烈争论。Rosenfield 曾描述了 D 抗原和 LW 系统之间的关系[9]。

“Rh 阳性”和“Rh 阴性”是指红细胞上 D 抗原的状态。D 和 ABO 抗原是输血时主要需匹配的抗原。与 D 抗原一样，4 个 Rh 抗原(对偶抗原 C/c 及 E/e，由 Fisher 依照字母表顺序，使用未在血型系统命名中采用过的字母命名)是大部分具有临床意义的 Rh 抗体产生的原因。对于镰状细胞病患者，针对Rh高频抗原如Hr^S和Hr^B的抗体可能是输血支持治疗的主要障碍[10]。

Rh蛋白与大多数膜蛋白不同，既无糖基化，也无磷酸化[11, 12]。通过免疫沉淀反应和十二烷基硫酸钠-聚丙烯酰胺凝胶电泳发现Rh蛋白的分子量为30~32kDa[13, 14]。在20世纪80年代后期完成了对Rh蛋白N-端氨基酸的测序[15]。这些发现导致了1990年[16]克隆出*RHCE*基因及1992年克隆出*RHD*基因[17, 18]。4种不同的*RHCE*等位基因的遗传基础于1993年被鉴定[19]，1994年被确定[20]。

第二节　命名

早期Rh命名法反映了关于编码DCEce抗原基因数目的不同意见。Fisher-Race命名法的前提是3个紧密连锁基因*C/c*、*E/e*、和*D*负责编码抗原；然而，Wiener命名法(Rh-Hr)认为是单一基因编码几个血型抗原。然而，Tippett首次提出Rh系统是由2个基因组成[21]。

Fisher-Race DCE命名法更常用于书面交流，但是改良Wiener命名法仅使用1个术语，即单体型，就能够对存在于一条染色体上的Rh抗原进行明确命名(表11-2)。在改良的Wiener命名法中，“R”表示D存在，数字或字母表示C/c和E/e抗原：R_1表示Ce，R_2表示cE，R_0表示ce，R_Z表示CE。小写字母“r”表示缺乏D的单体型，C/c和E/e抗原用符号表示：r′表示Ce，r″表示cE，r^y表示CE(表11-2)。

国际输血协会(The International Society of Blood Transfusion，ISBT)红细胞免疫遗传和血型命名工作小组采用6位数来表示红细胞抗原。前3位数表示血型系统，后3位数表示抗原特异性；Rh系统的编号为004，国际符号为RH。Rh系统已记录的抗原有62个，有7个已被弃用。由于部分D和一些RhCE抗原中缺失的表位没有给予单独的抗原编号，实际的抗原变异性甚至更高(ISBT血型抗原、等位基因和表型的术语示例见第9章表9-4)。

表11-2　主要Rh单体型流行率

Fisher-Race单体型	改良Wiener单体型	频率(%)		
		白种人	黑种人	亚洲人
Rh阳性				
DCe	R_1	42	17	70
DcE	R_2	14	11	21
Dce	R_0	4	44	3
DCE	R_Z	<0.01	<0.01	1
Rh阴性				
ce	r	37	26	3
Ce	r′	2	2	2
cE	r″	1	<0.01	<0.01
CE	r^y	<0.01	<0.01	<0.01

第三节　*RH*基因座

一、染色体结构

Rh抗原位于RhD和RhCE两种蛋白上，由*RHD*和*RHCE*两个基因编码，在染色体1p36.11近3′末端处紧密相连。*RHD*和*RHCE*以尾对尾方式排列：端粒-5′-*RHD*-3′-3′-*RHCE*-5′着丝粒。1个与血型无关的基因*TMEM50A*位于*RHD*和*RHCE*之间，与*RHCE*的3′末端部分重叠。另1个基因——*RSRP1*，与*RHD*完全重叠，但方向相反(图11-1A)。*RHD*可能源于*RHCE*的复制[22]。*RHD*和*RHCE*基因各有10个外显子，在编码区有97%的同源性。

在*RHD*和*RHCE*基因间核苷酸片段交换很常见，反过来说，由于两个基因方向相反便于这种交换[23]。1个基因在复制过程中充当供体模板，但在整个复制过程中保持不变(称为基因转换机制)。

供体区域可以是 1 个核苷酸或几个碱基对(bp)、单个外显子或多个外显子，通常导致 *RHD-CE-D* 或 *RHCE-D-CE* 杂交等位基因。

二、基因产物(Rh 蛋白)

RHD 编码 D 抗原，*RHCE* 编码 4 种组合的 CcEe 抗原(ce、cE、Ce 或 CE)。2 个基因都编码 417 个氨基酸。*RHD* 和 *RHCE* 编码的多肽相差 32~35 个氨基酸，这取决于是将 RhD 与 RhC 还是 Rhc 相比较。*RH* 基因座遗传多样性的研究在过去 10 年取得了显著发展，通过 DNA 检测鉴定的抗原已经远超过血清学鉴定的抗原数量。已经记录超过 500 个 *RHD* 和 150 个 *RHCE* 等位基因影响 Rh 表型；RhesusBase 数据库保存了 *RHD* 等位基因的目录[24]，ISBT 红细胞免疫遗传学和血型命名工作组对新的等位基因进行维护、命名和分类[25]。

大多数 D 阴性(Rh 阴性)表型是由于 *RHD* 基因完全缺失所导致，可能是通过非姐妹染色单体交换造成的，其涉及区域包括 *RHD* 侧翼被称为“Rhesus 盒子”的区域(图 11-1B)[23]。“杂合 Rhesus 盒子”可用于直接检测 *RHD* 缺失等位基因。编码 RhD 蛋白的整个 *RHD* 基因缺失解释了 D 抗原阴性个体暴露于 D 抗原阳性红细胞会产生强免疫反应的原因。实际上，RhD 在几个氨基酸上不同于最相似的 RhCE 蛋白质，即可产生多种 T 细胞刺激肽并暴露多种免疫原性表位。

除了罕见的 D--个体(破折号表示抗原 C/c 和 E/e 缺失)，*RHCE* 基因在所有个体中都存在，该基因在 1 种蛋白质(Ce、cE、ce 或 CE)上同时编码 C/c 和 E/e 抗原。E 和 e 抗原仅 1 个氨基酸不同：226 号氨基酸是脯氨酸或丙氨酸(p. Pro226Ala)，位于蛋白质第 4 个细胞外环。大多数 C 阳性单体型由 c 阳性单体型衍生而来，通过基因转换在 *RHCE* 外显子 2 周围产生一个类似 *RHD* 的片段；该机制解释了 C 和 c 之间大量氨基酸的不同(p. Trp16Cys、p. Leu60Ile、p. Asn68Ser、p. Ser103Pro)，以及由 RhD 和 RhCE 中 C 共同表达的 G 抗原的分子基础(p. Ser130)。

虽然 Rh 系统整体而言十分复杂，但 5 个主要抗原是大部分 Rh 不相容的原因(表 11-1)。新抗原可能源于单核苷酸多态性(single nucleotide polymorphisms，SNPs)或主要基因的重排。例如，*RHD* 和 *RHCE* 之间的基因互换会产生重组蛋白，这种蛋白表现为 1 种含有部分 RhCE 的 RhD 蛋白，反之亦然。

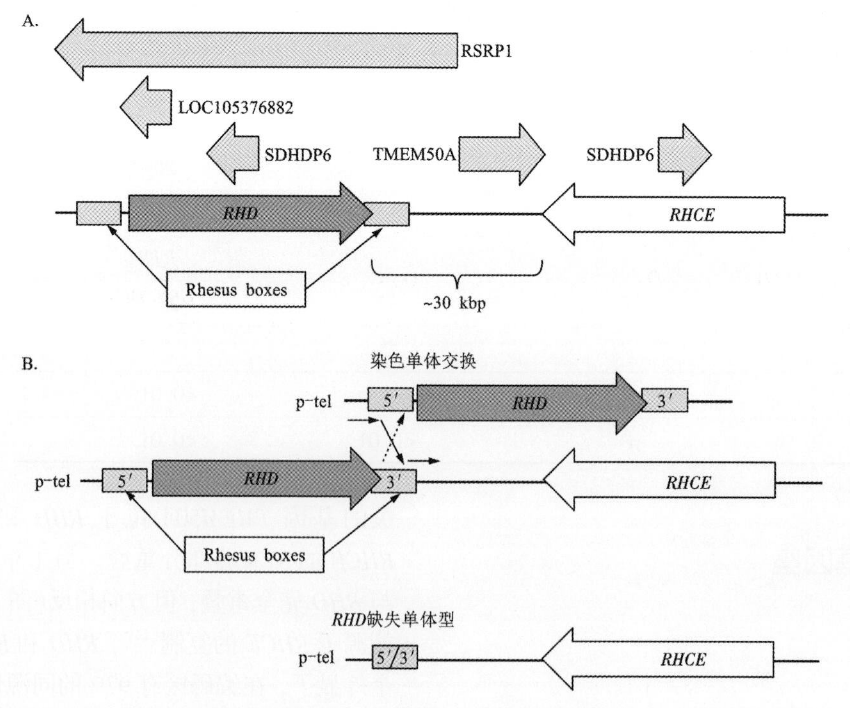

(A)染色体短臂(p)1p36.11 的 *RHD* 和 *RHCE* 的排列；2 个基因每个约 55000 个碱基对(bp)且被大约 30000bp(~30kpb)分隔开；*RHD* 两侧是 2 个约 9000bp 的长同源区域(Rhesus 盒子)；*RH* 基因座的方向是：p-telomere(p-tel)-*RHD*-*RHCE*；其他基因在这一区域但与 Rh 表达无关；(B)*RHD* 缺失单体型的起源；在有丝分裂过程中，1 条染色单体的 Rhesus 框(5′)和另 1 条染色单体的下游 Rhesus 盒子(3′)发生染色单体互换错位(上图)；染色单体交换(实线箭头)导致的 *RHD* 缺失单体型(下图)，伴杂合 Rhesus 盒子(5′/3′)的形成；尚未发现交替的 2 个 *RHD* 串联的单体型(填充箭头)。

图 11-1 *RH* 基因座

三、*RHD* 基因型

Rh 5 个主要抗原的遗传研究用于确定 Rh 单体型(表 11-3)和预测 *RHD* 的合子型。在许多人群中,D 抗原阴性单体型与 ce 相关,而 D 抗原阳性单体型携带 C 或 E。然而,在某些人群中,存在 Ce 和 Dce 等单体型,会阻碍表型预测(例如,R_0R_0和 R_0r 表型在非洲人中的流行率几乎完全一样)。此外,在多民族社会运用推断所得单体型会使得预测 *RHD* 合子型不确定。单剂量 D 抗原或双剂量 D 抗原红细胞与抗-D 的凝集强度几乎不存在差异。C 抗原表达时,D 抗原的表达会减弱,这种现象称"Ceppellini 效应"[26]。Ceppellini 效应在顺式和反式中均可见,例如 DCe/DCe(R_1R_1)个体中 D 抗原表达量少于 DcE/DcE(R_2R_2)个体,DCe/Ce(R_1r')个体中 D 抗原表达量少于 DCe/ce(R_1r)个体。*RHD* 纯合子(*RHD/RHD*)DCe/DCe(R_1R_1)红细胞与半合子(*RHD/* -)DcE/ ce(R_2r)红细胞表达的 D 抗原数量相当。因此,在产前检测抗-D 效价时需选择具有相同 Rh 表型的红细胞,否则可能出现显著不同的效价结果。*RHD* 杂合性可通过 DNA 检测来确定。然而,在不同人群中,除了 *RHD* 缺失外还需要检测许多不同的非功能性 *RHD* 等位基因[27,28]。

第四节　抗原

有生产许可的试剂可用于检测 Rh 主要抗原——D、C、c、E 和 e 的表达(表 11-3)。献血者和患者 Rh 血型鉴定通常检测 D 抗原,CcEe 抗原检测主要用于抗体鉴定,或为需要长期接受输血的患者[例如镰状细胞疾病(sickle cell disease,SCD)患者和地中海贫血患者]提供抗原匹配的血液,使发生同种免疫的风险降到最低[29]。在欧洲许多国家,标准做法是进行献血者 CcEe 分型,允许广泛使用 CcEe 抗原匹配的输血策略(例如育龄期女性)。

表 11-3　用 5 种主要 Rh 抗血清检测的表型结果及预测的 RH 基因型

抗血清					表型	预测的基因型*	可能的基因型
抗-D	抗-C	抗-E	抗-c	抗-e			
Rh 阳性†							
+	+	0	+	+	D, C, c, e	*R1r* *DCe/ce*	*R1R0* *DCe/Dce* *R0r'* *Dce/Ce*
+	+	0	0	+	D, C, e	*R1R1* *DCe/DCe*	*R1r'* *DCe/Ce*
+	+	+	+	+	D, C, c, E, e	*R1R2* *DCe/DcE*	*R1r''* *DCe/cE* *R2r'* *DcE/Ce* R_Z *r* *DCE/ce* *R0*R_Z *Dce/DCE*
+	0	0	+	+	D, c, e	*R0 r* *Dce/ce*	*R0R0* *Dce/Dce*

续表11-3

抗血清					表型	预测的基因型*	可能的基因型
抗-D	抗-C	抗-E	抗-c	抗-e			
+	0	+	+	+	D, c, E, e	*R2 r* *DcE/ce*	*R2R0* *DcE/Dce* *R0r″* *Dce/cE*
+	0	+	+	0	D, c, E	*R2 R2* *DcE/DcE*	*R2r″* *DcE/cE*
+	+	+	0	+	D, C, E, e	$R1\ R_Z$ *DCe/DCE*	$R_Z\ r'$ *DCE/Ce*
+	+	+	+	0	D, C, c, E	$R2\ R_Z$ *DcE/DCE*	$R_z r''$ *DCE/cE*
+	+	+	0	0	D, C, E	$R_Z R_Z$ *DCE/DCE*	$R_Z r^y$ *DCE/CE*
Rh 阴性‡							
0	0	0	+	+	c, e	*rr* *ce/ce*	
0	+	0	+	+	C, c, e	*r′r* *Ce/ce*	
0	0	+	+	+	c, E, e	*r″r* *cE/ce*	
0	+	+	+	+	C, c, E, e	*r′r″* *Ce/cE*	

* 表中每个基因型用 Wiener 和 Fisher-Race 命名法表示。

† 罕见基因型($R0r^y$, $R1r^y$, 和 $R2r^y$)未列出(频率<0.01%)。

‡ 罕见基因型(rr^y, $r'r^y$, $r''r^y$, 和 r^yr^y)未列出(频率<0.01%)。

一、D 抗原

对部分 D 表型红细胞的检测结果表明，单克隆抗-D 试剂与许多不同的抗原表位结合，主要的抗原表位被命名为 epD1 ~ epD9。每个抗原表位又进一步分类(例如，epD6.1)，最终确定了至少 30 种不同的抗原表位。大多数 D 抗原表位具有高度构象性，不只是由简单的线性氨基酸残基组成。

1. D 阳性(Rh 阳性)表型

大多数 D 阳性个体红细胞表型表达常见的 RhD 蛋白。然而，已有报道超过 500 种 *RHD* 等位基因编码的蛋白质存在氨基酸的改变。这些等位基因可以造成许多 D 抗原表达的变异，在临床输血中可能遇到不同形式的 D 抗原变异的红细胞。欧裔人群中大约有 1%的人携带可编码变异型 D 抗原的 *RHD* 等位基因，该频率在非洲人中更高(在有些人群中高达 30%[30])。D 变异型常被分成 4 种：弱 D、部分 D(包括类 D)、D_{el} 和非功能性 *RHD*[31]。

(1)弱 D 型：传统上，弱 D 表型(以前被称为“D^u”)定义为红细胞上 D 抗原量减少，需要用间接抗球蛋白试验(indirect antiglobulin test, IAT)才能检测出红细胞上的 D 抗原。然而，鉴定为“弱 D”的标本数量取决于所用试剂的种类和方法，近年来检测试剂和方法都在不断改进。大多数弱 D 标本携带的 *RHD* 等位基因编码的氨基酸变化位于 RhD 蛋白的细胞内或跨膜区域，而不是在细胞外区域(图

11-2)[32]。Wagner 和 Flegel 等[32]提出了一个对变异 D 进行分类的系统，该系统以核苷酸替换为分类基础(Flegel 和 Denomme 的综述中提及[35])。定义中没有指出弱 D 个体能否产生同种抗-D。

通常，细胞内和跨膜氨基酸的变化会影响多肽嵌入到细胞膜中从而导致红细胞上 D 抗原位点数目减少。弱 D 种类超过 150 种[24]。其它导致 D 抗原表达减少而不发生主要抗原性变化的机制是突变干扰剪接、*RHD* 外显子缺失或复制[36-38]。在欧裔人群中，最常见的是弱 D1 型，该型在 270 号位点存在缬氨酸-甘氨酸的替换(p. Val270Gly)。弱 D 型约 90% 为弱 D1、D2 和 D3 型[32]。当 C 抗原位于弱 D 型反式位(trans)，弱 D 抗原性进一步减弱，例如 r′位于弱 D2 型(R_2r')反式位[39]。

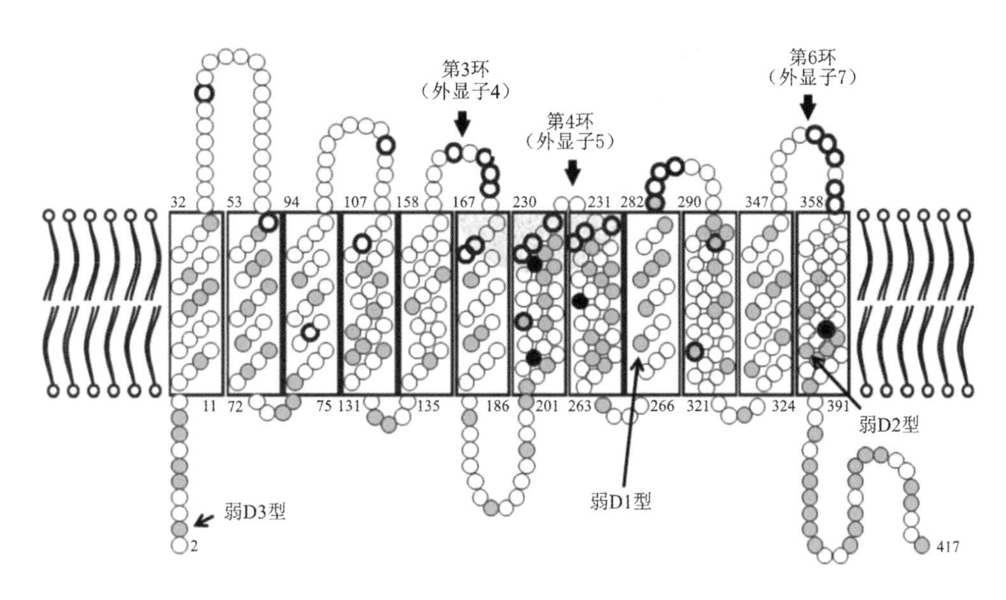

注：等位基因的单氨基酸变化位置以灰色圆盘表示弱 D，黑色环表示部分 D。黑色圆盘表示未知表型、正常 D 表型或有争议的部分 D 表型的等位基因。存在 RhD 和 RhCE 表型差异的胞外环 3、4 和 6(由 *RHD* 外显子 4、5 和 7 编码)的位置用粗箭头表示。弱 D 1 型、2 型和 3 型(由箭头显示)约占欧洲人弱 D 表型的 90%；部分 D 的单氨基酸变化通常位于细胞外(红细胞表面)(改编自 Flegel[33]和 Wagner[34])。

图 11-2　弱 D(根据 RhesusBase[24])和部分 D(根据 ISBT 列出的正常 D 和部分 D[25])的结构模型

(2)部分 D 型：部分 D 型的个体其红细胞上表达 D 抗原，但可能产生同种抗-D。最初基于根据它们各自同种抗-D 的相互反应性[40]，部分 D 型被分为不同的"category D"型(categoryII 至 VII 型)。目前，多采用单克隆抗-D 来研究 D 表位表达，其分子异质性甚至比预期要大。该表型存在有几种分子机制。

第 1 种机制，许多最初认为是"category D"的部分 D 型是由于 *RHD-CE-D* 杂交等位所致，编码 RhD 蛋白在某些蛋白质部分缺乏 RhD 特异性氨基酸。该表型主要由编码 RhD 特异性外部蛋白片段的外显子 4、5 和 7 决定(见图 11-3)。DFR 表型由 *RHCE* 外显子 4 引起[DVa 由 *RHCE* 外显子 5 引起；DIVb 由 *RHCE* 外显子 7 引起；DVI 由 *RHCE* 外显子 4 和 5 引起；DBT 由 *RHCE* 外显子 5 和 7 引起]。RhD 连接至 RhCE 的区域形成杂交蛋白的新序列也解释了新的低频抗原(DFR 中的 FPTT、DVa 中的 D^w、DVI 中的 BARC)的产生机制。

第 2 种机制，RhD 外表面蛋白片段的氨基酸替换影响较小，可能导致难以与正常或弱 D 区分的表型，如 DNB 和 DHMi。在极少数情况下，单个氨基酸的内框缺失或插入也有类似的影响。

第 3 种机制，通常几个氨基酸替换分布在蛋白质中，如 DIIIa、DIVa 和 DAR。这些部分 D 型在非洲人群中较常见。与弱 D 相反，部分 D 的改变可能位于细胞膜外[33]，或者可以位于膜内但改变了细胞外的抗原表位。

使用一组单克隆抗体将 D 变异型分为特定的类型可能不可靠[41]。许多部分 D 表型 D 抗原表达减少，使血清学鉴定困难，除非观察到同种抗-D 并通过特别的方法充分证明该抗体为同种抗体，否则部分 D 型特征的证据难以评估。

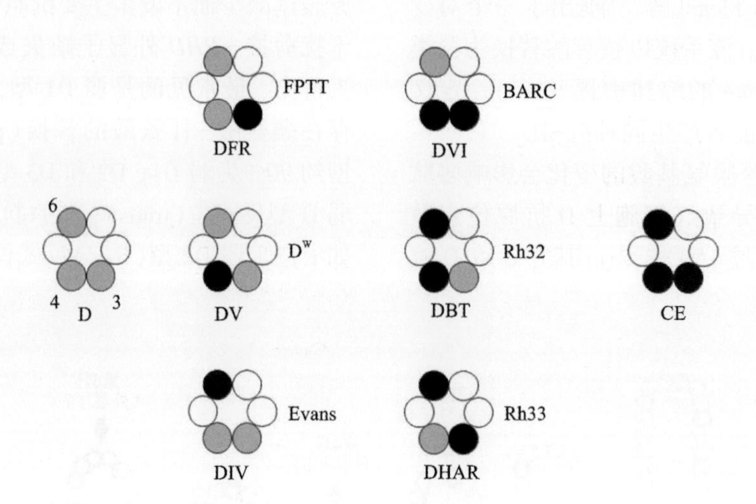

注：RhD 样环用灰色圆盘表示，RhCE 样环用黑色圆盘表示。RhD 和所有 RhCE 蛋白的第 1、2 和 5 环之间没有恒定差异(RhD 的第 2 环与 RhCe 相似但与 Rhce 不同)。杂交蛋白的抗原性在很大程度上取决于 RhCE 样环对 RhD 样环的替代。每种可能的组合与独特的部分 D 表型和低频抗原存在有关。

图 11-3　从红细胞表面看 RhD 的示意图模型

(3)Del 型：红细胞表达的 D 抗原水平极低，且不能通过常规血清学方法(包括 IAT)检测出来，这种红细胞被命名为"D 放散型"或 Del 型。因为 Del 红细胞上的 D 抗原仅可通过吸收和放散检出。亚洲 D 阴性人群有 10%～30%为 Del。Del 是由数个不同的 *RHD* 突变导致的。欧裔人群的个体中 Del 更少见(0.027%)。亚洲人群主要等位基因是 *RHD*(1227*G* >*A*)[42]，但在欧裔人群中等位基因更多样化[28]。导致 Del 表型的主要机制是剪接位点突变和错义突变。由于吸收/放散试验的假阳性和假阴性率高，因此可能难以区分 Del 和 D 阴性表型，而且一些看似失活突变的等位基因可能表达 Del 表型[例如 *RHD*(97*dupT*)，在外显子 1 中有一个移码]。

(4)非功能性 *RHD* 等位基因：不能编码 1 条完整长度多肽的 *RHD* 基因，被认为是非功能性的，ISBT 给予其等位基因的名称为 *RHD*＊*01N*("N"表示"null(无)")，以表明这些基因不表达蛋白[25]。在 D 阴性非裔人群中，非功能性等位基因普遍存在，其含有 1 个 37bp 的插入引起终止密码子提前，从而导致该基因失去功能，被命名为 *RHDΨ*[27]。此外，缺乏 *RHCE* 的杂交等位基因，如外显子 4 至 7，以及具有失活突变的等位基因可能是这类等位基因的分子基础。

(5)RhCE 上的 D 抗原表位：在没有 *RHD* 的情况下，*RHCE* 基因编码的蛋白产物表达 D 抗原表位，这使得血清学检测 D 抗原变得更复杂。一些 RhCE 蛋白具有 D 特异性氨基酸和表位，可与一些单克隆抗-D 发生反应。这些情况更多见于特殊人群，包括 DHAR(Rhce'Har')也被称为 R_0^{Har}，和 Crawford(*ceCF*)，分别见于欧裔及非裔。这 2 个例子值得关注，由于其红细胞与某一些单克隆抗-D 试剂强反应，而与其他一些试剂不反应，因此是 D 分型差异的一种原因(表 11-4)。RhCE 多肽的其他变化模拟了 1 个由"*ceRT*"和"*ceSL*"等位基因编码的 D 抗原表位结构[43,44]。这种红细胞或多或少会与某些但不是全部单克隆抗-D 反应。最近在一位欧裔患者中发现一个表达 D 抗原表位的新 *RHCE* 等位基因，*RHCE*＊*ceRG*，显示其与几个抗-D 克隆(MS26、HM10、ESD1 和 HM16)强反应[45]。最重要的是，如果反式位等位基因存在非功能性 *RHD* 基因[45-47]，DHAR、Crawford 和 *RHCE*＊*ceRG* 个体缺乏 RhD 表达，可被 D 抗原致敏。

(6)ElevatedD(增强 D)：一些被命名为"D--"、"Dc-"和"DC^w-"的罕见缺失表型会增加 D 抗原的表达，C/c 和 E/e 抗原可能不表达、表达减弱或发生改变[48]。这些变异体与部分 D 相反，是部分 *RHCE* 被 *RHD* 取代的结果。在正常 D 表达的同时，重组到 *RHCE* 中的 *RHD* 序列也进行表达，这可以解释为什么 D 抗原表达增加，但 C/c 和 E/e 抗原减弱或消失。

2. D 阴性(Rh 阴性)表型

D 阴性表型在欧裔人群中最常见(15%～

17%)，在非裔中较少见(非裔美国人大约为8%)，在亚洲人裔中较罕见(<0.1%)[49]。在各个种族中均已证明D阴性表型是由于多种非功能性等位基因的存在导致了D抗原缺乏。

在世界范围内，D阴性表型是整个*RHD*基因缺失最常见的结果[50]。在欧裔人群中，其他等位基因罕见，通常与不常见的单体型相关[r′(Ce)或r″(cE)][28]。在非裔人群中，*RHDΨ*和(*C*)*ce*^{s} *1*型单体型中包含的*RHD＊DIIIa*衍生的杂交等位基因最常见[27]。在东亚人群中，*Ce*单体型的大型杂交等位基因是另一种常见的机制。在亚洲人群中，10%~30%血清学上为D阴性的人实际上是Del[42]。

二、D检测

20世纪80年代引入的单克隆抗体技术使生产抗-D试剂不再依赖于人源性材料。单克隆抗体对单个D抗原表位具有特异性，并不能检测出所有D阳性的红细胞。到了20世纪90年代，显然单克隆抗体以"混合"的方式使用，可避免表达DVI变异型的孕妇或输血患者被认为是D阳性。众所周知，DVI型可以产生抗-D并造成明显的HDFN[50,51]。通过选择D分型试剂可避免这个问题。IgM单克隆抗-D立即离心(immediate spin，IS)不会与部分DVI红细胞发生反应。这种抗体与单克隆或多克隆IgG抗体混合通过抗球蛋白试验(antiglobulin test，IAT)可以检测D抗原。用这种方法，仅进行IS检测可以避免在妊娠和输血中将部分DVI作为D阳性。IS和IAT检测脐带血可把大部分的D变异型定为D阳性。

随着抗体技术的不断发展，各个制造商生产的"混合"抗-D试剂使用的单克隆抗-D也不尽相同。大多数食品药品监督管理局(Food and Drug Administration，FDA)批准的抗-D试剂含有单克隆IgM和单克隆或多克隆IgG，单克隆IgM在室温就可以使红细胞发生直接凝集，而单克隆或多克隆IgG通过IAT反应可以检测弱D。用于微柱凝胶法的抗-D试剂可能仅含单克隆IgM或者IgM和IgG的混合物。FDA批准的试剂包含独特的IgM克隆，对具有弱D、部分D或类D抗原表位，包括DHAR和Crawford的红细胞其反应性会存在不同(表11-4)。

1.献血者D分型

献血者D分型，包括弱D或部分D的鉴定，其目的是防止受血者产生抗-D免疫。《AABB血库和输血服务机构标准》要求使用能检测出D弱表达的方法检测献血者血液，没有要求宜用IAT进行D分型或一些自动化系统使用酶来增强弱D的检测。如果检测结果阳性，该血液标记为"Rh阳性"[52(p31)]。大多数弱D或部分D抗原的血液可被检测出，偶尔一些D表达非常弱的红细胞或不常见的部分D型无法检出，Del红细胞不与抗-D发生反应。虽然弱D抗原红细胞比正常D阳性红细胞的免疫原性低，但即便是Del献血者的血液也可以刺激一些D阴性受血者产生抗-D[53-57]。一旦血液运送到相关机构，标记为Rh阴性的血液在输血前必须检测血袋完整的连接部分血液(血辫)确认为D阴性，但不要求用IAT方法检测。标记为Rh阳性的血液不要求做确认试验[52(p35)]。

2.患者D分型

当患者的D分型已经确定时，没有必要检测弱D，除非是评估新生儿红细胞以确定母亲的D免疫风险。目前，单克隆IgM试剂可通过立即离心将许多标本定型为D阳性，这些D阳性结果在以前仅能够通过IAT检出。

在欧裔人群中，DVI是最常见的部分D型之一，部分DVI女性产生的抗-D会导致致命HDFN[51]。目前FDA批准的单克隆IgM试剂在直接检测时不与部分DVI红细胞发生反应(表11-4)。因此，对女童及育龄期女性的红细胞只进行直接检测，在输血或使用RhIG预防性治疗时将DVI定为D阴性，从而降低致敏风险。然而，玫瑰花环试验(检测胎母出血)的阳性结果必须仔细评估；仅在IAT检测时才发生反应的弱D型母亲，其玫瑰花环试验可能出现假阳性结果。

表 11-4　FDA 批准的抗-D 试剂与某些 D 变异型红细胞的反应

试剂	IgM 单克隆	IgG	DVI IS/AHG*	DBT IS/AHG*	DHAR(白种人) IS/AHG*	Crawford(黑种人) IS/AHG*	ceRT	ceSL
Gammaclone	GAMA401	F8D8 单克隆	阴性/阳性	阳性	阳性	阳性/阴性†		
Immucor 系列 4	MS201	MS26 单克隆	阴性/阳性	阳性	阳性	阴性/阴性	弱阳性	阴性
Immucor 系列 5	Th28	MS26 单克隆	阴性/阳性	阳性	阳性	阴性/阴性	弱阳性	弱阳性
Ortho BioClone	MAD2	多克隆	阴性/阳性	阴性/阳性	阴性/阴性	阴性/阴性		
Ortho Gel (ID-MTS)	MS201		阴性	阳性	阳性	阴性	弱阳性	阴性
Biotest RH1	BS226		阴性		阳性	阴性		
Biotest RH1 Blend	BS221	BS232 H4111B7	阴性/阳性		阳性†	阴性		
Alba Bioscience alpha	LDM1		阴性		阳性	阴性		
Alba Bioscience beta	LDM3		阴性		阳性	阴性		
Alba Bioscience delta	LDM1 ESD1-M		阴性		阳性	阴性		
ALBAclone blend	LDM3	ESD1	阴性/阳性		阳性	阳性/阴性†		
多克隆			阴性/阳性	阴性/阳性	阴性/阴性	阴性/阴性	弱阳性‡	阴性

*斜线后面的结果表示由 IAT 检测的抗-D 的结果。

†直接凝集结果为阳性，在 IAT 结果将为阴性。

‡酶处理细胞。

FDA：美国食品药品监督管理局；IgM：免疫球蛋白 M；IS：立即离心；AHG：抗人球蛋白。

3. D 定型不符

D 定型出现不符时宜进行调查并解决问题(见“解决 D 定型不符”一节)。对需要立即输血的女性患者，输注 D 阴性血是 1 种合适的选择，但宜进行完整的记录和血清学检测。也可用 *RHD* 基因分型来解决 D 定型不符[58](见“临床注意事项”部分)。

由于血液中心检测弱 D，而一般医院不检测，可以将 D 抗原弱表达的献血者定型为 D 阳性，但该献血者作为受血者时应当作 D 阴性处理。这种差异并不是问题，而是要与患者及医务人员沟通并记录到患者的医疗记录中。

4. 临床注意事项

长期以来，弱 D 受血者都是输注 D 阳性红细胞，表明一些弱 D 表型不太可能产生抗-D。在 2015 年，1 个研究团队评估了红细胞弱 D 表型个体产生抗-D 同种免疫的科学文献，并得出结论：弱 D1、2 和 3 型在妊娠期可安全地作为 D 阳性对待[59]。这些建议已被 AABB、美国病理学会(College of American Pathologists)、美国妇产科医师学会(American College of Obstetricians and Gynecologists)和军事血液计划项目(Armed Services Blood Program)采纳。可在合理成本回收的情况下进行 *RHD* 基因分型，其成本与不必要地 RhIG 注射相关的成本一致[60]。因此，实施委员会的建议可以帮助孕妇避免不必要地使用 RhIG。最近数据显示，弱 D4.0 和 4.1 型的抗-D 免疫也非常罕见，但对这些基因型的输血策略仍有争议[61-63]。其他弱 D 型如弱 D11 和 15 型已被报道可以产生抗-D[64]，其他弱 D 型产生同种抗-D 风险的信息则尚未可知。

遗憾的是，获批的抗-D 试剂不能区分部分 D 和正常表达 D 抗原的个体。许多部分 D 红细胞，例如 DⅢa 或 DAR 这 2 种非洲人群中最常见的 2 种部分 D 型，在 IS 检测时被当作是 D 强阳性，不进行 *RHD* 基因分型时，这 2 种部分 D 型仅在患者产生抗-D 后才被发现。

关于 D 分型及选择血液成分的策略应当基于患者群体、D 免疫的风险及 D 阴性血的供应综合考虑。这些策略应涉及到遇到意外的 D 表型时的解决方案。育龄期女性预防 D 免疫对避免产生 HDFN 至关重要。至于其他患者，抗-D 的并发症没有那么严重，决定输 D 阳性或 D 阴性血应考虑 D 阴性血的供应[65]。

如前所述，不是所有的 D 阴性患者暴露于 D 阳性红细胞时都会产生抗-D。D 阴性住院患者输注 D 阳性血液成分的产生抗-D 的几率是不确定的，但约为 30%[2-4]。《AABB 标准》要求输血科有解决 D 阳性红细胞输给 D 阴性患者及使用 RhIG 的策略，RhIG 也是一种血液制品，不是完全没有风险[52(pp38, 47)]。

三、G 抗原

G 抗原存在于携带有 C 或 D 的红细胞上，并定位于 RhD、RhCe 和 RhCE 蛋白共有的 2 号外显子和 103Ser 残基。G 抗体表现为抗-D 加抗-C 且两者无法分离，然而，这种抗体可以被 D-C+或 D+C-的红细胞吸收。抗-G 的存在可以解释为什么 D 阴性的人输注 D-(C+)血液或 D 阴性女性分娩 1 个 D-(C+)婴儿后会产生抗-D。通过吸收放散试验可以区分抗-D、抗-C 和抗-G[66]，这种分析在输血前检测中无需常规进行，但是对于仅已产生抗-G 并且存在产生抗-D 风险的孕妇提供 RhIG 的预防治疗是非常重要的。

四、C/c 和 E/e 抗原

RHCE 等位基因编码主要的 C 或 c 和 E 或 e 抗原。然而，已知的 *RHCE* 等位基因超过 150 种，许多等位基因与主要抗原的改变或弱表达相关，在有些情况下，与高频抗原的缺失相关[25]。部分 C 及许多部分 e 抗原也已被发现，多数发现于非裔人群。

1. C 和 e 抗原的改变或变异

RHCE 核苷酸改变会引起 C/c 或 E/e 抗原的表达发生质变和量变；变异型的 C 和 e 或部分 C 和 e 最为常见。在欧裔人群中，变异型的 C 与 RhCe 第 1 个细胞外环上氨基酸的变化和 C^W(Gln41Arg)或 C^X(Ala36Thr)抗原的表达相关。在非裔人群中，*RHCE* 变异频率比欧裔人群高，常见改变或部分 C 和 e。

变异或部分 C 也与引起新的抗原 JAHK(p. Ser122Leu)和 JAL(p. Arg114Trp)表达变化相关。部分 C 表达改变最常源于 *RHD * DIIIa-CE(4-7)-D* 杂交基因的遗传，源于 *RHD-CE(4-7)-D* 杂交基因的遗传较少[48]。这两种杂交基因位于 *RHD* 基因上，不编码 D 抗原，但杂交基因能编码与正常基因不同的 C 抗原(图 11-4)。该等位基因在非裔人群中的发生率为 20%，它遗传自命名为“*RHCE ** ce^S”

（大写的 S）的 *RHCE* 等位基因，该等位基因编码部分 e 抗原和 V-VS + 表型[67]。*RHCE* * ce^S 连锁 *RHD* * *DIIIa-CE(4-7)-D* 杂交后基因的表达产物被称为“(*C*)ce^S1 型”或“r'^S”单体型。具有 r'^S 单体型的红细胞表达部分 C 而不表达高频抗原 Hr^B，与单克隆试剂反应时 C 为中度至强阳性。非裔人群在输注 C+的血液后产生抗-C 并不少见，免疫产生抗-Hr^B 可能成为输血支持治疗的障碍。

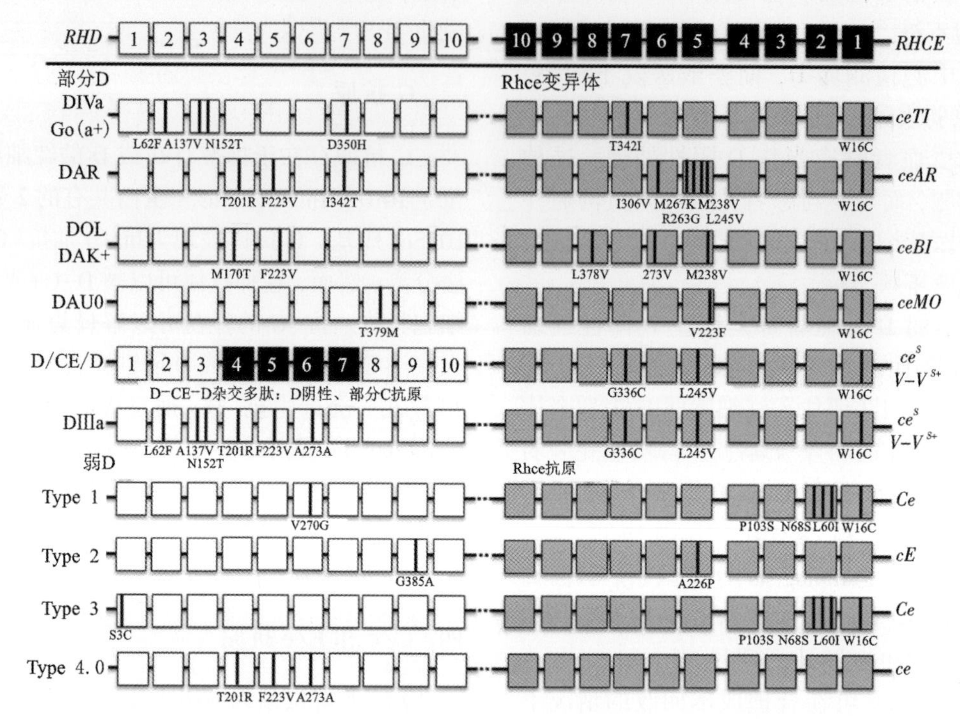

注：*RHD* 和 *RHCE* 的 10 个外显子分别为白色和灰色框；同时也显示了 *RHD* 编码部分 D 和弱 D 的例子及常出现在具有 *RHD* 等位基因的 *cis* 位上的具有核苷酸多态性的 *RHCE* 等位基因的例子；具有核苷酸多态性的 *RHCE* 等位基因的表达导致对传统 Rh 蛋白的同种异体免疫，这使得镰状细胞病患者输血复杂化。

图 11-4　*RHD* 和 *RHCE* 基因

表达部分 e 抗原的受血者产生的抗体通常具有类 e 特异性，如抗-hr^B 或抗-hr^S。该红细胞可能缺乏高频 Hr^B 或 Hr^S 抗原[10,68,69]。部分 e 表达与几个 *RHCE* * *ce* 等位基因相关[10]。这些等位基因主要存在于非裔人群中，如图 11-4 所示。分子变异显示抗-hr^B/抗-Hr^B 和抗-hr^S/抗-Hr^S 可能不表达单体。实际上血清学检测为 hr^B-/Hr^B-或 hr^S-/Hr^S-的红细胞也许与一些具有其他 *RHCE* 等位基因患者产生的抗-hr^B/-Hr^B 或-hr^S/-Hr^S 不相容[70,71]。

另一个难题是改变的 *RHCE* * *ce* 基因通常与部分 D（例如 DⅢ、DAU 或 DAR）一同遗传[72]，部分 D 型红细胞患者有产生抗-D 的风险。

2. CE、Ce、cE 和 ce 复合抗原

复合抗原的定义的依据是与 C/c 和 E/e 相关氨基酸的构象变化而产生的抗原表位。这种抗原以前被称为“*cis* 产物”以提示抗原表达自相同的单体型。换言之，就是在单一的 Rhce 多肽蛋白上。在表 11-5 中列出了这些抗原，包括 ce(f)、Ce(rh_i)、CE(Rh22)和 cE(Rh27)。

表 11-5　Rh 蛋白上的复合 Rh 抗原

复合抗原名称	Rh 蛋白	红细胞单体型
ce 或 f	Rhce	Dce(R_0)或 ce(r)
Ce 或 rh_i，Rh7	RhCe	DCe(R_1)或 Ce(r′)
cE 或 Rh27	RhcE	DcE(R_2)或 cE(r″)
CE 或 Rh22	RhCE	DCE(R_z)或 CE(r^y)

3. 临床注意事项

长期以来，人们认识到同种异体免疫在 SCD 患者中是 1 个重要问题，因为在缺乏最小相容的血液时，25%～30%或更多的需要长期输血的受血者会

产生红细胞抗体[73]。为了解决这个问题，有许多处理程序用来确定 SCD 患者输血前红细胞表型及输注与 C、E 和 K 抗原匹配的红细胞(例如，如果患者缺乏抗原则输注相应抗原阴性的血液)，因为这些抗原被认为最具免疫原性。此外，一些项目尝试尽可能的提供非裔人群献血者的红细胞。确定献血者与受血者的基因型能够提高匹配程度。虽然没有对所有 SCD 患者进行红细胞抗原匹配达成一致的国际共识，但抗原匹配能明显降低其同种异体免疫[74, 75]。

即使 D、C/c 和 E/e 匹配，由于一些患者表达 Rh 变异体，所以仍会被致敏[76]。无法预测谁会产生同种免疫，且这些抗原阴性的血液非常少，因此给这些患者预防性输注抗原匹配的血液是不可行的。

第五节　RH 基因分型

对受血者进行血清学分型、*RHD* 合子型检测、胎儿 *RHD* 分型、D 抗原状态(质和量)检测和 SCD 患者抗原匹配血液的鉴定来说，RH 基因分型是一个强有力的辅助工具。

一、输血患者的分型

在接受长期或大量输血的患者中，外周血中献血者红细胞的存在使得通过凝集进行的红细胞表型分型不准确。而基因分型无此局限性，其分型结果来自于血液标本的 DNA，即使是输血后标本也不会干扰检测结果[77]。

二、*RHD* 合子型检测

有 2 种方法可以确定 *RHD* 的合子型：评估 *RHD* 的量或确定是否存在杂交 Rhesus 盒子[24, 78]。在产前检测中，当母亲具有抗-D 时，父亲的 *RHD* 合子型检测对于预测胎儿 D 抗原状态很重要。HDFN 的管理在很大程度上取决于其父亲是纯合子还是半合子 *RHD* 阳性。无论使用何种方法，解读检测结果应谨慎。对于 *RHD* 剂量，检测至少 2 个目标外显子才能准确判断其合子型，杂交的 Rh 盒子中的核苷酸多态性可以混淆结果的分析，特别是在少数民族中[78, 79]。非功能性的 *RHDΨ* 假基因的存在应作为常规方法纳入杂合性分析中，因为它在非裔人群中普遍存在[27]。

三、胎儿 *RHD* 分型

为了确定胎儿 D 抗原的状态，可以从羊膜穿刺术和绒毛取样获得的细胞中提取胎儿 DNA。另一种可供选择的无创方法是检测母亲的血浆，妊娠 5 周以上其血浆中含有游离的来源于胎儿的 DNA[80, 81]。目前有几个国家使用这种无创方法检测胎儿的 *RHD* 状态，这种方法将可能在临床实践中成为常规检测，以避免怀有 D 阴性胎儿的妇女在产前不必要地使用 RhIG[80]。

四、D 抗原状态的确定

RHD 基因分型有助于区分弱 D 和部分 D 或解决血清学 D 分型不符。虽然 D 状态不确定的患者可以被视为 D 阴性进行输血并使用 RhIG，但这种方法对于育龄期女性可能并不合适，需进行不必要的 RhIG 注射，并且增加 Rh 阴性血液供应的压力。确认 c 阴性或 e 阴性表型弱 D 患者的 D 抗原状态也很重要，以了解他们是否需要输注稀有血液。*RHD* 基因分型可以对产前是否注射 RhIG 做出更有利的决定。(见“D 检测”中的“D 定型不符”和“临床注意事项”部分)

必须解决献血者的 D 定型不符，因为错误的 D 定型可能会报告 FDA 并召回血液成分。在一些血液中心，D 阴性献血者首次献血时需检测 *RHD* 基因确定红细胞是否存在非常弱的 D 表达[82]。

五、SCD 患者的 RH 基因分型

目前，广泛地进行 RH 基因分型相当耗时，主要应用于那些具有复杂 Rh 抗体反应性的患者和应用于美国稀有献血者计划(American Rare Donor Program，ARDP)，为含有针对高频 Rh 抗原抗体的患者寻找相容的献血者[69]。高通量 RH 基因分型平台使通过基因分型识别献血者成为可能。然而，即使找到与罕见 Rh 变异型 SCD 患者匹配的 RH 基因型，也不可能进行长期预防性输血[83]，这些不能通过交叉配型相容输血支持的 SCD 患者，可能是干细胞移植合适人选[84]。

第六节　Rh_{null} 综合征和 RHAG(030)血型系统

在红细胞膜中，2 种 Rh 蛋白 RhD 和 RhCE 和

第3种蛋白 RhAG 组成三聚体“Rh 复合物”。RhAG 和 RhD /RhCE 有 38%的同源性，在细胞膜部分具有相同的拓扑结构，由 6 号染色体上单个基因编码。RhAG 蛋白的氨基酸替换导致产生了 RHAG 血型系统(2008 年被 ISBT 命名为第 30 个系统)的 3 个抗原：Duclos(RHAG1)，Ol^a(RHAG2)，DSLK(RHAG3)，[85]。值得注意的是，最近已经宣布 RHAG4 被弃用。

虽然 Rh 复合体中 RhD/RhCE 的存在被认为是随机的，但 RhAG 是一个关键成分，而功能性 RhAG 的缺失抑制 Rh 抗原的表达。此外，RhAG 变异体可能导致所有 Rh 蛋白表达减少[86]，或仅导致 RhD 蛋白表达减少[87]。

缺少所有 Rh 抗原的红细胞被称为“Rh_{null}”。在无效型 Rh_{null} 中，*RHD* 和 *RHCE* 都是无活性的，通常是由于在 D 阴性人群中常见的 *RHD* 缺失以及 *RHCE* 的分子改变。在更常见的调节型 Rh_{null} 中，*RHAG* 的分子改变抑制了 Rh 抗原的表达。

Rh_{null} 红细胞是口形红细胞，与轻度贫血相关，这表明 Rh 蛋白在维持红细胞膜结构中具有重要作用。Rh 复合物通过和 CD47 蛋白 4.2、锚蛋白带 3、Duffy 和糖蛋白 B 和 C 相互作用与膜骨架相关联[88, 89]。RhCE 的缺失(如 D--表型)导致 CD44 和 CD47 表达减少[90]，而 RhD 的缺失会降低 LW 表达。

第七节　针对 RH 血型系统抗原的抗体

大多数 Rh 抗体是 IgG，但可能也有 IgM。虽然有少数案例报告，但通常 Rh 抗体不激活补体。因此，在涉及 Rh 抗体的输血反应中，溶血主要是发生在血管外而不是血管内。

Rh 抗体能引起有临床意义的 HDFN。抗-c 可能导致严重的 HDFN。抗-C、抗-E 和抗-e 通常不会导致 HDFN，即使引起 HDFN，通常为轻至中度。对于抗体鉴定，酶处理红细胞可增强 Rh 抗体的反应，大多数 Rh 抗体的最适反应温度为 37℃。

一、复合 Rh 抗体

一些 Rh 抗体通常是共存的。例如，1 个有抗-E 的 DCe / DCe(R_1R_1)患者也肯定已暴露于 c 抗原。除了抗-E 外，抗-c 也可能存在，但抗-c 可能较弱且在检测时无法检测到。当输注了 E 抗原相容的血液(E 阴性血液)时，该血液很有可能是 c 阳性且可能引起急性或迟发性输血反应。因此，在这种情况，一些专家主张避免输注 c 阳性血液。相反，在含有抗-c 的血清中检测抗-E 是不必要的，因为患者可能已经暴露于 c 而没有暴露 E。此外，绝大多数的 c 阴性献血者的血液 E 也为阴性(表 11-3)。在欧洲许多国家，一旦患者对某一种 Rh 抗原致敏，标准做法是考虑提供 Rh 表型(C、E、c 和 e)完全匹配的血液成分。

二、高频 Rh 抗原抗体

高频 Rh 抗原的同种抗体包括由缺乏 Rh 抗原的 Rh_{null} 个体产生的抗-Rh29 及最常见于 SCD 受血者中的抗体(抗-Hr^B、抗-Hr^S、抗-Sec 等)。

第八节　Rh 分型的技术因素

一、高蛋白试剂及质控

一些用于玻片法、试管法或微孔板检测的 Rh 试剂含有高浓度的蛋白质(20%～24%)和其他大分子添加剂。这些试剂从人类血清中制备且结果可靠；然而，高蛋白水平和大分子添加剂可能引起假阳性反应(参见下节“Rh 定型假阳性和假阴性结果的原因”)，所以，试剂必须按照生产商的说明书使用及进行质量控制。假阳性结果可能导致 D 阴性患者接受 D 阳性血液并产生免疫。如果在检测中对照实验红细胞存在凝集，则检测结果视为无效。

二、低蛋白试剂及质控

大多数常规使用的 Rh 试剂是低蛋白质试剂，主要是 IgM 单克隆抗体。尽管自发凝集造成的假阳性结果比高蛋白试剂少，但也可能发生。采用相同试剂并同时试验获得的阴性结果可以当作质控。例如，对于 ABO 和 Rh 分型，通过抗-A 或抗-B 检测无凝集可作为自身凝集的阴性对照。与所有试剂都凝集的红细胞(例如，AB 型或 D+型)，应该按照试剂生产商的说明书进行质控(献血者血型复核例外)。

在大多数情况下，使用患者红细胞和自体血清或 6%～10%白蛋白组成的混合悬液作为质控符合质量控制要求。间接抗球蛋白试验对直接抗球蛋白试验(direct antiglobulin test，DAT)结果阳性的红细胞无效，除非已去除了 IgG 抗体。应该进行阳性和阴性质控，并且阳性质控细胞应该有单剂量的抗原或已知的弱反应性。

三、HDFN 中 Rh 检测注意事项

发生 HDFN 婴儿的红细胞上包被着免疫球蛋白，通常需要用低蛋白试剂来检测这些细胞。有时，DAT 强阳性红细胞由于包被免疫球蛋白过多，以至于红细胞不与具有良好特异性的检测试剂发生凝集反应。这种“遮断”现象很可能是由“空间位阻”或单克隆抗血清靶向的抗原表位被母亲的抗-D 占据所引起，导致假阴性结果。在 45℃下进行抗体的热放散后可进行红细胞分型，但放散时必须有适当的质控对照以确定是否有抗原变性。检测放散液中的抗体可证实红细胞上存在抗原，且 *RHD* 基因分型可以用于确认 D 的类型。

四、Rh 定型假阳性和假阴性结果的原因

造成假阳性的原因有如下几种：

（1）温自身抗体或冷自身抗体导致细胞上包被免疫球蛋白。应将红细胞洗涤几次，并用低蛋白试剂进行直接凝集反应复检。如果需要进行 IAT 检测，红细胞上包被的 IgG 可以通过甘氨酸/EDTA（方法 2-21）或氯喹（方法 2-20）处理细胞的方法除去，然后重新进行检测。

（2）血清因素导致缗钱状凝集可通过彻底洗涤红细胞来消除，然后重新进行检测。

（3）使用错误的试剂。

（4）试剂的交叉污染。

（5）由试剂的某些成分而非抗体造成红细胞发生非特异性凝集（例如，防腐剂、抗生素或染料）。

（6）多凝集红细胞与含有人源血清的试剂发生凝集。

（7）抗血清与罕见 RhCE 变异型反应。

造成假阴性的原因有如下几种：

（1）漏加试剂；最好在加红细胞之前先在试管或孔中加定型试剂。

（2）使用错误的试剂。

（3）试管法检测时红细胞悬液浓度过高，玻片法检测时红细胞悬液浓度过低。

（4）直接法检测（立即离心）不能检测出弱 D 反应。

（5）弱抗原或部分抗原与试剂不反应。

（6）过度重悬红细胞扣导致凝集消失。

（7）试剂污染、储存不当或过期。

（8）DAT 强阳性，由于结合抗体过多导致抗原位点封闭的红细胞（最常见于抗-D 导致的严重 HDFN）。

五、解决 D 定型不符

为调查 D 定型不符的原因，可以重抽并复检标本来排除标本错误和记录错误。除记录错误外，多种因素可造成 D 定型不符，包括：试验方法不同（例如采用玻片法、试管法、微孔板法、凝胶法和使用酶处理红细胞的自动分析仪）、检测阶段不同（采用 DAT 或 IAT）、试剂生产厂家采用的 IgM 克隆不同、*RHD* 基因大量突变影响 D 抗原表达水平和 D 抗原表位。

了解所使用的 D 定型试剂的特性，并在试验中严格按照生产厂家说明书操作，这一点很重要。FDA 已经起草了要求生产商详细说明试剂与部分 DIV、DV 和 DVI 红细胞反应性的建议[91]。

目前 FDA 批准的所有用于试管法的 IgM 抗-D，可以与 DIV 和 DV 红细胞发生直接反应（首次离心），但选择性的与部分 DVI 红细胞不发生反应。抗-D 试剂与其他部分 D 和弱 D 红细胞反应特点的研究较少，但这些研究表明，抗-D 试剂不能准确地预测 D 变异型是弱 D 或部分 D 抗原[92, 93]。表 11-4 所示在不同抗-D 试剂中具有可预测结果模式的重要 D 变异型红细胞的反应性。一般来说，育龄期的部分 D 女性献血时应视为是 D 阳性，接受输血和注射抗-D 免疫球蛋白进行产前预防时宜视为 D 阴性。

要点

1. Rh 系统具有高度免疫原性、复杂性及多态性。目前已发现的 Rh 抗原超过 55 种，然而 5 个主要的抗原（D、C、c、E 和 e）是大多数具有临床意义的抗体产生的原因。
2. “Rh 阳性”、“Rh 阴性”分别指 D 抗原的存在或缺失。
3. 现代 Rh 命名可区分抗原（例如 D 和 C）、基因（例如 *RHD* 和 *RHCE*）、等位基因（例如 *RHCE* * *ce* 和 *RHCE* * *Ce*）和蛋白（RhD 和 RhCE）。
4. 大多数 D 阴性（Rh 阴性）表型是由于 *RHD* 基因

完全缺失引起。D 阴性个体暴露于 RhD 常导致抗-D 产生。

5. *RHCE* 在单个蛋白上同时编码 C/c 和 E/e 抗原。C 和 c 有 4 个氨基酸不同，E 和 e 有 1 个氨基酸不同。
6. 献血者和患者常规 Rh 定型只检测 D。其他常见 Rh 抗原的检测用于抗体鉴定，制定 SCD 患者输血策略或对其他长期输血患者进行 D、C 和 E 抗原血液匹配输注。
7. 弱 D 表型定义为 D 抗原量减少，可能需要 IAT 检测。弱 D 通常是由于氨基酸变化导致蛋白质在细胞膜嵌入受损。许多不同的突变会造成 D 的弱表达。
8. *RHD* 基因分型可以鉴定那些血清学弱 D 表型的怀孕女性和受血者，使其视为 D 阳性处理是安全的。
9. 大多数 FDA 批准的抗-D 试剂含有单克隆 IgM（在室温进行常规检测有反应）和单克隆或多克隆的 IgG（在 IAT 相有反应，用于确定弱 D）。微柱凝集法中的抗-D 可能只含有 IgM。这些试剂与弱 D、部分 D 或类 D 抗原表位的红细胞表现为不同的反应性。
10. 当确定患者的 D 定型时，不推荐使用 IAT 检测 D 的弱表达，除非是检测对母亲具有 D 免疫风险的婴儿红细胞。D 阴性献血者必须采用能检出弱 D 的方法进行检测。
11. 大多数 Rh 抗体是 IgG，尽管有些可能含有 IgM 的成分。除了极少数例外，Rh 抗体不会激活补体，因此主要造成血管外溶血而不是血管内溶血。抗体几乎通常是通过怀孕或输血导致红细胞免疫所产生。

参考文献

[1] Klein HG, Anstee DJ. The Rh blood group system (including LW and RHAG). In: Mollison'sblood transfusion in clinical medicine. 12th ed. Hoboken, NJ: Wiley-Blackwell, 2014: 167-213.

[2] Selleng K, Jenichen G, Denker K, et al. Emergency transfusion of patients with unknownblood type with blood group O Rhesus D positive red blood cell concentrates: A prospective, single-centre, observational study. Lancet Haematol 2017; 4: e218-e224.

[3] Flommersfeld S, Mand C, Kühne CA, et al. Unmatched type O RhD+ red blood cells in multiple injured patients. Transfus Med Hemother2018; 45(3): 158-161.

[4] Frohn C, Dumbgen L, Brand J-M, et al. Probability of anti-D development in D- patients receiving D+ RBCs. Transfusion 2003; 43: 893-898.

[5] Mollison PL, Hughes-Jones NC, Lindsay M, Wessely J. Suppression of primary RH immunization by passively-administered antibody: Experiments in volunteers. Vox Sang 1969; 16: 421-439.

[6] Freda V, Gorman J, Pollack W. Rh factor: Prevention of isoimmunization and clinical trials inmothers. Science 1966; 151: 828-830.

[7] Zwingerman R, Jain V, Hannon J, et al. Alloimmune red blood cell antibodies: Prevalence andpathogenicity in a Canadian prenatal population. J ObstetGynaecol Can 2015; 37: 784-790.

[8] Levine P, Stetson RE. An unusual case of intragroup agglutination. JAMA 1939; 113: 126-127.

[9] Rosenfield R. Who discovered Rh? A personalglimpse of the Levine-Wiener argument. Transfusion1989; 29: 355-357.

[10] Noizat-Pirenne F, Lee K, Pennec PY, et al. Rare RHCE phenotypes in black individuals of AfroCaribbean origin: Identification and transfusion safety. Blood 2002; 100: 4223-4231.

[11] Green FA. Phospholipid requirement for Rh antigenic activity. J Biol Chem 1968; 243: 5519.

[12] Gahmberg CG. Molecular characterization of the human red cell Rho(D) antigen. EMBO J 1983; 2: 223-227.

[13] Bloy C, Blanchard D, Lambin P, et al. Humanmonoclonal antibody against Rh(D) antigen: Partial characterization of the Rh(D) polypeptidefrom human erythrocytes. Blood 1987; 69: 1491-1497.

[14] Moore S, Woodrow CF, McClelland DB. Isolation of membrane components associated withhuman red cell antigens Rh(D), (c), (E) and Fy. Nature 1982; 295: 529-531.

[15] Saboori AM, Smith BL, Agre P. Polymorphism inthe Mr 32, 000 Rh protein purified from Rh(D)-positive and -negative erythrocytes. Proc NatlAcad Sci U S A 1988; 85: 4042-4045.

[16] Cherif-Zahar B, Bloy C, Le Van Kim C, et al. Molecular cloning and protein structure of a humanblood group Rh polypeptide. Proc Natl Acad SciU S A 1990; 87: 6243-6247.

[17] Le Van Kim C, Mouro I, Cherif-Zahar B, et al. Molecular cloning and primary structure of thehuman blood group

RhD polypeptide. Proc NatlAcad Sci U S A 1992; 89: 10925-10929.

[18] Arce MA, Thompson ES, Wagner S, et al. Molecular cloning of RhD cDNA derived from agene present in RhD-positive, but not RhDnegative individuals. Blood 1993; 82: 651-655.

[19] Mouro I, Colin Y, Chérif-Zahar B, et al. Molecular genetic basis of the human Rhesus bloodgroup system. Nat Genet 1993; 5(1): 62-65.

[20] Simsek S, de Jong CAM, Cuijpers HTM, et al. Sequence analysis of cDNA derived from reticulocyte mRNAs coding for Rh polypeptides anddemonstration of E/e and C/c polymorphism. Vox Sang 1994; 67: 203-209.

[21] Tippett P. A speculative model for the Rh bloodgroups. Ann Hum Genet 1986; 50(Pt 3): 241-247.

[22] Wagner FF, Flegel WA. RHCE represents the ancestral RH position, while RHD is the duplicatedgene. Blood 2002; 99: 2272-2273.

[23] Wagner FF, Flegel WA. RHD gene deletion occurred in the Rhesus box. Blood 2000; 95: 3662-3668.

[24] Wagner FF, Flegel WA. The human RhesusBase. Version 2.3. [Available at http: //www. rhesusbase. info (accessed August 8, 2018).]

[25] International Society of Blood TransfusionWorking Group on Red Cell Immunogeneticsand Blood Group Terminology. Blood group terminology: Blood group allele tables. Amsterdam: ISBT, 2019. [Available at http://www. isbtweb. org/working-parties/red-cell-immunogenetics-and-blood-group-terminology/ (accessedOctober 8, 2019).]

[26] Ceppellini R, Dunn LC, Turri M. An interactionbetween alleles at the RH locus in man whichweakens the reactivity of the Rh(0) Factor (D). Proc Natl Acad Sci U S A 1955; 41: 283-288.

[27] Singleton BK, Green CA, Avent ND, et al. Thepresence of an RHD pseudogene containing a37 base pair duplication and a nonsense mutation in Africans with the Rh D-negative bloodgroup phenotype. Blood 2000; 95: 12-18.

[28] Wagner FF, Frohmajer A, Flegel WA. RHD positive haplotypes in D negative Europeans. BMCGenet 2001; 2: 10.

[29] Compernolle V, Chou ST, Tanael S, et al. International Collaboration for Transfusion MedicineGuidelines. Red blood cell specifications for patients with hemoglobinopathies: A systematicreview and guideline. Transfusion 2018; 58(6): 1555-1566.

[30] Granier T, Beley S, Chiaroni J, et al. A comprehensive survey of both RHD and RHCE allelefrequencies in sub-Saharan Africa. Transfusion2013; 53(Suppl 2): 3009-3017.

[31] Flegel WA. Molecular genetics and clinical applications for RH. TransfusApher Sci 2011; 44(1): 81-91.

[32] Wagner FF, Gassner C, Muller TH, et al. Molecular basis of weak D phenotypes. Blood 1999; 93: 385-393.

[33] Flegel WA. Molecular genetics of RH and itsclinical application. Transfus Clin Biol 2006; 13: 4-12.

[34] Wagner FF. Molecular genetics: The two Rhesusgenes and their Rhesus boxes (presentation). Ulm, Germany: DRK BlutspendedienstBadenWürttemberg - Hessen, 2004. [Available at http://www. uni-ulm. de/~wflegel/RH/SympDGTI2004/4WagnerDGTI2004MA. pdf (accessedOctober 8, 2019).]

[35] Flegel WA, Denomme GA. Allo- and autoanti-Din weak D types and in partial D. Transfusion2012; 52: 2067-2069.

[36] Ogasawara K, Sasaki K, Isa K, et al. Weak D alleles in Japanese: A c.960G>A silent mutation in exon 7 of the RHD gene that affects D expression. Vox Sang 2016; 110(2): 179-184.

[37] Fichou Y, Chen JM, Le Maréchal C, et al. WeakD caused by a founder deletion in the RHDgene. Transfusion 2012; 52(11): 2348-2355.

[38] Fichou Y, Parchure D, Gogri H, et al. Molecularbasis of weak D expression in the Indian population and report of a novel, predominant variantRHD allele. Transfusion 2018; 58(6): 1540-1549.

[39] Wagner FF, Frohmajer A, Ladewig B, et al. WeakD alleles express distinct phenotypes. Blood2000; 95: 2699-2708.

[40] Tippett P, Sanger R. Observations on subdivisions of the Rh antigen D. Vox Sang 1962; 7: 9-13.

[41] Denomme GA, Dake LR, Vilensky D, et al. Rhdiscrepancies caused by variable reactivity ofpartial and weak D types with different serologictechniques. Transfusion 2008; 48: 473-478.

[42] Shao CP, Maas JH, Su YQ, et al. Molecular background of Rh D-positive, D-negative, D(el) andweak D phenotypes in Chinese. Vox Sang 2002; 83: 156-161.

[43] Wagner FF, Ladewig B, Flegel WA. The RHCEallele ceRT: D epitope 6 expression does not require D-specific amino acids. Transfusion 2003; 43: 1248-1254.

[44] Chen Q, Hustinx H, Flegel WA. The RHCE allele ceSL: The second example for D antigen expression without D-specific amino acids. Transfusion 2006; 46: 766-772.

[45] Vrignaud V, Ramelet S, Gien D, et al. A novelRHCE allele expressing RHD epitopes responsible for a false-positive D typing and posttransfusion anti-D alloimmunization in a patientof Western European descent (abstract). Transfusion 2018; 58(Suppl S2): 44A.

[46] Beckers EA, Porcelijn L, Ligthart P, et al. TheRoHAR antigenic complex is associated with alimited number of D epitopes and alloanti-Dproduction: A study of three unrelated personsand their families. Transfusion 1996; 36: 104-108.

[47] Westhoff CM. Review: The Rh blood group Dantigen: Dominant, diverse, and difficult. Immunohematol2005; 21: 155-163.

[48] Daniels G. Human blood groups. 2nd ed. Cambridge, MA: Blackwell Science, 2002.

[49] Race RR, Sanger R. Blood groups in man. 6thed. Oxford: Blackwell, 1975.

[50] Colin Y, Cherif-Zahar B, Le Van Kim C, et al. Genetic basis of the RhD-positive and RhDnegative blood group polymorphism as determined by Southern analysis. Blood 1991; 78: 2747-2752.

[51] Lacey PA, Caskey CR, Werner DJ, Moulds JJ. Fatal hemolytic disease of a newborn due to anti-Din an Rh-positive Du variant mother. Transfusion1983; 23: 91-94.

[52] Gammon R, ed. Standards for blood banks andtransfusion services. 32nd ed. Bethesda, MD: AABB, 2020.

[53] Schmidt PJ, Morrison EC, Shohl J. The antigenicity of the Rho (Du) blood factor. Blood 1962; 20: 196-202.

[54] Wagner T, Kormoczi GF, Buchta C, et al. Anti-Dimmunization by DEL red blood cells. Transfusion 2005; 45: 520-526.

[55] Yasuda H, Ohto H, Sakuma S, Ishikawa Y. Secondary anti-D immunization by Del red bloodcells. Transfusion 2005; 45: 1581-1584.

[56] Flegel WA, Khull SR, Wagner FF. Primary anti-Dimmunization by weak D type 2 RBCs. Transfusion 2000; 40: 428-434.

[57] Mota M, Fonseca NL, Rodrigues A, et al. Anti-Dalloimmunization by weak D type 1 red bloodcells with a very low antigen density. Vox Sang2005; 88: 130-135.

[58] Flegel WA, Denomme GA, Yazer MH. On thecomplexity of D antigen typing: A handy decision tree in the age of molecular blood group diagnostics. J ObstetGynaecol Can 2007; 29: 746-752.

[59] Sandler SG, Flegel WA, Westhoff CM, et al. It'stime to phase in RHD genotyping for patientswith a serologic weak D phenotype. College ofAmerican Pathologists Transfusion Medicine Resource Committee Work Group. Transfusion2015; 55: 680-689.

[60] Kacker S, Vassallo R, Keller MA, et al. Financialimplications of RHD genotyping of pregnantwomen with a serologic weak D phenotype. Transfusion 2015; 55: 2095-2103.

[61] Ouchari M, Srivastava K, Romdhane H, et al. Transfusion strategy for weak D Type 4.0 basedon RHD alleles and RH haplotypes in Tunisia. Transfusion 2018; 58(2): 306-312.

[62] Flegel WA, Peyrard T, Chiaroni J, et al. A proposal for a rational transfusion strategy in patientsof European and North African descent withweak D type 4.0 and 4.1 phenotypes. BloodTransfus 2019; 17(2): 89-90.

[63] Westhoff CM, Nance S, Lomas-Francis C, et al. Experience with RHD * weak D type 4.0 in theUSA. Blood Transfus 2019; 17(2): 91-93.

[64] Flegel WA. Homing in on D antigen immunogenicity. Transfusion 2005; 45: 466-468.

[65] Schonewille H, van de Watering LM, Brand A. Additional red blood cell alloantibodies afterblood transfusions in a nonhematologic alloimmunized patient cohort: Is it time to take precautionary measures? Transfusion 2006; 46: 630-635.

[66] Issitt PD, Anstee DJ. Applied blood group serology. 4th ed. Durham, NC: Montgomery ScientificPublications, 1998.

[67] Daniels GL, Faas BH, Green CA, et al. The VSand V blood group polymorphisms in Africans: A serologic and molecular analysis. Transfusion1998; 38: 951-958.

[68] Reid ME, Storry JR, Issitt PD, et al. Rh haplotypes that make e but not hrB usually make VS. Vox Sang 1997; 72: 41-44.

[69] Vege S, Westhoff CM. Molecular characterization of GYPB and RH in donors in the AmericanRare Donor Program. Immunohematol 2006; 22: 143-147.

[70] Pham BN, Peyrard T, Tourret S, et al. Anti-HrBand anti-hrb revisited. Transfusion 2009; 49: 2400-2405.

[71] Pham BN, Peyrard T, Juszczak G, et al. Analysisof RhCE variants among 806 individuals inFrance: Considerations for transfusion safety, with emphasis on patients with sickle cell disease. Transfusion 2011; 51: 1249-1260.

[72] Westhoff CM, Vege S, Halter-Hipsky C, et al. DIIIa and DIII Type 5 are encoded by the sameallele and are associated with altered RHCE * cealleles: Clinical implications. Transfusion 2010; 50: 1303-1311.

[73] Vichinsky EP, Earles A, Johnson RA, et al. Alloimmunization in sickle cell anemia and transfusion of racially unmatched blood. N Engl J Med1990; 322: 1617-1621.

[74] Ness PM. To match or not to match: The question for chronically transfused patients withsickle cell anemia. Transfusion 1994; 34: 558-560.

[75] Vichinsky EP, Luban NL, Wright E, et al. Prospective RBC phenotype matching in a strokeprevention trial in sickle cell anemia: A multicenter transfusion trial. Transfusion 2001; 41: 1086-1092.

[76] Chou ST, Jackson T, Vege S, et al. High prevalence of red blood cell alloimmunization in sickle cell disease despite transfusion from Rhmatched minority donors. Blood 2013; 122: 1062-1071.

[77] Reid ME, Rios M, Powell VI, et al. DNA fromblood samples can be used to genotype patientswho have recently received a transfusion. Transfusion 2000; 40: 48-53.

[78] Pirelli KJ, Pietz BC, Johnson ST, et al. Moleculardetermination of RHD zygosity: Predicting riskof hemolytic disease of the fetus and newbornrelated to anti-D. Prenat Diagn 2010; 12-13: 1207-1212.

[79] Matheson KA, Denomme GA. Novel 3′ rhesusbox sequences confound RHD zygosity assignment. Transfusion 2002; 42: 645-650.

[80] Lo YM, Corbetta N, Chamberlain PF, et al. Presence of fetal DNA in maternal plasma and serum. Lancet 1997; 350: 485-487.

[81] Van der Schoot CE, Soussan AA, Koelewijn J, etal. Non-invasive antenatal RHD typing. TransfusClin Biol 2006; 13: 53-57.

[82] Wagner FF. RHD PCR of D-negative blood donors. Transfus Med Hemother2013; 40: 172-181.

[83] Chou St, Westhoff CM. The role of molecularimmunohematology in sickle cell disease. TransfusApher Sci 2011; 44: 73-79.

[84] Fasano RM, Monaco A, Meier ER, et al. RH genotyping in a sickle cell disease patient contributing to hematopoietic stem cell transplantationdonor selection and management. Blood 2010; 116: 2836-2838.

[85] Tilley L, Green C, Poole J, et al. A new bloodgroup system, RHAG: Three antigens resultingfrom amino acid substitutions in the Rh-associatedglycoprotein. Vox Sang 2010; 98: 151-159.

[86] Cherif-Zahar B, Raynal V, Gane P, et al. Candidate gene acting as a suppressor of the RH locusin most cases of Rh-deficiency. Nat Genet 1996; 12(2): 168-173.

[87] Mu S, Cui Y, Wang W, et al. A RHAG point mutation selectively disrupts Rh antigen expression. Transfus Med 2019; 29(2): 121-127.

[88] Dahl KN, Parthasarathy R, Westhoff CM, et al. Protein 4.2 is critical to CD47-membrane skeleton attachment in human red cells. Blood 2004; 103: 1131-1136.

[89] Nicolas V, Le Van Kim C, Gane P, et al. RhRhAG/ankyrin-R, a new interaction site between the membrane bilayer and the red cellskeleton, is impaired by Rh(null)-associated mutation. J Biol Chem 2003; 278: 25526-25533.

[90] Flatt JF, Musa RH, Ayob Y, et al. Study of theD-- phenotype reveals erythrocyte membrane alterations in the absence of RHCE. Br J Haematol2012; 158(2): 262-273.

[91] Food and Drug Administration. Draft guidance: Recommended methods for blood grouping reagents evaluation. (March 1992) Silver Spring, MD: CBER Office of Communication, Outreach, and Development, 1992. [Available athttps://www.fda.gov/downloads/BiologicsBlood-Vaccines/GuidanceComplianceRegulatoryInformation/Guidances/Blood/UCM080926.pdf.]

[92] Judd WJ, Moulds M, Schlanser G. Reactivity ofFDA-approved anti-D reagents with partial Dred blood cells. Immunohematol2005; 21: 146-148.

[93] Denomme GA, Dake LR, Vilensky D, et al. Rhdiscrepancies caused by variable reactivity ofpartial and weak D types with different serologictechniques. Transfusion 2008; 48: 473-478.

第 12 章

其他血型系统和抗原

国际输血协会(International Society of Blood Transfusion，ISBT)共定义了 39 个血型系统，本章将对其中 31 个进行描述。每个血型系统由控制在单个基因位点上的一个或多个抗原，或由两个或多个紧密连锁、很少或不发生可见重组的同源基因来定义[1,2]。这些血型系统按 ISBT 顺序列出，如表 12-1 所示。完整的 ISBT 分类可以在 ISBT 网站(http://www.isbweb.org/working-parties/red-cell-immunogenetics-and-blood-group-terminology)上查到，其附录 6 罗列了各血型系统的所有抗原。本章将使用血型系统的 ISBT 缩写(符号)，例如写为“JK 血型系统”而不是“Kidd 血型系统”。有关 ISBT 术语在血型系统抗原、等位基因和表型中的应用范例，请参见本书第 9 章的表 9-4。更多关于血型系统和抗原的信息可以查阅各类教科书和文献[3-5]。

本章末尾描述的其他抗原尚未被分入血型系统。一些在血清学、生物化学或遗传学上与某一血型系统相关，但未完全符合其纳入标准的抗原被归类为“集合”。其余抗原依据在绝大多数人群中呈现低频或高频分布，分别构成 700 系列和 901 系列[1]。与这些抗原及其相应抗体相关的几篇文献可供参考[3-5]。

血型抗原可以是糖蛋白、多肽或糖脂。血型抗原的结构提供了有关其功能的信息，有助于抗体鉴定、抗原潜在免疫原性的评估，以及新兴免疫治疗相关的应用(见表 12-1 和表 12-2)。然而，输血医学中关于血型抗原研究最重要的方面是探究其相应的抗体是否具有临床意义、能否引起溶血性输血反应(hemolytic transfusion reactions，HTRs)和胎儿新生儿溶血病(hemolytic disease of the fetus and newborn，HDFN)。鉴定针对这些抗原的抗体并确定其临床意义，由此可确定针对产生这些抗体的患者的临床行动方案。干扰输血相容性检测的新型药物治疗方案(例如抗-CD38 疗法)的使用和自身抗体的产生，不仅增加了鉴定同种抗体特异性的难度，还增加了寻找相容性血液的难度[7]。幸运的是，红细胞基因分型的发展有助于预测本章中所讨论的某些抗原的患者表型[7,8]。

表 12-1　血型抗原相关抗体的临床意义

ISBT 编号	系统符号	抗原数量	与溶血性输血反应(HTR)、急性(AHTR)或迟发性(DHTR)溶血性输血反应的关系	与胎儿新生儿溶血病(HDFN)的关系
001	ABO	4	见第 10 章和第 22 章	见本书第 10 章和第 23 章
002	MNS	49	在 37℃有活性并导致 AHTRs 和 DHTRs 的抗-M 和抗-N 案例罕见；抗-S、抗-s、抗-U 和其他抗体可能会导致 AHTRs 和 DHTRs	抗-S、抗-s、抗-U 和其他一些抗体引起严重 HDFN；抗-M 很少导致严重的 HDFN
003	P1PK	3	在 37℃引起 AHTRs 和 DHTRs 的案例非常罕见	无

续表12-1

ISBT编号	系统符号	抗原数量	与溶血性输血反应(HTR)、急性(AHTR)或迟发性(DHTR)溶血性输血反应的关系	与胎儿新生儿溶血病(HDFN)的关系
004	RH	55	RH 系统抗体可引起严重 AHTRs 和 DHTRs(见本书第 11 章和第 22 章)	抗-D 可以导致严重 HDFN(见本书第 23 章)
005	LU	25	曾报道抗-Lu^a 和抗-Lu^b 导致轻度 DHTRs；抗-Lu8 引起 AHTRs	无
006	KEL	36	KEL 抗体可导致严重 AHTRs 和 DHTRs	KEL 抗体可导致 HDFN；抗-K 导致过严重的 HDFN
007	LE	6	通常认为抗-Le^a 和抗-Le^b 不具有临床意义	无
008	FY	5	抗-Fy^a、抗-Fy^b 和抗-Fy3 导致 AHTRs 和 DHTRs；抗-Fy5 引起 DHTRs	曾报道抗-Fy^a 和抗-Fy^b 导致 HDFN
009	JK	3	所有的 JK 抗体都可能导致 HTRs。抗-Jk^a 是 DHTRs 的常见原因；抗-Jk^a 和-Jk3 引起 AHTRs	抗-Jk^a 通常不会导致 HDFN
010	DI	22	曾报道 1 例抗-Di^a 引起 DHTR，但是证据弱；抗-Di^b 很少引起轻度 DHTRs，抗-Wr^a 引起 HTRs	曾报道抗-Di^a、抗-Di^b(罕见)、抗-Wr^a 导致严重 HDFN
011	YT	5	抗-Yt^a 很少引起 HTRs	无
012	XG	2	无	无
013	SC	7	无	曾报道 SC 抗体导致 HDFN
014	DO	10	抗-Do^a 和抗-Do^b 导致 AHTRs 和 DHTRs	无
015	CO	4	抗-Co^a 导致 AHTRs 和 DHTRs；抗-Co^b 和抗-Co3 引起轻度 HTRs	曾报道抗-Co^a 导致严重 HDFN，抗-Co3 引起轻度 HDFN
016	LW	3	无	无
017	CH/RG	9	无	无
018	H	1	孟买表型的抗-H 可引起严重血管内 HTRs；类孟买表型的抗-H 通常不具有临床意义(见第 10 章)	孟买表型的抗-H 有可能导致严重 HDFN
019	XK	1	曾有 McLeod 综合征的抗-Kx 和抗-Km 引起严重 HTRs 的报道	仅在男性中检出该抗体
020	GE	11	抗-Ge3 引起轻中度 HTRs	曾报道 3 例抗-Ge3 导致 HDFN
021	CROM	20	无	无
022	KN	9	无	无
023	IN	6	有 1 例抗-In^b 导致 HTR 的报道；抗-AnWj 引起严重的 HTRs	无
024	OK	3	抗-Ok^a 非常罕见，无引起 HTR 的报道	无
025	RAPH	1	无	无
026	JMH	6	曾有 1 例抗-JMH 引起 AHTR 的报道	无

续表12-1

ISBT 编号	系统符号	抗原数量	与溶血性输血反应(HTR)、急性(AHTR)或迟发性(DHTR)溶血性输血反应的关系	与胎儿新生儿溶血病(HDFN)的关系
027	I	1	成人 i 表型中抗-I 可导致输注的 I+红细胞破坏增多	无
028	GLOB	2	Globoside 抗体曾引起血管内 HTRs	抗-PP1P^{k} 与高自发性流产率有关
029	GIL	1	无	无
030	RHAG	3	无	有 1 例 RHAG4 引起 HDFN 的报道
031	FORS	1	无	无
032	JR	1	抗-Jr^{a} 引起轻度 DHTRs；1 例引起 AHTR 的报道	有 2 例抗-Jr^{a} 引起严重 HDFN 的报道
033	LAN	1	有抗-Lan 引起轻度到严重 HTR 的报道	已有导致轻度 HDFN 的报道
034	VEL	1	有关于抗-Vel 引起严重 AHTR 和轻度到严重 DHTR 的报道	已有导致严重 HDFN 的报道
035	CD59	1	无相关报道	无相关报道
036	AUG	4	有抗-At^{a} 导致 AHTR 的报道	有抗-At^{a} 和抗-ATML 导致严重 HDFN 的病例报道
037	KANNO	1	无相关报道	无相关报道
038	SID	1	无相关报道	无相关报道
039*	CTL2	2	无相关报道	无相关报道

*在本手册付印时，批准 CTL 为 039 血型系统的 ISBT 工作组会议被推迟。有关更新请参阅 ISBT 网站。
ISBT：国际输血协会。

表 12-2　血型功能[6]

血型	功能
	受体与黏附
FY	促炎性趋化因子受体与间日疟原虫和诺氏疟原虫受体
KN/CROM	清除补体包被免疫复合物的受体
MNS	恶性疟原虫受体，与阴离子转运带 3 蛋白相关
IN(CD44)	白细胞与内皮细胞和基质细胞的粘附，刺激 T 细胞和 B 细胞的激活
LU/LW	Ig 超家族黏附分子、受体和信号转导因子
OK(CD147)	亲环蛋白 A 受体；促进皮肤成纤维细胞生成基质金属蛋白酶，以促进愈合和(或)发育
CH/RG	补体激活；null 表型与狼疮有关
	转运体和通道
DI	阴离子交换；维持红细胞形状/结构
JK	尿素转运
CO	水通道
	酶反应活性
YT	神经传递所必需的乙酰胆碱酯酶

注：Ig：免疫球蛋白；ATP：三磷酸腺苷。

第一节　MNS 血型系统(002)

MNS 是由 49 种抗原组成的复杂的血型系统，其复杂性主要源于紧密连锁同源基因间的基因重组。尽管 MNS 系统抗原很多，但是最广为人知的是 M、N、S 和 s。M 和 N 抗原位于血型糖蛋白 A(glycophorin A，GPA；CD235A)上，S 和 s 抗原位于血型糖蛋白 B(glycophorin B，GPB；CD235B)上。

GPA 和 GPB 均跨膜 1 次，具有胞外 N 末端结构域和胞内 C 末端结构域，其胞外结构域均含有富唾液酸的 O-多聚糖。两者不同点包括：GPA 第 45 位天冬酰胺(成熟蛋白质第 26 位)N-糖基化，而 GPB 无 N-糖基化；GPA 的胞内长尾结构与细胞骨架相互作用；GPA 表达丰富，每个红细胞约有 10^6 个拷贝，而 GPB 只有约 200000 个拷贝；GPA 与红细胞膜上带 3(DI 血型系统)连接，GPA 和 GPB 也可能均是带 3/Rh 锚蛋白复合物的组成部分(图 12-1)[9]。红细胞表面 GPB 拷贝的相对较少可能与 S 和 s 抗原的抗体产生率较低有关[10]。

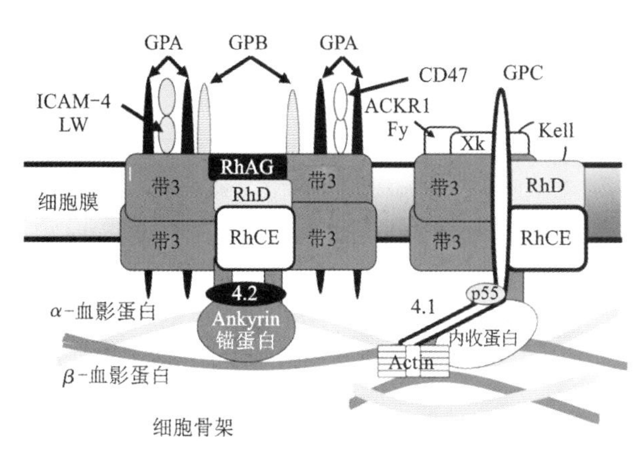

注：模型 1，膜复合物由带 3 四聚物和 RhD、RhCE、RhAG 构成的异三聚体组成，通过带 3、蛋白 4.2 和锚蛋白与细胞骨架的膜收缩蛋白基质相连；模型 2，膜复合物包含带 3、RhD、RhCE，通过血型糖蛋白 C(glycophorin C，GPC)、p55 和蛋白 4.1、带 3 和内收蛋白与膜收缩蛋白/肌动蛋白交界相连。

图 12-1　两种包含带 3 和 Rh 蛋白的膜复合物模型

GYPA 和 *GYPB* 基因位于染色体 4q31.21，分别编码 GPA 和 GPB，包含 7 个和 5 个外显子。*GYPA* 和 *GYPB* 基因之间大多数的基因重组发生在外显子 2~4 中 2 kb 的范围内，导致该系统内抗原表达的多态性和多样性(图 12-2)[9]。此外，GPA 家族的第 3 个基因 *GYPE*，可能产生第 3 种糖蛋白，即血型糖蛋白 E，但与 MNS 抗原的表达无关或关系较小，并且常规方法检测不出该蛋白。

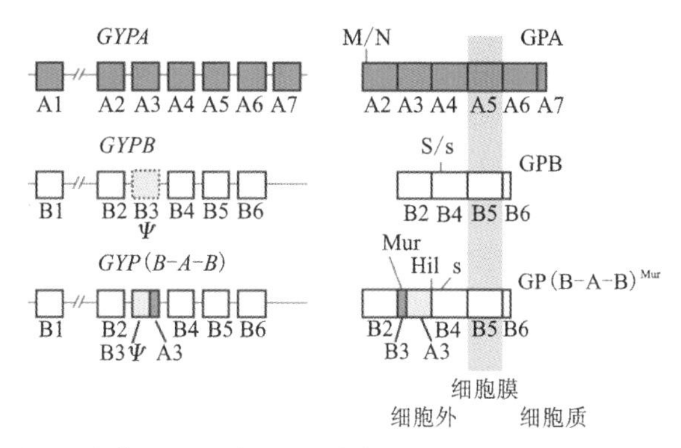

注：ψ：假外显子，不在 mRNA 或编码蛋白中表达。

图 12-2　*GYPA*、*GYPB* 和编码 GP. Mur 的 *GYP*(*B-A-B*)杂合基因，以及其编码蛋白的示意图，同时展示了由不同外显子编码的蛋白质区域

GPA 只在红系血细胞上表达，通常作为红系的标志。曾在肾脏内皮中检测到 GPA 样分子。GPA 和 GPB 为恶性疟原虫结合红细胞的受体，可能在疟原虫侵入过程中发挥重要作用[11]。因此，来自恶性疟原虫流行地区种族群体的个体比其他人群更易出现 S 和 s 抗原阴性。这一事实信息在抗体鉴定过程中可能有用。

一、M(MNS1)、N(MNS2)、S(MNS3)和 s(MNS4)

在所有测试人群中，M 和 N 是对偶抗原并具有多态性(表型分布频率见表 12-3)。在 M+和(或)N+红细胞中，M 和 N 位于 GPA 的 N 末端或游离氨基基团($-NH_2$)。M+ GPA 在成熟蛋白质的第 1 位和第 5 位氨基酸分别为丝氨酸和甘氨酸；由于当 GPA 蛋白结合到红细胞膜上成为成熟蛋白质时，*GYPA* 产生的 19 个氨基酸会被移除，因此第 1 位和第 5 位氨基酸也被称为第 20 位和第 25 位。N+ GPA 第 1 位和第 5 位氨基酸分别为亮氨酸和谷氨酸。GPB 成熟蛋白质氨基末端的 26 位氨基酸与 GPA 中形成 N 抗原的序列相同，包括被剪切的 1~19 位氨基酸。因此，在几乎所有欧洲裔和大多数其他族裔中，GPB 表达'N'。然而，由于 GPB 的表达明显不如 GPA 表达丰富，大多数抗-N 试剂检测不到 GPB 上的'N'抗原。

S 和 s 是 MNS 系统另 1 对具有多态性的对偶抗原，位于 GPB 上。家系研究显示 *M/N* 和 *S/s* 之间具有联系。S+ GPB 在成熟蛋白质的第 29 位上是甲硫氨酸，而 s+ GPB 在该位置上是苏氨酸。

完整红细胞上 GPA 的 N 末端区域被胰蛋白酶酶切，而 GPB 的 N 末端区域不被胰蛋白酶酶切。所以，GPA 上的 M 和 N 抗原对胰蛋白酶敏感，而 GPB 上的 S、s 和'N'抗原抵抗胰蛋白酶。相比之下，用 α-糜蛋白酶处理红细胞，M 和 N 活性仅部分降低，而 S，s 和"N"被完全破坏。用木瓜蛋白酶、无花果蛋白酶、菠萝蛋白酶或链霉蛋白酶处理红细胞，M、N、S、s 和'N'都被破坏，但对 S 和 s 的效应具有可变性。

表 12-3　MNS 血型系统表型的频率

表型	频率(%)	
	白种人	黑种人
M+ N-	30	25
M+ N+	49	49
M- N+	21	26
S+ s-	10	6
S+ s+	42	24
S- s+	48	68
S- s-	0	2

二、S-s-U-表型

约 2%的非裔美国人、超过 2%的非洲人的红细胞表型为 S-s-表型，并缺乏高频抗原 U(MNS5)。S-s-U-表型通常由 *GYPB* 编码区纯合性缺失导致，但其他涉及杂合基因的更复杂的分子现象也可产生具有变异 U 抗原的 S-s-表型（$U+^{VAR}$）。U 抗原通常耐受木瓜蛋白酶、无花果蛋白酶、胰蛋白酶和 α-糜蛋白酶等蛋白酶，然而，在极少数情况下抗-U 与木瓜蛋白酶处理的红细胞不反应。

三、针对 M、N、S、s 和 U 抗原的抗体及其临床意义

抗-M 是相对常见的抗体，而抗-N 不太常见。大多数抗-M 和抗-N 在 37℃下无活性，临床意义不大，在临床输血中通常不考虑这两种抗体的影响。如果相容性检测和抗体筛查试验中不进行室温温育，则经常检测不到这些抗体。针对 M 或 N 抗体在 37℃有活性的受血者，应输注抗原阴性或间接抗球蛋白试验(indirect antiglobulin test，IAT)相容的红细胞。抗-M 极少引起急性和迟发性 HTRs，抗-M 引起严重的 HDFN 也非常罕见[12]。抗-N 通常与 HTR 或 HDFN 无关。有报道描述了由自身抗-N 引起温抗体型自身免疫性溶血性贫血(autoimmune hemolytic anemia，AIHA)的一些案例，其中 1 例死亡。然而，在没有溶血的情况下，自身抗体的特异性通常不具有临床意义。(有关具有同种抗体特异性的自身抗体的更多信息，请参见本书第 14 章。)

抗-S 和抗-s 通常是在 37℃下有活性的 IgG 抗体，它们参与 HTRs 过程并且引起严重致命的 HDFN。自身抗-S 也可引起 AIHA。S-s-U-表型个体免疫后可产生抗-U。抗-U 可以引起严重致命的 HTRs 和 HDFN。自身抗-U 也与 AIHA 有关。U-表型罕见，且最常见于非洲裔，因此可以对非洲裔献血者进行 S 和 s 筛查。如果血清学方法确定为 S-s-，那么可对标本进行 $U+^{VAR}$ 分子检测，抗血清的不可靠性导致其在血清学上难以确定。

四、其他 MNS 系统抗原和抗体

其他 MNS 系统抗原在多数人群中呈高频或低频表达。减数分裂过程中，*GYPA* 和 *GYPB* 某些区域间的相似序列可能发生碱基配对，这些配对可能通过交叉互换或基因转换的方式形成 1 个同时含有 *GYPA* 和 *GYPB* 基因部分序列的杂合基因。杂合基因少见，但多种多样，并产生低频抗原，在纯合子时形成缺乏高频抗原的表型[9]。由这种重组导致的一个著名抗原实例为 Mi(a+)表型，它由负责 GP. Mur 表型(旧称为 Mi. Ⅲ)的杂合基因产生。该表型杂合基因主要由 *GYPB* 构成，但其中 1 个由假外显子 3′端及相邻内含子 5′端组成的小的区域被 *GYPA* 的相应区域替换，使得 *GYPB* 中的缺陷剪接位点替换为 *GYPA* 的功能剪接位点，形成新的复合外显子[13]，成功在信使 RNA(messenger RNA，mRNA)和蛋白质中表达后生成 1 种具有免疫原性的不常见的氨基酸序列，即 Mur 抗原和 Mi^a 抗原。另一个重组实例是外显子 B3 和 A3 接合后表达的氨基酸序列产生 Hil 和 MINY(图 12-2)。

Mur 抗原在欧洲人和非洲人中罕见，但约 7%的中国人、10%的泰国人表达 Mur 抗原。抗-Mur 可以导致严重 HTRs 和 HDFN。在中国香港和中国台湾，抗-Mur 是除抗-A 和抗-B 之外最常见的血型抗体；在东南亚，用于抗体筛查的试剂红细胞应包含 Mur+红细胞，对于检测抗-Mur 非常重要[14]。

通用名称为抗-En^a 的抗体可能是由非常罕见

的全部或部分 GPA 缺失的个体产生，这些抗体可导致严重的 HTRs 和 HDFN。有一些极其罕见的个体由于 M^k 沉默等位基因纯合而同时缺失 GPA 和 GPB。这些个体的红细胞表型为 M-、N-、S-、s-、U-和 En(a-)[15]。具有这种表型的个体产生的抗体如果确定导致了严重的 HDFN，需要用家庭成员捐献的血液进行宫内输血。根据与无花果蛋白酶和胰蛋白酶处理的红细胞的反应，血清学上已经识别出 3 种类型的抗-En^a 抗体(抗-En^aFS、抗-En^aFR 和抗-En^aTS)。

第二节　LU 血型系统(005)

LU(Lutheran)血型系统是由 25 种抗原组成的多态性血型系统，在目前检测过的人群中，大多数抗原呈高频表达，包含 4 对对偶抗原：Lu^a/Lu^b、Lu6/Lu9、Lu8/Lu14 和 Au^a/Au^b；其中 Lu^a、Lu9 和 Lu14 为低频抗原[16]。Au^a 和 Au^b 在欧洲人中分别有约 80%和 50%的表达率。与输血医学关系最密切的 Lu^a(LU1)，在约 8%的欧洲或非洲人表达，其他地区罕见，其对偶抗原 Lu^b(LU2)则广泛表达。

红细胞上 LU 抗原可以被胰蛋白酶或 α-糜乳蛋白酶破坏，而不能被木瓜蛋白酶和无花果蛋白酶破坏。由于巯基试剂减少免疫球蛋白超家族(immunoglobulin superfamily，IgSF)结构域的二硫键(方法 3-18)，大多数 LU 抗体不与巯基试剂处理的红细胞反应，如溴化 2-氨基乙基异硫脲(2-aminoethylisothiouronium bromide，AET)或二硫苏糖醇(dithiothreitol，DTT)。

LU 抗原位于 1 对糖蛋白上，由于选择性 RNA 剪接作用，2 个糖蛋白的胞内结构域长度不同。这对糖蛋白由位于染色体 19q3.2 上的 *BCAM* 等位基因编码，该分子被称为 CD239。该糖蛋白单次跨膜，并具有 5 个胞外 IgSF 结构域。IgSF 蛋白的功能被认为与介导细胞间黏附以进行细胞识别以及先天和获得性免疫反应有关，并且它们具有免疫球蛋白共有的结构特征[17]。具有较长的胞内结构域的亚型或蛋白与红细胞膜骨架上的血影蛋白相互作用。图 12-3 显示了 LU 抗原在 IgSF 结构域上的位置。LU 糖蛋白是 1 种黏附分子可以结合含有 α-5 链的层粘连蛋白。层粘连蛋白是 1 种细胞外基质糖蛋白，在红细胞生成的最后阶段，LU 与层粘连蛋白的相互作用可能在成熟红细胞从骨髓迁移至外周血时发挥了一定作用。LU 糖蛋白在镰状细胞贫血患者的红细胞中表达上调，造成红细胞与血管内皮黏附，及由此导致的血管闭塞[18]。

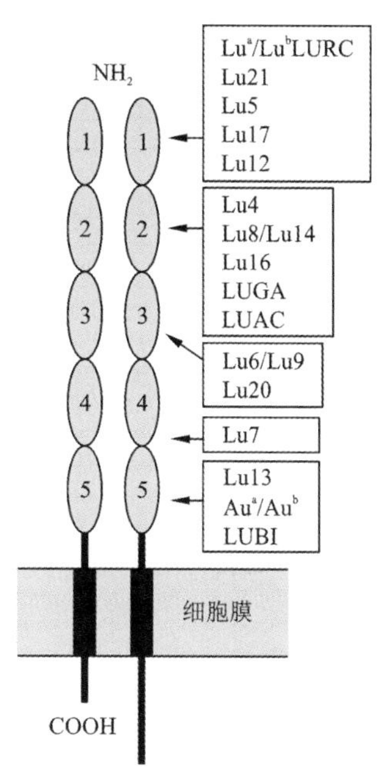

注：图示 5 个细胞外免疫球蛋白超家族结构域、LU 抗原在这些结构域上的分布、单次跨膜结构域以及胞质区结构域。

图 12-3　2 种 LU 糖蛋白亚型示意图

一、罕见的 LU 表型

极其罕见的 Lu_{null} 表型是由无活性 *LU* 基因的纯合子遗传造成的[19]，其红细胞缺乏 LU 抗原的表达，但可能产生抗-Lu3，能与除 Lu(a-b-)外的所有红细胞发生反应。In(Lu)是另一种罕见的 LU 抗原表达极低的表型，仅可通过吸收放散试验检出或通过分子技术预测表型。*In*(*Lu*)是由红细胞转录因子 *KLF*1 突变而产生。*KLF*1 突变也影响其他血型基因并引起 P1、In^b 和 AnWj 抗原表达减弱，可能与血液系统异常有关[20, 21]。这是一种罕见的 LU 抗原显性抑制因子。In(Lu)表型的频率约为 0.03%。在 1 个家族中，编码主要红细胞转录因子 GATA-1 的 X 连锁基因突变形成的半合子状态产生了具有 X 连锁遗传性的 Lu(a-b-)表型[20]。

二、针对 LU 血型系统抗原的抗体及其临床意义

LU 抗体最常见的是 IgG 抗体，推荐使用 IAT 检测活性；它们通常仅与轻度的迟发性 HTRs 相关。抗-Lu^a 可天然存在或通过免疫产生，常为 IgM 型，也可以是 IgG 型和 IgA 型。抗-Lu^a 通常与 Lu (a+)红细胞发生直接凝集反应，IAT 也可发生反应。抗-Lu^b 与 Lu(b+)红细胞发生反应时可能呈“混合凝集”。Lu(a-b-)表型个体可产生抗-Lu3，表现为抗-Lu^a+抗-Lu^b。

第三节 KEL(006)和 XK(019)血型系统

通常被称为“Kell”的这种抗原正确命名应为“K”或“KEL1”，是 KEL 系统的原始抗原，是 1946 年发现抗球蛋白试验后鉴定出的第 1 个血型抗原，3 年后发现其对偶抗原 k 或 KEL2。目前，KEL 系统由从编号 KEL1 到 KEL39 的 36 个抗原组成，其中 3 个抗原已剔除[22]。KEL 系统包括 7 对对偶抗原（K/k、Js^a/Js^b、K11/K17、K14/K24、VLAN/VONG、KYO/KYOR 和 KHUL/KEAL）和 1 个 KEL 对偶抗原三联体（Kp^a/ Kp^b/ Kp^c）。最初，大多数抗原是在家系调查时发现其遗传相关性而加入 KEL 系统的，目前已经通过 *KEL* 基因的 DNA 测序得到证实。

一、KEL 糖蛋白和 *KEL* 基因

KEL 抗原位于红细胞膜糖蛋白 CD238。KEL 是Ⅱ型膜糖蛋白，单次跨膜，在胞内有 1 个短的 N-末端结构域，胞外有 1 个长的 C-末端结构域[23, 24]。

KEL 胞外结构域含有 15 个半胱氨酸残基并通过二硫键广泛折叠，但仍需进一步确定其分子的三维结构。KEL 系统抗原取决于糖蛋白的构象，其对二硫键还原剂如 0.2 mol/L DTT 和 AET 敏感（图 12-4）。

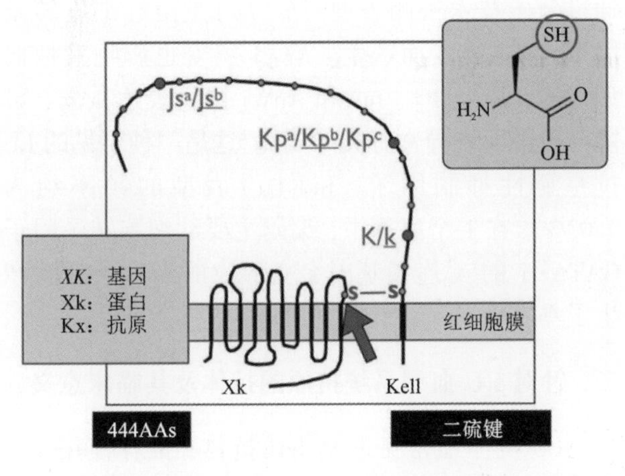

注：KEL 和 XK 蛋白的半胱氨酸残基通过二硫键相连。KEL 蛋白上剩余的 14 个半胱氨酸残基以更多的二硫键相互连接。这种结构使 KEL 系统抗原对破坏二硫键的二硫苏糖醇（DTT）敏感。

图 12-4　KEL 和 XK 蛋白示意图

KEL 糖蛋白通过单二硫键连接到 Xk 蛋白（图 12-4），Xk 蛋白是表达 Kx 血型抗原（XK1）的整合膜蛋白，红细胞 Xk 蛋白的缺失导致 KEL 糖蛋白的表达降低和 KEL 抗原减弱（McLeod 表型，参见本章下文）。

KEL 基因位于染色体 7q33，包括 19 个外显子：外显子 1 可能编码翻译起始甲硫氨酸；外显子 2 编码胞内结构域；外显子 3 编码跨膜结构域；外显子 4~19 编码长的胞外结构域。

二、KEL 抗原

欧洲人 K 抗原的表达频率约为 9%，非洲人约为 2%，东亚人中罕见（表 12-4）。k 抗原在所有人群中普遍表达。K 和 k 抗原由外显子 6 的单核苷酸多态性（single nucleotide polymorphism，SNP）所产生，K 抗原 193 位为甲硫氨酸，而 k 为苏氨酸。

表 12-4　部分 KEL 表型的分布频率

表型	频率(%)*	
	白种人	美国黑种人
K- k+	91.0	98
K+ k+	8.8	2
K+ k-	0.2	罕见
Kp(a-b+)	97.7	100
Kp(a+b+)	2.3	罕见
Kp(a+b-)	罕见	0
Js(a-b+)	100.0	80
Js(a+b+)	罕见	19
Js(a+b-)	0	1

*K、Kp^a 和 Js^a 在亚洲裔人群中非常罕见

Kp^a(KEL3)在约 2%欧洲人中表达，非洲人和日本人无此抗原（表 12-4）；Kp^b(KEL4)在所有人群中高表达。低频抗原 Kp^c(KEL21)是与 Kp^a 和 Kp^b 同位点的另一种等位基因的产物，编码 3 种 Kp 抗原的 KEL 等位基因在 281 号密码子存在单核苷酸替换。与 Kp^a 表达相关的突变可能引起 KEL 糖蛋白在红细胞膜的表达量减少，导致 Kp^a/Kp^a 纯合子中 KEL 抗原的表达轻微减少，但 Kp^a 和无效等位基因 K^0 的杂合子的 KEL 抗原表达却明显减少。

Js^a(KEL6)仅见于非洲裔人群，约 20%非洲裔

美国人表达 Js^a(表12-4)。Js^b(KEL7)在所有人群中高表达。Js(a+b-)表型尚未在非洲裔以外的人群中发现。

抗原的表达在很大程度上取决于2个等位基因的遗传。一个正常 *KEL* 等位基因的遗传通常会导致红细胞上 k、Js^b 和 Kp^b 抗原的表达(图12-5)。如果个体遗传的第2个等位基因携带产生K抗原而非k抗原的SNP,那么除了k抗原外,该个体还会表达K抗原[25]。

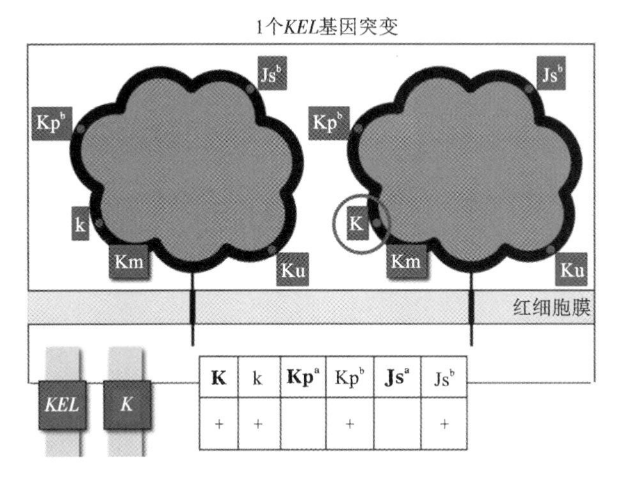

注:如果遗传的第2个等位基因是正常的 *KEL* 等位基因,个体也会表达 k、Kp^b 和 Js^b 抗原。

图12-5 遗传1个表达K抗原的突变 *K* 等位基因从而表达KEL蛋白的示意图

KEL糖蛋白的单氨基酸替换导致了以下抗原的产生:5对对偶抗原(K11/K17、K14/K24、VLAN/VONG、KYO/KYOR、KHUL/KEAL);低频抗原 Ul^a 和K23;高频抗原K12、K13、K18、K19、K22、TOU、RAZ、KALT、KTIM、KUCI、KANT、KASH、KELP和KETI。

KEL抗原对木瓜蛋白酶、无花果蛋白酶、胰蛋白酶和α-糜蛋白酶不敏感,但可被胰蛋白酶和α-糜蛋白酶混合物破坏,也能被0.2M DTT、AET以及EDTA甘氨酸破坏。

三、针对KEL血型系统抗原的抗体及其临床意义

KEL血型系统抗体常为IgG型,且主要是IgG1。KEL系统抗体具有临床意义,可以引起严重的HDFN和HTRs。KEL系统抗体阳性的患者宜尽可能接受相应抗原阴性的血液。

抗-K是ABO和Rh系统外最常见的红细胞免疫抗体,非RH红细胞免疫抗体中有1/3是抗-K。虽然个别抗-K阳性标本能直接凝集红细胞,但仍常采用抗球蛋白试验检测抗-K。大多数抗-K似乎是通过输血产生。抗-K可以引起严重的HDFN,并且在一些国家,有一种做法是未婚女性及有生育需求的妇女仅输注K阴性红细胞。抗-K、抗-k、抗-Kp^a、抗-Kp^b、抗-Js^a、抗-Js^b、抗-Ku、抗-Ul^a、抗-K11、抗-K19和抗-K22和KEAL均有引起严重HDFN的报道,并且其中许多会引起急性或迟发性HTRs。

抗-K导致HDFN的发病机制与抗-D不同,与程度类似的抗-D HDFN相比,抗-K HDFN的羊水胆红素浓度更低。抗-K导致的出生后贫血患儿的高胆红素血症不显著,与抗-D HDFN相比,抗-K引起HDFN的患者中,发生严重贫血和红细胞增多症时的网织红细胞计数也出乎意料地低。这些现象表明抗-K HDFN与较低程度的溶血相关,并且抗-K HDFN中的胎儿贫血主要是红细胞生成抑制所致[25]。与RH血型系统抗原相比,KEL糖蛋白出现于红细胞生成更早阶段的红系祖细胞。因此在红细胞产生血红蛋白之前,抗-K可能促进了胎儿肝脏巨噬细胞吞噬发育早期的K+红系祖细胞。

模拟KEL系统特异性抗体(类KEL系统抗体)可引起严重的AIHA。自身抗体的出现通常与所有KEL抗原的表达明显减少有关。大多数抗-K由怀孕或输血刺激产生,但也有非红细胞免疫导致抗-K的报道,例如,抗-K发现于一些从未接受过输血的健康男性献血者中;另一报道认为是微生物感染所致[26]。

四、KEL Null(K_0)和 K_{mod} 表型

与大多数血型系统一样,KEL血型系统也有null表型(K_0),该表型无KEL抗原表达,细胞膜上检测不到KEL糖蛋白。K_0 个体免疫后可以产生抗-Ku(抗-KEL5),抗-Ku可以与除 K_0 表型之外的所有细胞进行反应。多种无义、错义突变和剪接位点纯合突变与 K_0 表型相关[27]。

K_{mod} 红细胞上KEL抗原表达非常弱,该表型是由于纯合性(或双杂合性)错义突变导致KEL糖蛋白的单氨基酸替代。一些 K_{mod} 个体产生类似于抗-Ku的抗体,但与 K_{mod} 红细胞不反应。KEL抗原表达大量降低的其他表型源自 Kp^a/K_0 杂合,Xk

蛋白缺失以及 GE 系统抗原 Ge2 和 Ge3[分别位于血型糖蛋白 C(glycophorins C，GPC)和 D(glycophorins C，GPD)]的缺失。尽管生物化学方面的证据表明，KEL 糖蛋白、Xk 和血型糖蛋白 C 和 D 同时位于 4.1R 膜蛋白复合物内(图 12-1)，但 KEL 和 GE 表型间存在一定关联的原因未知[28, 29]。

五、KEL 的生物学功能

KEL 蛋白与锌依赖性内肽酶家族具有结构和序列同源性，内肽酶主要加工、处理多种肽类激素。尽管其具体的生理功能未知，但已知 KEL 糖蛋白具有酶活性，可以酶切无生物活性的大内皮素-3 以产生具有生物活性的血管收缩内皮素-3。因此，推测 KEL 可能在调节血管紧张性方面发挥作用，但尚未发现直接证据[30]。目前 K_0 表型的发生机制尚未阐明。

除了红细胞外，KEL 抗原可能表达于髓样祖细胞；睾丸、淋巴组织中可检测到 KEL 糖蛋白，骨骼肌中可检测到 Xk 蛋白。

六、Kx 抗原(XK1)、McLeod 综合征和 McLeod 表型

Kx 是 XK 血型系统中的唯一抗原，位于 1 个跨红细胞膜 10 次的多形蛋白上，并通过单二硫键与 Kell 糖蛋白连接(图 12-4)。Xk 蛋白由染色体 Xp21.1 上的 *XK* 基因编码。Xk-Kell 复合体的功能尚不清楚，但 Xk 在结构上与神经递质转运蛋白家族有相似之处。

McLeod 综合征是一种非常罕见的 X 连锁疾病，仅男性发病，与棘形红细胞增多症和各种迟发性肌肉、神经和精神症状相关[31]。该病是由于 *XK* 基因失活突变和基因缺失的半合子状态所致[32]。McLeod 综合征与 McLeod 表型有关，表现为 Kell 抗原弱表达，Km(KEL20)以及 Kx 不表达。临床输血方面，不伴有慢性肉芽肿病(chronic granulomatous disease，CGD)的 McLeod 表型患者仅产生抗-Km，其与 McLeod 和 K_0 表型的红细胞均相容。

含 *XK* 基因的部分 X 染色体的缺失也可能包括 *CYBB*，*CYBB* 缺失导致 X 连锁 CGD。临床输血方面，伴有 McLeod 综合征的 CGD 患者通常产生抗-Kx 和抗-Km，几乎难以找到相容的献血者，因为与其相容的献血者通常本身也是此病的患者。建议尽量避免为同时患有 CGD 和 McLeod 综合征的男性进行输血治疗。

第四节　FY 血型系统(008)

FY(Duffy)系统由 5 个抗原组成[译者注：Fy^a、Fy^b、Fy3、Fy5 和 Fy6]，位于 FY 糖蛋白，也被称为非典型趋化因子受体 1(atypical chemokine receptor 1，ACKR1)，旧称为 DARC。*ACKR*1 基因，由 2 个外显子组成，外显子 1 仅编码 FY 糖蛋白的前 7 个氨基酸[33]。*ACKR*1 位于染色体 1q21～q22 上。

一、Fy^a(FY1)和 Fy^b(FY2)

Fy^a 和 Fy^b 仅 1 个氨基酸不同，即 FY 糖蛋白 N-末端 42 位分别为甘氨酸和天冬氨酸(图 12-6)。在欧洲人中，FY 多态性产生 3 种表型：Fy(a+b-)、Fy(a+b+)和 Fy(a-b+)(表 12-5)。亚洲人中，Fy^a 是高频抗原，Fy(a-b+)表型少见。非洲裔人群中，Fy(a-b-)表型最常见，是由 *FY＊B* 等位基因(*FY＊02N.01*)沉默产生的纯合性所导致。Fy^a 和 Fy^b 对大多数蛋白酶非常敏感，包括菠萝蛋白酶、α-糜蛋白酶、无花果蛋白酶、木瓜蛋白酶和链霉蛋白酶，但不被胰蛋白酶破坏。

表 12-5　FY 表型和基因型在人群的分布

表型	基因型		频率(%)		
	白种人或亚洲人	美国黑种人	白种人	美国黑种人	日本人
Fy(a+b-)	Fy^a/Fy^a	Fy^a/Fy^a 或 Fy^a/Fy	20	10	81
Fy(a+b+)	Fy^a/Fy^b	Fy^a/Fy^b	48	3	15
Fy(a-b+)	Fy^b/Fy^b	Fy^b/Fy^b 或 Fy^b/Fy	32	20	4
Fy(a-b-)	*Fy/Fy*	*Fy/Fy*	0	67	0

在非洲裔人群，编码 Fy^b 抗原的 *FY＊02N.01* 等位基因，由于启动子区突变(67T>C)导致该基因沉默[34]。该突变破坏了红细胞特异性 GATA-1 转录因子的结合位点，并阻止该基因在红细胞中表达。FY 糖蛋白表达于全身多种细胞，因此，Fy(a-b-)表型的非洲人只是红细胞上缺乏 FY 糖蛋白，这解释了为什么该人群不产生抗-Fy^b，也很少产生抗-Fy3 或抗-Fy5(见下文)。非洲人的 GATA-1 结合位点突变仅在编码 Fy^b 的 *FY* 基因中发现，但在巴布亚新几内亚和巴西人中已检测到 *Fy＊A* 等位基因中的突变。

Fy^x 是 Fy^b 抗原很少发生的弱表达形式，等位基因 *FY＊02W.01* 编码了糖蛋白胞内结构域中的氨基酸替代(Arg89Cys)。这种弱表达的 Fy^b 抗原可能无法用有些抗-Fy^b 试剂检出(通常在厂家的说明书中有注明)，但可以通过吸收/放散或分子技术进行检测。

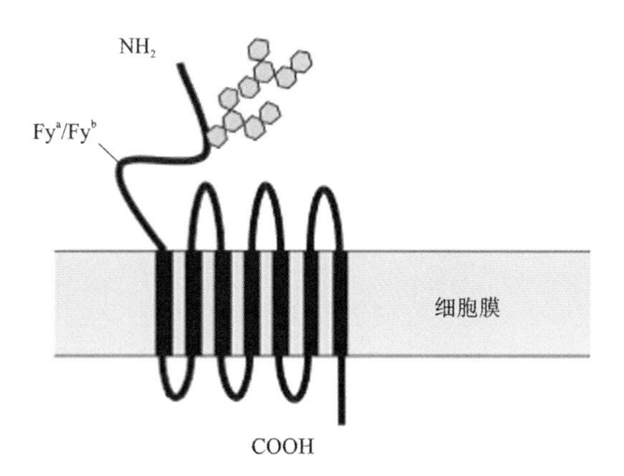

注：包括胞外糖基化 N-末端结构域、7 个跨膜结构域和胞内 C-末端结构域，并标明了产生 Fy^a/Fy^b 多态性位置。

图 12-6　FY 糖蛋白示意图

二、Fy3、Fy5 和 Fy6

除非洲人以外，红细胞表型为 Fy(a-b-)的人群中，*ACKR*1 基因的失活突变为纯合突变者罕见。该人群无 FY 糖蛋白，因血清中出现抗-Fy3 从而被检出，该抗体可以与 Fy(a-b-)外的所有红细胞发生反应。同 Fy^a 和 Fy^b，Fy6 也对蛋白酶敏感，而 Fy3 和 Fy5 对蛋白酶抵抗。Fy(a-b-)和 Rh_{null} 表型细胞中均无 Fy5。FY 糖蛋白可能属于连接性膜蛋白复合物，该复合物中也包含 Rh 蛋白(图 12-1)[35]。

三、针对 FY 血型系统抗原的抗体及其临床意义

抗-Fy^a 是相对常见的抗体，抗-Fy^b 则少约 20 倍。多数抗体为 IgG 亚类 IgG1，天然抗体罕见。抗-Fy^a 和抗-Fy^b 可能引发急性或迟发性 HTRs，虽然一般症状较轻，但有严重威胁生命的报道。抗-Fy^a 和抗-Fy^b 还可导致轻至重度 HDFN。抗-Fy3 导致 AHTR 和 DHTR，抗-Fy5 导致 DHTR。仅在接受过多次输血的非洲人中发现抗-Fy5。抗-Fy6 仅由一种单克隆抗体定义，可与除 Fy(a-b-)细胞以外的所有红细胞反应。抗-Fy6 与 FY 糖蛋白 N 端的表位反应，与 Fy^a/Fy^b 表型无关。抗-Fy4 已废弃不用。

四、FY 糖蛋白的功能

FY 糖蛋白是多种趋化因子(如白细胞介素-8、单核细胞趋化蛋白-1 和黑素瘤生长刺激活性因子)的红细胞受体[36]，它跨膜 7 次，包括含有 2 个潜在 N-糖基化位点的由 63 个氨基酸组成的胞外 N 末端结构域和胞内 C 末端结构域(图 12-6)。这种结构排列是包括趋化因子受体在内 G 蛋白偶联超家族受体的共同特征。

红细胞上 ACKR1 的功能未知，可能作为炎症介质的清除受体，具有沉降或清除体内多余趋化因子的功能。但该功能的重要性有限，因为大多数非洲裔个体的红细胞上不存在 FY 抗原。现已表明红细胞上的 ACKR1 减少血管生成，并通过从肿瘤微环境清除血管生成趋化因子来减缓前列腺癌进展。红细胞 ACKR1 的这种潜在效应可以提供一种解释，即为何非洲男性前列腺癌发病率高于欧洲男性[37]。

ACKR1 存在于许多器官中，表达于毛细血管后微静脉的内皮细胞上。血管内皮上的 FY 糖蛋白可参与抑制癌细胞转移和诱导细胞衰老[38]。ACKR1 还可促进趋化因子穿过内皮。

五、FY 糖蛋白和疟疾

FY 糖蛋白是间日疟原虫裂殖子的受体，间日疟是广泛分布在非洲和亚洲的 1 种疟疾，但不如恶性疟原虫感染引起的疟疾严重。具有 Fy(a-b-)表型的红细胞对间日疟原虫裂殖子的侵袭具有抵抗力。因此，*FY＊02N.01* 等位基因使得间日疟原虫流行的地理区域具有选择性优势，这一优势也弥补

了因红细胞缺少趋化因子受体而致的潜在缺陷。

第五节　JK 血型系统(009)

JK(Kidd)血型系统由 3 种抗原组成，位于具有 10 个跨膜结构域的尿素转运体糖蛋白上，糖蛋白的 N-端和 C-端位于细胞内，并含有 1 个细胞外 N-糖基化位点(图 12-7)[22, 31]。*JK* 基因(*SLC14A1*)位于染色体 18q11～q12 上，由 11 个外显子组成，其中外显子 4 至外显子 11 编码成熟蛋白质。

一、Jk^a(JK1)和 Jk^b(JK2)

Jk^a 和 Jk^b 是对偶等位基因的产物，在 JK 糖蛋白第 4 外环中第 280 位分别为天冬氨酸和天冬酰胺(图 12-7)。Jk^a 和 Jk^b 在欧洲和亚洲人的分布频率相似，但在非洲人中 Jk^a 的分布频率比 Jk^b 高(表 12-6)。Jk^a 和 Jk^b 抗原能够耐受蛋白水解酶，例如木瓜蛋白酶和无花果蛋白酶。

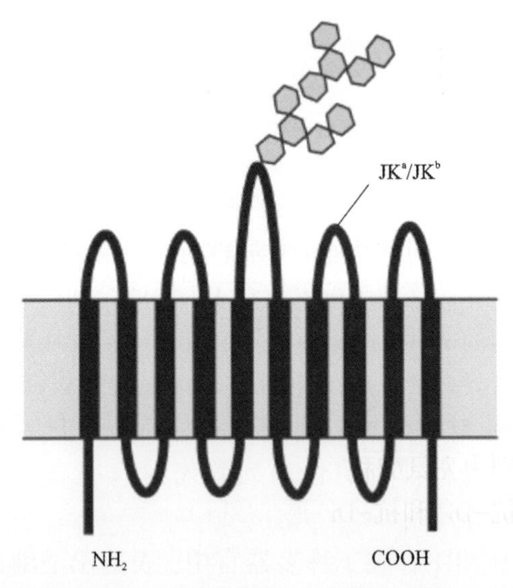

注：图示胞内 N-和 C-末端结构域、10 个跨膜结构域、1 个位于第 3 胞外环的 N-聚糖，Jk^a/Jk^b 多态性的位置显示于第 4 外环上。

图 12-7　尿素转运体 JK 糖蛋白示意图

表 12-6　3 种人群中 JK 表型的分布频率

表型	频率(%)		
	白种人	美国黑种人	亚洲人
Jk(a+b-)	26	52	23
Jk(a+b+)	50	40	50
Jk(a-b+)	24	8	27

二、Jk(a-b-)和 Jk：-3

Null 表型 Jk(a-b-)或 Jk：-3 通常是由 *JK* 基因座上纯合的沉默基因所导致。Null 表型在大部分人群中非常罕见，但在波利尼西亚种族中相对更常见，分布频率约为 1/400，而在纽埃人中高达 1.4%。波利尼西亚人的无效等位基因(*JK＊02N.01*)包含了 1 个在内含子 5 上的剪切位点突变，导致了膜蛋白质的缺失。芬兰人的 Jk(a-b-)表型比其他欧洲人更为罕见，含有编码 Ser291Pro 替换的等位基因(*JK＊02N.06*)。免疫无 JK 糖蛋白的个体可能会产生抗-Jk3，该抗体可以与除 Jk(a-b-)表型以外的所有红细胞反应。在日本人中发现的极其罕见的 Jk(a-b-)表型由显性抑制基因的杂合子引起，与 LU 和其他抗原的显性抑制基因命名为 *In*(*Lu*)类似，该基因命名为 *In*(*Jk*)。通过吸收/放散试验可以检测 In(Jk)红细胞上非常微弱的 Jk^a 和(或)Jk^b 的表达。

三、针对 JK 血型系统抗原的抗体及其临床意义

抗-Jk^a 和抗-Jk^b 多数为 IgG1 和 IgG3，但也有部分是 IgG2、IgG4 或 IgM。抗-Jk^a 和抗-Jk^b 常与其他抗体同时存在，约 50%可与补体结合。与其他血型抗原相比，Jk^a 抗原具有很强的免疫原性，仅次于 K 和 D 抗原[10]。

虽然抗-Jk^a 具有免疫原性，但抗-Jk^a 和抗-Jk^b 效价往往降低至难以检出。部分 JK 抗体能够直接凝集相应抗原阳性的细胞，但是反应常很弱。一般情况下，需要抗球蛋白试验检出，更弱的抗体可能需要使用酶处理细胞。这些特性使 JK 抗体变得危险。例如，如果一名患者检出抗-Jk^a，随后在不携带抗体鉴定历史结果的情况下转至其他医院，抗体筛查时可能不会检出该抗体。如未能检出抗-Jk^a，可能会出现输注 Jk(a+)红细胞的情况，可能导致 HTR。

JK 抗体可造成严重的 AHTRs 或 DHTRs。JK 抗体是导致 DHTRs 的常见原因，可能是由于血浆 JK 抗体水平具有下降到低于检测下限的趋势，以致输血前检查中常漏检该抗体。尽管 JK 抗体可致溶血，但很少引起严重的 HDFN[39]。JK 抗体与急性肾移植排斥反应有关，提示 JK 抗原可以作为组织相容性抗原[40]。

四、尿素转运中的 JK 糖蛋白

JK 抗原位于红细胞尿素转运蛋白 SLC14A1(又名 HUT11 或 UT-B1)上。当红细胞到达含有高浓度尿素的肾髓质时，尿素转运蛋白使红细胞快速吸收尿素，防止红细胞在高渗环境中皱缩；当红细胞离开肾髓质，尿素很快被排出细胞外，防止细胞膨胀并且从肾脏带走尿素。SLC14A1 分布在直小血管(肾髓质的血管供应)的内皮细胞上，但不存在于肾小管中。

正常红细胞在 2 mol/L 尿素中快速裂解，机制为尿素转运入红细胞使其处于高渗状态，水大量涌入使红细胞涨裂。由于不存在尿素转运蛋白，Jk(a-b-)细胞不被 2 mol/L 尿素溶血，这可以用于筛选 Jk(a-b-)献血者[41]。

Jk(a-b-)表型与临床缺陷性疾病无关，尽管报道了 2 例不相关的 Jk(a-b-)个体具有轻度的尿浓缩缺陷[42]。

第六节　DI 血型系统(010)

一、带 3 蛋白：红细胞阴离子交换蛋白

DI(Diego)血型系统的 22 个抗原位于带 3 蛋白上，带 3 蛋白是红细胞阴离子交换蛋白或溶质载体家族 4A1(SLC4A1)的常用名。带 3 是主要的红细胞膜糖蛋白，每个红细胞上具有约 10^6 个拷贝，有助于红细胞结构的完整。带 3 具有跨膜 14 次的结构域，在第 4 细胞外环上具有 N-聚糖。带 3 具有长的细胞质 N 末端结构域，其与膜骨架蛋白锚蛋白 4.1R 和 4.2 蛋白相互作用，发挥血红蛋白结合位点的作用(图 12-1、图 12-8)。短的胞质 C 末端结构域结合碳酸酐酶Ⅱ。碳酸酐酶Ⅱ是一种参与红细胞膜上二氧化碳交换的酶[43]。

红细胞上的带 3 蛋白至少有 2 个主要功能：促进 HCO_3^- 和 Cl^- 离子的快速交换(在 CO_2 的转运中非常重要)和黏附红细胞膜到细胞骨架[44]。带 3 的四聚体是红细胞膜蛋白带 3/Rh 锚蛋白大复合物的核心，是 O_2 和 CO_2 的气体通道。带 3 也是“连接复合物”的组分，该复合物通过血型糖蛋白 C 和蛋白 4.1 将红细胞膜与膜骨架相连(图 12-1)。*SLC4A1* 基因编码带 3 蛋白，位于 17 号染色体 q21.31 上，由 20 个外显子组成。

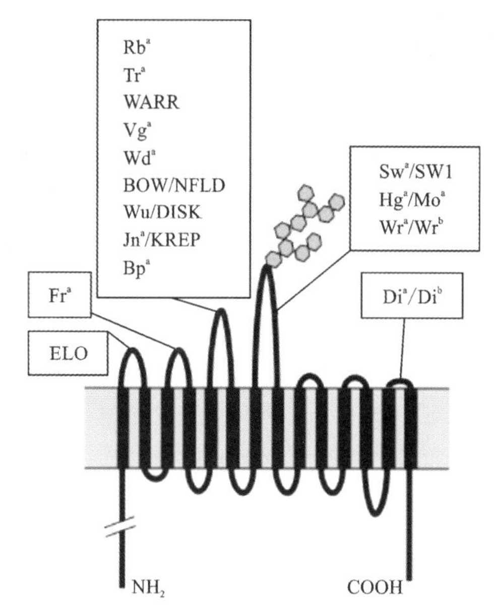

注：图示胞质 N-和 C-末端结构域、14 个跨膜结构域以及第 4 细胞外环上的 N-聚糖(虽然精准的分子构象仍有争议)，同时显示了 DI 系统 22 种抗原在细胞外环中的位置。

图 12-8　带 3、DI 糖蛋白和阴离子交换蛋白示意图

二、Di^a(DI1)和 Di^b(DI2)；抗-Di^a 和抗-Di^b

Di^a 是 DI 血型系统的原始抗原，在欧洲或非洲人中非常罕见，但在中国或日本人中的分布频率为 5%，在北美和南美的土著人中分布频率更高，在巴西的 Kainganges 印第安人中达到了 54%。Di^b 是几乎所有人群中的高频抗原。Di^a 和 Di^b 的区别表现在带 3 蛋白第 7 细胞外环中的氨基酸替换，第 854 位分别为亮氨酸和脯氨酸。

抗-Di^a 和抗-Di^b 通常为 IgG1 和 IgG3，可导致溶血。这些抗体需抗球蛋白试验来检测。抗-Di^a 可导致严重的 HDFN，巴西 3.6% 的多次接受输血的患者中可检出抗-Di^a。抗-Di^b 很少会引起严重的 HDFN。一般来说，抗-Di^a 和抗-Di^b 均不会造成 HTRs。有 1 例抗-Di^a 导致 DHTR 的报道，抗-Di^b 很少造成轻度 DHTRs[22]。

三、Wr^a(DI3)和 Wr^b(DI4)；抗-Wr^a 和抗-Wr^b

低频抗原 Wr^a 及其高频对偶抗原 Wr^b 在带 3 蛋白第 4 环上发生 1 个氨基酸替换—658 位氨基酸分别是赖氨酸和谷氨酸。Wr^b 的表达依赖于 GPA。尽管带 3 蛋白的第 658 位为谷氨酸，但在与 MN 糖蛋

白 GPA 完全缺失或靠近红细胞膜上抗原插入点的 GPA 部分缺失相关的罕见表型中，Wr^b 不表达。这为红细胞膜内的带 3 蛋白和 GPA 之间的相互作用提供了有力的证据。带 3 蛋白与清除衰老和氧化应激的红细胞有关[44]。

抗-Wr^a 是相对常见的抗体，且可以天然存在，通常可通过抗球蛋白试验检出，但有时也可通过红细胞直接凝集试验检出。Wr^a 抗体主要是 IgG1，也可以为 IgM 或 IgM、IgG 同时存在。抗-Wr^a 与严重的 HDFN 和 HTRs 有关。同种抗-Wr^b 很罕见，对其临床意义了解甚少，但自身抗-Wr^b 是 1 种相对常见的自身抗体，可能与 AIHA 有关。

四、其他 DI 抗原

多年以来，已发现许多低频抗原中含有带 3 蛋白的氨基酸替换，并加入了 DI 血型系统，包括：Wd^a、Rb^a、WARR、ELO、Wu、Bp^a、Mo^a、Hg^a、Vg^a、Sw^a、BOW、NFLD、Jn^a、KREP、Tr^a、Fr^a 和 SW1。抗-DISK 能够检出与 Wu 相对的高频抗原且能导致严重的 HDFN。抗-ELO 和抗-BOW 能导致严重的 HDFN。

DI 血型系统的抗原不会被蛋白水解酶例如木瓜蛋白酶、无花果蛋白酶或胰蛋白酶破坏；然而，携带在第 3 个细胞外环上的抗原（Rb^a、Tr^a、WARR、Vg^a、Wd^a、BOW、NFLD、Wu、DISK、Jn^a、KREP 和 Bp^a）对 α-糜蛋白酶敏感。

第七节　YT 血型系统(011)

YT 血型系统由 7 号染色体长臂上 *ACHE* 基因编码的 5 种抗原组成。Yt^a（YT1；His353）和 Yt^b（YT2；Asn353）是乙酰胆碱酯酶上的对偶抗原，高频抗原 YT3 或 YTEG 是外显子 2 中 266G>A 核苷酸改变导致 Gly89Glu 氨基酸改变的结果。乙酰胆碱酯酶（Acetylcholine-esterase，AChE）在神经传递中有重要作用但在红细胞上的功能未知。Yt^b 在欧洲人中表达率约 8%，在地中海东部人群中的表达更常见；Yt^a 在所有人群中表达相对较高。Yt^a 不受胰蛋白酶的影响，但能被 α-糜蛋白酶破坏；Yt^a 抗原对木瓜蛋白酶和无花果酶有不同程度的敏感性。Yt^a 和 Yt^b 对二硫键还原剂 AET 和 DTT 敏感。

2018 年，在可溶性重组蛋白的辅助下，3 种高频抗原——YTEG（YT3）、YTLI（YT4）和 YTOT（YT5）加入该系统中。这 3 种突变均源于外显子 2 的纯合子突变，导致 AChE 的氨基酸变化[45]。

YT 抗体常为 IgG 抗体，需要 IAT 才能检出。尽管抗-Yt^a 可能加速破坏输注的 Yt(a+)红细胞，且曾被报道与 AHTR 和 DHTR 有关，但通常认为抗-Yt^a 不具有临床意义[46]。抗-Yt^a 患者可能需要稀有血液。通常使用单核细胞单层试验来判断抗-Yt^a 是否将导致输注抗原阳性红细胞的明显破坏。

第八节　XG 血型系统(012)

XG 血型系统的 2 个抗原，Xg^a（XG1）和 CD99（XG2）由同源基因编码。*XG* 基因部分位于 X 染色体假常染色体区（Xp22.32），该区域存在于与 Y 染色体配对的 X 染色体短臂末端。*XG* 是少数不被莱昂化灭活（女性 2 个 X 等位基因中的随机失活）的基因之一[47]。*CD99* 基因与 *XG* 同源，在 X 和 Y 染色体上均有分布，在减数分裂时期发生配对。Xg^a 具有多态性，在男性中的分布频率约为 66%，在女性中约为 89%。CD99 和 Xg^a 的表达由共同的调节基因 *XG* 控制。*XG* 转录受到等位基因 *rs311103C* 的影响，该等位基因破坏了 *XG* 基因上的 GATA 结合位点，最终导致 Xg(a-)表型[48]。虽然 Xg^a 抗体偶尔能与红细胞发生直接凝集，但常为 IgG 抗体，需要通过 IAT 进行检测。Xg^a 抗体不与经蛋白水解酶处理的红细胞反应。抗-Xg^a 不具有临床意义。常用的 CD99 抗体主要是鼠源性单克隆抗体；但也有少量的人类同种抗-CD99，但关于该抗体的特点知之甚少。

第九节　SC 血型系统(013)

SC（Scianna）血型系统由红细胞膜相关蛋白（erythrocyte membrane-associated protein，ERMAP）上的 7 个抗原组成，ERMAP 是 IgSF 成员，含有 1 个 IgSF 结构域[49]。Sc1（Gly57）和 Sc2（Arg57）分别是高频和低频的 1 对对偶抗原。Rd（SC4）分布频率很低；Sc3、STAR、SCER 和 SCAN 的分布频率很高。抗-Sc3 由非常罕见的 SC_{null} 表型的个体产生，且预计会出现红细胞膜完整性问题。

针对 SC 抗原的抗体很罕见，很少与 HTR 有关，但有几种抗体与轻度至严重 HDFN 有关。由于该抗体稀缺，可收集到的临床证据有限。虽然有些

SC1抗体能够与红细胞发生直接凝集，但SC抗体通常通过IAT检测。经蛋白水解酶处理的红细胞对SC抗体的反应几乎没有影响，但二硫键还原剂(AET和DTT)能够显著降低其反应性。

利用单克隆抗体治疗疾病取得的新进展增加了人们对各种抗原功能的兴趣。ERMAP通过减少细胞增殖和细胞因子分泌来抑制T细胞功能，因此有学者建议使用可溶性ERMAP帮助调节自身免疫性疾病患者免疫系统[50]。

第十节　DO血型系统(014)

DO(Dombrock)血型系统由10个抗原组成：多态性对偶抗原 Do^a(DO1；Asn265)和 Do^b(DO2；Asp265)以及高频抗原 Gy^a、Hy、Jo^a、DOYA、DOMR、DOLG、DOLC和DODE[51]。Do^a 和 Do^b 在欧洲人中的分布频率分别为66%和82%(表12-7)，Do^a 的分布频率在非洲人中稍低，在东亚人中则更低降低。抗-Gy^a 是 DO_{null}[Gy(a-)]表型个体免疫后产生的特征性抗体，DO_{null} 表型由多种失活突变导致。非洲裔的个体中存在2种不常见的表型：Hy-，Jo(a-)(Gly108Val)和 $Hy+^w$，Jo(a-)(Thr117Ile)，分别与 Do^b 和 Do^a 的弱表达相关(表12-7)。DO糖蛋白(ART4；CD297)具有1个腺苷二磷酸核糖基转移酶的特征性结构，由染色体12p13-p12上的*ART4*编码，然而其在红细胞上的功能未知。

表12-7　DO系统的表型及分布频率(近似值)

表型	Do^a	Do^b	Gy^a	Hy	Jo^a	频率(%)	
						白种人	美国黑种人
Do(a+b-)	+	-	+	+	+	18	11
Do(a+b+)	+	+	+	+	+	49	44
Do(a-b+)	-	+	+	+	+	33	45
Gy(a-)	-	-	-	-	-	罕见	0
Hy-	-	$+^w$	$+^w$	-	-	0	罕见
Jo(a-)	$+^w$	$-/+^w$	+	$+^w$	-	0	罕见
DOYA-	-	-	$+^w$	$+^w$	$+^w$	罕见	罕见
DOMR-	-	+	-	$+^w$	$+^w$	罕见	罕见
DOLG-	+	-	$+^w$	+	+	罕见	罕见

注：$+^w$：抗原弱表达。

DO抗原对木瓜蛋白酶和无花果蛋白酶有耐受性，但对胰蛋白酶、α-糜蛋白酶和链霉蛋白酶敏感。DO抗原还对二硫键还原剂AET和DTT敏感。

Do^a 和 Do^b 抗原为弱免疫原，因此抗体少见。当抗体形成时，抗体反应性较弱或可变，通常为IgG抗体，可通过IAT检测到。该抗体通常存在于具有其他同种抗体的个体血清中[52]。因此，最好用分子遗传学方法来筛选DO相容性献血者。

抗-Do^a 和抗-Do^b 与急性和迟发性HTRs有关。据报道，抗-Hy、抗-Gy^a 和抗-Jo^a 可引起中度输血反应，但并不总是具有临床意义。目前还没有关于DO抗体引起HDFN的报道，尽管有些新生儿出生时直接抗球蛋白试验(directantiglobulin test，DAT)结果呈阳性。

第十一节　CO血型系统(015)

CO(Colton)血型系统由4种抗原组成。Co^a(CO1；Ala45)是高频抗原；其对偶抗原 Co^b(CO 2；Val45)在欧洲人的分布频率为约8%，在其他种族中较少见；Co：-3是一种罕见的 CO_{null} 表型，Co4是一种高频抗原，最初被认为是Co3[53]。因多种失活突变导致的Co(a-b-)表型极其稀少，抗-Co3与除此之外的所有红细胞反应。Co4(Gln47)是高频抗原，Co4的存在需要 Co^a 的表达，原因是两者多态性相近[54]。CO抗原位于红细胞的水通道蛋白

-1，该蛋白由染色体 7p14 上的 *AQP1* 基因编码（图 12-9）。虽然发现了能直接产生凝集反应的 IgM 型抗-Co^a，但 CO 抗体通常是 IgG 型，采用 IAT 检测。CO 抗体与严重的 HDFN 和 HTRs 有关。CO 抗原能耐受蛋白水解酶。

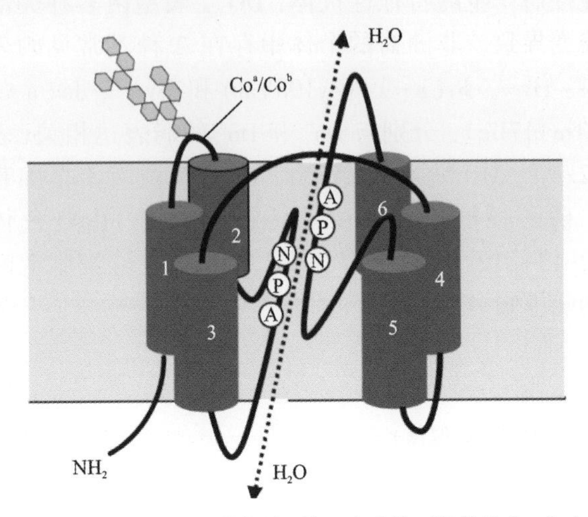

注：圆柱体为 6 个跨膜结构域，第 1 个胞外环被糖基化，包含 Co^a/Co^b 的多态性；第 3 个细胞外环和第 1 个细胞内环包含丙氨酸（A），脯氨酸（P），天冬酰胺（N）的基序，形成 1 个水分子通过的跨膜通道。

图 12-9 水通道蛋白-1 的三维模型

第十二节 LW 血型系统（016）

LW（Landsteiner-Wiener）血型系统由 3 种抗原组成。LW^a（LW5）和 LW^b（LW7；Gln100Arg）分别为高频和低频的 1 对对偶抗原[55]。除了极其罕见的 LW_{null} 表型和同为 LW（a-b-）的 Rh_{null} 红细胞，抗-LW^{ab} 与所有红细胞反应。LW 抗原在 D+红细胞上比 D-红细胞上表达更强，在脐带血红细胞甚至 D-脐带血红细胞上比在成人红细胞上表达更强，这使得 D-脐带血红细胞在抗-LW 的鉴定研究中很有价值。红细胞上的 LW 抗原不受木瓜蛋白酶、无花果蛋白酶、胰蛋白酶或 α-糜蛋白酶的影响，但能被链霉蛋白酶破坏。二硫键还原剂（AET 和 DTT）能破坏或大大减少红细胞上的 LW^a 或 LW^{ab}（LW6）。

LW 糖蛋白是细胞间黏附分子-4（intercellular adhesion molecule-4，ICAM-4），1 种 IgSF 黏附分子，由染色体 19p13.2 上的 *ICAM4* 编码。ICAM-4 能结合巨噬细胞和成熟红细胞上的整合素，并且可能在红细胞生成的后期阶段参与骨髓中红细胞岛的稳定[54]。ICAM-4 也是红细胞表面抗原带 3/Rh 锚蛋白复合物的一部分（图 12-1），并维持红细胞表面和血管内皮细胞之间的紧密连接。镰状细胞病患者红细胞 ICAM-4 水平的上升可以导致红细胞黏附于血管内皮，从而引发血管闭塞的危险[56]。

绝大多数 LW 抗体能通过 IAT 检测。LW 抗体的产生无需 LW 抗原暴露，通常认为无临床意义，与 HTR 或 HDFN 无关。获得性和一过性 LW 阴性表型有时会产生抗-LW^a 或抗-LW^{ab}，这通常与妊娠或血液恶性肿瘤有关。这些暂时性抗体看似像同种抗体，因为当患者的抗原检测不到时，它们就会出现。如果患者康复后对红细胞进行检测，LW 抗原就会再次表达。

第十三节 CH/RG 血型系统（017）

CH/RG（Chido/Rodgers）血型系统的 9 个血型抗原尽管是血型抗原，却均不由红系细胞产生；抗原位于 C4d 上，C4d 来自血浆结合在红细胞上。Ch1 至 Ch6、Rg1 和 Rg2 的分布频率>90%，WH 的分布频率约 15%。上述 9 个决定簇与 *C4A* 和 *C4B*（编码 C4a 链）SNPs 之间存在复杂的关系。红细胞上 CH/RG 可被蛋白水解酶（例如木瓜蛋白酶或无花果蛋白酶）破坏。

目前没有发现 CH/RG 抗体会导致 HTR 或 HDFN，临床输血无需选用 CH/RG 抗原阴性红细胞，并且，CH/RG 抗体引起过敏性反应和降低红细胞存活的报道极少[57]。CH/RG 抗体主要为 IgG 抗体。如采用天然红细胞检测 CH/RG 抗体，通常需通过 IAT，但如采用人工包被 C4d 的红细胞，一般可发生直接凝集。CH/RG 抗体和红细胞的结合易被 CH/RG 阳性个体的血浆抑制，这是鉴别这些抗体的一个有效方法（方法 3-17）。

第十四节 GE 血型系统（020）

GE（Gerbich）系统由 6 个高频抗原（Ge2、Ge3、Ge4、GEPL、GEAT、GETI）和 5 个低频抗原（Wb、Ls^a、An^a、Dh^a、GEIS）组成。这些抗原位于唾液酸糖蛋白 GPC、GPD 或两者之上。这两种糖蛋白由位于染色体 2q14～q21 上的同一基因 *GYPC* 通过启动 mRNA 上的两个不同位点翻译产生。GPD 缺乏 GPC N-末端的 21 个氨基酸。GPC 和 GPD 是膜蛋白连接复合物的一部分[58]，其 C-末端的胞内结构域通过 4.1R、p55 和内收蛋白与膜骨架相互作用，成为膜和膜骨架之间的重要连接。

GPC 还是一些恶性疟原虫的受体。有 3 种"GE 阴性"的表型(表 12-8)。Ge：-2，-3，-4 是真正的无效表型，其红细胞中缺乏 GPC 和 GPD，并且细胞是椭圆形的。在其他表型 Ge：-2，3，4 和 Ge：-2，-3，4 中，GPD 缺乏但存在异常 GPC。红细胞上的 Ge2、Ge3 和 Ge4 能被胰蛋白酶破坏，Ge2 和 Ge4 对木瓜蛋白酶敏感，Ge3 对木瓜蛋白酶有耐受性。因此，在没有极其罕见的 Ge：-2，3，4 表型红细胞的情况下，木瓜蛋白酶处理的红细胞可以用于区分抗-Ge2 与抗-Ge3。

表 12-8　缺乏 GE 高频抗原的表型及可能产生的抗体

表型	抗体
Ge：-2，3，4(Yus 型)	抗-Ge2
Ge：-2，-3，4(Gerbich 型)	抗-Ge2 或抗-Ge3
Ge：-2，-3，-4(Leach 型)	抗-Ge2、抗-Ge3 或抗-Ge4

GE 抗体可为 IgM 并发生直接凝集反应，但大多数是 IgG，需要通过 IAT 来检测。一般认为，抗-Ge2 没有临床意义，但抗-Ge3 能引起轻度或中度 HTRs。抗-Ge3 可以引起 HDFN，通常在出生后 2~4 周出现症状，同时伴有与红细胞生成抑制有关的严重贫血。Ge：-2，-3 表型的血液稀有，很难获得。单核细胞单层试验可能对确定其潜在的临床意义有价值。一些具有类似抗-Ge2 或抗-Ge3 特异性的自身抗体能引起 AIHA。

第十五节　CROM 血型系统(021)

CROM(Cromer)血型系统的 20 个抗原位于补体调节糖蛋白上，补体调节糖蛋白是 1 种衰变加速因子(DAF 或 CD55)[59]。CROM 抗原包括对偶抗原 Tc^a/Tc^b/Tc^c 和 WES^a/WES^b。Tc^a 和 WES^b 分布频率高，Tc^b、Tc^c 和 WES^a 分布频率低，Tc^b 和 WES^a 存在于约 0.5%的非洲人中，WES^a 存在于 0.6%的芬兰人中。其他抗原如 Cr^a、Dr^a、Es、IFC、UMC、GUTI、SERF、ZENA、CROV、CRAM、CROZ、CRUE、CRAG 和 CROK，具有高分布频率。

非常罕见的 $CROM_{null}$ 表型(Inab 表型)个体内可产生抗-IFC，除 Inab 表型红细胞外，抗-IFC 能与所有红细胞反应。红细胞上的 CROM 抗原容易被 α-糜蛋白酶破坏，而不能被木瓜蛋白酶、无花果蛋白酶或胰蛋白酶处理破坏。二硫键还原剂 AET 和 DTT 仅轻微降低 CROM 抗原的表达。

CD55 通过抑制 C3 转化酶活化来保护红细胞免于由自身补体引起的溶解。然而，由于另 1 种补体调节糖蛋白 CD59 的活性，Inab 表型红细胞不会过度溶血。CD55 和 CD59 都通过糖基磷脂酰肌醇(glycosylphosphatidylinositol，GPI)锚连接到红细胞膜上。在阵发性睡眠性血红蛋白尿中，病理水平的溶血与 GPI 生物合成中的克隆缺陷有关，并且受累的红细胞中 CD55 和 CD59 缺乏。近来，CD55 还被鉴定为恶性疟原虫的受体[60]。

通常认为 CROM 抗体没有临床意义，因无确凿证据表明其曾引起 HTR，并且功能性细胞试验证据仍不明确。CROM 抗体与 HDFN 无关，并且它们可能被胎盘中高水平的 CD55 中和。CROM 抗体通常是 IgG，需要通过 IAT 检出，可被来自抗原阳性个体的血清或浓缩尿抑制。

第十六节　KN 血型系统(022)

KN(Knops)血型系统的 10 种抗原均位于补体受体 1(complement receptor 1，CR1 或 CD35)上，CR1 是补体调节糖蛋白超家族的一员[61]。9 种抗原均具有多态性，其中 Kn^a、McC^a、Sl1(Sla)、Sl3 和 Yk^a 抗原为相对高频抗原(表 12-9)。

表 12-9　两种人群 KN 抗原分布频率(近似值)

抗原		频率(%)	
		白种人	美国黑种人
Kn^a	KN1	99	100
Kn^b	KN2	6	0
McC^a	KN3	98	94
Sl1(Sl^a)	KN4	98	60
Yk^a	KN5	92	98
McC^b	KN6	0	45
Sl2	KN7	0	80
Sl3	KN8	100	100
KCAM	KN9	98	20
KDAS	KN10	23	87

Helgeson 表型是 1 种典型的 KN_{null} 无效表型，其红细胞表面 CR1 表达很低，KN 系统抗原表达很弱。虽然 KN 系统抗原对木瓜蛋白酶和无花果蛋白酶的耐受一定程度上取决于试验中使用的抗体，但总的来说 KN 系统抗原对上述酶具有耐受性，可被胰蛋白酶和 α-糜蛋白酶破坏。经 AET 和 DTT 处理后也可减弱或破坏其抗原性。

CR1 是恶性疟原虫受体，似乎与严重恶性疟疾引起的玫瑰花环红细胞形成试验阳性有关。McC^b 和 Sl2 的等位基因几乎仅在非洲人表达，在一定程度上保护其免受寄生虫感染。这也许可以解释在欧洲和非洲种族之间某些抗原表达频率的明显差异，尤其是 Sl1、McC^b、Sl2 和 KCAM（表 12-9）。

KN 系统抗体无临床意义，输血选择时可以不考虑。KN 抗体反应性低，区分抗原阴性的细胞和弱表达的细胞通常具有挑战性。重组 CR1 试剂或重组血型抗原可能是有用的抑制剂，有助于鉴定 KN 系统抗体。KN 系统抗体主要为 IgG 且仅在 IAT 检测中呈阳性结果。

第十七节　IN 血型系统（023）

低分布频率的 In^a 抗原及其对偶抗原 In^b 和其他 4 种高频抗原（INFI、INJA 和 INRA 和 INSL）位于 CD44 上，CD44 是一种细胞外基质的成分，为细胞表面主要的葡糖胺聚糖透明质酸受体[62]。AnWj（901009）是一种高频抗原，可能也位于 CD44 上或者与之相关，但是证据并不充分。In（Lu）表型红细胞表面 IN 抗原表达减弱，In（Lu）细胞上几乎检测不到 AnWj。In^a 和 In^b 对蛋白水解酶（如木瓜蛋白酶、无花果蛋白酶、胰蛋白酶、α-糜蛋白酶）处理敏感，也能被二硫键还原剂 AET 和 DTT 破坏。但是 AnWj 对这些酶均耐受，对还原剂呈不同的反应结果。

抗-In^a 和抗-In^b 通常能直接凝集红细胞，IAT 可增强其反应。尽管曾有 1 例抗-In^b 引起溶血性输血反应的报道，但是一般认为 IN 抗体不具有临床意义。但是抗-AnWj 能引起严重的溶血性输血反应，输血时应当选择 In（Lu）红细胞。In（b-）和 In（Lu）为罕见血型，单核细胞单层试验在确定相应抗体的潜在临床意义方面可能具有价值。

第十八节　OK 血型系统（024）

OK 系统由 3 种抗原组成：Ok^a、OKGV 和 OKVM。3 种抗原频率均非常高，位于 IgSF 分子 CD147 或者基础免疫球蛋白（basigin）上，具有两个 IgSF 结构域。Ok^a 抗原耐受蛋白水解酶和二硫键还原剂。目前已知的同种抗-Ok^a 非常少，已知抗-OKGV 和抗-OKVM 各 1 例，它们均在 IAT 中有反应性[63]。1 例抗-Ok^a 的体内存活试验和细胞学功能试验均表明其可能存在临床意义，但是缺少相关临床资料。基础免疫球蛋白是恶性疟原虫入侵红细胞的另一个重要受体[64]。

第十九节　RAPH 血型系统（025）

RAPH 系统由一种抗原组成。位于 4 次穿膜蛋白 CD151 上的 MER2（RAPH1）最初由 1 种用于多态性定量检测的小鼠单克隆抗体检出，大约 8% 的人成熟红细胞上的 MER2 低于检测水平。在 3 名来自印度的以色列犹太人身上发现 MER2 的同种抗体，由于单碱基缺失导致密码子的提前终止，使其表达为 RAPH-null 表型。3 个案例均为 CD151 缺失，且患有终末期肾衰竭、感音神经性耳聋和胫前大疱性表皮松解症，表明 CD151 对肾脏、内耳和皮肤基底膜的形成是必不可少的[65, 66]。然而，MER2 阴性且含有抗-MER2 但仅有 CD151 单氨基酸替代的个体并无上述症状。

MER2 抗原耐受木瓜蛋白酶，但是能被胰蛋白酶、α-糜蛋白酶、链酶蛋白酶、AET 和 DTT 破坏。MER2 抗体通过 IAT 检测，目前还没有证实抗-MER2 是否具有临床意义。

第二十节　JMH 血型系统（026）

JMH（John Milton Hagen）血型系统包含 6 种高频抗原—JMH、JMHK、JMHL、JMHG、JMHN 和 JMHQ，均位于轴突导向因子糖蛋白 CD108（Sema7A）上。抗-JMH 由 CD108 获得性缺失个体产生，常见于老年患者，与 DAT 的弱阳性结果有关。*SEMA7A* 上不同的错义突变导致其他 JMH 抗原的缺失[67]。JMH 抗原可被蛋白水解酶和二硫键还原剂破坏。脐血红细胞上检测不到 JMH 抗原。

Sema7A 同样也是恶性疟原虫的受体[11]。

JMH 抗体在 IAT 中呈阳性结果，但是它们通常不会被检测到，除非实验室使用含有抗-IgG4 的抗-IgG 试剂。这种检测缺陷通常没有问题，因为尽管曾有 1 例 AHTR 与抗-JMH 有关的报道，但并不认为其具有临床意义。

第二十一节　GIL 血型系统(029)

GIL(Gill)系统由 1 种高频抗原 GIL 组成，位于水通道蛋白 3(aquaporin 3，AQP3)，GIL 是 AQP3 为水通道蛋白超家族的成员之一，AQP3 是水和甘油通道(类似于 CO 血型系统)[68]，可以通过甘油和水的转运增强红细胞膜的渗透性。

GIL 抗原耐受蛋白水解酶和二硫键还原剂。GIL 抗体在 IAT 中有反应性。尽管单核细胞单层试验表明抗-GIL 有可能导致 GIL 抗原阳性红细胞的进行性破坏，但是目前还没有报道其与 HTRs 或者 HDFN 有关。

第二十二节　RHAG 血型系统(030)

RHAG 血型系统的 3 种抗原位于 Rh 相关糖蛋白(Rh-associated glycoprotein，RhAG)上，关于 RhAG 在本书第 11 章有更详细的描述[69]。作为带 3/Rh/锚蛋白复合物的组成部分，RHAG 与膜上 Rh 蛋白密切相关(图 12-1)。Ol[a] 抗原非常罕见，编码 Ol[a] 的等位基因纯合子与 Rh_{mod} 表型有关。Duclos 和 DSLK 抗原频率较高，这些抗原的缺失与变异的 U(MNS5)抗原有关。

第二十三节　JR 血型系统(032)

Jr[a] 高频抗原是 JR 血型系统中的唯一抗原，2 个研究小组的独立研究结果均显示 Jr(a-)表型的形成是由于 *ABCG*2 的核苷酸失活所致[70, 71]。该基因编码 ABCG2，是多次跨膜 ATP 结合盒转运蛋白家族的成员，广泛分布于全身各组织细胞。Jr[a] 常与肿瘤药物耐受和机体对异源性物质抵抗有关，且可能在维持卟啉的体内平衡中有着重要作用[71]。

Jr(a-)表型主要存在于日本人。Jr[a] 抗原耐受蛋白水解酶和二硫键还原剂。抗-Jr[a] 通过 IAT 检测，能导致 HTRs。尽管曾有 2 例报道，但是其很少与新生儿溶血性疾病相关。ABCG2 转运体在脐带血细胞上的表达强于成人细胞，这可能导致抗-Jr[a] 早期与胎儿细胞结合[72]。

第二十四节　LAN 血型系统(033)

LAN 血型系统由一种抗原 Lan 组成。Lan 抗原是一种高频抗原，在发现其由 *ABCB*6 基因编码后，被认定为一个新的血型系统。该抗原是红细胞膜上另一种 ATP 结合盒转运分子[73]。与 Jr[a] 不同的是，Lan 的分布无地域和种族相关性，这一结论在一项 Lan 阴性个体突变等位基因多样性的研究中被证实。*ABCB*6 与卟啉运输有关，且在血红素合成中发挥重要作用，但是 *ABCB*6 缺失个体的存在表明 *ABCB*6 缺失时，有其他转运子在起代偿作用。

Lan 抗原在不同个体的红细胞上表达不尽相同，Lan 抗原耐受蛋白水解酶和二硫键还原剂。抗-Lan 通过 IAT 可以检出，且与 HTRs 有关，但在 HDFN 中少见。Lan 阴性血液罕见，使用单核细胞单层试验在确定其潜在的临床意义上可能是有价值的。

第二十五节　VEL 血型系统(034)

Vel 是 1 种高频血型抗原，已被认定为一个单独的血型系统。Vel 抗原的存在依赖于小整合蛋白(small integral protein 1，SMIM1)，1 种红细胞表面新发现的功能未知的蛋白质[74-76]。不论种族差异，大部分 Vel 阴性个体中 Vel 抗原的缺失源于 *SMIM*1 上 17bp 缺失，从而导致细胞膜上的蛋白缺失。

脐血红细胞上 Vel 抗原表达一般较弱，且个体之间差别较大。这种表达模式是因 17bp 的缺失和内含子 2 转录调节区的多态性共同导致的。尽管 Vel 抗原对还原剂例如浓度为 0.2 mol/L DTT 的敏感性差别较大，但是不受蛋白水解酶处理的影响。抗-Vel 通常为 IgG 和 IgM 抗体共存，易激活补体，与轻度到重度 HTRs 相关，但是极少引起 HDFN。

第二十六节　CD59 血型系统(035)

在 1 名 CD59 缺陷的儿童受血者血浆中检测到 1 种针对高频抗原的抗体，该抗体被证明具有 CD59 特异性[77]。该抗体易被可溶性蛋白抑制。家系标本的序列分析表明父母（一级亲属）为杂合子，CD59 缺陷患儿在 *CD59* 沉默突变位点为纯合子。CD59 特异性抗体为 IgG 型，尽管输血后该患儿红细胞 DAT 检测呈弱阳性，但仍能耐受不相容血液。因此，CD59 被命名为单独的血型系统，抗原编号为 CD59.1[2]。

CD59 缺乏会导致慢性炎症性脱髓鞘神经病，导致肌肉无力、中枢神经系统损伤和溶血性发作。据报道，有 10 多名患有严重疾病的儿童具有这种缺陷，其中几名患者接受了输血，但只有 1 名患者产生了抗-CD59[78]。

第二十七节　AUG 血型系统（036）

AUG（Augustine）血型系统由红细胞蛋白上的 4 种抗原组成，称为平衡型核苷转运蛋白 1（equilibrative nucleoside transporter 1，ENT1）。非洲人的 At（a-）表型是由 ENT1 蛋白的氨基酸多态性所决定；在罕见的骨畸形家系中，At（a-）表型由于 *ENT1* 基因（*SLC29A1*）的失活突变导致了 ENT1 蛋白缺乏[79]。基于这些证据，认定了 AUG 血型系统，其中，与阴性表型产生的抗体相对应的抗原被命名为 AUG1，由氨基酸 Glu391（At^a）定义的抗原命名为 AUG2。

抗-At^a 是一种针对高频抗原的抗体，可由 IAT 检出，与急性 HTR 和严重的 HDFN 有关。At（a-）献血者血液在美国极为罕见，单核细胞单层试验在确定其潜在的临床意义方面可能有价值。

在 2018 年 ISBT 工作组会议上，低频抗原 AUG3（名为 ATML）和高频抗原 AUG4（名为 ATAM）被纳入 AUG 血型。ATML 是由 *SLC29A1* 的一个变异引起，该变异编码 ENT1 蛋白的第五个细胞外环中的 p.Thr387Pro。曾有抗-ATML 引起严重 HDFN 的案例。1995 年，在 1 名接受输血的欧洲裔孕妇血清中发现了抗-ATAM。ATAM 是由编码 p.Asn81Ser 的 *SLC29A1* 纯合错义突变引起的[45, 80]。

第二十八节　KANNO 血型系统（037）

抗-KANNO 被描述为一种广谱反应性同种抗体，据报道在一些日本孕妇中检出[81]。对 4 名 KANNO 阴性个体和正常 KANNO 个体进行了全基因组关联研究，通过全外显子组测序，发现并证实了基因组变异。通过单克隆抗体特异性红细胞膜抗原固定试验，将 KANNO 抗原定位于红细胞膜蛋白上[82]。KANNO 多态性位于染色体 20p13 位点的朊病毒蛋白基因上。

第二十九节　SID 血型系统（038）

Sd^a 在 1967 年被描述为一种分布频率较高的抗原，阳性率约为 90%[83, 84]。多年来观察到 Sd^a 抗原一些特征，例如，妊娠期间 Sd^a 反应性丧失；Sd^a 可能干扰大肠杆菌在肠道的结合；Sd^a 抑制疟疾寄生虫进入红细胞；在试管法抗体检测中凝集具有独特的折光性。Sd^a 是红细胞表面的糖类抗原，由 β（1，4）N-乙酰半乳糖胺转移酶合成。红细胞上 Sd^a 的强度因人而异，而且 Sd^a 在红细胞上的强度不同于其他细胞，且在脐血红细胞上检测不到。在显微镜下观察，抗-Sd^a 反应时具有凝集红细胞与游离红细胞同时存在的“混合凝集”特征。抗-Sd^a 可被 Sd（a+）个体的尿液（方法 3-19）和豚鼠尿液所抑制。2019 年，Sd^a 被发现与 *B4GALNT2* 基因变异体相关，并被认定为一个新的血型系统[85]。因为 Sd^a 存在于其他组织中，所以在红细胞上没有检测到 Sd^a 的人群中有可能仅有 10% 的人是真正的 Sd（a-）表型，并会产生抗-Sd^a。

第三十节　CTL2 血型系统（039）

CTL2 血型系统于 2019 年被命名，由 CTL2.1 和 Rif 两个抗原组成。还没有关于输血反应或 HDFN 的报道[86]【在手册付印时，批准 CTL 作为 039 血型的 ISBT 工作组会议被推迟。有关更新请参阅 ISBT 网站。】

第三十一节　不属于血型系统的抗原

一、血型集合

已有许多血型抗原被归类于已知的 39 种血型系统中，但仍然 5 种血型未被分类：205［Cost（符号：COST）］，207［Ii（符号：I）］，208［Er（符号：ER）］，210 和 213（符号：MN CHO）。在这些集合中有 14 种抗原，大部分为高频或低频。一些血型集合含有 2 个或 2 个以上与某一血型系统在血清学、生物化学和基因学相关但是不符合血型系统纳入标准的抗原[1]。

COST 集合包含 Cs^a 和 Cs^b，这 2 个对偶抗原分别为相对高频和低频抗原。Cs^a 和 Cs^b 抗原与 KN 系统中的抗原呈血清学相关，但是似乎不位于 CR1 上。COST 抗体没有临床意义。集合 207 被命名为 Ii，只含有一种抗原 i。根据检测方法的不同，其在血清学检测中的发生率不同。Er^a 和 Er^b 为 ER 集合中的对偶抗原，分别为高频和低频抗原。抗-ER3 由 Er(a- b-)红细胞表型的个体产生。目前没有证据证明 ER 抗体有临床意义。集合 210 包含 Le^c 和 Le^d，这 2 种抗原的流行率都较低。MN CHO 包含与 MNS 相关但不由 *GYPA* 和 *GYPB* 编码的糖类抗原。经证实这些抗原是由于 GPA 和 GPB 上 *O*-连接糖的糖基化改变而形成。

集合 201、202、203、204、206、209、211 和 212 已废弃，因为它们已被分配至血型系统中。

二、高频抗原(901 系列)

ISBT 分类的 901 系列包含 6 种抗原(表 12-10)：均为高频。虽然不符合纳入到某一血型系统的标准，但这 6 种抗原均具有遗传性。6 种抗原均耐受木瓜蛋白酶、胰蛋白酶、α-糜蛋白酶和 DTT/AET 处理，除了 AnWj，所有抗原均在脐血细胞上强表达。

表 12-10　ISBT 901 系列抗原(高频)

抗原	编码	临床意义
Emm	901008	无证据表明具有临床意义
AnWj	901009	严重 AHTRs
PEL	901014	无证据表明具有临床意义
ABTI	901015	无证据表明具有临床意义
MAM	901016	严重 HDFN
LKE	901017	无证据表明具有临床意义

注：ISBT：国际输血协会；AHTR ：急性溶血性输血反应；HDFN：胎儿新生儿溶血病。

该系列中的第 1 个抗原是 901008，符号为 Emm。人们对 Emm 抗原知之甚少。已有 7 例抗-Emm 的报道，其中 6 例为自然产生的抗体，7 例均发生于没有接受过输血的男性。其临床意义尚不清楚。

第 2 个抗原为 Anton(901009)，符号为 AnWj。AnWj 是 1 种高频抗原，是红细胞上嗜血杆菌的受体。目前没有同种抗-AnWj 造成 HDFN 的报道，但在少数病例中导致了严重 HTRs[87]。自身抗-AnWj 更为常见，与暂时性 AnWj 阴性表型有关。AnWj 抗原可能位于 CD44。脐带血红细胞上缺乏 AnWj 抗原，In(Lu)表型红细胞的 AnWj 抗原表达受到严重抑制。

PEL 抗原编号为 901014。仅发现 2 个家系表现为 PEL 阴性表型，也仅报道了 2 例与抗-PEL 有关的病例。抗-MTP(1 种与 PEL 相关的抗体)与 PEL 阴性红细胞无反应性，但抗-PEL 可以与产生抗-MTP 个体的红细胞发生弱反应。

高频抗原 ABTI，编号 901015，与 Vel 在血清学上有一定的相关性。但是根据测序分析其不属于 SMIM1，因此仍归为 901 系列。像 Vel 一样，ABTI 的表达差异很大且仅在脐血红细胞上弱表达。ABTI 可以耐受蛋白水解酶或者二硫键还原剂处理。抗-ABTI 不引起 HDFN，目前临床数据有限。

关于 MAM(901016)，大量证据证明该抗体具有临床意义。据报道，在 1 例病例中，抗-MAM 同时导致了严重的 HDFN 和新生儿血小板减少症。

LKE 是该系列的最后一种抗原，编号为 901017。抗-LKE 罕见，通常是 IgM，一般不认为会导致 HTRs 或 HDFN。已报道 1 例具有临床意义的抗-LKE[88]。

三、低频抗原(700 系列)

按照 ISBT 分类，检测人群中存在的 17 种低频抗原组成 700 系列：By、Chr^a、Bi、Bx^a、To^a、Pt^a、Re^a、Je^a、Li^a、Milne、RASM、JFV、Kg、JONES、HJK、HOFM 和 REIT。它们均有遗传性且不符合加入某一血型系统或者成立新系统的标准。

由于很容易获得相容性血液，低频抗原的抗体不会引起输血相关问题，但是如果不采用包含抗球蛋白相的血清学交叉配血方法，则很难检测到这些抗体。抗-JFV、抗-Kg、抗-JONES、抗-HJK 和抗-REIT 均曾引起过 HDFN。

四、红细胞上的人类白细胞抗原

成熟红细胞上的 HLA I 类抗原被命名为“Bg”。Bg^a 代表 HLA-B7；Bg^b 代表 HLA-B17 (B57 或 B58)；Bg^c 代表 HLA-A28(A68 或 A69，其与 HLA-A2 发生交叉反应)。尽管在淋巴细胞上有对应的

HLA，但是很多个体的红细胞上都不表达 Bg 抗原。

有 Bg 抗体引起 HTRs 的报道[87]。这些抗体有时作为试剂中的污染物存在[89]。红细胞表面的 HLA 不能被木瓜蛋白酶、无花果酶、胰蛋白酶、α-糜蛋白酶、链酶蛋白酶和 AET 或者 DTT 破坏。经氯喹(方法 2-20)或者甘氨酸/EDTA(方法 2-21)处理后可将抗体从红细胞上放散或洗脱下来。

第三十二节　转录因子基因突变形成的红细胞表型

编码红细胞转录因子的基因突变可以作为血型抗原表达的重要调节因素。在本章"LU 血型系统"一节中提到，曾在 In(Lu)表型个体中发现 *KLF1* 上的不同杂合突变。这些个体中，CD44 (In^a/In^b)携带的抗原和 AnWj、P1 抗原都是弱表达[90]。但是 *KLF1* 突变也能影响其他基因，尤其是 β-球蛋白基因，能引起遗传性胎儿血红蛋白持续存在综合征[91]。受累个体的 HbF 水平升高，部分>30%，表现为 In(Lu)表型。此外，*KLF1* 不同的突变似乎产生不同的表型，例如，Glu325Lys 的改变不会形成 In(Lu)表型，但是与先天性红细胞生成障碍性贫血相关。这些红细胞 CO(AQP1)、CROM(DAF)和 LW(ICAM-4)血型系统抗原表达减弱[92]。

"LU 血型系统"一节虽有描述，但仍需强调，*GATA-1* 的 1 个突变可以导致家系内 X 连锁的 Lu(a-b-)表型的形成[93]。这些突变或其他红系特异性转录因子的突变有可能是红细胞抗原表达改变的原因。

要点

1. 在已鉴定的 363 种血型抗原中，有 326 种归属于 39 个血型系统中，其由单个基因或 2 个或多个紧密连锁的同源基因编码。一些不能纳入上述系统的抗原则归入集合。未能归入血型系统或者集合的低频抗原或者高频抗原分别组成了 700 系列和 901 系列。
2. M 和 N 为对偶的多态性抗原。M、N、S、s 和'N'通常被认为能被木瓜蛋白酶、无花果蛋白酶、菠萝蛋白酶和链酶蛋白酶破坏，但是该效应对 S 和 s 是可变的。M 和 N(不包括 S、s 和"N")可被胰蛋白酶破坏。
3. 抗-M 相对常见，抗-N 不常见。大部分抗-M 和抗-N 仅在室温下有反应，并没有临床意义。当遇到 M 或 N 抗体在 37℃有活性时，应输注抗原阴性或交叉配血相容的红细胞。抗-S、抗-s 和抗-U 通常为在 37℃有活性的 IgG 抗体，与 HTRS 和严重致命的 HDFN 有关。
4. 由于抗-K 可以引起严重的 HDFN 和 HTRS，体内存在抗-K 的患者宜尽可能输注 K 阴性血液。抗-K 是除 ABO 和 RH 系统以外最常见的红细胞免疫抗体。
5. FY 糖蛋白包含 5 种抗原。有 4 种 Fy^a 和 Fy^b 表型：Fy(a+b-)、Fy(a+b+)、Fy(a-b+)和 Fy(a-b-)。Fy3、Fy5 和 Fy6 为高频抗原。Fy^a 和 Fy^b 对大部分蛋白水解酶都敏感。非洲人中，常见沉默等位基因 *FY*02N.01*，导致红细胞不表达 Fy^b，但由于组织中 Fy^b 正常表达，血清中并不产生抗-Fy^b。这些抗体可能会产生抗-Fy3/抗-Fy5。*FY*02N.01* 纯合子个体的红细胞表型为 Fy(a-b-)。抗-Fy^a(常见)和抗-Fy^b(不常见)通常可由 IAT 检出，可能会导致 AHTR 或者 DHTR，通常是轻微的，但也曾发生导致患者死亡的情况。
6. JK 系统中的多态性抗原 Jk^a 和 Jk^b 耐受蛋白水解酶，例如木瓜蛋白酶和无花果蛋白酶。抗-Jk^a 和抗-Jk^b 并不常见，通常出现在混合抗体之中，且很难检测到。通常需要 IAT，并且可能有必要使用酶处理后的红细胞来检测较弱的抗体。据报道，抗-Jk^a 和抗-Jk^b 会逐渐消失，抗体鉴定历史结果十分重要，必要时提供抗原阴性的血液成分。JK 抗体可能导致严重的 AHTRs，也是 DHTRs 的一个常见原因。
7. DI 系统的 22 种抗原位于带 3 蛋白(1 种红细胞阴离子交换蛋白)上。抗-Di^a 和抗-Wr^a 能导致严重的 HDFN，抗-Wr^a 也能导致 HTRs。

参考文献

[1] Daniels GL, Fletcher A, Garratty G, et al. Bloodgroup terminology 2004: From the International Society of Blood Transfusion committee onterminology for red cell surface antigens. VoxSang 2004; 87: 304-316.

[2] Storry JR, Castilho L, Chen Q, et al. International Society of Blood Transfusion Working Partyon Red Cell Immunogenetics and Terminology: Report of the Seoul and London meetings. ISBTSci Ser 2016; 11: 118-122.

[3] Poole J, Daniels G. Blood group antibodies andtheir significance in transfusion medicine. Transfus Med Rev 2007; 21: 58-71.

[4] Reid ME, Lomas-Francis C, Olsson ML. Theblood group antigen factsbook. 3rd ed. London: Academic Press, 2012.

[5] Daniels G. Human blood groups. 3rd ed. Oxford: Wiley-Blackwell, 2013.

[6] Daniels G. Blood group diversity and its impacton transfusion medicine. Transfusion science education course. Emeryville, CA: Grifols, 2018.

[7] Anani W, Marchan M, Bensing K, et al. Practicalapproaches and costs for provisioning safe transfusions during anti-CD38 therapy. Transfusion2017; 57(6): 1470-1479.

[8] Lux SE 4th. Anatomy of the red cell membraneskeleton: Unanswered questions. Blood 2016; 127: 187-199.

[9] Blumenfeld OO, Huang CH. Molecular geneticsof the glycophorin gene family, the antigens forMNSs blood groups: Multiple gene rearrangements and modulation of splice site usage result in extensive diversification. Hum Mutat 1995; 6: 199-209.

[10] Stack G, Tormey CA, Estimating the immunogenicity of blood group antigens: A modified calculation that corrects for transfusion exposures. BrJ Haematol2016; 175: 154-160.

[11] Satchwell TJ. Erythrocyte invasion receptors forPlasmodium falciparum: New and old. TransfusMed 2016; 26: 77-88.

[12] Wikman A, Edner A, Gryfelt G, et al. Fetal hemolytic anemia and intrauterine death causedby anti-M immunization. Transfusion 2007; 47: 911-917.

[13] Huang CH, Blumenfeld OO. Molecular geneticsof human erythrocyte MiIII and MiVI glycophorins: Use of a pseudoexon in construction oftwo delta-alpha-delta hybrid genes resulting inantigenic diversification. J Biol Chem 1991; 266: 7248-7255.

[14] Heathcote DJ, Carroll TE, Flower RL. Sixtyyears of antibodies to MNS system hybrid glycophorins: What have we learned? Transfus MedRev 2011; 25: 111-124.

[15] Al-Jada NA. A Jordanian family with three sisters apparently homozygous for MK and evidence for clinical significance of antibodies produced by MkMk individuals. Transfusion 2017; 57(2): 376-378.

[16] Crew VK, Green C, Daniels G. Molecular basesof the antigens of the Lutheran blood group system. Transfusion 2003; 43: 1729-1737.

[17] Eng-Hui Y, Rosche T, Almo S, Fiser A. Functional clustering of immunoglobulin superfamilyproteins with protein-protein interaction information calibrated Hidden Markov model sequence profiles. J Mol Biol 2014; 426(4): 945-961.

[18] Eyler CE, Telen MJ. The Lutheran glycoprotein: A multifunctional adhesion receptor. Transfusion 2006; 46: 668-677.

[19] Karamatic Crew V, Mallinson G, Green C, et al. Different inactivating mutations in the LU genesof three individuals with the Lutheran-null phenotype. Transfusion 2007; 47: 492-498.

[20] Singleton BK, Burton NM, Green C, et al. Mutations in EKLF/KLF1 form the molecular basis ofthe rare blood group In(Lu) phenotype. Blood2008; 112: 2081-2088.

[21] Keller J, Vege S, Horn T, et al. Novel mutationsin KLF1 encoding the In(Lu) phenotype reflect adiversity of clinical presentations. Transfusion2018; 58(1): 196-199.

[22] Westhoff CM, Reid ME. Review: The Kell, Duffy, and Kidd blood group systems. Immunohematology 2004; 20: 37-49.

[23] Lee S, Zambas ED, Marsh WL, Redman CM. Molecular cloning and primary structure of Kell blood group protein. Proc Natl Acad Sci U S A1991; 88: 6353-6357.

[24] Chaffin J. Kell kills (video). Blood Bank Guy, February 2014. [Available at https://www.bbguy.org/education/videos/kellkills/ (accessed October 10, 2019).]

[25] Daniels G, Hadley A, Green CA. Causes of fetalanemia in hemolytic disease due to anti-K. Transfusion 2003; 43: 115-116.

[26] Marsh WL, Nichols ME, Oyen R, Thayer RS, etal. Naturally occurring anti-Kell stimulated by E. coli enterocolitis in a 20-day-old child. Transfusion 1978; 18: 149-154.

[27] Denomme GA. Kell and Kx blood group systems. Immunohematology 2015; 31: 14-19.

[28] Salomao M, Zhang X, Yang Y, et al. Protein4. 1R-dependent multiprotein complex: New insights into the structural organization of the redblood cell membrane. Proc Natl Acad Sci U S A2008; 105: 8026-8031.

[29] Azouzi S, Collec E, Mohandas N, et al. The human Kell blood group binds the erythroid 4. 1Rprotein: New insights into the 4. 1R-dependentred cell membrane complex. Br J Haematol2015; 171: 862-871.

[30] Lee S, Debnath AK, Redman CM. Active aminoacids of the Kell blood group protein and modelof the ectodomain based on the structure ofneutral endopeptidase 24. 11.

Blood 2003; 102: 3028-3034.

[31] Gassner C, Brönnimann C, Merki Y, et al. Stepwise partitioning of Xp21: A profiling methodfor XK deletions causative of the McLeod syndrome. Transfusion 2017; 57 (9): 2125-2135.

[32] Danek A, Rubio JP, Rampoldi L, et al. McLeodneuroacanthocytosis: Genotype and phenotype. Ann Neurol 2001; 50: 755-764.

[33] Meny GM. The Duffy blood group system: A review. Immunohematology 2010; 26: 51-56.

[34] Tournamille C, Colin Y, Cartron JP, Le Van KimC. Disruption of a GATA motif in the Duffy genepromoter abolishes erythroid gene expression inDuffy-negative individuals. Nat Genet 1995; 10: 224-228.

[35] Mohandas N, Gallagher PG. Red cell membrane: Past, present, and future. Blood 2008; 112: 3939-3948.

[36] Horuk R, Chitnis CE, Darbonne WC, et al. A receptor for the malarial parasite Plasmodium vivax: The erythrocyte chemokine receptor. Science 1993; 261: 1182-1184.

[37] Shen H, Schuster R, Stringer KF, et al. The Duffyantigen/receptor for chemokines (DARC) regulates prostate tumor growth. FASEB J 2006; 20: 59-64.

[38] Xu L, Ashkenazi A, Chaudhuri A. Duffy antigen/receptor for chemokines (DARC) attenuates angiogenesis by causing senescence in endothelial cells. Angiogenesis 2007; 10: 307-318.

[39] Lawicki S, Coberly E, Lee L, et al. Jk3 alloantibodies during pregnancy-blood bank management and hemolytic disease of the fetus andnewborn risk. Transfusion 2018; 58; 1157-1162.

[40] Holt S, Donaldson H, Hazlehurst G, et al. Acutetransplant rejection induced by blood transfusion reaction to the Kidd blood group system. Nephrol Dial Transplant 2004; 19: 2403-2406.

[41] Heaton DC, McLoughlin K. Jk(a-b-) red bloodcells resist urea lysis. Transfusion 1982; 22: 70-71.

[42] Sands JM, Gargus JJ, Frohlich O, et al. Urinaryconcentrating ability in patients with Jk(a-b-) blood type who lack carrier-mediated urea transport. J Am Soc Nephrol 1992; 2: 1689-1696.

[43] Everaert N, Willemsen H, Hulikova A, et al. The importance of carbonic anhydrase II in redblood cells during exposure of chicken embryosto CO2. Respir PhysiolNeurobiol 2010; 172(3): 154-161.

[44] Lutz H. Naturally occurring anti-band 3 antibodies in clearance of senescent and oxidativelystressed human red blood cells. Transfus MedHemother 2012; 39(5): 321-327.

[45] Storry J, Banch Clausen F, Castilho L, et al. International Society of Blood Transfusion Working Party on Red Cell Immunogenetics andBlood Group Terminology: Report of the Dubai, Copenhagen and Toronto meetings. Vox Sang2019; 114(1): 95-102.

[46] Byrne KM, Byrne PC. Review: Other bloodgroup systems—Diego, Yt, Xg, Scianna, Dombrock, Colton, Landsteiner-Wiener, and Indian. Immunohematology 2004; 20: 50-58.

[47] Johnson NC. XG: The forgotten blood group system. Immunohematology 2011; 27: 68-71.

[48] Möller M, Lee Y, Vidovic K, et al. Disruption ofthe GATA1-binding motif upstream of XG/PBDX abolishes Xga expression and resolves theXg blood group system. Blood 2018; 132: 334-338.

[49] Velliquette RW. Review: The Scianna blood groupsystem. Immunohematology 2005; 21: 70-76.

[50] Zang X, Ghosh K. BTNL9 and ERMAP as novelinhibitors of the immune system for immunotherapies. United States patent application publication. New York, NY: Albert Einstein College ofMedicine, 2018.

[51] Reid ME. Complexities of the Dombrock bloodgroup system revealed. Transfusion 2005; 45: 92S-99S.

[52] Gubin AN, Njoroge JM, Wojda U, et al. Identification of the Dombrock blood group glycoprotein as a polymorphic member of the ADPribosyltransferase gene family. Blood 2000; 96: 2621-2627.

[53] Halverson GR, Peyrard T. A review of theColton blood group system. Immunohematology 2010; 26: 22-26.

[54] Daniels G. Functions of red cell surface proteins. Vox Sang 2007; 93: 331-340.

[55] GrandstaffMoulds MK. The LW blood groupsystem: A review. Immunohematology 2011; 27: 136-142.

[56] Zennadi R, Moeller BJ, Whalen EJ, et al. Epinephrine-induced activation of LW-mediatedsickle cell adhesion and vaso-occlusion in vivo. Blood 2007; 110: 2708-2717.

[57] Mougey R. A review of the Chido/Rodgersblood group. Immunohematology 2010; 26(1): 30-38.

[58] Walker PS, Reid ME. The Gerbich blood groupsystem: A review. Immunohematology 2010; 26: 60-65.

[59] Storry JR, Reid ME, Yazer MH. The Cromerblood group system: A review. Immunohematology 2010; 26: 109-118.

[60] Egan ES, Jiang RH, Moechtar MA, et al. Malaria. A

forward genetic screen identifies erythrocyte CD55 as essential for Plasmodium falciparum invasion. Science 2015; 348: 711-714.

[61] Moulds JM. The Knops blood-group system: Areview. Immunohematology 2010; 26: 2-7.

[62] Xu Q. The Indian blood group system. Immunohematology 2011; 27: 89-93.

[63] Smart EA, Storry JR. The OK blood group system: A review. Immunohematology 2010; 26: 124-126.

[64] Crosnier C, Bustamante LY, Bartholdson SJ, etal. Basigin is a receptor essential for erythrocyteinvasion by Plasmodium falciparum. Nature2011; 480: 534-537.

[65] Karamatic Crew V, Burton N, Kagan A, et al. CD151, the first member of the tetraspanin(TM4) superfamily detected on erythrocytes, isessential for the correct assembly of humanbasement membranes in kidney and skin. Blood2004; 104: 2217-2223.

[66] Hayes M. Raph blood group system. Immunohematology 2014; 30: 6-10.

[67] Seltsam A, Strigens S, Levene C, et al. The molecular diversity of Sema7A, thesemaphoring that carries the JMH blood group antigens. Transfusion 2007; 47: 133-146.

[68] Roudier N, Ripoche P, Gane P, et al. AQP3 deficiency in humans and the molecular basis of anovel blood group system, GIL. J Biol Chem2002; 277: 45854-45859.

[69] Chou ST, Westhoff CM. The Rh and RhAGblood group systems. Immunohematology2010; 26: 178-186.

[70] Zelinski T, Coghlan G, Liu XQ, Reid ME. ABCG2 null alleles define the Jr(a-) blood groupphenotype. Nat Genet 2012; 44: 131-132.

[71] Robey RW, To KK, Polgar O, et al. ABCG2: Aperspective. Adv Drug Deliv Rev 2009; 61: 3-13.

[72] Fujita S, Kashiwagi H, Tomimatsu T, et al. Expression levels of ABCG2 on cord red bloodcells and study of fetal anemia associated withanti-Jr(a). Transfusion 2016; 56: 1171-1181.

[73] Helias V, Saison C, Ballif BA, et al. ABCB6 is dispensable for erythropoiesis and specifies thenew blood group system Langereis. Nat Genet2012; 44: 170-173.

[74] Storry JR, Joud M, Christophersen MK, et al. Homozygosity for a null allele of SMIM1 definesthe Vel-negative blood group phenotype. NatGenet 2013; 45: 537-541.

[75] Ballif BA, Helias V, Peyrard T, et al. Disruption of-SMIM1 causes the Vel - blood type. EMBO MolMed 2013; 5: 751-761.

[76] Cvejic A, Haer-Wigman L, Stephens JC, et al. SMIM1 underlies the Vel blood group and influences red blood cell traits. Nat Genet 2013; 45: 542-545.

[77] Anliker M, von Zabern I, Hochsmann B, et al. Anew blood group antigen is defined by antiCD59, detected in a CD59 - deficient patient. Transfusion 2014; 54: 1817-1822.

[78] Weinstock C, Anliker M, von Zabern I. An update on the CD59 blood group system. Immunohematology 2019; 35: 7-8.

[79] Daniels G, Ballif BA, Helias V, et al. Lack of thenucleoside transporter ENT1 results in theAugustine-null blood type and ectopic mineralization. Blood 2015; 125: 3651-3654.

[80] Daniels G. An update on the Augustine bloodgroup system. Immunohematology 2019; 35: 1-2.

[81] Kawabata K, Uchikawa M, Ohio H, et al. AntiKANNO: A novel alloantibody against a red cellantigen of high frequency. Transfus Med Rev2014: 28: 23-28.

[82] Omae Y, Ito S, Takeuchi M, et al. Integrative genome analysis identified the KANNO bloodgroup antigen as prion protein. Transfusion2019; 59; 2429-2435.

[83] Macvie SJ, Morton JA, Pickels MM. The reactions and inheritance of a new blood group antigen Sda. Vox Sang 1967; 13: 485-492.

[84] Benton PH, Howell P, Ikin EW. Anti-Sda, a newblood group antibody. Vox Sang 1967; 13: 493-501.

[85] Stenfelt l, Hellberg A, Moller M, et al. Missensemutations in the C-terminal portion of theB4GALNT2-encoded glycosyltransferase underlying the Sd (a-) phenotype. BiochemBiophysRep 2019; 19: 100659.

[86] Peyrard T, Vrignaud C, Mikdar M, et al. IGT4: Alloantibodies directed to the SLC4412/CTL2 transporter define two new red cell antigensand a novel human blood group system (abstract). Transfusion 2019; 59 (Suppl): 18A.

[87] Zhaodong X, Duffett L, Tokessy M, et al. AntiAnWj causing hemolytic transfusion reactions ina patient with aplastic anemia. Transfusion2012; 52: 1476-1481.

[88] Cooling L, Dake LR, Haverty D, et al. A hemolytic anti-LKE associated with a rare LKEnegative, "weak P" red blood cell phenotype: Alloanti-LKE and alloanti-P recognize galactosylgloboside and monosialogalactosylgloboside(LKE) antigens. Transfusion 2015; 55(1): 115-128.

[89] Nance ST. Do HLA antibodies cause hemolytictransfusion reactions or decreased RBC survival? Transfusion 2003; 43: 687-690.

[90] Anti-Fya and Anti-Fyb (package insert). Rev 02/2013.

Peachtree Corners, GA: Immucor, 2013.
[91] Borg J, Papadopoulos P, Georgitsi M, et al. Haploinsufficiency for the erythroid transcriptionfactor KLF1 causes hereditary persistence of fetal hemoglobin. Nat Genet 2010; 42: 801-805.
[92] Arnaud L, Saison C, Helias V, et al. A dominantmutation in the gene encoding the erythroidtranscription factor KLF1 causes a congenitaldyserythropoietic anemia. Am J Hum Genet2010; 87: 721-727.
[93] Singleton BK, Roxby DJ, Stirling JW, et al. Anovel GATA1 mutation (Stop414Arg) in a familywith the rare X-linked blood group Lu(a-b-) phenotype and mild macrothrombocyticthrombocytopenia. Br J Haematol2013; 161: 139-142.

第 13 章

红细胞血型抗体鉴定

天然产生的抗-A 和抗-B 是人血清或血浆中唯一规则存在的红细胞抗体，其他所有抗体均称为“红细胞意外抗体”。本章讨论当输血前检查(见第 17 章)发现红细胞意外抗体时，鉴定意外抗体的方法。

意外抗体有 2 种类型：同种抗体和自身抗体。当针对自身缺少的抗原产生相应抗体时，该抗体称为“同种抗体”。当针对自身拥有的抗原产生的抗体时，该抗体称为“自身抗体”。因此，根据定义，同种抗体仅与表达相应抗原的异体红细胞反应，而不与抗体产生者的红细胞反应；相反，自身抗体能与抗体产生者的红细胞反应。实际上，自身抗体通常针对在除罕见表型红细胞外的所有红细胞上均表达的抗原，因此能与大多数试剂红细胞及自身红细胞反应。

妊娠、输血、移植、共用针具或注射免疫原性物质均可引起针对红细胞抗原的免疫。不同的研究人群同种免疫的发生频率差异很大。据报道，镰状细胞贫血或地中海贫血等长期输血的受血者，同种免疫频率高达 14%～50%，而在一般人群中，同种免疫频率约为 0.5%～1.5%[1-4]。

在某些情况下，一些特异性抗体的产生不是由红细胞暴露引起的免疫事件引起。天然产生或非红细胞刺激产生的抗体，可能是暴露于类似血型抗原的细菌或病毒抗原所致。在血清学试验中检测到的抗体也可通过注射免疫球蛋白、输注献血者血浆、移植器官或造血干细胞(hematopoietic stem cells，HSCs)中的过客淋巴细胞被动获得，在新生儿体内的抗体可能来源于母体。

确定检出抗体后，宜鉴定该抗体类型是自身抗体和(或)同种抗体，如果是同种抗体宜确定其特异性，并评估其临床意义。具有临床意义的红细胞抗体的定义是指能引起胎儿新生儿溶血病(hemolytic disease of the fetus and newborn，HDFN)、溶血性输血反应和显著降低输入红细胞存活率的抗体。通常通过鉴定抗体特异性判断其临床意义，但即使抗体的特异性相同，也可能临床意义不同。有些抗体在几小时甚至几分钟内就会引起不相容红细胞的破坏，而有些抗体几天才会降低红细胞存活率，还有一些抗体甚至不能明显地缩短红细胞存活时间。有些抗体已知能引起 HDFN，另一些抗体仅能引起胎儿红细胞直接抗球蛋白试验(direct antiglobulin test，DAT)阳性却不发生 HDFN。

第一节 红细胞抗原表达的基本概念

抗体鉴定是基于血浆或血清与已知抗原红细胞的反应性。了解抗原表达差异的原理，对解释抗体鉴定反应结果至关重要。

一、合子型和剂量效应

有些抗体因剂量效应呈现不同的反应强度，即抗体与表达“双倍剂量”抗原的红细胞反应更强(或只与其反应)。剂量是用以描述红细胞上抗原的表达，而合子型是描述在指定基因座上等位基因(同一基因的不同形式)的相似程度。当编码抗原的基因座为纯合子时，将表达双倍剂量的抗原。杂合子基因型个体红细胞将只表达单倍剂量的相应抗原。单倍剂量抗原的红细胞上抗原位点明显少于双倍剂量抗原的红细胞，因此与弱抗体反应可表现为弱阳性或阴性。不同的同种抗体表现出的剂量效应趋势各不同(见第 9 章“等位基因”一节)。许多针对

RH、FY(Duffy)、MNS 和 JK(Kidd)系统抗原的抗体呈剂量效应(见第 9 章表 9-4 列出的血型系统 ISBT 术语示例)。

二、成人和新生儿的差异

一些抗原如 I、P1、Le[a] 和 Sd[a] 等在成人个体间表达强度不同，这些抗原强度差异可在血清学实验中体现，但是抗原阳性成人之间的差异与合子型无关。一些抗原在脐带血或新生儿红细胞中的表达与成人红细胞中的表达不同。在脐带血或新生儿红细胞上抗原表达与成人红细胞相比，可能是缺失、减弱或者增强(表 13-1 给出了一些示例)。

表 13-1 脐带血红细胞上的抗原表达*

抗原表达	抗原
阴性	Le[a]、Le[b]、Sd[a]、Ch、Rg 和 AnWj
弱	I、H、P1、Lu[a]、Lu[b]、Yt[a]、Vel、Bg、KN 和 DO 抗原，Yk[a]、Cs[a] 和 Fy3
强	i、LW[a] 和 LW[b]

* 经 Reid 等[28]同意修改。

三、血液储存的影响

血型抗体与储存红细胞的反应可能比新鲜红细胞弱。一些抗原(如 Fy[a]、Fy[b]、M、P1、Kn[a]、McC[a] 和 Bg)比其他抗原在保存后抗原性减弱更快，不同个体的红细胞在保存期间抗原性减弱速度也是不同的[4]。由于献血者红细胞通常比商品化试剂红细胞更新鲜，有些血型抗体与献血者红细胞的反应要强于试剂红细胞。同样，冷冻保存红细胞也能造成抗原减弱，因此可能会导致抗体鉴定结果错误。

保存液的 pH 值或其他特性也会影响抗原减弱的速度[4,6]。例如，在低 pH、低离子强度保存液中的 Fy[a] 和 Fy[b] 抗原减弱。因此，与使用不同红细胞保存液的不同厂家试剂反应时，某些抗体可呈现不同的反应性。

检测红细胞抗原分型时，应当考虑标本的新鲜度和类型。未抗凝标本中的红细胞抗原比保存在枸橼酸抗凝剂(如 ACD 或 CPD)中的献血者红细胞的抗原减弱更快。保存在合适抗凝剂中的献血者红细胞，在血液成分保存期过后仍能保留抗原性。EDTA 保存 14 天内的标本可用于抗原分型[7]。然而，当使用商品化分型试剂时，宜参考厂家对适用于抗原分型的标本类型说明。

第二节 抗体鉴定的注意事项

一、标本要求

血浆和血清均可用于抗体检测，除非需要补体参与。对于少数需要补体的案例，只能使用可提供补体的血清。在本章中，如未特殊说明，血清等同于血浆。血清或血浆也可根据检测方法或厂家试剂说明书选择。

根据使用的检测方法和患者的血细胞比容，一般 5~10 mL 全血中包含的血清或血浆可满足鉴定简单特异性抗体的相关实验；复杂的抗体鉴定则需要更多的全血(例如 10~20mL)。检测自身红细胞时，为避免体外补体致敏红细胞，宜使用 EDTA 抗凝标本而非未抗凝管。

二、试剂和检测方法

1. 抗体筛选细胞

用于输血前抗体筛查的 O 型红细胞已商品化，通常由 2 个或 3 个(有时 4 个)单独的供者红细胞组成。美国食品药物监督管理局(Food and Drug Administration，FDA)批准的商品化抗体筛选试剂红细胞要求应当包含以下抗原：D、C、E、c、e、M、N、S、s、P1、Le[a]、Le[b]、K、k、Fy[a]、Fy[b]、Jk[a] 和 Jk[b]。抗体筛选红细胞中的 3 个细胞通常应包含以下抗原双倍剂量表达的纯合子供者红细胞：D、C、E、c、e、M、N、S、s、Fy[a]、Fy[b]、Jk[a] 和 Jk[b]。如上文所述，针对 RH、MNS、FY 和 JK 系统抗原的抗体常表现出“剂量效应”。每个实验室宜自行决定使用 2 个或 3 个供者的试剂红细胞进行抗体筛查实验。使用自动化仪器进行抗体筛选检测时，仪器平台可能会指定筛选红细胞试剂。在美国，仅在检测献血者标本时，来自 2 个不同供者的混合红细胞试剂仅用于献血者标本的抗体筛查试验。试剂红细胞不使用时宜冷藏保存，宜使用保质期内的试剂红细胞用于抗体检测。

2. 抗体鉴定谱细胞

鉴定输血前抗体筛查时发现的红细胞抗体，要用含有已知血型抗原的红细胞组合(通常为 8~16 个试剂红细胞)检测血清或血浆。通常，抗体鉴定谱细胞可用商品化试剂，也可自行配制。除特殊情况外，抗体鉴定谱细胞为 O 型，因此能鉴定任何 ABO 血型的血清/血浆中的意外抗体。

抗体鉴定谱细胞中的每瓶试剂红细胞来自不同的供者。选择这些试剂红细胞应可以在考虑所有谱细胞的反应性时能够表现出有格局的阳性和阴性反应模式。为确保试验有效，抗体鉴定必须能准确地鉴定那些最常见的有临床意义的同种抗体，例如抗-D，抗-E，抗-K 和抗-Fy^a。试剂细胞的表型应该是分散式的，以便常见单一特异性同种抗体能清晰的鉴定并将大部分其他抗体排除。理想情况下，单一特异性同种抗体与试剂红细胞的大多数反应格局不与其他抗体的检测结果重叠(例如，所有的 K+标本的反应格局不能与 E+反应格局相同)。谱细胞中包括双倍抗原表达的试剂红细胞，用于检测存在剂量效应的常见抗体。商品化抗体鉴定细胞都会附有 1 张常见抗原格局表，列出各个红细胞的表型。表 13-2 给出了一个抗体鉴定谱细胞的抗原格局表示例。抗体鉴定细胞所含的红细胞表型每批次都不一样，因此当解释抗体鉴定结果时，参照正确的红细胞抗原格局表至关重要。商品化的试剂红细胞为保养液稀释的 2%～5%的悬液，可直接用于试管法。除怀疑保养液干扰抗体鉴定实验外，没有必要在使用前洗涤试剂红细胞。

过期的谱细胞一般不宜单独用于抗体鉴定。大多数实验室使用有效期内的谱细胞用于首次抗体鉴定，如有必要，再使用过期的试剂细胞排除或确认抗体特异性。实验室宜制定使用过期试剂红细胞的试验规程，并验证与此试验相关的操作流程[8]。

3. 检测方法

现在普遍使用的抗体筛查和抗体鉴定方法均基于红细胞凝集反应(试管法或微柱凝胶法)或红细胞黏附(固相凝集法)的原理。《AABB 血库与输血服务机构标准》(以下简称《AABB 标准》)要求血库和输血服务机构“使用能检出有临床意义的抗体的方法”和“包含 37℃ 孵育后的抗球蛋白试验”[9]。所有方法符合此标准，但每一种方法都有各自的优点。试管法可较灵活的运用在不同介质的检测，可使用多种添加剂(从而获得不同程度的灵敏度)，需要的设备也比较少。微柱凝胶法和固相凝集法能够提供稳定结果，减少主观判断，使工作流程标准化，可以整合入半自动或自动化系统之中，为大多数血型抗体鉴定提供灵敏的检测平台。微柱凝胶法、固相凝集法及敏感度高的试管法也可以增强血清学反应性，这在临床输血中红细胞成分的选择上可能意义不大，例如温自身抗体的反应性。不同的方法其敏感性、灵敏度、自动化能力及成本不同，为实验室进行抗体检测和鉴定提供了多种选择。根据不同需求的患者群体、不同规模的实验室以及专业水平和经验参差不齐的检验人员可以自行选择运用相应的方法。

已有研究对检测具有临床意义和不具临床意义的红细胞同种抗体的不同方法进行了比较，也有研究比较了使用红细胞膜与完整红细胞的潜在影响[10-16]。当选用这些方法时，实验室必须熟悉所选方法的反应特性。通常，需要增加 1 个或多个附加试验，并采用不同方法学进行验证，用于调查分析初次试验结果无法解释的问题。

4. 添加剂

尽管抗体鉴定或筛选反应体系可以仅由血清(或血浆)和红细胞(商品化试剂红细胞或生理盐水配制的红细胞悬液)组成(方法 3-2)，但大多数检测者常使用某种类型的添加剂，以减少孵育时间和(或)提高反应灵敏度。常用的几种添加剂包括：低离子强度盐溶液(low-ionic-strength saline，LISS)、聚乙二醇(polyethylene glycol，PEG)和 22%牛血清白蛋白。另有增强反应技术可用于复杂的研究。一些增强反应所用技术将在本章后文更详细地讨论。22%牛血清白蛋白、LISS、PEG 的作用机理详见方法学部分(方法 3-3、3-4、3-5)。通常 LISS 是在非试管法中常规使用的添加剂溶液，和在试管法中的用途一致。

5. 抗球蛋白试剂

大多数抗体检测和鉴定试验包括间接抗球蛋白试验(indirect antiglobulin test，IAT)。反应，试验中也可以使用仅特异性针对人免疫球蛋白 G (immunoglobulin G，IgG)的抗人球蛋白(antihuman globulin，AHG)，也可以使用包含抗-IgG 和抗补体的多特异性试剂。由于单个 IgG 分子可以结合多个补体分子，多特异性试剂可以检出(或更容易检出)结合补体的抗体。因此，可以通过补体的激活来观察低水平 IgG 抗体的存在。为了检测补体结合，应当使用血清而不是血浆，抗凝剂会结合钙，使其不能用于激活补体。补体结合在某些罕见的情况下可能具有优势，例如检测某些 JK 系统抗体。考虑到常规检测方法的敏感性，大多技术人员更喜欢使用

IgG 特异性 AHG 试剂，以避免体外由冷抗体与补体结合产生的意外反应[17]。

抗球蛋白试剂可分为单克隆和多克隆试剂。天然的多克隆试剂包含多种 B 淋巴细胞克隆产生的抗体，这些多克隆抗体具有针对靶抗原多种表位的反应性。单克隆试剂仅对特定的表位具有反应性。不同克隆的试剂可能有细微的反应性差异，将一些单克隆试剂混合使用可以覆盖更广泛的抗原表位特异性。在美国，获批的抗补体试剂为单克隆试剂，抗-IgG 则既有多克隆试剂也有单克隆试剂。部分在美国获批的单克隆抗-IgG 不能用于检测 IgG4 亚型，但临床意义不大，因为单纯 IgG4 亚型非常罕见，且单核细胞没有 IgG4 分子 Fc 段的受体，因此不会促进红细胞破坏。抗-IgG 试剂与 IgG4 不反应的特性在某些情况下具有优势。当患者产生了单纯 IgG4 同种抗体(如抗-JMH)或者通过生物治疗被动获得 IgG4 抗体(如抗-CD47，Hu5F9-G4)时，这些试剂可用于排除常见的具有临床意义的 IgG1、IgG2 和 IgG3 型同种抗体[18-20]。但是最近有报道指出这些单克隆抗-IgG 与同种异型的 IgG3(IgG 亚类的遗传变异型)不反应[21]。如果此同种异型未被检测出来，可能导致有临床意义的 IgG3 抗体被漏检。抗-IgG 试剂反应性的差异也可能导致不同实验室检测同一标本时出现不同的抗体反应性。参考厂家说明书了解每种试剂独特的性能特点非常重要。

第三节　基础抗体鉴定

一、患者病史

开始抗体鉴定前，如果可以获得患者病史，宜考虑这些信息。病史中很多因素可能影响抗体鉴定方法的选择及结果分析。

1. 红细胞暴露史

输血或妊娠是外来红细胞暴露引起红细胞免疫的常见原因。虽然可能有“天然抗体”的存在，但是无输血史或无妊娠史的患者极少产生具有临床意义的同种抗体。女性比男性更容易产生同种抗体，因为妊娠期间被外来(胎儿)红细胞免疫。通常 6 个月以下的婴儿不产生同种抗体，但是新生儿可被动获得来源于母体的抗体。

如果患者有输血史，了解最近 1 次输血的时间至关重要。如果在过去 3 个月内有输血史，可能存在红细胞抗原初次免疫的风险，并且血液循环中存在的献血者红细胞会影响检测。由献血者红细胞导致的抗原分型试验混合凝集结果，可干扰患者自身表型的检测结果。对于有温自身抗体的标本，不应使用自体吸附技术，因为输注的献血者红细胞可以吸附同种抗体。

2. 诊断与疾病

某些疾病与红细胞抗体有关；使用不同的方法可以在抗体筛查和鉴定测试时检出这些抗体。冷凝集素综合征、雷诺现象和肺炎支原体感染，通常与抗-I 相关；传染性单核细胞增多症有时与抗-i 相关；成人梅毒和儿童病毒感染后发生阵发性冷性血红蛋白尿的患者可能具有抗-P 特异性自身抗体，可通过 Donath-Landsteiner 试验确定；温自身抗体阳性患者通常可能诊断为温自身免疫性溶血性贫血、系统性红斑狼疮、多发性骨髓瘤、慢性淋巴细胞性白血病或淋巴瘤等疾病；接受实体器官或 HSC 移植的患者可能有源自捐献者过客淋巴细胞的被动抗体。

3. 药物和生物治疗

已知某些药物会干扰抗体鉴定(见第 14 章关于与血清学问题相关的药物及其相关机制的讨论)。静脉注射免疫球蛋白(intravenous immune globulin，IVIG)和 Rh 免疫球蛋白(Rh Immune Globulin，RhIG)可干扰抗体筛查试验。据报道，某些批次的 IVIG 含有意外抗体，包括抗-A 和抗-B。静脉注射 RhIG 有时用于治疗免疫性血小板减少症，解释了为什么在 Rh 阳性患者中会有抗-D 的存在。

单克隆抗体用于免疫治疗时也可干扰血清学试验结果。抗-CD38(达雷木单抗)用于治疗多发性骨髓瘤和其他 B 细胞恶性肿瘤已有多年，单克隆 IgG 抗-CD38 与正常红细胞(包括抗体筛查和鉴定试剂红细胞)上的少量 CD38 结合将导致包含抗球蛋白相的血清学试验阳性[22-24]。少数接受抗-CD38 治疗的患者出现 DAT 弱阳性。单用抗-CD47(人源化单克隆抗体 Hu5F9-G4)或联合使用其他免疫治疗药物和至少 1 种其他单克隆抗-CD38(Isatuximab)的临床试验正在进行中，有报道干扰输血前检测[18-20，25-27]。其他新型免疫疗法也可引起类似的血清学干扰，这与其目标抗原有关。与临床治疗团队沟通并确认患者单克隆免疫治疗情况，能够精简输血前的检测流程。

二、基础抗体鉴定要点

1. 自身对照和 DAT

自身对照是指在血清和试剂红细胞反应的相同条件下，血清和自身红细胞进行反应，是抗体鉴定的重要组成部分，宜在检测方法允许的情况下进行。自身对照不等同于 DAT（方法 3-14）。孵育和加入添加剂可能引起自身对照呈阳性反应，但仅仅在体外出现阳性反应（不代表体内情况）。所以，如果自身对照在抗球蛋白相呈阳性，宜加做 DAT 试验。若 DAT 试验呈阴性，宜考虑血清中可能存在针对添加剂试剂的抗体，或者该自身抗体仅在添加剂存在时反应。使用不同的增强技术后，温自身抗体和冷自身抗体（如抗-I、抗-IH、抗-Pr）可用 IAT 法检出。因此，宜使用不同的介质重复试验。如果 DAT 阳性，需注意有无输血史。自身抗体或药物等因素也可导致 DAT 阳性，但是如果患者有同种抗体且最近输过含相应抗原的血液，循环中的献血者红细胞可被同种抗体致敏，引起 DAT 阳性并与迟发性输血反应有关。关于 DAT 阳性原因的更多信息参见第 14 章。

2. 初次抗体鉴定谱细胞分析

初次抗体鉴定通常使用与抗体筛查试验或交叉配血试验相同的方法和检测介质。使用微柱凝胶法和固相分析技术时，在 IAT 反应相结果判读只能是第一次的结果。试管法在不同的试验阶段（如立即离心、室温、37℃ 和 IAT）具有更大的判读灵活性，但许多试验人员使用单一的 IAT 法判读结果，因为该方法能检出绝大部分有临床意义的抗体。

试管法可以立即离心后判读结果或添加剂加入前室温孵育后判读结果，在初次抗体鉴定期间可选择其一或两者都选。此类方法可以有助于某些抗体（例如，抗-M、抗-N、抗-P1、抗-I、抗-Le^a 或抗-Le^b）的检出，并且可以帮助解释在其他反应相中检测到的反应。因为大多数仅在低温下有反应性的抗体无临床意义，所以在初次抗体鉴定时经常省略以上步骤。

试管法 37℃ 孵育后的结果判读常受所用增强介质的影响。由于 PEG 增强剂可引起红细胞非特异性聚集，使用该试剂的试验不能直接离心判读结果。而使用 LISS、白蛋白和盐水（没有增强）的试验方法没有这种限制。37℃ 孵育可以检测可能引起红细胞直接凝集的一些抗体（例如，强的抗-D、抗-E 或抗-K）。如果使用血清，其他抗体（抗-Le^a 或抗-Jk^a）可能会偶尔通过 37℃ 孵育后相应抗原阳性红细胞溶血而检出。37℃ 孵育后不离心直接观察结果可以减少由无临床意义的自身抗体和同种抗体引起的的阳性反应。在某些特定情况下，具有临床意义抗体仅能在 37℃ 孵育后才能检出。有研究报道，在 87480 个标本中鉴定出了 103 例抗体阳性（63 例抗-E，27 例抗-K，5 例抗-Jk^a，4 例抗-D，3 例抗-cE 和 1 例抗-C）[28]。如果某些抗体检测需要 37℃ 孵育后观察结果，可以设计平行试验，即 1 个试验为 37℃ 孵育后读取结果，另 1 试验只在 IAT 介质中判读结果。

3. 缩小谱细胞范围

选择鉴定试剂细胞时宜考虑患者既往已经鉴定的抗体。例如，如果已知患者存在抗-e，则再用完整的鉴定试剂细胞检测患者的血清无意义，因为鉴定细胞试剂的 10 个细胞中有 9 个是 e 阳性。选择 e 抗原阴性鉴定细胞检测新产生的抗体是 1 种更好的方法。没有必要再与 e 抗原阳性红细胞进行反应以确认先前鉴定的抗-e，因为无论反应结果怎样都应该选择 e 抗原阴性红细胞进行输注。

如果患者的红细胞表型是已知的，则可以根据表型选择试剂红细胞，使得只能检出患者可能产生的同种抗体。例如，如果患者的 Rh 表型是 C-E + c + e-，鉴于无需考虑患者存在针对 E 和 c 抗原的同种抗体，没有必要选择相应红细胞用于排除抗-E 和抗-c 或者仅限于用单一细胞排除上述抗体。当然也存在例外，这包括具有弱表达或变异（部分）Rh 抗原的患者，通常见于非裔人群和 Rh 表型由 DNA 检测而非血清学预测的患者，以及可能携带缄默或突变的等位基因的患者。这种根据表型选择用于抗体鉴定红细胞的方法可最大限度减少检测量。

4. 自身红细胞表型

通过血清学或基因分型来确定个体红细胞的表型是抗体鉴定的重要组成部分，因为产生同种抗体的患者红细胞理论上没有抗体对应的抗原。红细胞表型信息有助于抗体鉴定。

自身红细胞表型的鉴定并非易事。患者如果近期输过血或其红细胞被免疫球蛋白致敏，表型会比较难判断。除非使用某些技术规避这些干扰因素，否则会得到错误的表型结果[29]。许多特殊的表型检测技术，如分离自身红细胞或去除结合的免疫球蛋白，在本章的“可选方法”一节中进行阐述。红细胞基因分型现在常用来鉴定表型，该方法可避免来自献血者红细胞或免疫球蛋白致敏患者红细胞的干扰。分子学方法从白细胞中提取 DNA，由于几乎普遍使用去白细胞血液成分、体内异体白细胞的寿命较短以及方法设计等因素，即使存在输入的献血者白细胞，也不会影响患者红细胞基因型。然而，在某些情况下不能通过基因型来预测表型，例如使基因表达失活的突变或特异性方法无法鉴定的新的罕见等位基因。此外，从移植患者的白细胞和造血干细胞分离 DNA 测得的基因型可能与该患者其他组织的基因型不同[30]。

三、结果解释

根据是否具有反应性(即血清学试验中的凝集或溶血，固相试验中的铺满反应孔底部)，抗体检测结果分别判读为阳性或阴性。抗体鉴定结果的解释是技术操作、理论水平和检测经验的结合，这是1个复杂的过程。在不同的反应介质中，抗体鉴定可能既有阳性结果，又有阴性结果，每1个阳性结果宜根据最终结论进行解释。本章下文描述了抗体鉴定结果解释的系统过程。

1. 阳性和阴性反应的一般评估

阳性和阴性反应结果在抗体鉴定中同等重要，对这些结果进行初步评估，可以大概了解标本中抗体的特性(参见方法 1-9，红细胞凝集试验中的凝集强度分级)。发生阳性反应的介质和阳性反应的强度与谱细胞的抗原分布进行比较可以帮助确定抗体特异性。阴性对照结果侧面证实阳性反应检测出的特异性抗体。标本中只存在单一同种抗体时，分别与抗原阳性和阴性的谱细胞反应，通常能产生清晰的反应格局。例如，如果血清标本仅与表 13-2 中所示的抗体鉴定试剂的第 3 号和第 5 号细胞反应，则非常可能存在抗-E。所有有反应的红细胞都表达该抗原，且所有无反应的细胞都缺乏该抗原。这只是试验分析的第1步。即使这一步反应结果表现出明显的特异性，也应当完成下文所述的操作规程。抗体排除是试验分析过程中的重要步骤，必须进行抗体排除，以确保正确鉴定可能存在的所有抗体。

2. 抗体排除和特异性的初步鉴定

解读谱细胞结果最常用的方法是根据患者标本与表达该抗原的红细胞不反应来排除抗体特异性，这种方法称为“删除法”或“排除法”。记录所有谱细胞反应结果后，在工作表上检查初次不反应红细胞的抗原谱。如果谱细胞上存在某种抗原，但待检血清与其不反应，相应的抗体可被初步排除。

许多实验室工作人员通过在抗原谱表格顶部列出的特异性抗原上做标记来排除这些抗原，以完成抗体鉴定的流程。实验室进行排除法时，考虑对单倍或双倍剂量的抗原分别进行排除，可能会使用不同的标记来区分这两种抗体，例如分别用“/”和“X”。使用排除法排除一个试剂红细胞上的相应抗原后，再使用同样的方法处理下其它无反应的谱细胞，排除其他特异性抗体。在最后一个非反应性红细胞检查完毕后，只有那些没有“划掉”的抗原作为可能引起反应性的特异性抗原作进一步评估。

一些实验室科学家倾向于采用一种类似但分两步排除的方法。在这种方法中，第一步是使用上述方法在每一行红细胞(谱细胞供者)上划掉未反应的细胞谱上的抗原。表 13-3 展示了在第一步排除完成后抗体鉴定细胞谱。该方法的第二步是根据实验室排除策略或标准来进行排除，并在细胞谱的最上一行标明最终被排除的特异性。表 13-4 展示了第二步排除完成后的抗体鉴定谱。在本案例中，假设实验室设置的排除标准为“对于双倍剂量常见抗原或合子型不影响表达的抗原(例如，P1、Le^a、Le^b)，两个相应抗原阳性谱细胞不与患者血浆反应”，符合该标准时在顶行抗原列表上划“X”代表该特异性被排除。宜注意的是，尽管某些特异性在一行或多行上被划掉，但顶行未被划掉。例如，尽管两个红细胞(#3 和#5)是 E+且与患者的血浆无反应，但在顶部一行抗-E 未被划掉，这是因为两个红细胞中只有一个是双倍剂量表达(#3)，因此抗-E 不符合实验室的最终排除标准。排除标准可以多种多样，本示例使用的排除标准只是其中一种。

需要排除的有临床意义的同种抗体宜至少包括以下抗原：D、C、E、c、e、K、Fy^a、Fy^b、Jk^a、Jk^b、S 和 s。对某些患者人群 Le^a、Le^b、M、N、P1 和其他特异性抗原也可列入其中。实验室宜建立抗体排除方案。此方案宜列出需要排除的同种抗体，并根据实验室所使用的检测方法、可用资源，确定排除时使用单倍剂量还是双倍剂量抗原阳性试剂红细胞，以及是否需要 1 个以上的抗原阳性红细胞。理想状态下，抗体排除是基于 1 个双倍剂量抗原试剂红细胞无反应性。由于抗体鉴定变得越来越复杂，仅靠双倍剂量抗原排除抗体变得越来越困难，因此实验室方案中还宜包含排除标准外的其他例外情况。

谱细胞供者所属人种会影响抗体排除。根据表型判断谱细胞可能为双倍剂量，然而对于具有常见缄默等位基因的血型系统，谱细胞可能只携带单倍剂量的对偶抗原。最常见的例子是非洲裔人群中红细胞 Fy(a+b-)表型，该种群含有高频 *FY * 02N. 01* 等位基因，使得红细胞上 Fy^b 表达沉默，因此，这些 Fy(a+b-)细胞通常只表达单倍剂量 Fy^a 抗原。如果 Fy(a+b-)红细胞为 D+C-E-、V+、Js(a+)，该供者很可能是非洲裔。使用这个谱细胞来排除抗 $-Fy^a$ 可能只能代表单倍剂量抗原排除。

对于任何一种排除法，只有在满足实验室方案的情况下排除抗体的存在，才能完成最终的排除。在大多数案例中，该过程只会留下一个或多个不能排除的抗体。然后开始评估与反应的红细胞。如果某个不能排除的红细胞抗原格局与待检标本反应格局完全匹配，针对这种抗原的抗体就很可能是标本中存在的特异性抗体。如果仍存在一些特异性抗体不能排除，则需要追加试验进行排除，确认是否存在该抗体。选择用来排除和验证的红细胞的方法在本章下一节中介绍。如果初步抗体鉴定能确定特异性抗体且能排除其他特异性抗体，而无需追加其他试验，则可直接评估抗体鉴定结果准确的概率(见下文)。

表 13-2　抗体鉴定谱细胞示例

细胞	RH								MNS				KEL				P1	LE		FY		JK		其他	细胞	结果
	D	C	E	c	e	f	C^w	v	M	N	S	s	K	k	Kp^a	Js^a	P1	Le^a	Le^b	Fy^a	Fy^b	Jk^a	JK^b			37℃ IAT
1	+	+	0	0	+	0	0	0	+	0	0	+	0	+	0	0	+	0	+	+	+	0	+	Bg(a+)	1	
2	+	+	0	0	+	0	+	0	+	+	+	0	0	+	0	0	+	0	0	0	0	+	0		2	
3	+	0	+	+	0	0	0	0	0	+	0	+	0	+	0	0	0	+	0	0	+	+	+		3	
4	0	+	0	+	+	+	0	0	+	0	+	+	0	+	0	0	+	0	+	+	0	+	0		4	
5	0	0	+	+	+	+	0	0	0	+	+	+	0	+	0	0	+	0	+	0	+	0	+		5	
6	0	0	0	+	+	+	0	0	+	0	+	0	+	+	0	0	+	0	+	+	0	0	+		6	
7	0	0	0	+	+	+	0	0	+	+	+	+	0	+	0	0	+	0	+	0	+	+	0		7	
8	+	0	0	+	+	+	0	+	0	+	0	0	0	+	0	0	+	0	0	0	0	0	+		8	
9	0	0	0	+	+	+	0	0	+	+	+	+	+	0	0	0	0	+	0	+	0	+	+		9	
10	0	0	0	+	+	+	0	0	+	0	0	+	+	+	+	0	+	0	0	0	+	+	+	Yt(b+)	10	
11	+	+	0	0	+	0	0	0	+	+	0	+	0	+	0	0	+	0	+	0	+	0	+		11	
AC																									AC	

注：+表示有抗原存在，0 表示没有抗原存在；AC=自身对照；IAT =间接抗球蛋白试验。

表 13-3　使用两步排除法进行抗体排除的示例：第一步，在每个阴性结果的一行上排除＊

细胞	RH					MNS				KEL		P1	LE		FY		JK		细胞	结果	
	D	C	E	c	e	M	N	S	s	K	k	P1	Le^a	Le^b	Fy^a	Fy^b	Jk^a	Jk^b		试管法 PEG IAT	IAT CC
1	+	+	0	0	+	+	0	0	+	0	+	+	0	+	+	+	0	+	1	2+	
2	+	+	0	0	+	+	+	+	0	0	+	+	0	0	0	0	+	0	2	0	√
3	+	0	+	+	0	0	+	0	+	0	+	0	+	0	0	+	+	+	3	0	√
4	0	+	0	+	+	+	0	+	+	0	+	+	0	+	+	0	+	0	4	3+	
5	0	0	+	+	+	0	+	+	+	0	+	+	0	+	0	+	0	+	5	0	√
6	0	0	0	+	+	+	0	+	0	+	+	+	0	+	+	0	0	+	6	3+	
7	0	0	0	+	+	+	+	+	+	0	+	+	0	+	0	+	+	0	7	0	√
8	+	0	0	+	+	0	+	0	0	0	+	+	0	0	0	0	0	+	8	0	√
9	0	0	0	+	+	+	+	+	+	+	0	0	+	0	+	0	+	+	9	3+	
10	0	0	0	+	+	+	+	0	+	+	+	+	0	0	0	+	+	+	10	0	√
11	+	+	0	0	+	+	+	0	+	0	+	+	0	+	0	+	0	+	11	0	√
AC																			AC	0	√

＊该表中使用的实验室方案示例：当与患者血浆无反应时，如果试剂红细胞表达双倍剂量，则在每行中使用“X”排除，如果试剂红细胞表达单一剂量的抗原或抗原表达不受合子型影响，则使用“/”排除。注意第 8 行的 D 抗原谨慎地使用了“/”来排除，表示该红细胞上 D 抗原为单倍剂量，但通过该细胞的表型不能排除 Dce/Dce 基因型的可能性，该基因型会表达双剂量的 D 抗原。

+表示存在抗原；0 表示不存在抗原；AC＝自身对照；PEG ＝ 聚乙二醇；IAT ＝ 间接抗球蛋白试验；CC ＝ 对照细胞；√表示 IAT 阴性后抗人球蛋白对照细胞结果可接受。

表 13-4　使用两步排除法进行抗体排除的示例：第二步，综合排除＊

细胞	RH					MNS				KEL		P1	LE		FY		JK		细胞	结果	
	D	C	E	c	e	M	N	S	s	K	k	P1	Le^a	Le^b	Fy^a	Fy^b	Jk^a	Jk^b		试管法 PEG IAT	IAT CC
1	+	+	0	0	+	+	0	0	+	0	+	+	0	+	+	+	0	+	1	2+	
2	+	+	0	0	+	+	+	+	0	0	+	+	0	0	0	0	+	0	2	0	√
3	+	0	+	+	0	0	+	0	+	0	+	0	+	0	0	+	+	+	3	0	√
4	0	+	0	+	+	+	0	+	+	0	+	+	0	+	+	0	+	0	4	3+	
5	0	0	+	+	+	0	+	+	+	0	+	+	0	+	0	+	0	+	5	0	√
6	0	0	0	+	+	+	0	+	0	+	+	+	0	+	+	0	0	+	6	3+	
7	0	0	0	+	+	+	+	+	+	0	+	+	0	+	0	+	+	0	7	0	√
8	+	0	0	+	+	0	+	0	0	0	+	+	0	0	0	0	0	+	8	0	√
9	0	0	0	+	+	+	+	+	+	+	0	0	+	0	+	0	+	+	9	3+	
10	0	0	0	+	+	+	+	0	+	+	+	+	0	0	0	+	+	+	10	0	√
11	+	+	0	0	+	+	+	0	+	0	+	+	0	+	0	+	0	+	11	0	√
AC																			自身对照	0	√

＊在本案例中，假设实验室设置的排除标准为“对于双倍剂量常见抗原或合子型不影响表达的抗原（例如，P1、Le^a、Le^b），两个相应抗原阳性谱细胞不与患者血浆反应”，符合该标准时在顶部抗原列表上划“X”代表该特异性被排除。不同实验室之间最后综合排除的标准或方案不同。

+表示存在抗原；0 表示不存在抗原；AC＝自身对照；PEG ＝ 聚乙二醇；IAT ＝ 间接抗球蛋白试验；CC ＝ 对照细胞；√表示 IAT 阴性后抗人球蛋白对照细胞结果可接受。

3. 选择红细胞用于排除和验证

根据携带或缺乏的特定抗原选择红细胞来验证或排除抗体的存在。例如，如果抗体反应格局完全符合抗-Jk^a，但不能排除抗-K和抗-S，则宜选择红细胞检测血清。理想情况下，宜选择3组具有以下表型的红细胞：Jk(a-)，K+，S-；Jk(a-)，K-，S+和Jk(a+)，K-，S-。反应结果宜可确定存在抗-Jk^a，合并或排除抗-K和抗-S。宜尽量选择抗原强表达的红细胞(例如选择相应基因纯合子或红细胞上有双倍剂量抗原表达的献血者)，以确保“无反应”是由于血清中无相应抗体所致，而不是因为血清中抗体太弱，不与弱抗原红细胞反应。需要记住的是，只能通过基因型证明存在相应的纯合子基因才能确认有双剂量抗原表达。如前所述，种族影响*FY＊A*等位基因表面上的合子型。当验证试验未获得预期的阳性或阴性结果时，也可以发现先前判断抗体鉴定结果中的错误。

4. 抗体特异性鉴定准确的概率

准确鉴定抗体特异性取决于以下两个原因，首先取决于抗体具有足够的效价(即血液循环中抗体的数量)能提供可信的阳性反应；其次，检测细胞的抗原强度必须足以提供一致的靶抗原；很难确切知道何时能同时满足以上两个条件。如果适用，检测步骤宜可增强有临床意义抗体的反应以及减少由于抗体亲和力差而产生的假阴性，同时良好的实验室规范可尽可能避免抗原减弱，优化工作人员的检测技术。假设这些因素均得到较大程度的控制，仍然有必要确保观察到的反应格局不仅仅是偶然的结果。确定抗体特异性要求标本与足够数量的谱细胞进行反应，这些谱细胞缺乏或表达的抗原与抗体的特异性相对应。基于Fisher确切概率法的标准方案中规定特异性鉴定需要3组抗原阳性细胞反应结果为阳性，3组抗原阴性细胞反应结果为阴性[31]。如果上述方法不可行，也可使用更宽松的方法(源于Harris和Hochman的计算法则[32])，其允许的最低要求是p值为0.05，与谱细胞2个反应3个不反应或1个反应7个不反应(或任1种相反)。在一些案例中，2个细胞结果阳性，2个细胞结果阴性也是一种确定抗体特异性的可接受的方法[8, 33]。概率计算方法可在本章末尾推荐阅读资料列表中查阅。

5. 抗体与自身红细胞表型的一致性

患者自身红细胞表型可用于验证抗体鉴定结果，即红细胞上应缺乏检出抗体对应的抗原。通过血清学或基因分型方法鉴定的红细胞表型结果可提示是否需要进一步试验分析。例如，1个未输过血的个体含抗-Fy^a，但是自身红细胞DAT结果为阴性且表型为Fy(a+)，则此结果存在问题，需进行进一步试验。血清学上的抗原阳性分型在可能的情况下宜通过使用多种来源的抗体来重新确认。如果基因分型显示红细胞抗原阳性而血清学结果阴性，提示基因沉默突变使患者红细胞实际上不表达该抗原，而分子学检测方法未能识别这种突变，也有可能是基因多态性导致抗原表达发生变化或仅表达部分抗原。重点需要注意的是，标本中的抗体实际上可能是同种抗体。

第四节 复杂抗体鉴定

抗体鉴定并非都很简单，排除法不能有明确的结果时需要追加其他试验或咨询免疫血液学参比实验室(immunohematology reference laboratory，IRL)。解决复杂的抗体问题时，第1步是做自身对照。如果所使用的检测方法不能做自身对照，也可通过DAT的结果来决定进一步的检测手段。图13-1显示了自身对照阴性时抗体鉴定的程序，图13-2显示了自身对照阳性时抗体鉴定的程序。本节将进一步阐述图13-1和图13-2提到的常见抗体种类以及其他类型抗体的检测。

一、多重抗体

当一个标本含有两种或更多的同种抗体时，可能很难通过单次谱细胞检测结果作出判断。多种检测结果可提示存在多重抗体：

(1)反应和非反应格局不符合单一抗体特异性：当排除法不能确定反应格局的特异性的时，可查看反应格局是否符合两种特异性抗体同时存在的格局。例如，如果表13-2中谱细胞3、5、6、9和10反应阳性，排除法后没有完全符合反应格局的特异性；但是，如果同时考虑E和K，可鉴定出反应格局，即抗-E导致3和5号细胞反应，抗-K导致6、9和10号细胞反应。如果反应格局仍不符合两种抗体同时存在的反应格局，那么需要考虑标本清中存在多重抗体。血浆中抗体种类越多，抗体的鉴定和排除越复杂，但其基本过程一致。

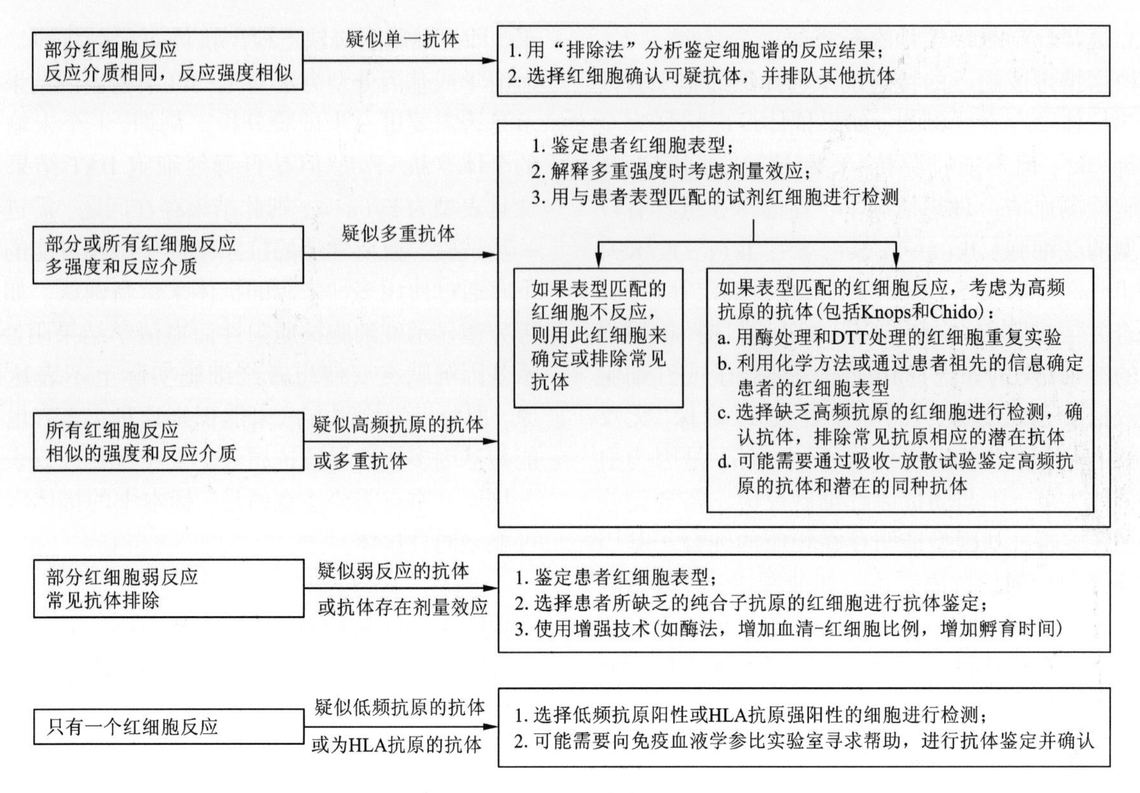

注：DTT：二硫苏糖醇。

图 13-1 自身对照阴性的抗体鉴定

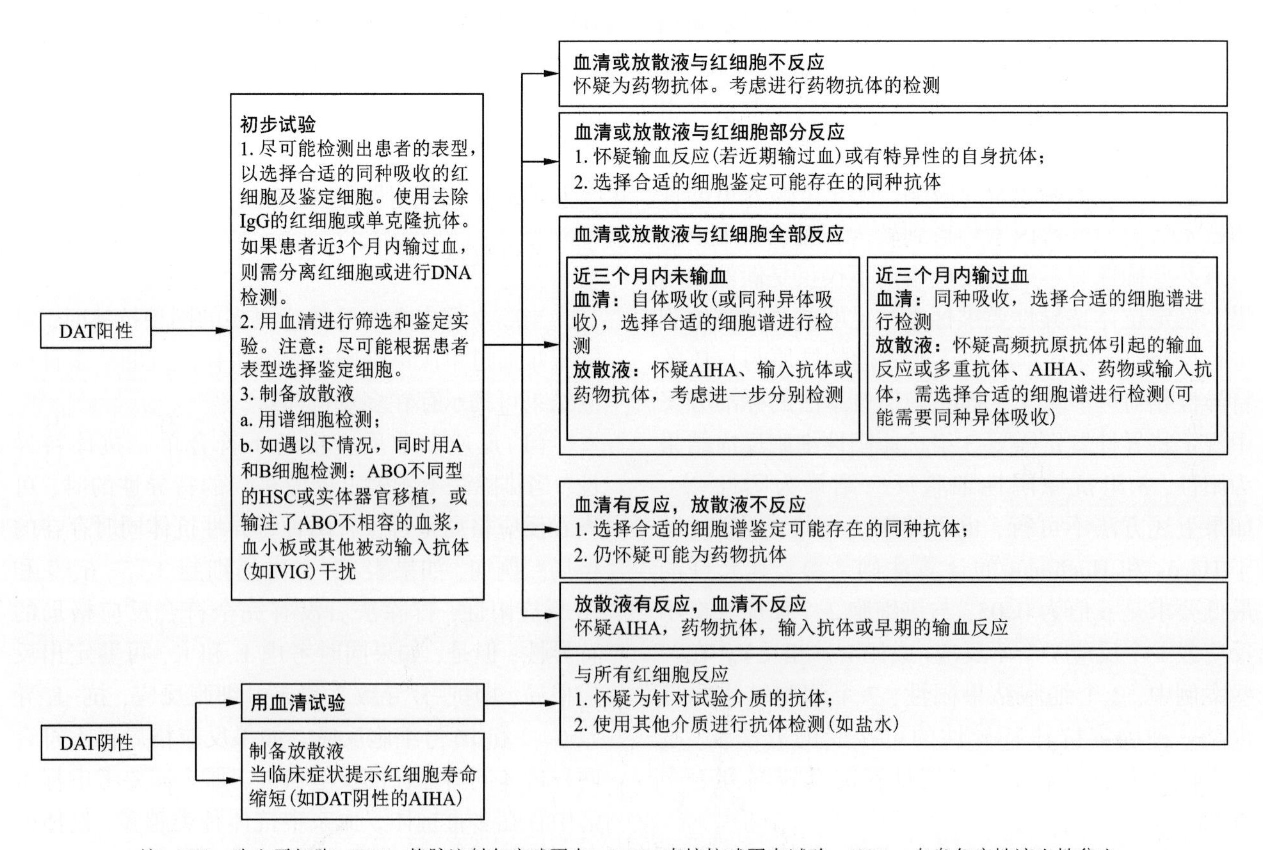

注：HSC：造血干细胞；IVIG：静脉注射免疫球蛋白；DAT：直接抗球蛋白试验；AIHA：自身免疫性溶血性贫血。

图 13-2 自身对照阳性的抗体鉴定

(2)反应出现在不同反应相中：使用试管法时如果在多个反应相中出现阳性反应，宜在每个反应相单独分析。室温下的反应格局可鉴定出与IAT反应格局不同的特异性抗体。每个反应相反应强度的不同也有助于特异性的鉴定。表13-3提供了各种抗体的反应特征。

(3)确定某种单一特异性抗体的试验中出现意外反应格局：如果疑似含有抗-e的标本能够与e抗原阴性细胞发生反应，那么有可能存在另外一种抗体或者疑似抗体并不是抗-e。选择谱细胞中多个e抗原阴性的红细胞进行检测，有助于检测其他特异性抗体。

(4)表型相似的红细胞反应结果为阴性：当几乎所有的谱细胞均反应阳性，确定多重抗体最简单的方法是检测表型相似的红细胞。表型相似的红细胞是指与患者红细胞缺乏相同抗原的红细胞。与表型相似的红细胞不发生反应，说明同种抗体仅与共同缺乏的抗原发生反应。因此，选择红细胞来进行检测，可鉴定或者排除与患者所缺少的红细胞抗原相对应的抗体(见前文关于选择红细胞的讨论)。

二、无明显特异性的反应格局

合子型(如拷贝数)、抗原表达差异性或其他因素可能导致某些抗体鉴定结果难以解释。如果血清的反应性非常弱，并且(或)反应格局和排除法排除了所有可能的特异性，则宜使用其他方法。一些有用的检测技术和注意事项见下文。

1.替代检测方法

根据原来使用的方法，有必要使用更敏感的方法来增强抗体反应(例如，PEG、酶、增加孵育时间、增加血清/红细胞比例；参见方法3-5、3-8~3-13)，或者降低敏感度以避免出现意外反应或者临床意义不大的反应。可使试剂红细胞上的某些抗原失活的方法可能有助于抗体鉴定。酶处理使红细胞上的Fy^a和Fy^b等抗原变为阴性(参见表13-5)。观察处理后的试剂红细胞与待检标本的反应可为可能的抗体特异性提供一些线索。也可使用吸收和放散技术(方法3-20、4-1和4-2)分离抗体，选择性吸收可以分离未知抗体，而从吸收红细胞上放散未知抗体也可浓缩该抗体。

2.未在抗体最佳反应相或温度下检测

如果IAT相结果为弱阳性或疑似阳性，采用试管法在立即离心、室温和37℃孵育后分别判读结果，将有助于抗体鉴定，在最初的检测中没有这些反应相。这可能使在37℃或更低的温度下产生直接凝集的抗体有最佳清晰可见的反应结果。

表13-5　常见血型抗体的血清反应性

抗体	免疫球蛋白类型	反应性				木瓜蛋白酶/无花果蛋白酶	DTT (200 mM)	相关疾病	
		4℃	22℃	37℃	IAT			HDFN	HTR
抗-M	IgG>IgM	多数	多数		罕见	敏感	耐受	罕见	罕见
抗-N	IgM> IgG	多数	多数		罕见	敏感	耐受	无	罕见
抗-S	IgG>IgM		多数		多数	可变	耐受	有	有
抗-s	IgG>IgM				多数	可变	耐受	有	有
抗-U	IgG				多数	耐受	耐受	有	有
抗-P1	IgM (IgG罕见)	多数	多数			耐受	耐受	无	罕见
抗-D	IgG>IgM (IgA罕见)		一些	一些	多数	耐受	耐受	有	有
抗-C	IgG>IgM		一些	一些	多数	耐受	耐受	有	有
抗-E	IgG>IgM		一些	一些	多数	耐受	耐受	有	有
抗-c	IgG>IgM		一些	一些	多数	耐受	耐受	有	有
抗-e	IgG>IgM		一些	一些	多数	耐受	耐受	有	有
抗-Lu^a	IgM> IgG		多数		多数	耐受或减弱	可变	无	轻度

续表13-5

抗体	免疫球蛋白类型	反应性				木瓜蛋白酶/无花果蛋白酶	DTT (200 mM)	相关疾病	
		4℃	22℃	37℃	IAT			HDFN	HTR
抗-Lu^{b}	IgG>IgM		一些		多数	耐受或减弱	可变	无	轻度
抗-K	IgG>IgM		一些		多数	耐受	敏感	有	有
抗-k	IgG>IgM				多数	耐受	敏感	有	有
抗-Kp^{a}	IgG				多数	耐受	敏感	有	有
抗-Kp^{b}	IgG>IgM				多数	耐受	敏感	有	有
抗-Js^{a}	IgG>IgM				多数	耐受	敏感	有	有
抗-Js^{b}	IgG				多数	耐受	敏感	有	有
抗-Le^{a}	IgM> IgG	多数	多数	多数	多数	耐受	耐受	无	罕见
抗-Le^{b}	IgM> IgG	多数	多数	多数	多数	耐受	耐受	无	无
抗-Fy^{a}	IgG>IgM				多数	敏感	耐受	有	有
抗-Fy^{b}	IgG>IgM				多数	敏感	耐受	有	有
抗-Jk^{a}	IgG> IgM				多数	耐受	耐受	罕见	有
抗-Jk^{b}	IgG> IgM				多数	耐受	耐受	罕见	有
抗-Di^{a}	IgG				多数	耐受	耐受	有	罕见
抗-Di^{b}	IgG				多数	耐受	耐受	有	罕见
抗-Yt^{a}	IgG				多数	可变	敏感或减弱	无	罕见
抗-Yt^{b}	IgG				多数	可变	敏感或减弱	无	无
抗-Xg^{a}	IgG>IgM		一些		多数	敏感	耐受	无	无
抗-Sc1	IgG				多数	耐受	可变	无	无
抗-Sc2	IgG				多数	耐受	可变	无	无
抗-Do^{a}	IgG				多数	耐受	可变	无	有
抗-Do^{b}	IgG				多数	耐受	可变	无	有
抗-Co^{a}	IgG>IgM				多数	耐受	耐受	有	有
抗-Co^{b}	IgG				多数	耐受	耐受	有	有

注：DTT=二硫苏糖醇；HDFN=胎儿新生儿溶血病；HTR=溶血性输血反应；IAT=间接抗球蛋白试验；Ig=免疫球蛋白。

3. 通过潜在表型排除

当血清学特异性反应不明显时，通过血清学或基因分型方法对患者红细胞进行分型，可排除在前期鉴定过程中怀疑但与患者自身红细胞抗原相对应的特异性抗体。该方法与其他试验技术相结合，使实验集中分析可能性更大的特异性抗体。如果患者有近期输血或 DAT 阳性，可能无法进行表型检测。

4. 存在共同抗原

不使用通过阴性反应细胞排除抗体的方法，仔细观察也可能会发现阳性反应红细胞有共同的抗原。例如，如果所有在室温有反应的红细胞均 P1+，但抗-P1 格局并不完全符合，抗体可能是抗-P1，该抗体不与 P1 抗原弱表达红细胞反应（该红细胞在抗原谱上偶尔被标记为"+w"）。这个情况下，可以使用增强抗-P1 反应性的方法，例如低温孵育后进行试验。

如果所有阳性反应的红细胞都是 Jk(b+)，但不是所有的 Jk(b+)红细胞都反应阳性[特别是(Jka+Jkb+)细胞]，那么阳性反应红细胞可能是具有双倍剂量抗原表达的 Jk(a-b+)。在这种情况下，基于试管的增强技术（例如酶或 PEG），或者不同的检测方法（例如固相法等）有助于使所有 Jk(b+)红细胞均反应。对患者的红细胞进行分型，以确定它们是否缺乏相应的抗原，也很有帮助。

若反应结果为强阳性，宜使用无反应细胞对最初怀疑的特异性抗体进行排除。可检查出现强阳性的试剂红细胞是否存在共同抗原。

最后，一些共同抗原的存在可能抑制其他抗原的表达，从而导致弱抗体不被检出；当血清中可疑抗体不与对应抗原阳性的所有试剂红细胞发生反应时，这种抗原表达抑制将造成抗体漏检或假阴性反应。例如 In(Lu) 能抑制 LU 抗原、P1、In^b 和 AnWj 的表达。类似地，Kp^a 能够减弱 KEL 抗原的表达(更多详细讨论见第 12 章)。

5. 遗传的变异性

某些抗体的反应格局模糊不容易看出特异性，如抗-Bg^a、抗-Kn^a、抗-McC^a、抗-Sl^a、抗-Yk^a、抗-Cs^a 和抗-JMH。这些抗体对应的抗原在不同个体的红细胞上表达显著不同。例如，由于红细胞 CR1 拷贝数的不同，Knops 血型抗原的表达在个体间表现出明显的差异[34]。

6. 未列入抗原谱的抗原

标本可能与试剂厂家提供的抗原谱上没有常规列出的抗原发生反应，例如 Do^a、Do^b 和 Yt^b。即使血清检测出现明显的阴性和阳性结果，仍无法确定这些抗体的特异性。在这些情况下，阅读细胞谱提供的额外表型或咨询厂家会有帮助。如果只有 1 个细胞意外地发生反应，这种反应很可能是由低频抗原抗体引起的。本章后面将更详细地讨论这些抗体。

7. 受检红细胞的 ABO 血型

标本可能与大多数或全部 O 型试剂红细胞反应，但不会与自身 ABO 血型红细胞反应。这种反应格局最常见于抗-H、抗-IH 或抗-Le^{bH}。O 型和 A_2 型红细胞比 A_1 和 A_1B 型红细胞具有更多的 H 抗原，A_1 和 A_1B 红细胞只表达少量 H 抗原(有关更多信息请参见第 10 章)。因此，包含抗-H 或抗-IH 的血清与 O 型试剂红细胞会有更强的反应，而如果用自身 A_1 或 A_1B 型红细胞或献血者红细胞交叉配血可能会发生弱反应或无反应。抗-Le^{bH} 能与 O 型、Le(b+)红细胞强反应，但与来自 A_1 或 A_1B 型个体的 Le(b+)红细胞则弱反应或无反应。

8. 意外的试剂红细胞问题

如果试剂红细胞定型结果错误或 DAT 阳性，将无法解释该红细胞的反应结果，此属罕见情况。如果红细胞来源于商业产品，宜立即告知厂家。

三、温自身抗体

由于温自身抗体能与几乎所有的试剂红细胞反应，因此检测有温自身抗体的患者血清具有一定难度。大多数的温自身抗体是 IgG 型，IgM 型温自身抗体非常罕见，但往往能引起严重的甚至是致死的自身免疫性溶血性贫血[35]。如果有温自身抗体的患者需要输血，非常有必要检测是否存在潜在的有临床意义的同种抗体。固相凝集法和微柱凝胶法通常会增强温自身抗体的反应。一些方法如 PEG、酶、LISS 在较小程度上也能增强多数温自身抗体的反应。如果血清中含温自身抗体时，试验时可尝试不加增强介质。如果不反应，可排除常见的特异性同种抗体，可使用相同的方法进行相容性检测，无需吸收试验。若反应阳性，那么需要通过吸收试验排除潜在的同种抗体。更多信息详见第 14 章，以及方法 3-20、4-8~4-10。

四、冷自身抗体

冷自身抗体在临床上可能是无害性的也可能是病理性的。不论哪种情况，这种能在室温或室温以下与所有红细胞，包括患者红细胞反应的冷自身抗体，都有可能引起特殊问题，特别是在高于室温的条件下用 IAT 法进行抗体鉴定也呈阳性反应时。这种情况能掩盖一些潜在的有临床意义的同种抗体，从而难以被识别和鉴定。冷自身抗体的检测取决于所使用的检测方法。微柱凝胶试验在只有 1 个细胞的情况下仍可呈现混合视野。固相检测法倾向于减少冷抗体的检出量。有不同的方法检测存在强冷凝集素的血清。一旦确定存在冷自体抗体，大多数情况下的目标是消除冷自体抗体反应的干扰，检测潜在的有临床意义的抗体。方法如下：

(1) 试管法省略室温孵育和(或)立即离心试验；

(2)试管法抗体鉴定 IAT 相使用抗-IgG，而非多特异性 AHG 试剂；

(3)患者血清或血浆做冷自体或异体吸收以去除自身抗体而保留同种抗体(方法 4-5 和 3-20)；

(4)预温技术，将试剂红细胞和患者血清或血浆分别在 37℃预温后再混合(方法 3-6)；

(5)用兔红细胞或红细胞基质吸收[36,37]。

最后 2 种避开冷自身抗体干扰的方法是有争议的。以上方法的注意事项和局限性都可以在它们各自的操作步骤和参考文献中找到。

在某些情况下，检测的目的不是避开冷自身抗体，而是为了确定其血清学特征（如特异性、温态、效价）。对于病理性冷自身凝集素患者，有要求做这些检测。关于一些冷自身抗体引起的免疫介导的溶血详见第 14 章。

五、迟发型血清学/溶血性输血反应

迟发型输血反应是指，患者输血后体内发现新的同种抗体，导致出现不相容红细胞被破坏的实验室证据（血清学）或实验室和临床证据（溶血性），而这些红细胞在输血的当时是相容的。如果患者在最近 3 个月内输过血，且在 IAT 试验中自身对照阳性，则患者血液循环中可能存在抗体致敏的献血者红细胞，导致 DAT 呈现混合凝集外观。在血浆或血清检测不确定的情况下，宜进行放散试验。例如，一个近期输过血的患者自身对照是阳性的，与大部分但不是全部 Fy（a+）红细胞反应呈弱阳性，那么就可能需要检测红细胞放散液中是否有抗-Fy^a，因为更多的抗体结合在献血者红细胞上，重要的是，制备红细胞放散液的过程可使抗体浓缩。输入的红细胞很少使 IAT 以外的反应相出现自身对照阳性，但对于新产生的或冷反应的同种抗体，也可能出现其他反应相阳性。若 DAT 结果呈混合凝集外观，血清或血浆与所有的试剂红细胞都呈阳性反应，则宜考虑是针对高频抗原的同种抗体引起的输血反应（图 13-2）。

六、针对高频抗原的抗体

如果与所有试剂红细胞在相同的反应相均呈阳性反应，且反应强度相同，自身对照阴性，宜考虑是针对高频抗原的抗体。针对高频抗原的抗体可以通过以下方法鉴定：与特定的罕见表型红细胞进行反应；用抗高频抗原血清对患者红细胞进行定型。了解抗体产生者的种族或血统有助于选择正确的检测方法（表 13-6）[5]。经化学和（或）酶处理的红细胞（如 DTT/AET 处理或无花果蛋白酶处理的红细胞）可以表现出典型的反应模式，有助于缩小特异性抗体的范围（表 13-7）。如果血清与血型系统中缺乏所有抗原的罕见红细胞［如 K_0、Rh_{null} 或 Lu（a-b-）细胞］没有反应，可将抗体锁定至该血型系统。

如果试验中难以获得某种高频抗原阴性的红细胞，其低频对偶抗原阳性红细胞可能有助于试验。例如，如果血清中含有抗-Co^a，由于“剂量效应”，该抗体与 Co（a+b+）红细胞的反应弱于与 Co（a+b-）红细胞的反应。

针对高频抗原的抗体可能伴随其他常见抗原的抗体，使得鉴定常见抗体更加困难。在这种情况下，有必要确定患者的常见抗原表型，选择 1 个表型相似的红细胞（即缺乏与患者红细胞相同的常见抗原的细胞），此细胞与患者血清是不相合的。用此红细胞吸收高频抗原抗体。吸收后的血浆或血清中留下常见抗原的抗体，这些抗体可以通过常规的谱细胞进行鉴定。因为鉴定针对高频抗原的抗体很复杂，有必要将标本交予参比实验室。

1. 抗体产生者的种族

含有抗-U、抗-McC^a、抗-Sl^a、抗-Js^b、抗-Hy、抗-Jo^a、抗-Tc^a、抗-Cr^a 和抗-At^a 的人群宜考虑是否属于非洲裔，因为这些抗原阴性的表型几乎都是该人群。具有抗-Kp^b 的个体常常是欧洲裔。抗-Di^b 一般在亚洲、南美、印度和美洲原住民族的个体中发现（表 13-6）。

2. 血清学线索

了解高频抗原的特定抗体的血清学特征可能有助于鉴定。

（1）室温反应性抗体：抗-H、抗-I、抗-IH、抗-P、抗-$PP1P^k$（抗-Tj^a）、抗-En^a、抗-LW（部分）、抗-Ge（部分）、抗-Sd^a 或抗-Vel。

（2）用新鲜血清检测能引起试剂红细胞溶血：抗-Vel、抗-P、抗-$PP1P^k$（抗-Tj^a）、抗-Jk3、一些抗-H 和抗-I。必须用血清代替血浆才能观察到红细胞溶血。

（3）与酶处理试剂细胞反应性降低或消失：抗-Ch、抗-Rg、抗-En^a、抗-In^b、抗-JMH、抗-Ge2 和一些抗-Yt^a。

（4）在 IAT 试验中出现弱的模糊格局：抗-Kn^a、抗-McC^a、抗-Yk^a 和抗-Cs^a。KN 系统抗原在保存过程中不稳定，抗体可能与献血者红细胞和更新鲜的试剂红细胞反应更强。

（5）补体结合的自身抗体（如抗-I 和抗-IH）和抗-$PP1P^k$ 和抗-Vel 等同种抗体使用多特异性的 AHG 试剂可能反应结果更强。

表 13-6　特定人群中的高频抗原缺乏*

表型	人群
AnWj-	任何人群的流动人口>以色列阿拉伯土著
At(a-)	黑种人
Cr(a-)	黑种人
Di(b-)	南美洲>美国人>日本人
Fy(a-b-)	黑种人>阿拉伯/犹太人>地中海人>白种人
Ge：-2，-3(Gerbich 表型)	巴布亚新几内亚>马来西亚>白人>任何人群
Ge：-2，3(Yus 表型)	墨西哥人>以色列人>地中海人>任何人群
Ge：-2，-3，-4(Leach 表型)	任何人群
Gy(a-)	东欧人(吉普赛人)>日本人
hr^B-	黑种人
hr^s-	黑种人
Hy-	黑种人
In(b-)	印度人>伊朗人>阿拉伯人
Jk(a-b-)	波利尼西亚人>芬兰人>日本人>任何人群
Jo(a-)	黑种人
Jr(a-)	日本人>亚洲人>欧洲人>贝多因阿拉伯人>任何人群
Js(b-)	黑种人
k-	白种人>任何人群
Kn(a-)	白种人>黑种人>任何人群
Kp(b-)	白种人>日本人
Lan-	白种人>日本人>黑种人>任何人
Lu(a-b-)	任何人群
LW(a-b-)	任何人群的流动人口>加拿大土著
LW(a-)	波罗的海居民
O_h(Bombay)	印度人>日本人>任何人群
Ok(a-)	日本人
P-	日本人>芬兰人>以色列人>任何人群
$PP1P^k$-	瑞典人>孟诺教派>以色列人>日本人>任何人群
Sl(a-)	黑种人>白种人>任何人
Tc(a-b+c-)	黑种人
U-和 S-s-U+^{var}	黑种人
Vel-	瑞典人>任何人群
WES(b-)	芬兰人>黑种人>任何人群
Yk(a-)	白种人>黑种人>任何人群
Yt(a-)	阿拉伯人>犹太人>任何人群

经 Reid 等[5] 允许改编。

表 13-7 各种试剂引起的抗原变化*

试剂	被变性或改变的抗原†
蛋白水解酶‡	M、N、S、Fy^{a}、Fy^{b}、Yt^{a}、Ch、Rg、Pr、Tn、Mg、Ml^{a}/Vw、Cl^{a}、Je^{a}、Ny^{a}、JMH、Xg^{a}，一些 Ge 及 In^{b}
二硫苏糖醇(DTT)或 2-氨基乙硫溴铵(2-AET)	Yt^{a}、JMH、Kn^{a}、McC^{a}、Yk^{a}、LW^{a}，所有 KEL、LU、DO、CROM 及 IN 血型抗原

注：* 宜使用恰当的红细胞对照。

† 列出的一些抗原可能是被减弱而非完全改变。

‡ 不同水解酶对同一种抗原会产生不同的影响。

3. 针对高频抗原的抗体与温自身抗体的区别

当患者由于输血产生针对高频抗原的抗体时，患者输血后红细胞标本可能出现 DAT 阳性，血清/血浆和放散液有可能与所有试剂红细胞发生反应。因为该反应模式与很多温反应自身抗体(可能也是输血后产生)相同，这两种情况很难区分。若输血后 DAT 的反应强度明显弱于血清或血浆试验，则更可能是高频抗原的同种抗体，而不是自身温抗体，因为只有输入的红细胞包被有同种抗体。输血后产生针对高频抗原的抗体会出现 DAT 混合凝集外观(即部分红细胞凝集，部分不凝集)，原因是只有输入的红细胞被抗体致敏。然而，在实践中弱凝集与混合凝集很难区分。如果不能获取输血前标本，检测患者基因型或者使用红细胞分离法分离自身红细胞用于检测可能有助于区分同种抗体和自身抗体。对自身红细胞进行 DAT 检测、用 DAT 阴性自身红细胞检测输血后血清或放散液也可能有助于区分同种抗体和自身抗体。如果自身红细胞的 DAT 结果是阴性，则抗体为同种抗体。如果输血后血清或血浆与 DAT 阴性自身红细胞发生反应，抗体为自身抗体(见第 14 章和图 13-2)。

七、针对低频抗原的抗体

如果血浆标本只与 1 个献血者或试剂红细胞标本反应，且已排除同种抗体，那么宜考虑针对低频抗原的抗体。鉴别该抗体方法可以是用表达低频抗原的谱细胞与该血清反应，也可以是用已知的低频抗原抗体去检测能与该血清标本发生反应的红细胞。然而，单一血清经常含有多种特异性的低频抗原抗体。从定义上看，尽管低频抗原罕见，但天然存在的针对低频抗原的抗体并不少见。许多针对低频抗原的抗体仅在低于 37℃时发生反应，因此还不能确定其临床意义。鉴定针对低频抗原的抗体需在参比实验室进行。一些参比实验室并不要求对其进行鉴定，因为这些抗体大多都没有显著的临床意义，且较容易找到相容的血液成分。

如果怀疑是低频抗原抗体，且所有常见同种抗体均已排除，进行鉴定试验时不宜延迟输血。由于用于检测献血者红细胞低频抗原的抗血清较少，往往有必要通过交叉配血避免输注抗原阳性红细胞。当血清只能与一个献血者红细胞或试剂红细胞反应时，最有可能的原因是存在一种针对低频抗原的抗体，其他可能的原因包括红细胞 ABO 不相容、DAT 阳性或多凝集红细胞(例如，红细胞隐蔽抗原暴露，与所有正常成人血清反应)。

八、孕期产生的针对低频抗原的抗体

当母体抗体筛查阴性，但是其 ABO 血型相容的新生儿出现 DAT 试验阳性或无法解释的红细胞计数持续下降时，也需考虑存在针对低频抗原的抗体。如果母亲血浆或婴儿 DAT+红细胞的放散液与父亲红细胞反应为阳性时，提示可能是由针对低频抗原的抗体导致，尽管抗体的特异性未知。只有当母亲血浆与父亲红细胞 ABO 相容，或者婴儿红细胞放散液不含有能够与父亲红细胞发生反应的抗-A 和抗-B，或者 ABO 抗体通过吸收试验从血清中去除或放散下来，才能进行上述试验。

九、药物依赖性抗体

某些药物会使患者体内产生抗体，这些抗体会导致 IAT 试验阳性和(或)DAT 试验阳性。药物引起的免疫性溶血性贫血比较罕见，其概率大约是 1/100 0000[38]。综合分析临床表现、用药史以及血清学结果，能够为及时识别药物引起的溶血性贫血、向临床医生提供的重要信息。当通过常规的血清学方法检测出针对药物或药物/红细胞膜复合物的抗体时，可能还需要进行后续的复杂的检测来排除同种抗体，并排除患者输血反应(迟发型或血清学)的可能性。检测药物依赖性抗体的方法和药物引起的免疫性溶血性贫血的相关知识参见第 14 章。

十、针对试剂成分的抗体

针对检测试剂中的药物或化学成分的抗体可以导致抗体检测和鉴定试验出现阳性结果。这些导致抗体的成分可存在于试剂红细胞上清中，也可能存在于检测系统添加的增强介质中。除了引起实验室干扰导致输血延迟，大多数异常反应是体外现象，在输血治疗中意义不大。将标本与不同厂家的细胞或增强介质、洗涤过的红细胞和原稀释液中的红细胞、商品化试剂红细胞与献血者红细胞的反应进行系统性比较，可以发现产生抗体的成分。请参见本章末 Garratty 的阅读建议以及参考文献[39-41]。

十一、红细胞缗钱状凝集

红细胞缗钱状凝集是最常见的异常血清反应之一，是由患者血清/血浆蛋白浓度异常产生的体外现象。使用血浆时，出现红细胞缗钱状凝集更为常见，由于检测自动化的要求，血浆已成为输血科检测时的首选标本。红细胞缗钱状凝集是红细胞的非特异性聚集，肉眼观察时可被误认为凝集，该现象可在任何包含患者血清和试剂红细胞的试验中观察到。显微镜观察时，缗钱状看起来类似于硬币堆叠在一起。在包含产生缗钱状凝集的蛋白时，难以通过直接凝集试验来检测抗体，但在 IAT 试验中，由于大多数异常的血清蛋白被洗涤弃去，因此不会出现缗钱状凝集。然而，出现缗钱状凝集的患者血浆标本在 IAT 反应相更容易洗涤不完全，并出现假阴性结果。这种由洗涤不完全导致的假阴性结果很容易通过 IAT 中抗人球蛋白对照细胞结果异常而被发现。出现缗钱状凝集时，盐水替代法可以用于检测直接凝集抗体，若在试验中红细胞凝集散开，则可确定为缗钱状红细胞(方法 3-7)。

十二、其他异常的血清反应

也有一些抗体仅与盐水新鲜洗涤的红细胞、老化的红细胞(体内或体外)及在一些塑料容器中储存过的红细胞发生反应。发生这些反应的概率较小，但也为一些难以解释的反应提供思路。详见 Garratty 建议的阅读资料。

第五节 可选方法

虽然日常工作中通常应用相同的抗体检测方法进行基础的抗体鉴定，但鉴定复杂抗体时需要应用其他的方法和技术。本节中提到的方法是许多实验室日常工作中常规开展的方法；其他方法可有选择地应用或只在特定条件下使用，但没有一种方法适用于检出所有的抗体。当常规方法不能确定特异性，或怀疑抗体的存在但不能确证时，使用其他增强技术或过程可能会有所帮助。酶处理红细胞、低温检测或使用添加剂的检测技术，宜尽可能设立自身对照以保证结果解释的合理性。

一、检测自身红细胞表型

如果患者在近 3 个月内输过血，表型会比较难判断。如果有输血前的标本，需用此标本检测患者真正的表型。如果没有输血前的标本，可将患者新生成的红细胞从输血后红细胞中分离(方法 2-22)，再进行定型。通过离心的分离方法是基于新生红细胞与成熟红细胞密度不同的原理。离心法最好使用最近一次输血 3 天后的标本，可提供新的红细胞生成的时间。取样后应尽早分离，如果标本放置太久(>24h)，或者患者不产生新鲜红细胞，则不适用该方法，通常会导致假阳性的分型结果。

镰状细胞密度很高，因此镰状细胞性贫血的患者不适用于离心法分离自身红细胞与输入的献血者红细胞。但可用低渗盐水洗涤法(方法 2-23)进行镰状细胞的分离。含血红蛋白 SS 的镰状细胞在低渗盐水中不溶血，而含血红蛋白 AA 的献血者红细胞溶血。

冷自身抗体和温自身抗体的免疫球蛋白都能包被患者红细胞，干扰患者的定型。如果红细胞上包被有冷自身抗体，可用 37℃ 温盐水洗涤去除冷自身抗体(方法 2-17)。如果冷自身抗体非常强，可用 0.01 mol/L 二硫苏糖醇(dithiothreitol，DTT)处理红细胞破坏引起自身凝集的 IgM 分子(方法 2-18)。如果红细胞上包被有 IgG 的自身抗体，在去除此 IgG 抗体之前，无法使用 IAT 鉴定表型(如 Fy^a，Fy^b)。工作中经常会使用直接凝集的抗血清(如 IgM 单克隆试剂)来检测被抗体致敏的红细胞表型。

除少数情况外，许多 DAT 阳性的红细胞使用直接凝集的单克隆试剂所测得的表型结果通常是可信的[42]。去除 IgG 抗体的常见方法有：热放散(方法 2-19)、二磷酸氯喹放散(方法 2-20)和甘氨酸/EDTA 放散(方法 2-21)。

二、低离子强度盐溶液和聚乙二醇

与没有使用增强剂相比，PEG 技术可增强反应性，减少孵育时间。LISS 可缩短孵育时间，通常可用于配置红细胞悬液用于试管法、微柱凝胶法，或作为试管/固相法试验中的介质。商品化的 LISS 和 PEG 可能含额外的增强介质。试验时宜严格按试剂说明书要求加入合适比例的血清和 LISS 或 PEG。LISS 和 PEG 的一般流程、技术原理和特殊注意事项参见方法 3-4 和 3-5。LISS 和 PEG 也可增强自身抗体，因此，当同种抗体合并有自身抗体时，情况更为复杂[43-44]。

三、降低温度

某些抗体(如抗-M、抗-N、抗-P1、抗-Le^a、抗-Le^b 和抗-A1)在室温和更低的温度时反应较强，其特异性可能只在22℃以下才被检测到。许多血清中含抗-I 或其他冷反应性自身抗体，因此低温反应时自身对照尤为重要。

四、提高血清/红细胞比例

增加与标准体积的红细胞反应的血清量可增强低浓度抗体的反应性。方法之一是，4 体积(滴)血清加 1 体积(滴)2%～5%的红细胞悬液，37℃孵育 60 分钟，期间定时振摇混匀，促进抗原抗体反应。可在 IAT 试验洗涤红细胞之前去除血浆，因为如果使用血清加量法，标准的3～4 次洗涤并不能充分地去除未结合的免疫球蛋白。但不推荐增加洗涤次数至 4 次以上，因为洗涤太多次，已结合的抗体可能会被解离下来。提高血清/红细胞比例并不适用于使用 LISS 或商品化 PEG(可能通过将 PEG 溶解在 LISS 中制备)的方法，因为使用低离子强度介质的方法需要合适的血清和添加剂的比例。

五、增加孵育时间

对于一些抗体来说，常规的孵育时间(有添加剂时 10～15 分钟，无添加剂时需 30 分钟)可能不足以使抗体充分反应，特别是在盐水或白蛋白介质中反应时，呈阴性或弱反应。增加反应时间至 30～60 分钟，通常可以增加反应性，结果会更清晰。使用 LISS 和 PEG 时禁止延长孵育时间，因为超过其推荐时间会使反应减弱或消失。因此，一定要按照厂商说明书正确使用试剂。

六、调节 pH

改变反应体系的 pH 值能改变某些抗体反应性，一些被增强，而另一些被减低。

反应体系的 pH 值降低至 6.5 时，一些抗-M 案例反应增强[45]。抗体鉴定时如果只有 M+N-细胞反应，疑似存在抗-M，此时血清被酸化后可看到明确的反应格局(例如与 M+N+细胞也反应)。1 体积 0.1N HCl 加至 9 体积的血清中，可使 pH 值降低至 6.5 左右。酸化血清法需用已知 M 抗原阴性的细胞进行质量控制以防止非特异性凝集干扰结果。

低 pH 会明显降低其它抗体的反应性[46]。如果将 pH<6.0 的无缓冲盐水用于制备红细胞悬液或 IAT 法的洗涤步骤，RH、FY、JK 和 MNS 血型系统的抗体将失去反应性。可使用磷酸盐缓冲液(方法 1-8)控制 pH，增强弱反应抗体的反应强度[47]。

七、红细胞血型抗原的酶修饰/破坏

复杂抗体鉴定时，应用最多的是无花果蛋白酶和木瓜蛋白酶。酶可破坏或减弱某些抗原，如 M、N、S、Fy^a、Fy^b、JMH、Ch、Rg 和 Xg^a(表格 13-7)，使抗原相应的抗体不与酶处理后的细胞反应。相反，无花果蛋白酶处理和木瓜蛋白酶处理的红细胞与其他抗体反应增强(如 RH、P1PK、I、JK 和 LE 系统抗原的抗体)。因此，酶处理技术可用于分离混合抗体。例如，标本含抗-Fy^a 和抗-Jk^a，试验时会与许多谱细胞起反应，但如果使用酶处理谱细胞，抗-Jk^a 反应性将仍然存在，并且反应性可能会增加，但抗-Fy^a 的反应性被破坏。蛋白水解酶的应用和处理程序见方法 3-8～3-13。

一些先进的参比实验室还会应用胰蛋白酶、胰凝乳蛋白酶和链霉蛋白酶等。根据所使用的酶和方法，其他抗原也可能被改变或破坏。被其中一种蛋白水解酶灭活的抗原可能不会被其他酶灭活。胰蛋白酶可用于去除红细胞上的 CD38，从而避免了抗-CD38 免疫治疗的干扰[48]。只与酶处理细胞反应的抗体是否具有临床意义仍值得商榷，这些“唯酶”抗体可能并不具有临床意义[49]。

八、红细胞血型抗原的化学修饰/破坏

细胞上的某些血型抗原经过化学处理后，会被破坏或减弱（表格 13-7）。修饰红细胞，即处理过的红细胞，既可用于检测是否存在可疑抗体，也可用于鉴定意外抗体。如果标本中含有针对高频率抗原的抗体，那么修饰红细胞就特别有用，因为抗原阴性的红细胞非常稀少。巯基试剂如 2-氨基乙硫溴铵（2-aminoethylisothiouronium bromide，AET），2-巯基乙醇（2-mercapto-ethanol，2-ME）或 DTT 裂解维持某些血型抗原构象的二硫键，可用来减弱或破坏 KEL 血型系统的抗原和其他抗原（方法 3-18）[50-51]。DTT 也能破坏红细胞上的 CD38，通常用于减少抗-CD38 免疫治疗对血清学试验的干扰[22,23]。ZZAP 试剂，包含蛋白水解酶和 DTT，可以使对 DTT 敏感的抗原蛋白变性（例如所有 KEL 血型系统抗原），同样也可以使用水解酶使敏感的抗原变性（方法 4-8）[52]。经甘氨酸/EDTA 处理的红细胞，Bg、KEL 血型系统和 Er^a 抗原会被破坏（方法 2-21 和 4-2）[53]。二磷酸氯喹可以减弱红细胞表面 HLA-I 类抗原（Bg 抗原）的表达[54]，也可以减弱其他抗原（包括 Rh 抗原）的表达（方法 2-20）。

九、抑制法

某些血型抗原以可溶性形式存在于体液中，如唾液、尿液和血浆中。这些物质也存在于自然界其他来源中。可溶性物质可用于抑制相应抗体的反应性，这些抗体可能掩盖非中和抗体的存在。如果疑似存在某种抗体，应用可溶性物质抑制抗体的反应性能帮助鉴定抗体。例如，怀疑存在抗-P1，但凝集反应不明确，在加入可溶性 P1 物质后反应消失而盐水平行对照仍为阳性，可证明存在特异性抗-P1。只有当抑制试验为阴性且加等量体积的盐水和可溶性物质的稀释对照为阳性时，抑制试验的结果才可靠。

最常见的抑制物如下：

（1）LE（Lewis）物质。每个有 LE 基因（*FUT*3）的个体，其唾液中存在 Le^a 物质或 Le^b 物质或两者均有。表型为 Le(a+b-)的个体唾液中含 Le^a 物质，表型为 Le(a-b+)的个体唾液中含 Le^a 物质和 Le^b 物质（方法 2-8）。也有商品化的 LE 物质可供使用。

（2）P1 物质。包虫囊液和鸽子蛋清中存在可溶性 P1 物质。也有商品化的 P1 物质可供使用。

（3）Sd^a 物质。许多体液中都存在可溶性的 Sd^a 物质，但尿液中浓度最高[55]。为确定血清标本中是否存在抗-Sd^a，可用已知 Sd(a+)个体的尿液来抑制抗体的反应性（方法 3-19）。

（4）CH/RG（Chido 和 Rodgers）物质。CH/RG 抗原是存在于人类补体 C4 上的表位[56,57]。大多数正常红细胞表面有微量 C4。抗-Ch 和抗-Rg 在 IAT 法中会与 C4 反应。鉴定抗-Ch 和抗-Rg 有效的方法是用 Ch+、Rg+阳性个体的血浆抑制这些抗体的反应（方法 3-17）。虽然不是抑制技术，但在体外，血浆中可溶性的 Ch 和 Rg 物质可以通过过量 C4d 包被红细胞。这些被包被的红细胞与抗-Ch 和抗-Rg 直接凝集，从而被快速识别[49]。

十、免疫球蛋白的变性

巯基试剂，如 DTT 和 2-ME，能够使 IgM 五聚体中联结单体亚单位的二硫键断开。完整的 19S IgM 分子被切为 7S 的亚单位，并丧失血清学活性[59]。7S 单体的链内二硫键相对稳定，不受巯基试剂影响。

使用巯基试剂使免疫球蛋白变性的应用包括：

（1）确定抗体的免疫球蛋白类别（方法 3-16）。在孕妇的标本中检查到 IgG 抗体，提示有 HDFN 的风险。

（2）在 IgM 和 IgG 混合的抗体中，鉴定其特异性，特别是 IgM 发生的凝集遮盖了 IgG 抗体的存在。需要注意的是，当使用处理过的血浆进行 IgG 抗体鉴定时，宜考虑处理引起的稀释效应。

（3）确定抗体（如抗-A 或抗-B）中 IgM 和 IgG 组分的相对含量。

（4）去除 IgM 自身抗体引起的红细胞凝集干扰（方法 2-18）。

（5）使用 DTT 和蛋白酶混合试剂（ZZAP 试剂）将 IgG 抗体从红细胞上去除（方法 4-8）。

十一、吸收试验

抗体能被含有相应抗原的红细胞吸收，从血清中分离出来。抗体和细胞膜上抗原结合后，分离血清和细胞，特异性抗体仍留在红细胞上。此时，可以通过放散试验收集已结合的抗体，也可检测吸收后血清中的剩余抗体。

吸收试验可用于下列情况：

（1）分离血清中的多重抗体；

（2）去除自身抗体，检测与自身抗体同时存在的同种抗体（见第 14 章）；

（3）去除血清中不需要的抗体［常为抗-A 和（或）抗-B］，保留血清中可作为试剂使用的其他抗体。

（4）通过待检红细胞可去除已知血浆中与某种特异性抗体的反应能力，来证实红细胞上存在某种特异性抗原。

（5）通过某种抗体只能被特定血型表型红细胞吸收的特性来确定该抗体的特异性。

不同情况下，吸收试验有不同目的，没有一种试验方法能够满足所有目的（方法 4-5、4-8、4-9 和 4-10）。在方法 3-20 中可以找到关于抗体吸收试验的基本步骤。常用的血清与细胞比例为 1 体积血清比 1 体积洗涤过的红细胞成分。为增加抗体吸收，可以使用较大量红细胞以增加抗原的比例。孵育温度宜为该抗体反应的最适温度。用蛋白酶预先处理红细胞可以增加某些抗体的吸收，并减少吸收次数达到完全去除抗体目的。但是有些抗原被蛋白酶破坏，相应抗体不能被酶处理过的红细胞所吸收。有必要通过未参与抗体吸收的红细胞与吸收后血清反应为阴性，来保证吸收完全（即没有残留的抗体）。吸收试验使用大量的红细胞，3%～4%的试剂红细胞悬液通常量不足，献血者血液标本是最便捷的红细胞来源。

当分离混合抗体时，选择适当表型的红细胞极其重要。如果既往已鉴定出 1 种或多个抗体，表达相应抗原的红细胞可以用于去除被吸收血清中已知的抗体，同时留下未知的抗体。例如，如果某个人的表型是 K+k-，Fy（a-b+），并且产生了抗-k，那么就要用 K-k+，Fy（a-b+）表型的红细胞试剂吸收去除抗-k，然后被吸收后的血清可以使用常见的 K-k+，Fy（a+b-）红细胞检测是否存在抗-Fy^a。

十二、放散试验

放散试验是将致敏红细胞上结合的抗体释放出来。结合的抗体可因诸多因素而解离，如抗原抗体的热动力学变化；抗原抗体结合力被中和或逆转；抗原抗体结合位点结构的破坏。放散试验的目的是获得可用的抗体。

实验室通常有多种放散试验的方法，可供选择的方法参考方法 4-1～4-4。没有一种方法适用于所有情况。热放散或冻融放散最常应用于 ABO 血型不相容所致 HDFN 的调查，很少用于其他抗体的检测。使用酸或有机溶剂的方法可用于放散温反应自身和同种抗体。商品化试剂也可用于放散试验（详见第 14 章表 14-2 列出的放散方法及其优缺点和临床应用）。

放散试验主要用于以下情况：

（1）DAT 阳性的调查（第 14 章）；

（2）浓缩和纯化抗体，检测弱表达的抗原，鉴定多重抗体的特异性。这些试验要结合上文所述的吸收试验同时进行，详见方法 2-7；

（3）自体吸收试验时制备无抗体结合的红细胞（方法 4-5 和 4-8）。

影响放散试验成功的技术因素：

（1）洗涤不完全：致敏红细胞在放散前必须经彻底洗涤，防止未结合抗体混入放散液。最常用做法是用盐水洗涤 6 次，但如果上清中含有高效价抗体，可能需要更多次洗涤（注意以下 3 项内容）。为确定洗涤过程的有效性，宜保留最后 1 次洗涤的上清，检测其抗体活性为阴性。

（2）蛋白质结合到试管玻璃表面：如果放散试验与红细胞吸收（致敏）和洗涤阶段使用同一试管，那么致敏时非特异性结合到试管表面的抗体在放散试验时离散到放散液中。如果患者 DAT 阳性，血清中有游离抗体，而试验中使用全血标本时，也可能发生类似的结合现象。为了避免该类污染，洗涤后的红细胞在放散前应该被转移到另一洁净的试管中。

（3）放散前抗体从红细胞解离：IgM 类抗体（如抗-A、抗-M）或低亲和力 IgG，在洗涤过程中，会自发地从红细胞上解离下来。为避免这类抗体损失，可以应用冷盐水（4℃）或厂家生产的洗涤液来洗涤红细胞。

（4）错误的操作技术：如未完全去除有机溶剂和没有纠正放散液的渗透压和 pH，可导致加入放散液中用于检测的红细胞出现溶血或具有“黏性”。基质碎片的存在可影响结果判读。认真仔细地操作和严格遵照试验程序能避免该类问题。

（5）放散液中抗体具有不稳定性：稀释的蛋白质溶液，例如盐水放散液中的抗体是不稳定的。宜尽早检测放散液中的抗体，也可以加入牛血清白蛋白至放散液中，使最终牛血清白蛋白浓度为 6%w/v（质量/体积），可冷冻保存放散液。也可以直接用无抗体血清、6%白蛋白液或类似的蛋白质介质代替盐水进行抗体放散。如果使用商品放散液，宜根据生产厂商的使用说明进行制备和保存。

十三、吸收放散试验

吸收放散试验结合可用于从血清中分离混合抗体、检测红细胞上弱表达抗原或帮助鉴定弱反应抗体。操作过程首先是将血清与特定表型的红细胞孵育，然后从吸收的红细胞上放散抗体。

当选择用于从混合抗体中分离抗体的吸收红细胞时，应该特别注意，红细胞宜只表达混合抗体中某一种抗体相对应的抗原，以使此细胞的放散液也只包含这种抗体。放散液和吸收血清均可做进一步试验。在制备随后的放散液时，常使用未处理过的红细胞用于吸收。

十四、抗体效价测定

通常使用特定红细胞检测倍比稀释的血浆来检测抗体的效价。肉眼观察产生凝集的最高稀释度，其倒数即为效价。抗体效价测定的价值在于，说明标本血清中抗体的相对含量，或者红细胞上表达相应抗原的强度。

抗体效价的测定通常用于：

(1)产前检查：已知血清中含有可引起 HDFN 的特异性抗体或临床意义未知的抗体，抗体效价测定的结果有助于决定是否进行其他检查，如多普勒超声或羊膜穿刺术(见23章和方法5-3)。

(2)抗体鉴定：有些抗体几乎能与所有的试剂红细胞结合，在抗体效价测定中表现为，与不同红细胞表现出不同的反应强度。例如，自身抗-I可以与成人和脐血红细胞均起反应，然而抗体效价测定表明与成人I+细胞反应的效价比与脐血 $I+^{W}$ 红细胞反应的效价更高。大多数抗体的反应活性，倍比稀释后逐渐减弱(即2+的凝集强度在下一个滴度时变成1+)，弱抗体(<1+)稀释后会失去反应活性。然而，有些抗体稀释时，效价1~2048一直保持弱反应性，如抗-Ch、抗-Rg、抗-Cs^a、抗-Yk^a、抗-Kn^a、抗-McC^a 和抗-JMH。当弱反应出现在 IAT，抗体效价测定可用于确定抗体的反应性是否与这些血型系统抗体的反应性相符；但是并非上述抗体的所有案例都表现为高效价、低亲和力。因此，血清学特性可能表明某些抗体特异性，但即使血清学试验中未表现出相应的抗体特异性，也不能排除该抗体具有此特异性。上述抗体不会导致红细胞寿命缩短，尽管有一些具有类似血清学特性的抗体(如，抗-Lu^b、抗-Hy、和抗-Yt^a)会缩短红细胞寿命。抗-CD38也可呈现高效价的反应活性，且通常不与Lu(a-b-)细胞反应[48,60]。如果患者接受抗-CD38治疗但不告知实验室检测人员，可能会得出血液标本中含有针对高频 LU 系统抗原的抗体的结论。有关抗体效价测定的细节参见方法3-15。

(3)分离多重抗体：抗体效价测定结果可以说明某种抗体相比另一种抗体在更高的稀释度有反应。那么在与红细胞反应前稀释血清，可能去除了低效价抗体的反应性，而只保留高效价抗体的反应性。例如，如果血清包含抗-c和抗-Jk^a，两种抗体分别在效价16和效价2有反应，那么则按1∶8稀释血清(即1个体积血清稀释至8体积)以清楚地检测和鉴定抗-c。当试剂红细胞的选择受到资源可得性或患者血清中存在的抗体特异性的限制时，稀释法可能很有用。

十五、其他方法

除了传统的试管法、凝胶法、固相技术，还有其他方法用于鉴定抗体。毛细管、微孔反应板、酶联免疫试验特别适用于检测小体积的血清或试剂。实验室中还有其他方法使用专门的设备进行检测，包括荧光免疫检测法、流式细胞术和免疫印迹技术。

第六节 抗体鉴定的注意事项

意外抗体在抗体筛查试验发现，并通过抗体鉴定试验进行鉴定。从这一过程中获得的信息将用于帮助确定意外抗体的潜在临床意义，以提供有效的红细胞成分输注，或确定是否需要进一步监测HDFN。

一、抗体鉴定的意义

抗体的反应相和特异性是预测其潜在临床意义的两个主要方法。抗体如果在37℃和(或)IAT有反应，则可能具有临床意义。抗体在室温或低于室温有反应通常不具有显著的临床意义。也有例外，比如抗-Vel，抗-P和抗-$PP1P^k$(抗-Tj^a)可能仅在低温下反应，但能在体内破坏红细胞。抗-Ch、抗-Rg和一些KN、COST系统抗体，虽然IAT相反应阳性，但一般不具有临床意义。同类型抗体的病例报道可用于参考其临床意义。

表 13-5 总结了常见的同种抗体的预计反应性和临床意义。对于一些抗体，相关报道很少或几乎没有报道，关于这些抗体的临床意义的判定需要基于其是否在 37℃ 和(或) IAT 具有反应性。

一些实验室检测方法可以用于预测抗体的临床意义。单核细胞单层试验能通过观察体外单核细胞对抗体致敏红细胞的吞噬或黏附情况，来评价某些抗体在体内的临床意义[61,62]。抗体依赖性细胞毒试验（antibody - dependent cellular cytotoxicity，ADCC）可以检测抗体致敏红细胞裂解情况；化学发光法可以检测抗体致敏红细胞吞噬后的氧自由基水平；两种方法均有助于检测抗体的体内活性，尤其是预测 HDFN 的严重性。对于冷凝集抗体，体外温态试验能预测其体内发生溶血的可能性[63]。

还有一些体内试验也能用于评价抗体的临床意义。最常规的试验就是红细胞生存试验，将同位素标记的抗原阳性的红细胞（通常用^{51}Cr 标记）输注到患者体内。一段时间后，抽血样行同位素活性检测。这项技术能检测 1mL 或更少的输注红细胞的存活率。另一项体内试验是通过流式细胞术检测输注红细胞的存活率，但需要较大量的红细胞（约为 10 mL）。但是对体内生存试验结果的解读需谨慎，因为少量输注的不相容红细胞的破坏速度大于输注的完整单位的红细胞。最终解读宜参考文献中的案例，并综合参比实验室的建议。

二、既往有抗体患者的后续抗体鉴定

患者一旦确定存在有临床意义的抗体，条件允许时必须输注相应抗原为阴性的红细胞，所以几乎不需要在再次输血前对已知抗体进行重复鉴定。《AABB 血站和输血服务机构标准》指出：曾经鉴定出抗体的患者需再次进行抗体检测，以发现是否存在其他具有临床意义的抗体[9]。每个实验室均需有鉴定此类患者其他抗体的方法。

三、抗体阳性患者的献血者红细胞选择

1. 抗原阴性血液

输注给含有潜在临床意义抗体的患者的血液宜为相应抗原阴性。即使检测不到抗体时，输注的红细胞也宜不含相应抗原，以防止发生再次免疫应答。输血科应当保留所有曾检出有临床意义抗体的患者的医疗记录，针对这些曾检出临床意义抗体的血清应该进行 IAT 交叉配血程序[9]。只有在临床医生确定的紧急情况下，才可不遵从此原则。

在鉴定抗原阴性血液时需要较高效价的抗体，通常这些抗体来源于商业化的抗血清，但为了节省费用和稀有血清，第一次检测可以用患者血清来行相容性检测，然后再用商品化试剂进行确认。如果抗体是罕见的，或者无法获得商品化的抗血清，可以用保存的致敏患者标本来筛选可用于输注的血液，特别是当患者后期标本失去反应性时。如果使用患者血清作为分型试剂，即单源抗体，则必须明确其所含的抗体，并经储存后仍确保具有活性。检测的同时必须有合适的阴性或弱阳性对照（如杂合子献血者的标本）。FDA 关于人源性试剂替代商品化试剂的标准如下[64]：

（1）抗-K、抗-k、抗-Jk^{a}、抗-Fy^{a}、抗-C^{w}：1∶8 稀释后至少产生 1+凝集；

（2）抗-S、抗-s、抗-Pl、抗-M、抗-I、抗-c（生理盐水）、抗-e（生理盐水）、抗-Al：1∶4 稀释后至少产生 1+凝集；

（3）其他特异性抗体：未稀释时至少产生 2+凝集。

在对有临床意义抗体的患者选择血液进行交叉配血时，一些血清学专家建议采用两个不同来源的抗体进行献血者红细胞分型，但也有一些专家认为此步骤非必要，尤其是试剂效价高且 IAT 交叉配血试验可进行的情况下。同一厂家的不同批号的抗体或者不同厂家的试剂可能是由同一"来源"制备。

当鉴定献血者血液是否含有目标抗原时，如条件允许，应采用许可的（商品化）试剂。如没有许可的（商品化）试剂，应当用合适的文字标记（例如，"使用非许可试剂检测，XX 抗原阴性"）[65]。除 ABO 和 D 外，医院无需对标注于血袋上的次要血型进行验证[9]。但如果次要血型仅列于血液清单或者没有粘贴于血袋上，则医院需要进行验证以确保能用于临床。

2. 交叉配血选择相容性血液

对于某些抗体，可能并非必须鉴定献血者血型抗原，只需要用患者血清来筛选血清学相容的红细胞即可。尤其是针对低于 37℃ 才反应的抗体，如抗-M、抗-N、抗-Pl、抗-Le^{a}、抗-Le^{b} 和抗-Al，输注抗原阳性的红细胞，一般也不引起再次免疫应答。

3. 表型匹配的血液

输注表型匹配、抗原阴性的红细胞预防产生抗体，有时可能是一种最佳实践方案。当患者为 R_1R_1 表型，产生抗-E，一些血清学专家建议使用 E、c 抗原阴性的献血者红细胞。此建议是基于以下假设，刺激抗-E 产生的红细胞可能也会刺激抗-c 或抗-cE 的产生，只是常规方法未检测到抗-c 或抗-cE[66]。类似地，对于 R_2R_2 且有抗-C 的患者，需要考虑使用 e 抗原阴性的献血者血液。

当患者具有较强的温自身抗体或正在接受单克隆抗体治疗，且常规检测不能确定是否相容时，选择与患者有临床意义的抗原表型匹配的红细胞成分是明智的。这种方法也适用于尚未确定抗体特异性但观察到输注红细胞存活率下降时。

对于需要长期输血的镰状细胞病和地中海贫血的患者，特定抗原匹配，特别是 Rh 系统抗原（一般是 C 和 E 抗原）和 K 抗原匹配，已成为预防或减轻同种免疫的常用方法。但输注表型匹配的血液成分并不能避免产生新的同种抗体。

四、当需要不常见或稀有的血液时

稀有血液包括高频抗原阴性（<1：1000 U）的或多种常规抗原组合呈阴性（<1：100 U）。当患者存在多重抗体时，确定相容献血者的频率是很有帮助的。计算这种存在概率，必须将同血型的献血者的概率乘以每个抗原阴性的献血者流行率。表 13-8 列出了步骤，以 O 型患者血清中含有抗-c、抗-Fy^a 和抗 S 为例，一般人群中只有 1.3 %的献血者与含有抗-c、抗-Fy^a 和抗-S 的 O 型患者相容。仅含有这些抗体中的任何一种，找到相容的血液并不那么困难，但是合并多重抗体则需要筛选大量的血液以找到相容的血液（即 100 个献血者中有 1.3 个献血者，或 80 个献血者中约有 1 个献血者）。表格中计算用到的是欧洲裔的抗原流行率，这个流行率在非欧洲地区可能有所不同。在计算相容献血者的概率时，如果条件允许宜使用与献血者人群相对应的抗原流行率。

当需要稀有或不常见表型血液时，宜联系当地的免疫血液学参比实验室，该实验室常设在血液中心内部或与之联系紧密，他们通常有库存（新鲜或冷冻）的不常见或稀有的血液，若当地血液免疫学参比实验室也没有该稀有血液时，他们会有相关机制来获取这种稀有血液（见下文“免疫血液学参比实验室”一节）。

如果临床情况允许，稀有血型患者宜优先考虑自体输血。此外，家庭成员也可能是稀有血型献血者的来源。缺乏高频抗原通常伴随稀有隐性血型基因的遗传，父母往往携带杂合基因。相同父母的子女有 1/4 的概率遗传到同样的两个隐性基因，因此兄弟姐妹获得相同血型的几率比其他人更高。在大多数情况下，患者的父母、子女、一半的兄弟姐妹仅表达 1 个稀有基因。如果必须要输血且只能输注不相容血液，相对于随机献血者，优先使用上述携带杂合基因的献血者血液。由多重抗体或某一针对高频抗原抗体所引起的婴儿 HDFN，在 ABO 血型相容的前提下，其母亲能作为婴儿的献血者。

表 13-8　计算寻找抗原阴性单位所需的相容献血者的流行率

步骤	示例
确定每种相应抗原的阴性个体流行率	18% c-；34% Fy(a-)；45% S-
计算所有抗原均为阴性的个体流行率	0.18×0.34×0.45 ＝ 0.028，或者 2.8%
确定 ABO 相容献血者的流行率，以便将其纳入计算	45% *
计算 ABO 相容抗原阴性个体的流行率	0.028×0.45 ＝ 0.013，或者 1.3%

* O 型献血者的流行率。

第七节　免疫血液学参比实验室

免疫血液学参比实验室通常具有熟练的工作人员、操作规程以及最重要的是资源（如冰冻的各种缺乏高频抗原的稀有表型红细胞），可以鉴定和解决复杂的抗体问题。免疫血液学参比实验室还可以向不熟悉或不常遇到复杂抗体的实验室提供咨询和信息。此外，免疫血液学参比实验室常帮助寻找和获取稀有血型血液。免疫血液学参比实验室还与美国稀有献血者项目(American Rare Donor Program, ARDP)建立联系，ARDP 在全美范围内建立网络寻找稀有血液，并与其他国家类似机构合作(方法 3-21)。

要点

1. 有临床意义的红细胞抗体是指可能会引起 HDFN、溶血性输血反应、或降低输注红细胞存活率的抗体。
2. 在抗体鉴定检测前，了解患者病史非常重要，包括输血史、妊娠史、移植史、诊断、药物、生物治疗/免疫治疗等。
3. 生物疗法正在拓展到 IVIG 和 RhIG 之外。单克隆抗体用作免疫治疗，如达雷木单抗(抗-CD38)，也可能干扰血清学结果。未来新疗法可能影响血清学检测。
4. 自身对照是指血清和自身红细胞与血清和试剂红细胞在同等条件下进行检测，这也是抗体鉴定的重要部分。自身对照与 DAT 是不同的。
5. 当试剂细胞上有某种抗原而患者的血清与之不反应，可以暂时排除相应的抗体。
6. 自身红细胞的表型也是抗体鉴定的重要部分。当在血清中检测到某种抗体，说明其自身红细胞上可能缺乏相应的抗原(但也可能有例外情况)。患者自身血型与血清中抗体不匹配时提示可能存在变异或部分抗原的同种抗体。
7. 基因分型是获得红细胞表型信息的一种可接受的方法。基于 DNA 的方法也可用于解决抗体鉴定或血清学与基因分型不一致时的矛盾结果。
8. 抗体鉴定试验中宜考虑排除常见的有临床意义的同种抗体，至少包括抗-D、抗-C、抗-E、抗-c、抗-e、抗-K、抗-Fy^a、抗-Fy^b、抗-Jk^a、抗-Jk^b、抗-S、抗-s。
9. 从概率上看，抗体鉴定时最少需用“两阳两阴”来进行确定。
10. 在产前检查中 DTT 或 2-ME 用于鉴定血浆/血清反应中免疫球蛋白的类型，其中 IgG 抗体检测提示其通过胎盘和引起 HDFN 的风险。
11. 放散试验是将抗体从致敏的红细胞中分离下来。结合的抗体可以通过改变抗原抗体反应的热力学，中和或逆转使抗原抗体结合在一起的结合力，或干扰抗原抗体结合位点的结构来放散。
12. 宜为可能存在有临床意义抗体的患者提供选择相应抗原阴性的红细胞成分。即使抗体无法检测到，所有随后输注的红细胞都宜缺乏相应抗原，以防止发生再次免疫应答。

参考文献

[1] Tremi A, King K. Red blood cell alloimmunization: Lessons from sickle cell disease. Transfusion 2013; 53: 692-695.

[2] Chou ST, Jackson T, Vege S, et al. High prevalence of red blood cell alloimmunization in sickle cell disease despite transfusion from Rhmatched minority donors. Blood 2013; 122: 1062-1071.

[3] Spanos T, Karageorga M, Ladis V, et al. Red cell alloantibodies in patients with thalassemia. Vox Sang 1990; 58: 50-55.

[4] Issitt PD, Anstee DJ. Applied blood group serology. 4th ed. Durham, NC: Montgomery Scientific Publications, 1998.

[5] Reid ME, Lomas-Francis C, Olsson M. The blood group antigens factsbook. 3rd ed. London: Elsevier Academic Press, 2012.

[6] Malyska H, Kleeman JE, Masouredis SP, Victoria EJ. Effects on blood group antigens from storage at low ionic strength in the presence of neomycin. Vox Sang 1983; 44: 375-384.

[7] Westhoff CM, Sipherd BD, Toalson LD. Red cell antigen stability in K3EDTA. Immunohematology 1993; 9: 109-111.

[8] Van Thof L, ed. Standards for immunohematology reference laboratories. 11th ed. Bethesda, MD: AABB, 2019.

[9] Gammon R, ed. Standards for blood banks and transfusion services. 32nd ed. Bethesda, MD: AABB, 2020.

[10] Casina TS. In search of the holy grail: Comparison of antibody screening methods. Immunohematology 2006; 22: 196-202.

[11] Winters JL, Richa EM, Bryant SC, et al. Polyethylene glycol antiglobulin tube versus gel microcolumn: Influence on the incidence of delayed hemolytic transfusion reactions and delayed serologic transfusion reactions. Transfusion 2010; 50: 1444-1452.

[12] Bunker ML, Thomas CL, Geyer SJ. Optimizing pretransfusion antibody detection and identification: A parallel, blinded comparison of tube PEG, solid-phase, and automated methods. Transfusion 2001; 41: 621-666.

[13] Pisacka M, Kralova M, Sklenarova M. Solidphase-membrane only antibodies—reactive only in Capture-R Ready but nonreactive by CaptureR Select and in other techniques (abstract). Transfusion 2011; 51 (Suppl 3): 175A.

[14] Lang N, Sulfridge DM, Hulina J, et al. Solid phase reactive only antibodies (abstract). Transfusion 2011; 51 (Suppl 3): 172A.

[15] Liu C, Grossman BJ. Antibody of undetermined specificity: frequency, laboratory features, and natural history. Transfusion 2013; 53: 931-938.

[16] Miller NM, Johnson ST, Carpenter E, et al. Patient factors associated with unidentified reactivity in solid-phase and polyethylene glycol antibody detection methods. Transfusion 2017; 57: 1288-1293.

[17] Howard JE, Winn LC, Gottlieb CE, et al. Clinical significance of anti-complement component of antiglobulin antisera. Transfusion 1982; 22: 269-272.

[18] Nedelcu E, Hall C, Stoner A, et al. Interference of anti-CD47 therapy with blood bank testing(abstract). Transfusion 2017; 57(S3): 148A.

[19] Velliquette RW, Degtyaryova D, Hong H, et al. Serological observations in patients receiving Hu5F9? G4 monoclonal anti-CD47 therapy (abstract). Transfusion 2017; 57(S3): 159A.

[20] Howard-Menk C, Crane J, Doshi L, Papari M. HU5F9? G4 monoclonal anti-CD47 therapy: A first experience with interference in antibody identification (abstract). Transfusion 2018; 58(S2): 177A.

[21] Howie HL, Delaney M, Wang X. Serological blind spots for variants of human IgG3 and IgG4 by a commonly used anti-immunoglobulin reagent. Transfusion 2016; 56: 2953-2962.

[22] Oostendorp M, Lammerts van Bueren JJ, Doshi P, et al. When blood transfusion medicine becomes complicated due to interference by monoclonal antibody therapy. Transfusion 2015; 55: 1555-1562.

[23] Chapuy CL, Nicholson RT, Aguad MD, et al. Resolving the daratumumab interference with blood compatibility testing. Transfusion 2015; 55: 1545-1554.

[24] Anani WQ, Duffer K, Kaufman RM, et al. How do I work up pretransfusion samples containing anti-CD38? Transfusion 2017; 57: 1337-1342.

[25] Carreno-Tarrogona G, Cedena T, Montejano L, et al. Papain-treated panels are a simple method for the identification of alloantibodies in multiple myeloma patients treated with anti-CD38 based therapies. Transfus Med 2019; 29(3): 193-196.

[26] Velliquette RW, Shakarian G, Lomas-Francis C, Westhoff CM. Testing samples from patients receiving anti-CD38 therapy with commercial papain treated reagent red cells (abstract). Transfusion 2018; 58(S2): 196A.

[27] Velliquette RW, Kirkegaard J, Jones D, et al. Monoclonal anti-CD38 and anti-CD47 therapy interference with platelet antibody screen test methods (abstract). Transfusion 2018; 58(S2): 51A.

[28] Judd WJ, Steiner EA, Oberman HA, Nance S. Can the reading for serologic reactivity following 37 degrees C incubation be omitted? Transfusion 1992; 32: 304-308.

[29] Reid ME, Øyen R, Storry J, et al. Interpretation of RBC typing in multi-transfused patients can be unreliable (abstract). Transfusion 2000; 40 (Suppl): 123S.

[30] Lomas-Francis C, DePalma H. 2007 Rock Øyen Symposium. DNA-based assays for patient testing: Their application, interpretation, and correlation of results. Immunohematology 2008; 24: 180-190.

[31] Fisher RA. Statistical methods and scientific inference. 2nd ed. Edinburgh, Scotland: Oliver and Boyd, 1959.

[32] Harris RE, Hochman HG. Revised p values in testing blood group antibodies: Fisher's exact test revisited. Transfusion 1986; 26: 494-499.

[33] Kanter MH, Poole G, Garratty G. Misinterpretation and misapplication of p values in antibody identification: The lack of value of a p value. Transfusion 1997; 37: 816-822.

[34] Moulds JM, Zimmerman PA, Doumbo OK, et al. Molecular identification of Knops blood group polymorphisms found in long homologous region D of complement receptor 1. Blood 2001; 97: 2879-2885.

[35] Arndt PA, Leger RM, Garratty G. Serologic findings in autoimmune hemolytic anemia associated with immunoglobulin M warm autoantibodies. Transfusion 2009; 49: 235-242.

[36] Waligora SK, Edwards JM. Use of rabbit red cells for adsorption of cold autoagglutinins. Transfusion 1983; 23: 328-330.

[37] Yuan S, Fang A, Davis R, et al. Immunoglobulin M red blood cell alloantibodies are frequently adsorbed by rabbit erythrocyte stroma. Transfusion 2010; 50: 1139-1143.

[38] Arndt PA, Garratty G. The changing spectrum of drug-induced immune hemolytic anemia. Semin Hematol 2005; 42: 137-144.

[39] Judd WJ, Steiner EA, Cochran RK. Parabenassociated autoanti-Jka antibodies: Three examples detected using

commercially prepared lowionic strength saline containing parabens. Transfusion 1982; 22: 31-35.

[40] Judd WJ, Storry JR, Annesley TD, et al. The first example of a paraben-dependent antibody to an Rh protein. Transfusion 2001; 41: 371-374.

[41] Dube VE, Zoes C, Adesman P. Caprylatedependent auto-anti-e. Vox Sang 1977; 33: 359-363.

[42] Rodberg K, Tsuneta R, Garratty G. Discrepant Rh phenotyping results when testing IgGsensitized RBCs with monoclonal Rh reagents (abstract). Transfusion 1995; 35 (Suppl): 67S.

[43] Reisner R, Butler G, Bundy K, Moore SB. Comparison of the polyethylene glycol antiglobulin test and the use of enzymes in antibody detection and identification. Transfusion 1996; 36: 487-489.

[44] Issitt PD, Combs MR, Bumgarner DJ, et al. Studies of antibodies in the sera of patients who have made red cell autoantibodies. Transfusion 1996; 36: 481-486.

[45] Beattie KM, Zuelzer WW. The frequency and properties of pH-dependent anti-M. Transfusion 1965; 5: 322-326.

[46] Bruce M, Watt AH, Hare W, et al. A serious source of error in antiglobulin testing. Transfusion 1986; 26: 177-181.

[47] Rolih S, Thomas R, Fisher F, Talbot J. Antibody detection errors due to acidic or unbuffered saline. Immunohematology 1993; 9: 15-18.

[48] Velliquette RW, Shakarian G, Jhang J, et al. Daratumumab-derived anti-CD38 can be easily mistaken for clinically significant antibodies to Lutheran antigens or to Knops antigens (abstract). Transfusion 2015; 55 (3S): 26A.

[49] Issitt PD, Combs MR, Bredehoeft SJ, et al. Lack of clinical significance of "enzyme-only" red cell alloantibodies. Transfusion 1993; 33: 284-293.

[50] Advani H, Zamor J, Judd WJ, et al. Inactivation of Kell blood group antigens by 2-aminoethylisothiouronium bromide. Br J Haematol 1982; 51: 107-115.

[51] Branch DR, Muensch HA, Sy Siok Hian AL, Petz LD. Disulfide bonds are a requirement for Kell and Cartwright (Yta) blood group antigen integrity. Br J Haematol 1983; 54: 573-578.

[52] Branch DR, Petz LD. A new reagent (ZZAP) having multiple applications in immunohematology. Am J Clin Pathol 1982; 78: 161-167.

[53] Liew YW, Uchikawa M. Loss of Era antigen in very low pH buffers. Transfusion 1987; 27: 442-443.

[54] Swanson JL, Sastamoinen R. Chloroquine stripping of HLA A, B antigens from red cells. Transfusion 1985; 25: 439-440.

[55] Morton JA, Pickles MM, Terry AM. The Sda blood group antigen in tissues and body fluids. Vox Sang 1970; 19: 472-482.

[56] O'Neill GJ, Yang SY, Tegoli J, et al. Chido and Rodgers blood groups are distinct antigenic components of human complement C4. Nature 1978; 273: 668-670.

[57] Tilley CA, Romans DG, Crookston MC. Localisation of Chido and Rodgers determinants to the C4d fragment of human C4. Nature 1978; 276: 713-715.

[58] Judd WJ, Kraemer K, Moulds JJ. The rapid identification of Chido and Rodgers antibodies using C4d-coated red blood cells. Transfusion 1981; 21: 189-192.

[59] Freedman J, Masters CA, Newlands M, Mollison PL. Optimal conditions for use of sulphydryl compounds in dissociating red cell antibodies. Vox Sang 1976; 30: 231-239.

[60] Aye T, Arndt PA, Leger RM, et al. Myeloma patients receiving daratumumab (anti-CD38) can appear to have an antibody with Lutheran-related specificity (abstract). Transfusion 2015; 55(3S): 28A.

[61] Nance SJ, Arndt P, Garratty, G. Predicting the clinical significance of red cell alloantibodies using a monocyte monolayer assay. Transfusion 1987; 27: 449-452.

[62] Arndt PA, Garratty G. A retrospective analysis of the value of monocyte monolayer assay results for predicting the clinical significance of blood group alloantibodies. Transfusion 2004; 44: 1273-1281.

[63] Petz LD, Garratty G. Immune hemolytic anemias. 2nd ed. Philadelphia: Churchill Livingstone, 2004.

[64] Code of federal regulations. Title 21, CFR Parts660. 25 and 660. 26. Washington, DC: US Government Publishing Office, 2019 (revised annually).

[65] Food and Drug Administration. 7342. 001: Inspection of licensed and unlicensed bloodbanks, brokers, reference laboratories, and contractors. Compliance Program guidance manual. Silver Spring, MD: CBER Office of Complianceand Biologics Quality, 2010: 50-3. [Available athttps://www.fda.gov/media/84887/download.]

[66] Shirey RS, Edwards RE, Ness PM. The risk of alloimmunization to c (Rh4) in R1R1 patientswho present with anti-E. Transfusion 1994; 34: 756-758

推荐阅读资料

[1] Daniels G. Human blood groups. 3rd ed. Hoboken, NJ:

Wiley-Blackwell, 2013.

[2] Daniels G, Poole J, de Silva M, et al. The clinical significance of blood group antibodies. Transfus Med2002; 12: 287-295.

[3] Engelfriet CP, Overbeeke MA, Dooren MC, et al. Bioassays to determine the clinical significance of redcell antibodies based on Fc receptor-induced destruction of red cells sensitized with IgG. Transfusion1994; 34: 617-626.

[4] Garratty G. In vitro reactions with red blood cells thatare not due to blood group antibodies: A review. Immunohematology 1998; 14: 1-11.

[5] Hamilton J, Johnson ST, Rudmann SV. Antibody identification: Art or science? A case study approach. Bethesda, MD: AABB, 2013.

[6] Hamilton J, Johnson ST, Rudmann SV. Investigatingpositive DAT results: A case study approach. Bethesda, MD: AABB, 2016.

[7] Harmening DM. Modern blood banking and transfusion practices. 6th ed. Philadelphia: FA Davis, 2012.

[8] Issitt PD, Anstee DJ. Applied blood group serology. 4th ed. Durham, NC: Montgomery Scientific Publications, 1998.

[9] Judd WJ, Johnson S, Storry J. Judd's methods in immunohematology. 3rd ed. Bethesda, MD: AABB Press, 2008.

[10] Van Thof L, ed. Standards for immunohematology reference laboratories. 11th ed. Bethesda, MD: AABB, 2019.

[11] Kanter MH. Statistical analysis. In: Busch MP, BrecherME, eds. Research design and analysis. Bethesda, MD: AABB, 1998: 63-104.

[12] Klein HG, Anstee DJ. Mollison's blood transfusion inclinical medicine. 12th ed. Oxford, UK: Wiley-Blackwell, 2014.

[13] Menitove JE. The Hardy-Weinberger principle: Selection of compatible blood based on mathematic principles. In: Fridey JL, Kasprisin CA, Chambers LA, Rudmann SV, eds. Numbers for blood bankers. Bethesda, MD: AABB, 1995: 1-11.

[14] Gammon R, ed. Standards for blood banks and transfusion services. 32nd ed. Bethesda, MD: AABB, 2020.

[15] Reid ME, Lomas-Francis C, Olsson M. The bloodgroup antigen factsbook. 3rd ed. London: ElsevierAcademic Press, 2012.

[16] Rolih S. A review: Antibodies with high-titer, lowavidity characteristics. Immunohematology 1990; 6: 59-67.

Rudmann SV, ed. Serologic problem-solving: A systematic approach for improved practice. Bethesda, MD: AABB Press, 2005.

[17] Weisbach V, Kohnhauser T, Zimmermann R, et al. Comparison of the performance of microtube column systems and solid-phase systems and the tubelow-ionic-strength solution additive indirect antiglobulin test in the detection of red cell alloantibodies. Transfus Med 2006; 16: 276-284.

[18] Westhoff C. 2007 Rock Øyen Symposium. Potential ofblood group genotyping for transfusion medicinepractice. Immunohematology 2008; 24: 190-195.

第 14 章

直接抗球蛋白试验阳性和免疫介导的溶血

发生溶血性贫血时红细胞存活时间缩短。正常红细胞的寿命为 110~120 天，正常人体内，每天有 1%的红细胞被网状内皮系统清除，这与骨髓中生成的红细胞数量相当。正常情况下骨髓可以通过增加红细胞生成以代偿失血。因此，在非失血的情况下，网织红细胞计数升高是溶血的间接指标。如红细胞寿命缩短而骨髓造血仍能代偿，则不会出现贫血。

本章讲述的免疫介导的溶血只是溶血性贫血的原因之一，实际上很多溶血的发生跟免疫因素无关。免疫性溶血性贫血是由针对红细胞免疫反应所致。溶血性贫血的诊断要依靠临床表现和实验室数据，比如：血红蛋白值、红细胞比容、网织红细胞计数、红细胞形态、胆红素、结合珠蛋白以及乳酸脱氢酶(lactate dehydrogenase，LDH)水平。

血管内溶血是由于补体的经典途径被激活，导致红细胞破坏，大量的游离血红蛋白释放到血浆中，这种溶血较为少见，以血红蛋白血症为特征。当游离血红蛋白值超过肾阈值时，会引起血红蛋白尿。相反，血管外溶血相对常见，其是由于脾脏和肝脏中的巨噬细胞全部或部分吞噬红细胞(产生的球形红细胞)，或通过细胞毒效应破坏红细胞，导致血清胆红素升高。然而，两种溶血不能这样简单区分，因为当发生急性血管外溶血时，红细胞破坏产生的血红蛋白也会释放到血浆中。

在输血科进行的血清学检查有助于确定溶血是否为免疫性溶血以及免疫性溶血性贫血的类型。确定免疫性溶血性贫血的类型对于治疗至关重要，因为不同类型免疫性溶血性贫血选择的治疗方案不同，但通常包括一些免疫调节治疗。虽然尚无明确的治疗的相关依据，但还是可以采用皮质类固醇、静脉注射免疫球蛋白(intravenous immunoglobulin，IVIG)、脾切除术、利妥昔单抗和其他更有效的免疫抑制药物等作为其治疗方案[1]。随着不同治疗方案的出现以及患者治疗效果数据的报告，一线治疗方法将随之改变。例如，利妥昔单抗被认为是冷凝集素综合征(cold agglutinin syndrome，CAS)的一线治疗药物，但埃库珠单抗(一种抑制补体介导溶血的抗体)对急性严重溶血的患者可能更有效[2]。

直接抗球蛋白试验(the direct antiglobulin test，DAT)是一种简单的实验，用于检测红细胞在体内是否被免疫球蛋白和/或补体致敏。DAT 主要用于溶血性输血反应(hemolytic transfusionreactions，HTRs)、胎儿新生儿溶血病(hemolytic disease of the fetus and newborn，HDFN)、自身免疫性溶血性贫血(autoimmune hemolyticanemia，AIHA)以及药物诱导的溶血反应(drug-induced immunehemolytic anemia，DIIHA)的检测分析。DAT 结果阳性可能与免疫介导的溶血反应相关，也可能无关。表 14-1 列出了可导致 DAT 结果阳性的主要原因。

表 14-1　引起 DAT 结果阳性的主要原因

红细胞固有抗原自身抗体
溶血性输血反应
胎儿新生儿溶血病

续表14-1

药物诱导的抗体
被动获得的同种抗体(例如：来自献血者血浆、衍生物或免疫球蛋白)
非特异性吸附的蛋白(例如：高丙种球蛋白血症、大剂量静脉内注射丙种球蛋白或一些药物引起的红细胞膜改变)
细菌感染、自身抗体或同种抗体引起的补体激活
过客淋巴细胞产生的抗体(例如：器官或者造血干细胞移植)

DAT：直接抗球蛋白试验。

第一节　直接抗球蛋白试验

为了区分免疫性或非免疫性溶血性贫血，每个有溶血表现的患者都应该进行 DAT 试验。抗体鉴定时，如自身对照阳性也应该进行 DAT(详见本书第 13 章)。但是将 DAT(或自身对照)作为常规输血前检测的项目没有意义。DAT 不应作为溶血性贫血的筛查试验。DAT 阳性结果在溶血性贫血患者中的预测值为 83%，但在非溶血性贫血患者中仅为 1.4%[3]。

所有的红细胞上都有少量的 IgG 和补体存在，这些 IgG 和补体的量低于常规检测技术的检出下限。用更灵敏的方法可以检出健康个体每个红细胞表面上含有 5~90 个 IgG 分子[4]及 5~40 个 C3d 分子[5]。根据检测方法和试剂的不同，DAT 可以检出 100~500 个 IgG 分子/红细胞及 400~1100 个 C3d 分子/红细胞。DAT 阳性率在健康献血者中为 1：1000~1：14000，在住院患者中为 1%~15%[6]。这些检出率的差异可能与不同的检测技术有关。

大多数 DAT 阳性的献血者似乎完全健康，大多数 DAT 阳性的患者也没有明显的溶血症状。然而，进一步的仔细评估可能会发现有红细胞破坏增加的证据。研究表明，健康献血者 DAT 阳性可能是预示患恶性肿瘤的风险标志[7,8]。

在溶血性贫血的患者中 DAT 阳性可能是诊断免疫性溶血性贫血最直接的证据之一。然而，在非免疫介导的溶血性贫血症患者中也可能出现 DAT 阳性。相反，也有一些免疫性溶血性贫血的患者却可能表现为 DAT 结果阴性(见 DAT-阴性 AIHA 部分)。

在镰状细胞疾病、地中海贫血、肾脏疾病、多发性骨髓瘤、自身免疫性疾病、AIDS 及与高球蛋白血症或血液尿素氮水平增高的相关疾病患者中也可能出现 DAT 的 IgG 或补体阳性，但其贫血与 DAT 阳性无明显的相关性[9-11]。DAT 阳性结果的解释需要综合考虑患者的疾病史、临床资料以及其他实验室检查结果。

输血不良反应调查的第一步应该包括输血后标本的 DAT 检测。存在免疫介导的溶血反应的情况下，如果被致敏的红细胞未完全破坏则 DAT 结果可能为阳性，如果被致敏的红细胞已经溶血或快速清除则 DAT 结果可能为阴性。对输血后 DAT 阳性红细胞进行放散试验是有必要的，即使 DAT 结果弱阳性或阴性，检测放散液也有可能为输血不良反应调查提供参考。如果输血反应后的细胞 DAT 结果是阳性，应对输血前的标本进行 DAT 检测，对比并做出恰当的解释。

一、直接抗球蛋白试验检测的原理

DAT 是基于 Coombs、Mourant 和 Race 等[12]发现的抗体吸附于红细胞表面而不产生直接凝集的现象设计的。Coombs 试验中，间接抗球蛋白试验(IAT)最初用于检测血清中的抗体，DAT 用于验证体内红细胞上包被的抗体和补体成分。

多数抗球蛋白的反应是由重链(例如致敏抗体的 Fc 段)或补体成分介导，桥接相邻红细胞产生肉眼可见的凝集。观察到的凝集强度通常和结合蛋白的数量成正比。

DAT 是用含有抗-IgG 和/或抗-C3d 的抗球蛋白试剂直接检测刚洗涤后的红细胞。在美国，目前批准应用的试剂包括多特异性的抗-IgG 和-C3d，单特异性的抗-IgG、抗-C3d 与抗-C3b 和-C3d。试验前需要洗涤红细胞以去除游离的血浆球蛋白和补体成分。否则，二者可能中和抗球蛋白试剂，导致假阴性反应。用于洗涤红细胞的生理盐水应为室温；用温盐水(如 37℃)洗涤红细胞则可能引起低亲和力的 IgG 抗体从红细胞上脱落。洗涤细胞过程不应中断，特别是手工洗涤时，红细胞洗涤后需立即检测以避免出现 IgG 被洗脱引起的假阴性结果。使用柱凝集试验(例如，凝胶检测)进行 DAT 不需要洗涤红细胞，因为血浆蛋白不中和红细胞与检测抗体的结合反应。这种方法可能更利于低亲和力 IgG 抗体的检出。

尽管任何红细胞都可以用于检测，但优先选择 EDTA 抗凝标本。钙离子是 C1 激活的必需因子，EDTA 可以通过与钙离子螯合避免补体成分的体外活化。如果未抗凝的红细胞 DAT 结果阳性且是由补体成分引起的，而这些结果如用于诊断，那么就需新采集标本并保存在 37℃或 EDTA 抗凝标本中再次确认 DAT 结果。

DAT 应首先采用能够检测出 IgG 和 C3d 的多特异性的抗人球蛋白(antihuman globulin，AHG)试剂(方法 3-14)。如果试验结果阳性，需进一步采用单特异性的试剂(抗-IgG 或抗补体)明确抗体的免疫特异性。因为多特异性的试剂常为混合抗体，检测红细胞上 IgG 和 C3d 的最佳反应条件可能不同，部分实验室倾向于开始就分开采用抗-IgG 和抗-C3d 试剂进行 DAT。如果多特异性试剂是多克隆的，除 IgG 和 C3d 以外，IgM、IgA 及其他补体成分等也可被检出；然而，目前没有通过血清学方法鉴别其他蛋白的特异性试剂。如检测脐带血标本最好只使用抗-IgG 试剂，因为胎儿新生儿溶血病是由于胎儿的红细胞被来自母体的 IgG 抗体致敏导致的，补体激活导致的极少发生[6]。

实验过程中应严格遵照试剂生产商说明书，并了解试剂的局限性，这两点非常重要。如果洗涤后的红细胞在用 IgG 检测之前放置过久或延迟判读都可能导致假阴性或者弱阳性结果。相反，一些抗补体试剂，如果加入试剂后放置一段时间再离心则会显示较强的反应。如果 DAT 结果抗-IgG 和抗-C3 均为阳性，则红细胞需要使用惰性对照试剂做对照试验(如用 6%的白蛋白或生理盐水)。对照试剂红细胞凝集阴性可证实试验结果准确。如果对照试验有反应，则之前的 DAT 结果无效[见后部分温抗体自身免疫性溶血性贫血(WAIHA)和 CAS 章节]。对照试验有反应提示由大量 IgG 包被或罕见的温反应性 IgM 引起的自发凝集，或可能是常规洗涤时没有去除 IgM 类冷凝集素。

二、直接抗球蛋白试验阳性结果的分析

仅 DAT 阳性不能诊断溶血性贫血。对 DAT 结果阳性的解释需要了解患者的诊断、近期用药史、妊娠史和输血史、造血干细胞移植史，以及是否存在获得性或无法解释的溶血性贫血。保持与临床医生沟通非常重要，需要将患者临床情况与实验室结果相结合，来对 DAT 阳性结果进行分析。

1. 病史

出现下列情况时，需要对 DAT 阳性结果作进一步调查：

(1)有体内溶血的证据(例如红细胞破坏)。如果贫血患者 DAT 结果阳性，且有溶血的证据，那么就需要进行检测，从而确定免疫学病因。网织红细胞增多；外周血涂片观察到球形红细胞；血红蛋白血症；血红蛋白尿；血清结合珠蛋白减少；血清未结合(间接)胆红素或者乳酸脱氢酶(LDH)水平增高，尤其是 LDH1 增加，可能与红细胞的破坏增加相关。这些结果均提示存在溶血性贫血，但不能证实特异性的免疫性溶血性贫血。如果没有溶血性贫血的证据，就没有必要进行进一步的检测，除非患者需要输注红细胞而血清中有针对红细胞抗原的不完全抗体。检测放散液可有助于抗体鉴定(见本章“放散”部分和本书第 13 章)。

(2)近期输血史。当患者最近有输血史，DAT 阳性可能是提示免疫应答的首个指标，抗体致敏了输入的含有相应抗原的红细胞，使 DAT 结果变成弱阳性(通常<2+)。但是血清中抗体数量可能不足，不易检出。抗体最早可能出现在初次输血免疫后 7～10 天，再次输血免疫后最早 1～2 天出现[6,13]。这些同种抗体可以缩短已经输注或后续输注的红细胞的存活时间。输血后的 DAT 结果可能为混合外观(即献血者红细胞凝集及患者的红细胞不凝集)，也可能不出现混合外观。

(3)药物相关免疫介导溶血相关药物的使用。已经报道很多药物可能会引起 DAT 结果阳性和/或免疫介导的溶血反应。但这类事件并不常见[14](见本章“药物诱导的免疫性溶血性贫血”部分)。

(4)造血干细胞或器官移植史。供者来源的过客淋巴细胞产生针对受者红细胞上 ABO 或其他血型抗原的抗体，导致 DAT 结果阳性[6]。

(5)静脉注射免疫球蛋白或静脉注射抗-D。IVIG 可能含有 ABO 抗体，抗-D 或其他抗体[15]。RhD 阳性患者通过静脉注射抗-D 用于治疗免疫性血小板减少症(以前被称为“免疫性血小板减少性紫癜”)可引起 DAT 结果阳性[16]。

(6)有可能与红细胞表面靶抗原反应的干扰治疗药物的用药史。例如，由于红细胞上存在少量的CD38，采用抗-CD38(即达雷木单抗)治疗骨髓瘤可导致抗-CD38与所有红细胞发生反应[17, 18]。DAT可能出现/或不出现阳性结果。所以在这些病例完整的病史(如诊断、药物治疗)都很重要。

2. 血清学试验

以下3种检测方法有助于DAT阳性结果的解释：

(1)使用抗-IgG和抗-C3d试剂检测DAT阳性的红细胞，以确定红细胞包被的蛋白的类型。这将有助于免疫性溶血性贫血的分类。

(2)检测血清或血浆，发现和鉴定有临床意义的红细胞抗原抗体。其他的检测方法，包括免疫性溶贫分类和自身抗体合并同种抗体的检测程序将在本章后部分描述。

(3)用试剂红细胞检测DAT阳性红细胞放散液，可以用于确定包被的蛋白是否具有红细胞抗体特异性。当包被蛋白仅为补体时，放散液可能为阴性反应。但是，如果临床表现支持抗体介导的溶血，输血后红细胞仅有补体包被也应对其放散液进行检测。放散液可以浓缩患者血浆中用常规方法检测不到的少量IgG。

结合实验室的结果、患者的病史和临床资料，有助于将所涉及的问题分类。

3. 放散

下列情况应进行放散试验：

(1)存在免疫性溶血的临床症状和体征。

(2)有近期输血史的患者血清检测结果阴性或不确定。

(3)怀疑HDFN，但母亲血浆中未检测到同种抗体。

不推荐对所有DAT阳性标本进行常规放散试验。大部分输血前DAT结果阳性的标本放散液却是阴性的，DAT阳性通常与血清球蛋白增高有关[9-11]。

放散试验可以使抗体从致敏红细胞上脱离下来并恢复到有活性的状态。放散方法有多种[19]。许多实验室采用商品化的酸放散试剂，主要优点包括使用方便及减少暴露于有害的化学试剂的风险；大多数的抗体均可以通过酸放散收集。但有报道称商品化酸放散试剂中低离子洗涤液会产生与高效价抗体相关的假阳性放散结果[20]。目前尚没有一种单一的放散方法适用于所有情况。当酸放散结果阴性与临床情况不一致时，某些高级别参比实验室会使用另一种放散方法(如有机溶剂放散)[21]。

表14-2列出了一些常规放散方法。通常，放散液仅在抗球蛋白介质被检测，但如果发现或怀疑有IgM类抗体时，需要37℃孵育后离心再判读结果。放散方法技术上的注意事项在本书第13章进行详细讨论。

表 14-2　抗体放散方法

方法	用途	特点
反复冻融	ABO HDFN	快速；红细胞用量少 其他抗体难放散
热放散(56℃)	ABO HDFN；IgM 类抗体	简单 IgG 性质同种和自身抗体难放散
酸放散试剂盒(商业)	温自身和同种抗体	简单 当存在高效价抗体存在时容易出现假阳性[20]
化学/有机溶剂	温自身和同种抗体	有化学危险性，如易燃、毒性、致癌性

注：HDFN：胎儿新生儿溶血病；IgM：免疫球蛋白M。

当发生HTR或HDFN时，常常在放散液中检测到特异性抗体(或多种抗体)，而血清中可能检测不到或检测到。对于输血反应，新产生的抗体最先仅在放散液中检测出，而14~21天后才在血清中检出[22]。如果一个非O型患者输注了含有抗-A或者抗-B的血浆成分(例如，输注O型血小板)，且受血者出现了免疫性溶血反应症状，而放散液结果是阴性，则放散液应与A1细胞和/或B细胞进行反应，或使用最近输注的献血者的红细胞来检测放散液，这些红细胞可检测出由献血者红细胞低频抗原导致的免疫反应。可疑 HDFN 时，如未检测出母源抗体，并且父亲的红细胞 ABO 血型与母体血浆不相容，应用婴儿的红细胞放散液与父亲红细胞反应可以发现母亲来源的低频抗原的抗体。

如放散液与所有试剂红细胞反应，尤其是患者没有近期输血史时，最大可能为自身抗体。然而，如果患者有近期输血史，则需要考虑高频抗原的抗体。当血清中没有意外抗体且患者没有近期输血史，不需要对仅在放散液中检测出的自身抗体的标本做进一步的血清学检测。

血清学试验结果进行分析时需要患者完整病史，包括的是否存在潜在的被动抗体。如果患者血清和放散液均无反应，而存在免疫性溶血的临床表现且患者接受过可能引起免疫介导溶血的药物时，则应该考虑进行药物相关抗体的检测。最后，如果放散液弱反应与 DAT 阳性反应强度不相符时(如，放散液 2+，但 DAT4+)，同时患者接受了可免疫介导溶血的药物治疗，有免疫溶血的临床证据，则有可能是药物诱导的免疫性溶血性贫血(见本章“药物诱导的免疫性溶血的实验室检测”部分)。

第二节　自身免疫性溶血性贫血

免疫性溶血性贫血可以用多种方法来分类。表 14-3 是一种分类方法。AIHA 被再分为以下几种：温抗体型自身免疫性溶血性贫血(WAIHA)、冷凝集素综合征(CAS)、混合型或组合型自身免疫性溶血性贫血(Mix-type AIHA)和阵发性冷性血红蛋白尿(paroxysmal coldhemoglobinuria，PCH)。还有分类方案认为 PCH 属于冷抗体型 AIHA。不是所有的病例都适合这个分类，表 14-4 列出了典型 AIHA 的血清学特点。药物也有可能会引起免疫性溶血(见本章“药物引起的自身免疫性溶血性贫血”部分)，药物诱导自身抗体导致的与温抗体型自身免疫性的溶血性贫血表现在血清学上无法区分。

一、温抗体型自身免疫性溶血性贫血

WAIHA 最常见的原因是由温反应性自身抗体引起的，它与红细胞的反应的最适温度是 37℃，通常是 IgG，也可能是 IgM 或 IgA。

表 14-3　免疫性溶血性贫血的分类

自身免疫性溶血性贫血	同种免疫性溶血性贫血	药物诱导自身免疫性溶血性贫血
温抗体型自身免疫性溶血性贫血	溶血性输血反应	
冷凝集素综合征	胎儿新生儿溶血病	
混合型自身免疫性溶血性贫血		
阵发性冷性血红蛋白尿		

表 14-4　AIHA 的血清学表现

	WAIHA	CAS	Mix-typeAIHA	PCH
直抗(常规)	IgG IgG+C3 C3	仅有 C3	IgG+C3 C3	仅有 C3
抗体类型	IgG	IgM	IgG，IgM	IgG
放散液	IgG 类抗体	无反应	IgG 类抗体	无反应
血清实验	间接抗球蛋白试验，20℃时，35%会黏附在未经处理的红细胞上	IgM 类的凝集抗体，在 4℃效价≥1000(60%)，在 30℃时具有活性	IgG 类有活性的抗体以及在 30℃有活性的 IgM 凝集抗体同时存在	常规间接抗球蛋白试验阴性，在 D-L 实验里 IgG 为双相溶血素
特异性	据报道有多重特异性，宽反应性	常为抗-I	常不确定	抗-P

AIHA：自身免疫性溶血性贫血；WAIHA：温自身免疫性溶血性贫血；CAS：冷凝集素综合征；Mix-type AIHA：混合型自身免疫性溶血性贫血；PCH：阵发性冷性血红蛋白尿。

1. 血清学特点

67%的 DAT 阳性见于 IgG 和补体同时存在，20%只有 IgG，13%只有补体[6]。在初次诊断前或输血前检查放散液有助于判断吸附在患者红细胞表面的 IgG 是否为自身抗体。

典型的 WAIHA，放散液几乎与所有红细胞都呈阳性反应，应用酶处理红细胞、加入 PEG 或应用柱凝集和固相技术都可以增强其结果。但如果只是补体吸附在红细胞表面，放散液结果为阴性。

患者的自身抗体在体内完全被红细胞吸附时，血清中可能检测不出游离抗体。只有当自身抗体的数量超过红细胞表面可以吸附的位点时，血清中才会有游离的自身抗体，因此，血清中自身抗体是反应“剩余的”，也就是在患者体内没有被红细胞吸附的抗体。这种情况下，DAT 通常呈强阳性。

血清中自身抗体的典型表现是在间接抗球蛋白试验中与所有红细胞反应。约 60%的 WAIHA 患者血清中的自身抗体可以在盐水介质中与未处理的红细胞悬液反应。如果检测是添加 PEG 或酶处理红细胞，或用柱凝集法和固相技术，90%以上的患者血清中会检出自身抗体。1/3 的 WAIHA 患者血清在室温下就会出现凝集反应，但这些冷凝集素在 4℃效价正常，在 30~37℃时无反应，因此这种冷凝集素是非致病的，WAIHA 患者没有合并冷凝集素综合征[6]。

有一种罕见的 WAIHA 类型与血浆中 37℃时有反应的 IgM 凝集素相关[6, 23]。这种类型 WAIHA 以严重的溶血以及预后差为特点，在 DAT 中红细胞会自发性的凝集。也就是说，洗涤红细胞与所有试剂包括 6%的白蛋白或生理盐水对照均呈阳性反应。（见“血清学问题”部分）。通常能从红细胞表面检测到补体，但 IgG 和 IgM 可能检出或检不出。在进行抗球蛋白试验之前，通常可以在 37℃孵育后观察到放散液（如酸放散）中的 IgM 抗体引起的凝集。有些 IgM 温反应性凝集素很难检测到，在白蛋白存在或降低 pH 时可增强。这种凝集素最佳反应温度有时候是在 20~30℃而不是 37℃。这些抗体在 4℃时效价较低，通常<64。这就容易将 IgM 温反应性自身抗体与冷凝集素综合征的抗体区分开。为了防止出现对效价结果误判，应在不同温度下（如 37℃、30℃、室温和 4℃）分别准备一套试管来检测效价以避免凝集的交叉干扰[6, 23]。检测是否有温溶血素存在，可确定自身免疫性溶血性贫血为温反应性 IgM 型 AIHA[23]。

2. 血清学问题

温反应性自身抗体在红细胞试验中可能导致鉴定困难。如红细胞被大量的 IgG 抗体包被或试剂里面含有增强剂，如白蛋白，就有可能出现自发性凝集。当使用蛋白含量高的 Rh 分型试剂时也会发生此现象。此时如果试剂厂家提供的阴性对照试剂可以与这种抗血清反应，则分型试验无效。在低蛋白试剂中，IgG 较少引起红细胞自发性凝集（比如单克隆分型血清），这种自凝的反应性比真正的凝集反应弱且更不稳定，使用 6%白蛋白的对照组结果可能为阴性[24]。很少能观察到由红细胞表面包被大量 IgG 抗体导致的自身凝集。

温反应性 IgM 凝集素也会导致自发凝集，导致 ABO 和 Rh 分型困难、或与 DAT 阴性对照均发生反应[23]。在这种情况下，应用 DTT 或 2-Me 破坏 IgM 抗体（方法 2-18），可以更准确分型和解释 DAT 的结果。当自发凝集被破坏后，对照组试验即为无反应性。

由于 IgG 原因导致 DAT 试验结果阳性时，要首先去除黏附在红细胞表面的 IgG，否则不能使用抗球蛋白类试剂（见方法 2-20、2-21）。另一种选择是可以使用不需要抗球蛋白实验的低蛋白抗血清（比如单克隆抗体试剂）（参照厂商检测自发性凝集反应的说明书）。了解患者红细胞缺乏何种常见抗原的表达，有助于预测患者已经产生或将来可能产生的何种有临床意义的同种抗体。红细胞表面上缺乏的抗原是产生或者可能产生同种抗体的目标抗原。患者常见抗原的表型可通过血清学或 DNA 检测技术进行预判。

血清中存在的自身抗体增加了血清学检查的困难，需要花费大量时间去完善输血前检查。若血清中存在温反应性自身抗体的患者需要输血，判断是否同时存在同种抗体非常重要。由于某些同种抗体与自身抗体相比，需要增强反应条件或在不同的介质进行反应才可能检出。因此常规实验方法可能检测不出隐藏的同种抗体[25, 26]。

在温反应性自身抗体存在的情况下，检测出同种抗体的方法是要先去除、减少或避开自身抗体。使用 PEG、酶、柱凝集、固相吸附红细胞等抗体检测方法可以增强自身抗体的反应。用低离子强度液或盐水试管法可能检测不出自身抗体，但可以检测出大部分有临床意义的同种抗体。此外还有吸收法，下面介绍两种最常用的吸收法。

3. 自身红细胞吸收

如果患者没有近期输血史，自身红细胞的吸收（自身吸收，见方法 4-8）是检测温反应型自身抗体中的同种抗体的最佳方法。只有将自身抗体去除，血清中的同种抗体才会被检出。

自身吸收首先需要准备患者的红细胞。在37℃时，体内吸附已经发生，患者自身红细胞表面所有抗原表位都可能被封闭。56℃温和热洗脱 3~5 分钟可以分离已经结合在红细胞表面的部分 IgG。随后可用蛋白水解酶处理红细胞可以增加自身抗体的吸附能力（单独使用蛋白水解酶处理无法去除结合于红细胞上的 IgG）。用 ZZAP 处理红细胞可以一步完成两个试验，即将木瓜蛋白酶或无花果蛋白酶与 DTT 混合物处理。有人建议应用巯基试剂增加 IgG 对蛋白水解酶的敏感性，解离细胞表面的 IgG 抗体分子[27]。如果血清中含有高水平的自身抗体，需要用新的自身红细胞多次连续的吸附。一旦自身抗体被去除，被吸收后的血清就可以用来检测同种抗体。

最近 3 个月内有输血史的患者不推荐使用自身红细胞吸收法，因患者血液中含有输入的红细胞可能会吸附同种抗体。正常红细胞寿命为 110~120 天。自身免疫性溶血性患者，自身红细胞和输入的红细胞寿命都会缩短。当然，对于需要反复输血的患者，判断输入体内的红细胞存活寿命并不容易。体外试验已经证实，少量（<10%）抗原阳性的红细胞就能消除同种抗体的反应性[28]。所以，推荐输血后至少 3 个月才可以进行自体吸收。

4. 同种异体红细胞吸收

当患者近期有输血史或自身红细胞量不足时，可使用同种异体红细胞来吸收（同种异体吸收）。目的是除去自身抗体并将同种抗体保存在吸收后血清中。吸收的红细胞应不表达同种抗体对应的抗原，但是因为同种抗体的特异性未知，常用不同表型的红细胞分别吸收患者的血清。

考虑到潜在同种抗体的数量，选择用于吸收的红细胞非常重要。原则上，红细胞的选择基于几种抗原，这些抗原是可以诱导产生临床意义的同种抗体，包括常见的 Rh 抗原（D、C、E、c 和 e）、K、Fy^a 和 Fy^b、Jk^a 和 Jk^b 以及 S 和 s。在吸收试验（详见本书第 13 章，表 13-5）之前可以适当的预处理（例如用酶或 ZZAP）以破坏部分抗原，使红细胞选择更容易。高频抗原抗体不能通过同种异体吸收排除，因为吸收的红细胞会表达高频抗原并同时吸收同种抗体和自身抗体。

当患者的表型未知时，应选择 3 种不同 Rh 表型（R_1R_1，R_2R_2 和 rr）的 O 型红细胞样本（方法 4-9）。1 个标本应该 Jk^a 阴性，另 1 个应 Jk^b 阴性。如表 14-5 所示，ZZAP 或酶预处理吸收红细胞后，降低了表型需求。也可以使用未处理的红细胞，但是除了上述的 Rh 和 JK（Kidd）系统要求之外，吸收红细胞必须至少一个样本 S、s、Fy^a、Fy^b 和 K 抗原是阴性。

如果患者的表型是已知或可确定，则可使用单一红细胞吸收抗体。可以选择表型与患者一致的红细胞，或者使用 ZZAP 处理的至少 Rh 和 JK 表型一致的红细胞。如果患者的表型是 E-、K-、S-、Fy(a-)、Jk(a-)，未处理的吸收红细胞需要缺乏上述 5 个抗原，但酶处理红细胞仅需 E-、K、-Jk(a-) 因为酶处理破坏 Fy^a 抗原；ZZAP 处理的红细胞仅需 E-、Jk(a-)，因为 ZZAP 中 DDT 或 2-Me 破坏 K 抗原，无花果酶或木瓜酶破坏 Fy^a 抗原。应注意的是当使用与患者表型一致的红细胞吸收时，如果患者有变异抗原，针对患者未表达的变异性抗原的抗体有可能被吸附而未检出。一种改良的方法是在吸收未处理的红细胞中在添加 PEG（方法见 4-10）或 LISS[29, 30]时，可减少吸附的孵育时间并提高效率。有报道称，有些情况下，添加 PEG 进行吸附会导致同种抗体的漏检[31, 32]。

表 14-5　同种异体红细胞吸附的选择

第 1 步：选择每种 Rh 表型的红细胞
R_1R_1
R_2R_2
rr

续表14-5

第 2 步：根据是否处理或不同处理方法的红细胞（见下），在下表列出的各种抗原中，Rh 抗原分型的细胞至少有 1 种对应抗原为阴性		
ZZAP 处理的红细胞	酶处理的红细胞	未经处理的红细胞
Jk(a-)	Jk(a-)	Jk(a-)
Jk(b-)	Jk(b-)	Jk(b-)
	K-	K-
		Fy(a-)
		Fy(b-)
		S-
		s-

5. *检测吸收后血清*

在一些情况下，血清需要吸收 2 次或 3 次以去除自身抗体。完全吸收后血清和已知不同表型的 Rh、MNS、Kell、Duffy 和 Kidd 的红细胞试剂（抗体筛查细胞）进行反应。如果吸收后血清具有反应性，则该血清需要进行抗体鉴定检测。用不同表型红细胞样品吸收后的血清提供了一组潜在的标本信息。例如，如果用 Jk(a-) 红细胞吸收后的血清只与 Jk(a+) 红细胞反应，则可以确定推断同种抗-Jk^a 的存在。

有时，3 次连续吸收后自身抗体也没有去除，可进行额外吸收，但多次吸收可能稀释血清。如果吸收试验不能去除自身抗体，则自身抗体可能存在不与吸收红细胞反应的特异性，例如，具有 Kell、LW 或 En^aFS 特异性自身抗体可不被 ZZAP 处理的红细胞去除（表 14-5，处理后吸收细胞上的抗原表达）。当吸收试验不能有效去除抗体反应性时，应该考虑样本含有针对高频抗原的自身抗体或同种抗体。

自身抗体有时可表现为同种抗体的反应格局。例如，D 抗原阴性患者的血清可能有抗-C 反应性。即使患者红细胞不表达 C 抗原，抗-C 反应性也可以表现为温自身抗体活性。在这种情况下，表现同种抗-C 也可以被自体和异体的 C 抗原阴性红细胞吸附。与真正的抗-C 同种抗体的反应不同，同种抗-C 仅被 C+红细胞吸附。在 1 项研究中，自体红细胞吸收后的血清除了表现同种抗体的特点外，还常常保留了类同种抗体的自身抗体，而同种异体红细胞吸收的血清通常仅含有同种抗体[33]。这结论反映了自体吸收的低效率，主要是因为可去除血清中自身抗体的自体红细胞的数量有限导致的。

6. *自身抗体的特异性*

许多 WAIHA 的病例中，自身抗体没有显著的特异性，患者的血清与所有红细胞样本反应。如果用稀有 Rh 表型细胞（例如 D--或 Rh_{null}）进行试验，一些自身抗体表现为弱反应性或无反应性，且自身抗体在 Rh 系统中表现出宽特异性。偶尔表现为针对 Rh 抗原（D、C、E、c 和 e）特异性，特别是在盐水或低离子溶液间接抗球蛋白试验中。基于对某些表型的细胞的“相对”特异性也可能出现，在吸收后相对特异性也可能更明显。血清中的自身抗体特异性也比放散液更强。

除了 Rh 系统特异性外，其他特异性的温反应性自身抗体也有报道（例如，LW、Kell、Kidd、Duffy 和 Diego 系统）[34, 35]。当患者有 Kell、Rh、LW、GE、SC、LU 和 LAN 系统特异性的自身抗体时相应抗原会暂时抑制表达，且 DAT 结果可以是阴性或非常弱的阳性[35]。在这些情况下，自身抗体可能最初认为是同种抗体。在抗体和溶血性贫血消退后，抗原强度恢复正常，并且存储的血清里面的抗体能与患者的红细胞反应，才能证实它是真正的自身抗体。

对罕见表型红细胞的检测和通过特殊技术对自身抗体特异性的鉴定在临床实际使用有限。如果自身抗体与罕见 Rh 表型（例如，Rh_{null}）之外的所有红细胞反应，则不太可能获得相容的献血者血液。如果有这样的血液，应该保存以用于罕见表型的同种免疫的患者。

7. 输注血液的选择

在选择用于输注的红细胞之前，最重要的是排除是否存在有潜在临床意义的同种抗体。多个文献报道，血清中具有温反应型自身抗体的患者同时存在同种异体免疫概率较高（12%～40%，平均为32%）[25, 36-39]。尽管这些患者在输血时存在血清学鉴定困难，但仍需像对待其他患者一样，避免发生溶血性输血反应。如果血清存在与所有试剂红细胞均反应的自身抗体，尽管有些反应比较弱，但可能掩盖同种抗体的反应性（红细胞与同种抗体和自身抗体同时作用的反应性可能会比单独与自身抗体作用时弱）[25, 26]。

确定是否有新产生的同种抗体非常重要。由于存在自身抗体，所有交叉配血都不相合，这与仅存在有临床意义的同种抗体时可以使用抗原阴性红细胞进行交叉配血不同。对于 AIHA 的患者，检查由同种抗体引起的红细胞破坏可能比较困难。这些患者自己的红细胞和输入的红细胞寿命都会缩短。

如果在吸收后的血清中没有检测到同种抗体，则可以随机选择 ABO 和 Rh 同型的红细胞输注，除非在患者病历档案中有不适用的指征。如果存在有临床意义的同种抗体，输入的红细胞应缺乏对应的抗原。对于需长期输血的患者，需要通过基因分型获得扩展的表型或预测的表型，然后选择与有临床意义的血型抗原相匹配的献血者血液输注，以避免产生同种异体免疫反应，可以减少吸收试验的次数和降低输血前检查的复杂性。

如果自身抗体对单一抗原（例如 e 抗原）有特异性，并且患者有进行性溶血，根据患者的病史，临床情况及是否有可选择血液，来选择缺乏该抗原的红细胞成分。最好的方法是验证等位基因避免同种免疫，有证据表明，通过这种方法选择的红细胞比患者自身红细胞存活时间更长[6]。如果自身抗体表现宽的反应性—即对所有细胞反应，但也表现出相对的特异性（例如，优先与具有 e 抗原的红细胞反应），那么是否输注缺乏相应抗原的血液尚有争议。没有进行性溶血或输入的红细胞寿命缩短的证据时，自身抗体的特异性并不重要，但可以选择抗原阴性的血液成分，因为这是一种规避自身抗体和潜在同种抗体检测的简单方法。

仅为了得到更好的自身抗体的血清相容性检测结果，将患者暴露于自身缺乏的 Rh 抗原是不可取的，特别是缺乏 D 抗原的具有潜在生育需求的女性（例如，当 D 抗原阴性的患者具有抗 e 自身抗体时，输注 e 抗原阴性血液可能同时含有 D 抗原；D 抗原和 e 抗原都是阴性的血液极为罕见。）进行基因分型以确定产生同种抗体或自身抗体的风险，有助于对复杂病例作决策，并可能改善患者预后。

某些实验室使用吸收后血清进行抗体筛查和选择无反应的血液成分（即所检测的血液成分中具有临床意义的同种抗体表现为阴性）。由于自身抗体的存在，输注的血液成分在体内都不相容，因此也有一些实验室对吸收后血清不进行交叉配血。如果发出的血液与吸收后血清相合，可以在一定程度上保证选择了正确的血液，并且避免了其他抗体（例如抗-Wr^a）导致的不相合，但是这种做法会带来患者安全输血的错觉。

已有报道，结合标准吸收程序，对体内存在温抗体型自身抗体的患者使用预防性抗原相匹配的红细胞的输血管理方案是可行的[40]。正如前面关于吸收试验中所讨论的，常见的具有临床意义的抗体（D、C、E、c、e、K、Fy^a、Fy^b、Jk^a、Jk^b、S 和 s）已经考虑在内。实施这种方案的能力取决于输血科的业务能力，但更多取决于血液供应方，需维持足够库存来满足抗原表型相匹配的需求。近年来，分子生物学技术已经应用于温自身抗体患者的红细胞基因分型，以确定患者可能会产生哪些同种抗体。检测 DNA 对于 DAT（IgG）阳性患者表型的预测具有突破性意义，因为血型血清学试验不能完全保证去除 IgG 抗体，并且一些红细胞抗原对 IgG 的清除很敏感[41, 42]。近期的输血史不会干扰分子检测的结果。但是应注意的是，如果存在罕见或稀有的沉默突变，或是患者接受了干细胞移植，基因分型可能无法准确预测表型。

一些专家建议，当排除了常见的有临床意义的同种抗体存在，电子交叉配型可以安全的应用于含有自身抗体的患者[43, 44]。这种方法规避了发放标记为“不相容”的血液，然而，如上所述，这种做法也可能产生错误的安全感。

虽然解决这些患者的血清问题很重要，但为了寻找血清相容的血液而延迟输血，在某些情况下可能对患者造成更大的危险。只有依靠临床判断才能解决这个问题，所以保持与患者的医生进行沟通非常重要。

8. 温反应性自身抗体患者的输血

体内有温反应自身抗体的患者可能没有明显的

溶血，也可能有危及生命的贫血。没有明显溶血表现或者症状较轻的患者能很好地耐受输血。但由于输血前检测存在困难，这些患者的输血风险也会增加。输注的红细胞的存活时间与患者自身的红细胞大致相同。

输血可能会加重急性溶血期患者的溶血，输注的红细胞可能比患者自身的红细胞破坏的更快。这与输血增加的红细胞数量以及红细胞损伤的动力学有关[6]。输注的红细胞的破坏可能加重血红蛋白血症和血红蛋白尿。输血后发生严重溶血的患者可能发生弥散性血管内凝血。

AIHA患者的输血是一个临床决定，需要在风险和临床需求之间寻找平衡。不应该仅因为血清学的不相容而拒绝输血。输血的量通常应该是维持氧供给所需的最小量，而不是一定要达到某一血红蛋白水平[6]。在输血过程中应严密监测患者的情况。

9. DAT阴性的AIHA

已有临床和血液学证据证明WAIHA患者也可能表现为DAT阴性。导致AIHA患者DAT阴性最常见原因是红细胞结合的IgG低于抗球蛋白试验的检测阈值，或者常规AHG试剂检测不到红细胞结合的IgM和IgA抗体；另外原因可能为低亲和力的IgG抗体在DAT的洗涤阶段已被洗脱[6, 45]。

在这些情况下可以应用一些非常规性检测方法。但是，这些检测方法需要进行标准化且大多数预测价值较低。一种比较简单的检测低亲和力抗体方法是用冰盐水(如4℃)或冰LISS液来洗涤，有助于将抗体保留在细胞上；试验时，需要1个阴性对照组(例如，6%的白蛋白)来证实自身冷凝集素不会导致阳性反应[6, 45]。用来检测红细胞上结合的低水平的IgG的方法包括：补体结合抗体消耗试验，酶联抗球蛋白试验，放射性标记的抗-IgG，流式细胞术，固相试验，直接PEG试验，直接聚凝胺试验，柱凝集法和浓缩放散液法[43]。

抗-IgG，抗-C3d和联合抗-C3b、抗-C3d试剂是美国唯一许可用于人红细胞相关抗体检测的试剂。与IgA或IgM反应的AHG试剂可购买到，但是无应用于红细胞凝集试验的标准，使用时需谨慎，使用前应对相关的红细胞凝集试验进行标化[6]。在其他国家，可以购买试管法或微柱凝集法检测IgM和IgA的AHG试剂。

二、冷凝集素综合征(Cold Agglutinin Syndrome CAS)

CAS比WAIHA少见，是与自身抗体相关的溶血性贫血，最常见于寒冷的环境。CAS可以是急性或慢性的疾病。急性CAS通常继发于肺炎支原体感染；慢性CAS常见于老年患者，并且有时与淋巴瘤、慢性淋巴细胞性白血病或原发性巨球蛋白血症相关。在寒冷的环境中可能出现手足发绀和血红蛋白尿，因此，患者被建议避免受寒。CAS的特点是EDTA抗凝标本中的红细胞可在室温下凝集，有时红细胞达到出现凝结成块的程度。

1. 血清学特点

在几乎所有的CAS病例中，补体是红细胞上唯一可检测到的蛋白。如果标本采集得当并在37℃下洗涤，则可去除红细胞上的免疫球蛋白，并且红细胞放散液也不会发生反应。如果检测到其他蛋白，则应进行DAT的阴性对照试验(例如6%白蛋白或盐水)以排除冷自身凝集素引起的假阳性结果。冷反应的自身凝集素通常是IgM，其在较低温度下与外周血循环中的红细胞结合并导致补体成分附着于红细胞上。当红细胞循环到温度较高的部位时，IgM就会脱离下来，但补体仍附着在红细胞上。

与免疫性溶血相关的冷自身凝集素IgM通常在30℃有反应，60%的患者在4℃效价≥1000[6]。如果在检测系统中加入22%~30%的牛白蛋白，则病理性冷凝集素可在30℃或37℃反应[6]。有时，病理性冷凝集素效价较低(即<1000)，但它们具有更大范围的热振幅(即，无论是否加入白蛋白，冷凝集素在30℃都会反应)。抗体的反应热振幅比效价的意义更大。有时可以在20~25℃发现未处理的红细胞有溶血，但在有罕见Pr抗体特异性时，酶处理红细胞在足够的补体存在下都会发生溶血。

为了检测冷自身凝集素真实的热振幅或效价，收集的标本应严格控制在37℃，在血清和红细胞分离过程中也应保持37℃，以避免在体外发生自体吸附。也可以在37℃下孵育10~15分钟(反复混匀)EDTA抗凝血，然后最好在37℃分离红细胞和血浆。该过程会将自体吸附的抗体释放入血浆。

在慢性CAS中，IgM的自身凝集素通常是κ型轻链的单克隆蛋白。在支原体或病毒感染诱导的急性CAS中，多数有正常的κ型轻链和λ型轻链多克隆IgM抗体。也有报道罕见IgA和IgG的自身冷凝集素[6]。

2. 血清学问题

CAS 患者常会出现 ABO、Rh 分型和其他试验异常。通常，只需将样本立即保温 37℃，并在检测前用 37℃温盐水洗涤红细胞，或将 EDTA 抗凝标本在 37℃孵育约 10 分钟，然后用温盐水洗涤红细胞。用 6%牛白蛋白进行平行对照试验以确定是否有自身凝集干扰。如果平行对照试验是无反应的，则抗-A 和抗-B 结果通常是有效的。如果仍有自身凝集，则需要用巯基试剂处理红细胞。因为冷反应自身凝集素主要是 IgM，巯基试剂可使 IgM 分子变性，所以可以使用巯基试剂(例如 2-Me 或 DTT)消除自身凝集(参见方法 2-18)，也可以用 ZZAP 试剂处理红细胞，如准备吸收的红细胞方法一样(参见方法 4-8)。

当血清与 O 型试剂红细胞出现凝集，ABO 反定型检测是无效的。需使用预热血清与 A1 型，B 型和 O 型红细胞重复试验，红细胞在 37℃下孵育 1 小时后“沉降”(而非离心)，通常能解决任何正反不符问题(参见方法 2-11)。通过避免离心这一步骤，可以避免自身冷抗体的干扰。一些患者血清中的弱抗-A 和/或抗-B 在 37℃下可能不反应，可以选择吸收后的血清(自体吸收的血清或同种异体 O 型红细胞吸收后血清)。兔的血基质红细胞吸收后血清不能用于 ABO 血清实验，因为该方法可能会去除抗-B 和抗-A1[46, 47]。

3. 合并冷反应性自身抗体存在的同种抗体检测

如果在 37℃进行血清学试验且用 IgG 单特异性试剂进行抗球蛋白试验，冷反应自身凝集素很少会掩盖具有临床意义的同种抗体。由于会增加自身抗体的反应性，不推荐使用增强试剂(例如白蛋白或 PEG)。在极少数情况下，可能需要在 4℃进行自身吸收试验(参见方法 4-5)。要完全有效去除高效价的自身冷凝集素是非常耗时且不必要的。在吸收之前用酶或 ZZAP 处理患者的细胞可以更便捷的去除冷自身凝集素。通过 1~2 次冷自身吸收就可以去除大部分自身抗体，可以在 37℃下检测到被冷自身抗体掩盖的同种抗体。作为替代方案，WAIHA 的同种抗体的吸附过程也可在 4℃下进行。去除自身抗-I 和自身抗-IH 的兔血基质红细胞方法应当谨慎使用，该方法可以除去具有临床意义的同种抗体，特别是 IgM 类抗-D、抗-E、抗-Vel，无论血型特异性如何，都能与兔红细胞基质结合[48, 49]。

4. 自身抗体的特异性

CAS 中的自身特异性抗体最常见的是抗-I，但通常没有临床意义只有学术价值。抗-i 不常见，它通常与传染性单核细胞增多症相关。在罕见的情况下，也可有其他特异性。

自身抗体特异性对 CAS 来说不具有诊断价值。健康个体及 CAS 患者中都可见自身抗-I。然而，非病理状态下的自身抗-I 在 4℃的效价很少>64，并且在室温下与 I 抗原阴性的红细胞(脐血 i 和成人血 i)不反应。相反，CAS 患者自身抗-I 可在室温下与 I 抗原阴性的红细胞发生较强的反应，并且与 I 抗原阳性红细胞的反应更强。自身抗体抗-i 则相反，其与 I 抗原阴性红细胞的反应比与 I 抗原阳性红细胞的反应更强。抗 IT，最初被认为是 i 向 I 转变的状态(名称为“IT”)，与脐带血红细胞反应强，与正常的成人红细胞 I 抗原反应弱，与罕见成人 i 抗原的反应最弱。在极少的情况下，特异性冷凝集素可能是抗-Pr，其与未处理的红细胞上的 I 或者 i 抗原都有较强反应，但不与酶处理的红细胞反应。确定冷自身抗体的效价和特异性的程序(方法 4-6 和 4-7)已给出。冷自身抗体的典型反应性模式见于方法 4-6 的表格中。

三、混合型自身免疫性溶血性贫血

虽然大约 1/3 的 WAIHA 患者含有在室温下凝集的非病理性 IgM 抗体，但也有 WAIHA 患者的冷凝集素在 30℃或以上有反应。后者称为“混合型”、“冷热联合型”AIHA，这些患者可以细分为高效价、高热振幅的 IgM 冷凝集素(罕见的 WAIHA+经典 CAS)和正常效价(4℃，<64)、高热振幅冷凝集素[50-52]。混合型 AIHA 患者往往表现为溶血和在试验的所有阶段都有复杂的血清反应性。

1. 血清学特点

在混合型 AIHA 中，通常在患者的红细胞上可检测到 IgG 和 C3。也可以在患者红细胞上检出单独的 C3、IgG 或 IgA[6]。放散液含有温反应的 IgG 自身抗体。血清中存在温反应型 IgG 自身抗体和冷反应 IgM 自身抗体。这些自身抗体在试验的每个阶段，均与检测红细胞发生反应。IgM 自身抗体≥30℃反应。如果通过吸收试验检测同种抗体，需要在 37℃和 4℃条件下分别进行。

2. 自身抗体的特异性

WAIHA 患者的自身抗体通常不具有明显的特异性，异常的 IgM 型冷自身抗体可能有典型的 CAS 的特异性（即抗-I 或抗-i）[50, 51]。温反应性 IgG 自身抗体在血清学上通常与典型 WAIHA 中的自身抗体难以区分。

3. 混合型 AIHA 患者的输血

如果必须输血，排除同种抗体以及选择血液输注的注意事项与 WAIHA 和 CAS 引起的急性溶血患者相同（见上文）。

四、阵发性冷性血红蛋白尿

阵发性冷性血红蛋白尿（paroxysmal cold hemoglobinuria，PCH）是 DAT 阳性 AIHA 最罕见的表现。过去，PCH 与梅毒有关，但现在已不常见[53]。更常见的是，PCH 作为一种继发于病毒感染的急性一过性症状，尤其常见于幼儿。在这种情况下，只能很短时间内检测到双相溶血素。另外，PCH 还可能作为老年人的一种特发性慢性疾病发生。

1. 血清学特点

PCH 由冷反应性 IgG 型补体结合抗体引起。与冷反应性自身 IgM 抗体一样，在身体温度较低区域（通常为四肢）中与红细胞发生反应，并引起补体 C3 与红细胞不可逆地结合。然后当血液循环到身体较温暖部分时，抗体从红细胞上脱离。进行常规 DAT 试验的洗涤红细胞通常只有补体包被，但是用冷盐水洗涤并用冷的抗-IgG 试剂可以检测到红细胞表面结合的 IgG 抗体[6]。将检测体系维持在最佳结合温度，可使冷反应性 IgG 自身抗体一直附着在其抗原上。由于补体成分通常是循环红细胞表面上唯一结合的球蛋白，PCH 患者红细胞的洗脱液几乎都是无反应性的。

PCH 中的 IgG 自身抗体通常被描述为双相溶血素，因为其可在低温下与红细胞结合但不会发生溶血，直到补体包被的红细胞温度升高至 37℃才发生溶血。这是该疾病实验诊断的原理，Donath-Landsteiner 试验也是基于该原理（方法 4-11）。在 4℃自身抗体可以凝集正常红细胞，但效价很少>64。因为抗体在 4℃以上少有反应，所以输血之前抗体检测试验通常为无反应，并且常规的交叉配血程序，血清通常与随机供体红细胞配血相容。

2. 自身抗体的特异性

PCH 的自身抗体常被证明有 P 的特异性。在 Donath-Landsteiner 试验中，自身抗体与几乎所有的红细胞（包括患者自身的红细胞）反应，除了那些非常罕见的 p 或 Pk 表型。

3. PCH 患者的输血

对于成年 PCH 患者，除非溶血很严重，否则很少输血。在幼儿中，抗体反应的热振幅比成人宽得多，并且溶血通常更加活跃，因此可能需要输血用于抢救。尽管有一些证据表明选择表型为 p 的红细胞比表型为 P+（P1+或 P1-）的红细胞寿命更长，但是表型为 p 血液的概率大约为 1/200000，因此当急需输血时，通常无法找到这种罕见的血液。需要紧急输血的 PCH 患者不应被禁止输注一般的血液。对随机选择的红细胞输注效果不好的患者，应该考虑输注 P 抗原阴性的红细胞[6]。

第三节 药物诱导的免疫性溶血性贫血

药物极少导致免疫性溶血性贫血，其发生率约为 1/1000000[54]。但近年来，已证实有多种药物与溶血性贫血的发生有关（附录 14-1），在其他文献中也有报道[14]。

药物有时会诱导产生一些针对药物本身、红细胞膜的成分、或者针对药物和红细胞膜形成的抗原的抗体。这些抗体常导致 DAT 阳性或引起红细胞免疫性破坏，或二者兼有[14, 54]。在某些情况下，DAT 结果呈阳性也可能是因为药物诱导一些非免疫性的蛋白吸附（nonimmunologic protein adsorption，NIPA）到红细胞上造成的[14]。

一、药物诱导抗体形成的理论机制

关于药物是如何诱导免疫反应，有众多的学说来解释其是如何导致 DAT 阳性和免疫介导细胞破坏的相关性[6]。公认的药物相关 DAT 阳性机制有 4 种：药物吸附（青霉素类）；免疫复合物形成；自身抗体形成以及 NIPA。这种分类在血清学上有用，但仍缺乏确凿的证据。同时，一些药物表现的血清活性可能涉及一种或者多种机制，"联合假说"机制可能提供更全面的线索。由图 14-1 可见，一种或多种类型的抗体可同时存在。另外，NIPA 作为一种不依赖于抗体的物质，也可能引起药物诱导的免疫性溶血性贫血[14]。

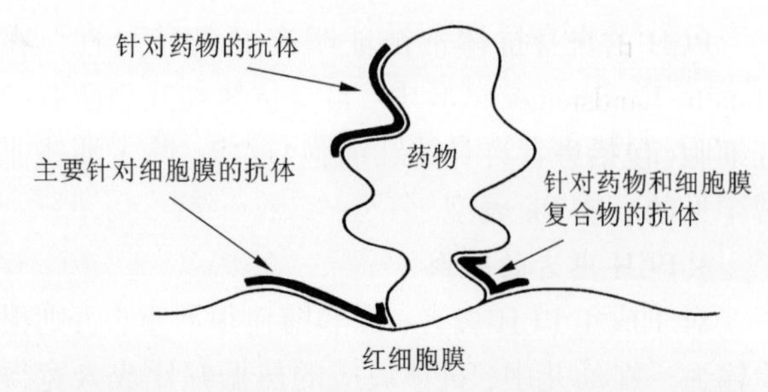

注：细线代表药物诱导抗体 Fab 端与抗原结合的区域。药物（半抗原）与细胞膜疏松或牢固结合后，抗体可能由以下原因诱导产生：①药物产生药物吸附（青霉素类）的典型体外免疫反应；②细胞膜成分或主要为细胞膜成分（产生自身抗体的典型体外免疫反应）；③部分药物，部分细胞膜成分（产生所谓免疫复合物机制的典型体外免疫反应）[34]。

图 14-1　药物诱导抗体反应的统一理论
（基于 Garratty[34] 引用 Habibi 所作的模拟图）

二、血清学分类

药物诱导的抗体可分为 2 类：药物依赖性（指这些抗体必须在有药物存在的条件下才可被检出）和非药物依赖性（指这些抗体不需要在体外额外添加药物就可被检出）[6]。药物依赖性抗体又可再分为 2 类：一类能与药物处理过的红细胞反应（如青霉素、某些头孢菌素产生的抗体），另一类在有可溶性药物情况下，可与未处理的红细胞发生反应（如奎宁和头孢曲松产生的抗体）。非药物依赖性抗体（如甲基多巴和氟达拉滨诱导产生的自身抗体），即使免疫反应是由药物诱导产生的，但血清学反应是非药物依赖的，由于非药物依赖性抗体在检测时无需在检测系统中额外添加药物，因此，其反应特性的血清学特征类似于自身抗体，与特发性温型自身抗体难以鉴别。

如果怀疑患者发生了 DIIHA，应立即停止使用这种药物。药物依赖性抗体可通过实验室进行检测，但非药物依赖性抗体或 NIPA 引起的 DIIHA 只能通过给药与溶血反应发生之间的时间相关性来进行推测。

因为其他文献报告较多，有关青霉素和甲基多巴诱导产生抗体的历史细节不再赘述[6, 54]。由于静脉注射大剂量青霉素而导致 DIIHA 的病例已不多见。同时，可以诱导产生非药物依赖性抗体的甲基多巴，使用频率亦不如前。目前，与 DIIHA 的发生密切相关的药物有哌拉西林、头孢曲松和头孢替坦。由铂类药物导致 DIIHA 的病例数量也有小幅增加[14]。

1. 药物依赖性抗体与药物处理的红细胞发生反应

一些药物（如青霉素、氨苄西林和大部分头孢菌素）可与红细胞共价结合，可在实验室内添加药物获得包被的红细胞。针对这些药物的抗体可与药物包被的红细胞反应，而与未包被的红细胞不反应（除非这个患者本身就含有抗红细胞抗原的同种抗体）。

青霉素和头孢菌素属 β-内酰胺酶类抗生素。之前大家公认可通过检测青霉素和头孢菌素抗体的方法，即与包被红细胞反应来检测任何一种青霉素和头孢菌素类抗生素诱导产生的抗体。但现在认为并非如此，人工合成青霉素和新型头孢菌素与青霉素和第 1 代头孢菌素致敏红细胞特点不同。头孢替坦（第 2 代头孢菌素）能很好地与红细胞结合，由其诱导产生的抗体可与头孢替坦红处理的细胞反应而且效价非常高。而头孢曲松（第 3 代头孢菌素）却不能很好的与红细胞结合，因此，该方法不能用于检测头孢曲松抗体检测[55]。哌拉西林，一种半合成青霉素，在高 pH 时会结合红细胞。然而，大部分健康献血者和患者血清均会与哌拉西林处理的红细胞反应。因此，不推荐这种方法检测哌拉西林抗体[53]。使用药物处理的红细胞来检测药物依赖抗体，预期出现以下情况：

（1）IgG 单特异性 DAT 阳性，但也可能存在补体。

（2）血清中抗体与药物处理红细胞反应，与未处理红细胞不反应。

（3）患者红细胞放散液与药物处理红细胞反应，与未处理红细胞不反应。

药物溶血是渐进性发展的，但如果未明确溶血病因并继续使用药物会有威胁生命的危险。之前患者可能有或者没有用药史，但就头孢替坦而言，即使一次性的预防性剂量用药也可能引起严重的溶血。已证实，正常的血清也可能与一些药物处理的红细胞反应（如头孢替坦、哌拉西林、奥沙利铂）[55]，这说明患者之前已经通过环境途径接触了这些药物。

2. 药物依赖性抗体在药物存在情况下可与未处理红细胞发生反应

许多可引起免疫性溶血性贫血的药物抗体可以通过含有药物的血清与未处理红细胞反应进行检

测，哌拉西林和部分第 2 代及第 3 代头孢菌素可以通过这种方式检测，抗头孢曲松抗体只能通过在药物存在下血清与红细胞反应状态检测[55]。以下是其反应特性：

(1)补体可能是在红细胞上唯一可以检测到的蛋白，但 IgG 也可能存在。

(2)血清中的抗体可能是 IgM、IgG 或 IgM 合并 IgA。

(3)在体外检测时必须有药物(或其代谢物)存在，这些抗体可能造成溶血、凝集和/或红细胞致敏。

(4)患者仅需服用小剂量药物(比如单剂量)。

(5)通常表现为有血红蛋白尿和血红蛋白血症的急性血管内溶血，肾衰也较常见。

(6)一旦抗体形成，再次暴露于极少剂量的药物也会产生严重的溶血症状。

有时，似乎患者血清中除了药物抗体外还存在一种“自身抗体”，这种抗体在血清中有药物存在时就可发生反应。与真正的自身抗体不同的是，认为这种反应的结果取决于循环系统中的药物或药物-抗体复合物[55]。在这种情况下，当药物不存在于检测系统中时，放散液与试剂红细胞通常不反应。然而，特别是涉及可疑哌拉西林引起 DIIHA 的病例中，如患者持续服用哌拉西林，其放散液也可能有反应，但停药数天后采集的样本将不会有反应性。真正的温型自身抗体在患者红细胞放散液中是有反应性的，并自身抗体在血清中持续存在。因此，因哌拉西林导致的 DIIHA 可能被误诊为 WAIHA，特别是当放散液有反应时。温型自身抗体和药物诱导抗体引起的自身免疫性溶血性贫血的鉴别诊断对临床治疗有重要意义[53]。

2. 非药物依赖性抗体(自身抗体的产生)

一些药物诱导产生的自身抗体，在血清学上与温型自身抗体难以鉴别。红细胞被这些 IgG 抗体包被，即使药物不存在时，其红细胞放散液和血清几乎与所有细胞均反应。这种抗体在体外与药物没有直接或间接的相互作用。典型的药物是甲基多巴，目前使用频率已大大减低。而氟达拉滨，用于治疗慢性淋巴细胞白血病的药物，是目前引起药物非依赖性抗体和 AIHA 的最常见的药物[54]。

3. 非免疫蛋白吸附(Nonimmunologic Protein Adsorption，NIPA)

某些药物相关的 DAT 阳性是由于药物修饰红细胞膜而引起的，与抗体的产生无关。这类机制引起的溶血性贫血极为少见。

先锋霉素(初代头孢菌素类)是最初的引起 DAT 阳性和 NIPA 相关的药物。在 pH9.8 缓冲液中，头孢菌素包被红细胞，与正常的血浆共同孵育，可非免疫方式吸附白蛋白、IgA、IgG、IgM、C3 以及其他蛋白。因此，这类药物与所有血浆的间接抗球蛋白试验几乎均为阳性。其他可导致 NIPA 和 DAT 阳性结果的药物还有肌苷二醛、顺铂、奥沙利铂和 β-内酰胺酶抑制剂(如克拉维酸、舒巴坦、他唑巴坦)[14]。

当患者的血浆/血清以及大多数正常的血浆/血清与药物处理红细胞的间接抗球蛋白试验有反应，而患者红细胞的放散液与药物处理红细胞无反应时，就应考虑 NIPA。

三、药物诱导免疫性溶血的实验室检测

在血库中最常遇见的药物相关问题就是 DAT 阳性而放散液为无反应的情况。当怀疑有溶血时，近期的红细胞输注和/或急性溶血可能导致 DAT 弱阳性。当其他免疫介导的溶血被排除后，并且药物与溶血性贫血之间存在时间的相关性时，则应该进行药物抗体的调查。

应按常规程序检测患者血清中是否有意外抗体，如果其血清与未处理的红细胞不发生反应，那么应与可疑药物再次进行检测[55]。有些药物含有一些惰性成分(如片剂或胶囊)，有些药物是两种药物的组合(如哌拉西林和他唑巴坦)，虽然使用患者实际服用的药物来检测患者的血清看似合理，但事实上这些惰性成分或药物组合使药物处理的红细胞的制备困难，或结果模棱两可。因此，最好使用纯化的药物或使用联合药物的单纯组分对血清进行检测更为有效。

如果某一种药物已有可造成溶血性贫血的报道，那么其抗体的检测方法一般会在报道中列出。由于多数情况下是使用在药物存在时的血清检测出药物依赖性抗体，因此，当缺乏的某种药物抗体报告时，可制备一个药物浓度约为 1mg/mL 的反应体系进行初筛[55](方法 4-13)。血清标本优于血浆，是观察溶血实验的最佳样本。也可以向反应体系添加正常的血清以提供补体。这种添加补体可增加体外检测因补体引起的溶血的敏感性。

如果以上的检测仍不能得到明确的结果，就可

通过使用药物包被正常红细胞再次检测[55]。可检测患者的血清或红细胞放散液是否与针对性药物处理的红细胞反应(方法 4-12)。这种方法一般用于可疑药物为头孢菌素类(除头孢曲松)引起 DIIHA 的筛选。可确定 DAT 阳性结果为药物诱导的是：放散液与药物处理的红细胞发生反应，与未处理的红细胞不反应。

为了正确解释检测结果，药物处理红细胞需同时与盐水和正常血清(或血浆)反应作为阴性对照。在一些正常献血者或无溶血性贫血的患者血浆中也可以检测到一些与药物处理的红细胞(如 β-内酰胺酶类)反应的抗体，这可能是由于既往暴露于这些药物。因此，可能因患者血清具有反应性得出错误的结论[55]。

条件允许时可使用药物处理的红细胞作为阳性对照。如果患者的血清或放散液反应性为阴性，但缺乏阳性对照时，只能解释为该药物的抗体没有被检测到，这个药物可能会或者不会与检测红细胞结合。

如果已知某种可疑药物可能引起 NIPA，那么这个患者的血清和阴阳性对照需稀释至 1：20 时再次进行检测。正常的血清在这种稀释度下一般不再含有足够的蛋白以检出 NIPA。

当患者服用多种与溶血发生存在时间相关性的药物时，应该对患者所服用的全部药物进行检测。已有多篇案例报道称，多次应用化疗药物后，可产生同时针对多种药物的抗体[56]。此外，一些免疫反应可能由部分药物的代谢物而非药物本身引起。如果临床表现与免疫介导的溶血一致而缺乏实验室依据，可考虑检测患者的血清或尿液中的原药物代谢物[57]，一些非甾体类抗炎药的抗体就需在有其代谢物存在的体系中进行检测[58]。需要依赖药物的代谢过程及半衰期决定收集代谢产物的时机，这些药物的药代动力学信息以及此类药物的检测报告都需一起进行综合考虑。

要点

1. DAT 用于确定红细胞在体内是否被免疫球蛋白或者补体包被，或二者同时包被。DAT 主要用于调查溶血性输血反应、HDFN、AIHA 和药物诱导的免疫性溶血。
2. DAT 应用于确定溶血性贫血是否具有免疫学病因。
3. DAT 结果阳性可能与溶血有关，也可能与溶血无关。
4. 对输血后的标本 DAT 检测的结果是输血反应初步调查的一部分。如果已致敏的红细胞未被破坏，则 DAT 结果可能为阳性；如果发生溶血和红细胞被快速清除，则 DAT 结果可能为阴性。
5. DAT 是使用含有抗-IgG 和抗-C3d 的抗球蛋白试剂直接检测新鲜洗涤的红细胞。如果洗涤后的红细胞在使用抗-IgG 检测之前被放置或者延迟判读都可能导致假阴性或者弱阳性的结果。
6. 如果 DAT 的抗-IgG 和抗-C3 均为阳性，则这些红细胞需要与采用惰性对照试剂(如 6%的白蛋白或生理盐水)平行检测。如果对照试验是有反应的，则 DAT 结果就无效，这可能是由于大量 IgG 包被或罕见的温反应性 IgM 引起的自发凝集；也可能是由常规洗涤没有解离的 IgM 类冷凝集素所致。
7. 单独的 DAT 阳性不能诊断溶血性贫血。对阳性结果的解释需要患者的病史信息。与患者的主治医生进行沟通非常重要。临床考虑与实验室数据结合可最大程度评估 DAT 阳性结果的意义。
8. 出现下列情况时，需要对 DAT 阳性结果作进一步分析：
   (1)体内红细胞破坏的证据。
   (2)近期输血。
   (3)免疫介导溶血相关的药物给药史。
   (4)造血干细胞或器官移植史。
   (5)IVIG 或静脉注射抗-D。
   (6)应用单克隆抗体治疗时，单克隆抗体可能与红细胞表面的靶抗原反应。
9. 放散试验使抗体从致敏红细胞上游离下来并恢复到有活性的状态。在某些情况下，放散试验具有一定作用，即检测自身抗体与血清中可能检测不到的特异性抗体，并可指导是否需检测患者血清中的药物相关抗体。
10. AIHAs 细分为以下几种主要类型：WAIHA、CAS 混合型或组合型 AIHA 和 PCH。药物也可诱导免疫性溶血。

参考文献

[1] Zanella A, Barcellini W. Treatment of autoimmune hemolytic anemias. Haematologica 2014; 99: 1547-1554.

[2] Shapiro R, Chin-Yee I, Lam S. Eculizumab as abridge to immunosuppressive therapy in severecold agglutinin disease of anti-Pr specificity. ClinCase Rep 2015; 3: 942-944.

[3] Kaplan HS, Garratty G. Predictive value of direct antiglobulin test results. Diagnostic Med 1985; 8: 29-32.

[4] Garratty G. The significance of IgG on the red cell surface. Transfus Med Rev 1987; 1: 47-57.

[5] Freedman J. The significance of complement on the red cell surface. Transfus Med Rev 1987; 1: 58-70.

[6] Petz LD, Garratty G. Immune hemolytic anemias. 2nd ed. Philadelphia: Churchill-Livingstone, 2004.

[7] Rottenberg Y, Yahalom V, Shinar E, et al. Blood donors with positive direct antiglobulin tests are at increased risk for cancer. Transfusion 2009; 49: 838-842.

[8] Hannon JL. Management of blood donors and blood donations from individuals found to have a positive direct antiglobulin test. Transfus Med Rev 2012; 26: 142-152.

[9] Toy PT, Chin CA, Reid ME, Burns MA. Factors associated with positive direct antiglobulin tests in pretransfusion patients: A case control study. Vox Sang 1985; 49: 215-220.

[10] Heddle NM, Kelton JG, Turchyn KL, Ali MAM. Hypergammaglobulinemia can be associated with a positive direct antiglobulin test, a nonreactive eluate, and no evidence of hemolysis. Transfusion 1988; 28: 29-33.

[11] Clark JA, Tanley PC, Wallas CH. Evaluation of patients with positive direct antiglobulin tests and nonreactive eluates discovered during pretransfusion testing. Immunohematology 1992; 8: 9-12.

[12] Coombs RRA, Mourant AE, Race RR. A new test for the detection of weak and "incomplete" Rh agglutinins. Br J Exp Pathol 1945; 26: 255-266.

[13] Heddle NM, Soutar RL, O'Hoski PL, et al. A prospective study to determine the frequency and clinical significance of alloimmunization posttransfusion. Br J Haematol 1995; 91: 1000-1005.

[14] Garratty G, Arndt PA. Drugs that have been shown to cause drug-induced immune hemolytic anemia or positive direct antiglobulin tests: Some interesting findings since 2007. Immunohematology 2014; 30: 66-79.

[15] Desborough MJ, Miller J, Thorpe SJ, et al. Intravenous immunoglobulin-induced haemolysis: A case report and review of the literature. Transfus Med 2014; 24: 219-226.

[16] Rushin J, Rumsey DH, Ewing CA, Sandler SG. Detection of multiple passively acquired alloantibodies following infusions of IV Rh immune globulin. Transfusion 2000; 40: 551-554.

[17] Chapuy CI, Nicholson RT, Aguad MD, et al. Resolving the daratumumab interference with blood compatibility testing. Transfusion 2015; 55: 1545-1554.

[18] Oostendorp M, Lammerts van Bueren JJ, Doshi P, et al. When blood transfusion medicine becomes complicated due to interference by monoclonal antibody therapy. Transfusion 2015; 55: 1555-1562.

[19] Judd WJ. Elution—dissociation of antibody from red blood cells: Theoretical and practical considerations. Transfus Med Rev 1999; 13: 297-310.

[20] Leger RM, Arndt PA, Ciesielski DJ, Garratty G. False-positive eluate reactivity due to the lowionic wash solution used with commercial acidelution kits. Transfusion 1998; 38: 565-572.

[21] Judd WJ, Johnson ST, Storry JR. Judd's methods in immunohematology. 3rd ed. Bethesda, MD: AABB Press, 2008.

[22] Judd WJ, Barnes BA, Steiner EA, et al. The evaluation of a positive direct antiglobulin test (autocontrol) in pretransfusion testing revisited. Transfusion 1986; 26: 220-224.

[23] Arndt PA, Leger RM, Garratty G. Serologic findings in autoimmune hemolytic anemia associated with immunoglobulin M warm autoantibodies. Transfusion 2009; 49: 235-242.

[24] Rodberg K, Tsuneta R, Garratty G. Discrepant Rh phenotyping results when testing IgGsensitized RBCs with monoclonal Rh reagents (abstract). Transfusion 1995; 35 (Suppl): 67S.

[25] Leger RM, Garratty G. Evaluation of methods for detecting alloantibodies underlying warm autoantibodies. Transfusion 1999; 39: 11-16.

[26] Church AT, Nance SJ, Kavitsky DM. Predicting the presence of a new alloantibody underlying a warm autoantibody (abstract). Transfusion 2000; 40(Suppl): 121S.

[27] Branch DR, Petz LD. A new reagent (ZZAP) having multiple applications in immunohematology. Am J Clin Pathol 1982; 78: 161-167.

[28] Laine EP, Leger RM, Arndt PA, et al. In vitro studies of the impact of transfusion on the detection of alloantibodies after autoadsorption. Transfusion 2000; 40: 1384-1387.

[29] Chiaroni J, Touinssi M, Mazet M, et al. Adsorption of autoantibodies in the presence of LISS to detect alloantibodies underlying warm autoantibodies. Transfusion 2003; 43: 651-655.

[30] Magtoto-Jocom J, Hodam J, Leger RM, Garratty G. Adsorption to remove autoantibodies using allogeneic red cells in the presence of low ionic strength saline for detec-

tion of alloantibodies (abstract). Transfusion 2011; 51 (Suppl): 174A

[31] Judd WJ, Dake L. PEG adsorption of autoantibodies causes loss of concomitant alloantibody. Immunohematology 2001; 17: 82-85.

[32] Combs MR, Eveland D, Jewet-Keefe B, Telen MJ. The use of polyethylene glycol in adsorptions: More evidence that antibodies may be missed (abstract). Transfusion 2001; 41(Suppl): 30S.

[33] Issitt PD, Combs MR, Bumgarner DJ, et al. Studies of antibodies in the sera of patients who have made red cell autoantibodies. Transfusion 1996; 36: 481-486.

[34] Garratty G. Target antigens for red-cell-bound autoantibodies. In: Nance SJ, ed. Clinical and basic science aspects of immunohematology. Arlington, VA: AABB, 1991: 33-72.

[35] Garratty G. Specificity of autoantibodies reacting optimally at 37° C. Immunohematology 1999; 15: 24-40.

[36] Branch DR, Petz LD. Detecting alloantibodies in patients with autoantibodies (editorial). Transfusion 1999; 39: 6-10.

[37] Young PP, Uzieblo A, Trulock E, et al. Autoantibody formation after alloimmunization: Are blood transfusions a risk factor for autoimmune hemolytic anemia? Transfusion 2004; 44: 67-72.

[38] Maley M, Bruce DG, Babb RG, et al. The incidence of red cell alloantibodies underlying panreactive warm autoantibodies. Immunohematology 2005; 21: 122-125.

[39] Ahrens N, Pruss A, Kähne A, et al. Coexistence of autoantibodies and alloantibodies to red blood cells due to blood transfusion. Transfusion 2007; 47: 813-816.

[40] Shirey RS, Boyd JS, Parwani AV, et al. Prophylactic antigen-matched donor blood for patients with warm autoantibodies: An algorithm for transfusion management. Transfusion 2002; 42: 1435-1441.

[41] Hillyer CD, Shaz BH, Winkler AM, Reid M. Integrating molecular technologies for red blood cell typing and compatibility testing into blood centers and transfusion services. Transfus Med Rev 2008; 22: 117-132.

[42] Denomme GA. Prospects for the provision of genotyped blood for transfusion. Br J Haematol 2013; 163: 3-9.

[43] Lee E, Redman M, Burgess G, Win N. Do patients with autoantibodies or clinically insignificant alloantibodies require an indirect antiglobulin test crossmatch? Transfusion 2007; 47: 1290-1295.

[44] Richa EM, Stowers RE, Tauscher CD, et al. The safety of electronic crossmatch in patients withwarm autoantibodies (letter). Vox Sang 2007; 93: 92.

[45] Leger RM, Co A, Hunt P, Garratty G. Attempts to support an immune etiology in 800 patients with direct antiglobulin test-negative hemolytic anemia. Immunohematology 2010; 26: 156-160.

[46] Waligora SK, Edwards JM. Use of rabbit red cells for adsorption of cold autoagglutinins. Transfusion 1983; 23: 328-330.

[47] Dzik WH, Yang R, Blank J. Rabbit erythrocyte stroma treatment of serum interferes with recognition of delayed hemolytic transfusion reaction (letter). Transfusion 1986; 26: 303-304.

[48] Mechanic SA, Maurer JL, Igoe MJ, et al. Anti-Vel reactivity diminished by adsorption with rabbit RBC stroma. Transfusion 2002; 42: 1180-1183.

[49] Storry JR, Olsson ML, Moulds JJ. Rabbit red blood cell stroma bind immunoglobulin M antibodies regardless of blood group specificity (letter). Transfusion 2006; 46: 1260-1261.

[50] Sokol RJ, Hewitt S, Stamps BK. Autoimmune haemolysis: An 18-year study of 865 cases referred to a regional transfusion centre. Br Med J 1981; 282: 2023-2027.

[51] Shulman IA, Branch DR, Nelson JM, et al. Autoimmune hemolytic anemia with both cold and warm autoantibodies. JAMA 1985; 253: 1746-1748.

[52] Garratty G, Arndt PA, Leger RM. Serological findings in autoimmune hemolytic anemia (AIHA) associated with both warm andcold autoantibodies (abstract). Blood 2003; 102(Suppl): 563a.

[53] Eder AF. Review: Acute Donath-Landsteiner hemolytic anemia. Immunohematology 2005; 21: 56-62.

[54] Garratty G. Immune hemolytic anemia associated with drug therapy. Blood Rev 2010; 24: 143-150.

[55] Leger RM, Arndt PA, Garratty G. How we investigate drug-induced immune hemolytic anemia. Immunohematology 2014; 30: 85-94.

[56] Leger RM, Jain S, Nester TA, Kaplan H. Druginduced immune hemolytic anemia associated with anti-carboplatin and the first example of anti-paclitaxel. Transfusion 2015; 55: 2949-2954.

[57] Salama A, Mueller-Eckhardt C, Kissel K, et al. Ex vivo antigen preparation for the serological detection of drug-dependent antibodies in immune haemolytic anaemias. Br J Haematol 1984; 58: 525-531.

[58] Johnson ST, Fueger JT, Gottschall JL. One center's experience: The serology and drugs associated with drug-induced immune hemolytic anemia—a new paradigm. Transfusion 2007; 47: 697-702.

第 15 章

血小板和粒细胞的抗原和抗体

本章节主要探讨血小板抗原和粒细胞抗原，以及由于抗原致敏产生的抗体。这些抗原及其免疫应答在血小板和粒细胞相关的同种免疫、自身免疫和药物诱导性免疫综合征中具有重要意义。

第一节　血小板抗原和抗体

血小板表面表达了多种抗原，一类是血小板相关抗原，是血小板与其他细胞或组织共有的抗原，如ABH抗原和HLA；而另一类是血小板特异性抗原，如人类血小板同种抗原(human platelet alloantigens，HPAs)。

一、HPA

血小板在炎症、免疫应答、心血管疾病甚至癌症中均起作用[1-3]。但其主要功能是止血。血小板的这些功能是通过位于血小板细胞膜表面糖蛋白(glycoproteins，GPs)上的受体配体相互作用来实现的。

血小板表面 GPs 的不同是由其编码基因的单核苷酸多态性(polymorphisms，SNPs)引起的，这些SNPs引发的氨基酸改变又导致了糖蛋白结构和抗原的改变，从而在妊娠或输注血小板时可引发同种抗体反应。目前，得到正式承认的 HPAs 有 35 种，表达在 6 种不同的血小板膜糖蛋白(GPⅡb，GPⅢa，GPⅠbα，GPⅠbβ，GPⅠa 和 CD109)(表 15-1)[4]上，这些抗原通常被称为“血小板特异性抗原”。某些“血小板特异性抗原”虽然在非血小板细胞(特别是白细胞和内皮细胞)上也有发现，但它们在临床上的重要性主要还是与血小板相关。

12 个抗原被归为 6 个等位基因群(HPA-1，HPA-2，HPA-3，HPA-4，HPA-5，HPA-15)。HPA 依照其发现的时间先后顺序进行数字编号，字母 a 和 b 分别表示基因表达频率高和频率低的抗原[5]，若两个对偶抗原(非野生型)中只有一个对应抗体被检出则以字母“w”表示，如 HPA-6bw。新的低频 HPA 持续被发现，但尚未在免疫多态性数据库中得到确认(https://www.ebi.ac.uk/ipd/hpa/)[6-8]。

表 15-1　人类血小板同种抗原

现行的命名	曾用名	表型频率＊	糖蛋白(GP)	氨基酸改变	编码基因	核苷酸改变
HPA-1a	Zw^a，Pl^{A1}	72% a/a	GPⅢa	Leu33Pro	*ITGB3*	176T>C
HPA-1b	Zw^b，Pl^{A2}	26% a/b				
		2% b/b				
HPA-2a	Ko^b	85% a/a	GPⅠbαa	Thr145Met	*GPIBA*	482C>T
HPA-2b	Ko^a，Sib^a	14% a/b				
	1% b/b					

续表15-1

现行的命名	曾用名	表型频率 *	糖蛋白(GP)	氨基酸改变	编码基因	核苷酸改变
HPA-3a	BaK[a], LeK[a]	37% a/a	GP Ⅱ b	Ile843Ser	*ITGA2B*	2621T>G
HPA-3b	Bak[b]	48% a/b				
		15% b/b				
HPA-4a	Yuk[b], Pen[a]	>99.9% a/a	GP Ⅲ a	Arg143Gln	*ITGB3*	506G>A
HPA-4b	Yuk[a], Pen[b]	< 0.1% a/b				
		< 0.1% b/b				
HPA-5a	Br[b], Zav[b]	88% a/a	GP Ⅰ a	Glu505Lys	*ITGA2*	1600G>A
HPA-5b	Br[a], Zav[a], Hc[a]	20% a/b 1% b/b				
HPA-6bw	Ca[a], Tu[a]	< 1% a/b orb/b	GP Ⅲ a	Arg489Gln	*ITGB3*	1544G>A
HPA-7bw	Mo[a]	< 1% a/b or b/b	GP Ⅲ a	Pro407Ala	*ITGB3*	1297C>G
HPA-8bw	Sr[a]	< 1% a/b or b/b	GP Ⅲ a	Arg636Cys	*ITGB3*	1984C>T
HPA-9bw	Max[a]	< 1% a/b or b/b	GP Ⅱ b	Val837Met	*ITGA2B*	2602G>A
HPA-10bw	La[a]	< 1% a/b or b/b	GP Ⅲ a	Arg62Gln	*ITGB3*	263G>A
HPA-11bw	Gro[a]	< 1% a/b or b/b	GP Ⅲ a	Arg633His	*ITGB3*	1976G>A
HPA-12bw	Iy[a]	< 1% a/b or b/b	GP Ⅰ bβ	Gly15Glu	*GPIBB*	119G>A
HPA-13bw	Sit[a]	< 1% a/b or b/b	GP Ⅰ a	Met799Thr	*ITGA2*	2483C>T
HPA-14bw (HPA-1b 相关)	Oe[a]	< 1% b/b	GP Ⅲ a	Lys611del	*ITGB3*	1909_1911delAAG
HPA-15a	Gov[b]	35% a/a	CD109	Ser682Tyr	*CD109*	2108C>A
HPA-15b	Gov[a]	42% a/b				
		23% b/b				
HPA-16bw	Duv[a]orDuv[a+]	< 1% a/b or b/b	GP Ⅲ a	Thr140Ile	*ITGB3*	497C>T
HPA-17bw	Va[a]	< 1% a/b or b/b	GP Ⅲ a	Thr195Met	*ITGB3*	662C>T
HPA-18bw	Cab[a]	< 1% a/b or b/b	GP Ⅰ a	Gln716His	*ITGA2*	2235G>T

续表15-1

现行的命名	曾用名	表型频率 *	糖蛋白(GP)	氨基酸改变	编码基因	核苷酸改变
HPA-19bw	Sta	< 1% a/b or b/b	GP Ⅲa	Lys137Gln	*ITGB3*	487A>C
HPA-20bw	Kno	< 1% a/b or b/b	GP Ⅱb	Thr619Met	*ITGA2B*	1949C>T
HPA-21bw	Nos	< 1% a/b or b/b	GP Ⅲa	Glu628Lys	*ITGB3*	1960G>A
HPA-22bw	Sey	< 1% a/b or b/b	GP Ⅱb	Lys164Thr	*ITGA2B*	584A>C
HPA-23bw	Hug	< 1% a/b or b/b	GP Ⅲa	Arg622Trp	*ITGB3*	1942C>T
HPA-24bw	Cab2[a+]	< 1% a/b or b/b	GP Ⅱb	Ser472Asn	*ITGA2B*	1508G>A
HPA-25bw	Swi[a]	< 1% a/b or b/b	GP Ⅰa	Thr1087Met	*ITGA2*	3347C>T
HPA-26bw	Sec[a]	< 1% a/b or b/b	GP Ⅲa	Lys580Asn	*ITGB3*	1818G>T
HPA-27bw	Cab3[a+]	< 1% a/b or b/b	GP Ⅱb	Leu841Met	*ITGA2B*	2614C>A
HPA-28bw	War	<1% a/b or b/b	GP Ⅱb	Val740Leu	*ITGA2B*	2311G>T
HPA-29bw	Kha[b]	<1% a/b or b/b	GP Ⅲa	Thr7Met	*ITGB3*	98C>T

* 表型频率适用于北美地区具有欧洲血统的人；其他种族或民族的人类血小板抗原频率分布情况可参见免疫多态性数据库[3]。

1. GP Ⅱb/Ⅲa 上的血小板同种抗原

HPA-1a 抗原是最先被人们认识且最熟悉的血小板特异性抗原[9]。HPA-1a 最早被命名为“ZW[a]”，也称为“PI[A1]”，该抗原位于整合素 GP Ⅱb/GP Ⅲa(α_{IIb}/b_3)复合物的 β 亚单位-GP Ⅲa 上。

整合素是一个在体内广泛分布的黏附分子家族，是由 α 和 β 两条链(或称亚单位)经非共价键连接组成的异源二聚体[10]。整合素作为一些配体的受体，比如纤维蛋白原、胶原蛋白、纤维连接蛋白、血管性血友病因子(von Willebrand factor，vWF)和其他细胞外基质蛋白，其对于血小板黏附和聚集功能非常重要。

活化的 GP Ⅱb/Ⅲa 结合纤维蛋白原使血小板聚集，导致“血小板血栓”形成以止血，其发挥止血功能的重要性在罕见的 Glanzmann 严重出血患者中已被证实，这些患者由于 ITGA2B 和(或)ITGB3 遗传突变而导致血小板 GP Ⅱb/Ⅲa 缺失或功能失调[11]。Glanzmann 患者在输注正常人的血小板或妊娠后可产生针对 GP Ⅱb/Ⅲa 的同种抗体。

GP Ⅱb/Ⅲa 是血小板膜上表达最多的 1 种糖蛋白复合体(50000-80000 分子/血小板)，这也使其具有较高的免疫原性[12]。欧洲人产生的 HPA 特异性同种抗体绝大部分(>80%)是抗-HPA-1a。HPA-1a 抗体由 2% 的血小板为 HPA-1b/1b 型的人产生。

35 个公认的 HPAs 中有 25 个 HPAs 位于血小板膜 GP Ⅱb(8)和 GP Ⅲa(17)上，如 HPA-1a/1b、HPA-4a/4b 位于 GP Ⅲa 上，它们可导致胎儿和新生儿同种免疫性血小板减少症(fetal and neonatal alloimmune thrombocytopenia，FNAIT)，输血后紫癜

(posttransfusion purpura，PTP)和血小板输注无效。低频抗原 HPA-4b 在日本和中国人群中更常见。

HPA-3a/3b 位于 GPⅡb 上，尽管这种低频抗原在普通人群中具有相对较高的纯合率，但抗-HPA-3 抗体却很少被检测到。一些 HPA-3 抗体很难通过单克隆抗体介导的抗原捕获试验(monoclonal antigen capture assays，ACAs)检测到，如改良抗原捕获酶联免疫吸附试验(the modified antigen capture enzyme-linked immunosorbent assay，MACE)和单克隆抗体特异的血小板抗原固定(monoclonal antibody-specific immobilization of platelet antigens，MAIPA)试验。这些方法均先用洗涤剂使血小板上能被多种 HPA-3 抗体识别的抗原表位变性，然后再从这些血小板中提取 GPIIb[13, 14]。

除了 HPA-1b、-3b 和-4b，另有 19 种低频血小板抗原在血小板糖蛋白 GPIIb 或 GPⅢa 上表达(表 15-1)。这些抗原都是通过特异性抗体在 FNAIT 患者中检测到的，此类抗体存在于母亲血清中，且只能与父亲的 GPⅡb/Ⅲa 反应。这些抗原大多数都只存在于出现过该抗原的家庭成员中。但 HPA-6bw 和 HPA-21bw 例外，它们在日本人群中的基因频率分别为 1%和 2%。另外，HPA-9bw 在几例 FNAIT 中也有发现[15-18]。

2. GPIb/V/Ⅸ上的血小板同种抗原

GPIb/V/Ⅸ复合物形成了血小板 vWF 受体，血小板约表达 12 500 个 7 联 GPIb/V/Ⅸ复合物。血管损伤后，GPIb/V/Ⅸ结合 vWF 促进血小板黏附到血管内皮，启动黏附血小板内的信号传导，导致血小板的活化、聚集和止血。GPIb 是由两个 α(GPIbα)亚基和两个 β 亚基(GPIbβ)(25000 份)组成，可与 2 个 GPⅨ和 1 个 GPⅤ非共价连接。HPA-2a/2b 位于 GPIbα 上，HPA-12bw 位于 GPIbβ 上，抗-HPA-2a/2b、抗-12bw 均可导致 FNAIT。

编码 GPIBA，GPIBB，或 GP9 的基因突变可导致 GPIb/Ⅴ/Ⅸ复合物缺乏，引起巨大血小板综合征(Bernard Soulier syndrome，BSS)。BSS 以出血时间延长、血小板减少、血小板体积增大为特征，发病率约为 1/1 000 000[19]。缺乏 GPIb/V/IX 复合物的 BSS 患者在输注正常人的血小板或妊娠后可产生同种抗体[19]。

3. GPⅠa/Ⅱa 上的血小板同种抗原

整合素 GPⅠa/Ⅱa，也被称为整合素 a_2b_1，是血小板的主要胶原蛋白受体。HPA-5a/5b 位于 GPⅠa 上。在 FNAIT、PTP 和血小板输注无效患者中，抗-HPA-1a 是最常见的抗体，其次是抗-HPA-5。血小板上表达 3000~5000 个 GPⅠa/Ⅱa 异源二聚体复合物[20]。GPⅠa 上还表达 HPA-13bw、HPA-18bw、HPA-25bw 等可导致 FNAIT 的低频抗原。有趣的是，HPA-13bw 的多态性可引起功能缺陷，导致胶原诱导的血小板聚集和展开反应减弱[5]。

4. CD109 上的血小板同种抗原

CD109 是一种糖基磷脂酰肌醇(glycosylphosphatidylinositol，GPI)相关的蛋白质，也是 α_2 巨球蛋白/补体蛋白超家族成员。CD109 的功能现在还不完全清楚，但有报道称它能结合并负调控转化生长因子 β 的信号。HPA-15 抗原位于 CD109 上，而 CD109 可表达于活化的 T 细胞、CD34+造血细胞和内皮细胞上。

尽管不同个体间 CD109 分子的拷贝数差异很大，但血小板平均表达 2000 个 CD109 分子[21]。有研究发现，HPA-15 抗体存在于 0.22%~4%的疑似 FNAIT 的母亲血清中，一些研究则发现 HPA-15 抗体在免疫性血小板输注无效的患者血清中检出的频率更高[21-24]。

二、血小板上的其他抗原

1. ABO 血型抗原及其他血型抗原

大多数血小板上的 ABH 抗原位于主要血小板膜糖蛋白的糖分子上(表 15-2)。GPⅡb 和血小板内皮细胞黏附分子 1(PECAM-1/CD31)上的 A 和 B 抗原的数量最多[21]。血小板 A 抗原和 B 抗原水平在不同个体之间有差异，5%~10%的非 O 型个体血小板上表达高水平的 A 抗原或 B 抗原[25, 26]。这些“高表达者”具有高活性糖基转移酶，能更有效地吸附 A 或 B 抗原[25]。

有趣的是，虽然 A2 亚型红细胞表型的个体表面 A 抗原表达水平低于 A1 亚型个体，但他们的血小板上却检测不到 A 抗原的表达。因此，A2 型血小板可成功输给伴有高效价 IgG 型抗-A 或-A，B 的 O 型患者，而此类患者输入非 O 型血小板无效[27]。

虽然输血小板时常常不必考虑 ABO 血型是否相容，但使用 ABO 主侧不相合的血小板(例如：A 或 B 型血小板输给 O 型受血者)经常导致输血后的血小板回收率较低。然而次侧不相合却不会(例如：O 型血小板输给 A 或 B 型受血者)[28, 29]。临床试验对需要多次输注血小板的癌症患者分别输注ABO血型相合与不相合的血小板，比较其输注效果，发现ABO血型不相合的血小板输注组中血小板输注无效者明显高于ABO血型相合的血小板输注组[30]。虽然其他红细胞抗原(例如Le^a，Le^b，I，i，P，P^k，和Cromer)也存在于血小板表面，但没有研究显示这些抗原能明显降低体内血小板的存活率[31, 32]。

表15-2 其他血小板抗原

抗原	表型频率	糖蛋白(GP)*	氨基酸改变†	编码基因	核苷酸改变‡
ABO	与红细胞的相同	GPⅡb/Ⅲa，Ⅳ，Ⅰa/Ⅱa，GPIb/Ⅴ/Ⅸ，CD31	多种	*ABO*	多种
HLA-A，B，和C	与白细胞的相同	HLA-1类	多种	*MHC*	多种
GPIV	90%~97%（非洲人血统）90%~97%（亚洲人血统）99.9%(欧洲人血统)	CD36	Tyr325Thr * Pro90Ser *	*CD36*	1264T>G * 478C>T * Exons 1~3 del
GPVI	N/A	GPIV	N/A	*GP6*	N/A

* ABO相关糖类在糖基化过程中黏附到血小板的GPs上；†仅最为常见的改变才被列出；‡仅最为常见的突变才被列出。

2. GPIV/CD36

表达GPIV/CD36的血细胞只有血小板、单核/巨噬细胞和有核红细胞(表15-2)。GPIV属于B类清道夫受体家族，可结合包括低密度脂蛋白胆固醇、凝血酶敏感蛋白、I型和IV型胶原、感染疟疾的红细胞等多种不同的配体。在亚洲和非洲人群中，CD36基因的突变可导致血小板和单核细胞表面无相应蛋白的表达[30-32]。CD36缺失的个体接触到正常血小板后可产生抗-CD36，引起FNAIT、PTP和血小板输注无效[31, 33-37]。

3. GPVI

GPVI是血小板表面主要的胶原受体，也是免疫球蛋白超家族的一员。GPVI与细胞外基质暴露的胶原之间相互作用引起了血小板的活化和聚集。到目前为止，GPVI上还没有发现HPA，但有报道称抗-GPVI的血小板自身抗体可导致轻型自身免疫性血小板减少症[38, 39]。有趣的是，GPVI自身抗体可引起血小板上GPVI的脱落，导致胶原结合的减少和显著的临床出血症状。

4. HLA

HLA存在于人体所有有核细胞上(详见本书第16章)。在全血中，血小板是HLA-Ⅰ类抗原的主要来源[40]。大多数血小板上的HLA-I类抗原为完整的膜蛋白，少量是从血浆中吸附的。HLA-A、B为主要抗原，很少的血小板表达HLA-C抗原[41]。除了极个别情况，血小板表面不表达HLA-II类抗原。

输血相关HLA同种免疫的发生可能与基础疾病、免疫抑制治疗以及血液成分中是否包含大量白细胞这几个因素有关。随着去白(leukocytereduced，LR)血液成分的广泛应用，因输血导致的HLA同种免疫已大幅度减少[42]。尽管病原体灭活技术可使白细胞失活，但输注病原体灭活后的血小板却与HLA同种异体免疫和免疫输注无效的发生密切相关[43, 44]。

HLA抗体通常出现在妊娠女性，在妊娠次数≥4次的妇女中，超过32%可在血清中检测到HLA抗体[45]。没有妊娠史或输血史的女性和无输血史的男性中有1.4%~3.3%也可产生HLA抗体，而且并非所有抗体只能识别变性的微珠包裹的抗原[46]。HLA的致敏应引起重视，特别是当某些患者产生HLA抗体引起所输注血小板的破坏，甚至出现血小板输注无效时。

三、同种免疫性血小板疾病

1. 血小板输注无效

反复多次输注血小板的血小板减少症患者中，有25%~70%会出现血小板输注无效[47]，即血小板增值低于预期。恶性造血疾病接受治疗的患者更易出现血小板输注无效。血小板输注的疗效常常采用输血后 10～60 分钟的血小板计数增量校正值(corrected platelet count increment, CCI)或血小板回收百分率(percentage platelet recovery, PPR)来评价，这两种方法都采用标准化输注后患者血容量和血小板计数的变化来评价(更多 CCI 相关内容见本书第 19 章)。大部分专家认为连续两次血小板输注后 1 小时 CCI<(5000～7500)或 PPR<30%，足以判断为血小板输注无效。

HLA 致敏是血小板免疫输注无效最常见的免疫因素，可通过检测输注无效患者血清中 HLA-I 类抗体的水平来诊断(详见本书第 16 章，HLA 抗体的检测)。其他免疫因素有抗-HPA、ABO 血型不合以及药物诱导产生抗体。

虽然血小板恢复率(1 小时 CCI)较低通常是由于抗体介导的破坏导致，但严重的脾隔离症、大量失血或伴发的非免疫性因素也会影响血小板的存活率(18～24 小时 CCI)。最常见的与血小板输注无效有关的非免疫性因素见表 15-3。即使已确定导致血小板输注无效的免疫因素，但非免疫因素往往同时存在[48, 49]。

表 15-3　引起血小板输注无效的因素

非免疫因素	免疫因素
发热	HLA 抗体
药物(如两性霉素、万古霉素)	ABO 血型不相容
血小板在肝、脾储留或破坏过多	人类血小板抗原抗体
败血症	淋巴增生性疾病继发的自身抗体
药物依赖性自身抗体	免疫性血小板减少症
弥散性血管内凝血	
出血	
移植物抗宿主病	
延长血小板保存	
血栓性微血管病(TTP；HUS，药物引起)	

TTP：血栓性血小板减少性紫癜；HUS：溶血尿毒综合征。

2. 同种免疫性血小板输注无效患者的血小板输注选择

对于同种免疫因素引起的血小板输注无效患者的血小板输注有以下几种选择。当患者体内存在 HLA 抗体时，常用的方法是输注与患者 HLA-A 和 HLA-B 抗原匹配的机采血小板。对于大多数患者来说，通常需要一个已知 HLA 型别的 1000～3000 甚至更多人的机采血小板捐献者资料库来寻找合适的献血者[50]。

当无法精确配型时，可以直接通过确定患者 HLA 抗体的特异性，选择缺乏相应抗原的血小板献血者[48, 49, 51]。这种抗体特异性预测(antibody specificity prediction, ASP)方法与 HLA 配型或血小板交叉配血同样有效，且优于随机选择血小板。使用传统 HLA 配型标准，通过 ASP 方法可鉴定出更多潜在的 HLA 匹配的献血者[51]。

既往流行一种将血液成分按不匹配程度进行分级的系统，即所谓的内外交叉反应组(CREGs)。"A 级"为 HLA-A 和 HLA-B 的 4 个等位基因完美匹配。BU/B2U 级分别含有 1 种或 2 种抗原的单次错配。BX 级有 1 个单一的不匹配，及 1 个抗原与 1 个 CREG 内的已知抗体发生交叉反应。C 级和 D 级分别有 3 个和 4 个错配的等位基因。自从单微珠试验问世以来，抗原特异性反应被获知，CREGs 就不那么重要了(详情见本书第 16 章)。

通过比较献血者和受血者的免疫原性表位、暴露在 HLA 蛋白四级结构上的氨基酸化学立体构象(eplets)，可使最准确的错配估计以更自动化的方式进行。可采用 Excel 表格计算献血者和受血者 HLA 抗原不匹配的总数，错配数小于 11 会获得较好地输血后 CCIs 结果[52]。

输注前采用患者血清与献血者血小板进行交叉匹配也是一种为同种免疫性血小板输注无效患者提供血小板有效输注的方法[53]。应将每一个候选的血小板与患者的血清标本进行交叉配血。固相红细胞粘附试验(solid-phase red cell adherence, SPRCA)是目前最常用的方法[54]，尽管没有 HLA 配型或抗原阴性输注效果好，但交叉配血的使用性更广更快捷[53]。它避免了排除 HLA 不匹配但相容的献血者，而且当存在特异性血小板抗体时，使血小板的选择更便捷。

血小板交叉配血并不总是成功，特别是当患者被高度同种免疫或具有干扰性 ABO 抗体时，这也使得找到足够数量的相容性血小板成为问题。尽管血小板特异性抗体导致患者血小板输注无效的发生率非常低，但当交叉配血总是阳性或 HLA 配合性输注失败时宜引起重视。如果患者存在血小板特异性抗体，则宜在已知 HPA 型别的献血者或可能与患者 HPA 型别相同的家庭成员中寻找相合的血小板。对 ABO 血型和 HLA 相合的血小板输注无效的患者宜考虑进行血小板交叉配型或 HPA 基因分型。

宜对 HLA 相合以及交叉配血的血小板进行辐照以防止输血相关移植物抗宿主病(transfusion-associated graft-vs-host disease, TA-GVHD)的发生[55(p41)]。选择 HLA 相合血小板能减少不相容的抗原数量，但因受血者的免疫系统可能无法识别献血者的 T 淋巴细胞，所以此类血小板更容易导致 TA-GVHD。应用 γ 射线辐照 HLA 相合的血小板可避免献血者血小板中的淋巴细胞在患者体内增殖，从而有效地消除 TA-GVHD 的风险。

3. 胎儿和新生儿同种免疫性血小板减少症

FNAIT(又称新生儿同种免疫血小板减少症，简称为"NATP"或"NAIT")是母亲抗体破坏胎儿血小板的免疫综合征，与胎儿新生儿溶血病中红细胞的破坏相似。在妊娠期间，母亲可能被由父亲遗传的不相容的胎儿血小板抗原致敏。IgG 类血小板特异性抗体穿过胎盘，导致胎儿或新生儿免疫性血小板破坏和减少。

FNAIT 是导致严重胎儿/新生儿血小板减少症最常见的原因，可导致严重的出血并发症，尤其是颅内出血。所有的 HPA 都可导致 FNAIT，最常见的是 HPA-1a[56]。FNAIT 的血清学诊断可通过：①对母亲的血清进行血小板抗体鉴定，以区分是否为血小板特异性抗体；②父母血小板基因分型[57]。通过检测母体血清中存在 HPA 抗体，且与父亲血小板抗原不相合，可以确诊 FNAIT。

新生儿急性 FNAIT 治疗通常为静脉注射免疫球蛋白(intravenous immune globulin, IVIG)，有时需同时输注抗原相合的血小板，当高频抗原阴性献血者无法提供血小板时，也可输注由母亲提供的洗涤血小板[58]。当没有抗原阴性的血小板时，随机血小板也可能有效[59]。一旦确诊某个家庭的孩子患有 FNAIT，之后再怀孕，胎儿也将有患 FNAIT 的风险。产前 IVIG 联合或不联合类固醇治疗被证明是改善胎儿血小板减少和预防颅内出血的一种有效治疗方法[60]。(FNAIT 的详细内容见本书第 23 章。)

4. 输血后紫癜

PTP 是一种罕见的综合征，其特征是在输血后 5~10 天发生的严重、急性、自限性的血小板减少，患者常有因妊娠或输血造成的 HPA 致敏史[61]。血清中存在血小板特异性同种抗体与血小板减少症有关，PTP 患者血浆中常可检测到抗-HPA-1a。其他特异性抗体也可引起 PTP，这些抗体相应的抗原几乎都位于 GPⅡb/Ⅲa 上。患者自身抗原阴性的血小板及输入的血小板都被破坏。PTP 患者自身血小板被破坏的机制尚不完全清楚，然而越来越多的研究发现一过性血小板自身抗体会伴随同种异体抗体一起升高[62]。这些宽反应性的自身抗体与 HPA 同种抗体所针对的是相同的糖蛋白。

血小板抗体检测通常用来揭示血清抗体特异性，常见的是抗-HPA-1a。利用基因分型可证实患者 HPA-1a 或其他血小板特异性抗原的缺乏。IVIG 作为一线治疗，能够在数天内成功提高血小板计数。与 IVIG 相比，血浆置换疗效差，但 10%~15% 的 IVIG 治疗失败患者可采用血浆置换治疗[61]。治疗后输注抗原阴性的血小板比输注随机选择的血小板生存率更高[63]。

恢复后，宜输注抗原阴性献血者的血小板。有趣的是，应用去白细胞的血液成分也可使 PTP 发生率降低[64]。尽管没有数据可以解释这种趋势，但去白细胞血液产品的使用有助于降低 PTP 发生风险。

四、药物诱导血小板减少症

药物诱导性血小板抗体导致的血小板减少症是药物治疗中出现的并发症。常见药物包括奎宁、磺胺类药物、万古霉素、哌拉西林、GPⅡb/Ⅲa 拮抗剂和肝素[65,66]。产生的抗体包括药物依赖性和非药物依赖性。非药物依赖性抗体虽然由药物刺激产生，但其与血小板之间的反应不需要药物的持续存在，无法通过血清学方法将此类抗体与其他血小板自身抗体进行区分。

虽然药物性抗体的形成机制有几种假说，但最具临床相关性的药物依赖性血小板抗体被认为是药物与血小板膜糖蛋白相互作用诱导构象变化，从而被体液免疫系统识别后诱导产生的[67, 68]。这些抗体可导致血小板减少症的突然、快速发作，在停止服用药物 3~4 天内可好转。

在药物引起的血小板免疫反应中，由肝素诱导的免疫反应尤其重要，因为该抗凝剂使用广泛，且致命性血栓并发症与肝素诱导的血小板减少(heparin-induced thrombocytopenia，HIT)综合征有关[69]。HIT 发病率尚不清楚，但据估计普通肝素治疗患者的 HIT 发病率可达到 5%。而低分子量肝素导致 HIT 发生的概率可能比普通肝素低。

通常在初次接触肝素后 5~14 天内患者基线血小板计数可减少 30%~50%，如果患者在最近 3 个月内曾接触过肝素这个时间会更短。HIT 患者血小板计数通常小于 100 000/μL，通常在停用肝素后 5~7 天内恢复。超过 50% 的 HIT 患者有血栓形成，可发生在动脉或静脉系统，或两者兼而有之[70]。患者可能发展成致命的中风、心肌梗死、肢体或其他器官的缺血和形成深静脉血栓。因此，当诊断怀疑为 HIT 时，停止肝素治疗至关重要。此外，宜充分考虑使用替代(非肝素)抗凝剂(如直接凝血酶抑制剂)来预防血栓形成[70]。

HIT 的机制包括肝素和血小板第 4 因子(platelet factor 4，PF4)之间形成复合物，PF4 是血小板 α 颗粒释放的四聚体蛋白。复合物的 IgG 类抗体通过 Fc 段与血小板 FcγRIIa 受体结合，导致血小板活化、凝血酶的生成和血栓形成。

五、免疫性血小板减少性紫癜

免疫性血小板减少性紫癜(Immune thrombocytopenia，ITP)是一种免疫性血小板疾病，患者的自身抗体可直接作用于血小板抗原，导致血小板的破坏[71, 72]。慢性 ITP 最常见于成年人，其特征性为起病隐匿，确诊前伴有数月至数年的中度血小板减少。女性的 ITP 发病率是男性的两倍。

血小板减少性紫癜很难自行缓解，通常需要治疗以提高血小板计数。一线治疗包括类固醇或 IVIG，对于应答不良者需采取更有效的免疫抑制剂治疗，很少采用脾切除术[73]。脾切除治疗无效患者也可采用其他多种治疗方式，但其治疗效果各异。

慢性 ITP 可能是特发性的，也可能与其他疾病相关，如人类免疫缺陷病毒感染、恶性肿瘤或其他自身免疫性疾病。急性 ITP 好发于儿童，其特征为急性起病的严重血小板减少和出血症状，通常发生在病毒感染后。大多数急性 ITP 患者在发病 2~6 个月内可自愈。如果需要治疗，IVIG 或抗 D 免疫球蛋白输注给 D 阳性患者通常能有效提高血小板计数。其表面上阻断了网状内皮系统 Fc 受体，但这些模式可能有额外的作用机制[74]。由于类固醇对儿童有较严重的不良反应，故在治疗该病时较少使用。脾切除术一般用于病情严重且持续发病时间超过 6 个月的儿童(类似于成人慢性 ITP 的治疗)。利妥昔单抗和各种血小板生成素受体激动剂已被用作急性 ITP 的二线治疗[72, 73]。

从 ITP 患者的血清和洗涤血小板中发现了 IgG、IgM、IgA 自身抗体，这些抗体可与血小板表面膜结构反应，最常见的是 GP 复合物Ⅱb/Ⅲa，Ia/IIa 和 Ib/Ⅸ，但也包括 GPIV、GPV 和 GPVI[75]。大多数患者的血小板相关自身抗体可对两种或两种以上的血小板糖蛋白发生反应[76]。到目前为止，尚无确凿证据表明患者体内自身抗体的特异性与患者疾病的严重程度或患者的治疗效果相关。

六、血小板抗原和抗体的检测

血小板抗体的实验室检测为免疫性血小板相关疾病的临床诊断提供了重要的证据。血小板抗体的全面检测需要使用多种检测方法，包括糖蛋白特异性检测法、使用完整血小板检测法与 HPA 基因分型法[57, 77]。糖蛋白特异性试验是灵敏度最高、特异性最强的鉴别血清 HPA 特异性抗体的方法(图 15-1)。

洗涤剂溶解血小板和特异性单克隆抗体捕获血小板糖蛋白的过程，可能破坏一些抗体特异性识别的 HPA 抗原表位，采用完整血小板检测对于检出糖蛋白特异性实验可能漏检的抗体至关重要。采用 HPA 基因分型法有助于明确 HPA 同种抗体的特异性和对疑似 FNAIT 患儿进行产前分型。下面列举的检测方法包括了一些目前实验室使用的最先进的检测方法。对血小板抗原和抗体检测的详细描述，读者宜查阅近期的相关综述[57, 78, 79]。

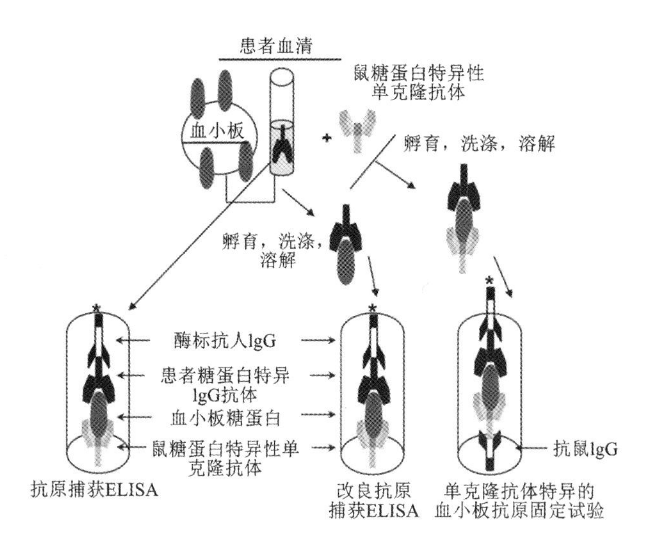

注：酶联免疫吸附试验（ELISA），抗原捕获酶联免疫吸附试验（ACE）采用包被糖蛋白（GPs）的微孔板筛选患者血清中的 GP-特异性抗体（Ab）。该方法可通过将患者血清与靶血小板预孵育，然后洗涤和溶解血小板 GP 对其进行改良（改良-ACE，或 MACE）。将溶解产物添加到微孔板中，通过特异性小鼠免疫球蛋白 G（IgG）类单克隆抗体（MoAb）捕获血小板 GP。通过添加酶标山羊抗人 IgG 和显色底物，可检测患者血清中与 GP 结合的血小板 GP 特异性 IgG 抗体。单克隆抗体特异的血小板抗原固定（the monoclonal antibody-specific immobilization of platelet antigens，MAIPA）试验与 MACE 非常类似，只是在洗涤和溶解血小板 GP 前先将患者血清和 MoAb 与血小板共同孵育，同时患者 GP-特异性抗体/GP/MoAb 复合物被包被在微孔板底的羊抗鼠 IgG 所捕获。从 ACE 方法到 MAIPA 方法，试验的灵敏度逐渐增加。

图 15-1　血小板糖蛋白特异性试验

1. 使用完整血小板的检测方法

固相红细胞粘附试验（solid-phase red cell adherence，SPRCA）广泛用于血小板特异性抗体检测和血小板交叉配血[54]。首先，完整的血小板被固定在微孔板的底部，然后与患者血清进行孵育，洗涤后，加入抗人-IgG 致敏的指示红细胞，离心后肉眼观察。该方法的主要局限性是结果判断有主观性，且不能区分血小板特异性抗体（即血小板糖蛋白抗体/HPA）和非特异性抗体（即 ABO 或 HLA 抗体）。表面数量较低的糖蛋白抗体可能难以被检测到。

流式细胞仪检测技术常采用完整血小板来进行血小板抗体的免疫荧光检测[57]。用患者血清与血小板孵育后，结合到血小板上的抗体可被荧光标记的特异性的人 IgG 或 IgM 抗球蛋白试剂检测到。结果可以用患者血清致敏血小板的通道荧光平均值或中位值与阴性对照血清孵育血小板的荧光平均值或中位值之比来表示。结合在患者血小板上的自身抗体也可通过流式细胞仪检测技术进行检测[80]。

流式细胞仪检测技术已被证明一个非常灵敏的检测血小板抗体的方法。针对不稳定抗原表位的特异性同种抗体以及 ACAs 可能无法检测到的同种抗体均可通过流式细胞仪检测技术检测到[13]。流式细胞仪检测技术不能区分血小板特异性抗体和非血小板特异性抗体。因此在调查疑似 FNAIT 或 PTP 患者时，该技术的缺陷在于：与这些疾病症状相关性更高的血小板特异性抗体可能被非血小板特异性抗体的反应所掩盖。

2. 抗原捕获法

血小板糖蛋白抗原捕获法（platelet glycoprotein antigen capture assays，ACAs）用来检测患者血清中血小板抗体所识别的 HPA。常用的检测方法包括酶联免疫吸附试验（ACE、MACE 和 MAIPA）（图 15-1）[57, 81]。该方法使用的单克隆抗体不仅可以识别目标抗原，而且不与患者体内的抗体竞争。这些检测方法主要是捕获患者血清致敏的，位于微孔板上的特异性血小板糖蛋白。而患者结合的抗体可以通过酶标记的抗人免疫球蛋白来检测。因为只有待测的糖蛋白被固定，才能消除非血小板特异性抗体，尤其是抗-HLA 所造成的干扰。另一种不同的固相测定法是将 HPA 抗原附着到一种微珠上，这种微珠先与患者血清发生反应，然后再与荧光标记的抗人球蛋白发生反应，可以通过 Luminex 微流平台检测抗原抗体的特异性结合[82, 83]。采用商用的 ACAs 时应当注意，不要漏检最常与特定疾病状态相关的 HPA 抗体。

3. 血小板基因分型

编码 HPA 抗原的 SNP 基因突变位点可采用多种分子生物学方法进行检测。等位基因特异性聚合酶链反应（polymerase chain reaction，PCR）和限制性片段长度多态性（restriction fragment length polymorphism，RFLP）分析均成功用于 HPA 基因分型[77]。这些方法可靠性高，但也费时费力。目前已经开发了更高通量的方法，如实时荧光定量 PCR、熔解曲线法和等位基因特异性荧光微珠探针法及二代测序等[78, 84]。

4. 血小板自身抗体的检测

目前已经建立了多种 ITP 患者血小板自身抗体的检测方法。虽然许多方法相当敏感，特别是在检测细胞表面上血小板相关免疫球蛋白方面，但无论是在 ITP 患者的诊断还是治疗上，这些方法都缺乏足够的特异性。美国血液学会 ITP 实践指南强调：如果患者临床表现与临床诊断是符合的，可以不必进行血清学试验[71]。然而，当可能存在非免疫性因素时，血小板抗体检测试验将有助于对疑似 ITP 患者的评估。ITP 患者血清学试验的目的是为了检测结合到患者血小板上的自身抗体，无论患者的血浆中是否伴有类似反应。

已经设计了新的检测方法用来检测结合到血小板特异性抗原表位上（位于血小板 GPⅡb/Ⅲa，GPⅠa/GPⅡa，和/或 GPⅠb/Ⅸ复合物上）的免疫球蛋白。这些固相状态的、具有 GP 特定性的试验提高了区分 ITP 和非免疫血小板减少症的特异性，但由于其灵敏度降低使得特异性增加的优势不明显[76, 85]。某一商品化试剂使用了洗涤患者血小板的洗脱液进行测试[76]，将洗脱液与一组单克隆抗体反应后，固定在血小板糖蛋白复合物上，然后通过酶标记的抗人免疫球蛋白检测血小板抗体。该试验采用间接法，针对相同的糖蛋白组检测患者血浆中的抗体。虽然自身抗体在洗脱液中检出率高，但是偶尔也能在血浆中检测到（约占 17%）。ITP 患者血清可能存在针对 1 个或者多个 GP 靶位的抗体[76]。

5. 药物依赖性血小板抗体的检测

任何用于检测血小板结合免疫球蛋白的血清学试验经过改良后，均可用来检测血小板药物依赖性抗体。每份患者血清标本检测时，无论是否存在药物均宜设置正常血小板对照。此外，宜设置至少 1 个正常血清标本作为对照（无论是否存在药物）以区分是否存在由于药物导致的非特异性抗体。已知与待测药物反应的阳性对照标本宜在存在或不存在药物的情况下再次进行测试以完成结果评估。阳性结果表明：相比于没有药物存在的血清，有药物存在的血清对于正常血小板呈现强阳性反应（或更强反应性），也表明相对于正常血清对照组，药物没有造成假阳性结果。流式细胞技术是 IgG 和 IgM 药物依赖性抗体检测最敏感和最常用的方法[57, 86]。检测药物依赖性血小板抗体的局限性包括：①许多药物性抗体检测的最佳浓度尚未确定，且疏水性药物难以溶解；②非药物性抗体的存在可以掩盖药物依赖性抗体；③患者可能对药物的代谢物敏感，而非药物本身。

肝素依赖性抗体的检测包括使用包被有 PF4、肝素或肝素样分子（如聚乙烯磺酸钠）复合物的微孔板进行的 ELISA 试验[87]。当光密度值高于临界值时，加入高剂量的肝素可降低光密度值的现象可证实肝素依赖性抗体的存在。虽然 IgG 抗体是临床相关性最高的抗体，但少数 HIT 患者利用这些方法仅能检测到 IgM 或 IgA 抗体。

这些检测方法对检测导致血小板活化和血栓形成的抗体敏感性强，但是特异性较差。^{14}C 血清素释放试验（serotonin release assay，SRA）是一种检测肝素依赖性抗体的功能性检测试验[88]。其他用于检测肝素依赖性抗体的功能性试验包括肝素诱导的血小板聚集试验和其他多种血小板活化试验（三磷酸腺苷释放，磷脂酰丝氨酸暴露等）。对于接受肝素后无临床症状或预期使用肝素药物的患者，PF4 ELISA 和功能性试验两种方法都不能完全预测患者使用肝素时是否发生 HIT，因此不能作为筛查试验[89]。

第二节　粒细胞抗原和抗体

粒细胞（中性粒细胞）抗体与以下临床综合征有关：新生儿同种免疫性中性粒细胞减少症（neonatal alloimmune neutropenia，NAN）、输血相关急性肺损伤（transfusion－related acute lung injury，TRALI）、发热性输血反应、原发性或继发性自身免疫性中性粒细胞减少症（autoimmune neutropenia，AIN）、粒细胞输注无效、输血相关性同种免疫中性粒细胞减少症、造血干细胞（hematopoietic stem cell，HSC）移植后免疫性中性粒细胞减少症。到目前为止，国际输血学会粒细胞抗原工作组已经对 5 种不同糖蛋白所携带的 10 种中性粒细胞抗原进行了定义并命名为人类中性粒细胞同种抗原（human neutrophil alloantigen，HNA）（表 15-4）[90]。这个命名系统遵循类似于 HPA 命名所采用的原则。粒细胞表面的一些抗原为其他细胞所共有，而非粒细胞所特有。

一、人类中性粒细胞同种抗原

1. 位于 FcγRIIIb 上的抗原

第一个被检测出的粒细胞特异性抗原是 NA1，后来命名为“HNA－1a”。HNA－1 的 5 个等位基因已被确认，其编码 3 种抗原，即 HNA－1a，HNA－1b

和 HNA-1c，且均位于 FcγRⅢb 蛋白上(CD16b)[90]。最近报道了 HNA-1b 上的另一个表位，称为 HNA-1d[91]。FcγRⅢb 是 IgG Fc 段的 GPⅠ偶联蛋白受体，且只存在于中性粒细胞表面。有 3 对等位基因编码 HNA-1b：1 对只编码 HNA-1b，1 对同时编码 HNA-1b、HNA-1c，还有 1 对同时编码 HNA-1b、HNA-1d[91]。中性粒细胞可表达 100 000~200 000 个 FcγRⅢb 分子，只有极少数人(约 0.1%)的中性粒细胞不表达 FcγRⅢb(CD16 null)，当他们因输血或妊娠接触到 FcγRⅢb 时会产生抗-FcγRⅢb[92, 93]。HNA-1a、HNA-1b 抗体与 TRALI、NAN 和 AIN 有关，而 HNA-1c、HNA-1d 抗体可导致 NAN[91, 94, 95]。

表 15-4 人类中性粒细胞抗原

抗原	表型频率 *	糖蛋白(GP)	氨基酸改变	编码基因	核苷酸改变
HNA-1a	12% a/a	CD16b	Multiple†	*FCGR3B*	Multiple†
HNA-1b	54% a/b				
	46% b/b				
HNA-1c	5%				
HNA-2	97%CD177+	CD177	N/A	*CD177*	N/A
HNA-2 null	3% CD177-				
HNA-3a	56%~59% a/a	CTL2	Arg152Gln	*SLC44A2*	455G>A
HNA-3b	34%~40% a/b				
	3%~6% b/b				
HNA-4a	78.6% a/a	CD11b	Arg61His	*ITGAM*	230G>A
HNA-4b	19.3% a/b				
	2.1% b/b				
HNA-5a	54.3%a/a	CD11a	Arg766Thr	*ITGAL*	2466G>C
HNA-5b	38.6% a/b				
	7.1% b/b				

	核苷酸改变						氨基酸改变					
	141	147	227	266	277	349	36	38	65	78	82	106
HNA-1a	G	C	A	C	G	G	Arg	Leu	Asn	Ala	Asp	Val
HNA-1b	C	T	G	C	A	A	Ser	Leu	Ser	Ala	Asn	Ile
HNA-1c	C	T	G	A	A	A	Ser	Leu	Ser	Asp	Asn	Ile

* 表型频率适用于居住在北美具有欧洲血统的人；†HNA-1 的氨基酸和核苷酸改变在表中的一个单独部分列出；HNA：人类中性粒细胞抗原；N/A：不适用。

2. CD177 上的抗原

HNA-2(以前被称为“NB1”)不属于同种抗原，因为 HNA-2 抗体识别的是 CD177 蛋白上的共同抗原决定簇，而免疫个体的中性粒细胞缺乏这种共同抗原表位。1%~11%的人的中性粒细胞表面不表达 CD177[94-96]。CD177 缺失的遗传基础是 SNPs 导致截断的 mRNA 过早的与终止密码结合[97]。有趣的是，CD177 仅在 CD177 阳性个体的中性粒细胞亚群中表达[98]。中性粒细胞 CD177 阳性人群其 CD177 的表达率为 0~100%，中位数为 60%[99, 100]。

CD177 纯合子的个体，中性粒细胞亚群是由于母系或父系等位基因的表观遗传沉默造成的，在一些中性粒细胞中两个等位基因都失活[100]。CD177 的两个等位基因在造血干细胞中均有表达，但其中一个在中性粒细胞分化过程中沉默。这就解释了给予粒细胞集落因子(G-CSF)的健康人群和真性红细胞增多症患者 CD177 阳性中性粒细胞亚群升高的原因。

在中性粒细胞中，CD177 与中性粒细胞丝氨酸蛋白酶 3(PR3)以及 b_2 整合素 Mac-1(CD11b/CD18)密切相关。CD177 能够识别血小板和内皮细胞黏附分子 1(PECAM-1)，

这是一种表达于内皮细胞、血小板和一些白细胞上的免疫球蛋白家族分子。由于 PECAM-1 依赖机制，表达 CD177 的中性粒细胞通过人脐静脉内皮细胞的迁移效率高于 CD177 阴性的中性粒细胞。最近的研究表明，CD177 以 b_2 整合素依赖的方式传导信号，导致中性粒细胞迁移受阻[101]。

抗-HNA-2 与 NAN、TRALI、AIN 和造血干细胞移植接受者的中性粒细胞减少有关[102-104]。有趣的是，在抗中性粒细胞胞质抗体(ANCA)相关血管炎患者中发现了针对 CD177 相关蛋白 PR3 的自身抗体。研究发现 ANCA 血管炎患者的 CD177 亚群平均占比高于健康人群[100]。

3. CTL2 上的抗原

HNA-3a 和 HNA-3b 位于胆碱转运样蛋白 2(choline transporter-like protein 2，CTL2)上，且基因(*SLC44A2*)的 SNP 可解释其多态性(表 15-4)[105, 106]。CTL2 也在 T、B 淋巴细胞以及血小板和血管内皮细胞上表达。HNA-3a 抗体通常是凝集素。它们偶尔出现在孕妇中，除了引起发热反应和 NAN 之外，抗-HNA-3a 还是致死性 TRALI 最常见原因[107]。HNA-3b 抗体很少被检出，但在多次妊娠献血者的血清筛查时发现了几例，最新报道显示 HNA-3b 抗体可导致 NAN[108]。

4. CD11a 和 CD11b 上抗原

HNA-4a/4b 和 HNA-5a 抗原存在于单核细胞、淋巴细胞和粒细胞。HNA-4a 常表达在 CD11b/18 糖蛋白上(Mac-1、CR3、$\alpha_m\beta_2$)[90]。CD11b/18 在中性粒细胞黏附内皮细胞以及调理 C3bi 吞噬微生物的过程中发挥作用。有一些证据表明：致病性抗-HNA-4a 同种抗体会干扰 CD11b/18 依赖性中性粒细胞的黏附并增强中性粒细胞的呼吸爆发[109]。抗-HNA-4a 和抗-4b 与 NAN 相关，抗-CD11b/18 自身抗体也被证实与 NAN 相关[110, 111]。

HNA-5a 位于 CD11a/18 糖蛋白(LFA-1、$\alpha_1\beta_2$)上[112]。CD11a/18，与 CD11b/18 一样，在中性粒细胞与内皮细胞黏附中起作用。在长期输血的再生障碍性贫血患者体内发现了 HNA-5a 抗体，也有报道称其与 NAN 有关[111, 113]。

5. 其他中性粒细胞抗原

中性粒细胞不表达 ABH 或其他红细胞血型抗原，但在活化后可表达少量 HLA Ⅰ类以及Ⅱ类抗原。

二、免疫性粒细胞疾病

1. 新生儿同种免疫性粒细胞减少症

NAN 是由于孕妇体内产生了针对胎儿中性粒细胞抗原的抗体，最常见的特异性抗体是抗-HNA-1a、抗-HNA-1b 和抗-HAN-2，尽管 HNA-1c、HNA-1d、HNA-3a、HNA-4a、HNA-4b 和 HNA-5a 抗体也可以导致这类疾病。NAN 也可能发生在 FcγRⅢb 蛋白缺乏的孕妇所生的子女中。由于感染的易感性增加，NAN 患者的粒细胞减少症有时会危及生命[114]，应用抗生素、IVIG、G-CSF 和/或血浆置换可能对治疗有帮助。

2. TRALI

TRALI 是一种急性、常可危及生命的不良反应，其特征为输血后 6 小时内出现呼吸窘迫、低或高血压以及非心源性肺水肿[115]。据美国食品和药物监督管理局过去 5 个财政年度报告显示，TRALI 占了输血相关死亡病例的 30%，仅次于循环超负荷死亡病例[116]。导致严重 TRALI 的致病抗体最常发现在献血者的血浆中。当这些抗体通过血液输入患者体内后，会诱导某些患者肺部储留的嗜中性粒细胞的活化。激活的中性粒细胞氧化爆发，释放有毒物质，损伤肺内皮细胞，导致毛细血管渗漏与肺水肿。HNA 抗体和 HLA Ⅱ类抗体被认为比 HLA Ⅰ类抗体致病性更强[117]。(有关 TRALI 的更深入的讨论见 22 章)

3. 自身免疫性粒细胞减少症

成人或婴儿均可发生 AIN。AIN 发生在成人时，症状通常持续存在，可能是先天性或继发于自身免疫性疾病、恶性肿瘤、感染等疾病[118]。AIN 发生在婴儿时，约 60% 的患者体内的自身抗体具有中性粒细胞抗原特异性(通常是 HNA-1a 抗体，偶

尔也有 HNA-1b 或-4a 抗体)。这种疾病一般为良性自限性疾病，通常在发病7~24个月痊愈[119]。

三、粒细胞抗原和抗体的检测

粒细胞抗体检测操作复杂、工作量大。在室温、冷藏及冷冻保存条件下都无法保持粒细胞的完整性，因此要求在检测当天从新鲜血液中分离细胞。这就要求有现成的可用于各种粒细胞抗原分型的献血者。由于 HLA Ⅰ类抗体常存在于患者血清中，使得粒细胞抗体的检测和鉴定更为复杂。因此，由经验丰富的实验室采用恰当的质控标准来检测粒细胞抗原和抗体很重要。

1. 粒细胞凝集试验

这是用来检测粒细胞抗体而被研发的首批试验之一。主要操作是在微孔板中加入患者血清和分离的少量新鲜中性粒细胞，孵育过夜。然后在倒置相差显微镜下观察微孔板内中性粒细胞的凝集或聚集现象。

2. 粒细胞免疫荧光试验

该试验也需要新鲜的靶细胞，通常是室温下孵育30分钟，并用 EDTA 和磷酸盐缓冲液洗涤。然后用异硫氰酸荧光素标记的抗人 IgG 或 IgM 通过荧光显微镜或流式细胞仪来检测与中性粒细胞结合的抗体[120]。将凝集试验和免疫荧光试验联合应用效果更佳[106]。其他方法包括化学发光、SPRCA 和单克隆抗体特异的粒细胞抗原固定试验(monoclonalantibody - specific immobilization of granulocyte antigens, MAIGA), MAIGA 类似于 MAIPA 技术，但其使用的单克隆抗体捕获的是表达 HNA 的各种糖蛋白。MAIGA 试验被用来区分 HLA 和 HNA 特异性抗体。

3. 基于 Luminex 的抗体鉴定

已开发出包被 HNA 抗原的磁珠，可以检测抗-HNA-1a、-1b、-1c、-2、-3a、-3b、-4a、-4b、-5a 和-5b 抗体[121]。尽管假阳性率依然很高(5.5%)，但对于抗-HNA-1a、-1b、-1c、-2 和-3a 抗体，其灵敏度已≥90%[121]。

4. HNA 分型

与 HPA 一样，主要是通过分子生物学方法进行 HNA 分型，从而检测抗原的等位基因突变体。任何用于 HPA 分型的方法都可以通过简单改变其引物和探针序列来进行 HNA 分型。读者可以阅读一些关于这个主题的文献[122, 123]。因为导致 CD177 表达缺失的分子缺陷是多样的，因此，还需采用传统血清学方法，应用特异性单克隆抗体来检测新鲜分离的中性粒细胞来对 HPA-2/CD 177 进行分型。随着一些表达缺失个体的单核苷酸多态性的确认，检测方法也会不断发展[97]。

要点

1. 血小板表面表达多种抗原标记物。部分抗原如 ABH 和 HLA，也表达于其他细胞，而 HPAs 是血小板的特异性抗原。目前共发现有35个 HPAs 位于6个血小板糖蛋白上。
2. HLA Ⅰ类抗体是血小板输注无效最常见的免疫因素，可通过检测患者血清中高水平的 HLA-A 和 HLA-B 抗体来诊断。当证实存在 HLA 抗体时，主要治疗方法包括提供与 HLA 相合的献血者的单采血小板(可避免受血者致敏抗原)或交叉配血相合的血小板。
3. HLA 假定相合的错配血小板效果最差。HLA 相合的血小板宜进行辐照以预防输血相关的 GVHD。
4. HPA 抗体造成血小板输注无效的情况较少，但如在这种情况下，需要基因型匹配或交叉配血相合的单采血小板。
5. HPA 致敏是 FNAIT 最常见的原因，它是一种母源抗体对胎儿血小板进行免疫破坏的综合征。血小板特异性抗体也参与 PTP 的发生，这是一种罕见的综合征，其临床特征表现为严重的血小板减少症，发生于输血后5~10天。这两种情况最常见的抗体均是抗-HPA-1a，使用完整血小板和抗原捕获试验的血清学方法与 HPA 基因分型法相结合可用于确诊。
6. 血小板抗原的自身抗体可能导致 ITP。慢性 ITP 最常见于成人，特征是隐匿性发病和中度血小板减少，此症状在确诊前可能已存在数月至数年。女性发病率是男性的2倍。ITP 血清学检测的目的是检测结合在患者血小板上的自身抗体，但是此检测对治疗意义不大。
7. 粒细胞(中性粒细胞)抗原与 NAN、TRALI、发热输血反应、AIN、粒细胞输注无效、输血相关同种免疫性中性粒细胞减少症和造血干细胞移植后的免疫性中性粒细胞减少症等临床综合征相关。
8. 目前粒细胞抗体检测仍然是低通量的，需要免疫荧光和 MAIGA 增强凝集的方法，以充分评估患者血清的抗体。

参考文献

[1] Deppermann C, Kubes P. Start a fire, kill the bug: The role of platelets in inflammation and infection. Innate Immun 2018; 24(6): 335-48.

[2] Franco AT, Corken A, Ware J. Platelets at the interface of thrombosis, inflammation and cancer. Blood 2015; 126: 582-588.

[3] Pasalic L, Wang SS, Chen VM. Platelets as biomarkers of coronary artery disease. Semin Thromb Hemost 2016; 42: 223-233.

[4] Immuno polymorphism database. All HPA genetic information. Hinxton, UK: European Bioinformatics Institute, 2019. [Available at http://www.ebi.ac.uk/ipd/hpa/table2.html (accessed June 7, 2019).]

[5] Metcalfe P, Watkins NA, Ouwehand WH, et al. Nomenclature of human platelet antigens. Vox Sang 2003; 85: 240-245.

[6] Jallu V, Beranger T, Bianchi F, et al. Cab4b, the first human platelet antigen carried by glycoprotein IX discovered in a context of severe neonatal thrombocytopenia. J Thromb Hemost 2017; 15: 1646-1654.

[7] Sullivan MJ, Kuhlmann R, Peterson JA, Curtis BR. Severe neonatal alloimmune thrombocytopenia caused by maternal sensitization against a new low-frequency alloantigen (Domb) located on platelet glycoprotein IIIa. Transfusion 2017; 57: 1847-1848.

[8] Wihadmadyatami H, Heidinger K, Roder L, et al. Alloantibody against new platelet alloantigen (Lapa) on glycoprotein IIb is responsible for a case of fetal and neonatal alloimmune thrombocytopenia. Transfusion 2015; 55: 2920-2929.

[9] Aster RH, Newman PJ. HPA-1a/b(PlA1/ A2, Zwa/b): The odyssey of an alloantigen system. Immunohematology 2007; 23: 2-8.

[10] Bennett JS, Berger BW, Billings PC. The structure and function of platelet integrins. J Thromb Haemost 2009; 7 (Suppl 1): 200-205.

[11] Nurden AT, Pillois X, Wilcox DA. Glanzmann thrombasthenia: State of the art and future directions. Semin Thromb Hemost 2013; 39: 642- 655.

[12] Lucas GF, Metcalfe P. Platelet and granulocyte glycoprotein polymorphisms. Transfus Med 2000; 10: 157-174.

[13] Harrison CR, Curtis BR, McFarland JG, et al. Severe neonatal alloimmune thrombocytopenia caused by antibodies to human platelet antigen 3a (Baka) detectable only in whole platelet assays. Transfusion 2003; 43: 1398-1402.

[14] Socher I, Zwingel C, Santoso S, Kroll H. Heterogeneity of HPA-3 alloantibodies: Consequences for the diagnosis of alloimmune thrombocytopenic syndromes. Transfusion 2008; 48: 463-472.

[15] Koh Y, Ishii H, Amakishi E, et al. The first two cases of neonatal alloimmune thrombocytopenia associated with the low-frequency platelet antigen HPA-21bw (Nos) in Japan. Transfusion 2012; 52: 1468-1475.

[16] Peterson JA, Pechauer SM, Gitter ML, et al. The human platelet antigen-21bw is relatively common among Asians and is a potential trigger for neonatal alloimmune thrombocytopenia. Transfusion 2012; 52: 915-916.

[17] Peterson JA, Balthazor SM, Curtis BR, et al. Maternal alloimmunization against the rare platelet-specific antigen HPA-9b (Maxa) is an important cause of neonatal alloimmune thrombocytopenia. Transfusion 2005; 45: 1487-1495.

[18] Kaplan C, Porcelijn L, Vanlieferinghen P, et al. Anti-HPA-9bw (Maxa) fetomaternal alloimmunization, a clinically severe neonatal thrombocytopenia: Difficulties in diagnosis and therapy and report on eight families. Transfusion 2005; 45: 1799-1803.

[19] Andrews RK, Berndt MC. Bernard-Soulier syndrome: An update. Semin Thromb Hemost 2013; 39: 656-662.

[20] Corral J, Rivera J, Gonzalez-Conejero R, Vicente V. The number of platelet glycoprotein Ia molecules is associated with the genetically linked 807 C/T and HPA-5 polymorphisms. Transfusion 1999; 39: 372-378. 21. Ertel K, Al-Tawil M, Santoso S, Kroll H. Relevance of the HPA-15 (Gov) polymorphism on CD109 in alloimmune thrombocytopenic syndromes. Transfusion 2005; 45: 366-373.

[22] Mandelbaum M, Koren D, Eichelberger B, et al. Frequencies of maternal platelet alloantibodies and autoantibodies in suspected fetal/neonatal alloimmune thrombocytopenia, with emphasis on human platelet antigen-5 alloimmunization. Vox Sang 2005; 89: 39-43.

[23] Berry JE, Murphy CM, Smith GA, et al. Detection of Gov system antibodies by MAIPA reveals an immunogenicity similar to the HPA-5 alloantigens. Br J Haematol 2000; 110: 735-742.

[24] Vassallo RR. Recognition and management of antibodies to human platelet antigens in platelet transfusion-refracto-

ry patients. Immunohematology 2009; 25: 119-124.

[25] Curtis BR, Edwards JT, Hessner MJ, et al. Blood group A and B antigens are strongly expressed on platelets of some individuals. Blood 2000; 96: 1574-1581.

[26] Ogasawara K, Ueki J, Takenaka M, Furihata K. Study on the expression of ABH antigens on platelets. Blood 1993; 82: 993-999.

[27] Skogen B, Rossebø Hansen B, Husebekk A, et al. Minimal expression of blood group A antigen on thrombocytes from A2 individuals. Transfusion 1988; 28: 456-459.

[28] Slichter SJ, Davis K, Enright H, et al. Factors affecting posttransfusion platelet increments, platelet refractoriness, and platelet transfusion intervals in thrombocytopenic patients. Blood 2005; 105: 4106-4114.

[29] Triulzi DJ, Assmann SF, Strauss RG, et al. The impact of platelet transfusion characteristics on post-transfusion platelet increments and clinical bleeding in patients with hypo-proliferative thrombocytopenia. Blood 2012; 119: 5553-5562.

[30] Heal JM, Rowe JM, Blumberg N. ABO and platelet transfusion revisited. Ann Hematol 1993; 66: 309-314.

[31] Dunstan RA, Simpson MB. Heterogeneous distribution of antigens on human platelets demonstrated by fluorescence flow cytometry. Br J Haematol 1985; 61: 603-609.

[32] Spring FA, Judson PA, Daniels GL, et al. A human cell-surface glycoprotein that carries Cromer-related blood group antigens on erythrocytes and is also expressed on leucocytes and platelets. Immunology 1987; 62: 307-313.

[33] Ghosh A, Murugusan G, Chen K, et al. Platelet CD36 surface expression levels affect functional responses to oxidized LSL and are associated with inheritance of specific genetic polymorphisms. Blood 2011; 117: 6355-6366.

[34] Curtis BR, Ali S, Glazier AM, et al. Isoimmunization against CD36 (glycoprotein IV): Description of four cases of neonatal isoimmune thrombocytopenia and brief review of the literature. Transfusion 2002; 42: 1173-1179.

[35] Rac ME, Safranow K, Poncyljusz W. Molecular basis of human CD36 gene mutations. Mol Med 2007; 13: 288-296.

[36] Bierling P, Godeau B, Fromont P, et al. Posttransfusion purpura-like syndrome associated with CD36 (Naka) isoimmunization. Transfusion 1995; 35: 777-782.

[37] Ikeda H, Mitani T, Ohnuma M, et al. A new platelet-specific antigen, Naka, involved in the refractoriness of HLA-matched platelet transfusion. Vox Sang 1989; 57: 213-217.

[38] Boylan B, Chen H, Rathore V, et al. Anti-GPVI associated ITP: An acquired platelet disorder caused by autoantibody-mediated clearance of the GPVI/FcR -chain complex from the human platelet surface. Blood 2004; 104: 1350-1355.

[39] Akiyama M, Kashiwagi H, Todo K, et al. Presence of platelet-associated anti-glycoprotein (GP) VI autoantibodies and restoration of GPVI expression in patients with GPVI deficiency. J Thromb Haemost 2009; 7: 1373-1383.

[40] Bialek JW, Bodmer W, Bodmer J, Payne R. Distribution and quantity of leukocyte antigens in the formed elements of the blood. Transfusion 1966; 6: 193-204.

[41] Saito S, Ota S, Seshimo H, et al. Platelet transfusion refractoriness caused by a mismatch in HLA-C antigens. Transfusion 2002; 42: 302-308.

[42] Seftel MD, Growe GH, Petraszko T, et al. Universal prestorage leukoreduction in Canada decreases platelet alloimmunization and refractoriness. Blood 2004; 103: 333-339.

[43] Estcourt LJ, Malouf R, Hopewell S, et al. Pathogen-reduced platelets for the prevention of bleeding. Cochrane Database Syst Rev 2017; 7: CD009072.

[44] Saris A, Kerkhoffs JL, Norris PJ, et al. The role of pathogen-reduced platelet transfusions on HLA alloimmunization in hemato-oncological patients. Transfusion 2019; 59: 470-481.

[45] Triulzi DJ, Kleinman S, Kakaiya RM, et al. The effect of previous pregnancy and transfusion on HLA alloimmunization in blood donors: Implications for a transfusion-related acute lung injury risk reduction strategy. Transfusion 2009; 49: 1825-1835.

[46] Vassallo RR, Hsu S, Einarson M, et al. A comparison of two robotic platforms to screen plateletpheresis donors for HLA antibodies as part of a transfusion-related acute lung injury mitigation strategy. Transfusion 2010; 50: 1766-1777.

[47] Kerkhoffs JL, Eikenboom JC, Van De Watering LM, et al. The clinical impact of platelet refractoriness: Correlation with bleeding and survival. Transfusion 2008; 48: 1959-1965.

[48] Hod E, Schwartz J. Platelet transfusion refractoriness. Br J Haematol 2008; 142: 348-360.

[49] Vassallo RR Jr. New paradigms in the management of alloimmune refractoriness to platelet transfusions. Curr Opin Hematol 2007; 14: 655- 663.

[50] Bolgiano DC, Larson EB, Slichter SJ. A model to deter-

mine required pool size for HLA-typed community donor apheresis programs. Transfusion 1989; 29: 306-310.

[51] Petz LD, Garratty G, Calhoun L, et al. Selecting donors of platelets for refractory patients on the basis of HLA antibody specificity. Transfusion 2000; 40: 1446-1456.

[52] Brooks EG, MacPherson BR, Fung MK. Validation of HLAMatchmaker algorithm in identifying acceptable HLA mismatches for thrombocytopenic patients refractory to platelet transfusions. Transfusion 2008; 48: 2159-2166.

[53] Vassallo RR, Fung M, Rebulla P, et al. Utility of cross-matched platelet transfusions in patients with hypoproliferative thrombocytopenia: A systematic review. Transfusion 2014; 54: 1180-1191.

[54] Rachel JM, Summers TC, Sinor LT, Plapp FV. Use of a solid phase red blood cell adherence method for pretransfusion platelet compatibility testing. Am J Clin Pathol 1988; 90: 63-68.

[55] Gammon R, ed. Standards for blood banks and transfusion services. 32nd ed. Bethesda, MD: AABB, 2020.

[56] Curtis BR. Recent progress in understanding the pathogenesis of fetal and neonatal alloimmune thrombocytopenia. Br J Haematol 2015; 171: 671-682.

[57] Curtis B, McFarland J. Detection and identification of platelet antibodies and antigens in the clinical laboratory. Immunohematol 2009; 25: 125-135.

[58] Peterson JA, McFarland JG, Curtis BR, Aster RH. Neonatal alloimmune thrombocytopenia: Pathogenesis, diagnosis and management. Br J Haematol 2013; 161: 3-14.

[59] Kiefel V, Bassler D, Paes B, et al. Antigenpositive platelet transfusion in neonatal alloimmune thrombocytopenia (NAIT). Blood 2006; 107: 3761-3763.

[60] Pacheco LD, Berkowitz RL, Moise KJ Jr, et al. Fetal and neonatal alloimmune thrombocytopenia: A management algorithm based on risk stratification. Obstet Gynecol 2011; 118: 1157-1163.

[61] McFarland JG. Posttransfusion purpura. In: Popovsky MA, ed. Transfusion reactions. 4th ed. Bethesda, MD: AABB Press, 2012: 263-287.

[62] Taaning E, Tonnesen F. Pan-reactive platelet antibodies in post-transfusion purpura. Vox Sang 1999; 76: 120-123.

[63] Brecher ME, Moore SB, Letendre L. Posttransfusion purpura: The therapeutic value of PlA1- negative platelets. Transfusion 1990; 30: 433-435.

[64] Bolton-Maggs PHB, ed, Poles D, et al on behalf of the Serious Hazards of Transfusion (SHOT) Steering Group. The 2015 Annual SHOT Report. Manchester, UK: SHOT Office, 2016. [Available at https://www.shotuk.org/wp-con tent/uploads/myimages/SHOT-2015-Annual-Report-Web-Edition-Final-bookmarked-1.pdf (accessed October 16, 2019).]

[65] Drug-induced immune thrombocytopenia: Results of the testing for drug-dependent plateletreactive antibodies by the BloodCenter of Wisconsin, 1995-2015. Linked from: George JN. Platelets on the web: Drug-induced thrombocytopenia. Oklahoma City, OK: OUHSC, 2015. [Available at http://www.ouhsc.edu/platelets/ ditp.html (accessed June 7, 2019).]

[66] Reese JA, Li X, Hauben M, et al. Identifying drugs that cause acute thrombocytopenia: An analysis using 3 distinct methods. Blood 2010; 116: 2127-2133.

[67] Aster RH, Bougie DW. Drug-induced immune thrombocytopenia. N Engl J Med 2007; 357: 580-587.

[68] Bougie DW, Wilker PR, Aster RH. Patients with quinine-induced immune thrombocytopenia have both "drug-dependent" and "drug-specific" antibodies. Blood 2006; 108: 922-927.

[69] Greinacher A, Selleng K, Warkentin TE. Autoimmune heparin-induced thrombocytopenia. J Thromb Haemost 2017; 15: 2099-2114.

[70] Linkins LA, Dans AL, Moores LK, et al. Treatment and prevention of heparin-induced thrombocytopenia: Antithrombotic therapy and prevention of thrombosis. 9th ed. American College of Chest Physicians evidence-based clinical practice guidelines. Chest 2012; 141(Suppl 2): e495S-530S.

[71] Neunert C, Lim W, Crowther M, et al. The American Society of Hematology 2011 evidence-based practice guideline for immune thrombocytopenia. Blood 2011; 117: 4190-4207.

[72] Lambert MP, Gernsheimer TB. Clinical updates in adult immune thrombocytopenia. Blood 2017; 128: 2829-2835.

[73] Chaturvedi S, Arnold DM, McCrae KR. Splenectomy for immune thrombocytopenia: Down but not out. Blood 2018; 131: 1172-1182.

[74] Lazarus AH, Crow AR. Mechanism of action of IVIG and anti-D in ITP. Transfus Apher Sci 2003; 28: 249-255.

[75] McMillan R. Antiplatelet antibodies in chronic immune thrombocytopenia and their role in platelet destruction and defective platelet production. Hematol Oncol Clin North Am 2009; 23: 1163-1175.

[76] Davoren A, Bussel J, Curtis BR, et al. Prospective evaluation of a new platelet glycoprotein (GP)-specific assay

(PakAuto) in the diagnosis of autoimmune thrombocytopenia (AITP). Am J Hematol 2005; 78: 193-197.

[77] Wu GG, Kaplan C, Curtis BR, Pearson HA. Report on the 14th International Society of Blood Transfusion Platelet Immunology Workshop. Vox Sang 2010; 99: 375-381.

[78] Veldhuisen B, Porcelijn L, van der Schoot CE, de Haas M. Molecular typing of human platelet and neutrophil antigens (HPA and HNA). Transfus Apher Sci 2014; 50: 189-199.

[79] Reil A, Bux J. Geno- and phenotyping of human neutrophil antigens. Methods Mol Biol 2015; 1310: 193-203.

[80] Christopoulos CG, Kelsey HC, Machin SJ. A flow-cytometric approach to quantitative estimation of platelet surface immunoglobulin G. Vox Sang 1993; 64: 106-115.

[81] Kiefel V, Santoso S, Weisheit M, Mueller- Eckhardt C. Monoclonal antibody-specific immobilization of platelet antigens (MAIPA): A new tool for the identification of plateletreactive antibodies. Blood 1987; 70: 1722-1726.

[82] Porcelijn L, Huiskes E, Comijs-van Osselen I, et al. A new bead-based human platelet antigen antibodies detection assay versus the monoclonal antigen immobilization of platelet antigens assay. Transfusion 2014; 54: 1486-1492.

[83] Cooper N, Bein G, Heidinger K, et al. A beadbased assay in the work-up of suspected platelet alloimmunization. Transfusion 2016; 56: 115-118.

[84] Davey S, Navarrete C, Brown C. Simultaneous human platelet antigen genotyping and detection of novel single nucleotide polymorphisms by targeted next-generation sequencing. Transfusion 2017; 57: 1497-1504.

[85] McMillan R, Tani P, Millard F, et al. Plateletassociated and plasma anti-glycoprotein autoantibodies in chronic ITP. Blood 1987; 70: 1040-1045.

[86] Curtis BR, McFarland JG, Wu GG, et al. Antibodies in sulfonamide-induced immune thrombocytopenia recognize calcium-dependent epitopes on the glycoprotein IIb/IIIa complex. Blood 1994; 84: 176-183.

[87] McFarland J, Lochowicz A, Aster R, et al. Improving the specificity of the PF4 ELISA in diagnosing heparin-induced thrombocytopenia. Am J Hematol 2012; 87: 776-781.

[88] Sheridan D, Carter C, Kelton JG. A diagnostic test for heparin-induced thrombocytopenia. Blood 1986; 67: 27-30.

[89] Favaloro EJ, McCaughan G, Pasalic L. Clinical and laboratory diagnosis of heparin induced thrombocytopenia: An update. Pathology 2017; 49: 346-355.

[90] Flesch BK, Curtis BR, de Haas M, et al. Update on the nomenclature of human neutrophil antigens and alleles. Transfusion 2016; 56: 1477-1479.

[91] Reil A, Sach UJ, Siahanidou T, et al. HNA-1d: A new human neutrophil antigen located on Fcg receptor IIb associated with neonatal immune neutropenia. Transfusion 2013; 53: 2145-2151.

[92] de Haas M, Kleijer M, van Zwieten R, et al. Neutrophil Fc gamma RIIIb deficiency, nature, and clinical consequences: A study of 21 individuals from 14 families. Blood 1995; 86: 2403- 2413.

[93] Stroncek DF, Skubitz KM, Plachta LB, et al. Alloimmune neonatal neutropenia due to an antibody to the neutrophil Fc-g receptor III with maternal deficiency of CD16 antigen. Blood 1991; 77: 1572-1580.

[94] Muschter S, Bertold T. Greinacher A. Developments in the definition and clinical impact of human neutrophil antigens. Curr Opin Hematol 2011; 18: 452-460.

[95] Moritz E, Norcia AMMI, Cardone JDB, et al. Human neutrophil alloantigens systems. An Acad Bras Cienc 2009; 81: 559-569.

[96] Sachs UJ, Andrei-Selmer CL, Maniar A, et al. The neutrophil-specific antigen CD177 is a counter-receptor for platelet endothelial cell adhesion molecule-1 (CD31). J Biol Chem 2007; 282: 23603-23612.

[97] Li Y, Mair DC, Schuller RM, et al. Genetic mechanism of human neutrophil antigen 2 deficiency and expression variations. PLoS Genet 2015; 11: e1005255.

[98] Moritz E, Chiba AK, Kimura EY, et al. Molecular studies reveal that A134T, G156A and G133A SNPs in the CD177 gene are associated with atypical expression of human neutrophil antigen-2. Vox Sang 2010; 98: 160-166.

[99] Matsuo K, Lin A, Procter JL, et al. Variations in the expression of granulocyte antigen NB1. Transfusion 2000; 40: 654-662.

[100] Eulenberg-Gustavus C, Bahring S, Maass PG, et al. Gene silencing and a novel monoallelic expression pattern in distinct CD177 neutrophil subset. J Exp Med 2017; 214: 2089-2101.

[101] Bai M, Grieshaber-Bouyer R, Wang J, et al. CD177 modulates human neutrophil migration through activation-mediated integrin and chemoreceptor regulation. Blood 2017; 130: 2092- 2100.

[102] Lalezari P, Murphy GB, Allen FH Jr. NB1, a new neutrophil-specific antigen involved in the pathogenesis of neonatal neutropenia. J Clin Invest 1971; 50: 1108-1115.

[103] Bux J, Becker F, Seeger W, et al. Transfusionrelated acute lung injury due to HLA-A2-specific antibodies in recipient and NB1-specific antibodies in donor blood. Br J Haematol 1996; 93: 707- 713.

[104] Stroncek DF, Shapiro RS, Filipovich AH, et al. Prolonged neutropenia resulting from antibodies to neutrophil -specific antigen NB1 following marrow transplantation. Transfusion 1993; 33: 158-163.

[105] Curtis BR, Cox NJ, Sullivan MJ, et al. The neutrophil alloantigen HNA-3a (5b) is located on choline transporter-like protein 2 and appears to be encoded by an R >Q154 amino acid substitution. Blood 2010; 115: 2073 -2076.

[106] Greinacher A, Wesche J, Hammer E, et al. Characterization of the human neutrophil alloantigen- 3a. Nat Med 2010; 16: 45-48.

[107] Reil A, Keller-Stanislawski B, Gunay S, Bux J. Specificities of leucocyte alloantibodies in transfusion-related acute lung injury and results of leucocyte antibody screening of blood donors. Vox Sang 2008; 95: 313 -317.

[108] Lopes LB, Abbas SA, Moritz E, et al. Antibodies to human neutrophil antigen HNA-3b implicated in cases of neonatal alloimmune neutropenia. Transfusion 2018; 58: 1264-1270.

[109] Sachs UJ, Chavakis T, Fung L, et al. Human alloantibody anti-Mart interferes with Mac-1-dependent leukocyte adhesion. Blood 2004; 104: 727-734.

[110] Fung YL, Pitcher LA, Willett JE, et al. Alloimmune neonatal neutropenia linked to anti-HNA- 4a. Transfus Med 2003; 13: 49-52.

[111] Hartman KR, Wright DG. Identification of autoantibodies specific for the neutrophil adhesion glycoproteins CD11b/CD18 in patients with autoimmune neutropenia. Blood 1991; 78: 1096-1104.

[112] Simsek S, van der Schoot CE, Daams M, et al. Molecular characterization of antigenic polymorphisms (Ond(a) and Mart(a)) of the beta 2 family recognized by human leukocyte alloantisera. Blood 1996; 88: 1350-1358.

[113] Porcelijn L, Abbink F, Terraneo L, et al. Neonatal alloimmune neutropenia due to immunoglobulin G antibodies against human neutrophil antigen-5a. Transfusion 2011; 51: 574-577.

[114] Farruggia P. Immune neutropenias of infancy and childhood. World J Pediatr 2016; 12: 142-148.

[115] Kleinman S, Caulfield T, Chan P, et al. Toward an understanding of transfusion - related acute lung injury: Statement of a consensus panel. Transfusion 2004; 44: 1774-1789.

[116] Food and Drug Administration. Fatalities reported to FDA following blood collection and transfusion: Annual summary for fiscal year 2017. Silver Spring, MD: CBER Office of Communication, Outreach, and Development, 2017. [Available at https://www. fda. gov/media/124796/ download (accessed October 16, 2019).]

[117] Toy P, Gajic O, Bacchetti P, et al. Transfusionrelated acute lung injury: Incidence and risk factors. Blood 2012; 119: 1757-1767.

[118] Afzal W, Owlia MB, Hasni S, Newman KA. Autoimmune neutropenia updates: Etiology, pathology, and treatment. South Med J 2017; 110: 300-307.

[119] Audrain M, Martin J, Fromont P, et al. Autoimmune neutropenia in children: Analysis of 116 cases. Pediatr Allergy Immunol 2011; 22: 494-496.

[120] Clay ME, Schuller RM, Bachowski GJ. Granulocyte serology: Current concepts and clinical significance. Immunohematology 2010; 26: 11-21.

[121] Schulz U, Reil A, Kiefel V, et al. Evaluation of a new microbeads assay for granulocyte antibody detection. Transfusion 2017; 57: 70-81.

[122] Stroncek DF, Fadeyi E, Adams S. Leukocyte antigen and antibody detection assays: Tools for assessing and preventing pulmonary transfusion reactions. Transfus Med Rev 2007; 21: 273-286.

[123] Bux J. Molecular genetics of granulocyte polymorphisms. Vox Sang 2000; 78(Suppl 2): 125-130.

第 16 章

人类白细胞抗原系统

人类白细胞抗原(human leucocyte antigen, HLA)系统由 6 号染色体短臂上人类主要组织相容性复合体(major histocompatibility complex, MHC)中一群紧密连锁的基因座位所组成。HLA 基因的蛋白产物为 HLA，参与机体识别“自我”与“非我”、抗原诱导免疫应答和维持细胞及体液免疫平衡。

HLA 分子在抗原提呈和启动免疫应答反应中具有重要作用。在实体器官移植的生存影响因素中，HLA 系统的重要性通常被视为仅次于 ABO 血型抗原系统。在造血干细胞移植(hematopoietic stem cell transplantation, HSCT)中，HLA 系统被认为是与移植排斥和移植物抗宿主病(graft-versus-host disease, GVHD)有关的最重要因素。HLA 和抗体在输血不良反应中同样具有重要作用，如血小板输注无效、非溶血性发热反应(febrile non-hemolytic transfusion reactions, FNHTRs)、输血相关急性肺损伤(transfusion-related acute lung injury, TRALI)和输血相关移植物抗宿主病(transfusion associated GVHD, TA-GVHD)。

MHC 基因的生物学作用仍需进一步阐明(输血和移植都涉及免疫应答)，目前对 HLA 基因多态性研究应用已经不仅仅局限于移植领域了。随着 HLA Ⅰ类抗原血清学分型技术的发展，开始有研究发现 HLA 多态性与疾病易感性及疾病抵抗力之间存在关联。(既往版本的《技术手册》中已经讨论了采用抗原抗体反应和混合淋巴细胞培养等技术来鉴定 HLA 多态性的经典方法，读者可以回顾这些方法，以了解其观点。)

研究 HLA 等位基因多态性和 HLA 分子抗原提呈作用之间的关系，可提供高效疫苗研制中需要的肽结合限制性参数，同样还为人类学研究提供了更为准确的研究方法。由于 MHC 的复杂性和 HLA 等位基因丰富的多态性，由此衍生出(并在不断改进中)一套复杂的命名方法，即根据每个等位基因的蛋白序列和相应抗原所具有的血清学特异性之间的关联，来定义每一个特定的等位基因序列[1, 2]。

第一节　生化特性、组织分布及结构

一、Ⅰ类抗原和Ⅱ类抗原的特征

Ⅰ类抗原(HLA-A、HLA-B 和 HLA-C)的分子量约为 57kDa，由两条蛋白链组成：6 号染色体短臂上基因编码的糖蛋白重链(45kDa)和 15 号染色体上基因编码的轻链 β2 微球蛋白分子(12kDa)。重链穿插于细胞膜中，而 β2 微球蛋白不通过细胞膜，更确切地说，β2 微球蛋白与重链通过后者的非可变(α3)域相连(非共价键)(图 16-1)。重链的胞外部分由 3 个氨基酸结构域(α1、α2 和 α3)构成，其中最外层的 α1 和 α2 结构域包含了大部分多态区域，并赋予 HLA 的血清学特异性。

“经典的”HLA Ⅰ类分子 (HLA-A、HLA-B and HLA-C)存在于血小板和绝大多数有核细胞上，但也有一些例外，如神经元、角膜上皮细胞、滋养层细胞和生发细胞。成熟红细胞上仍有一些残留分子，某些同种异型分子有更高的表达。这些残留的Ⅰ类抗原可作为红细胞抗原用血清学方法单独鉴定出来，其被命名为“Bennett-Goodspeed”(Bg)抗原。被特异性命名的“Bga”“Bgb”和“Bgc”实际上分别是 HLA-B7、HLA-B17(B57 或 B58)和 HLA-A28(A68 或 A69)。血小板主要表达 HLA-A 抗原和 HLA-B 抗原，HLA-C 抗原表达量很少，通常无Ⅱ类抗原表达。

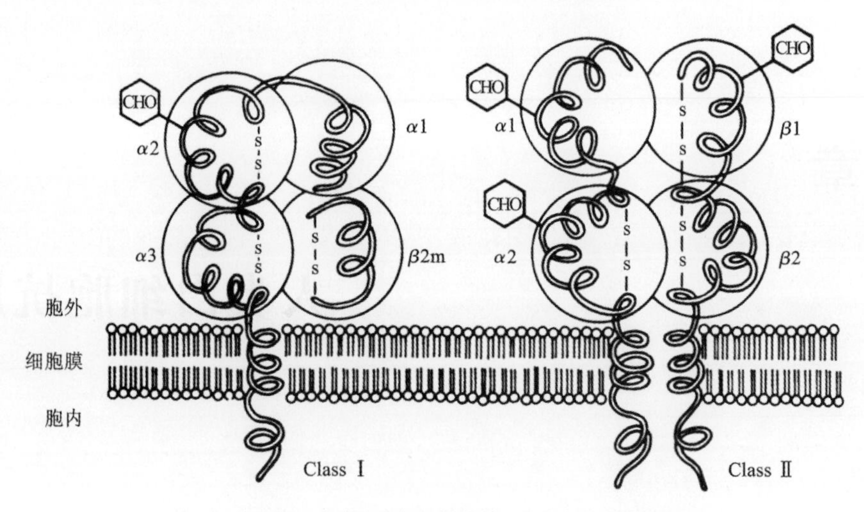

注：显示β和α多肽和它们的结构域，及碳水化合物基团。

图 16-1　Ⅰ类和Ⅱ类主要组织相容性复合体分子结构图

Ⅱ类抗原(HLA-DR、HLA-DQ 和 HLA-DP)的分子量约为 63kDa，由两条结构类似的糖蛋白链(α链和β链)组成，这两种链均跨膜（图 16-1）。每条链的胞外部分均有两个氨基酸域，最外层的域中包含Ⅱ类等位基因的可变区。Ⅱ类抗原的表达分布不及Ⅰ类抗原广泛。Ⅱ类抗原主要表达于 B 淋巴细胞、单核细胞、巨噬细胞、树突细胞、肠道上皮细胞和早期造血细胞上。一些内皮细胞上同样有Ⅱ类抗原的组分表达，特别是微脉管系统中的内皮细胞。然而，一般来说，尽管Ⅱ类抗原的表达很容易被诱导(例如，免疫活化中的 γ-干扰素诱导)，但内皮，尤其大血管内皮，并无Ⅱ类抗原的表达。静息性 T 淋巴细胞一般情况下不表达Ⅱ类抗原，但活化时可以表达。

可溶性 HLAⅠ类和Ⅱ类抗原从细胞上脱落下来进入血液和体液中，可能在调节免疫应答中发挥作用[3]。可溶性 HLA 在感染[比如感染人类免疫缺陷病毒(human immunodeficiency virus，HIV)时)]、炎性疾病和发生移植排斥反应时会增加，但在某些恶性肿瘤发生时会降低。血液成分中可溶性 HLA 的水平与献血者残存的白细胞数量和存储时间呈正比，血液成分中可溶性 HLA 可能参与了输血中免疫调节作用[4]。

二、分子结构

通过 X 射线晶体分析纯化 HLA 可得到Ⅰ类和Ⅱ类分子典型的三维结构(图 16-2)。胞外结构域含有氨基酸的可变区和抗原表位，形成 1 个结构称作“抗原结合槽”。由于 HLA 基因序列具有多态性，形成不同的等位基因，编码特定的氨基酸序列，从而形成独特的结合凹槽，每个凹槽都能够结合具有不同序列的抗原肽。抗原结合槽对 HLA 分子的功能至关重要(详见后文的“生物学功能”部分)。

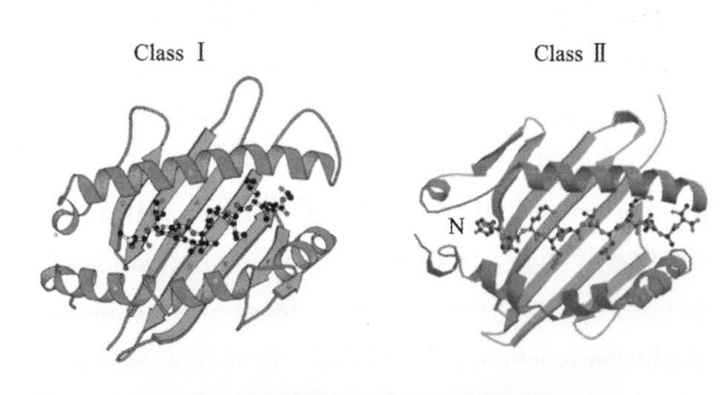

注：每个肽槽中的肽分子都有标注。

图 16-2　HLA Ⅰ类和Ⅱ类分子的三维结构

三、人类白细胞抗原命名

世界卫生组织(World Health Organization，WHO)HLA 命名委员会制定了 HLA 系统的命名方法，这个命名系统定期更新，以纳入新发现的 HLA 等位基因[2]。命名法规定 HLA 系统由字母+数字表示(例如 HLA-A1 和 HLA-B8)。此前，没有完全确认抗原特异性的 HLA 分子暂时带 1 个前缀“w”(例如 HLA-Aw33)，当抗原的特性确定以后，WHO HLA 命名委员会会去掉前缀“w”(委员会定期开会更新新发现的特异性或基因位点的命名)。现在，“w”前缀不再这样使用，仅用于以下几种情况：①

Bw4 和 Bw6，用于“共有”抗原（参见下面的“共有抗原”部分）与其他 B 位点等位基因的区分；②所有血清上确定为 C 位点特异性的抗原，避免与补体系统成分混淆；③根据混合白细胞反应确定的 Dw 特异性，但目前已知是由 HLA-DR、HLA-DQ、HLA-DP 多态性引起。HLA-A 和 HLA-B 特异性的数字编号是根据其官方认可的先后顺序来分配的。

四、人类白细胞抗原特异性分解与交叉反应组

血清学试验技术的改进，使得之前被认为是单一特性的抗原被进一步分解为具有不同的血清学特性的抗原（并且后来基因检测结果也显示不同）。单个抗原的命名从早期鉴定的抗原中被分解出来，通常括号内表示来自母抗原的数字［例如：HLA-B44（12）］。

除了“分解”的抗原，某些明确不同的 HLA 之间也可能拥有一些共同表位，在血清学检测中与共同表位反应的抗体常会引起交叉反应。具有这种交叉反应特性的 HLA 被称为“交叉反应组”（cross-reactive epitope group，CREG）。

五、“共有”抗原

除了抗原分解物和交叉反应组，HLA 抗体还可以识别许多不同的 HLA 特异性的表位，被称为“共有”抗原，HLA 分子上这些共有的氨基酸序列具有极少的可变区。两个已知的共有抗原 HLA-Bw4 和 HLA-Bw6 几乎存在于所有 HLA-B 分子上[5]。HLA-A 位点分子 A23、A24、A25 和 A32 也同样具有类 Bw4 抗原表位。

共有抗原具有重要临床意义，患者通过妊娠、输血或移植途径受到共有抗原刺激，使不表达该抗原表位的患者产生针对这些抗原的抗体。1 种针对共有抗原的单一抗体，可以跟多种同种抗体具有相似特性，会为移植和血小板输注寻找合适的供者造成不利影响。

六、HLA 等位基因命名

DNA 测序技术已经取代了血清学方法，用于 HLA 系统的研究，越来越多的 HLA 等位基因被发现及鉴定，许多等位基因的血清学表型是相同的。命名 1 个新的等位基因至少需要检测 HLA Ⅰ类分子的第 2、3 外显子和 HLA Ⅱ类分子的第 2 外显子的核苷酸序列。这些外显子编码赋予 HLA 抗原特异性和 HLA 分子大部分生物学功能的多种氨基酸。

目前采用的统一命名法考虑了位点、主要的血清学特异性和由分子分型技术确定的等位基因分组。例如，尽管之前许多等位基因仅对第 2 和第 3 外显子进行了测序，但截至 2019 年底，HLA-DR4 的核苷酸测序发现至少有 300 个独特的氨基酸序列变异体（等位基因）（参见 http://hla.alleles.org/alleles/class2.html）[2]。第 1 个 HLA-DR4 变异体被命名为“*DRB1*04:01*”，表示位点（DR）、蛋白质（β1 链）、主要血清学特性（04 为 HLA-DR4）和第 2 个字段的参数表示等位基因序号（变异体 01）。星号（*）表示后面跟的是等位基因的名称（由分子生物学技术确定其基因分型）。星号后面最多可以有四组数字；每组数字用冒号隔开，称为字段。在大多数情况下，第一个字段的数字对应抗原的血清学特异性。第二个字段中的数字代表编码第 2 外显子（Ⅱ类）或第 2 外显子和第 3 外显子（Ⅰ类）唯一氨基酸序列的基因，数字的顺序代表 DNA 序列被确认的先后顺序。因此，*B*27:04* 代表 HLA-B 位点，具有 B27 的血清学特性，是这个家族中第 4 个对第 2、3 外显子序列被确认的等位基因（表 16-1）。等位基因名称中第 3 个“部分”的唯一差异为Ⅰ类第 2，3 外显子和Ⅱ类第 2 外显子上核苷酸的同义（“沉默”）替换。例如，*A*01:01:02* 与 *A*01:01:01* 唯一的不同之处在于，异亮氨酸第 142 位的密码子为 ATT 而不是 ATC。等位基因名称中第 4 个“部分”的差异为内含子或 3′、5′端非翻译区序列的差异。最后，命名系统建议在等位基因名称的最末尾分别添加 1 个“N”“L”或其他字母，表示无效、低表达或其他特征的等位基因。此外，其他基因表达修饰符有：S（分泌型，不在细胞表面）、Q（尚存疑问的表达水平），A（未知但异常的表达，可能是无效）和 C（仅表达于胞浆中）。最后两个后缀修饰符至今还没有被使用过。

表 16-1　HLA 命名

种类	位点	抗原相同	等位基因	沉默突变	内含子突变	表达修饰
HLA	DRB1 *	04:	01:	01:	02	N, L, S, Q

例子:	
DR4	—血清学
*DRB1 * 04: xx*	—血清学相同
*DRB1 * 04: 02*	—等位基因
*DRB1 * 04: 01: 01; DRB1 * 04: 01: 02*	—沉默突变
*A * 02: 15N; DRB4 * 01: 03: 01: 02N*	—无效等位基因(外显子, 内含子)
*A * 24: 02: 01: 02L*	表达修饰符
*B * 44: 02: 01: 02S*	表达修饰符
*B * 32: 11Q*	表达修饰符

七、生物学功能

HLA 系统的重要功能是自我/非我识别, 这个过程是通过 T 淋巴细胞与 HLA 提呈的抗原肽之间的相互作用来完成的。T 淋巴细胞上的 T 细胞受体(T-cell receptor, TCR)在识别 HLA 分子所提呈的抗原肽时, 不仅识别抗原肽, 还要识别 HLA 分子类型, 这种限制称为“MHC 限制”[6]。

在胸腺中, T 细胞表面 TCRs 因结合自身 HLA 分子而被选择性保留(阳性选择), T 细胞表面 TCRs 因结合自身抗原肽而被选择性清除(阴性选择)。一些自身反应性 T 细胞逃避了阴性选择, 如果没有功能性失活(例如通过免疫失能的机制), 这种自身反应性 T 细胞可能参与了自身免疫应答过程。

八、I 类分子的作用

I 类分子的合成以及抗原肽与抗原结合槽的结合均在内质网上进行。与 I 类抗原结合槽结合的抗原肽长度约为 8~9 个氨基酸, 通常为来自细胞的蛋白(内源性蛋白), 如来自正常的自身蛋白、变异的自身蛋白(如来源于肿瘤细胞)、病毒蛋白(如来源于病毒感染细胞), 这些内源性蛋白在胞浆中被大型多功能蛋白酶(large multifunctional protease, LMP)降解并被抗原加工转运蛋白(transporter associated with antigen processing, TAP)运送到内质网。LMP 和 TAP 基因均定位于 MHC 区域。

I 类分子被运送到细胞表面, 在此处与 CD8+ T 淋巴细胞进行相互作用。CD8+ T 细胞的 TCR 与 I 类分子提呈的抗原肽结合可激活 T 细胞的细胞毒性, 从而攻击靶细胞, 诱导特异性炎症反应。I 类分子的抗原提呈作用在宿主防御病毒性病原体及恶性转化中具有重要意义。肿瘤细胞不表达 I 类抗原以逃避这种形式的免疫监视。

九、II 类分子的作用

与 I 类分子一样, II 类分子在内质网上合成, 但是抗原肽不插入抗原结合槽, 有 1 段恒定链(invariant chain, Ii)作为占位体插入抗原结合槽。随着 II 类-恒定链复合体被运送到内涵体上, 恒定链被称为“DM”的特异性 II 类分子移除, DM 位点同样定位于 MHC 区域。

II 类抗原肽随后插入到抗原肽结合槽中, 适合 II 类抗原结合槽的多肽抗原长度通常为 12~25 个氨基酸, 来源于内吞作用消化的蛋白(外源性蛋白)。外源性蛋白, 可以是正常的自身蛋白或来自于病原体的蛋白, 如通过溶酶体途径降解成肽的细菌蛋白。II 类分子随后被转运至细胞膜表面, 在此处与 CD4+ T 淋巴细胞进行相互作用, 活化的 T 细胞分泌免疫刺激性细胞因子, 该机制对于抗体的产生尤为重要。

第二节　主要组织相容性复合体的遗传学

HLA I 类和 II 类抗原均为细胞表面糖蛋白, 是 6 号染色体短臂上 p21.3 区域中紧密连锁的基因产物(图 16-3)。基因组区域被称为“MHC”，通常以单体型形式遗传，每个位点都有来自每条染色体上的多个共显性表达等位基因。HLA 系统是人类基因多态性最丰富的遗传系统[7]。

HLA-A、*HLA-B* 和 *HLA-C* 基因编码相应的 HLA Ⅰ类 A、B 和 C 抗原。*HLA-DRB1*、*HLA-DRB3*、*HLA-DRB4*、*HLA-DRB5*；*HLA-DQA1*、*HLA-DQB1* 和 *HLA-DPA1*、*HLA-DPB1* 基因编码相应的 HLA Ⅱ类抗原。位于 HLA Ⅰ类Ⅱ类基因之间有一组非-HLA 基因群，编码补体蛋白 C2、Bf、C4A 和 C4B，类固醇酶(21-羟化酶)和细胞因子(肿瘤坏死因子)以及参与免疫应答的其他基因。这个非-HLA 区域通常被称为“MHC Ⅲ类基因区”，尽管它不包含任何 HLA 基因。

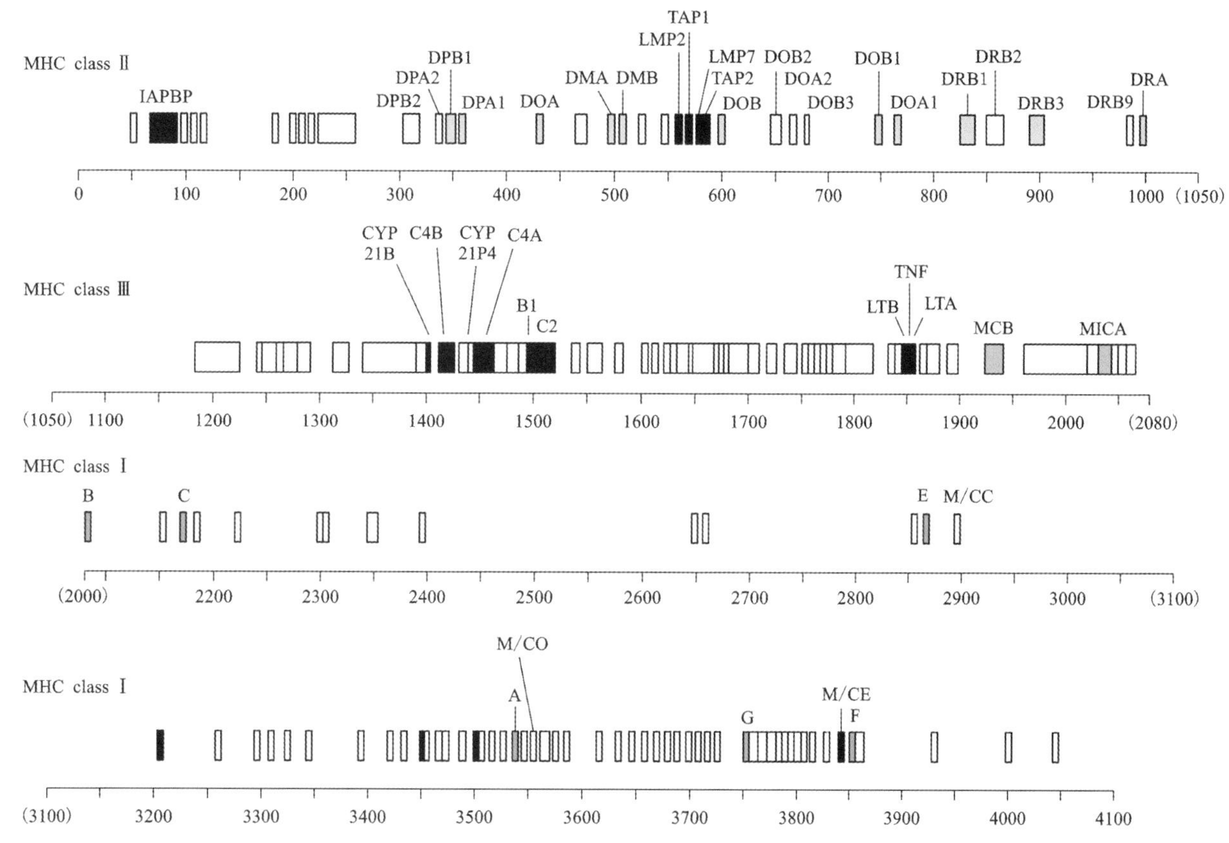

图 16-3 HLA 复合体定位于 6 号染色体的短臂上；着丝粒在图的左上方，端粒在右下方；此图显示了Ⅰ类、Ⅱ类和Ⅲ类基因区域的组成

[引自：Janeway CA，Travers P，Walport M，et al. The immune system in health and disease. 5th ed. New York：Garland Science，2001]

一、人类白细胞抗原基因区域的组成

除了经典基因 *HLA-A*、*HLA-B* 和 *HLA-C* 外，HLA Ⅰ类区域还包含其他的等位基因位点，如 *HLA-E*、*HLA-F*、*HLA-G*、*HLA-H*、*HFE*、*HLA-J*、*HLA-K*、*HLA-L*、*MICA* 和 *MICB* 等非经典 HLA 基因，编码非经典 HLA 分子或 Ⅰb 类、HLA 蛋白，其多态性较低且表达水平低，仅有少量组织表达[8]。一些Ⅰb 类基因表达非功能性蛋白质或不表达任何蛋白质(称为“假基因”，可能代表着进化的终点)。相比之下，其他可表达非经典 HLA 蛋白质的基因却与多种功能相关。例如，*HLA-E* 与自然杀伤细胞 1 个亚群的监视系统有关，滋养细胞表达的 *HLA-G* 可能参与母胎免疫耐受的形成。

MHC Ⅱ类(HLA-D)区域的基因组成更为复杂。一个 MHC Ⅱ类分子是由两条结构相似的链(α 链和 β 链)组成的非共价复合体。这两条链均由 MHC 区域基因编码。α 链和 β 链的差异导致了 HLA Ⅱ

类分子的多态性，其多态性取决于Ⅱ类分子的异构体。例如 HLA-DR，其α链基本上是单一型的，但β链多态性十分丰富。多个位点编码 MHCⅡ类蛋白的α链和β链。

不同的单体型具有不同数量的Ⅱ类基因和假基因。*DRA1* 和 *DRB1* 编码的蛋白质产物为抗原 HLA-DR1 至 HLA-DR18。*DRA1* 和 *DRB3*(假如存在)表达 HLA-DR52；*DRA1* 和 *DRB4*(假如存在)表达 HLA-DR53；*DRA1* 和 *DRB5*(假如存在)表达 HLA-DR51。糖蛋白上表达的 HLA-DQ1 到 HLA-DQ9 抗原由 DQ 基因簇中的 *DQA1* 和 *DQB1* 编码。DQ 基因簇中的许多其他基因可能为假基因。*HLA-DP* 基因簇中也发现有类似的组成。

通常认为 MHCⅢ类区域不是 HLA 系统的一部分，其区域内包含 4 个补体基因，补体等位基因通常以 1 个单元的形式一起遗传，称为"补体型"。人类遗传下来的补体型至少超过 10 种。Ⅲ类基因中的两个基因 *C4A* 和 *C4B*，编码不同的 C4 表型和 Chido /Rodgers 血型系统抗原。C4 不同的表型具有不同的蛋白质结构和功能，C4A 分子(假如存在)携带 Rg 抗原，C4B 分子(假如存在)携带 Ch 抗原。这两种抗原均被吸附到携带这些基因的个体的红细胞上。

二、遗传模式

尽管 MHC 的组成十分复杂，其遗传方式仍遵循孟德尔遗传法则。每个个体都有 2 条不同的 6 号染色体，拥有 2 条 HLA 单体型，分别来自父亲和母亲。由父母双方遗传的 HLA 等位基因组合构成基因型。表达的 HLA 基因构成表型，表型的类别可由 HLA 抗原或等位基因分型予以确认。由于 HLA 基因为常染色体共显性遗传，表型是两个单体型共同表达的结果。然而，为了确定单体型，父母(可能还有其他家庭成员)也同样需要进行表型鉴定，以确认哪些等位基因是一起遗传的。图 16-4 阐述了单体型的遗传方式，并证明如无重组发生时，子代可能存在的四种单倍型组合。两个同胞兄弟姐妹的 HLA 基因型相同的概率为 25%。任何 1 个患者与"n"个同胞兄弟姐妹中至少 1 个人 HLA 相同概率是 $1-(3/4)^n$。有两个同胞兄弟姐妹时 HLA 相同的概率为 44%，有 3 个同胞兄弟姐妹时概率达到 58%。

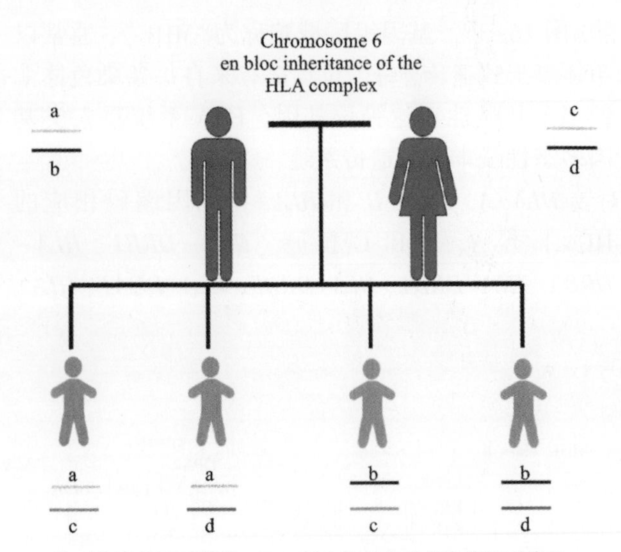

注：除了交叉互换外，HLA 复合体是由亲代遗传给子代的。

图 16-4　a/b 和 c/d 分别表示父系和母系 HLA 单体型

1. 抗原缺失

在以分子生物学为基础的 HLA 分型技术出现之前，血清学表型分型结果中抗原的缺失常被认为是纯合性位点(例如均从双亲处遗传了 A1，但囿于血清学分型技术的局限，导致抗原的明显缺失)或 1 个无效(不表达)等位基因。随着 DNA 测序技术和其他 HLA 分子生物学分型技术的发展，纯合子可以被推测出来，且具有更高可信度。然而纯合子的确认需通过家系研究或利用半合子分型的方法来证实(例如单体型分型)。无效等位基因的特征为：基因编码区的内部或外部有 1 处或多处 DNA 序列的改变，阻止了功能蛋白在细胞表面的表达。基因的失活可由核苷酸替换、缺失或插入引起，并最终导致蛋白的合成过早中止。在家系研究缺失的情况下，表型研究显示任何位点上只表达单个等位基因，这仅能提供纯合子的推测证据，在这种情况下，等位基因应该只被记录 1 次，因为尚不知道这个等位基因是否表达两次(真正的纯合子)或存在现有技术检测不到的等位基因。

2. 交换

HLA 区域的基因偶尔会出现同源染色体的交换，在减数分裂或配子形成过程中，带有连锁遗传物质的片段在两条染色体之间进行交叉互换，重组染色体随后作为新单体型遗传给下一代。交换频率与基因之间的物理距离相关，同时与特异性 A、B、DR 抗原对重组的抵抗和易感性也部分相关。*HLA-A*、*HLA-B* 和 *HLA-DR* 位点距离十分接近，A 位点和 B 位点之间有 0.8%的交换概率，B 和 DR 位点之间有 0.5%的交换概率。*HLA-B* 和 *HLA-C* 位点之间或 *HLA-DR* 和 *HLA-DQ* 位点之间的交换极其罕见，然而 *DQ* 和 *DP* 基因座之间的交叉互换则相对较常见[9]。在家系研究和亲缘关系评估中，应该考虑到位点基因重组的可能性。

3. 连锁不平衡

MHC 系统多态性极为丰富，理论上来说，可能的 HLA 独特表型的数量比全球人口还要多。此外，新的 HLA 等位基因还在不断被发现和鉴定。截至 2018 年 8 月，已有 4340 个 *HLA-A* 等位基因，5212 个 *HLA-B* 等位基因，2593 个 *DRB1* 等位基因和 1257 个 *DQB1* 等位基因被确认[2, 10]。通常 HLA 基因是以单倍型的形式一起遗传，*HLA* 基因分布应该是随机的，但实际上许多 *HLA* 等位基因的表达比例超出了预期值。连锁不平衡现象解释了 *HLA* 等位基因的预期频率和观察频率不一致的原因。

HLA 单体型的预期频率由每个等位基因的频率相乘计算得出。例如，在欧洲人群中，编码 *HLA-A1* 的基因频率是 0.15，*HLA-B8* 是 0.10；因此，如果单体型是随机分布，欧洲种族人群中同时表达 *HLA-A1* 和 *HLA-B8* 的单体型预期频率为 3.0%（0.15×0.10×2）。但 A1 和 B8 组合的单体型在人群中的实际频率为 7%~8%。

某些等位基因组合在不同种族中频率出现增加，并且在这些人群中构成常见的单体型，这些常见的单体型被称为“祖先单体型”，因为他们似乎来自同一个共同祖先，并且这些单体型由于抗重组能力或携带者的生存优势，在人群中得以保存下来。北欧人种中最常见的祖先单体型是 *A1*、*B8*、*DR17*（*DRB1 * 03：01*）、*DQ2*，包含了Ⅰ类和Ⅱ类区域。

一些具有明显连锁不平衡的等位基因可能意味着相对年轻的单体型，因其没有足够的时间进行重组，而一些古老的单体型由于自然选择或物理限制具备了抗重组能力。例如，*A1*、*B8*、*DRB1 * 03：01* 单体型似乎对重组具有抵抗力，这是由于补体基因 *C4A* 有缺失，导致这些个体 *HLA-B* 和 *HLA-DRB1* 之间的距离缩短。连锁不平衡影响找到合适的 HLA 匹配的血小板输注和 HSCT 的非亲缘捐献者的可能性。

第三节　HLA 分型

临床鉴定 HLA 抗原和等位基因现在几乎完全使用分子生物学方法，过去还曾使用过基于抗体的血清学分型方法和基于细胞的细胞学分型方法。关于淋巴细胞毒性方法使用的详细描述，读者可以参考 AABB 技术手册和 Bontadini[11] 的既往版本。

表 16-2　HLA 分型方法和应用范围

方法	临床应用	分辨率
SSP(PCR)	实体器官移植，HSCT 移植	血清学到等位基因水平，大量引物使得分辨率提高
正向 SSOP 杂交	实体器官移植和 HSCT 移植(适合高通量检测)	血清学到等位基因水平
反向 SSOP 杂交	实体器官移植，HSCT 移植	血清学，大量探针使得分辨率更高
DNA 测序	非亲缘 HSCT 移植，解决其他分型方法遇到的困难，新等位基因的鉴定	等位基因水平
微量淋巴细胞毒试验	未指定 HLA 抗原时 HLA 基因分型的补充试验，HLA 等位基因和抗原鉴定的研究支持	血清学特异性

注：SSP：序列特异性引物；PCR：聚合酶链反应；HPC：造血干细胞；SSOP：序列特异性寡核苷酸探针。

常用试验的详细步骤可从试剂盒厂方处获得，且在现有的方法学综述中已经进行了总结[11]。可根据临床实际情况选择 1 种特定的 HLA 抗原/等位基因检测或分型方法，详见表 16-2。目前分子生物学（基于 DNA）HLA 分型方法具有以下优势：①高灵敏度和特异性；②样本量小；③不需要细胞表面抗原表达或细胞活性。血清学方法可以鉴定数量有限的 HLA 特异性，而基于 DNA 的分型技术具有高分辨率，具有能够检测所有已知等位基因和新等位基因的潜在能力。

聚合酶链反应（polymerase chain reaction，PCR）技术能够特异性扩增大量基因组 DNA 靶片段。低到中分辨率的分型检测与 HLA 血清学检测相比较而言，其准确率更高（如，可将 DR15 与 DR16 区分开来），而高分辨率分型可以区分个体等位基因（如可区分 *DRB1*01：01：01* 和 *DRB1*01：02：01*）。几种分子生物学分型方法都是基于 PCR 技术，最常见的 HLA 分子生物学分型方法介绍如下。

一、寡核苷酸探针

序列特异性寡核苷酸探针（sequence-specific oligonucleotide probes，SSO or SSOP）使用标记的寡核苷酸探针阵列来检测 DNA 中的 HLA 核苷酸序列[11]，反向 SSO（Reverse SSO，rSSO）已经广泛地使用，它将单个独立的探针偶联在固相载体上形成矩阵（例如，每个探针都可连接 1 种不同的微珠），通过 PCR 扩增所标记的目标位点的 DNA，再根据 DNA 与不同探针的结合情况来确定其 HLA 分型。商品化的微珠阵列分析试剂盒使用 rSSO 的方法，可对 HLA Ⅰ类和Ⅱ类分子进行低到高分辨率的组织分型，并采用计算机信息计算处理，将试验反应格局和 HLA 等位基因数据库进行匹配分析，从而获得 HLA 的基因型[12]。

二、序列特异引物

第 2 个主要的技术是序列特异性引物（sequence-specific primer，SSP），能够靶向扩增特定的 DNA 序列[11]。序列特异性方法需要进行多次 PCR 试验，每次反应针对特定的等位基因或 1 组等位基因，扩增后基因产物可通过琼脂糖凝胶电泳直接观察到。由于 SSPs 具有特异性靶点，扩增结果能够表明存在某等位基因或具有此段序列的等位基因。通过阳性和阴性的 PCR 扩增格局来判定相应的 HLA 等位基因是否存在。可以购买商品化的引物对来鉴定 HLA-A、HLA-B、HLA-C、HLA-DR、HLA-DQA1、HLA-DQB1 和 HLA-DPB1 等 HLA 抗原的表型，并且可进行组合，检测常见的 HLA 等位基因。

三、碱基序列测定分型技术（“测序”）

HLA 等位基因的确认必须采用高分辨分型技术[13]。Sanger 化学法测序分型（Sanger-chemistry sequence-based typing，SBT）技术可以确认已知的等位基因或鉴定未知的新等位基因[11]。尽管 SBT 被公认为是 HLA 分型的“金标准”，但在同一位置出现两个不同的碱基对时，有可能得到两种不同的等位基因组合，导致模棱两可的分型结果。这些模棱两可结果的出现，是因为 SBT 同时检测来自父亲和母亲的 HLA 基因（单体型）。当遇到同 1 个位置出现 1 对单核苷酸替代时，核苷酸在单体型的位置有顺式（同 1 条单体型）或反式（两个核苷酸多态性位点分别位于两条不同的单体型）这两种可能性，核苷酸位置的不同组合可以组成不同的等位基因，会导致模棱两可的结果。采用 SSP 或 SSO 进行某些有针对性的补充试验，可以在众多组合中确定单个碱基突变所在的单体型。

四、第二代测序技术

大规模平行测序（“第二代测序技术”，next-generation sequencing，NGS）可以对全基因组进行测序，由于 NGS 是 DNA 单链测序，改善了 Sanger 法 SBT 技术中分型结果存在的模棱两可的情况。临床和科研均已有商品化 HLA 分型试剂盒[14]。NGS 技术从由扩增前或扩增后片段化 DNA 单元所形成的文库中获得序列，这些大量的序列需要计算机进行分析处理，确认重叠序列并将序列进行排列获得检测结果（需要非常强大的数据处理器、庞大的序列数据库以及复杂的分析程序软件）。

NGS 技术包括合成测序和杂交与连接测序两种模式。合成测序有 3 种方法：焦磷酸测序、离子半导体测序和荧光标记的可逆核苷酸化学终止法。核苷酸序列的检测可通过双脱氧核苷酸掺入释放的质子、氢离子浓度改变或染料终止子掺入引起的激光信号改变等来实现。还有 1 种比较不常用的方法是基质辅助激光解吸 /电离时间飞行质谱。NGS 技术发展迅速，实验方法和仪器设备的选择应当根据每个实验室的需求而定。

第四节　其他非 HLA 组织相容性因素

HLA 和 ABO 仍然是移植中最重要的组织相容性系统，以下是对一些与移植相关的非 HLA 因素的简要回顾。这些标记物的临床检测通常在 HLA 实验室中进行。

一、非 HLA 因素在实体器官移植中的应用

即使在同卵双胞胎或 HLA 匹配的捐献者-接受者配对中，仍能观察到同种异体移植排斥反应，这表明有非 HLA 决定性因素在发挥作用[15]。在实体器官移植中，这些其他的非 HLA 抗原可以引起接受者的抗体应答。一些研究较多的靶标包括 MICA（主要组织相容性Ⅰ类链相关基因 A），AT1R 血管紧张素Ⅱ Ⅰ型受体（angiotensin Ⅱ type Ⅰ receptor），内皮素 A 型受体（ETAR），波形蛋白和基底膜蛋白多糖（LG3）[16]。除 MICA 外，这些抗原通常是自身抗体反应的靶点。据估计，<3% 的抗体介导的排斥反应是由非 HLA 抗体导致的[17]。两种被研究最多的抗体为 MICA 和 AT1R，目前已有针对这两种抗体的商品化检测试剂在使用。

二、非 HLA 因素在造血干细胞移植中的应用

在造血干细胞移植中，对捐献者进行杀伤免疫球蛋白样受体（KIR）分型越来越普遍。自然杀伤（NK）细胞利用 KIR 与靶细胞上 KIR 配体的相互作用来识别自我和非我[18]。通过选择具有高活性 KIR 等位基因的捐献者（称为 KIR 基因 B 组单体型）和/或给予缺乏能传导信号的配体的接受者，可能会增加移植物抗白血病效应，改善造血干细胞移植的预后。

第五节　交叉配型和 HLA 抗体检测

一、细胞学检测

与红细胞交叉配型类似，淋巴细胞毒试验用于相容性检测已近 50 年[19]，被称为“淋巴细胞交叉配型”。交叉配型指用潜在接受者的血清与候选捐献者者的淋巴细胞（未分群或分化为 T 和 B 淋巴细胞）进行共孵育。微量淋巴细胞毒试验的改良包括延长孵育期、增加洗涤步骤和使用抗球蛋白试剂。流式细胞术则是另外 1 种比抗球蛋白增强的交叉配型敏感性更高的检测方式，已经在很大程度上取代了细胞毒交叉配型。

二、固相检测

当前鉴定 HLA 抗体的方法依赖微珠或微粒（即固相方法）的使用，微珠或微粒上包被有来自培养的淋巴细胞的 HLA Ⅰ类和Ⅱ类抗原（即 HLA 表型），或是包被纯化或重组的单个 HLA（单一抗原微珠）[19]，通过荧光标记的抗人球蛋白（antihuman globulin，AHG）检测抗体是否结合。可使用流式细胞术、微阵列法或者酶联免疫吸附法（enzyme-linked immunosorbent assay，ELISA）来检测抗体的存在。只有一种 ELISA 方法获得了 FDA 批准用于抗体筛选（2018 年 8 月）。流式细胞术和微阵列法检测 IgG 抗体时比淋巴细胞毒方法更为敏感。单一抗原微珠检测方法的使用对高致敏患者十分重要，对于这种具有多种 HLA 抗体特异性的患者，应用 HLA 分子簇的细胞毒性检测和固相方法检测得出的结果并不可靠。

尽管对移植人群的研究证实，HLA 抗体会对移植器官和患者的生存产生不利影响，但仅能通过固相检测法检测到的低水平抗体的临床意义并不大，对于个体患者不具备预测价值。新的改良的固相检测技术能够判断抗体是否能够结合补体并且可以提高检测对个体患者的预测价值。

第六节　人类白细胞抗原系统和输血

HLA 系统抗原抗体在一系列输血不良反应中具有重要作用，包括血小板输注无效、FNHTRs、TRALI 和 TA-GVHD。HLA 具有强免疫原性，通过妊娠、输血、移植等途径免疫个体后，更容易产生 HLA 抗体。

一、血小板输注无效

在加拿大和美国，由于去白细胞血液成分的普遍使用使得 HLA 同种免疫和血小板输注无效的发生大大减少[20]。当受血者输注质量合格的血小板，血小板计数却没有升高时，说明存在输注无效。导致血小板输注无效的可能原因有脓毒症、高热、弥散性血管内凝血、出血、药物、脾功能亢进、补体介导的破坏或上述因素的综合影响，排除这些因素之后，则可能为免疫因素引起的[21]。

1. 抗体的产生

针对 HLA Ⅰ类抗原的抗体产生是免疫性血小板输注无效的常见原因，但血小板特异性抗体或 ABH 血型系统抗原也可能参与其中。尽管血小板只表达Ⅰ类抗原，但血小板输注后可产生针对Ⅰ类和Ⅱ类抗原的 HLA 抗体，这有可能是血小板中的

献血者白细胞(上面有Ⅰ类和Ⅱ类抗原)诱导了HLA同种免疫。对于接受化疗的急性白血病或造血干细胞移植的患者，每袋血液成分中的白细胞减少至<5 × 10^6，同种异体免疫反应的发生率从19%减少至7%，同种免疫血小板输注无效的发生从14%减少至4%[20]。

2.相容献血者的确定

献血者的血小板可以是HLA匹配(相同或零错配)、抗原阴性(避免产生抗体)或交叉配血相合。最佳匹配的血小板(HLA相同)可能并不会使输血后的血小板数量显著增加，因为大多数同种异体血液成分仅进行了HLA低分辨率分型，并且一些患者有HLA特异性抗体。笔者认为，目前是可对HLA进行分子分型和HLA抗体单特异性检测的时代，抗原匹配分级系统(A、BU、B2U、BX、C和D匹配)已过时，不应再使用。在这个较旧的HLA抗原匹配等级系统中，A级匹配表示受血者与献血者具有相同HLA-A和-B抗原，且假设受血者没有任何针对A级匹配的HLA抗体。随着分子分型的出现，BU或B2U级匹配是指献血者与受血者也是相容的(视为A级匹配)，因为与血清学方法不同，分子分型方法不可能“漏检”抗原。然而，如果受血者存在针对献血者血小板交叉反应抗原的抗体，BX匹配可能不相容。反之，如果受血者不存在任何针对献血者抗原的抗体，C级或D级匹配也可能是相合的[22]。

HLA I类单特异性抗体的检测使得选择HLA抗原阴性的血小板成为可能。实践证明，对于血小板输注无效患者，这种做法与使用HLA匹配的血小板一样有效，并且在许多情况下，找到抗原阴性的血小板比找到HLA-A、B四个位点匹配的血小板更容易。然而，当受血者被同种异体抗体高度致敏，体内有多种特异性抗体，可能只需要考虑反应最强的[平均荧光强度最高(MFI)]抗体。如果不清楚受血者的HLA分型和HLA抗体特异性，采用血小板交叉配型是选择献血者的一种有效替代方法。

二、非溶血性发热反应

HLA、粒细胞和血小板特异性抗体是引起FNHTRs的致病因素，受血者的抗体与血液成分中的抗原反应，诱导细胞因子(如IL-1)的释放，从而引起发热反应。如果进行血清学检查，可能需要使用多种试验技术和来自许多不同的献血者的靶细胞。储存的细胞血液成分中的细胞因子，特别是非白细胞去除成分，也是导致FNHTRs的原因之一[23](详见本书第22章)。

三、输血相关急性肺损伤

TRALI是一种潜在的由于输注含血浆的血液成分而发生的致死性输血反应，是由输血诱发的急性非心源性肺水肿。TRALI发生的致病机制是由于献血者血液中存在针对受血者特定抗原产生反应的HLA或中性粒细胞抗体，有研究表明2%(男性献血者)~17%(女性献血者)的血液成分中可能含有HLA抗体[24]。如果存在HLA抗体，其可与受血者粒细胞结合并固定补体进行反应，导致严重的毛细管渗漏和肺水肿。受血者体内的HLA抗体也可以和输入的来自献血者的白细胞发生反向TRALI反应，但这种情况极为罕见(关于TRALI的更多信息，详见第22章)。

四、嵌合现象和输血相关移植物抗宿主病

嵌合是指1个个体内存在两种细胞群体，例如输血或移植后的供者细胞和受者细胞。输血后持续嵌合现象可能导致受血者TA-GVHD的发生，TA-GVHD的发生取决于以下因素：①受血者免疫力低下的程度；②血液成分中淋巴细胞的数量和活性；③献血者和受血者间HLA相同等位基因的数目。亲缘关系之间输注新鲜血液成分导致TA-GVHD的发生充分说明了HLA系统的作用。

图16-5说明了导致TA-GVHD风险增加的因素，双亲通常有1套相同的HLA单体型，因此，每个孩子有四分之一的机会遗传与父亲或母亲相同的单体型，孩子1为纯合子，获得了双亲共有的HLA单体型。1个无亲缘关系且HLA单体型不相同的受血者接受了孩子1的血液不会发生TA-GVHD。然而，如果孩子1作为献血者，供给有1条单体型与自己相同的杂合子亲属(例如，双亲之一或者孩子③)，受血者的机体将无法识别献血者淋巴细胞携带的外来抗原，而不会清除它们。献血者的细胞则能识别受血者细胞中与自己不同的那条单体型作为外来抗原，从而被激活、增殖进而攻击受血者。

为了避免这种情况发生，建议所有来自有亲缘关系的细胞成分在输注前进行辐照。辐照会破坏血液成分中残留淋巴细胞的核酸，使其无法分裂，从

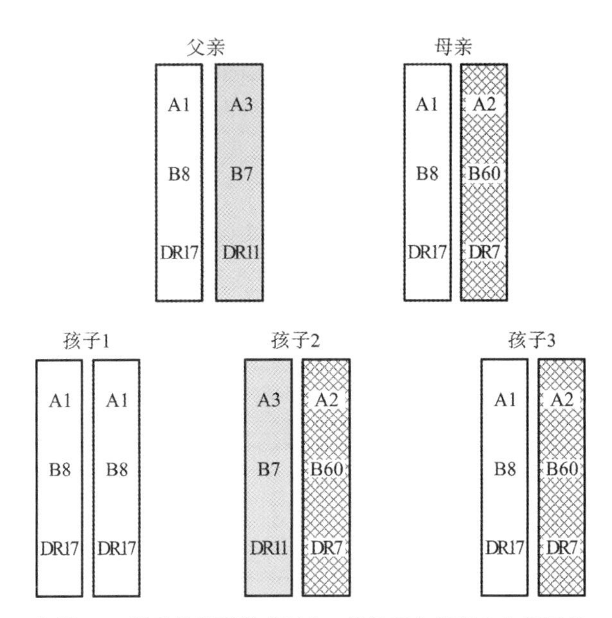

与图 16-4 所示的家系形成对比，父母双方拥有 1 个相同的 HLA 单体型，HLA-A1、B8、DR17。孩子 1 为纯合单体型，其父母和孩子 3 均携带有这一单体型。如果孩子 1 的血液输入到其父母或孩子 3 体内，其淋巴细胞可能会产生免疫反应引起输血后 GVHD。

图 16-5　存在输血相关性移植物宿主病（GVHD）风险家系的 HLA 单体型图

而无法攻击宿主（参见本书第 17 章）。其他特定的献血者成分，例如 HLA 配合型血小板，也会有较高的发生 TA-GVHD 的风险，应当进行辐照。TA-GVHD 极少发生在输注无亲缘关系献血者血液的受血者，通常发生在具有相同的常见 HLA 单体型的人群中。

嵌合现象的提出是基于一些器官移植接受者体内同时存在免疫耐受现象和 HLA 致敏现象[25]。有人推测硬皮病是 1 种由嵌合细胞引起的 GVHD，这种嵌合细胞来自于孕期通过胎盘的胚胎细胞[26]。此外，实体器官移植物捐献者淋巴细胞的存在可引起接受者致死性 GVHD[27]。尽管除了 HLA 相同的移植之外，所有的移植都可通过分子分型来检测的捐献者淋巴细胞的 HLA，按目前的标准，对骨髓移植的监测要求使用不同的方法进行嵌合情况检测，移植后嵌合情况的检测包括明确接受者和捐献者的遗传背景，然后评估移植后接受者体内细胞混合的程度。常用的技术是 DNA 分析扩增的短串联重复序列（short tandem repeat，STR），产物通过毛细管电泳进行分离，然后根据 DNA 片段大小进行评估[28]。

HLA 不相容性很少与存在针对 HLA 的抗体的患者的红细胞存活时间缩短相关，这些 HLA 有 Bga（B7）、Bgb（B17-B57 或 B58）和 Bgc（A28-A68 或 A69）。红细胞上这些抗原表达虽然较弱，但仍存在，传统的输血前检测可能无法检测到这种不相容性。

第七节　HLA 检测和移植

HLA 检测是实体器官移植和 HSCT 前不可或缺的一部分。检测的范围根据移植的类型而定（详见本书第 26 章）。

一、造血干细胞移植

人们很早就认识到 HLA 系统是影响 HSCT 成功与否的关键[29]。移植需要捐献者与接受者之间的 HLA 具有相似性和相容性，这也有助于减少 GVHD 的发生风险。然而，尽管处于免疫抑制状态下，不同程度的排斥反应或 GVHD 的发生在同种异基因干细胞移植的接受者中普遍存在。

HLA 分型的目的是使预期的捐献者与接受者在 *HLA-A*、*HLA-B*、*HLA-C* 和 *HLA-DRB1* 位点完全匹配[30]，一些移植项目也对 *HLA-DP* 等位基因进行分型。当难以获得相配合的造血干细胞捐献者时，可考虑给高风险恶性血液病患者实施单体型干细胞移植[31]。

尽管 HLA 相同的同胞捐献者仍然是 HSCT 的最佳选择，寻找合适的非亲缘志愿捐献者却呈不断增长趋势，目前，在国家骨髓库，脐带血库和其他国际项目处登记注册的志愿者人数已经超过 2000 万[30]。

二、肾移植

ABO 和淋巴细胞交叉配型相容性仍然是直接决定肾脏移植效果的最重要因素。此外，ABO 或交叉配型不相容移植可通过联合使用抗体抑制剂、脾切除、血浆置换和静注丙球（IVIG）的方式来去除接受者体内预先存在的抗体，以提高移植器官的存活率。

与 HSCT 不同的是，肾移植不需要常规进行 HLA 配型，与红细胞输注类似，在肾移植中捐献者和接受者需要相容，这意味着捐献者体内不能有直接针对存在于捐献者肾脏上抗原的抗体（ABH 或 HLA）。应对接受者和捐献者常规进行 ABO 和 HLA 分型，对接受者至少要进行 HLA-A、HLA-B 和

HLA-DR 的分型，使用分子方法对捐献者 *HLA-A*、*HLA-B*、*HLA-C*、*HLA-DRB*、*HLA-DQA*、*HLA-DQB* 和 *HLA-DPB* 等抗原进行分型。在移植之前，必须进行接受者血清和捐献者淋巴细胞之间的交叉配型试验。《临床实验室改进修正案》规程［《联邦法规》第 42 篇，第 493 部分. 1448(e)］以及《国家器官获取和移植网络》(OPTN)规程要求使用灵敏度高的交叉配型方法[32]。流式细胞术是目前最敏感的方法，对早期急性排斥反应和移植物功能延迟恢复有预测价值，而两种临床表现都是慢性排斥反应(如果结果阳性)和同种异体移植物长期存活(如果结果阴性)的强有力预测因素[33]。

HLA 抗体水平是动态变化的，随着新的免疫应答的产生和炎症状态的改变发生变化。对于有致敏风险的接受者，应采集手术前 48 小时以内的血清样本用于交叉配型实验，并且及时冻存用于后续检测。与普通淋巴细胞或 T 淋巴细胞交叉配型不相容通常是肾脏移植的禁忌。当不相容是由捐献者的 HLA Ⅰ类或Ⅱ类特异性抗体导致时，B 细胞交叉配型试验结果阳性具有重要意义。

要定期对等待接受尸肾移植手术患者的血清进行 HLA 抗体的筛查并鉴定其特异性，如果接受者被检测出有明确 HLA 特异性的抗体，常见做法是避免选择表达相应 HLA 抗原的捐献者，这种抗原被认为是“不可接受的”。使用 12 000 名已知 HLA 型别捐献者所得出 HLA 频率进行标准化计算，可以计算患者的 PRA(cPRA)值，PRA 值对于评估患者与随机捐献者发生不相容或“不可接受”的可能性和敏感性非常有效[34]。通常隔一段时间即抽取患者血清标本进行冷冻保存用于定期检测抗体，这样除了术前标本，保存 PRA 值最高的标本也可用于术前交叉配型。

对于重复检测后没有检测出 HLA 抗体的接受者(即 cPRA = 0%)，通常不需要预先做交叉配型试验。通过减少局部冷缺血时间，可能比预交叉配型更有利于提高同种异体肾移植成功率，前提是满足以下条件：①已经使用了高度敏感的抗体检测方法，如流式细胞术或芯片分析；②确定患者没有额外的致敏发生(即在术前 2 周或者已经血清检测后的任何时间内有免疫史或输血史)[35]。为肾移植进行“虚拟交叉配型”，要求仔细回顾患者病史和 HLA 抗体检测结果，类似于红细胞输注时的“电子交叉配血”。换句话说，虚拟交叉配型是 1 种推断的交叉配型，它涉及到在不进行实际的交叉配型如补体依赖的细胞毒效应或流式细胞术交叉配型等，通过比较患者的 HLA 抗体特异性和捐献者的 HLA 类型来确定患者中是否存在与捐献者相应 HLA 特异性抗体。

活体捐献者的同种异体移植物的长期存活时间长于死亡捐献者。近年活体和死亡捐献者的移植物 1 年存活率分别为 97% 和 91.3%，活体和死亡捐献者移植肾半寿期分别为 14.2 年和 9.9 年[36]。

即使活体捐献者与接受者完全无亲缘关系，活体同种异型肾移植接受者移植肾的存活率要明显高于尸肾，加上尸肾的数量不足催生了肾脏配对捐献(kidney paired donations，KPD)，允许 ABO 或 HLA 不匹配的接受者的捐献者之间进行交换[37]。通过国家和地方登记处促进了 KPDs。举 1 个简单的例子，1 个 A 型肾移植接受者有 1 个 B 型活体捐献者，其可与拥有 A 型活体捐献者资源的 B 型移植接受者进行捐献者交换。拥有 HLA 不匹配捐献者的患者在捐献者交换上有相似的可能性，多个“捐献者-接受者对”可以形成 1 个持续交换(链)过程。

无偿捐献者(即捐献肾脏的个人没有特定目标的接受者)概念的引入可以极大地扩大 KPD 的选择范围。简单地说，无偿捐献者将肾捐赠给原来具有不匹配捐献者的接受者，而这位接受者原来的捐献者通过 KPD 链找到另 1 个有不匹配捐献者的接受者，启动 1 条链需要大量的活体捐献者，最近报道了 1 条达成 10 项移植手术的链[38]。

三、其他实体器官移植

对于肝脏、心脏、肺、心肺联合移植来说，ABO 血型相容性仍然是选择捐献者时需要考虑的主要免疫性因素，必须在移植前对 ABO 血型相容性进行确定。有研究表明，ABO 血型同种抗体滴度较低的小儿心脏或肝脏移植接受者成功接受了 ABO 不相容器官[39, 40]，建议对潜在的非肾器官移植接受者进行 HLA 抗体筛查和鉴定，以克服尸体器官移植存在的问题。此外，在非紧急情况下，当接受者被证实已经存在 HLA 抗体的情况下，应在移植前进行交叉配型试验。尽管一定程度的 HLA 相容性与心脏、肺、小肠和肝脏移植后移植物的存活率相关，由于捐献者的相对稀缺，这些移植通常并不进行 HLA 的预配型。胰腺移植一般遵循与肾移植相同的原则。

第八节　HLA 其他重要临床意义

在某些条件下，HLA 表型与临床疾病，尤其是与自身免疫性疾病的发生和抵抗之间存在关联（表 16-3）[41-44]。HLA 相关疾病易感性是已知或怀疑疾病易感性是可遗传的，临床症状表现为急性加重和缓解，通常有自身免疫失调的特征。

表 16-3　HLA 相关的疾病

疾病	HLA	RR[40-43]
乳糜泻	DQ2	>250
强直性脊柱炎	B27	>150
嗜睡症	DQ6	>38
亚急性甲状腺炎	B35	14
1 型糖尿病	DQ8	14
多发性硬化症	DR15，DQ6	12
风湿性关节炎	DR4	9
幼年型类风湿性关节炎	DR8	8
毒性弥漫性甲状腺肿	DR17	4

注：RR：相对危险度。

尽管与疾病易感基因的连锁被认为是 HLA 与个体疾病相关的 1 种解释，越来越多的证据表明这与 HLA 分子本身是有关联的。最常见的假说是特定 HLA 分子对多肽的异常提呈，其导致非自身肽的交叉反应或自身肽的不恰当提呈而产生自身反应性。“连锁不平衡”部分讨论的祖先单体型 *HLA-A1*、*B8*、*DR17*（*DRB1*＊*03*：*01*）、*DQ2* 与 1 型糖尿病、系统性红斑狼疮、乳糜泻、免疫缺陷病、IgA 缺乏和重症肌无力的疾病易感性相关[43]。这种单体型同样与艾滋病毒引起的感染加速期有关。异常肽提呈假说的问题是在相关疾病发生过程中缺乏共性[44]。

HLA-B27 和强直性脊柱炎是最早被证实与 HLA 有关联的疾病之一。采用高敏感度检测方法，超过 90%的强直性脊柱炎患者表达 HLA-B27 抗原（最常见的是 *HLA-B*＊*27*：*02* 或 *HLA-B*＊*27*：*05*）。相反，采用低特异性方法，仅有 20%携带 B27 抗原的患者发展为强直性脊柱炎。在 HLA 等位基因与疾病之间具有最强关联之一的是嗜睡症和 HLA 等位基因 *DQB1*＊*06*：*02*[45]。就如 HLA-B27 和强直性脊柱炎，超过 90%的嗜睡症患者 HLA-DQB1＊06：02 阳性，但携带此等位基因的人群仅有少数发病。对于一些自身免疫性疾病，已经初步确认了可能诱发自身免疫应答的特异性抗原：与乳糜泻相关的谷蛋白肽、醇溶蛋白；与类风湿性关节炎相关的环瓜氨酸化蛋白；与 1 型糖尿病相关的来源于肽谷氨酸脱羧酶的肽[46-48]。针对特定疟疾抗原肽的强细胞毒性 T 细胞应答似乎可以抵抗脑型疟疾，两种特异 HLA 分子对这种疟疾抗原肽具有限制性（即能嵌入抗原结合槽）[49]。

在制备疫苗时，具有类似肽结合特异性十分重要。例如，研制 1 种针对黑色素瘤加强免疫反应的疫苗，由于 *HLA-A*＊*02*：*01* 几乎是所有人群中最常见的等位基因，仅需要选择与个体细胞 *HLA-A*＊*02*：*01* 结合的黑色素瘤特异性肽作为靶点[50]。

某些 HLA 等位基因与过敏反应的发生呈正相关，如某些药物导致的毒性表皮坏死松解（toxic epidermal necrolysis，TEN）的发生风险增加有关，如：*HLA-B*＊*57*：*01* 与阿巴卡韦，*HLA-B*＊*15*：*02* 与卡马西平，*HLA-B*＊*58*：*01* 与别嘌呤醇[51]。分子遗传学在药理学中的应用称为遗传药理学。

HLA 基因型和疾病之间的关联程度可用相对危险系数（relative risk，RR）描述，这是衡量携带特异 HLA 的个体与不携带个体之间相应疾病发病率增加的可能性。RR 的计算通常是基于 1 个 2×2 列联表的乘积率。然而，由于 HLA 系统具有高度多态性，HLA 和疾病之间的关联仅仅出于偶然的可能性在增加。因此，计算 HLA 疾病关联性的 RRs 更为复杂，通常是使用通过 Haldane 修改后的 Woolf 公式计算完成[52, 53]。表 16-3 列出了一些与 HLA 基因型相关疾病的 RR 值。

此前，HLA 检测多用于亲缘关系鉴定或法医检测。但是，HLA 分型已由分析多个明确定义的多态性位点的 STR 多态性所取代，以进行关联或其他法医检测。通过分析其他染色体上的这些基因位点，有时使用 STR 分析来确认与受试者 HLA 相同表型的双胞胎是否为真正的同卵双胞胎。这些可靠的方法和已建立的人口数据库允许使用极少量的含有 DNA 的生物材料（如体液和组织）来排除或鉴定个体。STR 分析还可用于鉴定未标记或标记错误的手术病理标本。

第九节　HLA 临床咨询

关于 HLA 的临床咨询非常重要，但并未得到充分利用。与输血医学和血库不同的是，临床组织相容性领域需要具有对实验室方法、检测结果解释及其临床应用等方面的专业知识，以及对总体监管流程的理解，才能解决问题。根据 CLIA（42 CFR 493.1455）的规定，“临床顾问必须具备咨询资质，能够向实验室客户就诊断、治疗和患者护理管理等方面内容，提供相应的意见”，并且必须是有执照的医师或满足 CLIA 中作为实验室主管的要求。这项培训不是大多数常规研究生医学教育（或临床实验室技术人员教育）的一部分。Marques 等人[54]对经过实验室医学培训的专家的作用和重要性提出了很好的看法。

HLA 实验室主管、技术主管、临床顾问（HLA 专家）与移植外科医生、内科医生和其他临床护理人员（如移植协调员）建立联系是非常必要的。转诊医生咨询 HLA 专家寻求建议，旨在根据专家对 HLA 检测的选择或检测结果的解释，辅助其制定合适的诊疗方案或护理方案。

输血医学实践与 HLA 实践的一个主要区别就是抗体的临床相关性。一般来说，血库会避免将抗原阳性的红细胞输注给含有相应抗体的患者，以减轻溶血性输血反应。对于所有主要的红细胞抗体，只有被认为具有临床意义的抗体才会受到关注。相比之下，HLA 抗体的处理方式与之不同。接受者体内产生的针对捐献者同种异体移植物的 HLA 抗体称为捐献者特异性抗体（donor-specific antibodies，DSAs），DSAs 的存在不利于同种异体移植物的长期存活。关于何种水平的 HLA 抗体具有临床意义仍存在争议，尤其是在固相免疫分析技术时代。尽管接受者体内存在低水平（低浓度）DSAs 仍进行器官移植是普遍存在的，这导致接受者有发生回忆性免疫反应的风险，通过增加或更改患者的免疫抑制方案可将这种风险降到最低。存在 DSAs 仍继续进行移植的决定是基于 DSAs 的临床相关性，该操作只能在有特定的相匹配的接受者和捐献者时才可执行。

一、HSCT 咨询

HLA 专家在 HSCT 中的主要作用是同种异体捐献者的选择。如果有全相合的捐献者，捐献者选择会很简单。当有多个 HLA 匹配的捐献者可供选择时，移植团队就需要咨询哪一个捐献者较好或最好？反之，如果只有错配的捐献者可用，此时咨询的内容则为选择哪一个捐献者的问题最小？在这两种情况下，HLA 专家应当考虑低表达 HLA 抗原的作用[56]、可允许的错配[57, 58]以及年龄、性别和 CMV 感染状态等其他因素[59]。对于有错配的同种异体捐献者（包括单倍体相合捐献者和脐带血捐献者），确认是否有针对捐献者的 DSAs 对于 HSCT 的成功至关重要[60]。

二、实体器官移植咨询

最常见的实体器官移植是肾脏，因此，此处以肾移植咨询为例。在移植前的咨询中，肾脏移植的一般方法是确认备选的捐献者是否相容，也就是说，是否存在导致移植失败的 HLA 免疫屏障？对于等待尸肾的患者，需要检测患者的 HLA 抗体，并确定患者体内既往存在的抗体是否会影响到随后的移植效果。HLA 主管（或临床顾问）对临床相关抗体的评估起重要作用，因为这决定了未来哪些捐献者可与接受者进行匹配。在美国，计算机程序在将捐献者肾脏分配给潜在接受者时，如果捐献者存在“不可接受的抗原”，信息系统会将其排除在“匹配”之外。不可接受的抗原由患者的移植项目组和 HLA 实验室确定，如果确定不当（比如出现太多不可接受的抗原），可能会将能够提供良好功能的捐献者肾脏排除掉。相反，未能列出具有临床意义的抗体可能会导致交叉匹配不合、移植延迟和加速排斥反应的可能性。移植后，应当对 DSAs 的形成进行程序性或临床指导性筛查[61]或监测，有助于指导治疗或作为诊断排斥反应的辅助手段[62]。

第十节　临床组织相容性法规要求

临床组织相容性领域(也称为 HLA)是一个受到严格管控的领域，与血库和输血医学有相似之处。CFR 有适用于组织相容性检测实验室的要求(42 CFR 493.1278)[63]，并且医疗保险和医疗补助服务中心(CMS)已授予某些美国组织许可证，授权相关实验室可以进行组织相容性检测，例如美国病理学会(CAP)和美国组织相容性与免疫遗传学会(ASHI)。除了管理临床实验室的法规外，临床移植计划还要遵循组织设定的准则，这被 CMS 作为成员资格、参与和报销的要求。对于实体器官移植，器官共享联合网络(UNOS)拥有器官获取和移植网络(OPTN)的联邦合同。国家骨髓捐献计划(NMDP)监督 HSCT，细胞治疗认证基金会(FACT)对 HSCT 计划进行认证。

第十一节　展望

HLA 在医学领域的应用既往一直集中在移植上，并且局限于对传统结构性 HLA 抗原(即 HLA-A、-B、-C 和-DR，以及-DQ 和-DP)的研究。随着生物医学知识的增长，NGS、计算机信息等技术迅速发展，人们对 HLA 在健康和疾病领域的认识将持续增加，并且 HLA 专家和 HLA 实验室的作用也将不断发展。

对 HLA 抗原和等位基因的个体免疫反应仍然难以预测。研究发现，某些患者仅暴露于少量同种异体抗原即可高度致敏，甚至对他们从没暴露的抗原也可以致敏，这与某些器官移植接受者形成鲜明对比，此类患者虽然接受了 HLA 完全不匹配的捐献者器官移植，却没有发现可检测到的同种免疫应答。这些现象中的某些是由看似完全不同 HLA 抗原(甚至来自不同基因位点)的共有表位和/或免疫原性决定簇所致。在第一种情况下，暴露于同种异体但有共同表位的抗原会导致与所有携带该表位的抗原发生同种异体反应。在后一种情况下，可能是由于错配抗原之间共享表位的共同作用，从而阻止了同种免疫应答。尽管没有得到广泛使用，但证据表明基于 eplet/表位的匹配(比基于抗原的匹配)可能会产生更好的效果[64]。基于 eplet/表位的匹配的局限性在于 eplet/表位的识别需要高分辨率分型。在美国，用于移植的 HLA 分型必须采用分子生物学方法，但是对于实体器官移植，仅需要 HLA 低分辨(抗原等效物)分型即可。随着 NGS 的广泛使用以及对表位匹配的需求增加，和 HSCT 一样，实体器官移植也将采用 HLA 高分辨分型并成为标准程序。

第十二节　结论

总之，HLA 系统是一组复杂且具有高度多态性的基因，参与机体免疫应答的各个方面。目前开发的分子生物学工具开拓了 HLA 遗传学新大陆，将为我们提供更多的信息，比如阐明未确认的 HLA 复合体的多态性(如单个核苷酸多态性，single nucleotide polymorphisms，SNPs)。在将来，HLA 基本信息的翻译破解无疑将给移植、自身免疫性疾病、疫苗开发、药物基因组学和感染性疾病研究带来新的临床应用。

要点

1. MHC(人类 MHC 为 HLA)基因编码产物是免疫系统的重要成分，在机体识别“自我”和“非我”中具有重要作用。
2. HLA 基因定位于6号染色体短臂上，具有多个高度多态性的等位基因位点。
3. HLA 基因编码多个Ⅰ类(如 HLA-A、HLA-B 和 HLA-C)和Ⅱ类(如 HLA-DR、DQ 和 DP)细胞表面蛋白产物。
4. Ⅰ类蛋白表达分布广泛，Ⅱ类蛋白组织分布有限。
5. HLA 基因通常以单体型的方式遗传。每个个体都从其双亲遗传了1套 HLA 基因，被分别称为“母系单体型”和“父系单体型”。
6. 总之，母系单体型和父系单体型都可称为基因型，HLA 基因编码的细胞表面蛋白称作“表型”。
7. HLAⅠ类和Ⅱ类蛋白分子具有很强的免疫原性，能诱导免疫应答，例如产生 HLA 抗体和激活 T 细胞。

8. 抗捐献者 HLA 抗体与移植物功能障碍和/或丧失有关。
9. 固相检测技术(如流式细胞术和流式微阵列)已经成为检测和鉴定 HLA 抗体的金标准。
10. 抗捐献者 HLA 抗体的鉴定可用于虚拟(电子)交叉配型。

参考文献

[1] Marsh SG, Albert ED, Bodmer WF, et al. Nomenclature for factors of the HLA system, 2010.

[2] Tissue Antigens 2010; 75: 291-455. RobinsonJ, Halliwell JA, Hayhurst JD, et al. The IPD and IMGT/HLA database: Allele variant databases. Nucleic Acids Res 2015; 43: D423-431.

[3] Tabayoyong WB, Zavazava N. Soluble HLA revisited. Leuk Res 2007; 31: 121-125.

[4] Ghio M, Contini P, Mazzei C, et al. Soluble HLA class I, HLA class II, and Fas ligand in blood components: A possible key to explain the immunomodulatory effects of allogeneic blood transfusions. Blood 1999; 93: 1770-1777.

[5] Voorter CE, van der Vlies S, Kik M, et al. Unexpected Bw4 and Bw6 reactivity patterns in new alleles. Tissue Antigens 2000; 56: 363-370.

[6] Zinkernagel RM, Doherty PC. The discovery of MHC restriction. Immunol Today 1997; 18: 14-17.

[7] Mungall AJ, Palmer SA, Sims SK, et al. The DNA sequence and analysis of human chromosome 6. Nature 2003; 425: 805-811.

[8] Horton R, Wilming L, Rand V, et al. Gene map of the extended human MHC. Nat Rev Genet 2004; 5: 889-899.

[9] Buchler T, Gallardo D, Rodriguez-Luaces M, et al. Frequency of HLA-DPB1 disparities detected by reference strand-mediated conformation analysis in HLA-A, -B, and -DRB1 matched siblings. Hum Immunol 2002; 63: 139-142.

[10] IPD-IMGT/HLA: Statistics. Hinxton, UK: European Molecular Biology Laboratory/European Bioinformatics Institute, 2019. [Available athttp://www. ebi. ac. uk/ipd/imgt/hla/stats. html (accessed October 18, 2019).]

[11] Bontadini A. HLA techniques: Typing and antibody detection in the laboratory of immunogenetics. Methods 2012; 56: 471-476.

[12] Erlich H. HLA DNA typing: Past, present, and future. Tissue Antigens 2012; 80: 1-11.

[13] Nunes E, Heslop H, Fernandez-Vina M, et al. Definitions of histocompatibility typing terms. Blood 2011; 118: e180-183.

[14] De Santis D, Dinauer D, Duke J, et al. 16(th) IHIW: Review of HLA typing by NGS. Int J Immunogenet 2013; 40: 72-76.

[15] Opelz G; Collaborative Transplant Study. NonHLA transplantation immunity revealed by lymphocytotoxic antibodies. Lancet 2005; 365: 1570-1576.

[16] Delville M, Charreau B, Rabant M, et al. Pathogenesis of non-HLA antibodies in solid organ transplantation: Where do we stand? Hum Immunol 2016; 77: 1055-1062.

[17] Amico P, Honger G, Bielmann D, et al. Incidence and prediction of early antibody-mediated rejection due to non-human leukocyte antigenantibodies. Transplantation 2008; 85: 1557-1563.

[18] Rajalingam R. The basics of KIR-HLA complexity. ASHI Quarterly 2015; 39: 22-27.

[19] Terasaki PI. A personal perspective: 100-year history of the humoral theory of transplantation. Transplantation 2012; 93: 751-756.

[20] Klein HG, Anstee DJ. Immunology of leucocytes, platelets and plasma components. In: Mollison's blood transfusion in clinical medicine. 12th ed. Oxford, UK: Wiley-Blackwell, 2014: 549-610.

[21] Hod E, Schwartz J. Platelet transfusion refractoriness. Br J Haematol 2008; 142: 348-360.

[22] Kopko PM, Warner P, Kresie L, et al. Methods for the selection of platelet products for alloimmunerefractory patients. Transfusion 2015; 55: 235- 244.

[23] Davenport RD, Kunkel SL. Cytokine roles in hemolytic and nonhemolytic transfusion reactions. Transfus Med Rev 1994; 8: 157-168.

[24] Triulzi DJ, Kleinman S, Kakaiya RM, et al. The effect of previous pregnancy and transfusion on HLAalloimmunization in blood donors: Implications for a transfusion-related acute lung injury risk reduction strategy. Transfusion 2009; 49: 1825-1835.

[25] SivaSai KS, Jendrisak M, Duffy BF, et al. Chimerism in peripheral blood of sensitized patients waiting for renal transplantation: Clinical implications. Transplantation 2000; 69: 538-544.

[26] Artlett CM, Smith JB, Jimenez SA. Identification of fetal DNA and cells in skin lesions from women with systemic sclerosis. N Engl J Med 1998; 338: 1186-1191.

[27] Pollack MS, SpeegKV, Callander NS, et al. Severe, late

-onset graft-versus-host disease in a liver transplant recipient documented by chimerism analysis. Hum Immunol 2005; 66: 28-31.

[28] Clark JR, Scott SD, Jack AL, et al. Monitoring of chimerism following allogeneic haematopoietic stem cell transplantation (HSCT): Technical recommendations for the use of short tandem repeat (STR) based techniques, on behalf of the United Kingdom National External Quality Assessment Service for Leucocyte Immunophenotyping Chimerism Working Group. Br J Haematol 2015; 168: 26-37.

[29] Thomas ED. Bone marrow transplantation: A review. Semin Hematol 1999; 36: 95-103.

[30] Petersdorf EW. Optimal HLA matching in hematopoietic cell transplantation. Curr Opin Immunol 2008; 20: 588-593.

[31] Ricci MJ, Medin JA, Foley RS. Advances in haplo-identical stem cell transplantation in adults with high-risk hematological malignancies. World J Stem Cells 2014; 6: 380-390.

[32] Organ Procurement and Transplant Network. Policy 4: Histocompatibility. Rockville, MD: Health Resources and Services Administration, 2017.

[33] Bryan CF, Baier KA, Nelson PW, et al. Longterm graft survival is improved in cadaveric renal retransplantation by flow cytometric crossmatching. Transplantation 1998; 66: 1827-1832.

[34] Cecka JM. Calculated PRA (CPRA): The new measure of sensitization for transplant candidates. Am J Transplant 2010; 10: 26-29.

[35] Gebel HM, Bray RA. Sensitization and sensitivity: Defining the unsensitized patient. Transplantation 2000; 69: 1370-1374.

[36] Scientific Registry of Transplant Recipients; Organ Procurement and Transplantation Network.

[37] SRTR/OPTN 2012 annual data report. [Available at https: //srtr. transplant. hrsa. gov/.] 37. Terasaki PI, Cecka JM, Gjertson DW, et al. High survival rates of kidney transplants from spousal and living unrelated donors. N Engl J Med 1995; 333: 333-336.

[38] Rees MA, Kopke JE, Pelletier RP, et al. A nonsimultaneous, extended, altruistic-donor chain. N Engl J Med 2009; 360: 1096-1101.

[39] Daebritz SH, Schmoeckel M, Mair H, et al. Blood type incompatible cardiac transplantation in young infants. Eur J Cardiothorac Surg 2007; 31: 339-43; discussion, 43.

[40] Heffron T, Welch D, Pillen T, et al. Successful ABO-incompatible pediatric liver transplantation utilizing standard immunosuppression with selective postoperative plasmapheresis. Liver Transpl 2006; 12: 972-978.

[41] Thorsby E. Invited anniversary review: HLA associated diseases. Hum Immunol 1997; 53: 1-11.

[42] Pile KD. Broadsheet number 51: HLA and disease associations. Pathology 1999; 31: 202-212.

[43] Price P, Witt C, Allcock R, et al. The genetic basis for the association of the 8. 1 ancestral haplotype (A1, B8, DR3) with multiple immunopathological diseases. Immunol Rev 1999; 167: 257-274.

[44] Holoshitz J. The quest for better understanding of HLA-disease association: Scenes from a road less travelled by. Discov Med 2013; 16: 93-101.

[45] Pelin Z, Guilleminault C, Risch N, et al. HLADQB1 * 0602 homozygosity increases relative risk for narcolepsy but not disease severity in two ethnic groups. US Modafinil in Narcolepsy Multicenter Study Group. Tissue Antigens 1998; 51: 96-100.

[46] Cinova J, Palova-Jelinkova L, Smythies LE, et al. Gliadin peptides activate blood monocytes from patients with celiac disease. J Clin Immunol 2007; 27: 201-209.

[47] van Gaalen FA, van Aken J, Huizinga TW, et al. Association between HLA class II genes and autoantibodies to cyclic citrullinated peptides (CCPs) influences the severity of rheumatoid arthritis. Arthritis Rheum 2004; 50: 2113-2121.

[48] Mayr A, Schlosser M, Grober N, et al. GAD autoantibody affinity and epitope specificity identify distinct immunization profiles in children at risk for type 1 diabetes. Diabetes 2007; 56: 1527-1533.

[49] Hill AV. The immunogenetics of resistance to malaria. Proc Assoc Am Physicians 1999; 111: 272-277.

[50] Slingluff CL Jr, Yamshchikov G, Neese P, et al. Phase I trial of a melanoma vaccine with gp100(280-288) peptide and tetanus helper peptide in adjuvant: Immunologic and clinical outcomes. Clin Cancer Res 2001; 7: 3012-3024.

[51] Pavlos R, Mallal S, Phillips E. HLA and pharmacogenetics of drug hypersensitivity. Pharmacogenomics 2012; 13: 1285-1306.

[52] Haldane JB. Theestimation and significance of the logarithm of a ratio of frequencies. Ann Hum Genet 1956; 20: 309-311.

[53] Woolf B. On estimating the relation between blood group and disease. Ann Hum Genet 1955; 19: 251-253.

[54] Marques MB, Anastasi J, Ashwood E, et al. The clinical

pathologist as consultant. Am J Clin Pathol 2011; 135: 11-12.

[55] Bettinotti MP, Zachary AA, Leffell MS. Clinically relevant interpretation of solid phase assays for HLA antibody. Curr Opin Organ Transplant 2016; 21: 453-458.

[56] Fernandez-Vina MA, Klein JP, Haagenson M, et al. Multiple mismatches at the low expression HLA loci DP, DQ, and DRB3/4/5 associate with adverse outcomes in hematopoietic stem cell transplantation. Blood 2013; 121: 4603-4610.

[57] Fleischhauer K, Shaw BE, Gooley T, et al. Effect of T-cell-epitope matching at HLA-DPB1 in recipients of unrelated-donor haemopoietic-cell transplantation: A retrospective study. Lancet Oncol 2012; 13: 366-374.

[58] Fernandez-Vina MA, Wang T, Lee SJ, et al. Identification of a permissible HLA mismatch in hematopoietic stemcell transplantation. Blood 2014; 123: 1270-1278.

[59] Spellman SR, Eapen M, Logan BR, et al. A perspective on the selection of unrelated donors and cord blood units for transplantation. Blood 2012; 120: 259-265.

[60] Yoshihara S, Taniguchi K, Ogawa H, et al. The role of HLA antibodies in allogeneic SCT: Is the 'type-and-screen' strategy necessary not only for blood type but also for HLA? Bone Marrow Transplant 2012; 47: 1499-1506.

[61] Tait BD, Susal C, Gebel HM, et al. Consensus guidelines on the testing and clinical management issues associated with HLA and non-HLA antibodies in transplantation. Transplantation 2013; 95: 19-47.

[62] Haas M, Loupy A, Lefaucheur C, et al. The Banff 2017 Kidney Meeting report: Revised diagnostic criteria for chronic active T cell-mediated rejection, antibody-mediated rejection, and prospects for integrative endpoints for nextgeneration clinical trials. Am J Transplant 2018; 18: 293-307.

[63] Code of federal regulations. Standard: Histocompatibility. Title 42, CFR Part 493. 1278. Washington, DC: US Government Publishing Office, 2019 (revised annually).

[64] Wiebe C, Pochinco D, Blydt-Hansen TD, et al. Class II HLA epitope matching—A strategy to minimize de novo donor-specific antibody development and improve outcomes. Am J Transplant 2013; 13: 3114-3122.

第 17 章

输血服务相关工作：输血前检测和血液保存、监控、加工、分发和库存管理

医院开展输血服务，保证为需要输血以维持生命的患者输注安全有效的血液成分。安全输血实践从在病床边正确核对受血者信息开始，接着是标本采集与标识和输注前检测，随后是经过适当加工、检测、监控和保存的相容血液和血液成分的选择和发放。

第一节　输血申请和标本采集

一、输血申请

输血申请单的填写必须准确、完整和易读；必须有能正确辨认受血者身份的 2 项独立标识[1]；宜写明所需血液成分品种、需要量和特殊加工需求（辐照或减小容量），有申请医生或其授权医务人员签名，以及对检测和血液成分选择具有指导作用的信息，如受血者性别、年龄、体重、诊断、输血史和妊娠史。

二、受血者身份核对和血液标本标识

受血者输血前检测标本的正确采集和标识对于输血安全非常重要。采集标本时，采集人员必须做到：①在采集前正确核查受血者身份；②确保在血液标本离开患者身边前在血液标本标签上正确完整地标识患者身份信息。必须建立和执行输血前检测标本的采集日期和时间以及标本采集者身份的识别机制[1]。最好从不发生 ABO 不相容性输注事件。但是一旦发生，其最常见的原因是受血者身份辨认错误或是输注前标本标识错误[2]。这些错误导致标本管中的血液不是来自标本管所标示的患者（wrong blood in tube，WBIT）[3]。采用人工方法辨认患者身份时，WBIT 的发生率至少为 1/3000[4]。

为了减少 WBIT 的发生，要求同种异体输血时必须将 2 次受血者 ABO 血型鉴定结果进行比对。目前已有患者身份电子核对系统可供选用。该系统采用机读信息（如条形码、内置无线射频芯片）方式，执行和整合许多功能，包括患者身份核对、标本标识、血液成分信息核对和将血液成分与相应受血者关联[5-7]。使用该系统后，可使 WBIT 风险显著降低至 1/15000[4]。

三、标本关联的确认

实验室接收输血前检测标本时，标本接收人员必须确认标本的标识信息和患者输血申请单的信息一致。如果发现受血者身份或标本标识有任何疑问，必须重新采集血液标本[1]。一项大规模多中心研究显示，在标识错误（拒收）的标本中，WBIT 的发生率高达近 1/30[4]。一项研究显示，在不符合接受标准的标本中，血型鉴定不一致的可能性增加 40 倍[8]。因此，严格执行未正确标识标本拒绝检测制度，有助于避免血型鉴定错误和降低 ABO 不相容输血风险。

第二节　受血者血液的输血前检测

一、血清学检测概述

必须在输血前确定受血者 ABO 血型和 RhD 血型（见本节第六部分），紧急输血的可例外。还有，在输注全血、悬浮红细胞和粒细胞前必须做红细胞抗原的不规则抗体检测（例如抗体检测或筛查）[1]。必须将当前血液标本的检测结果与之前的检测结果进行比对，确定两者的 ABO 和 RhD 血型是一致

的[1]，发现具有临床意义的抗体、输血不良事件或特殊输血要求的既往史[1]。拟输注血液成分含有2 mL以上红细胞时，必须做输血前交叉配血。全血或红细胞输注前必须做交叉配血试验，紧急输血的可例外。粒细胞和血小板输注前也要求做交叉配血试验，已明确所采用的制备方法制成的这两种血液成分所含红细胞<2 mL的可除外[1]。即使当前标本抗体筛查试验未检出有临床意义的抗体，核查患者既往记录也没有发现曾有抗体，也必须选用一种方法来检测ABO不相容性[1]。一些输血前检测方案的优点和局限见表17-1。

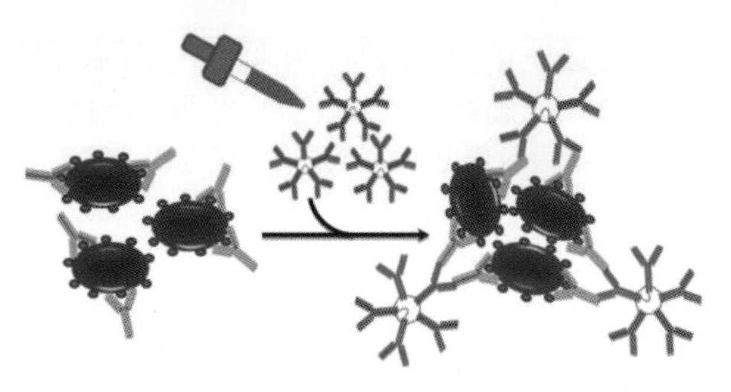

抗人球蛋白(抗人IgG的IgM抗体)分子与相邻红细胞表面的人IgG Fc段结合。

图17-1 抗人球蛋白反应

(图片由J. O'Connor惠赠。)

二、血清学检测原理

采用试管法、固相凝集法或微柱凝胶法进行输血前检测的基本原理是，通过观察红细胞凝集或溶血现象发现红细胞抗原和抗体在体外的反应。凝集是一个可逆的化学反应，包括2个阶段：①致敏——抗体与红细胞抗原结合；②凝集——致敏红细胞桥联，形成肉眼可见的网状凝集。抗人球蛋白试验(The antihuman globulin，AHG)或间接抗人球蛋白法(indirect antiglobulin test，IAT，也称为间接Coombs试验)，用于检测能与红细胞结合但不直接导致凝集的抗体。AHG试剂由针对IgG分子Fc段的IgM抗体组成[9]。以前主要是通过给动物注射人球蛋白，刺激动物产生针对外源性人球蛋白的抗体，进而制成AHG血清。现在，常用杂交瘤细胞系方法生产AHG单克隆抗体。这些抗血清与被人球蛋白致敏的红细胞结合，并产生红细胞凝集(图17-1)。有关使用试管法的抗球蛋白试验可能出现假阳性和假阴性结果的原因请详见附录17-1和17-2。

有多种因素，包括温度、免疫球蛋白类型、抗原构象与抗体的抗原结合位点之间的相互作用等，可能增强或减弱致敏和凝集反应。这些因素影响试验达到可检出终点所需的孵育时间。做血清学试验时，应在结果判读后立即记录所观察到的凝集强度和/或溶血程度。有关血清学试验反应强度的分级和评分标准请详见方法1-9。

表17-1 输血前检测方案

检测方案	检测项目	优点	局限
持有标本	无	已采集标本	未做ABO、RhD血型鉴定和抗体筛查
血型鉴定和持有标本	ABO和RhD血型鉴定	已采集标本，受血者ABO和RhD血型已知	未做抗体筛查
血型鉴定和抗体筛查	ABO、RhD血型鉴定和抗体筛查	已完成大多数输血前检测，在大多数情况下可提供相容血液	未做交叉配血
血型鉴定、抗体筛查和交叉配血*	ABO、RhD血型鉴定、抗体筛查、选择拟输注红细胞单位或表型做交叉配血	已完成输血前常规检测，在大多数情况下可提供相容血液	血液单位已出库，可能无法及时供其他受血者使用

*有的医院电子订血系统可能使用“备血”(或其他术语)代替“交叉配血”。

三、检测方法

可采用传统试管法，也可采用柱凝集(也称为“凝胶”或“珠子”)、微孔板固相凝集或血凝-微孔板技术等其他自动化和半自动化检测平台做输血前检测。本书第 8 章将更详细地讨论液相和固相分析技术。在投入使用前或软件功能经过修改后，自动化检测系统必须通过确认。分子生物学检测方法目前不属于输血前常规检测方法，但可用于解决 ABO 和/或 RhD 血型鉴定不一致问题，以及在无法做红细胞抗原血清学分型时对其进行基因分型。有关分子检测技术在第 8 章中有更详细讨论。此外，患者输血前检测发现存在 HLA 抗体或人血小板抗原(human platelet antigen，HPA)抗体时，可使用商品化的固相吸附分析试剂，做血小板交叉配合试验。有关选择 HLA 相合、HLA 抗原阴性或交叉试验相容的血小板用于治疗血小板输注无效的更多信息，请参见本书第 16 章和第 19 章。

四、标本要求

输血前红细胞相容性检测使用患者红细胞和血清或血浆。输血前检测最终结果的判断是以肉眼可见凝集为准，因此溶血或乳糜标本可能使检测结果难以判断。一般优先选用血浆标本，因为凝固不完全的血清标本可能含有纤维蛋白小凝块，可网罗红细胞发生聚集，出现假阳性结果。还有，抗凝的血清标本(例如源于肝素治疗患者的标本)可能存在凝固不完全的问题。在这类标本中加入凝血酶或硫酸鱼精蛋白可能纠正这一问题(见方法 1-3)。有时可能需要在静脉输液同一肢端采集输血前检测标本，此时宜注意避免血液标本被稀释。血液标本被稀释后可能导致红细胞不规则抗体漏检。血浆标本具有避免纤维蛋白干扰和不存在凝块的优点，是自动化检测方法的首选标本。

五、标本可检测时限

患者近 3 个月内曾有妊娠或输血，或者妊娠史和/或输血史不详时，输血前检测标本必须是预期输血前 3 天内采集的。规定这一要求的原因是，近期输血或妊娠可能刺激机体快速产生不规则抗体。血液标本采集当日记为第 0 日，因此周一采集的血液标本可用于当周四 23：59 之前输血的输血前检测[1]。3 天的时限是人为规定的实用方法，以保证用于检测的标本能反映患者当前的免疫状态[10]。如果确定患者近 3 个月内未曾输血或妊娠，可在预订手术日以前完成输血前检测。有的医疗机构在预订手术日前 45 天就已完成输血前检测，为的是避免出现在手术当日检测才发现意外抗体而导致手术推迟和取消的情形[11]。

六、受血者 ABO 和 RhD 血型鉴定

为了确定受血者的 ABO 血型，必须检测受血者红细胞与抗-A、抗-B 试剂的反应情况(正定型)，以及受血者血清或血浆与 A_1、B 细胞的反应情况(反定型)(见方法 2-2)。献血者红细胞必须与受血者血浆 ABO 血型相容。如果发现 ABO 正反定型试验结果不一致，必须在问题解决后才能发放对应血型的血液(方法 2-4)。患者 ABO 血型鉴定尚未完成，但必须尽快给予抢救输血时，宜输注 O 型红细胞，直至获得患者两次 ABO 血型鉴定结果一致以后，方可改用与患者血型相对应的血液进行输注[1]。

可采用以下方式获得患者第二次 ABO 血型鉴定结果：

- 在与第 1 份标本采集的不同时间重新核查患者身份后采集第 2 份标本做检测；
- 与既往检测结果比对；
- 采用经过确认的患者身份电子核查系统的，可对患者同一份标本做第二次检测。

ABO 血型常规检测和 ABO 正反定型结果不一致问题的解决方案请详见本书第 10 章。没有 ABO 同型血液成分可用时，可选用其他相容血型的血液成分，具体选择标准见表 17-2。

为了确定受血者的 RhD 血型，必须采用抗-D 试剂检测受血者红细胞的 RhD 抗原(方法 2-13)[1]。一般受血者标本不必做弱 D 检测(方法 2-15)，需要确定 RhD 阴性母亲所生婴儿的红细胞血型的除外[1]。如果受血者，尤其是具有生育潜力的女性受血者 RhD 抗原鉴定遇到问题，谨慎的做法是，在问题得到解决之前仅给受血者输注 RhD 阴性的含有红细胞的血液成分。RhD 抗原检测详见本书第 11 章。

表 17-2 血液成分的 ABO 血型要求

全血	必须与受血者相同血型，含低效价抗体的 O 型全血可用于紧急输注。
红细胞	必须与受血者血浆相容
粒细胞	必须与受血者血浆相容
血浆	选用与受血者红细胞相容的血浆。有的医疗中心将融化的 A 型血浆用于抢救输血
血小板	所有 ABO 血型均可。最好是 ABO 同型，但也推荐输注与受血者红细胞相容的血小板
冷沉淀凝血因子	所有 ABO 血型均可

七、不规则抗体检测

抗体检测也称为抗体筛查，其目的是检出具有临床意义的红细胞抗体(主要是 IgG)，包括与胎儿和新生儿溶血病(hemolytic disease of the fetus and newborn，HDFN)、溶血性输血反应或显著降低红细胞输入患者体内后的存活率的相关抗体。抗体筛查采用间接抗球蛋白试验(IAT)，在体外证实，已知抗原表达的红细胞和患者体内可能存在的任何抗体之间发生反应。试验步骤为：受血者血清或血浆与未混合的抗体筛查试剂细胞(可使用含有 2、3 或 4 种筛查细胞的谱细胞)37℃孵育后，洗涤细胞以除去未结合的球蛋白，加入抗球蛋白试剂，出现凝集即表明存在与特定红细胞抗原相结合的抗体。

抗体筛查阳性时需做补充试验以确定其对应的红细胞抗原。用于抗体鉴定的补充检测策略包括使用增强介质(白蛋白添加剂、低离子强度盐水、聚乙二醇)和/或对筛选细胞进行酶或化学处理。抗体鉴定细节请见本书第 13 章。

对于当前或者以前曾检出具有临床意义的红细胞抗体的患者，所输注的全血、红细胞或粒细胞必须是相应抗原阴性、交叉配血相容。随着时间的延长，患者血浆中具有临床意义的同种抗体可能逐渐衰减，最终导致无法检出。此种情况的发生率，1 年内为 30%～35%，10 年后为近 50%[12]。弱抗体未被检出的患者，随后如果再次接触抗原，可产生抗体回忆反应，使抗体水平快速上升，并可能出现迟发型溶血性输血反应[13]。

八、立即离心交叉配血试验

立即离心交叉配血试验(译者注：我国输血界常称其为盐水交叉配血试验)用于检测献血者红细胞与患者血浆的 ABO 血型相容性。仅对于当前和以前均未检出具有临床意义的抗体的患者，方允许只做立即离心交叉配血试验[1]。对于抗体筛查阴性的受血者，只做立即离心交叉配血试验，不做全套抗球蛋白交叉配血试验，这一方案导致同种抗体漏检并引发明显溶血反应的风险低[14]，且其益处是减少交叉配血时间、工作量和试剂成本。

做立即离心交叉配血试验时，在试管中加入患者血清或血浆和以盐水混悬的献血者红细胞悬液，在室温下混匀，立即离心，观察是否出现凝集。应注意的是，立即离心交叉配血试验操作不正确可能导致假阴性结果，以致未能检出 ABO 不相容的红细胞单位[15]。立即离心交叉配血试验的具体操作请详见方法 3-1。

九、计算机电子交叉配血

如果同时满足以下条件，可采用计算机电子交叉配血验证 ABO 血型相容性[1]：

- 已在工作现场对计算机系统实施确认，确保只选择 ABO 相容的全血或者红细胞用于输血；
- 计算机系统具有献血识别码，血液成分名称、ABO 和 RhD 血型，经确证的血液成分 ABO 血型，受血者 2 项独立的身份信息，受血者 ABO 和 RhD 血型、抗体筛查结果和相容性检测结论；
- 具有在发血之前验证数据正确录入的方法；
- 具有报警的逻辑功能，一旦发现如下情况即向操作者报警：①血袋标签上 ABO/RhD 和血袋血液血型复核结果不一致；②受血者和拟选用血液之间 ABO/RhD 血型不相容时。

只有在受血者当前和以前均未检出具有临床意义抗体的条件下，方允许将电子交叉配血作为唯一的交叉配血方法[1]。使用电子计算机交叉配血的潜在优点包括减少工作量和标本用量，减少工作人员与血液标本接触以及更好地利用血液库存[16]。

十、抗球蛋白交叉配血

受血者当前检出，或当前未检出但过去曾检出具有临床意义抗体时，宜选择缺乏相应抗原的血液供其输注[1]。在这种情况下，交叉配血试验采用37℃孵育和IAT(间接抗球蛋白试验)。抗球蛋白交叉配血试验可选用试管法、柱凝集(凝胶或珠子)或固相系统。做常规试管法抗球蛋白交叉配血试验时，从连接献血者血液的原始导管中取出献血者红细胞，以生理盐水洗涤，重悬，制成2%~5%红细胞悬液，将受血者血清或血浆与经过洗涤的献血者红细胞混合，37℃孵育，再次洗涤细胞以除去未结合的免疫球蛋白，加入抗球蛋白试剂，出现凝集表明血液不相容(方法3-2)。

十一、抗体筛查和交叉配血结果的解释

大多数标本的抗体筛查结果为阴性，与拟选用的献血者红细胞交叉配血相容。但是，抗体筛查阴性只是说明，经过所采用的谱细胞和技术进行检测，没有发现标本含有抗体，但不能保证血清或者血浆中不存在具有临床意义的红细胞抗体。还有，交叉配血相容也不能保证红细胞输入患者体内后能正常存活。有关输血前检测阳性结果及其可能原因请详见附录17-3。有关新生儿和4个月内婴儿的相容性检测要求请详见本书第24章。

表 17-3　血液成分保存、运输和有效期要求 * [a]

	血液成分	保存要求	运输要求[b]	保存期[c]	其他要求
全血					
1	全血	1~6℃	1~10℃	CPD/CP2D：21天 CPDA-1：35天	
2	辐照全血	1~6℃	1~10℃	原保存期或辐照后28天，以较短的为准	
3	少白细胞的全血	1~6℃	1~10℃	CPD/CP2D：21天 CPDA-1：35天 开放系统：24小时	
红细胞(全血分离或单采)					
4	红细胞	1~6℃	1~10℃	ACD/CPD/CP2D：21天 CPDA-1：35天 红细胞保存液：42天 开放系统：24小时	
5	去甘油红细胞	1~6℃	1~10℃	开放系统：24小时 密闭系统：14天或按照FDA要求	
6	40%甘油冷冻红细胞[d]	≤-65℃或按照FDA标准，	保持冷冻	10年(如果稀有冰冻红细胞过期后仍要继续保存，应制订相应制度)	采血后6天(除非经过复壮)内冻存；如果为稀有血液，可在红细胞过期前冻存
7	辐照红细胞	1~6℃	1~10℃	原保存期或辐照后28天，以较短的为准	
8	少白细胞的红细胞	1~6℃	1~10℃	ACD/CPD/CP2D：21天 CPDA-1：35天 红细胞保存液：42天 开放系统：24小时	

续表17-3

	血液成分	保存要求	运输要求[b]	保存期[c]	其他要求
9	复壮红细胞	1～6℃	1～10℃	CPD、CPDA-1：24 小时	AS-1：复壮后冷冻
10	去甘油复壮红细胞	1～6℃	1～10℃	24 小时或按照 FDA 要求	
11	冷冻复壮红细胞[d]	≤-65℃	保持冷冻状态	CPD、CPDA～1：10 年 AS～1：3 年 （如果稀有冰冻红细胞过期后仍要继续保存，应制订相应制度）	
12	洗涤红细胞	1～6℃	1～10℃	24 小时	
血小板[e, f]					
13	血小板	20～24℃，连续温和振荡[g]	尽可能接近 20～24℃[h] 无振荡最长时间≤30 小时	24 小时～5 天，取决于采集系统	
14	冷藏保存血小板[i]	1～6℃（可有或无振荡）	1～10℃	根据供方书面说明书	
15	辐照血小板	20～24℃，连续温和振荡[7]	尽可能接近 20～24℃[h] 无振荡总时长≤30 小时	原保存期	
16	少白细胞的血小板	20～24℃，连续温和振荡[7]	尽可能接近 20～24℃[h] 无振荡总时长≤30 小时	开放系统：4 小时 密闭系统：保存期不变	
17	少白细胞的汇集血小板	20～24℃，连续温和振荡[g]	尽可能接近 20～24℃[h] 无振荡总时长：≤30 小时	汇集后 4 小时或最早采集的保存期 5 天[3]	
18	汇集血小板（开放系统）	20～24℃，连续温和振荡[g]	尽可能接近 20～24℃[h] 无振荡总时长≤30 小时	开放系统：4 小时	
19	单采血小板	20～24℃，连续温和振荡[g]	尽可能接近 20～24℃[h] 无振荡总时长≤30 小时	24 小时或 5 天，取决于收集系统	
20	辐照单采血小板	20～24℃，连续温和振荡[g]	尽可能接近 20～24℃[h] 无振荡总时长≤30 小时	与原保存期一致	

续表17-3

	血液成分	保存要求	运输要求[b]	保存期[c]	其他要求
21	少白细胞的单采血小板	20～24℃，连续温和振荡[g]	尽可能接近20～24℃[h] 无振荡总时长≤30小时	开放系统：开放后4小时内 密闭系统：5天或7天	
22	添加血小板添加液、少白细胞的单采血小板	20～24℃，连续温和振荡[g]	尽可能接近20～24℃[h] 无振荡总时长≤30小时	5天	
23	减少病原体的单采血小板	20～24℃，连续温和振荡[g]	尽可能接近20～24℃[h] 无振荡总时长≤30小时	5天	
粒细胞					
24	单采粒细胞	20～24℃	尽可能接近20～24℃[c]	24小时	尽快输注，适用《AABB标准》5.28.10条规定
25	辐照单采粒细胞	20～24℃	尽可能接近20～24℃[c]	原始保存期	尽快输注；适用《AABB标准》5.28.10条规定
血浆					
26	冷沉淀[d]	≤-18℃	保持冷冻状态	采血后12个月	在1～6℃融化FFP，从低温离心机取出后1小时内完成制备并放入冷冻箱
27	冷沉淀（融化后）	20～24℃	尽可能接近20～24℃[c]	单袋：6小时	融化温度30～37℃
28	汇集冷沉淀（冷冻前汇集）[d]	≤-18℃	保持冷冻状态	从采血日期最早的起算12个月	在1～6℃融化FFP，从低温离心机取出后1小时内完成制备放入冷冻箱
29	汇集冷沉淀（融化后汇集）	20～24℃	尽可能接近20～24℃[c]	开放系统汇集的：4小时 使用无菌连接设备汇集的：6小时	融化温度30～37℃
30	FFP[d, k]	≤-18℃或 ≤-65℃	保持冷冻状态	≤-18 C：采血后12个月 ≤-65 C：采血后7年	采血后8小时内放入冷冻箱，或遵从经FDA批准的操作手册或说明书的规定 在≤-65℃保存超过12个月的，须经FDA批准

续表17-3

	血液成分	保存要求	运输要求[b]	保存期[c]	其他要求
31	FFP(融化后)[k]	1~6℃	1~10℃	如果作为 FFP 发放：24 小时	在 30~37℃ 融化或使用经 FDA 批准的设备
32	采血后 24 小时内冰冻血浆(PF24)[d, k]	≤-18℃	保持冷冻状态	采血后 12 个月	
33	采血后 24 小时内冰冻血浆(融化后)[d、k]	1~6℃	1~10℃	如果作为 PF24 发放：24 小时	在 30~37℃ 融化或使用经 FDA 批准的设备
34	采血后室温保存 24 小时内冰冻血浆(PF24RT24)[d]	≤-18℃	保持冷冻状态	采集后 12 个月	
35	采血后室温保存 24 小时内冰冻血浆(融化后)	1~6℃	1~10℃	如果作为 PF24RT24 发放：24 小时	在 30~37℃ 融化或使用经 FDA 批准的设备
36	融化血浆[k]	1~6℃	1~10℃	融化后 5 天或原保存期，以较短者为准	应在密闭系统中采血和处理
37	去冷沉淀血浆[d]	≤-18℃	保持冷冻状态	采血后 12 个月	应在其来源的 FFP 解冻后 24 小时内完成制备并重新冷冻
38	去冷沉淀血浆(融化后)	1~6℃	1~10℃	如果作为去冷沉淀血浆发放：24 小时	融化温度 30~37℃
39	融化的去冷沉淀血浆	1~6℃	1~10℃	如果作为融化的去冷沉淀血浆发放：融化后 5 天或原保存期，以较短者为准	应在密闭系统中收集和处理
40	液态血浆	1~6℃	1~10℃	全血保存期后 5 天	适用 21 CFR 610.53(b)的规定
41	回收血浆(液体或冰冻)	按照短缺血液供应协议	按照短缺血液供应协议	按照短缺血液供应协议	应签订短缺血液供应协议[l]
42	减少病原体的血浆[d]	≤-18℃	保持冷冻状态	采血后 12 个月	
组织和衍生物					
43	组织	符合生产方说明书要求	符合生产方说明书要求	符合生产方说明书要求	适用 21 CFR 1271.3(b)，1271.3(bb)，以及 21 CFR 1271.15(d)
44	衍生物	符合生产方说明书要求	符合生产方说明书要求	符合生产方说明书要求	

[a] 如果经 FDA 批准，可对血液进行病原体减少处理。

[b] 对于在采集和加工场所之间运输的血液，适用 AABB 标准 5.6.5 和 5.6.5.1 的规定。

[c] 如果在加工过程中出现热合口破漏，在 1~6℃ 保存的血液成分的保存期须缩短为 24 小时，在 20~24℃ 保存的血液成分的保存期须缩短为 4 小时，另有规定的除外；加工后血液保存期不得长于起始血液原保存期。

[d] 如果采用液态冰冻，应保护血袋，避免发生化学改变。

[e] 血小板保存系统应获得 FDA 许可或批准。

[f] 应保持制备时确定的温度范围。21 CFR 640. 24(d)。

[g] 21 CFR 640. 25(a)。

[h] 21 CFR 610. 53(b)。

[i] 适用于修饰或未修饰、单采或全血分离的血小板。

[j] 同时符合在以下条件的可保存 7 天：1) 血袋已由 FDA 许可或批准可用于保存 7 天血小板；2) 血袋具有“安全措施”标识，标识内容为：“保存期超过 5 日后必须采用 FDA 批准的细菌检测方法进行检测。

[k] 适用于单采血浆或全血分离的血浆。

[l] 21 CFR 601. 22。

* 引自《AABB 标准》参考标准 5. 1. 8A[1]。

第三节 血液保存和监控

一、概述

必须遵守血液运输和保存要求，使血液和血液成分的安全性和有效性处于最佳状态。血液成分在不同地点之间转运，包括：①从采血地点到加工机构；②从血液供应机构到医院血库；③从医院血库到受血者；④未输注血液退回血库，都必须遵守运输要求。每种血液成分有其特定的保存要求和保存期限。红细胞成分保存要求和保存期限的确定主要是依据在不同保存液中红细胞体外代谢状态。血浆成分保存要求和保存期限的确定主要是依据凝血因子稳定状态(表 17-3)。未遵守血液保存条件和保存期的要求可能导致血液成分效力和/或安全性降低。

血液运输过程的温度要求不同于保存温度(表 17-3)[17]。从血站到医院血库的血液运送属于运输，必须符合适用的运输温度要求。将血液成分从血库发送至患者所在病区时，也应保持适宜温度，使未输注的血液能退回库存。

用于保存血液和血液成分的冰箱、冷冻箱和血小板振荡箱配备连续温度监测装置，能在血液受到影响之前发现温度偏差。目前可能采用的自动电子温度监测设施包括：①每周温度描记图；②有线或无线射频温度记录装置；③集中化温度监测系统。

宜将温度计或热电偶放置在血液保存设备的合适位置，以获得最佳的温度监测。如果未使用自动温度记录设施，必须人工记录血液保存温度至少 1 次/4 小时[1]。对于放置在室温条件下(没有放置在血小板保存箱)的血小板，同样必须进行室温监测。

宜每天检查温度监测记录，保证血液保存设备和温度记录仪正常运行。发现血液保存温度超出要求范围时，宜记录和分析(包括所采取的措施和对血液是否适合输注)，并记录日期和签名。

大多数血液保存设备配备声音报警装置，温度超出了可接受范围能发出报警信号。使用集中化温度监测系统的，在血液保存设备附近没有工作人员在场的时段，系统应能向其他指定人员报警。血小板必须振荡保存。一般采用平板或椭圆形振荡器。血小板振荡器发生故障时，也宜发出报警信号。

输血科可能将血液保存冰箱放置在医院的其他地方，以便在患者需要紧急输血时能立即获得血液。此种情况也必须遵守相同的血液保存监控标准，对放置在其他病区的血液保存设备实施同样的监控措施。

输血科宜制订制度、流程和程序，规定当设备发生故障无法维持可接受温度范围时，血液如何转移和保存。备用保存地点可以是科室内或科室外的冰箱或冷冻箱、经过验证的保存箱或冷藏箱。备用保存设备应经过验证，能维持所需的保存温度。血液未及时转移可能影响其安全、纯度、效力和质量，建议在保存温度超过可接受的上限或下限之前完成血液转移。可设置保存设备的报警温度，使其在达到允许温度上下限之前报警。

有的机构可能使用温度监测显示卡监测每袋血液成分。这类温度监测显示卡是监测紧邻血袋内侧的液体温度，而不是整袋血液的核心温度，后者可能要比前者低些。使用温度监测显示卡的机构，宜制订关于温度监测显示异常时血液成分应当如何处置的制度、流程和程序。

二、特别注意事项

从血库发放到医院其他区域后到输注前这段时间，血液成分处于“保存”状态。如果血液成分在温度不受控的设备中保存，必须采用经过验证容器（例如保存箱或冷藏箱）保存血液，确保其能保持适宜温度的（表 17-3）。如果血液或血液成分的温度超过温度要求范围，必须予以报废。

三、红细胞

红细胞在含有抗凝剂和保存液的塑料血袋中保存。抗凝剂、保存液和塑料血袋有多种类型，使得细胞和蛋白质所处环境有所不同。在红细胞整个保存期，保存温度必须保持在 1～6℃（表 17-3）。

在保存过程中，红细胞会出现生物化学和形态学方面的变化，包括细胞膜形态变化和微泡形成、pH 值下降、三磷酸腺苷和 2，3-二磷酸甘油酸含量降低以及溶血磷脂、钾离子和游离血红蛋白增加，这些变化统称为保存损伤[18]。除了导致输血后体内存活红细胞回收率降低以外，红细胞保存损伤直接影响红细胞保存期限。美国食品药品监督管理局（Food and Drug Administration，FDA）对红细胞的要求是：采用体内标记试验证实，输注后 24 小时，所输入的红细胞至少有 75%存在于血液循环中，且溶血率小于 1%。虽然已有许多体外观察研究证实存在红细胞保存损伤，但越来越多的临床研究表明，红细胞保存期长短与患者临床结局无关[19-21]。只有 1 种情形，即新生儿大量输血（>25 mL/kg），研究证据支持使用新鲜红细胞[22]。

四、全血

全血含有红细胞、血浆和血小板。在采血过程中，全血进入含有抗凝剂和保存液的塑料血袋中。用于全血保存的抗凝剂和保存液有多种，须经 FDA 批准。在全血整个保存期，保存温度必须保持在 1～6℃（表 17-3）。全血也会发生与上述红细胞类似的保存损伤。所使用的保存液类型决定全血的保存期限。

五、血小板

血小板在保存过程中发生的代谢、形态和功能变化，包括糖酵解产生乳酸和游离脂肪酸的氧化代谢，最终导致产生二氧化碳，决定了血小板成分的保存期和保存条件。使用碳酸氢盐缓冲乳酸和温和振荡时，氧气和二氧化碳通过透气性保存袋弥散，促进氧化代谢，使血小板 pH 值保持在 6.2 以上[23]。允许没有振荡的总时长为 30 小时（表 17-3）。血小板保存温度为 20℃～24℃。目前正在开展血小板冷藏和冷冻保存的研究。

血小板保存期受限的另一原因是室温保存增加了细菌生长风险。要求血站和输血服务机构建立对全部血小板实施细菌检测或灭活的方法[1]。最近的政策有了变化，如果满足以下 3 个条件，可将血小板保存期限从 5 天延长至 7 天：①在经 FDA 批准的 7 天保存袋中保存，②保存液为 100%血浆，③采用经 FDA 批准的“安全措施”检测方法实施细菌筛查为阴性。在本文撰稿时，在美国，以添加液保存或经病原体灭活的血小板的保存期仍不能超过 5 天。

六、血浆和冷沉淀

血浆和冷沉淀的保存条件和保存期影响凝血因子活性[24,25]。新鲜冰冻血浆（fresh frozen plasma，FFP）、采血 24 小时内冰冻血浆（plasma frozen within 24 hours，PF24）和采血 24h 内且在室温保存达 24h 的冰冻血浆（plasma frozen within 24 hours after phlebotomy held at room temperature up to 24 hours after phlebotomy，PF24RT24）和去冷沉淀血浆，必须在-18℃以下保存（表 17-3）。冰冻血浆和冷沉淀必须在输注前融化，具体方法详见本章下述的输血前加工部分。

七、粒细胞

粒细胞从血站接收后宜尽快输注。粒细胞保存温度为 20～24℃（表 17-3），不宜振荡，不得进行去除白细胞处理。还有，需要输注粒细胞的患者常存在免疫功能严重受损，因此宜输注经辐照处理的粒细胞成分。

第四节 输血前血液加工

一、血浆和冷沉淀的融化

冰冻血浆（FFP、PF24 和 PF24RT24）必须使用水浴或经 FDA 批准的其他设备在 30～37℃条件下融化。如果采用水浴融化，在冰冻血浆入水前，必须采用塑料外包装袋保护血袋，防止血袋的输注口被污染。血浆融化后可在 1~6℃ 保存 24 小时(表 17-3)。

FFP、PF24 和 PF24RT24 融化后的保存时间超过 24 小时后，必须将其重新标识为“融化血浆”。虽然融化血浆未经 FDA 许可，但是《AABB 血站和输血服务机构标准》[1] 和 FDA 批准的《人体血液和血液成分使用说明书》[25] 均包括该品种。融化血浆在 1~6℃ 的保存期为从融化起算 5 天。输血服务机构可在融化操作开始时即将其标识为融化血浆。输血科建立融化血浆库存的益处，一是减少融化血浆浪费，二是可随时发放血浆，保证急诊输血(例如创伤患者)需要[26]。

已经保存 5 天的融化血浆，其不稳定凝血因子(Ⅴ因子和Ⅷ因子)和稳定凝血因子含量是刚融化血浆的 50% 以上[27]。保存 5 天的融化血浆与刚融化的 FFP、PF24 和 PF24RT24 相比，其因子Ⅴ、因子Ⅶ和因子Ⅷ含量确实降低了，因此即使在没有抗血友病因子衍生物可用时，融化血浆也不适用于补充单个凝血因子。

冷沉淀在 30~37℃ 融化后，轻轻重悬。为了方便输注，输血科可将多袋冷沉淀汇集，以少量 0.9% 氯化钠注射液冲洗血袋内容物至汇集袋(方法 6-11)。也可由血站在保存前进行冷沉淀汇集。融化后的冷沉淀在 20~24℃ 保存，在开放系统中汇集的，保存期为 4 小时；单袋、保存前汇集或采用经 FDA 批准的无菌接驳装置汇集的，保存期为 6 小时[25]。

二、冰冻红细胞的融化和去甘油

加入甘油冷冻保护剂后，红细胞可冰冻保存 10 年(方法 6-6 和方法 6-7)[28,29]。可采用 37℃ 干式融化仪或 37℃ 水浴融化箱融化冰冻红细胞。融化后，必须去除甘油才能输注。目前已有采用分次或连续流动洗涤方式去甘油的仪器可供选用。宜按照设备操作说明书的要求进行去甘油操作，以确保取得最高红细胞回收率和最低溶血率。测定最后 1 次洗涤液中的游离血红蛋白含量，可用于证实游离血红蛋白去除是否充分，也作为甘油去除程度的替代标志(方法 6-8)。

与血袋相连的管路必须充满去甘油红细胞，热合后供 ABO/RhD 鉴定和交叉配血使用。

去甘油红细胞的保存期取决于所用洗涤系统的类型。采用密闭系统洗涤的，保存期为 14 天；采用开放系统洗涤的，以开始去甘油步骤的时间起算，保存期为 24 小时。

三、血小板凝胶制备

在富血小板血浆中加入凝血酶和钙，制成胶状物质，即血小板凝胶，供手术使用[30]。血小板凝胶一般是在床边制备，制成后立即使用。制备血小板凝胶的机构宜参照当前版本的 AABB《围手术期自体血液采集和输注指南》要求，对制备过程质量进行监督。

四、辐照

经过辐照的含有血细胞的血液成分用于预防因献血者 T 淋巴细胞增殖而引起的输血相关移植物抗宿主病(transfusion - associated graft - vs - host disease TA-GVHD)。TA-GVHD 高危人群包括免疫功能严重缺陷，宫内输血，骨髓、脐带血或外周血干细胞移植，以及输注血缘亲属的血液或输注 HLA 或血小板配型血液的受血者。

血液辐照使用的离子射线包括 γ 射线(铯-137 或钴-60 放射性同位素)和 X 射线。阻止献血者 T 淋巴细胞在受血者体内增殖所需的射线最小剂量，两种放射源均为：血袋中心部位为 25Gy(2500 cGy/rad)，其他任何部位为 15Gy(1500cGy/rad)[1]。使用市售的射线照相胶片显示卡可证实血袋已接受足够剂量照射。

辐照可引起红细胞膜损伤，导致辐照红细胞在保存过程中出现细胞外游离血红蛋白和钾离子水平增高。因此，将辐照红细胞保存期规定为辐照后 28 天或原有保存期，以较短的时间为准[25]。

医院输血科可从血站获得辐照血液，也可自行配备经批准和接受监控的辐照设备开展血液辐照。自行开展辐照的医院可按需求或分批辐照，建立辐照血液库存。有辐照和非辐照 2 类血液库存的输血科应制订相应的制度和程序，保证受血者能根据病情选择适宜的血液成分。

五、白细胞减少

保存前减少白细胞是减少白细胞的首选方法，其理由是：①在保存前减少白细胞能防止血液成分在保存过程中产生细胞因子累积；②很难对床边滤白过程实施质量控制；③床边滤白与输血相关低血压有关[31]。

输血科可开展保存后白细胞减少的加工技术。在发血前，采用无菌接驳方式将白细胞滤器与血液成分血袋连接，制备减少白细胞的血液成分。还可采用设计用于床边过滤的白细胞滤器，在血液输注前实施白细胞减少。白细胞滤器可减少 99.9%以上的白细胞（减少 3 log），能符合 AABB 的标准要求，即 95%以上的红细胞和单采血小板采集物的白细胞残留量低于 $5×10^6$；95%以上的源于全血的血小板的白细胞残留量应低于 $8.3×10^5$[1]。必须按照滤器生产方使用说明书进行操作，以保证符合减少白细胞标准的要求。

六、容量减少

一般采用离心方法去除红细胞或血小板成分中的部分血浆和添加液，使其容量减少。需要血液成分减容的情形有：①严格容量管理以避免发生输血相关循环超负荷患者；②减少接触血浆蛋白或添加液；③使血液成分达到所需的血细胞比容。

血小板减容操作方法请详见方法 6-13。离心速度可能影响血小板损失程度，采用较高离心力时，血小板损失较少，但在理论上可能出现另一问题，高强度离心力使血小板被挤压到血袋边缘，增加血小板损伤和激活的可能性。进行血小板减容操作时，离心后血小板应在室温静置 20~60 分钟，然后以剩余血浆或加入盐水悬浮。必须按照生产方说明书的要求，规定维持透气血袋内外气体交换所需的最小容量。减容血小板的保存期为 4 小时。红细胞成分的减容操作，除了离心方法外，还可采用静置过夜的方法，将血袋采血端朝上放置，待其过夜自然沉降后，除去上层的血浆和保存液，取得减容效果。减容红细胞的保存温度为 1~6℃，保存期为 24 小时。

七、洗涤

血细胞成分洗涤的目的一般是去除血浆蛋白，或去除冰冻红细胞中的甘油。需要输注洗涤红细胞或血小板的情形包括：①具有对含血浆的血液成分严重过敏史的患者；②缺乏 IgA 且有 IgA 抗体的患者，没有无 IgA 的血液成分可供输注时；③母体存在血小板抗体（如抗-HPA-1a），给新生儿输注母体血液时；④输血后紫癜患者需要输注去除补体的血液成分时；⑤用于宫内输血的红细胞，以去除部分保存液和在保存过程累积的过量钾离子。

使用 1~2 L 无菌生理盐水对血液成分进行洗涤，最好能使用自动化洗涤设备。与容量减少操作一样，洗涤后的血小板宜在室温静置（避免振荡）20~60 分钟后，才能以生理盐水重新混悬。洗涤可使红细胞损失达 20%，血小板损失达 33%。因为洗涤使血液处于开放系统，且去除了抗凝保存液，因此洗涤红细胞的保存期为开始洗涤起算 24 小时，洗涤血小板的保存期为开始洗涤起算 4 小时。医院制备洗涤血液成分时，宜遵循生产方关于血液成分保存袋所需最少容量的推荐，以保持最佳保存条件，除非洗涤后马上输注。

八、汇集

为了提供临床有效剂量的血液成分，避免输注多袋血液成分，可能需要将某些血液成分汇集，例如全血来源的血小板、冷沉淀以及将红细胞和血浆组合制成重组全血。

全血来源的汇集血小板可能含有较多的红细胞，因此必须考虑患者 ABO 相容性和 RhD 同种免疫风险。采用开放系统汇集的全血来源血小板，其保存期为 4 小时（从开始汇集起算）。FDA 已批准 1 款在保存前汇集源自全血的血小板并可进行细菌培养的系统，该系统汇集后的血小板保存期可为 5 天[32]，以从最早采集的全血制备的血小板保存期为准。

单袋冷沉淀融化后的汇集方法与血小板汇集相同（方法 6-11）。汇集冷沉淀的保存期因汇集方法而异。采用开放系统汇集的，保存期为 4 小时。融化的单袋冷沉淀或以无菌接驳方式连接汇集的冷沉淀，保存期为 6 小时。融化冷沉淀在 20~24℃保存。另一种汇集方法是血站可在冻存前将冷沉淀汇集。

组合全血由 ABO/RhD 相容的红细胞和 ABO 相容的血浆组成。组合全血可用于新生儿换血治疗。常用组合全血是将 O 型红细胞（RhD 血型与新生儿相容）和 AB 型新鲜冰冻血浆组合，制成血细胞比容为（50±5）%的组合全血。可在组合前计算好红细胞和血浆容量，以获得所需血细胞比容。组合全血可在 1~6℃保存 24 小时。在美国，制备组合血液的机构必须向 FDA 注册。

汇集血液成分的标识应符合现行 FDA 血液和血液成分统一标识指南的要求[33]。汇集血液成分的血袋宜有唯一性汇集编码，应采用电子或手工方式记录所汇集的所有血液单位。

九、分装

患者需要输注小量血液成分时，输血服务机构就需要对原装血液进行分装。分装时需采用经 FDA 批准的无菌接驳设备或一体化转移袋。血液转移袋、小容量血袋和一体化注射器的连接导管可采用无菌接驳方式进行连接。

血液的最小分装量和保存期取决于所用的保存血袋。医院输血科必须制定符合生产方要求的分装和保存的制度和程序。已有研究表明，为新生儿输注分装血液，能降低新生儿的献血者暴露风险[34]。儿科用血的分装制备请详见本书第 24 章。存在循环超负荷风险而需要缓慢输血的成人患者，也需要使用小包装血液成分(分装血液)。如果一袋血液成分不能在 4h 内完成输注或需要小容量输血时(如儿科或新生儿患者)，建议使用分装血液。还有，当血液(尤其是血小板)库存短缺时，根据患者临床需求和在血库医疗主任的指导下，考虑使用小包装血液成分。血液分装的更多细节请详见本章第七节“库存管理”。

第五节　血液分发

一、外观检查

血液外观检查是血液成分加工过程的关键控制点。在血液贴签前、发运前、接收时和发放输注前均必须对血液进行外观检查。外观检查记录的内容包括：①检查日期；②献血编号；③任何所见异常的描述；④采取的措施；⑤检查人员身份标识。可能发现的外观异常包括血袋导管血样、血液成分或上清液颜色异常，存在凝块、颗粒物或其他外来物。发现任何此类异常时宜血液隔离，以进一步调查和处置，包括将血液退回血站。

确定血液受到细菌污染时，必须通知血站，以立即采取调查措施。同时宜将从同一采血袋制备的其他血液成分隔离至调查结束为止。如果受细菌污染的血液成分(或同一袋采集的其他血液成分)已被输注，宜通知受血者的主治医师和咨询输血科医疗主任。

二、运输

血液成分可在血站之间、医院之间以及血站和医院之间进行运输。血液运输箱在投入使用前必须经过确认，保证能保持所需温度。所采用的运输时间、运输模式和气候条件也必须经过验证。接收血液成分时应进行检查，证实运输条件、血液外观和保存期符合要求。宜向发运机构报告所发现的运输条件或血液成分偏差，并按照接收机构的制度、流程和程序要求进行记录。

1. 全血、红细胞和融化的血浆成分

全血、红细胞和融化的血浆成分必须在 1～10℃条件下运输。有多种能维持运输温度的设施可供选用，包括冰袋、商用冷媒及专用容器等。在投入使用前，所有运输冷藏箱必须经过确认，按照所验证的流程装运时，能符合运输温度要求。

因为入库、辐照或其他加工的需要，可能需要将在 1～10℃运输或在 1～6℃保存的血液暂时取出。此时，宜确定在血液成分温度升至不可接受限值前所能操作的最大血液数量。在实际工作中每次操作不应取出过多的血液，保证在操作过程中血液温度符合要求。可采用紧贴血袋表面的温度监测显示卡或电子温度监测装置对操作过程中血液温度变化实施验证。

2. 血小板、融化的冷沉淀和粒细胞

血小板、融化的冷沉淀和粒细胞必须在尽可能接近 20～24℃的条件下运输(表 17-3)。在投入使用前，所有运输冷藏箱必须经过确认，按照所验证的流程装运时，能符合运输温度要求。血小板无振荡时间总计最长为 30 小时。

3. 冰冻血液成分

冰冻血液成分宜妥善装箱，以减少破损和保持冰冻状态。传统做法一直是在运输容器里放置干冰。如果采用干冰替代冷源，宜采用妥善包装的运输箱。在投入使用前，所有运输冷藏箱必须经过确认，按照所验证的流程装运时，能符合运输温度要求。

三、接收

接收血液时，如果发现包装容器或血液外观出现任何偏差，接收机构宜通知发运机构并提供相关记录。宜将不符合制度、流程和程序要求的血液成分隔离。只有调查结束，并判定血液成分符合验收标准的，方可解除隔离，放入常规库存。

血液成分从采集到最后处置宜具有完整的可追溯性。宜具有表明血液采集和加工操作符合制度、流程和程序的电子记录或手工记录，并保存至规定时间。必须记录所有偏差，不符合要求的血液成分宜予隔离。必须对偏差实施调查，以确定可能采取适当的血液成分处置方案和的纠正措施。如果需要，宜将任何纠正措施的结果报告血液供应机构。血液库存管理包括确定所有血液的去向——输注或妥善废弃。

四、检测

输血前，必须采用血清学方法对所有含红细胞的血液成分（红细胞、全血和粒细胞）进行 ABO 血型复核，对标识为 Rh 阴性的血液成分进行 RhD 血型复核。发现血型不符时，必须向血液供应机构报告，在问题得到解决前不得将其发放输注[1]。

五、献血者标本的保留和保存

立即离心交叉配血试验（IS）和抗球蛋白交叉配血试验（AHG/IAT）均需要患者血清或血浆和献血者红细胞作为检测标本。从与拟输注血袋一体化连接的一段导管的血液中取样，获得献血者红细胞标本。

每次输血后，必须将患者血液标本和含红细胞的血液成分标本在冷藏温度下保存至少 7 天[1]。这一要求的目的是，一旦患者出现输血反应时，需要血液标本进行重复或补充试验。宜遵守试剂操作说明书有关标本保存的限制条件的要求，保存检测标本。

标本保存空间不足可能限制了标本的保存时长。规定使用保存 3 天以内的血液标本进行交叉配血的机构，一般将血液标本保存 10 天（即 3 天+7 天）。允许使用保存 3 天以上的标本进行交叉配血的机构，应保证输血前检测标本至少保留到输血后第 7 天。

可将交叉配血试验完成后剩余的导管血液标本，或在发血前另取一段导管血液作为保存标本。如果采用保存已经开放的交叉配血剩余导管血液标本的方式，宜将其放置在试管内，标识献血编号，密封或加盖。

第六节　发血

一、献血者红细胞的选择

宜根据相容性检测结果和外观检查指导献血者红细胞的选择（见下文“输血记录和受血者身份辨认”部分）。根据受血者 ABO、RhD 和其他血型抗原判断拟输注血液的相容性。

1. ABO 血型相容

只要可能，患者宜输注 ABO 同型血液成分。但有时可能需要选择输注 ABO 不同型血液成分。如果拟输注血液成分含有 2 mL 以上的红细胞，献血者红细胞必须与患者血清 ABO 血型相容[1]。因为含血浆的血液成分也会影响受血者红细胞，因此，只要可行，常规输注的血浆中的抗-A 和/或抗-B 宜与患者红细胞相容[35]。然而，在抢救输血或血小板库存短缺的情况下，血站和输血服务机构选择不相容的含有血浆的血液成分供患者输注，这种情况还是比较常见。由于 AB 型血浆相对稀缺，有的医疗机构为需要抢救输血的患者选用 A 型血浆[36]。有临床研究证据支持为严重出血患者提供平衡比例的血液成分输注[37]。因此，输注低效价抗体 O 型全血现已成为创伤复苏方案的一部分。由于血小板短缺时常出现的缘故，临床上常输注 ABO 不相容的血小板。血液成分的 ABO 要求及可接受的替代方案请详见表 17-2。

2. RhD 血型

RhD 抗原阳性患者宜常规输注 RhD 抗原阳性血液。RhD 抗原阴性血液虽然与 RhD 抗原阳性患者相容，但宜将其留给 RhD 抗原阴性患者输注。为了避免 RhD 抗原同种免疫和预防新生儿溶血病，RhD 抗原阴性患者（尤其是具有生育潜力的女性患者）需输注含有红细胞的血液成分时，宜选择 RhD 抗原阴性的血液成分。没有 RhD 抗原阴性血液成分可用时，输血科医生和患者主治医师宜权衡使用替代方案的利弊。RhD 抗原阴性患者输注 RhD 抗原阳性红细胞后，产生 RhD 抗原同种免疫的风险约为 22%；输注 RhD 抗原阳性单采血小板后，产生 RhD 抗原同种免疫的风险为 0~1.4%[38-41]。综合考虑临床状况（尤其是后续生育可能）和已输入的红细胞量，确定是否需要为已输注 RhD 抗原阳性成分的 RhD 抗原阴性患者注射 Rh 免疫球蛋白[42]。为了帮助医院管理 O 型 RhD 阴性红细胞的有限库存，AABB 和“明智选择”运动强调，仅为已知 O 型 RhD 阴性患者以及需要抢救输血、有生育潜力的女性患者选用 O 型 RhD 阴性红细胞。男性或无生育潜力的女性患者需要抢救输血时，宜选用 O 型 RhD 阳性的红细胞[43]。一旦获得患者 ABO/RhD 血型

第七节　血液库存管理

一、一般原则

医院血库宜保存有足够数量的各种 ABO 血型和 RhD 血型的血液，以满足常规医疗和保障抢救用血的需求，还要减少血液过期报废。影响血液库存水平设定的因素包括近期用血模式、血液过期报废率以及医院与供血机构的距离。宜定期对血液库存水平实施评估和调整，以适应医院出现可能影响血液成分使用的变化，诸如住院床位或手术室的增加、新手术的开展、可能影响输血行为的医院指南或医疗实践的改变等。

血库也宜保存一定量的通用型红细胞，以供抢救输血使用。血库宜建立可靠的应急用血调配机制，以保障突发事件的血液供应。许多输血服务机构仅选择建立少白细胞的红细胞的库存，以减少输血相关的同种免疫和血小板输注无效，以及减少非溶血性发热反应的发生率[52, 53]，但这一做法并未被普遍采用。血小板库存短缺时，医疗主任可能批准对单采血小板进行分装或仅汇集 3 袋全血来源血小板(成人剂量一般为汇集 4~6 袋血小板)的方案，将其用于预防性输注以节约库存。这一做法的依据来自于血小板输注剂量临床试验研究(PLADO)。该研究发现，血小板预防输注剂量范围为每平方米体表面积$(1.1\sim4.4)\times10^{11}$ 个血小板时，患者随后的出血结局并无明显差异[54]。血小板标准输注剂量一般为$(3\sim6)\times10^{11}$，但在预防止血方面，标准剂量并没有优于低剂量。根据这一道理，许多儿科中心也常规开展血小板分装，以更好地应对血小板供应短缺。宜制定血液库存保护策略，尤其是突发事件血液应急保障预案，并定期演练和改进。

宜每日监控血液库存水平，以能及时向血站申请血液，维持适宜的库存水平。血小板保存期短，其库存管理特别困难。库存管理计划还宜考虑特殊血液成分，诸如少白细胞血液成分(CMV 低风险)和辐照血液成分的库存水平。抗原阴性红细胞和 HLA-相合、选定或配型血小板，一般是根据患者需求临时向血站预订。但是，临床团队和血库之间宜进行明确沟通，综合考虑预订过程中可能出现的延迟和血液成分过期等因素，对患者输血需求做好预测。

二、手术备血方案

手术备血方案影响血液成分过期报废率。例如，为某位手术患者准备的已完成交叉配血的红细胞，不可能再供给其他受血者使用，一旦未及时退回到未交叉配血的库存中，血液很可能得过期报废。交叉配血与输血的比例(已做交叉配血红细胞的单位数÷实际输注红细胞的单位数)是评价医生个人和临床专业用血申请合理性的最常用指标。对交叉配血与输血的比例实施监控，如果发现其超过 2.0，可能表明交叉配血的申请量过多，需要进一步确定，是否更适合采用术前只做血型鉴定和抗体筛查的方案。

降低交叉配血与输血的比例过高的一种方法是：确定一般不需要输血的手术，并利用这一信息制订相应指南，推荐只做血型鉴定和抗体筛查或持有标本(只通知输血科接收和保存标本，未申请任何检测项目)而不做交叉配血。医院也可根据本院用血模式规定常见择期手术最大备血量(Maximum surgical blood order schedules，MSBOS)[57]。MSBOS 是一种指南性的建议，给出备血数量以及需要或不需要做血型鉴定和抗体筛查的手术类型。立即离心交叉配血和电子交叉配血的应用减少了 MSBOS 的作用，目前 MSBOS 主要在没有开展电子配血的医院使用。对于因存在具有临床意义抗体而需要输注交叉配血相容、相应抗原阴性血液的择期手术患者，在确定需要准备多少单位经过交叉配血的红细胞时，临床医生宜和输血科人员讨论和沟通。如果医院已经建立了 MSBOS，输血科可按照 MSBOS 的规定，为既定手术患者常规准备好预订数量的经过交叉配血的血液。但对于贫血、出血或预计需要增加用血量的其他患者，可能需要对常规备血量进行适当调整。与应对其他应急用血的情况一样，输血科工作人员宜做好准备，一旦患者需要就能随时增加血液供应。

遗憾的是，临床上经常出现这样的情况——输血实验室在手术当日上午才接收到患者首次血液检测标本，此时留给完成输血前检测的时间非常有限[58]。有 9%的患者在其血液标本的血型鉴定和抗体筛查还未完成时手术就已经开始了。而且，这可能是输血实验室第一次也是唯一一次检测患者 ABO 和 RhD 血型。另外，有大约 3%的血清学结果还需进一步检测[59]。如果到了临近手术前或手术中才发现需进一步做血清学检测，这就可能导致推迟发血，给患者带来危险。所以，宜在安排手术前将每位患者的血液标本送达实验室，保证在手术开始前有充足的时间完成所有输血前检测。缓解这个问题的一个办法是，在手术前数日甚至数周采集拟手术患者标本做血型鉴定和抗体筛查，手术当日早上再采集一份标本送检。

三、血液成分退回和重发

发出后但未输注的血液同时符合下述要求时，输血科可接受临床用血科室退回血液，将其重新放入库存[1]：

- 血袋密闭性没有被破坏；
- 血液成分在合适的温度下保存；
- 至少还留有一段导管血样与红细胞保存袋相连；
- 有记录表明血液成分通过外观检查，符合重新发放的条件。

可采用每袋血液的温度显示卡或温度读取装置确定血液是否符合重新入库的温度要求。采用经过验证表明保存温度和时间符合要求的容器运送和保存的血液也符合重新入库的温度要求。如果是采用时限作为血液能否重新入库的要求，医院必须对这一时限进行验证。验证结果宜证实，在规定的时限内血液成分的温度保持在合适的范围内。

符合上述接受要求的血液成分可重新入库和重新发给临床使用。不符合接受要求的血液必须给予隔离并作进一步调查或报废处置，防止其被意外入库。

要点

1. 患者输血前检测标本必须有 2 项独立的身份标识。必须建立和执行输血前检测标本的采集日期和时间以及标本采集者身份的识别机制。
2. 输血实验室工作人员必须对输血前检测标本的标识信息和输血申请单的信息进行核查和比对，两者必须一致。对患者身份或者标本标识有任何疑问时，必须要求重新采集标本。
3. 开展输血前检测的目的是防止输注不相容红细胞。检测项目包括 ABO、RhD 血型鉴定、抗体筛查和交叉配血。如果可能，必须将当前标本的 ABO 和 RhD 血型鉴定结果和既往或第 2 份标本检测结果进行比对。如果发现 ABO 血型不一致，必须在问题得到解决后方可发血。如果必须在 ABO 血型确定前或不一致问题得到解决前输血，宜给予患者输注 O 型红细胞。
4. 患者近 3 个月内有妊娠、输血史或者妊娠、输血史不详时，输血前检测标本必须是预期输血前 3 天内采集的。这一规定的理由是，近期输血或妊娠可能刺激机体快速产生意外抗体。
5. 发放血液成分时，必须核查血液标签信息的完整性，并将其与相关记录核对。发现两者存在不一致的问题时，在问题未解决之前不得发放或输注血液。
6. 血液成分外观检查是血液加工过程的关键控制点。在血液分发时、标识前、发运前、接收时和发放输注前必须进行血液外观检查。
7. 必须对保存血液的冰箱、冷冻箱和血小板保存箱实施监控，保证血液在适宜的条件下保存。血液保存不当时，可能使其安全、纯度、效力和质量受到影响。宜做好血液保存设备报警温度和报警方式的设置，使其在达到允许温度上下限之前向相关责任人报警。
8. 血液的运输温度要求与保存温度要求不同。血库发放到医院病区后至输注前这段时间，血液应处于“保存”状态。必须对这一过程实施验证，保证血液在适宜的温度下保存。
9. 医院宜对发出后的血液退回并重新入库的时间限制范围实施验证。使用每袋血液的温度监控显示卡或温度读取装置有助于确定血液是否符合重新入库的温度要求。
10. 融化的 FFP、PF24 和 PF24RT24 的保存期为 24 小时。如果这些血液成分是采用密闭系统采集的，可将其标识为融化血浆，从融化当日起算，保存期为 5 天。

参考文献

[1] Gammon R, ed. Standards for blood banks and transfusion services. 32nd ed. Bethesda, MD: AABB, 2020.
[2] Linden JV, Wagner K, Voytovich AE, Sheehan J. Transfusion errors in New York state: An analysis of 10 years' experience. Transfusion 2000; 40: 1207-1213.
[3] Bolton-Maggs PH, Wood EM, Wiersum-Osselton JC. Wrong blood in tube—potential for serious outcomes: Can it be prevented? Br J Haematol 2015; 168: 3-13.

[4] Kaufman RM, Dinh A, Cohn CS, et al for the BEST Collaborative. Electronic patient identification for sample labeling reduces wrong blood in tube errors. Transfusion 2019; 59(3): 972-980.

[5] Knels R, Ashford P, Bidet F, et al for the Task Force on RFID of the Working Party on Information Technology; International Society of Blood Transfusion. Guidelines for the use of RFID technology in transfusion medicine. Vox Sang 2010; 98(Suppl 2): 1-24.

[6] Askeland RW, McGrane S, Levitt JS, et al. Improving transfusion safety: Implementation of a comprehensive computerized bar code-based tracking system for detecting and preventing errors. Transfusion 2008; 48: 1308-1317.

[7] Murphy MF, Fraser E, Miles D, et al. How do we monitor hospital transfusion practice using an end-to-end electronic transfusion management system? Transfusion 2012; 52: 2502-2512.

[8] Lumadue JA, Boyd JS, Ness PM. Adherence to a strict specimen-labeling policy decreases the incidence of erroneous blood grouping of blood bank specimens. Transfusion 1997; 37: 1169-1172.

[9] Coombs RRA, Mourant AE, Race RR. A new test for the detection of weak and "incomplete" Rh agglutinins. Br J Exp Pathol 1945; 26: 255-266.

[10] Shulman IA. When should antibody screening tests be done for recently transfused recipients? Transfusion 1990; 30: 39-41.

[11] Boisen ML, Collins RA, Yazer MH, Waters JH. Pretransfusion testing and transfusion of uncrossmatched erythrocytes. Anesthesiology 2015; 122: 191-195.

[12] Ramsey G, Smietana SJ. Long-term follow-up testing of red cell alloantibodies. Transfusion 1994; 34: 122-124.

[13] Hendrickson JE, Hillyer CD. Noninfectious serious hazards of transfusion. Anesth Analg 2009; 108: 759-769.

[14] Shulman IA, Odono V. The risk of overt acute hemolytic transfusion reaction following the use of an immediate-spin crossmatch. Transfusion 1994; 34: 87-88.

[15] Shulman IA, Calderon C. Effect of delayed centrifugation or reading on the detection of ABO incompatibility by the immediate-spin crossmatch. Transfusion 1991; 31: 197-200.

[16] Mazepa MA, Raval JS, Park YA; Education Committee of the Academy of Clinical Laboratory Physicians and Scientists. Pathology consultation on electronic crossmatch. Am J Clin Pathol 2014; 141: 618-624.

[17] Nunes E. Transport versus storage: What is the difference? AABB News 2013; 15(2): 4-5.

[18] Klein HG, Spahn DR, Carson JL. Red blood cell transfusion in clinical practice. Lancet 2007; 370: 415-426.

[19] Fergusson DA, Hebert P, Hogan DL, et al. Effect of fresh red blood cell transfusions on clinical outcomes in premature, very low-birth-weight infants: The ARIPI randomized trial. JAMA 2012; 308: 1443-1451.

[20] Lacroix J, Hebert P, Fergusson DA, et al. Age of transfused blood in critically ill adults. N Engl J Med 2015; 372: 1410-1418.

[21] Steiner ME, Ness PM, Assmann SF, et al. Effects of red-cell storage duration on recipients undergoing cardiac surgery. N Engl J Med 2015; 372: 1419-1429.

[22] Strauss RG. Data-driven blood banking practices for neonatal RBC transfusions. Transfusion 2000; 40: 1528-1540.

[23] Shrivastava M. The platelet storage lesion. Transfus Apher Sci 2009; 41: 105-113.

[24] Scott E, Puca K, Heraly JC, et al. Evaluation and comparison of coagulation factor activity in fresh-frozen plasma and 24-hour plasma at thaw and after 120 hours of 1 to 6 C storage. Transfusion 2009; 49: 1584-1591.

[25] AABB, American Red Cross, America's Blood Centers, Armed Services Blood Program. Circular of information for the use of human blood and blood components. Bethesda, MD: AABB, 2017.

[26] Werhli G, Taylor NE, Haines, AL, et al. Instituting a thawed plasma procedure: It just makes sense and saves cents. Transfusion 2009; 49: 2625-2630.

[27] Tholpady A, Monson J, Radovancevic R, et al. Analysis of prolonged storage on coagulation Factor (F)V, FVII, and FVIII in thawed plasma: Is it time to extend the expiration date beyond 5 days? Transfusion 2013; 53: 645-650.

[28] Meryman HT, Hornblower M. A method for freezing and washing RBCs using a high glycerol concentration. Transfusion 1972; 12: 145-156.

[29] Valeri CR, Ragno G, Pivacek LE, et al. A multicenter study of in vitro and in vivo values in human RBCs frozen with 40-percent (wt/vol) glycerol and stored after deglycerolization for 15 days at 4 degrees C in AS-3: Assessment of RBC processing in the ACP 215. Transfusion 2001; 41: 933-939.

[30] Borzini P, Mazzucco L. Platelet gels and releasates. Curr Opin Hematol 2005; 12: 473-479.

[31] Cyr M, Hume H, Sweeney JD, et al. Anomaly of the des-Arg9-bradykinin metabolism associated with severe hypotensive reactions during blood transfusions: A prelimi-

nary report. Transfusion 1999; 39: 1084-1088.

[32] Benjamin RJ, Kline L, Dy BA, et al. Bacterial contamination of whole-blood-derived platelets: The introduction of sample diversion and prestorage pooling with culture testing in the American Red Cross. Transfusion 2008; 48: 2348-2355.

[33] Food and Drug Administration. Guidance: United States industry consensus standard for the uniform labeling of blood and blood components using ISBT 128. (June 2014) Silver Spring, MD: CBER Office of Communication, Outreach, and Development, 2014.

[34] Liu EA, Mannino FL, Lane TA. Prospective, randomized trial of the safety and efficacy of a limited donor exposure transfusion program for premature neonates. J Pediatr 1994; 125: 92-96.

[35] Fung M, Downes KA, Shulman IA. Transfusion of platelets containing ABO-incompatible plasma: A survey of 3, 156 North American laboratories. Arch Pathol Lab Med 2007; 131: 909-916.

[36] Dunbar NM, Yazer MH; Biomedical Excellence for Safer Transfusion Collaborative. A possible new paradigm? A survey-based assessment of the use of thawed group A plasma for trauma resuscitation in the United States. Transfusion 2016; 56: 125-129.

[37] Sehault JN, Bahr M, Anto V, et al. Safety profile of uncrossmatched, cold-stored, low-titer, group O+ whole blood in civilian trauma patients. Transfusion 2018; 58 (10): 2280-2288.

[38] Yazer MH, Triulzi DJ. Detection of anti-D in Drecipients transfused with D+ red blood cells. Transfusion 2007; 47: 2197-2201.

[39] Cid J, Lozano M, Ziman A, et al. Low frequency of anti-D alloimmunization following D+ platelet transfusion: The Anti-D Alloimmunization after D-incompatible Platelet Transfusions (ADAPT) study. Br J Haematol 2015; 168: 598-603.

[40] O'Brien KL, Haspel RL, Uhl L. Anti-D alloimmunization after D-incompatible platelet transfusions: A 14-year single-instiution retrospective review. Transfusion 2014; 54: 650-654.

[41] Weinstein R, Simard A, Ferschke J, et al. Prospective surveillance of D- recipients of D+ apheresis platelets: Alloimmunization against D is not detected. Transfusion 2015; 55: 1327-1330.

[42] Pollack W, Ascari WQ, Crispen JF, et al. Studies on Rh prophylaxis II: Rh immune prophylaxis after transfusion with Rh-positive blood. Transfusion 1971; 11: 340-344.

[43] Callum JL, Waters JH, Shaz BH, et al. The AABB recommendations for the Choosing Wisely campaign of the American Board of Internal Medicine. Transfusion 2014; 54: 2344-2352.

[44] Afenyi-Annan A, Brecher ME. Pre-transfusion phenotype matching for sickle cell disease recipients. Transfusion 2004; 44: 619-620.

[45] Osby M, Shulman IA. Phenotype matching of donor red blood cell units for nonalloimmu-nized sickle cell disease recipients: A survey of 1182 North American laboratories. Arch Pathol Lab Med 2005; 129: 190-193.

[46] Food and Drug Administration. Compliance Program guidance manual. Chapter 42 - Blood and blood components. Silver Spring, MD: FDA, 2013. [Available at https://www.fda.gov/media/84887/download.]

[47] 2020 National patient safety goals. Oakbrook Terrace, IL: The Joint Commission, 2019. [Available at http://www.jointcommission.org/stan dards_information/npsgs.aspx (accessed November 6, 2019).]

[48] Young PP, Cotton BA, Goodnough LT. Massive transfusion protocols for recipients with substantial hemorrhage. Transfus Med Rev 2011; 25: 293-303.

[49] Hendrickson JE, Shaz BH, Pereira G, et al. Implementation of a pediatric trauma massive transfusion protocol: One institution's experience. Transfusion 2012; 52: 1228-1236.

[50] Holcomb JB, Tilley BC, Baraniuk S, et al. Transfusion of plasma, platelets, and red blood cells in a 1: 1: 1 vs a 1: 1: 2 ratio and mortality in recipients with severe trauma: The PROPPR randomized clinical trial. JAMA 2015; 313: 471-482.

[51] Garratty G. Problems associated with passively transfused blood group alloantibodies. Am J Clin Pathol 1998; 109: 169-177.

[52] Seftel MD, et al. Universal prestorage leukoreduction in Canada decreases platelet alloimmunization and refractoriness. Blood 2004; 103(1): 333-339.

[53] King KE, et al. Universal leukoreduction decreases the incidence of febrile nonhemolytictransfusion reactions to RBCs. Transfusion2004; 44(1): 25-29.

[54] Slichter SJ, Kaufman RM, Assmann SF, et al. Dose of prophylactic platelet transfusions and prevention of hemorrhage. N Engl J Med 2010: 362(7): 600-613.

[55] TinmouthA, TannockIF, CrumpM, etal. Low? dose prophylactic platelet transfusions in recipients of an autologous peripheral blood progenitor cell transplant and patients

with acute leukemia: A randomized controlled trial with a sequential Bayesian design. Transfusion 2004; 44: 1711-1719.
[56] Heddle NM, Cook RJ, Tinmouth A, et al. A randomized controlled trial comparing standard- and low-dose strategies for transfusion of platelets (SToP) to patients with thrombocytopenia. Blood 2009; 113: 1564-1573.
[57] Boral LI, Dannemiller FJ, Standard W, et al. A guideline for anticipated blood usage during elective surgical procedures. Am J Clin Pathol 1979; 71: 680-684.
[58] Friedberg RC, Jones BA, Walsh MK. Type and screen completion for scheduled surgical procedures: A College of American Pathologists Q- Probes study of 8941 type and screen tests in 108 institutions. Arch Pathol Lab Med 2003; 127: 533-540.
[59] Saxena S, Nelson JM, Osby M, et al. Ensuring timely completion of type and screen testing and the verification of ABO/Rh status for elective surgical recipients. Arch Pathol Lab Med 2007; 131: 576-581.

附 17-1 抗球蛋白试验假阳性结果的原因

洗涤前细胞凝集
如果存在较强的凝集素，在洗涤过程中凝集物可能散不开。对策：加入抗球蛋白前观察红细胞，或者以盐水试管作为对照。加入抗球蛋白前或盐水对照管出现凝集反应，抗球蛋白试验结果无效
颗粒污染物
玻璃器皿中的灰尘或污物可引起红细胞的聚集成团（非凝集）。待检血清中的纤维蛋白或沉淀物可引起红细胞聚集成团，容易与红细胞凝集混淆
操作不当
离心力太大，使红细胞被过度压实，不易散开，被视为阳性 未经洗涤的细胞与聚乙二醇或带正电荷的聚合物一起离心后，可能产生不易分散的细胞团块
DAT 阳性的细胞
DAT 阳性的细胞在间接抗球蛋白试验中均呈阳性。DAT 阳性细胞 IgG 去除方法见方法 2-20 和 2-21
补体
在 4℃甚至更高的保存温度下，血液中的补体成分（主要是 C4）可能与血凝块或者以 CPDA-1 保存的导管血液中的红细胞结合。对策：采用以 EDTA、ACD 或 CPD 抗凝的红细胞做 DAT 用含硅胶的试管采集的标本可能出现补体结合假象[1] 从输注过含葡萄糖溶液的输液管采集标本时，补体可能附着在红细胞表面。使用大口径针头采集标本或标本体积< 0.5 mL 时，可出现很强的补体结合反应[2]
[1] Geisland JR, Milam JD. Spuriously positive direct antiglobulin tests caused by silicone gel. Transfusion 1980; 20: 711-713. [2] Grindon AJ, Wilson MJ. False-positive DAT caused by variables in sample procurement. Transfusion 1981; 21: 313-314

附 17-2 抗球蛋白试验假阴性结果的原因

抗人球蛋白试剂被中和
红细胞洗涤不充分，未去除全部血清或血浆，使抗人球蛋白试剂被中和。对策：每次洗涤的盐水用量至少为试管容量的 3/4；检查自动洗涤仪设定的注液量 血清量过大，常规洗涤不充分。对策：增加洗涤次数或在洗涤前去除血清 抗人球蛋白被外源蛋白污染，使用污染或错误试剂的滴管可能使整瓶抗人球蛋白被中和。对策：切勿用手指或手覆盖试管口 待测血清中异常 IgG 的浓度很高，多次清洗后仍有蛋白残留[1]
试验中断

续附17-2

已和红细胞结合的 IgG 发生解离，留在红细胞膜上的 IgG 太少，无法被检出，或解离 IgG 与抗人球蛋白试剂发生中和 IgG 包被的红细胞出现弱凝集。对策：立即离心和判读
试剂保存不当
冷冻可导致抗人球蛋白试剂失效 温度过高或反复冻融可使待测血清失去反应性 在保存过程中试剂红细胞抗原强度可能减弱。红细胞其他微小变化也可能使试剂红细胞失去反应性
操作不当
离心力太大，使红细胞被过度压实，激烈振荡重悬的操作分散了已凝集的红细胞。离心力太小，红细胞凝集不充分 未加入待检血清、增强介质或者抗人球蛋白 红细胞悬液浓度过高，较弱的细胞凝集被掩盖。红细胞悬液浓度过低，红细胞凝集判读困难 血清-红细胞比例不适宜
补体
稀有抗体（特别是有些抗-JK^a 或抗-JK^b）只有在使用多种特异性抗人球蛋白抗体和具有活性补体时才能被检出
生理盐水
生理盐水的 pH 值过低可降低试验敏感性[2]。对策：对于大多数抗体检测，生理盐水洗涤液的 pH 最适范围为 7.0~7.2 有些抗体可能仅在特定温度下方能与红细胞结合并保留在红细胞表面要求。对策：使用 37℃或 4℃的生理盐水作为介质

[1] Ylagen ES, Curtis BR, Wildgen ME, et al. Invalidation of antiglobulin tests by a high thermal amplitude cryoglobulin. Transfusion 1990; 30: 154-157.
[2] Rolih S, Thomas R, Fisher E, Talbot J. Antibody detection errors due to acidic or unbuffered saline. Immunohematology. 1993; 9: 15-18.

附 17-3 输血前相容性检测阳性结果的原因 *

抗体筛查阴性、立即离心交叉配血不相容
献血者红细胞 ABO 不相容 献血者红细胞具有多凝集特性 A_2 或 A_2B 个体的血清中存在抗-A_1 具有能在室温发生反应的其他同种抗体（如抗-M） 缗钱状红细胞形成 冷自身抗体（例如抗-I） 被动获得抗-A 或抗-B
抗体筛查阴性、抗球蛋白交叉配血不相容
献血者红细胞 DAT 阳性 抗体只与某种抗原高表达（抗原的剂量效应）或抗原变异增强（如 P1）的红细胞发生反应 献血者红细胞存在低频抗原的抗体 被动获得的抗-A 或抗-B
抗体筛查阳性、交叉配血相容
患者存在自身抗-HI（-H）或抗-Le^{bH}。对策：选择 O 型红细胞交叉配血 抗体反应性与试剂红细胞稀释液有关 抗体具有剂量效应，献血者红细胞来源于杂合体（例如仅表达单倍剂量的抗原） 献血者红细胞无相应抗原

续附17-3

抗体筛查阳性、交叉配血不相容、自身对照阴性
存在同种抗体(1 种或多种)
抗体筛查阳性、交叉配血不相容、自身对照阳性、直接抗球蛋白试验阴性
存在针对增强介质中的某种成分的抗体或增强介质依赖的自身抗体 缗钱状红细胞形成
抗体筛查阳性、交叉配血不相容、自身对照阳性、直接抗球蛋白试验阳性
同种抗体引起迟发性血清学反应或溶血性输血反应 存在被动获得的自身抗体(例如静脉注射免疫球蛋白) 存在冷自身抗体或温自身抗体

* 原因可能因所使用的血清学方法的不同而异。

第 18 章

血液成分输注

血液和血液成分的安全输注要求临床和辅助服务科室与临床医师共同开展多学科协作。医疗机构宜制定安全输血管理制度和程序，将血液输注实施人员、输血服务人员、外科医师、麻醉医师、家庭/社区医师和血液运送人员作为安全输血过程的输入。输血科医学主任或其授权人员每年应审查和批准这些制度和程序。血液输注实施人员是在患者输血前发现差错的最后一道关卡。所有参与输血准备、血液发放和输注的人员均必须接受适宜的培训，以确保为患者提供尽可能安全的输血服务。

第一节　血液成分发放前的准备工作和注意事项

每次输血前均应周密考虑、计划和准备。本章将详细讨论以下内容：

1. 受血者知情同意，内容包括输血的风险、益处和替代方案；
2. 患者病史采集及教育；
3. 受血者基础状态评估；
4. 血液成分及其输注医嘱；
5. 输血前血液标本采集；
6. 备血；
7. 输血前预防用药；
8. 输血相关设备；
9. 静脉通路；
10. 输注前准备；
11. 血液成分发放及运送；
12. 输液器和相容性静脉注射液；
13. 输注前核对受血者身份和其他信息；
14. 输血速度；
15. 输血过程监护；
16. 疑似输血反应；
17. 输血记录；
18. 特殊输血。

一、受血者知情同意

《AABB 血库和输血服务机构标准》(以下简称《AABB 标准》)规定，“血库或输血科的医学主任应参与受血者输血治疗知情同意书相关政策、过程和程序的制定”[1]。在输血治疗知情同意书中必须明确告知输血的适应证、风险、获益和可能不良反应以及异体血液成分输注的替代方案等事项。一些州的法律还规定了患者输血治疗知情同意的其他要求。

受血者有权接受或拒绝输血，在表示同意前必须有机会向精通输血的专业人员提问。法规要求输血治疗知情同意书必须归入患者病历档案。有的医疗机构要求患者签署经医疗机构批准的知情同意书，以表明知情同意过程已得到执行，责任医师已和患者或其法定代理人讨论输血的风险、获益和替代方案。医疗机构必须制定输血治疗知情同意制度，确定准许履行患者输血治疗知情同意职责的医务人员、知情同意书的有效范围(例如住院治疗或门诊治疗)和有效时间，以及在病程记录中记录患者拒绝接受输血的过程。

法规要求，对于具备能力做出输血决定的受血者，医疗机构必须取得受血者本人对输血治疗的知情同意。当受血者没有能力表示知情同意时，根据地方和州法律的规定，可由受血者的法律授权人或代理人表示知情同意。当受血者需要紧急输血，但无人可表示知情同意时，可基于默示知情同意原则实施输血。美国各州和地方法律对默示知情同意的要求可能不尽相同，但必须在病程记录中详细记录紧急输血理由[2]。输血知情同意书可包括也可不包括取得受血者知情同意的医务人员的姓名，医院可要求输血知情同意者在记录知情同意谈话的病程记录中签名。

二、患者病史采集与教育

在输血申请前采集的患者病史，包括输血史和输血反应史对于患者是否可能出现输血反应的评估非常重要。如果患者曾发生输血反应，医疗团队必须确定患者是否需要在输血前用药，或需要输注经特殊加工的血液成分，以减少不必要的暴露并降低输血反应风险。开具输血前用药医嘱时宜仔细考虑输血前用药与预期输血的时间安排（关于输血前处理的更多细节详见本书第17章）。

血液输注实施人员必须教会患者如何报告可能提示输血反应的症状，告知其输血过程需要多长时间，并在输血开始前解答患者提出的所有问题。

三、受血者基础状态评估

患者输血前生理基础评估必须包括生命体征如血压、心率、体温与呼吸频率。许多医疗机构也常规测定患者的血氧饱和度。输血前评估还必须包括输血前症状，如气短、皮疹、瘙痒、气喘及畏冷等，以此作为输血开始后的对照基础。

在准备给患者输注血液成分时，了解患者的生理基础评估结果是至关重要的。肾脏或心肺疾病患者需降低输注速度，以防止输血相关循环超负荷（transfusion-associated circulatory overload，TACO）的发生。受血者体温升高可使血细胞成分破坏加速[3]。而且，如果受血者在输血前存在体温升高，在输血后就难以判断体温升高是否由输血反应所致。对于输血前存在体温升高的患者，可能需要考虑使用解热药品。

四、血液成分准备与输注的医嘱

持有执照的医务人员常书面下达2份输血医嘱：①为患者申请输血前检测和准备相容性血液，并注明特殊加工要求；②向血液输注实施人员说明血液成分如何输注，包括输注速度。患者姓名和其他独立标识（例如必须包括出生日期或病历号）。这2份医嘱最好还宜包括以下内容：

1. 血液成分（例如红细胞或单采血小板）的准备或输注；

2. 特殊加工要求（例如去白细胞、辐照或洗涤）；

3. 拟输注血液成分的单位数或容量；

4. 输注日期和时间；

5. 血液成分输注速度或时长；

6. 输血适应证。

还有一个重要事项要引起注意：经医疗机构的医疗主管批准的输血制度宜包括输血速度和时长（例如从输血器插入血袋到输血结束不超过4小时）[4]，制定这一制度时可能还需要考虑合并症（例如肾脏疾病、心脏疾病）对输血速度和（或）时长的影响。

医疗团队考虑输血时，可能需要书面下达输血前检测医嘱（例如ABO/Rh血型鉴定和抗体筛查或交叉配血），以做好输血准备工作。决定输注所准备的血液成分时，应书面下达血液成分输注医嘱。

与其他任何医嘱的核对一样，血液输注实施人员有责任仔细核对输血医嘱，确定医嘱的正确性，即按照正确输血适应证，为正确的患者输注正确的血液成分，剂量正确，输注速度适宜。输血医嘱下达人员和血液输注实施人员均必须确保输血医嘱与医疗机构的具体输血指南不存在冲突。如果血液输注实施人员在输血医嘱核对过程中发现疑问，应在输血医嘱执行前与输血医嘱下达人员沟通。出现与输血指南的任何偏差时，输血医嘱下达人员和（或）血液输注实施人员必须将其记入病历。

五、输血前血液标本采集

在非急救输血的情况下，均应在红细胞成分输注前采集患者输血前血液标本。如果医院保存有患者ABO血型历史资料，一般不需要在输注血浆或血小板前采集血液标本，因为这些血液成分输注通常无需交叉配血，除非出现罕见的情况（例如血小板单位中含有大量红细胞）。通常采用输血前3天内采集的患者血液标本，标本采集当日记为第0天[1]。

医疗机构关于标本过期的规定不尽相同。如果患者在之前3个月内无输血或妊娠史，输血前3天以上采集的血液标本可作为相容性检测标本。患者具有生命危险需要急救输血时，可在输血前检测尚未完成时就发放血液成分。在此种情况下，一旦获得血液标本，就应立即进行回顾性检测[1]。

必须在患者床边标识血液标本管[5]，必须至少有2个唯一性标识(如患者姓名、出生日期或身份识别码等)，标本采集者和采集日期必须可追溯[1]。有些医疗机构还规定应记录标本采集时间。

参与输血前血液标本采集和受血者身份核对的所有人员均必须接受教育，务必集中精力做好患者身份核对，避免标本标识错误。受血者身份核对错误或输血前血液标本标识错误将导致ABO血型配血错误，甚至可能产生致命性后果。标本采集的这些错误统称为"血液标本错误(wrong blood in tube，WBIT)"。

一些医疗机构采用计算机辅助受血者身份主动核对和再次采集血液标本ABO血型的验证，能进一步减少受血者身份识别错误。关于输血前标本采集的详细内容请参阅本书第17章。

六、备血

受血者输血前检测(包括不规则抗体筛查)详见本书第13章和第17章。从血液标本采集到血液成分发放的时间间隔差异较大，当输血前检测结果显示患者存在抗体时，鉴定具有临床意义的不规则抗体需要时间。检测结果显示患者存在具有临床意义的不规则抗体时，查找相应抗原阴性或配血相合的血液成分需要额外的时间，尤其是需要协调外部血液供应方协助查找适宜的血液单位时。受血者含有多种或罕见抗体时，查找与其相配合血液的所需时间可能需要另加数小时甚至数天。当患者急需输血时，输血医嘱下达人员必须权衡输注最小不相容或不相合血液的风险和获益，此时最好向输血科医学专家咨询。

有的血液成分在发放前需要解冻、汇集、重新贴签或者其他准备工作。因此，实验室宜将这些情况与输血相关人员及时沟通。血液成分汇集或解冻后的有效期将缩短(为4~24小时)，此时必须使血液输注实施人员注意到，可用于完成这些血液成分输注的时间已经缩短[1]。

七、输血前预防用药

新近的研究证据表明，输血前预防性用药并不能降低输血相关不良反应发生率。一篇关于输血前用药的Cochrane评价指出[6]，所纳入的3项随机对照试验(randomized controlled trials，RCTs)共462例患者的研究结果表明，没有一种输血前用药方案能够减少过敏反应和非溶血性发热反应(febrile nonhemolytic transfusion reaction，FNHTR)的发生率。但这一结论仅根据3项试验，且这3项试验的质量为差或中等。因此需要开展更有效力RCT以评价输血前用药在预防过敏反应和FNHTR中的作用。

Duran[7]等在输血前预防性用药系统评价中指出："在缺乏循证研究证据支持的情况下，不宜鼓励输血前预防性用药"。对于曾发生中度或严重输血过敏反应的患者，可采用抗组胺药(苯海拉明或H2阻滞剂)进行预防，这可能有助于降低过敏反应的发生率或严重程度。糖皮质激素也是有作用的。输血前预防性用药不能完全预防过敏性输血反应，因此，当受血者具有过敏反应高风险时，应密切观察。

虽然常在输血前使用解热药(如对乙酰氨基酚)，以减少FNHTRs，但其效果有限，而且使用解热药可能掩盖输血相关不良事件，因此宜倡导不使用解热药[8]。对于具有严重FNHTR病史的患者，可在输血前试用哌替啶，但其疗效尚未被研究。

如果需要在输血前用药，必须在血液成分送达前给药。如果是口服给药，宜在输血开始前30分钟用药。如果是静脉给药，建议在输血开始前10分钟用药。糖皮质激素需要一定时间才能发挥药品作用，其在输血前其最佳用药时机尚不确定[9,10]。

采用非药品的方法能够降低常见输血反应的发生率。输注少白细胞血液能减少发热反应发生率。通过洗涤、减少容量或使用血小板添加剂溶液稀释的方法减少或去除血浆蛋白，可以降低过敏反应的发生率和严重程度。对于出现输血严重过敏反应的患者，其所输注的所有血细胞成分应经过洗涤处理，所输注的血浆应不含相关过敏原[例如缺乏免疫球蛋白A(IgA)的血浆]。输注经过溶剂/去污剂处理的汇集血浆也能减少过敏反应发生率(有关非感染性不良反应的进一步讨论详见本书第22章)。

八、输血相关设备

1. 血液加温仪

输注处于低温状态的血液成分可致患者出现低体温和心脏并发症，使发病率及病死率增加[11]。从中心静脉置管输注的血液直接进入右心房，增加患者出现需要临床干预的低体温的可能性。

常规输血很少需要将血液加温。需要快速输血特别是创伤或手术输血时，则需要将血液加温。新生儿低体温会引起严重不良反应，输血时最好加温。关于存在冷凝集素的患者输血时血液是否加温的临床实践存在较大差异[12,13]。血小板输注不得加温，其他血液成分输注可加温。应遵循生产方的建议使用血液加温仪。

《AABB 标准》要求[1]：加温仪应具有温度传感装置和报警系统，能发现加温仪故障，防止血液或血液成分发生溶血或者受到损伤。血液加温超过 42℃时可导致溶血[14]。输血科必须与使用血液加温仪的科室密切协作，共同确保仅使用经过美国食品药品监督管理局（Food and Drug Administration，FDA）许可或核准的的血液加温仪。血液加温仪必须经过验证方可投入使用，并按照生产方的建议实施维护、报警测试和使用。与其他医疗设备的使用要求一样，必须对血液加温仪使用者进行培训和胜任能力考核。不得使用微波炉、热源或热水或其他未经 FDA 批准专门用于血液加温的装置进行血液成分加温。

2. 输血装置

输液泵或输液装置用于经临床可接受的途径输注液体、药品、血液和血液成分。这些输液装置能控制输注速度，因此能在计划时间内完成血液输注。输液装置带有报警系统，当出现输注不畅时能向临床人员发出报警信息。因此，使用输液泵或输液装置输血优于单纯依靠重力输注。但是，将输液泵用于输血，存在红细胞溶血的可能性。因此，必须向输液泵生产方咨询，确定其是否被批准用于输注血液成分。如果拟将未经 FDA 批准的输液泵用于输注血液成分，医疗机构必须制订验证计划，确认其用于输血时不会损害血液成分。大多数输血装置要求使用连接有可用于血液输注的滤器。

3. 注射器输液泵

注射器输液泵可用于新生儿或儿科患者少量输血。输血科必须制定关于注射器输血的血液准备制度，具体详见本书第 24 章。

4. 加压输血装置

使用外部充气的血液加压装置，根据施加压力的大小，可使输注速度达 70~300mL/min。血液加压装置必须具有压力监测表，对整个血袋均匀加压。压力超过 300mmHg 时可能导致血袋接合处泄漏或破裂。使用血液加压装置时，需配套使用大号输注导管以防止溶血。

通过外部加压装置对血袋加压以实现加速红细胞输注的方式，对红细胞损伤较小，适合大多数患者安全使用[15]。但有报道称，使用加压输血仅使输注速度小幅增加。因此当需要快速输血时，采用大号静脉输注导管更能奏效。血小板输注禁止使用加压装置。

5. 急救设施的准备

血液输注实施人员必须随时能获得并使用紧急干预措施。应做好以下应对输血反应的准备工作：

（1）准备一袋新的注射用 0.9 %的生理盐水和一个新的输液器，连通静脉通路，以便随时启用；

（2）治疗输血反应的适宜药品，以及输血反应所引发的其他并发症紧急治疗药品医嘱的下达机制；

（3）出现严重输血反应时紧急复苏措施的启动机制；

（4）辅助通气设施和氧源。

九、静脉通路

可用于输注血液成分的静脉导管的规格为 14~25 G[16,17]。18~20 G 静脉导管适用于一般成年人，流速适宜，不会因流速过快而使患者感到不适。婴幼儿输血可采用 24~25 G 静脉导管，但必须采用输血速度控制装置，使流速保持恒定[18]（详见本书第 24 章）。

如果使用较小型号导管，宜减慢输注速度。加压输注引起红细胞溶血的可能性，比采用针头孔径较小所致的更大[19]。

在某些病情状况下，可能无法找到合适的静脉通路，这时可采用骨腔内输注。

十、输血前准备

接到所申请血液已准备完毕的通知后，为了减少血液成分离开温度受控环境的时间，只有在以下准备工作已经完成后，血液输注实施人员方可发出将血液成分送至受血者所在病区的通知：

1. 所申请血液成分已准备完毕；

2. 已完成输血知情同意并记录；

3. 已经开通适合输血的静脉通路；

4. 申请的血液成分适合患者临床病情需要；

5. 根据医疗机构的规定，有 1 名血液输注实施人员或其他指定人员能在输血全过程中对受血者实施适宜监护；

6. 受血者预防性用药的医嘱已执行；

7. 必需的设备已到位且能正常运行。

尽管在制订计划时尽了最大努力，但偶尔还是会出现这样的情况，即血液成分已送达患者床边，但由于出现了不可预计的状况，无法按计划时间开始血液输注。因此，医疗机构必须建立关于输血推迟后应将血液成分快速送回输血实验室正确储存的制度。输血科必须加强与医院每个科室沟通，确保他们知晓输血推迟后必须及时将血液送回输血科的有关要求。

第二节　血液成分发放与运送

医疗机构必须建立制度，确保在申请发放血液成分时对拟输血的患者、血液成分及其输血记录单实施核对。为保证将正确的血液成分发给正确的患者，输血科必须制定每次发血只准许发放 1 单位的制度，紧急和大量输血的除外。在发血过程中，必须对输血科持有的每单位血液成分的各项记录进行最后检查和记录，检查内容包括[1]：

1. 血液成分品种(红细胞、血浆、血小板、冷沉淀、粒细胞、全血)；

2. 患者身份的 2 个独立标识(姓名和出生日期、患者身份识别码和/或在采集交叉配血标本时赋予的唯一标识码)、ABO 血型和 Rh 血型。

3. 献血标识码、献血者 ABO 血型，如有要求，包括献血者 Rh 血型；

4. 如有做交叉配血，交叉配血结果；

5. 特殊输血需求；

6. 血液成分有效日期，如果适用，还包括有效时间；

7. 发放日期和时间。

输血科工作人员必须在发血前检查血液外观，如果发现外观异常(例如颜色明显变化、浑浊、凝块、团块或血袋渗漏等)，血液不得使用[4]。

可使用专人或自动传送系统(例如经过验证的气动传送系统、冷藏运输系统，自动血液传送机器人或远程血液配送站点等)将血液成分运送至目的地。使用存放在病区的自动化红细胞取血系统(远程、自动化、计算机控制的血液保存与取血冰箱)有助于避免血液运送延误。该系统采用电子发血流程，无法进行人工核查，因此应在将血液放入发血冰箱保存之前，做好血液外观检查，确认血液无凝块或团块，血袋无渗漏。无论采用何种血液运送方法，医疗机构都必须建立相应制度，确保将血液成分正确地运送到拟输注患者的所在地方。

第三节　输注

一、输血器

必须采用带有滤器(以去除凝块及颗粒)的输血专用静脉管路输注血液成分[1]。标准输血器一般带有一个孔径为 170~260μm 的滤器，但法规没有规定微孔的具体大小。输血器可用生理盐水或血液成分预充。必须对输血器生产方提供的说明书实施评审，以保证使用适宜的输血器。

1. *微聚体滤器*

微聚体滤器不是用于常规血液输注的。在 20 世纪 70 年代，第二代微聚体滤器最初应用于白细胞去除或凝块筛查的补充或替代[20]，但如今已被高效去白细胞滤器所取代[21]。滤器的滤过范围为 20~40 μm，可阻止纤维蛋白丝状物和死细胞团块通过。红细胞直径仅为 8μm，能通过微聚体滤器。微聚体滤器一般在术中或术后自体血液回输过程中使用。

2. *白细胞滤器*

白细胞滤器设计用于去除白细胞，使每单位红细胞中白细胞计数小于 5×10^6/L，白细胞去除率大于 99.9 %。经过白细胞过滤后，血细胞血液成分所致 FNHHTRs、HLA 同种免疫反应和传播巨细胞病毒的风险明显降低[20, 21](详见本书第 7 章)。白细胞滤器有不同类型，宜根据过滤时机即保存前过滤(在血液采集之后短时间内过滤)或床边过滤加以选用。

血液保存前去除白细胞的效果比床边去除白细胞的更好，不仅降低了保存血液的细胞因子水平，而且可建立适宜的去除白细胞血液库存，随时可供发放[22]。床边过滤与一些患者突发性低血压相关。这类患者常无其他症状。该反应在服用血管紧张素转换酶抑制剂的受血者中较常见。使用血液中心或输血科在保存前过滤的血液成分，能够降低该反应的发生率[23]。常规制备保存前去除白细胞血液，可显著减少了床边白细胞去除的需求。

核对白细胞滤器适用的血液成分(红细胞或血

小板）以及最大滤过血量至关重要。设计用于过滤红细胞的滤器与用于血小板的滤器也许不能交叉使用。必须遵循生产方要求预充和过滤血液成分，否则无法达到白细胞去除效果，或者可能产生气塞，使血液成分无法通过滤器。去白细胞滤器不得用于过滤粒细胞或造血祖细胞。

二、相容性静脉注射液

除静脉注射生理盐水外，不得将其他任何药品加入输血管路与血液成分一同输注。单纯含葡萄糖的溶液可能导致红细胞肿胀并溶解。乳酸林格氏液或其他高钙溶液可能拮抗血液保存液的抗凝作用，导致血液成分出现凝固[24]。如果输血管路也用于输注其他药品或液体，必须在输血前或输血后使用生理盐水冲洗。

《AABB 标准》所允许、不受上述限制的情形有如下两种：①FDA 批准的可与血液一起输注的药品或溶液；②已有文件证明添加物是安全的，不会对血液或血液成分产生不良影响[1]。

符合这些条件有 ABO 相容性血浆、5%白蛋白及血浆蛋白制品等。经 FDA 批准的药品说明书中明确与血液或血液成分相容的注射液有 Normosol-R pH 7.4、Plasma-Lyte-A 注射液 pH7.4 和 Plasma-Lyte 148 注射液。但必须注意，有数种 Plasma-Lyte 制剂为非等渗或含钙离子。因此必须核查说明书，确认其与血液成分相容。

三、输血时的受血者身份核对

在病床边对受血者身份进行严格核对是防止患者血液成分输注错误的最后一道关卡。虽然重点关注的是输血传播感染性病原体的可能性，但对于因医务人员疏忽而导致的不相容血液输注也必须给予同等关注。受血者输错血液的年发生率为1/15 000~1/19 000 单位红细胞，其所致急性溶血性输血反应的发生率约为 1/176 000~1/80 000 次输血，输错血液致急性溶血性输血反应患者死亡的发生率为 1/180 万单位输注的红细胞[25]。

为了防止受血者身份识别错误引发的可能致命后果，已经研发并上市了许多患者身份识别系统，包括具有条形码或无线射频识别装置的身份手环、生物识别扫描、防止将血液错误发放给其他受血者的机械或电子锁，以及能够在受血者床边实时将血液申请和输血数据传送至输血科信息系统的掌上电脑等。这些系统为医务人员提供了在输血操作过程中自我发现和纠正差错的机会[26, 27]。研究表明，这些系统的使用能提高采用主动式核查受血者的执行率。但是，没有一个核查辅助系统不需要良好的质量管理，例如制定与执行标准操作规程、开展定期培训和胜任度评估以及系统监控。

四、输血前核查

1. 核查受血者和血液

血液输注实施人员必须按照所在医疗机构规定的患者身份核查要求，核对患者腕带的 2 项独立标识（例如姓名和身份识别码等）、血袋标签或附加配血标签中的患者身份信息是否一致。

2. 核对献血标识码

血液成分标签上的献血标识码和 ABO 血型/Rh 血型必须与附加配血标签上的信息相匹配。

3. 核对血型

受血者 ABO 血型（如果有要求，包括 Rh 血型）必须与拟输注血液成分的血型相容。如果做过交叉配血试验，必须核对配血结论。

4. 核对医嘱和输血同意书

血液输注实施人员必须将拟输注的血液成分与输血申请医嘱（包括特殊加工要求）进行核对，两者应一致。输血知情同意必须记入病历。

5. 核查血液成分的有效日期（如适用，包括有效时间）

如果血液成分超过有效期或有效时间，则不得输注。

在核查过程中发现任何不相符或异常情况时，不得开始输血。

五、开始输血

在输血过程中不得去除血袋标识和血液相容性检测结果。血液成分和受血者核查无误后，应用无菌技术穿刺血袋，开始输血。通过 JC 认证的医疗机构应当符合其对血液输注实施人员的要求："执行输血及静脉输液的操作人员必须接受相应的岗位培训，临床和整骨医师除外"[28]。

血液输注管路必须用注射生理盐水或血液成分预充。如果输血管路曾用作除生理盐水外的任何药品的输注，必须在输血前用生理盐水冲洗输血管路。

所有血液成分的常规（非紧急）输注在开始阶

段必须缓慢。最初 15 分钟内的输注速度约为 2mL/min，且血液输注实施人员必须在附近观察。有的医疗机构可能要求血液输注实施人员在输血开始阶段必须直接观察受血者。输入少至 10mL 血液后即可能出现严重输血反应。数种可能危及生命的输血反应常在输血开始后的 10～15 分钟内出现。因此在输注 15 分钟后必须重新检查受血者的生命体征，评估受血者对输血的耐受性[29]。

六、输血速度

如果患者经过最初 15 分钟输注血液成分后未出现疑似输血反应的表现，应将输血速度调整至输血医嘱要求的速度。血液必须在开始输注后 4 小时之内输注完毕[4]。但是，决定输血速度时宜考虑受血者体重、血容量及血流动力学等因素（表 18-1）。在确保血液在 4 小时内输注完毕的同时，必须注意避免因输血速度过快而影响到受血者的心脏和/或呼吸状态。如果受血者无法耐受在 4 小时内完成全部剂量血液输注，血液输注实施人员可向输血科申请发放小容量分装的血液，将全部剂量的血液分两次输注完毕。

较快输血（如 240mL/h）的优点是能尽快改善受血者缺血状态和减少受血者输血和血液输注实施人员监护的时间，缺点是可能引起输血反应（如循环超负荷）或使输血反应加重（例如非溶血性发热输血反应、败血症或过敏反应等）。在输血的最初 15 分钟内，许多非溶血性发热性输血反应、败血症、过敏反应、呼吸系统并发症甚至溶血反应的症状可能不明显。

如果患者在输血期间出现疑似不良反应的临床表现，必须中止输血，用生理盐水滴注保持输血管路畅通，并通知输血科。

表 18-1　非急救情况下的血液成分输注

血液成分	建议成人输注速度		特殊注意事项	ABO 相容性	过滤器
	最初 15 min	15 min 后			
红细胞（RBCs）	1～2 mL/min（60～120 mL/h）	患者能耐受的最快速度；约 4 mL/min 或 240 mL/h	全部输注时间不超过 4h；血流动力学稳定的受血者 1～2h 输注完毕；循环超负荷高危受血者可将流速调慢至 1 mL/(kg·h)	全血：ABO 同型；红细胞：ABO 与受血者血浆相容；要求交叉配血	管路连接滤器（170～260 μm）；如果必要，使用去白细胞滤器
血小板	2～5 mL/min（120～300 mL/h）	300 mL/h 或患者能耐受的速度	通常在 1～2h 输注完毕；循环超负荷高危受血者宜减慢速度（见红细胞输注）	不要求交叉配血；不要求但最好 ABO/Rh 相容；可能需要 HLA 配型	管路连接滤器（170～260 μm）；如果必要，使用去白细胞滤器
血浆	2～5 mL/min（120～300 mL/h）	患者能耐受的速度；约 300 mL/h	发放前需解冻；循环超负荷高危患者减慢速度（见红细胞输注）	不要求交叉配血；ABO 与受者红细胞相容	管路连接滤器（170～260 μm）
粒细胞	1～2 mL/min（60～120 mL/h）	120～150 mL/h 或患者能耐受的速度	约 2 h；采集/发放后尽快输注；辐照	要求交叉配血；必须与受者血浆相容 Rh 相容；可能需要 HLA 配型	管路连接滤器（170～260μm）；不使用去白细胞或微聚体滤器
冷沉淀	患者能耐受的最快速度		解冻后尽快输注；最好汇集后输注	不要求交叉配血和 ABO 相容	管路连接滤器（170～260μm）

七、输血监护

血液输注实施人员必须在输血过程中对患者进行定时巡查，包括检查输血部位和输注速度。如果发现输血速度减慢，血液输注实施人员必须采取以下措施：①检查并确认静脉管路通畅，输血部位无渗漏；②升高血袋位置；③检查滤器是否有空气、碎片或凝块；④尝试采用输液泵输注血液；⑤如果红细胞过于黏稠，可考虑加入生理盐水稀释。血液输注实施人员在输血期间经常对患者进行观察，有助于及时发现和处理随时可能出现的输血反应。

必须在输血开始的最初 15 分钟内测量生命体征，随后按照本机构规定对患者生命体征进行监测。目前认为最佳的临床输血实践是在输血前、输血开始后不久和输血后的生命体征监测和比较[30]。《AABB 标准》要求：病程记录应当包括输血前、输血期间及输血后的患者生命体征[1]。一旦发现受血者出现疑似输血反应或病情变化就必须立即测量生命体征。

八、疑似输血反应

血液输注实施人员者必须掌握输血反应的早期体征和症状以及紧急应对措施（详见本书第 22 章）。血液输注实施人员必须通过目视观察和受血者报告发现输血后受血者出现的变化，作出是否可能出现了输血反应的判断，因为输血反应相关症状可能在生命体征变化之前出现。如果出现了疑似输血反应的临床表现，必须立即停止输血。必须在输血静脉穿刺位点邻近开通静脉通路，采用新的输液管路和新的生理盐水输注，以避免将输血管路残留的血液成分继续输入患者体内。

血液输注实施人员必须重新核查红细胞标识信息，并立即向输血科和负责处理疑似输血反应的人员报告，患者可能出现了输血反应。必须启动输血后标本采集和输血反应评估程序。如果患者出现了较为严重的输血反应，血液输注实施人员必须考虑向医院应急救治团队报告。医疗机构必须有方便相关人员查阅的常见输血反应诊治材料，包括输血反应的症状和体征，需要立即采取的措施或预期采取的干预措施。

患者病情稳定后，血液输注实施人员必须立即向输血科报告疑似输血反应，按照本机构关于输血反应调查的规定，将血袋交回输血科，必要时申请输血反应评估所需的实验室检查。必须按照本机构规定完成疑似输血反应的相关记录。

九、输血完成

输血完成时应评估患者状态，测量并记录生命体征，并记录输血日期、时间及输血量。如果输血过程平稳，将血袋和输血管路废弃于医疗废物收集容器中。必须按本机构规定处置生理盐水袋。

受血者在输血后数小时乃至数天仍可能出现输血反应。临床医师必须在输血后继续密切观察受血者，以及时发现可能与输血相关的发热或肺部反应。如果临床医师不能直接对输血后受血者实施监护，必须向受血者及其照护人员提供需要向医师报告的有关体征或症状的书面说明，以及一旦出现不良反应后的联系人和联系方式。

第四节　输血记录

必须将输血相关事项的记录载入病历。《AABB 标准》要求至少包括以下记录[1]：

1. 输血医嘱；
2. 受血者知情同意书；
3. 血液成分名称；
4. 献血者身份识别码；
5. 献血者 ABO/Rh 血型；
6. 输血日期和时间；
7. 输血前、输血期间和输血后的生命体征；
8. 输血容量；
9. 血液输注实施人员；
10. 输血相关不良事件。

虽然《AABB 标准》没有对输血开始和结束时间作出具体规定，但《人血液和血液成分使用说明》和美国病理学会（College of American Pathologists，CAP）明确要求，应在 4 小时内完成血液输注[4]。如果计划输注多袋血液，必须遵照本机构指南和输血器生产方的规定，确定是否可以使用原有输血器继续输注后续血液成分。如果生产方没有禁止，医疗机构常允许继续使用原有输血器输注后续血液，但所有血液应在首袋血液输注开始后的 4 小时内全部输注完毕。

第五节　特殊输血

大量输血详见本书第 19 章，儿科和新生儿输血详见本书第 24 章。

一、快速输血

如果需要快速输血，采用加压/加温装置、大口径输液管及大口径静脉导管(包括中心静脉和骨内通路)，能缩短输注时间，且不至于引起溶血[31-33]。带有适宜滤器的专用输血器可用于快速输血，可单独使用也可和其他特殊设备一起使用。有报道称这种输血管路的流速高达 10 ~ 25mL/s (600~1500mL/min)。但快速输注大量血液成分可能导致低体温、凝血病和电解质平衡紊乱。采用血液/液体加温装置可减少患者出现低体温的可能性[34]。

快速输血时患者常出现低钙血症，其持续时间通常较短，但取决于输入的枸橼酸盐剂量和速度。可根据受血者血清离子钙水平及枸橼酸盐输入速度进行补钙[35]。已有关于快速输注红细胞时发生输血相关高血钾致心脏骤停的报告。即使红细胞快速输注量并不大(例如新生儿输注 1 单位血液)，由于酸中毒、低血糖、低钙和低体温等因素的综合作用，也可能出现心脏骤停[35]。

输血科必须建立紧急发血程序，确保一旦有患者急需输血时，能够在获得输血前相容性检测结果前发放血液成分，以免出现输血延误，给患者带来损害。输血科接到经临床医师签署的患者需要在获得检测结果前紧急输血的申请后，立即发放未经交叉配血的血液[1]。

如果创伤急救或手术室离输血科较远，可在这些科室放置适宜的远程血液保存设备，存放 O 型红细胞。输血科必须确保这些卫星储血点的血液保存符合要求。

二、院外输血

医疗机构应制订详细的院外输血方案，将输血相关的医疗条件进行整合，重点考虑输血安全相关事项[36]。

可能在医疗机构以外实施输血的情形包括透析中心、医疗救护车、专业护理机构、门诊手术中心甚至患者居家等。制订输血计划时宜将如何做好输血记录考虑在内。血液输注实施人员必须具备执行血液输注程序、患者监护、识别和报告输血不良反应的能力。必须做好疑似输血不良反应处置工作的适当安排，给予受血者最好的照护。必须由富有院外输血经验的医务人员执行院外输血工作。

患者居家接受输血时，医务人员为患者提供一对一服务，能够对患者进行密切监护。但其缺点是一旦出现严重不良反应时，没有经过培训的助手可以帮助。准备开展居家输血时宜考虑具备以下条件[36]：

1. 有成年人能帮助识别患者身份并在需要时进行医疗呼救；
2. 能立即得到医疗会诊；
3. 紧急救护联系人员电话，容易呼叫到救护车；
4. 患者无输血反应史；
5. 医疗废物能得到妥善处理。

第六节　结论

血液成分输注和输血程序与制度的建立必须以患者为中心，符合最佳实践要求，对血液输注实施人员实施培训，确保血液输注实施人员能胜任输血工作，并能及时发现和报告疑似输血反应。密切监护和早期干预对于发生输血反应患者的结局非常关键。需要定期开展输血过程审核，发现不符合项，分析其原因并实施纠正措施，以提升输血安全。为此强烈建议，应定期开展输血过程各个环节的审核，以实现输血过程的持续改进。

要点

1. 输血过程包括受血者知情同意和准备，医务人员为正确的受血者输注适宜的血液成分以及在输血期间和输血后对受血者实施密切监护，及时发现和处理输血反应。应当在患者病程记录中详细记录所有这些步骤的执行情况。
2. 必须向受血者告知即将接受输血，并给予详细解释，使受血者能在对输血有充分理解的基础上表示同意输血。
3. 执业医师启动输血申请时必须通过下达血液成分检测和准备以及输注的医嘱启动输血申请。
4. 血液输注实施人员必须接受临床输血适应证和输血过程安全措施的培训。
5. 血液输注实施人员必须在输血前确认有适宜的静脉通路可用于血液输注，输血前预防性用药医嘱已执行，所需设施(如血液加温仪、输液泵、血液加压装置和急救设备）已准备就绪。

6. 必须测量受血者生命体征基础数据，用作与输血后的对比。
7. 医疗机构必须建立血液和血液成分的发放和运送机制，保证血液输注实施人员及时收到血液。
8. 输血科必须保证使所有科室知晓关于输血推迟后应将血液成分送回输血科的要求。
9. 必须在受血者床边实施受血者身份和血液成分核对，核对内容包括：①受血者身份 2 项标识及 ABO 血型/Rh 血型；②献血标识码和献血者 ABO 血型/Rh 血型；③交叉配血检测结果（如果做了交叉配血检测）；④特殊的输血要求；⑤血液成分的有效日期/时间。
10. 必须使用输血器（必要时加用滤器）输注血液成分。除注射用生理盐水外，不得使用输血管路输注其他药品。如果确实需要使用输血管路输注其他药品，应在输血前和输血后用注射生理盐水充分冲洗。
11. 输血开始时必须缓慢，最初 15 分钟内的输注速度约为 2 mL/min。
12. 在输血开始的 15 分钟，血液输注实施人员必须在床边观察。如果无出现输血反应，可提高输注速度。血液输注实施人员应对受血者进行全程监护，一旦出现输血反应，应立即停止输血。
13. 血液必须在 4 小时内输注完毕。完成输血后，血液输注实施人员应测量受血者生命体征。如果医务人员不能对输血后患者直接进行监护，必须向患者及其照护人员提供需要向医务人员报告的有关体征或症状的书面说明，以及一旦出现不良反应发生后的报告联系方式。
14. 必须在病历中至少记录以下输血事项：①输血医嘱；②患者输血治疗知情同意书；③血液成分名称；④献血编号及献血者的 ABO 血型/Rh 血型；⑤输血日期和时间；⑥输血前、输血期间及输血后的生命体征；⑦输血容量；⑧血液输注实施人员；⑨输血反应。

参考文献

[1] Gammon R. Standards for blood banks and transfusion services. 32nd ed. Bethesda, MD: AABB, 2020.

[2] Stowell CP, Sazama K, eds. Informed consent in blood transfusion and cellular therapies: Patients, donors, and research subjects. Bethesda, MD: AABB Press, 2007.

[3] Klein H, Anstee D. Mollison's blood transfusion in clinical medicine. 12th ed. Oxford: WileyBlackwell, 2014.

[4] AABB, American Red Cross, America's Blood Centers, Armed Services Blood Program. Circular of information for the use of human blood and blood components. Bethesda, MD: AABB, 2017.

[5] 2020 National patient safety goals. Oakbrook Terrace, IL: The Joint Commission, 2019. [Available athttp://www.jointcommission.org/standards_information/npsgs.aspx (accessed October 24, 2019).]

[6] Marti-Carvajal AJ, Sola I, Gonzalez LE, et al. Pharmacological interventions for the prevention of allergic and febrile non-haemolytic transfusion reactions. Cochrane Database Syst Rev2010; (6): CD007539.

[7] Duran J. Effects of leukoreduction and premedication with acetaminophen. J PediatrOncolNurs2014; 31: 223-229.

[8] Ezidiegwu CN, Lauenstein KJ, Rosales LG, et al. Febrile nonhemolytic transfusion reactions. Management by premedication and cost implications in adult patients. Arch Pathol Lab Med 2004; 128: 991-995.

[9] Patterson BJ, Freedman J, Blanchette V, et al. Effect of premedication guidelines and leukoreduction on the rate of febrile nonhaemolytic platelet transfusion reactions. Transfus Med 2000; 10: 199-206.

[10] Goss JE, Chambers CE, Heupler FA, et al. Systemic anaphylactoid reactions to iodinated contrast media during cardiac catheterization procedures: Guidelines for prevention, diagnosis, and treatment. Cath Cardiovasc Diagn 1995; 34: 99-104.

[11] Boyan CP, Howland WS. Cardiac arrest and temperature of bank blood. JAMA 1963; 183: 58-60.

[12] Donham JA, Denning V. Cold agglutinin syndrome: Nursing management. Heart Lung 1985; 14: 59-67.

[13] Iserson KV, Huestis DW. Blood warming: Current applications and techniques. Transfusion 1991; 31: 558-571.

[14] Hirsch J, Menzebach A, Welters ID, et al. Indicators of erythrocyte damage after microwave warming of packed red blood cells. Clin Chem 2003; 49: 792-799.

[15] Frelich R, Ellis MH. The effect of external pressure, catheter gauge, and storage time on hemolysis in RBC transfusion. Transfusion 2001; 41: 799-802.

[16] Stupnyckyj C, Smolarek S, Reeves C, et al. Changing blood transfusion policy and practice. Am J Nurs2014; 114: 50-59.

[17] Makic MB, Martin SA, Burns S, et al. Putting evidence into nursing practice: Four traditional practices not sup-

ported by the evidence. Crit Care Nurse 2013; 33: 28-42.

[18] Barcelona SL, Vilich F, Coté CJ. A comparison of flow rates and warming capabilities of the Level 1 and Rapid Infusion System with various-size intravenous catheters. AnesthAnalg2003; 97: 358-363.

[19] Miller MA, Schlueter AJ. Transfusions via handheld syringes and small-gauge needles as risk factors for hyperkalemia. Transfusion 2004; 44: 373-381.

[20] Wortham ST, Ortolano GA, Wenz B. A brief history of blood filtration: Clot screens, microaggregate removal, and leukocyte reduction. Transfus Med Rev 2003; 17: 216-222.

[21] Lane TA. Leukocyte reduction of cellular blood components: Effectiveness, benefits, quality control, and costs. Arch Pathol Lab Med 1994; 118: 392-404.

[22] Cushing M, Bandarenko N, eds. Blood transfusion therapy: A handbook. 13th ed. Bethesda, MD: AABB, 2020 (in press).

[23] Zoon KC, Jacobson ED, Woodcock J. Hypotension and bedside leukocyte reduction filters. Int J Trauma Nurs1999; 5: 121-122.

[24] Dickson DN, Gregory MA. Compatibility of blood with solutions containing calcium. S Afr Med J 1980; 57: 785-787.

[25] Vamvakas EC, Blajchman MA. Transfusion-related mortality: The ongoing risks of allogeneic blood transfusion and the available strategies for their prevention. Blood 2009; 113: 3406-3417.

[26] Pagliaro P, Rebulla P. Transfusion recipient identification. Vox Sang 2006; 91: 97-101.

[27] Koshy R. Navigating the information technology highway: Computer solutions to reduce errors and enhance patient safety. Transfusion 2005; 45(Suppl 4): 189S-205S.

[28] Comprehensive accreditation manual for hospitals. Oakbrook Terrace, IL: The Joint Commission, 2020.

[29] Bradbury M, Cruickshank JP. Blood transfusion: Crucial steps in maintaining safe practice. Br J Nurs2000; 9: 134-138.

[30] Oldham J, Sinclair L, Hendry C. Right patient, right blood, right care: Safe transfusion practice. Br J Nurs 2009; 18: 312, 314, 316-320.

[31] Davis DT, Johannigman JA, Pritts TA. New strategies for massive transfusion in the bleeding trauma patient. J Trauma Nurs2012; 19: 69-75.

[32] ACS TQIP massive transfusion in trauma guidelines. Chicago, IL: American College of Surgeons, 2014.

[33] Shaz B, Hillyer C. Massive transfusion. In: Shaz B, Hillyer C, Roshal M, Abrams C, eds. Transfusion medicine and hemostasis. 2nd ed. London: Elsevier Science, 2013.

[34] Hrovat TM, Passwater M, Palmer RN, for the Scientific Section Coordinating Committee. Guidelines for the use of blood warming devices. Bethesda, MD: AABB, 2002.

[35] Hayter MA, Pavenski K, Baker J. Massive transfusion in the trauma patient: Continuing professional development. Can J Anaesth 2012: 59: 1130-1145.

[36] Benson K. Home is where the heart is: Do blood transfusions belong there too? Transfus Med Rev 2006; 20: 218-229.

第 19 章

输血决策与疗效评价

同其他所有医疗措施一样，输血治疗也必须仔细评估其风险和受益。本章针对成年患者输血治疗的文献进行概述。

第一节　红细胞输注

红细胞(red blood cells，RBCs)主要用于生理代偿机制不足以维持组织正常氧合的贫血患者，提高其携氧能力。贫血原因有很多种，表 19-1 对贫血做了分类。对于慢性、情况稳定的贫血患者，往往不需要 RBCs 输注。例如对于代偿功能良好的缺铁性贫血患者，可通过补充铁剂来纠正贫血。相反，对于生理代偿机制不能维持组织正常氧合的贫血患者，输注红细胞可以挽救生命。贫血患者如出现下列症状和体征应考虑及时输红细胞：血流动力学不稳定，心绞痛，呼吸困难和静息状态下心动过速。此外，由于血液中 98% 的氧与血红蛋白(hemoglobin，Hb)结合，Hb 易于检测，且目前尚无更好的支持红细胞输注的指标，因此常用 Hb 浓度指导非出血患者的红细胞输注。下面将谈到，当前指导 RBC 输注的 Hb 值(即用于红细胞输注的血红蛋白水平)比以前更低。

一、宽松的与严紧的输血策略

关于临床红细胞输注指征，最早的高质量研究是加拿大重症监护病房输血需求试验(transfusion requirements in critical care，TRICC)[1]。在 TRICC 研究中，838 例血流动力学稳定、Hb<90g/L 的危重患者，依据接受红细胞输注时的 Hb 值，随机分为 Hb<100g/L(宽松输血组)和 Hb<70g/L(严紧输血组)2 组。主要研究结果表明：30 天全因死亡率 2 组间无显著性差异；严紧输血组中，年轻的(<55 岁)和病情较轻患者[急性生理学和慢性健康评价(acute physiology and chronic health evaluation，APACHE)Ⅱ评分<20]存活率显著提高。2011 年著名的“FOCUS”研究是第 2 个大样本随机对照试验(randomized controlled trial，RCT)，主要比较成年患者采取宽松输血和严紧输血的临床疗效。2016 名年龄在 50 岁及以上、髋部骨折手术合并(或潜在)心血管疾病的患者，根据术后接受红细胞输注时的 Hb 值，随机分为 Hb<100g/L(宽松输血组)和 Hb<80g/L(严紧输血组)2 组。FOCUS 为优效性设计，旨在验证宽松红细胞输注策略是否能给髋骨骨折修复术患者带来更好的功能恢复。主要研究指标为死亡率或 60 天房间内无协助时的行走能力，2 组患者均无显著性差异。另外，较小样本量的骨科术后患者实施宽松的与严紧的红细胞输注策略的研究结果同样显示，宽松输血组患者并未获益[3, 4]。

表 19-1 贫血的分类

失血导致的贫血	
红细胞破坏增加(溶血)所致贫血	**红细胞生成减少导致的贫血**
外源性红细胞破坏	**小细胞性贫血**
免疫因素	缺铁性贫血
同种抗体介导的溶血性贫血	地中海贫血
温抗体型自身免疫性溶血性贫血	铅中毒
冷凝集征	慢性疾病贫血
阵发性血红蛋白尿	铁粒幼细胞性贫血
阵发性睡眠性血红蛋白尿	
药物相关的溶血性贫血	**正常细胞性贫血**
非免疫因素	骨髓病变性贫血
机械因素导致红细胞破坏	肾/低红细胞生成素
微血管病变性贫血	慢性疾病贫血
	骨髓低增生/再生障碍
内源性红细胞破坏	
血红蛋白病	**大细胞性贫血**
细胞膜缺陷	***巨幼红细胞***
酶缺陷	维生素 B12 缺乏
	叶酸缺乏
	药物性贫血
	非巨幼红细胞
	骨髓增生减低/异常/再生障碍
	酒精中毒
	肝脏疾病
	甲状腺功能减退

目前已发表了不同规模的随机对照试验，受试者包括成年住院患者群体[5-7]和儿科患者群体(包括心脏手术[8-12]、感染性休克[13]、急性上消化道出血[14,15]、外科肿瘤学[16]、产后出血[17]和创伤性脑损伤[18])，比较了宽松的与严紧红细胞输注策略的临床效果。更多的随机对照试验正在进行中。除了少数试验外[16]，多数研究未能证明宽松输血策略对于临床有任何益处。2016 年的一项 Mate 分析[19]评估了宽松与严紧输血策略比较的 31 项试验，包括一项纳入 12578 例临床情况各异患者的研究。总体而言，执行严紧红细胞输注策略(一般 Hb 为 70~80g/L)的患者结果不劣于宽松的输注策略的患者，患者输血率降低了 43%。在此基础上，临床实践指南(包括 2016 年《AABB 临床实践指南——红细胞输注阈值与存储》，下文简称《AABB 指南》[20])建议对住院患者采用严紧红细胞输注策略。首先，必须强调的是，临床实践指南不是标准，不能代替临床判断。在这个领域的随机对照试验往往简化为把患者 Hb 作为输注红细胞的单一指标。对于特定患者，临床体征和症状，合并症及其他因素也应纳入输血决策中。也就是说，如果患者临床情况稳定、指导红细胞输注的唯一决定因素是患者的 Hb，应该遵循严紧策略。其次，迄今为止的随机对照试验几乎全部入选血流动力学稳定的成年

住院患者。而对围术期有活动性出血的患者，Hb的指导作用有限。此外，由于现实原因（例如减少就诊次数），医生通常会对门诊患者采取更加宽松的红细胞输注策略。主观生活质量（QOL）测量结果可能会随患者Hb水平变化而变化，因此，很难证明Hb水平和活动能力/生活质量之间的相关性[21]。

急性冠状动脉综合征患者的红细胞输注指征具有特殊性。目前，对于急性心肌梗死（myocardial infarction，MI）或不稳定型心绞痛患者的最佳红细胞输注策略仍不清楚，为正在研究的课题[22]。在TRICC研究中，急性冠状动脉综合征患者是严紧的输血策略中生存率较低的唯一亚组。然而，宽松的输血组的生存优势在统计学上也并不显著[1,23]。在心脏手术中，未发现严紧的输血策略与不良事件的增加有关。在2015年输血指征阈值降低（transfusion indication threshold reduction，TITRe2）试验中[10]，2007名心脏择期手术的成年患者被随机分配到宽松（Hb<90g/L）与严紧（Hb<75g/L）红细胞输血组。2组的严重感染或缺血事件（例如中风或急性心肌梗死）等主要结果无显著差异。但是，二次分析显示严紧输血组中受试者的90天全因死亡率较高[4.2% vs 2.6%；风险比：1.64(1.00~2.67)]。然而，心脏外科输血需求试验（TRICS-III）结果显示复合终点指标（包括出院时、术后28天或6个月时的全因死亡、心肌梗死、中风和新发的且需要透析的肾功能衰竭）无统计学差异。TRICS-III将5243名患者随机分为严紧输血策略组（麻醉时Hb<75 g/L）或宽松输血策略组（在手术室或重症监护病房（ICU）Hb<95 g/L或在非重症监护病房Hb<85 g/L）。出院时或术后28天，严紧输血组死亡率为11.4%，宽松组死亡率为12.5%（非劣效性$P<0.001$），6个月后死亡率分别为17.4%和17.1%（非劣效性$P=0.006$）[11,12]。亚组分析表明，年轻患者可能受益于更宽松的阈值，而老年患者可能受益于更严紧的阈值[12]。这些研究结果需要进一步试验证实或反驳。《AABB指南》指出，没有足够的证据为急性冠脉综合征、严重血小板减少症或慢性输血依赖性贫血患者推荐严紧红细胞输注策略[20]。伴有感染性休克的实体瘤患者也不能从严紧策略中获益。300例此类患者在ICU期间被随机分为两组，Hb<70 g/L和<90 g/L，严紧的输血策略导致死亡率有增加的趋势（56% vs 45%，$P=0.08$）。

二、红细胞储存期

如上所述，对于绝大多数中度贫血的患者来说，临床研究尚未证实输注红细胞的益处。这可能反映了机体的生理代偿能力，在通常认为需要输血的Hb水平时，这种代偿能力仍可以确保充足的组织氧供。另一个可能的原因与红细胞“贮存损害”有关。在美国，红细胞储存期长达42天，储存期间会发生多种生化和形态的改变。例如，细胞外钾增加，氧解离的关键调节物质2，3-二磷酸甘油酸（diphosphoglycerate，DPG）下降以及游离血红蛋白和游离铁增加。观察性研究表明，红细胞保存时间较长可能与不良临床结局有关[25]。一些随机对照试验研究了RBC储存时间对各类患者临床结局的影响，包括ARIPI[26]（新生儿）、ABLE[27]（重症监护患者）、TRANSFUSE（ICU病人）、RECESS[29]（心脏手术患者），TOTAL[30]（重度贫血儿童，主要为疟源性）和INFORM[31]（成年住院患者）。在这些试验中均没有观察到临床结局的差异，因此，临床输血决策未受红细胞储存时限的影响。

三、献血者特征和受血者预后

最近开始探索献血者特征对受血者预后的影响[32-34]。一项研究中，与输注40~50岁的献血者的血液相比，接受年轻献血者（17~20岁）的血液的死亡风险增加，[调整风险比（HR）=1.08；95%置信区间（CI）=1.06~1.10][34]。在另一项数据库研究中发现，年轻献血者对受血者死亡风险有类似的影响，但考虑到其他混杂因素，年龄的影响不再显著。男性受血者输注女性献血者的血液有较高的死亡风险[32,34,35]，但这种风险尚未得到一致的描述[33]。因为除妊娠以外的其他因素可能参与其中，且生理机制尚不清楚，所以没有根据捐赠者的性别或年龄选择红细胞。

四、紧急抢救时红细胞输注

红细胞输注前通常进行ABO（表19-2）以及RhD血型抗原匹配。在急性出血时，可能没有足够的时间来完成标准的输血前相容性检测。当患者需要紧急输血，而未完成相容性检测时，可输注未经交叉配血试验的O型红细胞。O型RhD阴性的红细胞用于有生育需求的女性。O型RhD阳性的红细胞用于男性和绝经后女性。在一些医疗中心，当

RhD 阴性红细胞库存不足时，O 型 RhD 阳性红细胞也用于女性。约 4%的受血者体内含有 1 种或多种非 ABO 红细胞同种抗体，但是，临床输注未经交叉配血试验的 O 型红细胞却极少发生有临床意义的溶血反应（0. 06%；95% CI，0. 01% ~0. 21%）[36]。有时，急性出血时，已知有红细胞同种抗体的患者在完成抗体鉴定和交叉配血试验前可能需要立即输注红细胞。在这种情况下，临床医生（例如急诊室和手术室医生）与输血医生之间的沟通尤为重要。临床医生可能会担心输注的红细胞并非“完全相合”。大多数非 ABO 抗体不会导致急性血管内溶血（主侧 ABO 血型不合的输血反应），相反，大多数非 ABO 红细胞同种抗体会引起迟发性血管外溶血。因此，与大量失血或危及生命的严重贫血的风险相比，输注不相合的红细胞仍然是更好的选择。本章结尾对大剂量输血方案做了简要概括。

表 19-2　ABO 血型配合

受血者 ABO 血型	ABO 相容的红细胞	ABO 相容的血浆或血小板
O	O	A，B，O，AB
A	A，O	A，AB
B	B，O	B，AB
AB	A，B，O，AB	AB

五、地中海贫血和镰状细胞病的红细胞输注

地中海贫血和镰状细胞病是最常见的两种遗传性血红蛋白病。地中海贫血是指由于基因突变导致 α 或 β 珠蛋白生成减少。β-地中海贫血主要表现为重度贫血、继发于无效的红细胞生成和髓外造血。重度地中海贫血患者，常常在儿童时期因为发育不良、明确的髓外造血导致骨质异常以及 Hb 低于 70 ~90 g/L 即开始定期输注红细胞[37，38]。输注红细胞治疗贫血和减少髓外造血的发病风险，通常每 2 ~4 周输注 1 次红细胞以维持血红蛋白水平在 90~100 g/L[37]。据报道，20% ~30%的地中海贫血患者产生了同种免疫，除了在没有同种抗体的患者中进行 ABO 和 RhD 的常规匹配外，通过选择与 Cc、Ee 和 K 抗原匹配的红细胞，可以减少同种免疫。

镰状细胞贫血包括血红蛋白 SS、血红蛋白 SC 和血红蛋白 $S\beta^0$，$S\beta^+$。血红蛋白 S 是 β 珠蛋白链第 6 位谷氨酸被撷氨酸替代所致的异常血红蛋白。血红蛋白 S 在循环中相对低氧区域发生聚合，导致红细胞形态异常，微血管闭塞和急、慢性器官功能障碍。镰状红细胞引起微血管闭塞是由于红细胞僵硬化，以及镰状细胞易于黏附于其他血细胞和血管内皮[40，41]。给镰状细胞贫血患者输血目的是通过减少循环中镰状细胞的比例来降低急性和慢性并发症的发生率。然而，异体红细胞同样存在风险，需要平衡风险和受益。镰状细胞病患者同种异体免疫的总体风险约为 20%[42，43]。导致镰状细胞患者同种异体免疫高发的部分原因是献血者和镰状细胞病患者之间的抗原差异以及 Rh 等位基因的多样性[44]。此外，血管阻塞性危象引发的炎症反应也可导致同种异体免疫[45]。除了同种异体免疫外，还需要平衡输血的益处和由于抗体引起的溶血性输血反应的风险以及铁超载和输血后超溶血的风险。

超溶血是指输血后血红蛋白水平低于输血前的严重贫血。过度溶血可能是急性或迟发性的，它可能与新的抗体或以前未通过抗体筛选检测到的抗体有关，或者它可能与抗体无关。输注的细胞和病人自己的细胞都被溶血，导致血红蛋白减少到低于输血前血红蛋白水平和特征性网织红细胞减少。随后的红细胞输注也可能导致超溶血[46，47]。避免输血、静脉注射免疫球蛋白（IVIG）、糖皮质激素和促红细胞生成剂治疗贫血和网织红细胞减少症已被用于治疗超溶血[48，49]。已有的其他干预措施包括使用利妥昔单抗来防止同种抗体存在的情况下发生迟发性溶血性输血反应，以及使用依库珠单抗用于治疗超溶血[49]。

血红蛋白替代物或血红蛋白基氧载体（HBOCs）也被用于治疗有红细胞输注禁忌症的镰状细胞患者，包括那些血型罕见或广泛同种异体免疫导致供者广泛不相容的患者，以及那些因为宗教信仰而拒绝输血的人。尽管早期 HBOCs 的安全性导致过早停用某些药物，但一些第二代产品的耐受性可能更好[50]。病例报告显示[51]，在受血者身上有临床益处，因此人们越来越关注 HBOCs 的应用，特别是镰状细胞患者群体。目前，此类产品在美国的供应仅限于临床药物试验或 FDA 批准的扩大使用（斟酌使用）。

为了降低同种免疫风险，除常规 ABO 和 RhD 血型相合外，镰状细胞病患者与地中海贫血患者相

似，通常接受精准 RBC 输注(即与患者 Cc、Ee、K 抗原匹配)[52,53]。尽管如此，由于任何特定 Rh 抗原的遗传变异和异质表位表达，尽管表型匹配，同种异体免疫仍可能发生在这些患者中。在一项研究中，38%的表达相应 Rh 抗原表型的受血者体内产生了针对此种抗原的同种异体抗体[44,54,55]。红细胞抗原基因分型有额外的成本；然而，基因分型的成本需要与那些需要频繁输血的高危人群避免同种异体免疫的需要相平衡。对于已经产生同种异体抗体的患者，也经常使用扩展匹配的红细胞(即包括 FY 和 JK 系统的抗原和 S 抗原)[39]。

镰状细胞贫血患者可以通过单纯的输血、手动血液置换或自动血液置换来补充 RBCs。自动血液置换很容易输入更多的血容量，从而显著降低血红蛋白 S 水平和减少铁超载的风险。红细胞可以急性输注、慢性预防性输注或根据各种适应证输注，如肺动脉高压[41]。RBCs 输注的明确适应证应基于 RCT 提供的证据，在没有 RCT 的情况下，可基于循证的临床指南。表 19-3 总结了来自心肺血液研究院(National Heart, Lung, and Blood Institute, NHLBI)关于镰状细胞病最新的 RBC 输注指南[41]。

1998 年镰状细胞贫血患者预防中风试验(stroke prevention trial in sickle cell anemia, STOP 试验)结果表明，经颅多普勒(transcranial doppler ultrasonography, TCD)超声检查(大脑中动脉或颈内动脉流速为 200 cm/s 或更高)显示慢性 RBC 输注可显著降低镰状细胞病患者中风的发病率[56]。随后的 STOP2 试验显示，在这个患者群体中如果停止慢性输血将导致异常血流速度和中风的风险[57]。而在最近的羟基脲治疗替代输血的患者 TCD 实验(TCD with transfusions changing to hydroxyurea, TWITCH)中，患有镰状细胞病和 TCD 异常的儿童被随机分配每月输血组或羟基脲治疗组。1 年后结果显示羟基脲治疗与慢性输血相当，为慢性输血提供了一种可能的替代治疗方案[58]。在卒中的主要结局方面，羟基脲组不劣于慢性输血组，但与血管闭塞危象的风险增加相关。红细胞通常不用于缓解血管闭塞危象的单纯疼痛或无症状贫血。需要行全麻手术的镰状细胞贫血患者术前应请镰状细胞病专家会诊，因为这些患者围术期可能需要输血或红细胞置换[41]。

表 19-3 镰状细胞病并发症患者的输血方法＊

并发症	输血方法(推荐强度)
严重的急性胸痛综合征(给氧情况下，氧饱和度<90%)	血液置换(强)
急性脾隔离症和严重贫血	单纯输血(强)
儿童和成人的急性中风：启动了每月输血计划	单纯输血或血液置换(强)
肝隔离症	单纯输血或血液置换(中度)
肝内胆汁淤积	血液置换或单纯输血(专家共识)
多器官功能衰竭	血液置换或单纯输血(专家共识)
再生障碍性危象	单纯输血(专家共识)
有症状的贫血	单纯输血(专家共识)
儿童经颅多普勒读数>200 cm/s	血液置换或单纯输血(强)
有明确中风病史的成人或儿童	血液置换或单纯输血(中度)

＊改编自 Yawn 等[41]。

六、自身免疫性溶血性贫血的红细胞输注

自身免疫性溶血性贫血可分为免疫球蛋白 G(IgG)类自身抗体引起的温抗体型自身免疫性溶血性贫血(warm autoimmune hemolytic anemia, WAIHA)(60%)，IgM 类自身抗体引起的冷性自身免疫性溶血性贫血(30%)，或 IgG 和 IgM 两类自身抗体引起的混合性溶血性贫血(8%)，其余则为直接抗球蛋白试验阴性的自身免疫性溶血性贫血[59]。WAIHA 的主要治疗方法是免疫抑制疗法，

尽管红细胞输注仍具有重要支持作用。联合治疗和避免受凉往往有益于冷抗体型自身免疫性溶血患者。红细胞自身抗体具有广泛的反应性，因此，为WAIHA 患者或有混合抗体的患者寻找相容的红细胞颇为困难[60]。由于体外广泛反应的特性，自身抗体可能会掩盖 1 种或多种有临床意义的同种抗体。据报道，20%～40%具有温反应性抗体的患者会产生同种抗体[61,62]。对于在过去 120 天内没有输血的患者，自身红细胞吸附是去除自身抗体以便鉴定同种抗体的首选方法。对于近期有输血的患者，可以进行同种异体(异源)红细胞吸附以鉴定潜在的同种抗体。在这些患者中，选择表型或基因相合的红细胞是减少同种免疫风险和额外吸附程序的一种选择[63,64]。在一些 WAIHA 病例中，自身抗体表现出相对的抗原特异性。例如，与 RhD 阴性红细胞相比，自身抗体与 RhD 阳性红细胞在体外的反应更强烈。在这种情况下，就输注红细胞的存活率而言，提供与类自身抗体特异性无关的 RhD 阴性红细胞可能有所裨益[65]。然而，避免因接触同种抗原而产生潜在的同种抗体比输注与自身抗体匹配的红细胞更重要。

在许多 WAIHA 病例和混合性自身免疫性溶贫患者中，找不到交叉配血试验完全相合的红细胞，也就是说，患者的自身抗体与所有供者红细胞在体外均发生反应。然而，部分 WAIHA 患者的溶血反应非常迅速，对于可能危及生命的贫血患者，不应当拒绝红细胞输注。应该让临床医生消除疑虑，即使红细胞在体外不相容，输入的红细胞也不会被破坏。通过输注足量的红细胞以缓解贫血症状(如缺氧、静息时心动过速、胸痛)，此时的红细胞输注是挽救患者生命的治疗措施，不应一味避免输血，特别是对于没有输血史或者没有怀孕的患者，体内极不可能有同种抗体。对输血患者需要密切监护，并且输血科和临床用血科室之间的沟通也非常重要[60]。

七、抗 CD38 和抗 CD47 单克隆抗体治疗患者的红细胞输注

CD38 是一种跨膜糖蛋白，在淋巴细胞、髓细胞、红细胞和一些非造血组织中低水平表达。在多发性骨髓瘤患者中，CD38 在肿瘤浆细胞上过表达[66]。达雷妥尤单抗和其他相关的人单抗是针对特定的 CD38 表位，提供给一些复发性多发性骨髓瘤和非霍奇金淋巴瘤患者。抗 CD38 单克隆抗体与试剂红细胞表面表达的 CD38 结合，干扰输血相容性检测。这可能导致所有需要使用抗人球蛋白试剂(AHG；例如抗体筛选、AHG 交叉配血)的血清学检测方法(包括全凝集反应)产生不同程度的非特异性反应。直接抗球蛋白试验通常为阴性，但可能仅与 IgG 发生反应，ABO/Rh 分型不受影响，除非后者使用 AHG 试剂。患者体内通常不会发生严重的溶血，因为达雷妥尤单抗已被证明会导致红细胞 CD38 表达的丧失[67]。

CD47 是一种在所有细胞(包括红细胞和血小板)上表达的蛋白，其配体信号调节蛋白 α 能(SIRPα)抑制吞噬作用[68,69]。CD47 在血液系统恶性肿瘤和一些实体瘤中高表达[70]。以 CD47 为靶点的单抗旨在增强吞噬功能，目前正在临床试验中[70]。其中一种抗体 Hu5F9-G4 的使用干扰了抗体筛查、反定型和红细胞交叉配血[71]。CD47 抗体治疗患者直接抗球蛋白试验为阴性，但不同的放散液可能有阳性反应。

为接受达雷妥尤单抗治疗的患者提供安全的红细胞包括使用二硫苏糖醇(DTT)预处理的试剂细胞进行抗体检测[72]，或选择表型或基因型相合的红细胞[73,74]。DTT 是一种还原剂，通过破坏二硫键在细胞表面引起 CD38 变性(CD47 不变性)，从而消除达雷妥尤单抗结合并检测未知红细胞同种抗体(对 DTT 敏感的抗原除外，如 KEL 抗原)。如果预期进行红细胞输注，且无法用 DTT 对试剂细胞进行预处理，或针对 CD47 抗体治疗患者，则应在患者接受第一次药物注射前获得其血型、抗体筛查的血清学表型结果。进一步的表型鉴定可以通过分子生物学技术获得。治疗医师和输血服务机构之间的密切沟通对于这些患者的输血安全至关重要。

第二节　血小板输注

一、血小板生成减少患者的血小板预防性输注

大多数血小板输注用于化疗或干细胞移植引起的血小板生成减少的非出血患者。血小板预防性输注始于 20 世纪 60 年代，当时颅内出血是化疗后血小板严重减少患者最常见的致死因素。在 20 世纪 90 年代，一项开创性的研究表明[75]，在血小板计数较低时，大出血的天数增加，但未能明确引起出

血风险增加的血小板阈值。尽管如此，血小板计数低于 20×10^9/L 成为预防性输注血小板的标准。依据观察性研究[76,77]和随机试验[78-80]结果，预防性血小板输注的阈值降至 10×10^9/L。另一项观察性研究提示 5×10^9/L 的预防性输注阈值也是安全的[81]，但是，目前多个临床指南推荐，并在临床实际工作中最普遍应用 10×10^9/L 作为预防性血小板输注阈值[82-84]。

自 2000 年以来，已经开展了许多随机对照试验，以确定最佳的血小板输注方案。多数情况下预防性输注的主要终点指标是患者发生世界卫生组织(World Health Organization，WHO)规定的 2 级或更严重的出血情况。WHO 出血量表见表 19-4。20 世纪 60 年代以来，癌症患者的治疗取得了巨大的进展，严重的出血已极其罕见。最近 2 个随机对照试验对预防性输注血小板的必要性提出了挑战[85-87]。Wandt 及其同事[87]对 391 例急性髓细胞白血病(acute myelogenous leukemia，AML)或进行自体造血干细胞移植(hematopoietic stem cell transplantation，HSCT)患者进行研究，患者接受化疗后当清晨血小板计数达到或低于 10×10^9/L 时，被随机分为预防性或非预防性血小板输注组。非预防性血小板输注组的患者只有在出血的情况下才进行血小板输注。结果显示 WHO 出血分级为 2 级或更高级别的出血发生率，在非预防性输注血小板组为 42%，而预防性输注血小板组为 19%($P<0.0001$)。接受化疗的 AML 患者出血风险比自体干细胞移植的患者高：28 例 AML 患者中有 27 例(96%)发生 3~4 级的出血。另外 1 项关于预防性血小板输注的研究中(trial of prophylactic platelets，TOPPS)[85,86]，清晨血小板计数低于 10×10^9/L 的 600 名接受化疗和自体造血干细胞移植的患者被随机分为预防性或非预防性血小板输注组。WHO 出血分级为 2 级或更高级别的出血发生率，在非预防性输注血小板组为 50%，而预防性输注血小板组为 43%。Wandt 等的研究显示，与自体造血干细胞移植的患者相比，接受化疗的患者预防性输注血小板更获益。最近纳入这 2 个随机对照试验的 Meta 分析得出结论，预防性血小板输注使血小板生成减少的血小板减少症患者发生 2 级或更高级别的出血事件显著减少(比值比，0.53；95%可信区间，0.32~0.87)[88]。因此，预防性血小板输注依然是标准的治疗措施，尽管个别医院将自体 HSCT 患者归类为只能接受治疗性血小板输注。需要强调指出，通常血小板输注阈值 10×10^9/L 只适用于住院患者。由于客观原因，门诊患者血小板输注策略更为宽松(减少就诊次数)。但是，门诊患者预防性血小板输注的最佳方案尚无研究报道。

也有研究探索血小板输注的最佳剂量。1985 年，一项有争议的研究[89]显示，尽管绝大多数循环中的血小板寿命正常为 8~10 天，但有一小部分数量相对固定的血小板，约每天 7.1×10^9/L，用于维持血管完整性，这部分血小板的清除与其寿命无关。根据这个假设，Hersh 等[90]提出，血小板预防性输注可能只需要低剂量，并建立数学模型，使用低剂量的血小板(3 单位与 6 单位浓缩血小板比较)，观察期内可节约 22%的血小板用量。随后几项随机对照试验，针对治疗血小板生成减少患者预防性血小板输注的最佳剂量进行了研究[88]。其中样本量最大的研究称为血小板剂量(platelet dosing，PLADO)研究，1272 例合并生成血小板减少症的血液肿瘤住院患者，清晨血小板计数低于 10×10^9/L，随机分为低剂量($1.1\times10^{11}/m^2$)、中剂量($2.2\times10^{11}/m^2$)或高剂量($4.4\times10^{11}/m^2$)血小板输注。中剂量组血小板用量与目前使用的单采血小板 1 个治疗量相当。研究主要终点为患者发生 2 级或更高级别出血，3 组之间没有显著性差异(分别为 71%、69%和 70%)，表明低剂量血小板输注是一种安全的剂量方案。与 Hersh 模型预测的一致，在所有血小板输注组中，低剂量组血小板输注较少，但因接受低剂量血小板的患者其血小板增量较低，则输注次数增多(患者平均输 5 次，而中、高剂量组患者平均输 3 次)。迄今为止，低剂量血小板输注方法未被广泛采用，只用于血小板短缺时的保障方案。当使用低剂量血小板输注时，不仅要考虑血小板输注的数量还要考虑患者的体表面积[90]。

表 19-4　WHO 出血分级量表

WHO 出血分级	举例
1	24 小时内口咽出血≤30 分钟
	24 小时前鼻出血≤30 分钟
	口腔黏膜或皮肤瘀点
	紫癜直径≤1 英寸(2.54 cm)
	大便隐血试验阳性

续表19-4

WHO 出血分级	举例
2	24 小时内鼻出血≥30 分钟
	紫癜直径>1 英寸(2.54 cm)
	咯血
	黑便
	肉眼血尿
	体腔液中有血
	创伤部位出血
3	出血导致需输注超过常规剂量红细胞
	出血导致中度血流动力学不稳定
4	出血导致重度血流动力学不稳定相关
	影像学显示中枢神经系统出血
	危及生命的出血

改编自 Kaufman 等[82]。
WHO：世界卫生组织；RBC：红细胞；CNS：中枢神经系统。

二、有创操作时血小板预防性输注

对于血小板数量不足或功能受损的患者，在进行大的有创操作(如手术)或小的有创操作(如床边操作)之前，为减少出血风险，通常进行血小板输注。目前公开发表支持此种情况的血小板输注的证据有限。2015 年，AABB 发布了《血小板输注临床实践指南》；推荐方案汇总见表 19-5[82]。该指南基于文献的系统性回顾[88]。除对治疗生成减少性血小板减少症患者的血小板预防性输注为强推荐以外，其余的推荐方案都基于质量低或非常低的证据的弱推荐。对中心静脉置管术，AABB 推荐在血小板计数<20×10⁹/L 时可考虑预防性血小板输注。腰椎穿刺和较大的择期非脊髓手术患者的血小板预防输注阈值为 50×10⁹/L。一份 2018 年美国临床肿瘤学会(American Society of Clinical Oncology，ASCO)的临床实践指南更新[84]包含了针对肿瘤患者的类似建议。建议对于主要的侵入性手术，血小板计数至少为 40×10⁹～50×10⁹/L，微创手术至少为 20×10⁹/L，包括插入或取出中心静脉导管、骨髓穿刺和活检。最近 Cochrane 综述了侵入性手术前预防性血小板输注的作用，但没有从临时随机对照试验或非随机研究中发现重要的新证据。虽然血小板计数是很重要的考虑因素，但它并不提供血小板功能或内皮功能障碍的信息。此时，临床判断，而不是依据一个特定的血小板计数阈值，是决定是否输注血小板的最主要因素。

表 19-5　成人预防性血小板输注 AABB 推荐汇总[82]

临床处置	血小板输注指征	推荐强度	证据质量
治疗生成减少性血小板减少症	血小板计数≤10×10⁹/L	强	中等
中心静脉置管术	血小板计数<20×10⁹/L	弱	低
诊断性腰椎穿刺	血小板计数<50×10⁹/L ＊	弱	非常低
非脊髓大手术	血小板计数<50×10⁹/L	弱	非常低
体外循环心脏手术	血小板减少和/或血小板功能障碍导致术前出血。不推荐常规进行血小板预防性输注	弱	非常低
抗血小板药物治疗时颅内出血	推荐证据不充分	不确定	非常低

＊患者血小板计数在 20×10⁹/L 和 50×10⁹/L 之间应依据临床判断是否输注。

三、活动性出血时血小板输注

正在出血的血小板减少症患者，通常推荐输注血小板以维持血小板计数>50×10⁹/L。血小板功能障碍的患者出血(如患者服用抗血小板药物或体外循环手术后)，即使在血小板计数正常的情况下，也应输注血小板。有趣的是，一项多中心随机对照试验检测了 190 例抗血小板治疗后急性脑出血患者输注血小板的效果，结果发现，事实上，与对照组相比，输注血小板组的死亡、功能障碍或严重不良后果的风险增加[94]。尽管作者无法对他们的研究结果做出明确的解释，他们假设血小板输注可能导致血栓栓塞并发症发生率更高，或在误诊为出血性梗死的情况下导致脑缺血恶化。

四、血小板的ABO和Rh配型

与输注红细胞不同，输注血小板(或血浆)时ABO配型并非必要。实际上血小板也表达ABH抗原，且表达量较高[95,96]。受血者体内的抗-A或抗-B可能会破坏输入的不相合血小板(例如，A型献血者输给O型受血者)[95-98]。输注主侧不相合的血小板，通常导致血小板计数升高较少[99]。相反，输注ABO次侧不相合的血小板(例如，O型献血者输给B型受血者)可能导致(尽管罕见)溶血性输血反应，这是由随血小板一起输入的血浆中抗-A或抗-B抗体引起的[100]。有几项研究关注ABO配型输注对临床转归的影响[97,99-103]，包括死亡、出血、输血反应、血小板计数增加和血小板输注无效。并无证据表明血小板ABO配型输注能降低死亡率、出血和输血反应，但配型输注确实可以提升血小板计数。2项对照研究显示[103,104]，血小板ABO配型输注，输注无效的比例降低了40%~60%，但是因为输注无效定义不同，实际受益情况无法确认。在实践中，血小板充足的情况下可以输注ABO同型或相合的血小板，但临床实践可能因医疗机构、患者群体和临床情况而异。如果无法得到ABO相合的血小板，选择血浆减少的血小板、低抗A或抗B滴度的血小板可降低与ABO次侧不合血小板相关的溶血性输血反应的风险。

血小板并不表达Rh抗原[105]，但是血小板制剂中会有红细胞“掺入”。仅仅0.03mL的RhD阳性红细胞就可能诱发同种免疫，导致抗-D抗体产生。单采血小板中红细胞含量一般只有几微升(0.00043 mL)[106-108]，尽管全血来源的血小板可能含有高达100倍的红细胞量(约0.036mL)[109]。然而此种血小板通常输注给免疫功能低下患者，几乎不会发生同种免疫。因此，在免疫功能正常和免疫功能低下的患者中，RhD阳性血小板的同种异体免疫的总频率都低于2%，这在一项大型多中心回顾性研究中得到了证实[109]。RhD阴性患者输注RhD阳性血小板后72h内，注射Rh免疫球蛋白(RhIG)可消除这种低风险的同种免疫。尽管如此，在决定是否注射RhIG以防止RhD同种免疫时，医生需综合考虑药物的风险和受益，及产生同种免疫后的潜在风险(例如对育龄期女性的影响)。

五、血小板输注无效

血小板输注无效是指输注血小板后血小板计数增加始终达不到预期值(合理的数值)。大多数情况下，血小板输注无效是由非免疫因素引起的，如脓毒血症，弥散性血管内凝血(disseminated intravascular coagulation，DIC)，出血，脾功能亢进，药物反应或其他血小板消耗状态。约20%的血小板输注无效是由免疫病因引起[110]。血小板输注无效的可能病因详见本书第15章(表15-3)[111]。

中等体重的健康患者输注1个治疗量单采血小板(约$4×10^{11}$个血小板)后1小时内，血小板计数预计可增加$30×10^9$~$60×10^9$/L[112]。重度血小板减少症患者预防性输注血小板时，血小板计数升高较少，且输入的血小板寿命较短。普遍认为，输注前血小板计数越低，维持血管完整性所需血小板的数量越高[89]。

血小板输注无效尚无明确的定义。已发表的关于血小板输注研究常使用1小时后的校正后血小板增加量(corrected count increment，CCI)<7.5为血小板输注无效的定义，而有些团体使用了的替代CCI值为5[113]。CCI值是通过综合考虑血小板输注量($×10^{11}$)和患者体表面积[BSA (m^2)]目的是得到校正后的血小板绝对增加值：

$$CCI=\frac{\text{血小板增加量}×BSA\ (m^2)}{\text{血小板输注量}(×10^{11})}$$

例如：1名患者体表面积是2.0 m^2，血小板计数为$5×10^9$/L，输注1袋含$4×10^{11}$个血小板的单采血小板，输后血小板计数为$25×10^9$/L。CCI值计算如下：

$$CCI=\frac{20×2.0}{4.0}=10$$

由于输注的血小板数量常无法确定，CCI不作为常规临床检测。通常用未校正的血小板增加量来判断患者的血小板计数增加是否达到预期。评估是否发生免疫性输注无效，应在输血后10~60分钟采血查血小板计数。患者至少2次输注后早期血小板计数增加量低于预期(如<$10×10^9$/L)，才能考虑免疫性输注无效[111]。相反，如果患者输血后1小时血小板计数增加达到预期，而24小时后又降到基线以下，血小板输注无效可能是非免疫因素导致(如消耗)。

免疫性输注无效通常是由于产生了针对HLA的抗体[114,115]，导致输入的血小板被快速清除。少数情况下，免疫性输注无效是因针对血小板特异性抗原(human platelet antigens，HPAs)的抗体引起的。受血者发生血小板HLA同种免疫的原因包括怀孕、器官移植或者输血。血小板表达HLA Ⅰ类抗原，但是免疫原相对弱。发生免疫性血小板输注无效主要是由血小板中残留的白细胞激活产生HLA抗体，而不是血小板本身[116]。降低血小板同种免疫研究(trial to reduce alloimmunization to platelet，TRAP)明确了白细胞去除可显著降低HLA同种免疫的风险。目前认为，怀孕是初次HLA致敏的最重要的风险因素[113]。应用去白细胞血小板后，免疫性输注无效通常反映了机体对HLA的2次免疫，常发生在多胎女性[118]。

鉴定HLA抗体是了解免疫性输注无效的另一种重要方法。HLA抗体检测，最常用多抗原包被玻璃珠的流式细胞仪技术，其他方法也在应用，如淋巴细胞毒试验，酶联免疫试验。实验室曾根据细胞毒性试验中观察到的反应孔数报告了群体反应性抗体(panel-reactive antibodyPRA)评分，以确定HLA同种免疫的程度[116]。但在器官共享联合网络(UNOS)中，这种做法已大部分被基于抗原频率的计算PRA(cPRA)所取代[119]。有意义的cPRA评分没有标准定义，血小板输注无效的阈值可能因机构而异。

最近对降低免疫性血小板输注无效的研究进行了系统回顾[118, 120]。防治免疫性血小板输注无效的措施包括提供HLA相配合的血小板、避免产生HLA抗体(如，确定HLA抗体特异性和提供相应抗原阴性血小板，类似于红细胞配血方法)，以及血小板交叉配血[121]。当提供HLA配合的血小板时，即献血者血小板具有高度配合的HLA Ⅰ A类和B类抗原(有关血小板相合的更多信息，见本书第15章和第16章)已被证明可改善输血反应。即便如此，仍有20%的患者输注后血小板计数增加值达不到预期[121]。最近的一次系统性综述考察了为难治性患者提供HLA配合血小板的效果[118]。绝大部分现有数据来自2000年以前的观察性研究，早于目前HLA抗体检测方法的常规使用。大多数研究报道给免疫性输注无效患者输注HLA相配合血小板后，血小板数量有不同程度的升高。一份2014年的单中心观察性研究[122]发现输注HLA相配合血小板，只有29%的免疫性血小板输注无效患者血小板数量增加明显。尽管比随机输注血小板要好，但是输注HLA配合血小板效果有限。针对HLA配合性输注血小板是否影响出血结局的研究尚未开展。

当免疫性输注无效患者不能获得HLA相配合的血小板时，预防性的随机输注不太可能导致有效的计数上升，并可能导致对其他HLA抗原的进一步致敏。在此类患者出现出血并发症的情况下，不匹配的HLA血小板可以提供暂时的止血效果，这种情况下不能为了避免同种免疫而不进行血小板输注。IVIG和其他用于治疗免疫性血小板减少症(immune thrombocytopenia，ITP)的治疗方法在随机和非随机实验中均未发现能有效降低同种异体免疫的程度，但对于血液病继发ITP的患者可能有效[84]。可考虑的其他措施包括抗纤维蛋白溶解药物。

少数没有HLA同种抗体或对HLA相配合的血小板输注反应差的难治性患者可能含有针对HPAs的同种抗体[119]。除血小板输注无效外，HPA抗体还与胎儿/新生儿同种免疫性血小板减少症(fetal/neonatal alloimmune thrombocytopenia，FNAIT)和输血后紫癜(posttransfusion purpura，PTP)有关(见本书第15章和第23章)。这类患者可能受益于额外的检测，如HPA抗原鉴定和HPA抗体测定。尽管有一些商业试剂盒可以使用，但在血液中心或专业参比实验室之外的地方很难进行这些检测。由于经过HPA定型的献血者相对较少，献血者能提供多样性的HPA相匹配的血小板能力有限。然而，已知FNAIT中特异性HPA抗原阴性(如HPA-1a)的献血者可用于输注无效的血小板减少症和带有HPA抗体的患者。

随着病原菌灭活技术的广泛应用，多项研究表明，在接受病原体减少的血小板浓缩物的患者中，HLA同种免疫后血小板输注无效的风险增加。大多数观察性研究结果都使用INTERCEPT系统进行描述(The majority of observations have been described with use of the INTERCEPT system)，Mirasol研究中也得到了类似的结果。正在进行的临床试验中，将同种免疫发生率继续作为次要研究指标进行监测。较高的同种免疫发生率可能与输血后计数增加较少有关，正因如此，与标准血小板相比，接受病原体减少血小板的患者输注次数(献血者暴露)增加。

第三节　血浆输注

一、有创操作时血浆预防性输注

在进行有创操作前，为降低出血风险，医生通常给凝血功能检测结果异常[如凝血酶原时间/国际标准化比值（prothrombin time/international normalized ratio，PT/INR）、活化部分凝血活酶时间（activated partial thromboplastin time，aPTT）]的患者输注血浆。多数情况，这种做法除增加患者输注血浆的风险外，并无益处。因为：①INR轻度到中度的异常，对非出血患者而言，无法预测其出血风险[91]；②输注血浆并不能纠正升高的PT/INR[125]；③已发表的随机对照和观察性研究表明，预防性血浆输注不影响出血结果[126-130]。迄今为止，预防性血浆输注缺乏明确的证据[131, 132]，这导致了临床上血浆输注率的巨大差异。需要大规模、多中心随机对照试验提供更多数据，以确定血浆输注的理想作用。

二、活动出血其他情况下的血浆输注

血浆输注适用于多种凝血因子缺乏的出血患者（如肝脏疾病、DIC）。在无可用的凝血因子浓缩剂时也用于特定凝血因子缺乏（如V因子缺乏）患者。研究血浆输血对心脏手术出血患者的影响研究大多局限于非随机对照试验[131]，因此，血浆输注的临床效果尚不明确。一个专家共识小组对中枢神经系统出血患者的血浆输注进行了系统性回顾，建议在没有凝血功能障碍或维生素K拮抗治疗的情况下不要输注血浆，因为血浆输注后可能出现心肺并发症和严重的不良反应[133]。分别于2004年[134]和2012年[135]进行的系统回顾显示，现有文献强调预防性使用（而不是治疗性使用）新鲜冰冻血浆缺乏循证医学证据。

治疗性血浆置换被认为是治疗血栓性血小板减少性紫癜（thrombotic thrombocytopenic purpura，TTP）的一线治疗方案。血浆作为一种置换液补充ADAMTS13（A Disintegrin And Metalloproteinase with a ThromboSpondin type 1 motif，member 13）以恢复血管性血友病因子（von Willebrand factor，vWF）切割活性。虽然血浆置换在治疗TTP方面的效果已经得到了明确证实，但最佳的血浆成分类型尚不明确（新鲜冷冻血浆，去冷沉淀血浆或病毒灭活血浆均有效）[136]。。血浆也可与白蛋白联合使用（或代替白蛋白），作为凝血障碍或出血（如弥漫性肺泡出血）患者的置换液进行血浆置换。

三、逆转维生素K拮抗剂的作用

在凝血过程中，多种凝血因子，如因子Ⅱ、Ⅶ、Ⅸ和Ⅹ，借助疏水性蛋白结构位点7-羧基谷氨酸（gamma-carboxyglutamic acid，Gla），与活化的血小板结合。Gla位点的作用是确保在凝血激活时为凝血因子提供反应界面使其充分发挥止血功能。Gla位点的形成需要特定谷氨酸（glutamic acid，Glu）残基发生翻译后γ-羧基化。还原型维生素K为羧基化反应提供电荷。在此过程中，维生素K被氧化，维生素K环氧化物还原酶使其再循环回“有用”的还原型，以参加之后的γ-羧基化反应。华法林和其他维生素K拮抗药物（vitamin K antagonists，VKAs）的结构类似于维生素K，可竞争性抑制环氧化物还原酶。因此，摄入华法林导致还原型维生素K缺乏，从而导致因子Ⅱ（凝血酶）、Ⅶ、Ⅸ、Ⅹ和抗凝因子蛋白C和蛋白S功能及活性降低[137]。

有几种方法可以拮抗华法林的作用。如需紧急逆转患者体内华法林的作用（如出血或需要急诊外科手术），可使用四因子凝血酶原复合物（prothrombin complex concentrate，PCC）。PCCs含有高浓度非激活状态的因子Ⅱ、Ⅶ、Ⅸ和Ⅹ，以及蛋白C和蛋白S。三因子PCCs含有少量因子VII，也可以使用；且在FDA批准四因子PCCs用于逆转VKA前，三因子PCCs已在超说明书使用[138]。一些直接比较三因子和四因子PCCs的研究表明，四因子产品比三因子产品稍有优势[138, 139]。最近的一项随机对照研究表明，对华法林导致的出血患者，PCCs拮抗华法林的作用比血浆更迅速和可靠[140, 141]。两种产品对血栓事件的发生有相似的特性。当拮抗VKAs时，建议同时使用维生素K治疗，以确保效果持久。补充维生素K途径的选择取决于临床紧急程度，因为静脉给药在6~12小时内有效，而口服给药在12~24小时内有效[143]。

某些PCCs制品含有肝素，对肝素诱导性血小板减少症患者属于禁忌，或者一些无法PCCs使用的情况下，可以使用血浆进行治疗。考虑到血浆的短暂效应和有效逆转所需的剂量较大（15~20 mL/kg），应密切监测患者是存在液体超负荷，尤其是那些特殊的具有容量敏感性的患者（如心功能和/或肾功能不全）。

在无直接口服抗凝剂的特异性拮抗药物的情况下（如依达塞珠单抗对达比加群的拮抗或andexanet alfa对因子Xa抑制剂的拮抗），尽管证据仅限于少数研究，但已发现四因子PCCs在逆转因子Xa抑制剂方面优于血浆[144]。

四、血浆类型

可输注的血浆类型包括新鲜冰冻血浆(fresh frozen plasma, FFP), 24 小时冰冻血浆(PF24), 去冷沉淀血浆和表面活性剂处理的血浆(SD 血浆)等。根据定义, FFP 是采血后 8 小时内分离冷冻并在融化 24 小时内输注, 其含有多数热不稳定性凝血因子, 如因子Ⅴ和Ⅷ。许多输血服务机构供应融化血浆, 是指血浆融化后在封闭系统中, 1~6℃保存 5 天。目前, 美国 FDA 并未对融化血浆做出规定, 但 AABB 血库和输血科标准[145]以及人体血液和血液成分使用说明书[146]认可此种血浆。融化血浆的优点是可以在出血紧急情况下立即发放。因为保存期较长, 可以减少浪费。个别凝血因子的活性, 如因子Ⅷ, 随着保存时间可能衰减, 但在冷藏 5 天后总体凝血因子活性可以保持在正常范围内[147]。患者输注不同种类血浆的临床结果是否存在差异未见报道, 目前许多输血服务机构将融化血浆(来源于 FFP, PF24 或 SD 血浆等)与新鲜融化 FFP 互换使用。SD 血浆对于包膜病毒和其他病原体的传播提供了额外的安全措施[148], 但由于它是一种混合的、经过处理的产品, 因此其价格明显高于未经处理的血浆。SD 血浆的主要适应证包括严重的过敏性输血反应或需要减少长期大量血浆输注(如 TTP)患者的感染性疾病风险[136]。尽管第一代 SD 血浆与 FFP 相比因子 V 水平下降了 20%~30%, 但第二代(Octaplas LG)似乎含有与其他血浆产品相似的水平, 因此可以互换用于治疗先天性或后天性因子 V 缺乏症[149]。

第四节 冷沉淀输注

冷沉淀是血浆衍生物, 含有丰富的纤维蛋白原、凝血因子Ⅷ、血管性血友病因子 vWF、纤维连接蛋白和凝血因子 XⅢ。但是冷沉淀的适应证有限, 以前需要输注冷沉淀的疾病, 现在可以用病原体减毒重组制品替代。冷沉淀可用于继发性低纤维蛋白原血症如肝移植和产后出血, 以补充纤维蛋白原[150-152]。病原体减毒的凝血因子浓缩制品是先天性低纤维蛋白原血症、异常纤维蛋白原血症、血管性血友病的标准治疗方法。先天性凝血因子 XⅢ缺乏常表现为慢性出血, 发病率极低, 现在已有浓缩重组因子 XⅢ制品可用。纤维连接蛋白目前没有单独的制品可用。因此, 冷沉淀主要是用于出血或者需要进行有创操作的患者补充纤维蛋白原。

孕妇的纤维蛋白原高于正常水平(妊娠 3 个月约为 6 g/L, 而非孕期为 2~4 g/L)[153]。据报道, 低纤维蛋白原与产后出血患者发生严重出血独立相关[154, 155]。推荐补充纤维蛋白原帮助恢复止血功能[156]。血浆、冷沉淀和纤维蛋白原浓缩物都可以提供纤维蛋白原。但是, 获得相同剂量的纤维蛋白原需要血浆量比冷沉淀大很多(例如同样补充 300~400 mg 纤维蛋白原, 需要血浆 250 mL, 而冷沉淀仅需要 10~15 mL)。纤维蛋白原浓缩物容量小, 额外的优点是经病原体减毒和省去融化时间。至今, 尚无临床研究直接比较冷沉淀和纤维蛋白原浓缩物的疗效。1 项小样本回顾性研究显示, 产后出血患者, 输注冷沉淀和纤维蛋白原浓缩物治疗效果相似[151]。2015 年纤维蛋白原浓缩物用于产后出血初始治疗试验(fibrinogen concentrate as initial treatment for postpartum haemorrhage, FIB-PPH)研究[157], 产后出血的女性随机分为纤维蛋白原浓缩物(2 g)治疗组或安慰剂组。结果, 临床效果无显著差异(20%接受纤维蛋白原浓缩物的患者输注了红细胞, 而对照组为 22%)。但本研究对象中发生严重产后出血的患者占比较少。在另外两项针对获得性低纤维蛋白原血症(如手术或出血)患者的小样本试验中, 使用冷沉淀或纤维蛋白原浓缩物时, 死亡率、出血和输血量均无显著差异[158]。

心脏手术常发生体外循环后继发性凝血障碍, 导致大量出血[159-161]。接受心脏手术的患者伴随着高输血风险[162]。预防性输注纤维蛋白原可降低出血和异体输血风险, 因为低纤维蛋白原水平与高出血风险相关[163]。在 1 项小样本、单中心、双盲、安慰剂对照的随机对照研究中, 无贫血的心脏手术患者, 在中和肝素后预防性输注纤维蛋白原浓缩物, 能显著减少异体血用量。与安慰剂组相比, 接受纤维蛋白原浓缩物的患者异体输血率(67% vs 45%, $P=0.015$)和术后出血量(中位数 300 mL vs. 355Ml; $P=0.042$)更低[164]。尽管如此, 仍然需要进一步研究以明确补充纤维蛋白原对出血、死亡率、异体血用量和不良反应的影响[165], 特别是与冷沉淀的比较[166]。最近一项安慰剂对照、多中心随机对照研究显示, 纤维蛋白原浓缩物对于心脏术后患者无益; 实际上, 接受纤维蛋白原浓缩物的患者输注了更多的异体血[167]。使用冷沉淀或纤维蛋白原浓缩物替代纤维蛋白原与死亡率增加或血栓栓塞事件无关。

第五节 粒细胞输注

尽管有强力的抗菌治疗，长期严重的粒细胞减少症患者，伴有恶性血液病的强化化疗或 HSCT(粒细胞绝对数量<0.5×10^9/L)易发生危及生命的细菌和真菌感染[168]。一般认为输注粒细胞可以降低感染相关发病率和死亡率。献血者经过皮质醇和/或粒细胞集落刺激因子(granulocyte colony-stimulating factor，G-CSF)动员，通过单采方法可采集高剂量粒细胞。粒细胞要在室温储存，按 AABB 标准于采集后 24 小时内尽快输注[146(p40)]。研究表明，粒细胞活性功能在 10℃下可维持 48 小时，但在最初的 24 小时后，采集的细胞(recovered cells)百分比下降了约 50%[169, 170]。由于其保存期短，粒细胞成分可能会在献血者感染性疾病检测结果完成之前从采血机构中发出。因此，粒细胞献血者通常是从预先筛选的献血库或频繁的长期单采献血者中挑选出来的，这些献血者经过了近期的检测。粒细胞成分含有一定数量的红细胞，除非它们含的红细胞<2 mL，否则都需要交叉配血[146(p42)]。为了避免急性溶血性输血反应的发生，应依据红细胞 ABO 相合的原则(表 19-2)，粒细胞成分必须与受血者相合。此外，ABO 血型不相合的红细胞成分可以从粒细胞成分中去除，在采集过程中，使用羟乙基淀粉(hydroxyethyl starch，HES)通过重力沉降去除。同样，当存在 HLA 同种抗体时，受血者应接受 HLA 相配合的粒细胞成分。如果受血者巨细胞病毒(CMV)阴性，也可以考虑献血者的巨细胞病毒(CMV)情况，尽管证明粒细胞输注后 CMV 会传染给血清阴性的受血者的证据有限。此外，CMV 血清阴性粒细胞并不总能及时获得，特别是如果受血者有严格的 ABO 或 HLA 抗原限制，或者如果献血人群 CMV 感染率很高[174]。在这些情况下，应权衡粒细胞治疗的临床紧迫性与 CMV 感染和/或输注不匹配成分的风险。所有粒细胞成分必须经过辐照，以防止输血相关移植物抗宿主病[175]。白细胞减少过滤器不应用于输注过程。在粒细胞输注过程中，应密切监测患者，因为可能会发生发热性细胞因子反应、循环超负荷和粒细胞定位于肺部引起的肺毒性。

然而，研究并未证实脓毒血症和粒细胞减少症患者输注粒细胞能改善生存率[176]。可能是由于输注的粒细胞数量不足所致[168, 177]。一项纳入了 10 个随机对照试验的系统性综述显示，与未输注粒细胞患者相比，预防性输注粒细胞患者其因感染所致的发病率、死亡率无差异；但是中等剂量的粒细胞输注(1~4×10^{10} 粒细胞每天)可降低 30 天后的感染率[相对危险度(relative risk，RR)，0.4；95% CI，0.26~0.63]以及菌血症和真菌血症患者感染率(RR，0.45；95%CI，0.30~0.65)[177]。但是，免疫不全的脓毒血症患者治疗性输注粒细胞的研究结果却相反[168]。例如，多中心的“利用粒细胞解决粒细胞减少症患者感染”(resolving infection in neutropenia with granulocytes，RING)的临床试验中[176]，确诊或疑似感染的粒细胞减少患者随机接受标准抗菌治疗和标准抗菌治疗加粒细胞输注，粒细胞来自接受 G-CSF 和地塞米松动员的献血者。总体来说，没有发现输注粒细胞的益处。不过，RING 研究的效能不足，只招募到预计样本量的 50%，而预定样本数量是检测粒细胞输注 42 天后患者生存率和细菌清除等主要复合指标是否存在差异所必须的样本数。同时，受试者中仅有 70%的患者每次输注的粒细胞量超过 4×10^{10} 个(0.6×10^9个/kg)[178]。次要结果分析显示接受高剂量粒细胞输注的患者比低剂量输注的患者有更好的治疗效果[176]。目前，粒细胞输注的作用仍不确定，需要根据临床判断作出决定。如果输注粒细胞，高剂量可能更有效，通常通过 G-CSF(或 G-CSF 和皮质激素的联合)而不是单独通过皮质激素动员献血者[179]。

第六节 大量输血方案

“大量输血”通常被定义为成人在 24 小时内输注 10 单位(译者注：美国 1 单位红细胞由 450~500 mL 全血制备)或更多的红细胞，也有定义为 1 小时内输注 4 单位红细胞[180]。过去，大量失血的创伤患者通常输注红细胞和晶体液，然后根据实验室检测结果输注血小板、血浆和冷沉淀等。近年来，这种方法几乎完全被一种更积极和凭经验的方法所取代，即创伤患者初始复苏侧重于早期以固定的比例输注红细胞、血浆和血小板(如 1∶1∶1；此处的血小板“1”是指 1 单位全血制备的浓缩血小板，而非

1 个治疗量单采血小板)。固定血液成分比率目的是实现再造全血的功能，以防止稀释性凝血病。固定血液成分比率或“公式”的方法设计源于本世纪初的美国伊拉克和阿富汗战争中的军医。该报道[181]引起了人们对这种方法的兴趣，此方法描述了伊拉克境内 246 名受伤士兵，作者根据输注的血浆与红细胞的比例对这些士兵进行了回顾性分组。在低血浆和红细胞比例的患者组(平均 1 单位血浆对应 8U RBC)死亡率 65%，而高血浆和红细胞比例的患者组死亡率只有 19%(平均每 1 单位血浆对应 1.4U RBC)。此项研究以及随后的回顾性研究结果令人振奋，但同时也存在很多混杂因素。因失血而死亡的创伤患者，死亡往往发生在早期(通常在到达医院后 1 小时内)[182]。目前尚不清楚，是由于早期和积极的血浆输注给患者带来了更高的生存率，还是那些能输上血浆的患者，因伤势较轻得以存活(因血浆融化和输注均需要时间，只有患者没有在入院后短时间内死亡的情况下才有机会输注)[183, 184]。

最近有两项针对创伤大量出血患者输血治疗的多中心研究，其中一项是基于全美十分之一的民用创伤中心进行的成人创伤患者前瞻性、观察性、多中心的严重创伤输血研究(prospective, observational, multicenter, major trauma transfusion, PROMMTT)[185]，研究人员直接在床旁观察创伤患者的复苏情况。为了减少潜在的幸存者偏倚情况，研究排除了入院后 30 分钟内死亡的患者。结果发现，与血浆/红细胞比率低的患者相比，6 小时之内接受血浆/红细胞比率在 1∶1 的患者生存率更高，但是在以后时间点的生存率没有显著差异。随后的 RCT 研究，即随机化最佳血小板和血浆的比率研究(pragmatic randomized optimal platelet and plasma ratios, PROPPR)[186]，将 680 名成年创伤患者随机分为 2 组，分别按照血浆∶血小板∶红细胞为 1∶1∶1 和 1∶1∶2 的比例输注进行复苏。主要研究终点：24 小时和 30 天生存率组间无显著差异。目前，固定血液成分输注比率(即 1∶1∶1 或者 1∶1∶2)已经写入各医院的大量输血策略(massive transfusion protocols, MTPS)中。尽管从已发表的数据很难判断这种方法的有效性，但它确实提高了创伤大量输血急救的初始响应速度，并且简单易行。待患者情况稳定后，即可根据实验室结果指导血液成分输注。需要强调的是，大部分有关大量输血策略的数据来源于创伤患者，而在平时大量输血更可能发生在医院其他患者人群(如实体器官移植和心脏手术患者)[187, 188]。

由于 AB 型血浆中不含抗-A 和抗-B，如创伤患者启动 MTPS 而来不及检测血型时，可首选 AB 型血浆。然而，由于 AB 型献血者比例较低(4%)导致 AB 血浆供应不足，所以多个中心用 A 型血浆替代 AB 型血浆。使用相对充足的 A 型血浆，作为日常预先融化的可立即使用的血浆储备，这样即使融化血浆 5 天效期内没有使用，也不会浪费宝贵的资源(如 AB 型血浆)。研究显示 B 型或者 AB 型创伤患者输注 A 型血浆治疗是安全的[190, 191]。

目前倡导早期使用血浆以降低创伤相关凝血病的风险。最近的 2 个随机对照试验研究了院前血浆复苏在平民创伤中的应用，并得出了有利于这一策略的不同结果[192, 193]。院前空中医疗血浆使用(Prehospital Air Medical Plasma, PAMPer)试验将有失血性休克风险的创伤患者在航空医疗运输期间随机分为 2 组：融化血浆组(AB 型或低抗 B 效价的 A 型血浆)或标准创伤护理组。230 例接受血浆输注的患者 30 天死亡率(23.2%)低于 271 例接受标准创伤护理的患者死亡率(33%)($P=0.03$)[192]。创伤后大出血控制试验(Control of Major Bleeding After Trauma Trial, COMBAT)将创伤患者随机分为冷冻 AB 型血浆组(75 例)和生理盐水组(69 例)，28 天死亡率无统计学差异(血浆组为 15%，对照组为 10%；$P=0.37$)，因此提前终止试验(150 例患者中有 144 例被纳入)[193]。结果的差异可能是由于创伤患者的损伤严重程度以及 PAMPer 试验中院前使用红细胞和通气所致。需要进一步的研究阐明血浆在早期复苏中的作用。

在战场中因缺乏成分血而使用全血复苏的方案开始被平民创伤救治所接受。担心血小板功能在全血低温保存条件下受损和血浆不相容的问题已经基本解决。与室温保存的血小板相比，低温保存血小板被证实具有更好的止血效果(包括粘附、聚集和凝块强度增加)，尽管其体内存活和输血后回收率较差[194]。AABB 标准[146]现在允许输注 ABO 血型相容的全血，而不是要求 ABO 血型相同的全血，这有助于将低抗体滴度的 O 型全血用于平民创伤复苏。到目前为止，早期的研究还没有显示出溶血的显著风险，也没有证据表明比传统的成分输血的临床疗效差[196]。然而，目前对全血成分的特定抗体滴度阈值的测定和其他选择标准尚未确定，目前的做法在各个机构之间存在很大差异。全血的优点包括：比红细胞、血浆和血小板的组合体积更小；能早期提供血浆和血小板复苏治疗凝血障碍；由于单一产品中包含所有血液成分，献血者暴露更少[197]。使用全血治疗平民创伤的经验正在积累，但全血尚未成为创伤和其他大出血患者的救治标准。

要点

1. 在决定输注红细胞时，必须结合患者的临床表现、合并症、贫血的病因和进展情况以及血红蛋白水平等。对于血流动力学稳定的住院患者，当仅参考 Hb 水平时，应当执行严紧输血策略（Hb 阈值为 70~80 g/L）。
2. 目前，尚无充足证据推荐急性冠脉综合征、严重血小板减少症或慢性输血依赖性贫血患者采用严紧红细胞输注策略。
3. 对于经颅多普勒超声提示高卒中风险的镰状细胞病患者，常规输注红细胞（或使用羟基脲）可降低中风风险。但单纯疼痛伴血管堵塞危象和无症状性贫血的患者不推荐输注红细胞。
4. 新生儿、儿童和成年患者均可输注规定保存期内的红细胞。
5. 当有明确输注指征时，自身免疫性溶血性贫血患者，即使自身抗体导致红细胞配血不相合，亦不应拒绝红细胞输注。为避免产生同种抗体，每次应当足量输注红细胞以缓解贫血症状和体征。
6. 血小板生成不足的血小板减少症住院患者，预防性血小板输注可降低自发性出血的风险。此类患者预防性血小板输注的阈值为 10×10^9/L。
7. 大多数血小板输注无效是非免疫性原因导致。免疫性输注无效的患者可以通过输注 HLA 配合、抗原阴性或者交叉相合的血小板改善疗效。
8. 血浆输注适用于多种凝血因子缺乏的出血和大量输血患者，使用 4 因子凝血酶原复合物紧急逆转华法林效果最佳。
9. 冷沉淀用于补充纤维蛋白原。纤维蛋白原浓缩物可以作为补充纤维蛋白原的治疗药物。
10. 粒细胞输注用于治疗粒细胞缺乏患者伴严重、难治性细菌或真菌感染。粒细胞输注效果尚不明确。如果输注粒细胞，应高剂量输注。

参考文献

[1] Hébert PC, Wells G, Blajchman MA, et al. A multicenter, randomized, controlled clinical trial of transfusion requirements in critical care. Transfusion Requirements in Critical Care Investigators, Canadian Critical Care Trials Group. N Engl J Med 1999; 340: 409-417.

[2] Carson JL, Terrin ML, Noveck H, et al. Liberal or restrictive transfusion in high-risk patients after hip surgery. N Engl J Med 2011; 365: 2453-2462.

[3] Grover M, Talwalkar S, Casbard A, et al. Silent myocardial ischaemia and haemoglobin concentration: A randomized controlled trial of transfu-sion strategy in lower limb arthroplasty. VoxSang 2006; 90: 105-112.

[4] So-Osman C, Nelissen R, Te Slaa R, et al. A randomized comparison of transfusion triggers in elective orthopaedic surgery using leucocyte-depleted red blood cells. Vox Sang 2010; 98: 56-64.

[5] Carson JL, Carless PA, Hébert PC. Transfusion thresholds and other strategies for guiding allogeneic red blood cell transfusion. Cochrane Database Syst Rev 2012; (4): CD002042.

[6] Holst LB, Petersen MW, Haase N, et al. Restrictive versus liberal transfusion strategy for red blood cell transfusion: Systematic review of randomised trials with meta-analysis and trial sequential analysis. BMJ 2015; 350: h1354.

[7] Lacroix J, Hébert PC, Hutchison JS, et al; TRIPICU Investigators; Canadian Critical Care Trials Group; Pediatric Acute Lung Injury and Sepsis Investigators Network. Transfusion strategies for patients in pediatric intensive care units. N Engl J Med 2007; 356(16): 1609-1619.

[8] Bracey AW, Radovancevic R, Riggs SA, et al. Lowering the hemoglobin threshold for transfusion in coronary artery bypass procedures: Effect on patient outcome. Transfusion 1999; 39: 1070-1077.

[9] Hajjar LA, Vincent JL, Galas FR, et al. Transfusion requirements after cardiac surgery: The TRACS randomized controlled trial. JAMA 2010; 304: 1559-1567.

[10] Murphy GJ, Pike K, Rogers CA, et al. Liberal or restrictive transfusion after cardiac surgery. N Engl J Med 2015; 372: 997-1008.

[11] Mazer CD, Whitlock RP, Fergusson DA, et al; TRICS Investigators and Perioperative Anesthesia Clinical Trials Group. Restrictive or liberal red-cell transfusion for cardiac surgery. N Engl J Med 2017; 377: 2133-2144.

[12] Mazer CD, Whitlock RP, Shehata N. Restrictive versus liberal transfusion for cardiac surgery. N Engl J Med 2018; 379(26): 2576-2577.

[13] Holst LB, Haase N, Wetterslev J, et al. Lower versus higher hemoglobin threshold for transfusion in septic shock. N Engl J Med 2014; 371: 1381-1391.

[14] Villanueva C, Colomo A, Bosch A, et al. Transfusion strategies for acute upper gastrointestinal bleeding. N Engl J Med 2013; 368: 11-21.

[15] Jairath V, Kahan BC, Gray A, et al. Restrictive versus liberal blood transfusion for acute upper gastrointestinal bleeding (TRIGGER): A pragmatic, open-label, cluster randomised feasibility trial. Lancet 2015; 386: 137-144.

[16] de Almeida JP, Vincent J-L, Galas FRBG, et al. Transfusion requirements in surgical oncology patients: A prospective, randomized controlled trial. Anesthesiology 2015; 122: 29-38.

[17] Prick BW, Jansen A, Steegers E, et al. Transfusion policy after severe postpartum haemorrhage: A randomised non-inferiority trial. BJOG 2014; 121: 1005-1014.

[18] Robertson CS, Hannay HJ, Yamal J-M, et al. Effect of erythropoietin and transfusion threshold on neurological recovery after traumatic brain injury. JAMA 2014; 312: 36-47.

[19] Carson JL, Stanworth SJ, Roubinian N, et al. Transfusion thresholds and other strategies for guiding allogeneic red blood cell transfusion. Cochrane Database Syst Rev 2016; 10: CD002042.

[20] Carson JL, Guyatt G, Heddle NM, et al. Clinical practice guidelines from the AABB: Red Blood Cell transfusion thresholds and storage. JAMA 2016; 316: 2025-2035.

[21] So-Osman C, Nelissen R, Brand R, et al. Postoperative anemia after joint replacement surgery is not related to quality of life during the first two weeks postoperatively. Transfusion 2011; 51: 71-81.

[22] Carson JL, Brooks MM, Abbott JD, et al. Liberal versus restrictive transfusion thresholds for patients with symptomatic coronary artery disease. Am Heart J 2013; 165(6): 964-971. e1.

[23] Hébert PC, Yetisir E, Martin C, et al. Is a low transfusion threshold safe in critically ill patients with cardiovascular diseases? Crit Care Med 2001; 29: 227-234.

[24] Bergamin FS1, Almeida JP, Landoni G, et al. Liberal versus restrictive transfusion strategy in critically ill oncologic patients: The Transfusion Requirements in Critically Ill Oncologic Patients Randomized Controlled Trial. Crit Care Med 2017; 45(5): 766-773.

[25] Koch CG, Li L, Sessler DI, et al. Duration of red- cell storage and complications after cardiac surgery. N Engl J Med 2008; 358: 1229-1239.

[26] Fergusson DA, Hébert P, Hogan DL, et al. Effect of fresh red blood cell transfusions on clinical outcomes in premature, very low-birth-weight infants: The ARIPI randomized trial. JAMA 2012; 308: 1443-1451.

[27] Lacroix J, Hébert PC, Fergusson DA, et al. Age of transfused blood in critically ill adults. N Engl J Med 2015; 372: 1410-1418.

[28] Cooper DJ, McQuilten ZK, Nichol A, et al; TRANSFUSE Investigators and the Australian and New Zealand Intensive Care Society Clini-cal Trials Group. Age of red cells for transfusion and outcomes in critically ill adults. N Engl J Med 2017; 377: 1858-1867.

[29] Steiner ME, Ness PM, Assmann SF, et al. Effects of red-cell storage duration on patients undergoing cardiac surgery. N Engl J Med 2015; 372: 1419-1429.

[30] Dhabangi A, Ainomugisha B, Cserti-Gazdewich C, et al. Effect of transfusion of Red Blood Cells with longer vs shorter storage duration on elevated blood lactate levels in children with severe anemia. JAMA 2015; 314: 2514-2523.

[31] Heddle NM, Cook RJ, Arnold DM, et al. Effect of short-term vs. long-term blood storage on mortality after transfusion. N Engl J Med 2016; 375: 1937-1945.

[32] Chassé M, McIntyre L, English SW, et al. Effect of blood donor characteristics on transfusion outcomes: A systematic review and meta-analysis. Transfus Med Rev 2016; 30: 69-80.

[33] Edgren G, Ullum H, Rostgaard K, et al. Association of donor age and sex with survival of patients receiving transfusions. JAMA Intern Med 2017; 177: 854-860.

[34] Chassé M, Tinmouth A, English SW, et al. Association of blood donor age and sex with recipient survival after Red Blood Cell transfusion. JAMA Intern Med 2016; 176: 1307-1314.

[35] Caram-Deelder C, Kreuger AL, Evers D, et al. Association of blood transfusion from female donors with and without a history of pregnancy with mortality among male and female transfusion recipients. JAMA 2017; 318: 1471-1478.

[36] Fiorellino J, Elahie AL, Warkentin TE. Acute haemolysis, DIC and renal failure after transfusion of uncross-matched blood during trauma resuscitation: Illustrative case and literature review. Transfus Med 2018; 28(4): 319-325.

[37] Rachmilewitz EA, Giardina PJ. How I treat thalassemia. Blood 2011; 118: 3479-3488.

[38] Goss C, Giardina P, Degtyaryova D, et al. Red blood cell transfusions for thalassemia: Results of a survey assessing current practice and proposal of evidence-based guidelines. Transfusion 2014; 54: 1773-1781.

[39] Compernolle V, Chow ST, Tanael S, et al for the International Collaboration for Transfusion Medicine Guidelines (ICTMG). Red cell specifications for patients with hemoglobinopathies: A systematic review and guideline. Transfusion 2018; 58: 1555-1566.

[40] Bunn HF. Pathogenesis and treatment of sickle cell disease. N Engl J Med 1997; 337: 762-769.

[41] Yawn BP, Buchanan GR, Afenyi-Annan AN, et al. Management of sickle cell disease: Summary of the 2014 evidence-based report by expert panel members. JAMA 2014; 312: 1033-1048.

[42] Rosse WF, Gallagher D, Kinney TR, et al. Transfusion and alloimmunization in sickle cell disease. The Cooperative Study of Sickle Cell Disease. Blood 1990; 76: 1431-1437.

[43] Yazdanbakhsh K, Ware RE, Noizat-Pirenne F. Red blood cell alloimmunization in sickle cell disease: Pathophysiology, risk factors, and transfusion management. Blood 2012; 120: 528-537.

[44] Chou ST, Jackson T, Vege S, et al. High prevalence of red blood cell alloimmunization in sickle cell disease despite transfusion from Rh-matched minority donors. Blood 2013; 122: 1062-1071.

[45] Fasano RM, Booth GS, Miles M, et al. Red blood cell alloimmunization is influenced by recipient inflammatory state at time of transfusion in patients with sickle cell disease. Br J Haematol 2015; 168: 291-300.

[46] Danaee A, Inusa B, Howard J, Robinson S. Hyperhemolysis in patients with hemoglobinopathies: A single-center experience and review of the literature. Transfus Med Rev 2015; 29: 220-230.

[47] Win N. Hyperhemolysis syndrome in sickle cell disease. Expert Rev Hematol 2009; 2: 111-115.

[48] Win N, Sinha S, Lee E, Mills W. Treatment with intravenous immunoglobulin and steroids may correct severe anemia in hyperhemolytic transfusion reactions: Case report and literature review. Transfus Med Rev 2010; 24: 64-67.

[49] Pirenne F, Yazdanbakhsh K. How I safely transfuse patients with sickle-cell disease and manage delayed hemolytic transfusion reactions. Blood 2018; 131: 2773-2781.

[50] Alayash AI. Hemoglobin-based blood substitutes and the treatment of sickle cell disease: More harm than help? Biomolecules 2017; 7(1). pii: E2.

[51] Davis JM, El-Haj N, Shah NN, et al. Use of the blood substitute HBOC-201 in critically ill patients during sickle cell crisis: A three-case series. Transfusion 2018; 58: 132-137.

[52] Kacker S, Ness PM, Savage WJ, et al. Cost-effec- tiveness of prospective red blood cell antigen matching to prevent alloimmunization among sickle cell patients. Transfusion 2014; 54: 86-97.

[53] Vichinsky EP, Luban NL, Wright E, et al. Prospective RBC phenotype matching in a stroke-prevention trial in sickle cell anemia: A multi-center transfusion trial. Transfusion 2001; 41: 1086-92.

[54] Tournamille C, Meunier-Costes N, Costes B, etal. Partial C antigen in sickle cell disease patients: Clinical relevance and prevention of alloimmunization. Transfusion 2010; 50: 13-19.

[55] The American Society of Hematology 2020 clinical practice guideline for sickle cell disease. Blood 2020 (in press).

[56] Adams RJ, McKie VC, Hsu L, et al. Prevention of a first stroke by transfusions in children with sickle cell anemia and abnormal results on transcranial Doppler ultrasonography. N Engl J Med 1998; 339: 5-11.

[57] Adams RJ, Brambilla D; STOP2 Trial investigators. Discontinuing prophylactic transfusions used to prevent stroke in sickle cell disease. N Engl J Med 2005; 353: 2769-2778.

[58] Ware RE, Davis BR, Schultz WH, et al. Hydroxycarbamide versus chronic transfusion for maintenance of transcranial doppler flow velocities in children with sickle cell anaemia-TCD With Transfusions Changing to Hydroxyurea (TWiTCH): A multicentre, open-label, phase 3, non-inferiority trial. Lancet 2016; 387: 661-670.

[59] Barcellini W, Fattizzo B, Zaninoni A, et al. Clinical heterogeneity and predictors of outcome in primary autoimmune hemolytic anemia: A GIMEMA study of 308 patients. Blood 2014; 124(19): 2930-2936.

[60] Petz LD. A physician's guide to transfusion in autoimmune haemolytic anaemia. Br J Haematol 2004; 124: 712-716.

[61] Issitt PD, Combs MR, Bumgarner DJ, et al. Studies of antibodies in the sera of patients who have made red cell autoantibodies. Transfusion 1996; 36: 481-486.

[62] Laine ML, Beattie KM. Frequency of alloantibodies ac-

companying autoantibodies. Transfusion 1985; 25: 545 -546.

[63] Shirey RS, Boyd JS, Parwani AV, et al. Prophylactic antigen-matched donor blood for patients with warm autoantibodies: An algorithm for transfusion management. Transfusion 2002; 42: 1435-1441.

[64] El Kenz H, Efira A, Le PQ, et al. Transfusion support of autoimmune hemolytic anemia: How could the blood group genotyping help? Transl Res 2014; 163: 36-42.

[65] Petz LD, Garratty G. Immune hemolytic anemias. Philadelphia: Churchill Livingstone, 2004.

[66] de Weers M, Tai YT, van der Veer MS, et al. Daratumumab, a novel therapeutic human CD38 monoclonal antibody, induces killing of multiplemyeloma and other hematological tumors. J Immunol 2011; 186: 1840-1848.

[67] Sullivan HC, Gerner-Smidt C, Nooka AK, et al. Daratumumab (anti-CD38) induces loss of CD38 on red blood cells. Blood 2017; 129: 3033-3037.

[68] Oldenborg PA, Zheleznyak A, Fang YF, et al. Role of CD47 as a marker of self on red blood cells. Science 2000; 288(5473): 2051-20514.

[69] Olsson M, Bruhns P, Frazier WA, et al. Platelet homeostasis is regulated by platelet expression of CD47 under normal conditions and in passive immune thrombocytopenia. Blood 2005; 105(9): 3577-3582.

[70] Russ A, Hua AB, Montfort WR, et al. Blocking "don't eat me" signal of CD47-SIRP□ in hematological malignancies, an in-depth review. Blood Rev 2018; 32(6): 480-489.

[71] Velliquette RW, Aeschlimann J, Kirkegaard J, et al. Monoclonal anti-CD47 interference in red cell and platelet testing. Transfusion 2019; 59(2): 730-737.

[72] Chapuy CI, Nicholson RT, Aguad MD, et al. Resolving the daratumumab interference with blood compatibility testing. Transfusion 2015; 55(6 Pt 2): 1545-1554.

[73] Hannon JL, Clarke G. Transfusion management of patients receiving daratumumab therapy for advanced plasma cell myeloma. Transfusion 2015; 55(11): 2770.

[74] Mitigating the anti-CD38 interference with serologic testing. Association Bulletin, #16-02. Bethesda, MD: AABB, 2016.

[75] Gaydos LA, Freireich EJ, Mantel N. The quantitative relation between platelet count and hemorrhage in patients with acute leukemia. N Engl J Med 1962; 266: 905 -909.

[76] Wandt H, Frank M, Ehninger G, et al. Safety and cost effectiveness of a 10 x 10(9)/L trigger for prophylactic platelet transfusions compared with the traditional 20 x 10 (9)/L trigger: A prospective comparative trial in 105 patients with acute myeloid leukemia. Blood 1998; 91: 3601-3606.

[77] Slichter SJ, Harker LA. Thrombocytopenia: Mechanisms and management of defects in platelet production. Clin Haematol 1978; 7: 523-539.

[78] Heckman KD, Weiner GJ, Davis CS, et al. Randomized study of prophylactic platelet transfusion threshold during induction therapy for adult acute leukemia: 10, 000/microL versus 20, 000/microL. J Clin Oncol 1997; 15: 1143-1149.

[79] Rebulla P, Finazzi G, Marangoni F, et al. The threshold for prophylactic platelet transfusions in adults with acute myeloid leukemia. Gruppo Italiano Malattie Ematologiche Maligne dell'Adulto. N Engl J Med 1997; 337: 1870 -1875.

[80] Zumberg MS, del Rosario MLU, Nejame CF, et al. A prospective randomized trial of prophylactic platelet transfusion and bleeding incidence in hematopoietic stem cell transplant recipients: 10, 000/L versus 20, 000/microL trigger. Biol Blood Marrow Transplant 2002; 8: 569 -576.

[81] Gmuür J, Burger J, Schanz U, et al. Safety of stringent prophylactic platelet transfusion policy for patients with acute leukaemia. The Lancet 1991; 338: 1223-1226.

[82] Kaufman RM, Djulbegovic B, Gernsheimer T, et al. Platelet transfusion: A clinical practice guideline from the AABB. Ann Intern Med 2015; 162: 205-213.

[83] Nahirniak S, Slichter SJ, Tanael S, et al. Guidance on platelet transfusion for patients with hypoproliferative thrombocytopenia. Transfus Med Rev 2015; 29: 3-13.

[84] Schiffer CA, Bohlke K, Delaney M, et al. Platelet transfusion for patients with cancer: American Society of Clinical Oncology clinical practice guideline update. J Clin Oncol 2018; 36(3): 283-299.

[85] Stanworth SJ, Estcourt LJ, Llewelyn CA, et al. Impact of prophylactic platelet transfusions on bleeding events in patients with hematologic malignancies: A subgroup analysis of a randomized trial. Transfusion 2014; 54: 2385-2393.

[86] Stanworth SJ, Estcourt LJ, Powter G, et al. A noprophylaxis platelet-transfusion strategy for hematologic cancers. N Engl J Med 2013; 368: 1771-1780.

[87] Wandt H, Schaefer-Eckart K, Wendelin K, et al. Therapeutic platelet transfusion versus routine prophylactic transfusion in patients with haematological malignancies: An open-label, multicentre, randomised study. Lancet

2012; 380: 1309-1316.
[88] Kumar A, Mhaskar R, Grossman BJ, et al. Platelet transfusion: A systematic review of the clinical evidence. Transfusion 2014; 55: 1116-1127.
[89] Hanson SR, Slichter SJ. Platelet kinetics in patients with bone marrow hypoplasia: Evidence for a fixed platelet requirement. Blood 1985; 66: 1105-1109.
[90] Hersh JK, Hom EG, Brecher ME. Mathematical modeling of platelet survival with implications for optimal transfusion practice in the chronically platelet transfusion-dependent patient. Transfusion 1998; 38: 637-644.
[91] Slichter SJ, Kaufman RM, Assmann SF, et al. Dose of prophylactic platelet transfusions and prevention of hemorrhage. N Engl J Med 2010; 362: 600-613.
[92] Estcourt LJ, Malouf R, Hopewell S, et al. Use of platelet transfusions prior to lumbar punctures or epidural anaesthesia for the prevention of complications in people with thrombocytopenia. Cochrane Database Syst Rev 2018; 4: CD011980.
[93] Estcourt LJ, Malouf R, Doree C, et al. Prophylactic platelet transfusions prior to surgery for people with a low platelet count. Cochrane Database Syst Rev 2018; 9: CD012779.
[94] Baharoglu MI, Cordonnier C, Salman RA, et al. Platelet transfusion versus standard of care after acute stroke due to spontaneous cerebral haemorrhage associated with antiplatelet therapy (PATCH): A randomized, open-label, phase 3 trial. Lancet 2016; 387: 2605-2613.
[95] Cooling L. ABO and platelet transfusion therapy. Immunohematology 2007; 23: 20-33.
[96] Kelton JG, Hamid C, Aker S, Blajchman MA. The amount of blood group A substance on platelets is proportional to the amount in the plasma. Blood 1982; 59: 980-985.
[97] Julmy F, Ammann RA, Taleghani BM, et al. Transfusion efficacy of ABO major-mismatched platelets (PLTs) in children is inferior to that of ABO-identical PLTs. Transfusion 2009; 49: 21-33.
[98] Aster RH. Effect of anticoagulant and ABO incompatibility on recovery of transfused human platelets. Blood 1965; 26: 732-743.
[99] Lee EJ, Schiffer CA. ABO compatibility can influence the results of platelet transfusion. Results of a randomized trial. Transfusion 1989; 29: 384-389.
[100] Kaufman RM. Platelet ABO matters. Transfusion 2009; 49: 5-7.
[101] Triulzi DJ, Assmann SF, Strauss RG, et al. The impact of platelet transfusion characteristics on posttransfusion platelet increments and clinical bleeding in patients with hypoproliferative thrombocytopenia. Blood 2012; 119: 5553-5562.
[102] Kaufman RM, Assmann SF, Triulzi DJ, et al. Transfusion-related adverse events in the Platelet Dose study. Transfusion 2015; 55: 144-153.
[103] Heal J, Rowe J, McMican A, et al. The role of ABO matching in platelet transfusion. Eur J Haematol 1993; 50: 110-117.
[104] Carr R, Hutton J, Jenkins J, et al. Transfusion of ABO-mismatched platelets leads to early platelet refractoriness. Br J Haematol 1990; 75: 408-413.
[105] Dunstan RA, Simpson MB, Rosse WF. Erythrocyte antigens on human platelets: Absence of Rh, Duffy, Kell, Kidd, and Lutheran antigens. Transfusion 1984; 24: 243-246.
[106] Molnar R, Johnson R, Geiger TL. Absence of D alloimmunization in Dpediatric oncology patients receiving D-incompatible single-donor platelets. Transfusion 2002; 42: 177-182.
[107] Culibrk B, Stone E, Levin E, et al. Application of the ADVIA cerebrospinal fluid assay to count residual red blood cells in blood components. Vox Sang 2012; 103: 186-193.
[108] Santana JM, Dumont LJ. A flow cytometric method for detection and enumeration of low-level, residual red blood cells in platelets and mononuclear cell products. Transfusion 2006; 46: 966-972.
[109] Cid J, Lozano M, Ziman A, et al. Low frequency of anti-D alloimmunization following D+ platelet transfusion: The Anti-D Alloimmunization after D-incompatible Platelet Transfusions (ADAPT) study. Br J Haematol 2015; 168: 598-603.
[110] Doughty HA, Murphy MF, Metcalfe P, et al. Relative importance of immune and non-immune causes of platelet refractoriness. Vox Sang 1994; 66: 200-205.
[111] Hod E, Schwartz J. Platelet transfusion refractoriness. Br J Haematol 2008; 142: 348-360.
[112] Aster RH. Pooling of platelets in the spleen: Role in the pathogenesis of "hypersplenic" thrombocytopenia. J Clin Invest 1966; 45(5): 645-657.
[113] Slichter SJ. Leukocyte reduction and ultravioletB irradiation of platelets to prevent alloimmunization and refractoriness to platelet transfusions. The Trial to Reduce Alloimmunization to Platelets Study Group. N Engl J Med 1997; 337: 1861-1869.

[114] Yankee RA, Grumet FC, Rogentine GN. Platelet transfusion: The selection of compatible platelet donors for refractory patients by lymphocyte HL-A typing. N Engl J Med 1969; 281: 1208-1212.

[115] Slichter SJ. Factors affecting posttransfusion platelet increments, platelet refractoriness, and platelet transfusion intervals in thrombocytopenic patients. Blood 2005; 105: 4106-4114.

[116] Claas FH, Smeenk RJ, Schmidt R, et al. Alloimmunization against the MHC antigens after platelet transfusions is due to contaminating leukocytes in the platelet suspension. Exp Hematol 1981; 9: 84-89.

[117] Triulzi DJ, Kleinman S, Kakaiya RM, et al. The effect of previous pregnancy and transfusion on HLA alloimmunization in blood donors: Implications for a transfusion-related acute lung injury risk reduction strategy. Transfusion 2009; 49: 1825-1835.

[118] Pavenski K, Rebulla P, Duquesnoy R, et al. Efficacy of HLA-matched platelet transfusions for patients with hypoproliferative thrombocytopenia: A systematic review. Transfusion 2013; 53: 2230-2242.

[119] Kopko PM, Warner P, Kresie L, Pancoska C. Methods for the selection of platelet products for alloimmune-refractory patients. Transfusion 2015; 55: 235-244.

[120] Stanworth SJ, Navarrete C, Estcourt L, Marsh J. Platelet refractoriness - practical approaches and ongoing dilemmas in patient management. Br J Haematol 2015; 171: 297-305.

[121] Moroff G, Garratty G, Heal JM, et al. Selection of platelets for refractory patients by HLA matching and prospective crossmatching. Transfusion 1992; 32: 633-640.

[122] Rioux-Massé B, Cohn C, Lindgren B, et al. Utilization of cross-matched or HLA-matched platelets for patients refractory to platelet transfusion. Transfusion 2014; 54: 3080-3087.

[123] Escourt LJ, Malouf R, Hopewell S, et al. Pathogen-reduced platelets for the prevention of bleeding. Cochrane Database Syst Rev 2017; 30(7): CD009072.

[124] Holland L, Sarode R. Should plasma be transfused prophylactically before invasive procedures? Curr Opin Hematol 2006; 13: 447-451.

[125] Abdel-Wahab O, Healy B, Dzik W. Effect of fresh-frozen plasma transfusion on prothrombin time and bleeding in patients with mild coagulation abnormalities. Transfusion 2006; 46: 1279-1285.

[126] Karam O, Tucci M, Combescure C, et al. Plasma transfusion strategies for critically ill patients. Cochrane Database Syst Rev 2013; 12: CD010654.

[127] Murad MH, Stubbs JR, Gandhi MJ, et al. The effect of plasma transfusion on morbidity and mortality: A systematic review and meta-analysis. Transfusion 2010; 50: 1370-1383.

[128] Segal JB, Dzik WH. Paucity of studies to support that abnormal coagulation test results predict bleeding in the setting of invasive procedures: An evidence-based review. Transfusion 2005; 45: 1413-1425.

[129] Yang L, Stanworth S, Hopewell S, et al. Is freshfrozen plasma clinically effective? An update of a systematic review of randomized controlledtrials. Transfusion 2012; 52: 1673-1686.

[130] Jia Q, Brown MJ, Clifford L, et al. Prophylactic plasma transfusion for surgical patients with abnormal preoperative coagulation tests: A single- institution propensity-adjusted cohort study. Lancet Haematol 2016; 3: e139-148.

[131] Desborough M, Sandu R, Brunskill SJ, et al. Fresh frozen plasma for cardiovascular surgery. Cochrane Database Syst Rev 2015; 7: CD00 7614.

[132] Huber J, Stanworth SJ, Doree C, et al. Prophylactic plasma transfusion for patients undergoing non-cardiac surgery (protocol). Cochrane Database Syst Rev 2017; 8: CD012745.

[133] Shander A, Michelson EA, Sarani B, et al. Use of plasma in the management of central nervous system bleeding: Evidence-based consensus recommendations. Adv Ther 2014; 31: 66-90.

[134] Stanworth SJ, Brunskill SJ, Hyde CJ, et al. Is fresh frozen plasma clinically effective? A systematic review of randomized controlled trials. Br J Haematol 2004; 126: 139-152.

[135] Yang L, Stanworth S, Hopewell S, et al. Is fresh frozen plasma clinically effective? An update of a systematic review of randomized controlled trials. Transfusion 2012; 52: 1673-1686.

[136] O'Shaughnessy DF, Atterbury C, Bolton-Maggs P, et al. Guidelines for the use of fresh-frozen plasma, cryoprecipitate, and cryosupernatant. Br J Haematol 2004; 126: 11-28.

[137] Presnell SR, Stafford DW. The vitamin K- dependent carboxylase. Thromb Haemost 2002; 87: 937-946.

[138] Jones GM, Erdman MJ, Smetana KS, et al. 3- Factor versus 4-factor prothrombin complex concentrate for warfarin reversal in severe bleeding: A multicenter, retro-

spective, propensity - matched pilot study. J Thromb Thrombolysis 2016; 42: 19-26.

[139] Al-Majzoub O, Rybak E, Reardon DP, et al. Evaluation of warfarin reversal with 4-factor prothrombin complex concentrate compared to 3-factor prothrombin complex concentrate at a tertiary academic medical center. J Emerg Med 2016; 50(1): 7-13.

[140] Sarode R, Milling TJ, Refaai MA, et al. Efficacy and safety of a four-factor prothrombin complex concentrate (4F-PCC) in patients on vitamin K antagonists presenting with major bleeding: A randomized, plasma-controlled, Phase IIIb study. Circulation 2013; 128: 1234-1243.

[141] Goldstein JN, Refaai MA, Milling TJ Jr, et al. Four-factor prothrombin complex concentrateversus plasma for rapid vitamin K antagonist reversal in patients needing urgent surgical or invasive interventions: A phase 3b, open-label, non-inferiority, randomised trial. Lancet 2015; 385: 2077-2087.

[142] Milling TJ Jr, Refaai MA, Sarode R, et al. Safety of a four-factor prothrombin complex concentrate versus plasma for vitamin K antagonist reversal: An integrated analysis of two Phase IIIb clinical trials. Acad Emerg Med 2016; 23(4): 466-475.

[143] Meehan R, Tavares M, Sweeney J. Clinical experience with oral versus intravenous vitamin K for warfarin reversal. Transfusion 2013; 53: 491-498.

[144] Tornkvist M, Smith JG, Labaf A. Current evidence of oral anticoagulant reversal. Thromb Res 2018; 162: 22-31.

[145] AABB, American Red Cross, America's Blood Centers, Armed Services Blood Program Office. Circular for the use of human blood and blood components. Bethesda, MD: AABB, 2017.

[146] Gammon R, ed. Standards for blood banks and transfusion services. 32nd ed. Bethesda, MD: AABB, 2020.

[147] Downes KA, Wilson E, Yomtovian R, Sarode R. Serial measurement of clotting factors in thawed plasma stored for 5 days. Transfusion 2001; 41: 570.

[148] Benjamin RJ, McLaughlin LS. Plasma components: Properties, differences, and uses. Transfusion 2012; 52 (Suppl 1): 9S-19S.

[149] Cushing MM, Asmis L, Calabia C, et al. Efficacy of solvent/detergent plasma after storage at 2-8 ℃ for 5 days in comparison to other plasma products to improve factor V levels in factor V deficient plasma. Transfus Apher Sci 2016; 55: 114-119.

[150] Levy JH, Goodnough LT. How I use fibrinogen replacement therapy in acquired bleeding. Blood 2015; 125: 1387-1393.

[151] Ahmed S, Harrity C, Johnson S, et al. The efficacy of fibrinogen concentrate compared with cryoprecipitate in major obstetric haemorrhage—an observational study. Transfus Med 2012; 22: 344-349.

[152] Pavord S, Maybury H. How I treat postpartum hemorrhage. Blood 2015; 125: 2759-2770.

[153] Reger B, Peterfalvi A, Litter I, et al. Challenges in the evaluation of D-dimer and fibrinogen levels in pregnant women. Thromb Res 2013; 131: e183-187.

[154] Charbit B, Mandelbrot L, Samain E, et al. The decrease of fibrinogen is an early predictor of the severity of postpartum hemorrhage. J Thromb Haemost 2007; 5: 266-273.

[155] Cortet M, Deneux-Tharaux C, Dupont C, et al. Association between fibrinogen level and severity of postpartum haemorrhage: Secondary analysis of a prospective trial. Br J Anaesth 2012; 108: 984-989.

[156] Abdul-Kadir R, McLintock C, Ducloy A-S, et al. Evaluation and management of postpartum hemorrhage: Consensus from an international expert panel. Transfusion 2014; 54: 1756-1768.

[157] Wikkelso AJ, Edwards HM, Afshari A, et al. Preemptive treatment with fibrinogen concentrate for postpartum haemorrhage: Randomized controlled trial. Br J Anaesth 2015; 114: 623-633.

[158] Jensen NH, Stensballe J, Afshari A. Comparing efficacy and safety of fibrinogen concentrate to cryoprecipitate in bleeding patients: A systematic review. Acta Anaesthesiol Scand 2016; 60: 1033-1042.

[159] Besser MW, Klein AA. The coagulopathy of cardiopulmonary bypass. Crit Rev Clin Lab Sci 2010; 47: 197-212.

[160] Besser MW, Ortmann E, Klein AA. Haemostatic management of cardiac surgical haemorrhage. Anaesthesia 2014; 70: 87-95.

[161] Woodman R, Harker LA. Bleeding complications associated with cardiopulmonary bypass. Blood 2003; 76: 1680-1697.

[162] Bennett-Guerrero E, Zhao Y, O'Brien SM, et al. Variation in use of blood transfusion in coronary artery bypass graft surgery. JAMA 2010; 304: 1568-1575.

[163] Kindo M, Hoang Minh T, Gerelli S, et al. Plasma fibrinogen level on admission to the intensive care unit is a powerful predictor of postoperative bleeding after cardiac

surgery with cardiopulmonary bypass. Thromb Res 2014; 134: 360-368.

[164] Ranucci M, Baryshnikova E, Crapelli GB, et al. Randomized, double-blinded, placebo-controlled trial of fibrinogen concentrate supplementation after complex cardiac surgery. J Am Heart Assoc 2015; 4: e002066.

[165] Wikkelso A, Lunde J, Johansen M, et al. Fibrinogen concentrate in bleeding patients. Cochrane Database Syst Rev 2013; 8: CD008864.

[166] Maeda T, Miyata S, Usui A, et al. Safety of fibrinogen concentrate and cryoprecipitate in cardiovascular surgery: Multicenter database study. J Cardiothorac Vasc Anesth 2019; 33: 321-327.

[167] Rahe-Meyer N, Levy JH, Mazer CD, et al. Randomized evaluation of fibrinogen vs placebo in complex cardiovascular surgery (REPLACE): Adouble-blind Phase III study of haemostatic therapy. Br J Anaesth 2016; 117: 41-51.

[168] Strauss RG. Role of granulocyte/neutrophil transfusions for haematology/oncology patients in the modern era. Br J Haematol 2012; 158: 299-306.

[169] Hubel K, Rodger E, Gaviria JM, et al. Effectivestorage of granulocytes collected by centrifugation leukapheresis from donors stimulated with granulocyte-colony-stimulating factor. Transfusion 2005; 45(12): 1876-1889.

[170] Drewniak A, Boelens JJ, Vrielink H, et al. Granulocyte concentrates: Prolonged functional capacity during storage in the presence of phenotypic changes. Haematologica 2008; 93(7): 1058-1067.

[171] Bryant BJ, Yau YY, Byrne PJ, et al. Gravity sedimentation of granulocytapheresis concentrates with hydroxyethyl starch efficiently removes red blood cells and retains neutrophils. Transfusion 2010; 50: 1203-1209.

[172] Narvios A, Pena E, Han X, Lichtiger B. Cytomegalovirus infection in cancer patients receiving granulocyte transfusions. Blood 2002; 99: 390-391.

[173] Nichols WG, Price T, Boeckh M. Cytomegalovirus infections in cancer patients receiving granulocyte transfusions (comment). Blood 2002; 99(9): 3483-3484.

[174] Diaz R, Soundar E, Hartman SK, et al. Granulocyte transfusions for children with infections and neutropenia or granulocyte dysfunction. Pediatr Hematol Oncol 2014; 31(5): 425-434.

[175] West K, Gea-Banacloche J, Stroncek D, Kadri SS. Granulocyte transfusions in the management of invasive fungal infections. Br J Haematol 2017; 177: 357-374.

[176] Price TH, Boeckh M, Harrison RW, et al. Efficacy of transfusion with granulocytes from G-CSF/dexamethasone-treated donors in neutropenic patients with infection. Blood 2015; 126: 2153-2161.

[177] Estcourt LJ, Stanworth S, Doree C, et al. Granulocyte transfusions for preventing infections in people with neutropenia or neutrophil dysfunction. Cochrane Database Syst Rev 2015; 6: CD005341.

[178] Cancelas JA. Granulocyte transfusion: Questions remain. Blood 2015; 126: 2082-2083.

[179] Marfin AA, Price TH. Granulocyte transfusion therapy. J Int Care Med 2015; 30(2): 79-88.

[180] Moren AM, Hamptom D, Diggs B, et al. Recursive partitioning identifies greater than 4 U of packed red blood cells per hour as an improved massive transfusion definition. J Trauma AcuteCare Surg 2015; 79: 920-924.

[181] Borgman M, Spinella P, Perkins J, et al. The ratio of blood products transfused affects mortality in patients receiving massive transfusions at a combat support hospital. J Trauma 2007; 63: 805-813.

[182] Acosta JA, Yang JC, Winchell RJ, et al. Lethal injuries and time to death in a level I trauma center. J Am Coll Surg 1998; 186: 528-533.

[183] Stansbury LG, Dutton RP, Stein DM, et al. Controversy in trauma resuscitation: Do ratios of plasma to red blood cells matter? Transfus Med Rev 2009; 23: 255-265.

[184] Callum JL, Nascimento B, Tien H, Rizoli S. "Formula-driven" versus "lab-driven" massive transfusion protocols: At a state of clinical equipoise (editorial). Transfus Med Rev 2009; 23: 247-254.

[185] Holcomb JB, del Junco DJ, Fox EE, et al. The Prospective, Observational, Multicenter, Major Trauma Transfusion (PROMMTT) study. JAMA Surgery 2013; 148: 127-136.

[186] Holcomb JB, Tilley BC, Baraniuk S, et al. Transfusion of plasma, platelets, and red blood cells in a 1: 1: 1 vs a 1: 1: 2 ratio and mortality in patients with severe trauma: The PROPPR randomized clinical trial. JAMA 2015; 313: 471-482.

[187] Dzik WS, Ziman A, Cohen C, et al. Survival after ultramassive transfusion: A review of 1360 cases. Transfusion 2016; 56: 558-563.

[188] Johnson DJ, Scott AV, Barodka VM, et al. Morbidity and mortality after high-dose transfusion. Anesthesiology 2016; 124: 387-395.

[189] Dunbar NM, Yazer MH. A possible new paradigm? A survey-based assessment of the use of thawed group A plasma for trauma resuscitationin the United States.

Transfusion 2016；56：125–129.

[190] Chhibber V，Greene M，Vauthrin M，et al. Isgroup A thawed plasma suitable as the first option for emergency release transfusion? Transfusion 2014；54：1751–1755.

[191] Dunbar NM and Yazer MH. Safety of the use of group A plasma in trauma：The STAT study. Transfusion 2017；57：1879–1884.

[192] Sperry JL，Guyette FX，Brown JB，et al；PAMPer Study Group. Prehospital plasma during air medical transport in trauma patients at risk for hemorrhagic shock. N Engl J Med 2018；379(4)：315–326.

[193] Moore HB，Moore EE，Chapman MP，et al. Plasma–first resuscitation to treat haemorrhagic shock during emergency ground transportation in an urban area：A randomised trial. Lancet 2018；392(10144)：283–291.

[194] Stubbs JR，Tran SA，Emery RL，et al. Cold platelets for trauma–associated bleeding：Regulatory approval，accreditation approval，and practice implementation–just the "tip of the iceberg." Transfusion 2017；57：2836–2844.

[195] Seheult JN，Bahr M，Anto V，et al. Safety profile of uncrossmatched，cold–stored，low–titer，group O+ whole blood in civilian trauma patients. Transfusion 2018；58(10)：2280–2288.

[196] Seheult JN，Anto V，Alarcon AH，et al. Clinical outcomes among low–titer group O whole blood recipients compared to recipients of conventional components in civilian trauma resuscitation. Transfusion 2018；58：1838–1845.

[197] Yazer MH，Cap AP，Spinella PC，et al. How do I implement a whole blood program for massively bleeding patients? Transfusion 2018；58：622–628.

第 20 章

患者血液管理

输血可以挽救生命，但也存在相关风险和并发症[1]。由于临床输血存在巨大差异[2]和血液过度使用的问题[3]，专业协会和医疗机构强调加强合理用血。此外，为实现改善医疗质量、提高患者安全和降低医疗费用的目标，需要减少不必要输血。

许多医疗机构已开展患者血液管理(patient blood management，PBM)策略和相关工作。2017 年的国家血液采集和使用调查[4]发现，1/3 以上的医院实施了 PBM 项目，而且许多医院已经实施 1 项或多项 PBM 措施以提升医疗质量并减少不必要的输血。这些 PBM 举措已经使美国全国血液和血液成分用量平稳降低[5]。

第一节　患者血液管理的定义和范畴

PBM 是一种基于循证医学的多学科方法，旨在优化可能需要输血患者的治疗过程。循证输血指南是合理用血的基础，但 PBM 超越了合理用血的范畴。PBM 包括医疗全过程，即从患者入院前到治疗结束后。患者血液管理的主要目的是通过有效管理患者自己的血液来提高患者安全和改善其临床结局。PBM 需要循证地应用药理学、内科和外科技术和方法来治疗贫血、优化止血并减少失血，通过个体化方案减少或避免不必要的输血。此外，当输血成为唯一合理的治疗措施时，PBM 要求输血决策应当基于最佳实践，并且给予最恰当的输血量，以改善患者预后。

“患者血液管理”虽然是较新的术语，但其理念却一直随着医学的进步而发展。本章不对其发展史做全面探讨，但有 3 个例子表明输血和 PBM 有着共同的驱动因素。第一是战伤的影响。20 世纪初，血型的发现、交叉配血和血液保存技术的成熟，使用库存血液来治疗战伤失血成为可能。但血液运送较为困难，战地外科医生开发了多种无输血技术来救治伤员。第二是耶和华见证者的影响，耶和华见证者引用圣经作为拒绝输血治疗的依据。20 世纪中叶，输血已经成为常用的治疗手段并被普遍接受，而耶和华见证者患者不得不就诊于少数能提供无输血医疗的医师和医院。这些能提供无输血医疗的外科医师和医院越来越受到耶和华见证者和其他希望避免输血患者的青睐，血液保护项目开始蓬勃发展。第三是 20 世纪 80 年代初人类免疫缺陷病毒(human immunodeficiency virus，HIV)和乙型、丙型肝炎病毒传播风险达到高峰，同时人们对输血传播性疾病的认识和关注不断加深。此外，个体化和以患者为中心的方法也越来越受重视，患者血液管理便应运而生。

尽管 PBM 通常关注于外科领域，实际上 PBM 涵盖了患者在住院期间的整个过程。包括：

1. 在治疗前，明确患者是否存在贫血和出血风险并给予治疗；

2. 应用减少出血的外科手术技术和术中血液回收技术；

3. 应用辅助措施降低患者在重症监护室(intensive care unit，ICU)及术后的输血需求；

4. 临床用血审核并向医师反馈是否遵从了输血指南。

5. 对参与患者治疗的所有医务人员进行 PBM 培训。

第二节　支持患者血液管理项目所需的资源

PBM 最吸引人之处是它可以同时降低输血风险、改善患者结局和节省医疗成本。此外，通过提高医疗质量和降低成本，PBM 提高了医疗服务的价值。与原来过度输血时的基线数据比较，成功的 PBM 项目通常可以通过减少输血相关费用而获益数倍[6-9]。在美国，由于打包付费系统对血费补偿很少或者几乎没有补偿，并且输血的间接费用大约是血费的 3~4 倍[10]，一个可靠的 PBM 项目很容易实现自给自足。

开发一个成功的 PBM 项目首先是制定商业计划，即设定财务目标，并从医院管理部门获得财务支持。项目负责人需要通过薪资支持以获得充足的时间完成工作。仅利用晚上和周末或者业余时间无法开发一个成功的 PBM 项目。根据医院规模的不同，医疗主任(医生)、全职护士协调员或输血安全官员、行政支持和数据管理员的部分工作时间宜得到相应的薪酬支持。对于规模较小的医院，可能需要血费的 5%来支持这些人员运营该项目。对于规模较大的医院或医疗系统，每年可能需要血费预算的 2%~3%来支持该项目。考虑到降低血费成本的潜在回报可高达 400%，即每投入 1 美元，可以节省 5 美元，因此开发 PBM 项目的投入是合理的[9]。此外，信息技术团队收集和分析符合输血指南的数据、建立临床用血数据公示和报告所需的大量时间和精力不容忽视。这些措施对于提高效果至关重要。电子记录在数据收集过程中很有帮助，但需要大量技术熟练的程序员，这些人员对 PBM 的成功非常重要。如果没有专项经费的支持，程序员可能不会优先支持 PBM 项目。

最佳 PBM 项目团队应包括医院多个部门的代表，因此，这是一个真正的多学科项目。例如，成员应包括来自于医院管理层、医生、护理、手术团队、质量和安全管理部门、输血科、信息技术、血液科、重症监护、麻醉科、药理学和财务部的人员，并向最高管理层递交项目计划以获得财务支持和政策支持。

PBM 项目通常归属于患者安全和医疗质量管理部门。如果该医院有患者安全和医疗质量管理部门，考虑到输血的风险和费用以及降低血费的潜在回报，支持 PBM 项目非常重要。如果考虑到给患者输错血造成的医疗、法律和财务损失，以及相关的危及生命的溶血反应风险，该倡议更有可能获得患者安全和医疗质量管理部门的支持。PBM 也可能属于医院的“供应链管理”，旨在优化和减少设备和供应的支出——在这种情况下需强调获得血液的成本以及与输血相关的其他花费。

第三节　患者血液管理的标准和认证

《AABB 患者血液管理项目标准》(《PBM 标准》)由该领域的专家共识小组制定并更新[11]。由 AABB 和联合委员会共同向医院提供 PBM 认证，其认证的依据是 PBM 标准。根据医院中 PBM 涉及的范围，可在 3 个级别上对其进行认证。如表 20-1 所示，满足前 17 条标准认定为 3 级，满足前 20 条标准认定为 2 级，满足所有 24 条标准认定为 1 级。认定为 1 级的医院必须有能力进行自体血液回收(使用回收式自体输血机)；对于不愿意接受输血的患者，可以提供高质量的治疗计划(也称为无血医疗)；同时具备识别和管理内科和外科患者术前贫血的方法。其他团体如血液管理促进协会(Society for Advancement of Blood Management，SABM)也发布了相关的标准[12]，这些标准包括了实施高质量 PBM 项目的类似要求。

表 20-1　PBM 项目分级*[11]

条	责任要求	1 级	2 级	3 级
1	医院管理层对患者血液管理项目制度支持的证据	X	X	X
2	符合输血指南的输血合理性评价指标	X	X	X
3	输血文件记录，包括患者知情同意、观察、不良事件和结局	X	X	X
4	对患者治疗进行预算，该治疗要达到执行《AABB 患者血液管理标准》所要求的水平	X	X	X

续表20-1

条	责任要求	1级	2级	3级
5	患者输血前的检查和评估	X	X	X
6	针对有输血可能性的患者或病例的特殊评估	X	X	X
7	术前用血申请，包括申请前完成血型鉴定与抗体筛查，并制订抗体阳性患者的输血方案	X	X	X
8	术前优化患者凝血功能	X	X	X
9	监测血液成分浪费及其原因	X	X	X
10	尽量减少因实验室检测而导致的失血	X	X	X
11	能够管理不明身份患者的输血并有确定此类患者身份的流程	X	X	X
12	能够在入院前或入院时识别出拒绝输血患者并通知相关人员的流程	X	X	X
13	大量输血方案的使用及依从性	X	X	X
14	早产儿、新生儿、婴儿和儿科重症患者的输血治疗和贫血管理(如适用)	X	X	X
15	产科 PBM，包括产后出血方案及其应用证据，针对已知高出血风险(如胎盘异常)患者的计划，以及针对无法输血患者的计划	X	X	X
16	针对特定患者人群的 1 单位输血策略	X	X	X
17	管理获得性凝血障碍	X	X	X
18	针对用血量高的科室的血液保护策略	X	X	N/A
19	有助于对贫血和凝血管理进行快速决策的流程和(或)设备	X	X	N/A
20	评估和管理门诊申请输血患者的铁和微量营养素不足情况	X	X	N/A
21	评估和管理非手术患者的贫血	X	N/A	N/A
22	对拒绝输注血液或血液衍生品患者的治疗计划	X	N/A	N/A
23	择期手术前发现和治疗贫血，并推荐术前完成定血型和抗体筛查或者定血型和交叉配血	X	N/A	N/A
24	根据《AABB 围手术期自体血液采集与管理标准》应用围手术期相关技术	X	N/A	N/A

*患者血液管理项目分为 1、2 或 3 级。为达到某个级别，项目应负责或直接参与表中列出活动的管理和监督。(经《AABB 患者血液管理项目标准》许可使用)

第四节　患者血液管理方法

一、教育和培训

表 20-2 概述了实施和维持 PBM 项目的一般方法。显而易见，教育可能是任何质量改进计划中最重要的部分。即便是受过良好教育的临床医生也不可能完全熟悉在过去 10 年内发表的 9 项大型随机试验中的每一项[13-21]，这些研究均支持限制性红细胞输注。这 9 项研究所支持的输注红细胞时的血红蛋白阈值均低于传统阈值(表 20-3)。相比其他医学实践，在血红蛋白输注阈值方面，有着更多备受瞩目的前瞻性临床试验，且这 9 项研究都发表在具有高影响力的期刊上。即使是重症患者，所有临床试验均支持 70 g/L 的输注阈值[15-18, 20]，对于心血管患者支持 75~80 g/L 的输注阈值[13, 14, 16, 19, 21]。与宽松输血策略(90~100g/L)比较，5 项研究发现执行严紧输血策略的受试者临床结局(包括主要和次要结局)相同[13, 14, 16, 19, 20]，意味着过多的红细胞输注对患者没有帮助，在其他 4 项研究中[15, 17, 18, 21]，宽松输血策略组在整体或某些亚组的结果较差，进一步表明，不必要的输血实际上是有害的。通过对临床医生进行简单的教育可以让其了解到这些具有里程碑意义的研究。因此，执行严紧输血策略可以减少红细胞使用同时改善患者结局。

需要指出的是，随机临床试验强调的血红蛋白“阈值”是指输血前的值，而不是输血后达到的血红蛋白值——“目标”[26]。表 20-3 显示，在这些临床试验中，“目标”比“阈值”高约 10 g/L；因此，在定义循证输血实践时，宜考虑这种差异。实际上，输注的实际剂量是输血目标的主要决定因素；一项名为“1 单位能解决时为什么输 2 单位?”的著名 PBM 项目旨在鼓励非出血、血流动力学稳定患者的输注 1 单位红细胞。事实上，在上述 9 项临床试验中，8 项明确倡议在输注 1 单位 RBC 后先对患者重新评估再考虑是否输注。由 6 个团体发起的“明智的选择”(Choosing Wisely)活动，通过减少不必要的检测和操作以减少不必要的输血。例如，AABB 强调基于证据的血红蛋白阈值为 70~80 g/L，以及“明智的选择”(Choosing Wisely)倡议的 1 单位 RBC 输注的重要性[27]。

教育的形式多种多样。展示随机临床试验证据的讲座可能是最有效的教育方法。在线教程、时事通讯和电子邮件很容易被忽略或删除，因此它们的效果可能不如现场讲座。对于 RBC 以外的血液成分，现有的证据并不充分。对于血浆、血小板和冷沉淀凝血因子，人们关注的主要结果是出血，但出血难以测量，因此难以研究。然而，在减少不必要的输血方面，有基于现有证据的血浆[28]和血小板[29]输注指南，但由于缺乏足够的随机对照临床试验，这些建议都是基于弱或非常弱的证据。

约翰霍普金斯医学中心创建了一个电子教程，为临床工作者提供患者血液管理基本原则教育。该教程涵盖了血型鉴定、抗体筛查和交叉配血的定义以及术前需要进行这些检测的人群，并且包含了 RBC、血浆和血小板输注阈值的医院指南。该教程还涵盖了如何诊断和治疗输血反应、如何正确标识申请输血患者的血液标本以及对 ABO 和 Rh 血型的简短回顾。此外，该教程给出了“手术最大备血量清单(maximum surgical blood order schedule, MSBOS)[30]，明确在何处查询手术清单，并指导如何使用它来制定合适的术前备血计划。

表 20-2 实施患者血液管理项目的方法*

1. 获得医院领导层的支持(纳入医院运营预算)
2. 组建一个多学科的 PBM 团队
3. 教育(重点是普及支持严紧输血策略的 9 个临床试验结果)[13-21]
4. 遵守输血指南
5. 为自动输血申请增加决策支持(提供最佳实践的建议)
6. 进行数据采集/分析
7. 建立定期临床用血数据公示制度[22]
8. 对临床执行输血指南的依从性进行审核并反馈(报告)
9. 改善临床用血的具体方法:
(1)遵守循证的输注阈值
(2)开展“1 单位能解决时为什么输 2 单位”的红细胞“明智的选择”(Choosing Wisely)活动[23]
(3)术前贫血管理[24]
(4)应用抗纤溶药物(如氨基己酸、氨甲环酸)
(5)术中回收式自体输血(使用回收式自体输血机)
(6)麻醉血液保护技术和方法(急性等容血液稀释、控制性低血压、维持正常体温)
(7)外科血液保护方法(更新的烧灼止血技术、局部止血药物、局部止血剂)
(8)减少医源性失血(使用微小试管，避免不必要的检测)
(9)应用床旁检测技术(如血栓弹力图)

*改编自 Frank 等[9]。

表 20-3　关于红细胞输注阈值的大规模前瞻性随机对照临床试验(RCT)*

临床试验	患者人群	严紧策略(Hb 阈值~目标值), g/L	宽松策略(Hb 阈值~目标值), g/L	红细胞用量减少程度(应用严紧策略)	主要结局指标			
					终点事件	严紧策略(发生率)	宽松策略(发生率)	*P* 值
Hébert, et al, 1999[15] (n = 838)	重症(成人)	70~85	100~107	红细胞输注单位数减少了 54%	30 天死亡率	18.7%	23.3%	0.11
Hajjaret al, 2010[14] (n = 502)	心脏手术(成人)	80~91	100~105	红细胞输注单位数减少了 58%	复合终点事件	11%	10%	0.85
					(1)30 天死亡率	6%	5%	0.93
					(2)心源性休克	9%	6%	0.42
					(3)ARDS	2%	1%	0.99
					(4)需透析的急性肾损伤	4%	5%	0.99
Carson, et al, 2011[13] (n = 2016)	股骨骨折(老年人)	80~95	100~110	红细胞输注单位数减少了 65%	复合终点事件	34.7%	35.2%	NS
					(1)60 天死亡率	28.1%	27.6%	NS
					(2)60 天内出现无法行走	6.6%	7.6%	NS
Villanueva, et al, 2013[18] (n = 921)	胃肠出血(成人)	70~92	90~101	红细胞输注单位数减少了 59%	45 天全因死亡率	5%	9%	0.02
Holstet, al, 2014[20] (n = 998)	感染性休克(成人)	70~75	90~ 95	红细胞输注单位数减少了 50%	90 天全因死亡率	43.0%	45.0%	0.44
Robertson, et al, 2014[17] (n = 200)	颅脑损伤(成人)	70~97	95~114	红细胞输注单位数减少了 74%	Glasgow 结果比例表评分	42.5%	33%	0.28
Lacroix, et al, 2007[16] (n = 637)	重症(儿童)	70~87	95~108	红细胞输注单位数减少了 44%	多器官功能障碍评分	12%	12%	NS
Murphy, et al, 2015[19] (n = 2007)	心脏手术(成人)	75~90	90~100	红细胞输注单位数减少了 40%	在 90 天内发生严重感染或缺血事件	35.1%	33.0%	0.30
Mazer, et al, 2017[21] (n = 5243)	心脏手术(成人)	75~90	95~100	红细胞输注单位数减少了 33%	28 天内死亡、心肌梗死、脑卒中或肾功能衰竭需要透析治疗	11.4%	12.5%	NS

* 改编自 Sadana 等[25]。

注：Hb：血红蛋白；ARDS：急性呼吸窘迫综合征；NS：无统计学差异。

二、输血申请者的资质

由医疗机构给输血申请/实施者授予资质的做法尚存在争议。过去，只需要 1 支笔和 1 张纸，而现在只需要电脑和键盘，即可以为患者申请输血。这种很少或没有进行专门培训，便可以为患者申请输血的做法需要改变。一些医院要求新员工在获得执业许可前，接受较系统的 PBM 培训。但是，极少有医院为输血申请者提供专门授权。《PBM 标准》[11] 并未规定输血申请/实施者需要具备的资格，但规定了"输血申请/实施者应满足该医院制定的患者血液管理相关教育和培训要求[11]。"这一声明意味着医院应该为输血申请/实施者提供一些必要的教育。

三、术前 PBM 策略

PBM 适用于全部内科和外科患者。外科患者的 PBM，可以根据其在术前、术中和术后阶段的具体做法进行分类，详见下文。

1. 术前贫血的诊断及治疗

及时诊断和治疗术前贫血是 PBM 的重点，也是非常具有挑战性的难题。择期手术患者的术前贫血治疗尤为重要，将未经治疗的贫血患者送进手术室意味着医疗照护不到位[31-33]。贫血是增加围手术期并发症和死亡率增加的独立预测因素[34]，也是一个可以改变的危险因素。因此，拟行择期手术的贫血患者宜暂停手术以便诊治贫血。一些医疗中心已经设立了术前贫血门诊，优化患者的术前状况，旨在改善患者结局并降低医疗费用[24]。

首先，明确贫血的原因非常重要。单纯性铁缺乏症可以通过口服或静脉注射铁剂来治疗。由于明显的胃肠道不良反应，患者口服铁剂的依从性低，加之口服铁剂的吸收缓慢且效果差，因此，许多专家提倡静脉补铁治疗，以便快速地纠正贫血[35, 36]。可以使用单剂量或者双倍剂量新型铁剂来完全纠正铁缺乏症[37, 38]。与高分子量右旋糖酐铁相比，新型铁剂的不良反应较少。铁剂的具体配方和剂量应根据患者铁缺乏情况、医院处方要求、成本和医保覆盖范围而定。促红细胞生成素(erythropoiesis-stimulating agents，ESA)可以用于纠正特殊患者的术前贫血。关于 ESA 的使用有 2 个问题：报销困难和美国食品药品监督管理局(Food and Drug Administration，FDA)提出的关于血栓事件和促进肿瘤生长的"黑框"警告("black box" warning)[39, 40]。应用低分子肝素预防静脉血栓形成可能会降低术后患者的血栓形成风险，但有血栓形成、缺血性脑卒中、不稳定高血压、癫痫发作或癌症病史的患者宜慎用 ESA[41]。因此，医生在开 ESA 处方时，应当仔细考虑患者的风险/获益比。此外，ESA 可引起功能性铁缺乏症，联合应用铁剂有助于降低 ESAs 的最低有效剂量，以获得良好治疗效果[42]。

诊治术前贫血最具挑战的是在手术前需要足够的时间来实现治疗目标。通常，术前实验室检查在手术前 3 天进行，因此几乎没有时间纠正贫血。对于限期手术可供选择的方案有限，但对于真正的择期手术病例，术前检查应在手术前 4 周或更早进行，为诊断和治疗贫血预留足够的时间[31]。此外，当检测到患者贫血时，医生通常宜排除其他原因引起的贫血，例如胃肠道恶性肿瘤。多数患者在静脉铁剂治疗 3~4 周内出现良好的治疗反应，当 ESA 与铁剂联合使用时，会出现更加显著和迅速的疗效[43]。

2. 手术最大备血量清单(MSBOS)

数据引导的手术前备血方案是良好 PBM 项目的重要组成部分。MSBOS 的概念最早在 20 世纪 70 年代中期提出，目的是防止术前过度备血——因此，术语"最大"是指手术备血量的上限[44]。需要注意的是，许多医疗机构使用过时的 MSBOS，原因是他们依据共识而不是具体外科手术的实际用血数据制定 MSBOS。现在，随着电子麻醉记录的普及，医疗机构的实际输血数据可以用于制定更准确的术前备血清单。根据电子病例数据创建的医疗机构特定的 MSBOS 包含 3 个变量——输血患者百分比、估计失血量中位数和每位患者平均输血单位数[30]。作为术前备血指南，实际的 MSBOS 文件，包含 135 种外科手术方式及其推荐备血量(图 20-1)。当然，备血建议可以根据患者情况修改，例如，术前贫血的患者，或者因携带红细胞特殊抗体而很难找到相匹配血液的患者。

研究表明，基于数据制定的 MSBOS 不仅能优化术前备血过程，还通过减少不必要的备血实现费用降低(每年 15 万~30 万美元)[7]。交叉配血/输血比是衡量术前备血效率的常用指标，使用精确的 MSBOS 可以改善(降低)这一指标[7]。对那些很少或者从不输血的手术，作者明确指出术前不需要备血。当发生意外出血时，启动备选方案——紧急发放未交叉配血的血液，其安全性远超临床医生的想象[45]。

及时更新 MSBOS 有诸多益处。首先，对于输血可能性较低的病例，可以避免不必要的备血。过度的术前交叉配血和备血会导致血液成分过期和潜在血液资源浪费。从另一角度讲，可以为真正需要输血的患者提供充足的血液。当确定患者需要输血时，宜在术前 1 天完成血型鉴定、抗体筛查或交叉配血，从而降低在未完成备血情况下开始手术的风险。评价委员会已将这一特殊问题视为有效的绩效考核方法[46]，使用 MSBOS 可明确哪些手术患者需要术前备血，将有助于减少未备血情况下开始手术的问题发生。现在，多数医院将血型鉴定和抗体筛查或交叉配血的有效期规定为 30 天，怀孕或 90 天内接受输血的患者除外。

3. 优化患者凝血功能

术前改善患者凝血功能是减少失血和不必要输血的重要方法。例如，在允许的情况下，应在择期手术前及时停用 P2Y12 抑制剂（例如氯吡格雷），使凝血功能得以恢复。通常，心脏手术患者术前需要停药 2～5 天，凝血功能才能恢复正常。Verify Now 检测（Instrumentation Laboratories）[47]（译者注：一种血小板功能检测方法）可以检测体内残留 P2Y12 抑制剂，有助于临床医生确定手术的最佳时间。停用这些药物后，凝血功能是否恢复正常存在显著差异，因此，检测很重要。此外，多种非处方中药、营养品，如大蒜、人参和银杏，可影响凝血功能，宜在择期手术前停止服用[48]。

4. 储存式自体输血

过去认为，储存式自体输血（preoperative autologous blood donation，PAD）是避免异体输血的手段。但是，过去十年以来美国 PAD 有明显下降的趋势。在 2017 年，仅采集 10 000 个单位，约为所有异体红细胞/全血采集总量的 0.08 %，比 2015 年的采集量减少了 62%[4, 49]。导致 PAD 下降的主要因素包括血液供应的安全性和公众信心增加，术中血液保护技术的应用，PAD 造成的血液严重浪费（≥45%的血液被报废）以及实施 PAD 的患者术前贫血风险较高[49, 50]。研究发现，与不参与 PAD 的患者相比，实施 PAD 的患者异体输血风险较低，但由于采血后贫血，他们的总体输血率（包括异体和自体输血）增加[49, 51]。采集的自体血液在制备和保存期间发生差错和送达延迟的风险以及采集成本增加进一步降低了 PAD 的使用[52]。如果需要在工作时间采集自体血，患者还可能因耽误工作而产生额外费用。

尽管 PAD 的效果尚有争议，对于稀有血型以及存在多种红细胞抗体的患者，PAD 可能是 1 种合理的选择。在这些情况下，实行 PAD 前做好计划和患者评估至关重要。为减轻 PAD 所致的贫血和避免异体输血，需做到：①最后 1 次采血时间与手术日期间隔 3~4 周；②最小量采血原则；③采血前给予补铁治疗，亦可以联合应用 ESA。

四、术中 PBM 策略

1. 回收式自体输血

手术中的回收式自体输血在 20 世纪 70 年代末开始应用，是最早的血液保护方法之一[53]。血液回收机（Haemonetics 公司）通过专门的设备采集并清洗流出的血液碎片。这种方法在 20 世纪 80 年代开始流行，当时患者强烈希望使用自己的血液而不是库存血液，其原因主要是为了避免艾滋病。

在血液回收过程中，患者流出的血液将在一个锥形或圆柱形的离心钵中进行清洗并浓缩红细胞，然后将其输回患者体内。通过这种方法所得产品的血细胞比容与血库中的红细胞相似，但不含血浆和血小板。如果回收式自体血输注过量（大约 5 个单位或更多单位），患者将开始出现稀释性凝血障碍。尽管如此，对于大血管、移植、骨科和心脏手术，使用自体回收的血液已经成为血液保护的一种标准做法[54, 55]。血液回收的一个主要限制因素是需要一个合适的体腔以汇集和回收失血。此外，手术时使用多个吸引器会使血液回收效率降低，因为常导致血液被普通废液吸引器吸走，而没有进入自体血液回收罐里。当失血可能被微生物、肿瘤细胞或剖宫产时的羊水污染，回收自体血时存在一定担忧。然而，洗涤和白细胞过滤已被证明可以显著降低污染风险，而且现有文献并未发现使用回收式自体输血给这些患者带来不良临床结局[56]。另一个限制是，一些小型医院并没有现场人员来操作血液回收机。这些医院通常需要求助于血液回收机经销商的技术支持，而这需要提前计划和增加成本。解决这一限制的一个变通方法是仅使用储血罐和抗凝剂（枸橼酸或肝素）[54] 建立“仅回收”模式；随后，当有资质的人员在场时就可以通过机器对回收血液进行处理。在一些医院，麻醉医生或护理人员会接受操作机器的培训；但在其他医院，为心脏手术操作体外循环设备的灌注师则将负责处理自体血。

手术最大备血量清单

心脏外科

手术种类	推荐
心脏或肺移植手术	T/C 4U
微创瓣膜手术	T/C 4U
再次开胸心脏手术	T/C 4U
冠状动脉旁路移植术合并瓣膜手术	T/C 4U
瓣膜手术	T/C 2U
辅助装置手术	T/C 4U
心脏 / 大血管手术	T/C 4U
心室切开术	T/C 4U
冠状动脉旁路移植术	T/C 2U
心脏外伤手术	T/C 2U
经皮心脏手术	T/C 2U
心包手术	T/C 2U
心脏电极去除术	T/C 4U
自动心脏复律器或除颤器 / 起搏器置入术	T/S

普通外科

手术种类	推荐
腹膜切除术	T/C 2U
腹腔胃肠道手术	T/C 2U
惠普尔手术 / 胰腺手术	T/C 2U
肝切除术	T/C 2U
腹膜后手术	T/C 2U
胸骨后手术	T/C 2U
小范围肝切除术	T/S
骨髓采集术	T/S
腹壁疝 / 切口疝手术	T/S
腹股沟疝 / 脐疝手术	无需备血
阑尾切除术	无需备血
腹部 / 胸部软组织手术	无需备血
腹腔镜或开腹胆囊切除术	无需备血
甲状腺 / 甲状旁腺切除术	无需备血
中心静脉置管术	无需备血
乳房手术(除皮瓣移植乳房重建术外)	无需备血

妇科

手术种类	推荐
根治性子宫切除术	T/C 2U
盆腔开放性手术	T/C 2U
开放性子宫 / 卵巢手术	T/S
经阴道全子宫切除术	T/S
机器人 / 腹腔镜子宫切除术	T/S
机器人辅助膀胱切除术	T/S
膀胱镜手术	无需备血
外生殖器手术	无需备血
宫颈手术	无需备血
宫腔镜手术	无需备血
表皮伤手术	无需备血

神经外科

手术种类	推荐
胸椎 / 腰椎 / 骶椎融合术	T/C 4U
脊柱肿瘤切除术	T/C 2U
颈椎后路融合术	T/C 2U
脊柱切开引流术	T/C 2U
颅内肿瘤 / 动脉瘤手术	T/C 2U
椎板切除术 / 椎间盘切除术	T/S
脊柱内植物取出 / 活检	T/S
颈椎前路减压植骨融合术	T/S
颅外手术	无需备血
神经手术	无需备血
脑脊液分流术	无需备血

产科

手术种类	推荐
复杂性剖宫产(胎盘植入、穿透性胎盘植入、前置胎盘等)	T/C 4U
再次剖宫产	T/C 2U
常规初次剖宫产	T/S
阴道分娩术	T/S
刮宫术 / 宫腔负压吸引术 / 因遗传疾病终止妊娠	T/S
输卵管结扎	无需备血
宫颈环扎术	无需备血

整骨外科

手术种类	推荐
胸椎 / 腰椎 / 骶椎融合术	T/C 4U
骨盆手术	T/C 4U
髋部开放性手术	T/C 2U
股骨开放性手术(骨折)	T/C 2U
膝下 / 膝上截肢	T/C 2U
全髋关节置换	T/C 2U
肱骨开放性手术	T/S
筋膜室切开	T/S
肩关节切开引流术	T/S
胫骨 / 腓骨骨折	T/S
全膝关节置换术	T/S
肩关节开放性手术	T/S
膝关节开放性手术	T/S
大腿软组织手术	无需备血
骨外固定手术	无需备血
周围神经 / 肌腱手术	无需备血
下肢切开引流	无需备血
手部骨科手术	无需备血
上肢关节镜手术	无需备血
上肢开放性手术	无需备血
足部手术	无需备血
髋部闭合性手术	无需备血
下肢关节镜手术	无需备血
肩关节闭合性手术	无需备血
胫骨 / 腓骨闭合性手术	无需备血

耳鼻喉科

手术种类	推荐
喉切除手术	T/C 2U
面部重建	T/C 2U
颅骨手术	T/C 2U
根治性颈部淋巴结清扫术	T/S
颈动脉体瘤手术	T/C 2U
下颌骨手术	T/S
颈淋巴结清扫术	T/S
乳突切除术	无需备血
腮腺切除术	无需备血
面部整形手术	无需备血
口腔手术	无需备血
鼻窦手术	无需备血
甲状腺 / 甲状旁腺切除术	无需备血
悬吊喉镜手术	无需备血
支气管镜手术	无需备血
耳蜗植入术	无需备血
上消化道内镜手术	无需备血
外耳手术	无需备血
内耳手术	无需备血
扁桃体 / 腺样体切除术	无需备血
鼓室乳突手术	无需备血

胸外科

手术种类	推荐
食管开放性手术	T/C 2U
经胸骨入路手术(正中开胸)	T/C 2U
胸壁手术	T/C 2U
开胸手术	T/C 2U
漏斗胸矫治术	T/C 2U
电视胸腔镜手术	T/S
纵隔镜手术	T/S
食道、胃、十二指肠镜 / 纤维支气管镜手术	无需备血
中心静脉置管术	无需备血

泌尿外科

手术种类	推荐
膀胱前列腺切除术	T/C 2U
尿道开放性手术	T/C 2U
开放性肾切除术	T/C 2U
肾或肾上腺手术(腹腔镜 / 机器人)	T/S
根治性耻骨后前列腺切除术(RRP)	T/S
经皮肾镜取石术	T/S
机器人 RRP	无需备血
外生殖器 / 阴茎手术	无需备血
经尿道前列腺切除术	无需备血
膀胱镜 / 输尿管 / 尿道手术	无需备血
经尿道膀胱肿瘤切除术	无需备血

血管外科 / 移植外科

手术种类	推荐
肝移植	T/C 6U
胸腹主动脉手术	T/C 12U
大范围肝切除术	T/C 4U
大血管手术	T/C 4U
大腿血管探查术	T/C 4U
肾脏胰腺移植	T/C 2U
大血管腔内手术	T/C 2U
膝下 / 膝上截肢	T/S
肾切除术 / 肾移植	T/C 2U
器官切取	T/C 2U
外周血管手术	T/C 2U
血管伤口切开引流术	T/C 2U
颈动脉血管手术	T/S
动静脉瘘手术	T/S
外周血管腔内手术	T/S
血管造影术	无需备血
外周伤口切开引流术	无需备血
第一肋骨切除术 / 胸廓出口综合征手术	无需备血
浅表 / 皮肤手术	无需备血
足 / 趾部截肢或清创	无需备血
中心静脉置管	无需备血

如果要查找的术式不在此清单中，则选择与其最相似的术式

所有病例均可使用紧急发放的血液，发生轻微输血反应的风险为 1/1000

注：此列表指定了不同类型外科手术的推荐术前备血量(改编自 Frank 等[30])。T/C：血型鉴定和交叉配血；T/S：血型鉴定和抗体筛查；U：单位。

图 20-1　通过从麻醉信息管理系统收集血液使用数据得出的机构手术最大备血量清单(MSBOS)[30]

使用回收式自体输血有几个优点。有证据表明，当一个或多个单位回收的血液回输给患者时，术中回收式自体输血增加了相应的经济价值[57, 58]。此外，回收的红细胞可能比库存的红细胞质量更高[59]。这是因为回收的红细胞不存在“储存损伤”，且红细胞膜变形性[60]和2，3-二磷酸甘油酸水平[61]接近正常，而这两个参数在库存血中都有所降低。另外，使用自体血也消除了病毒传播和同种免疫的风险。综上所述，相比异体存储的红细胞来说，回收的红细胞通常更容易成为输血的首选。更多关于术中回收式自体输血的细节请参照《AABB 围手术期自体血采集与输注标准》[62]。

2. 减少术中失血

减少输血的另一个策略是减少术中失血。减少术中失血的最初方法是精湛的手术方式，但也有许多其他减少出血的策略(表 20-2)。通过加温静脉输注的液体和保温(例如强制热通风)来维持患者的正常体温将有助于减少术中出血。因为即使是轻度低体温(35℃)也会通过抑制血小板功能和凝血级联反应使出血风险增加约 20%[63]。另一种减少术中失血的简单方法是控制性降压，这在骨科和脊柱手术中尤其有效。通过增加麻醉深度和(或)使用有效的血管扩张剂，可以适当地降低血压，同时维持重要器官的灌注，维持平均动脉血压高于自动调节阈值。宜避免输注过多晶体液，因为由此产生的血液稀释会导致血红蛋白水平降低。可以通过输注胶体液来扩大血容量(如白蛋白)和(或)使用小剂量缩血管药(如苯肾上腺素)来治疗麻醉诱导的低血压，从而避免晶体液过多。局部止血剂，如纤维蛋白、凝血酶、明胶、胶原蛋白和骨蜡已被证实有助于止血[64]。如 Baxter 医疗公司生产的 Floseal，该产品含有适当比例的牛明胶和人凝血酶，可优化止血效果。较新的烧灼方法，如盐水灌注双极电烧灼法，或谐波刀，在切割血管时烧灼，也可以有效地减少术中出血[65]。一些证据表明，区域阻滞麻醉(腰麻或硬膜外麻醉)可能通过降低静脉和/或动脉血压而减少出血约 20%[66]。

3. 急性等容性血液稀释

急性等容性血液稀释(Acute normovolemic hemodilution，ANH)是指在手术失血前采集患者 1~4 单位的全血，同时输注晶体液和(或)胶体进行有目的性的血液预稀释[67, 68]。由于这一过程造成患者术中贫血的状态，患者术中所失血液中 RBC 含量较低。手术结束时，患者主要的预期失血已完成，再将之前采集的血液重新回输至患者体内。ANH 实现有效地减少患者异体输血的目的，必须满足以下 3 个条件：1)术前血细胞比容必须足够高，使患者能够耐受采血和血液稀释；2)预计术中失血量大；3)采血量足够大。由于这 3 个条件往往难以同时满足，ANH 是否能够有效减少异体输血仍存在争议。最近的一项包括 63 个随机试验的荟萃分析表明，尽管 ANH 使输血率降低了 26%，同时异体输血量减少了约 1 个单位，但可能存在的偏倚会导致对 ANH 的有效性被高估[69]。该荟萃分析包括许多小样本研究，且许多研究缺乏输血方案或输血阈值，因此这些非盲研究可能导致偏倚。一篇编辑述评作者认为 ANH 可能对同时符合上述 3 条标准的特定病例有益，且此类患者可能通过接受回输的全血里含有的新鲜凝血因子和血小板而最大化获益。因此，ANH 对实施大手术(如心脏手术)的患者最有利，患者的新鲜全血在室温下保存可以避免低温的影响，同时可以避免体外循环机对血小板的潜在破坏[70]。

4. 微创手术方法

在过去 20 年中，新的手术方法已经问世，包括腹腔镜、机器人和血管内技术，这些手术大大减少了输血量。例如，约翰霍普金斯大学的研究人员发现，在接受机器人前列腺切除术的 800 名患者中，只有 1 名患者接受了输血[30]，而在过去，绝大多数接受开放式前列腺切除术的患者接受了输血[66, 71]。在腹腔镜和机器人妇科手术方法中也观察到了类似的结果，例如子宫切除和子宫肌瘤切除术。最初，机器人和其他微创手术是为了减少患者疼痛和住院时间，使其更早地重返工作岗位。然而，这些微创手术方法也显著减少了手术患者的输血量。

5. 抗纤溶治疗

抗纤溶药物如氨甲环酸和氨基已酸大约在 50 年前问世，但近 10 年它们才因可减少围手术期失血和输血而备受欢迎。尤其是氨甲环酸，在一些国际骨科和血液管理会议上被称为“游戏规则改变者”。尽管其用于减少手术出血被认为是“超说明书”，但它正迅速成为某些手术的标准治疗方法。多项研究表明，抗纤溶药物可减少出血、输血，降低脊柱手术、髋关节和膝关节置换术以及心脏手术的费用[72-75]。总的来说，与安慰剂相比，这些研究均显示氨甲环酸减少了大约 30%的失血量和输血量。氨甲环酸可以通过阻止血栓分解(纤维蛋白溶解)来稳定已经形成的血块。此外，即使在设有安慰剂对照的 3 个最大临床试验中，这些药物似乎没有增加深静脉血栓事件的风险[76-78]。在对大出血创伤患者(CRASH-2 试验)[79]和产后大出血患者(WOMAN 试验)的研究中[78](每项研究纳入的患者人数均为 20000)，研究人员发现，出血后 3 小时内给予氨甲环酸可降低死亡率；然而，在这 3 小时的窗口期后没有观察到任何益处[80]。CRASH-2 试验显示总死亡率降低了 9%，出血原因的死亡率降低了 15%。在对产后大出血试验中，总死亡率降低了 19%，出血原因的死亡率降低了 31%。由于这些研究包括发展中国家的许多医院，因而需要考虑的一个局限是，在这些地区供应的血液有时是不安全的或不足的，这可能会增加氨甲环酸对死亡率的影响。一些中心仅在血栓弹力图检测结果提示纤溶亢进时才能使用抗纤溶药物。这种做法似乎是合理的，但会延误治疗和错过关键的 3 小时有效窗口期。氨甲环酸的使用剂量也存在争议。接受全关节置换手术的成年患者通常采用 1g 负荷剂量，上述 2 项试验也采用了相同的剂量。对于时间较长的手术，如一些脊柱手术，在负荷剂量后通常在按 1~10 mg/kg/h 持续输注一段时间后再进行手术。然而，理想的使用剂量尚未确定。最近的研究结果表明，按 3~5 mg/kg/h 的使用剂量可以维持稳定的和有效的血药浓度[81, 82]。全身使用氨甲环酸的禁忌症包括不受控制的癫痫发作或活动性血栓性事件，但曾发生过这类疾病并不是氨甲环酸使用的禁忌症。一些中心正在将氨甲环酸局部应用于接受髋关节和膝关节成形术的患者的关节囊中，以尽量减少全身用药量。局部使用的疗效已经被证实[83]。

6. 床旁检测

当实验室检测用时较长时，临床医生通常在获得检测结果前即作出决定是否对患者进行输血，尤其是输注血浆或血小板时，这是因为凝血和血小板计数的实验室检测比血红蛋白检测耗时更长。有了用时短的床旁检测方法，可以避免临床医生对是否输注血液成分做出盲目决定。如血栓弹力图(thromboelastography，TEG)或旋转血栓弹力测定(rotational thromboelastometry，ROTEM)床旁检测可在 10~15 分钟内出具有意义的凝血功能相关结果，甚至还可以采用更快检测的快速 TEG。这些检测结果不仅可反映血小板的数量，还可反映其整体功能，这比单独的血小板计数更具临床意义。毫无疑问，床旁检测是 PBM 项目中的重要组成部分，可减少不必要的输血[84]。

五、术后 PBM 策略

1. 术后自体血液回收

术后自体血液回收是指收集术后引流管和(或)伤口的血液，然后回输。通常需要采集和处理足够量的血液才能达到效果，其主要应用于创伤、血管、心脏和复杂骨科手术，由于此类手术术后失血量较大(≥500 mL)。术后回收血液时可不洗涤或洗涤。不洗涤方法，需要通过回收装置收集并过滤，直到收集的血液达到一定量后再把血液转移到输血袋内用于回输。洗涤的方法是一次性收集足量的血液后进行洗涤处理，之后转移至输血袋内用于回输。

过去，关节置换手术常把回输未洗涤的术后引流血液作为一种血液保护方法。最近，越来越多抗纤溶药物的使用，减少了手术出血进而无需再应用术后血液回输[85, 86]。此外，因未洗涤血液的血细胞比容为 20%~30%，且其含有活化的凝血因子和补体、炎症介质、细胞因子及脂肪颗粒等可增加发热反应风险，故不太可取[87, 88]。术后大量失血的患者，收集术后出血，经过洗涤和浓缩可获得质量和安全性均较高的自体血液(如去除了污染物，血细胞比容为 60%~80%)。对某些医院而言，维持一个能胜任血液回收的员工团队以及血液回收设备的高成本，存在困难。然而，对于实施复杂、高风险手术的这些医院，应用术后洗涤式回收式自体输血可减少异体输血。

2. 减少医源性失血

众所周知，患者很容易因实验室检查采血而导致医源性失血尤其是在 ICU，因为 ICU 患者需要更为频繁地实验室检查[89, 90]。此外，由于容易采血，留置动脉或中心静脉置管的 ICU 患者每天会因实验室检测丢失大约 1%或更多的循环血量。为了避免血液标本被稀释，大约占总采血量一半的起始血液被丢弃，而剩下的部分血液才被送至实验室。图 20-2 显示了约翰霍普金斯医院 5 个不同的成人 ICU 病房里的患者每天因实验室检查而导致的平均失血量。采用较小的采血管有助于减少失血量，以无菌方式回输多余血液的闭合采血装置对减少血液丢失也是有所帮助的。其中一个 ICU 病房(神经重症监护室)通过使用闭合回输装置将采血量减少了一半(图 20-2)。减少不必要的实验室检查也很重要，特别是对于没有指征或指征不明确情况下而进行常规检查的患者。对于一些心脏手术患者，在较长的 ICU 住院期间，仅静脉切开就可能导致 1 或 2 个单位血液的丢失[91]。

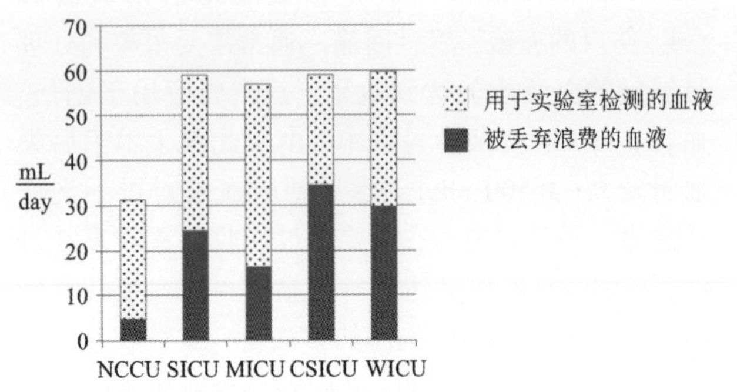

注：一般 ICU 患者每天丢失约 60 mL 血液，对于一个中等身材的患者而言，占一个中等身材的患者总血容量的 1%多一点，而对于体型较小的成人患者，大约为总血容量的 2%。在 NCCU 中，有一个封闭装置用于回输避免血液标本稀释而多抽取的含有盐水的血液，该装置可以减少大约 50%的总失血量。

NCCU：神经重症监护室；SICU：外科重症监护病房；MICU = 内科重症监护室；CSICU：心脏外科重症监护病房；WICU = Weinberg 重症监护病房(主要是外科患者)。

图 20-2　约翰霍普金斯医院 5 个不同的成人重症监护病房(ICU)中患者因实验室检查而丢失的平均血容量

六、输血阈值

患者对贫血的反应个体差异很大，并取决于其氧供给能力。对贫血的耐受性取决于患者的血容量状态、生理储备能力(包括心、肺和肾功能)及贫血的变化趋势。患者对贫血的耐受性是影响输血决策的最重要因素之一。慢性肾功能衰竭、胃肠道慢性出血或月经过多导致的慢性贫血患者通常可通过增加心排出量，心率及每博输出量以适应较低的 Hb 水平。手术或创伤引起的快速失血通常表现为患者血流动力学不稳定、休克及其他症状，需尽快补充血容量。有证据表明，住院期间血红蛋白水平的相对变化值(ΔHb)比血红蛋白绝对最低值能更好预测不良预后[92]。因此，慢性贫血患者的贫血耐受性似乎远优于急性贫血患者。

如前所述，根据表 20-3 所示的研究，强有力的证据支持使用严紧输血策略，即血红蛋白阈值低于以往使用的阈值(以 70~80 g/L 替代 100 g/L)。然而，是否将严紧阈值应用于大出血患者、心脏或脑缺血患者以及接受化疗和干细胞移植的血液恶性肿瘤患者仍缺乏相应的证据。更重要的是，Hb 值并非是输血的唯一决定因素。输血决策应该个体化，除了参考 Hb 值，还应依据贫血患者的临床症状和体征、对贫血的耐受性及代偿能力[93]。例如，尽管缺乏相关的随机对照试验，有一些证据表明，血小板减少患者在血细胞比容≤25%时更容易出血[94]。还宜仔细考虑患者血容量状态，因为过量静脉输液引起的稀释性贫血可能导致不必要的输血，容量不足或活动性出血患者可能需要更高输血阈值。简而言之，宜根据患者的总体的情况决定输血策略，而不仅仅根据实验室检查结果。

七、1 单位 RBC 输注策略

传统观念鼓励医生医师一次申请 2 单位红细胞，这种习惯源于几十年前，当时 1 单位输血受到广泛批判[95]。1 单位红细胞提高血红蛋白或血细胞比容的效果可能不同，主要取决于患者总血容量与体液交换情况。通常，1 单位红细胞足以提高患者 Hb 水平并缓解其症状。2014 年，AABB 发起了“明智的选择”(Choosing Wisely)倡议[27]，其第一个目标是“只输注必须量的血液。”这一目标包括建议医生对非出血患者先给予 1 个单位 RBC 输注，然后重新对患者进行临床评估以决定是否输注更多血液。实施 1 个单位输血策略可能影响深远，且可能比通过监测血红蛋白阈值更能降低血液使用量[96]。约翰·霍普金斯大学医学中心发起了一项以“1 单位能解决时为什么输 2 单位?”为主题的活动[23]，使得 2 单位红细胞输血申请减少 50%，总输血量减少 20%[9]。一项小型随机试验表明，即使是需要多次输注 RBC 的白血病患者，1 单位输血策略也是安全有效的[97]。鼓励实施 1 单位 RBC 输注策略的一种有效方法是在所有医疗系统电脑工作站上显示专门定制设计的屏保图像(图 20-3)。

八、输血指南和临床决策支持

循证输血指南是改进输血实践的基石。制定这些指南需要来自不同专业有影响力的临床医生参与。为了能够顺利实施，这些指南必须与教育培训相结合。如只为医师提供输血指南文件但无后续的培训和落实通常不能降低血液用量。理想的指导指南包括红细胞、血浆、血小板和冷沉淀输注的适应证，这些适应证应得到医院输血委员会和医疗执行

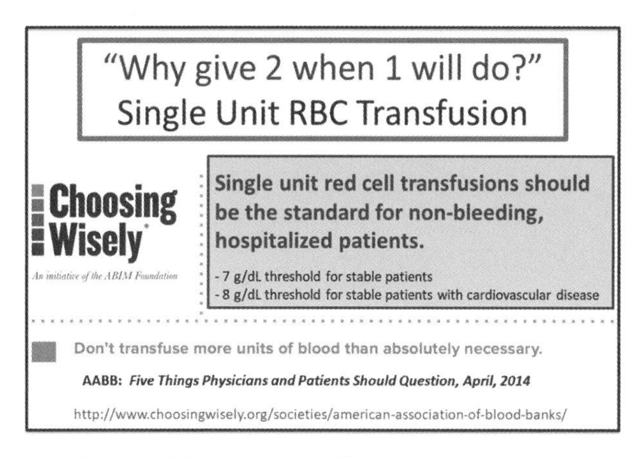

该图像强调 1 单位红细胞(RBC)输注在血流动力学稳定、非出血患者中的重要性。该图像作为屏幕保护程序显示在整个医疗系统的工作站上。引自 AABB Choosing Wisely 指南[27](转载自 Sadana 等人[25])。

图 20-3　"1 单位能解决时为什么输 2 单位?"(Why give 2 when 1 will do?)项目使用的图像

委员会的认可。在输血决策时设置同步提醒，如在开输血医嘱前完成核对清单，医院设置在医嘱系统的输血指征提醒等，能够改进输血实践。使用具有临床决策支持(clinical decision support，CDS)功能的计算机辅助医嘱管理系统(computerized provider order entry，CPOE)，当申请超指征输血时要求医师做具体说明，有助于改善输血实践[6,98]。间断性"弹出警报"—最佳实践建议，可以内置到医嘱数据库中，以某种逻辑公式加入到血液申请数据库中，以提取患者最近的实验室检测结果。例如，约翰霍普金斯大学医学中心通过 CPOE 提示对于血流动力学稳定和无活动性出血的患者，红细胞输注阈值为 Hb70~80g/L，并宜实施 1 单位红细胞输注策略(图 20-4)。事实证明，将这种警报提醒功能与宣传教育结合起来是最有效的。将已发表的循证证据及大样本随机试验的超链接嵌入警报提醒中也十分重要[6,25]。电子化警报的一个缺点是"警报疲劳"，即当临床医生被这些弹出窗口频繁提醒时，有可能忽略它们[99]。

九、根据数据反馈进行用血审核

审核或监测临床医生执行情况是另一种有效措施，有助于循证输血指南的实施。事前或"实时"审核(在血液发出之前审核)可能是最有效的，但这要求实验室工作人员手工审核输血申请，劳动强度

A.

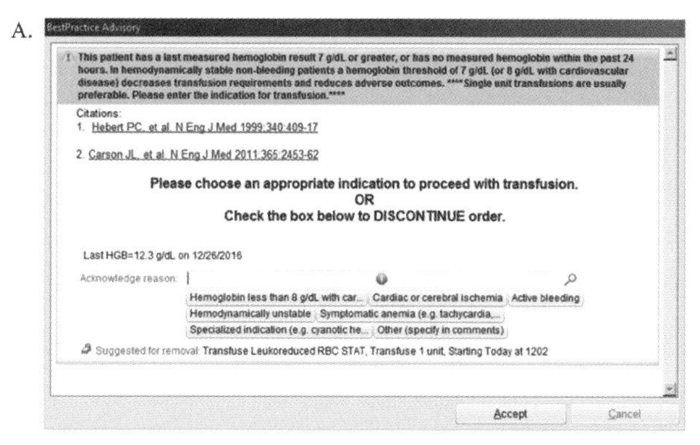

B.

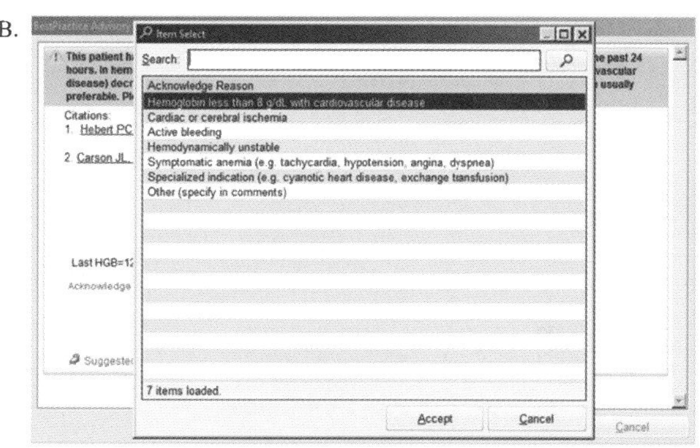

(A)当为输血前 Hb>70 g/L 或过去 24 小时内未测量 Hb 的患者申请了红细胞时系统会弹出最佳实践建议(best practice advisory，BPA)提示。BPA 是用来提醒临床医生对无活动性出血或血流动力学稳定的患者宜遵守循证输血指南进行输血决策。(B)列出了临床医生可忽视 BPA 并继续为患者申请红细胞的一些原因。必须选择其中一个原因才能完成最终申请(转载自 Frank 等[9])。

图 20-4　约翰霍普金斯大学医学中心计算机辅助医嘱管理系统最佳实践建议示例

大，耗时，且可能造成与临床医生之间的矛盾。这一过程也可能会延迟出血性患者紧急情况下的输血，宜采取适当的措施避免此类延误。

根据笔者经验，比较同科室同行之间血液使用率、输血指南依从性的月度报告是非常有效的。向医生展示数据的有效方法是柱状图，如图 20-5 所示[2]。当医生直接与自己专业的同行进行比较时，未遵守循证证据输血的医生将被迫改变他们的行为。可以用医生工号或姓名来来呈现数据，但影响最大的是以姓名方式呈现。根据笔者经验，临床医生，尤其是外科医生，更容易接受以血红蛋白阈值和 1 单位输血率统计出的数据，而不是患者的输血百分率或每位患者平均输血量。例如，将血红蛋白阈值柱状图(图 20-5)发送给输血阈值最高的 44 号外科医生后，该外科医生的血液使用率(以每位患

者的平均单位数计算）下降了 55%以上。

另一种展示数据的可选方法如图 20-6 所示，申请红细胞数据以血红蛋白阈值水平来呈现。这些血红蛋白阈值为临近输血前的血红蛋白值，并比较各个实验室检测时间点和 CPOE 系统中的输血申请医嘱。这种基于循证、以彩色编码描述输血指南依从性的柱状图排名方式易于解释，并可以减少不必要的输血以提高临床实践。这种呈现数据方式的另一个特征是每个条的长度，它表示 1 个月期间输血单位的总数。

临床用血审核宜能够发现“输血不足”的情况。在执行积极的 PBM 策略过程中，一些医生可能会对一些输血指征明确、输血会获益的患者避免输血。将术后血红蛋白水平非常低的患者情况反馈给临床医生有助于避免输血不足。

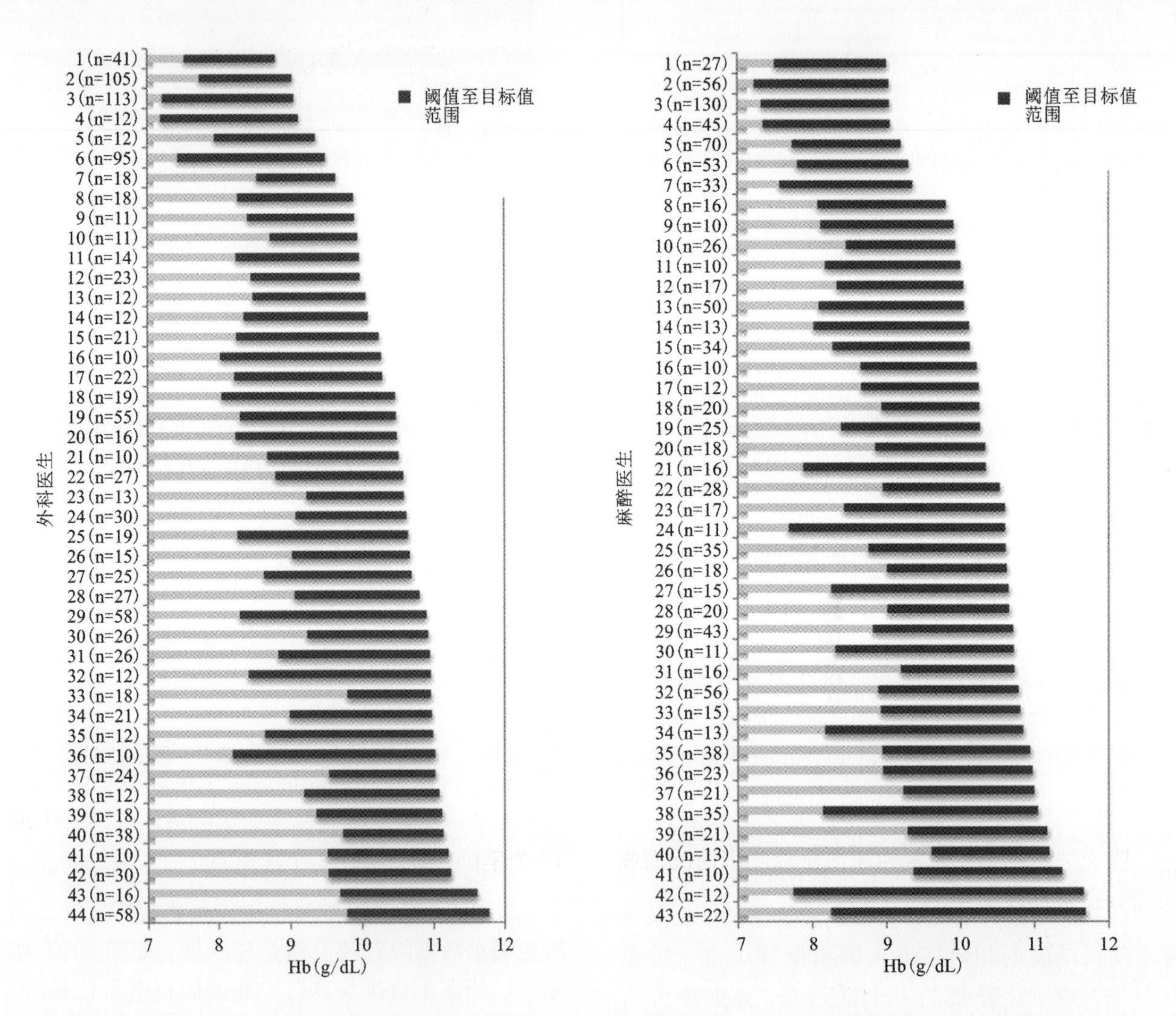

注：平均 Hb 阈值为黑色条框左边缘对应值，平均 Hb 目标值为黑色条框右边缘对应值。外科医生的最低和最高 Hb 阈值之间的相差 26 g/L，麻醉医生之间相差 24 g/L。外科医生的最低和最高 Hb 目标值之间的相差 30 g/L，麻醉医生之间相差 27 g/L（转载自 Frank 等[2]）。

图 20-5　比较数据库中实施 10 例以上手术的所有外科医生和麻醉医生的平均输血 Hb 阈值和目标值

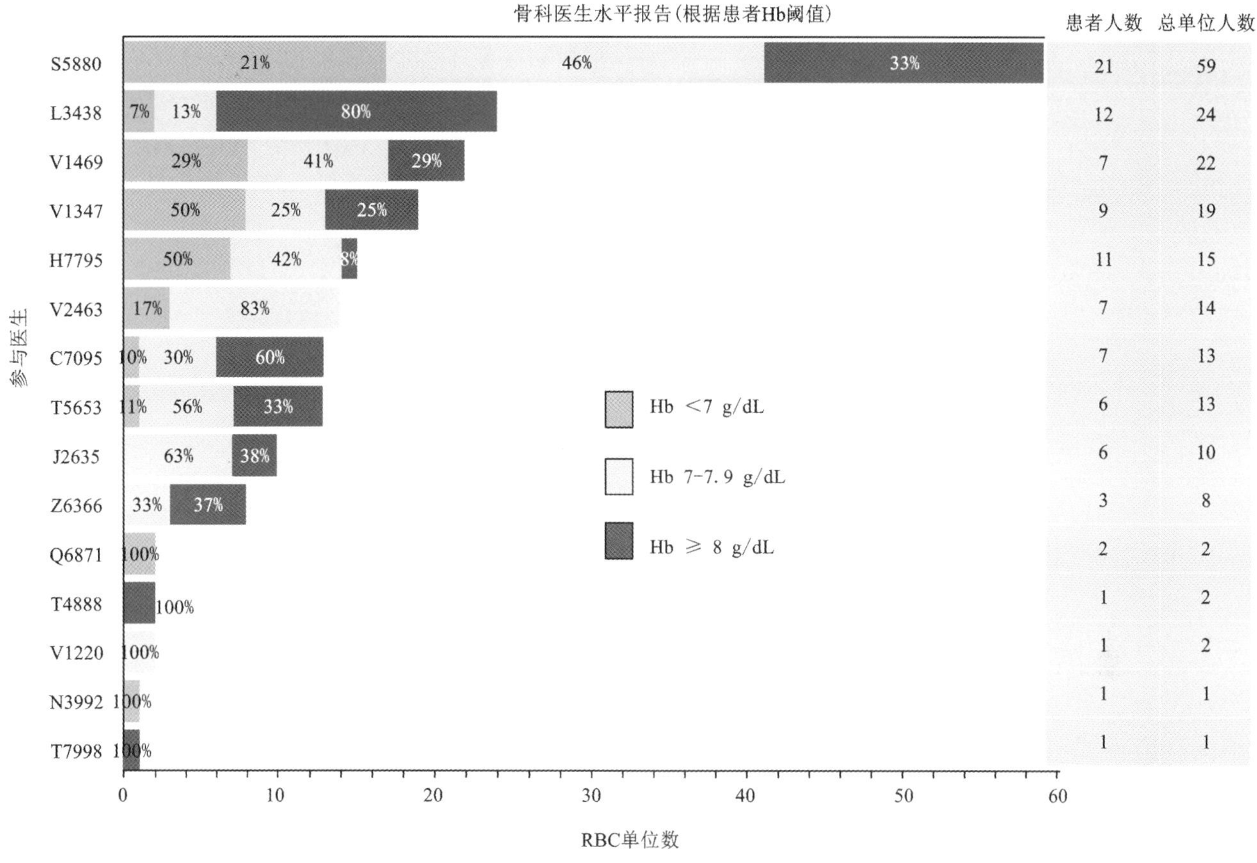

注：x 轴为参与骨科手术的每位主治医师申请的红细胞(RBC)单位数；y 轴为每位医师对应的 5 位 ID 代码标识；图中标出了不同血红蛋白阈值下红细胞申请比例(数据来自计算机辅助医嘱管理系统)。

图 20-6　科室月度血液使用报告示例

第五节　建立输血相关数据库

一、用血数据

除上述数据外，通常为评估血液使用情况而收集的其他指标包括：

1. 每个患者平均输血量，或每 1000 个住院天数的输血量(该指标在一定程度上对病例复杂性进行了调整)。该指标是与临床用血相关的最经典指标，与依据医院患者数量调整后的输血成本相关。这个指标可以用来量化 PBM 项目的整体成功率，但不能用来比较医生之间的差异，除非他们对相似的患者实施了相似的治疗。

2. 输血患者的平均输血量。该数值的作用逊于指标 1(即每个患者平均输血量，或每 1000 个住院天数的输血量)，因为它不包括可能因成功实施血液保护措施而避免输血的患者。

3. 输血患者百分比。该指标可用于比较医生之间对同一类患者实施相似治疗方式时的血液使用情况。同样，该数据的作用逊于指标 1，因为它忽略了患者输血单位数；也就是说，无论患者接受 1 或 10 个单位，都只算作 1 个输血者。

二、临床结局

临床结局数据对于确定 PBM 项目如何影响患者医疗质量至关重要。不幸的是，这些数据往往最难获得。在 PBM 项目中通常需要评估不良事件发生情况，见表 20-4 给出了这些事件的示例。通常，对这些不良事件进行细分(如表中所示)将有助于解释临床问题。PBM 项目也可以评估复合不良事件的发生率，其中包括任何一种不良事件的发生。

表 20-4　患者血液管理项目关注的临床结局

血栓性事件
(1)弥散性血管内凝血
(2)深静脉血栓形成
(3)肺栓塞
医院获得性感染
(1)手术部位感染
(2)耐药感染
(3)菌血症
(4)艰难梭菌感染
缺血性事件
(1)心肌梗死
(2)短暂性脑缺血发作
(3)脑血管意外
呼吸功能不全/衰竭
肾功能不全/衰竭
死亡
住院时长

住院死亡率通常可从电子病历系统(electronic medical record, EMR)获得(与 30 天或 1 年死亡率不同)，是 PBM 项目中评估的重要临床结局指标。人们已经认识到，与未输血的患者相比，输血的患者不良事件的发生率约高 3 倍，住院死亡率约高 9 倍。但是，进一步研究发现，输血患者存在更多的合并症，其接受的治疗操作更为复杂，因此，需要回顾性收集的输血相关数据进行风险调整。否则，因为输血患者的疾病严重程度和手术复杂性将会成为混杂因素，影响回顾性研究结果的可靠性[100]。

评估临床结局的 1 种特别有价值的方法是使用计费系统中的国际疾病分类(International Classification of Diseases, ICD)代码 ICD-9 或 ICD-10[101-103]。但是这种方法取决于临床医生是否准确地记录病历以及医院编码团队是否正确地对病历进行编码。尽管如此，这些代码还是非常有用的。如果医院参与国家外科质量改善计划或胸外科医师协会数据库等项目，注册数据也很有用。

三、标杆比对数据

理想的标杆比对数据允许医院间对相似患者采取相似手术的治疗进行数据比较。这种比较对于输血指标尤其有用，例如某种特定术式下的每个患者平均输血量。这个标杆对比数据对于标准化的术式(如全髋关节置换术)很有用，但对于脊椎融合等手术却不那么有用了，因为融合的脊柱阶段数量是一个重要的指标，但通常没有被考虑进去。在医院之间或者在医生(外科医师)之间比较输血情况时，病例组合指数是 1 种可用来进行风险调整的方法。病例组合指数与血液使用直接相关，不仅适用于红细胞，也适用于血浆和血小板[104]。全部患者改良后疾病诊断相关分组(All Patients Refined-Diagnosis Related Groups, APR-DRG)加权指数(也称病例组合指数)是一个很好的风险指标，可用于调整特定患者群体或整个医院所有患者因手术复杂程度和病情严重程度造成的差异。这些病例组合指数可在医疗保险中心和医疗补助服务中心网站上获得。

第六节　极端情况的输血

一、无输血医疗

一个好的 PBM 项目将确保为那些因宗教或其他原因不接受异体输血的患者提供最佳的医疗。这些患者所接受治疗方式称为“极端血液管理”，即使用前文所述所有血液保存方法。通常，这种特殊医疗是通过相应的“无输血项目”得以实现[106]。首先，这些患者需要在住院早期或术前进行情况确认。每个患者对血液成分和血液制品(如白蛋白、冷沉淀凝血因子、凝血因子)以及术中血液保护措施(如血液回收、ANH)的接受程度可能有不同的看法。有经验的医生宜与患者充分沟通这些可选择的情况。然后，将患者的决定记录在病历中，并知会该医疗团队的所有成员，可通过在 EMR 中设置警报提醒或最佳实践建议。输血同意书在这一过程中也发挥辅助作用[107]。

诊断和积极治疗术前贫血的方案对于术中可能发生大量失血患者是必要的，必要时宜包括静脉注射铁剂和使用 ESAs[108, 109]。对于这一过程，医院的 MSBOS 可用于评估特定患者是否有发生严重失血的可能性，并利用这些信息决定择期手术患者术前需要达到的血红蛋白目标值。也需考虑手术者的个体特殊性以及 MSBOS 的分类，“无需备血”、“血型和抗体筛查”或“血型和交叉配血”分别表示低、中、高可能性失血手术。医生还宜考虑患者体重，它反映患者循环血容量[110, 111]。例如，体重为 40 kg 患者的最佳术前血红蛋白水平将显著高于体重 80 kg 患者的，这是因为体重较大的患者有更大的循环血容量，因此能够承受更大的失血量。有经验的内科医生在用静脉注射铁和利用 ESAs 治疗贫血方面对无输血项目非常有价值。拥有随时可用的自体血液回收设备和设备操作人员对于安全管理拒绝输血的患者至关重要。同时宜使用严格措施来减少失血，优化血红蛋白水平和凝血功能。例如，使用小容量采血管和减少采血检测频次是很重要的。通常，耐受贫血的能力对于拒绝输血患者来说是必要的。补充氧气和减少心肌的氧需求可能有助于降低局部缺血的风险。在严重贫血的情况下，可考虑通过 FDA 扩大使用制度(Expanded Access)申请紧急使用人工携氧产品[112](译者注：对于患有严重或危及生命疾病的患者，在不能通过使用已上市药品或入组临床试验获得满意治疗时，可以申请在临床试验以外使用未经上市许可的试验用药物，此类申请通常称之为“扩大使用”，由于往往不以上市为目的，故也称为“同情使用”)。总之，为这些无输血医疗患者提供治疗需要将所有 PBM 方法最佳化，通常达到极致[102, 109]。

研究表明，当一个精心设计的血液管理方案严格按照上述所有 PBM 方法落实时，与对照组中的输血患者比较，无输血患者的临床结局相同或者更好[102]。此外，无输血患者的住院费用低于输血患者(总费用降低 12%，直接费用降低 18%)[102]。

二、大量输血

为接受大量输血的患者提供最佳治疗是良好 PBM 方案的目标之一。尽管大量输血时血液成分的最佳配比仍存在争议，最新的证据表明，对于输血量达到或超过自身血容量的患者，按红细胞：血浆：血小板 = 1：1：1 的比例进行输注效果更佳[113]。医院宜有快速解冻血浆的设备，血小板和冷沉淀也宜随时可用以支持大量输血。一些医院正在使用粘弹性凝血试验(TEG 或 ROTM)来指导血液成分的使用比例。如前所述，充分的证据支持使用抗纤溶药物可降低创伤和产后出血患者死亡率。向临床及时提供配比合适的不同血液成分非常重要，大量输血时，临床医护人员还宜积极预防患者体温过低及其引发的出血。大量输血会导致枸橼酸中毒，从而导致低钙血症，进而导致低血压，原因是心脏收缩力和血管张力降低。因此，用氯化钙或葡萄糖酸钙进行补钙对大量输血患者来说是非常重要的。宜多次监测游离钙，维持在 1.0 mmol/L 以上。需特别指出的是，输血总量相同时，血浆和血小板的枸橼酸盐含量大约是红细胞的 5 倍。因此，当按 1：1：1 的比例输注这些血液成分时，患者会输注大量枸橼酸盐[114]。

最近，关于大量输血患者的临床结局的研究报道，包含特别大量输血患者(最多输血量达 75 单位红细胞)，结果表明，在住院期间，每增加 10 单位红细胞输注，死亡率增加 10%，当输血量达 50 单位红细胞后，死亡率达 50%(50/50 规则)[103]。更重要的是，大量输血患者住院期间继发感染和血栓性事件发生率是肾、呼吸和缺血性事件的 4~5 倍，而且这些事件的发生率与大量输血的剂量相关。研究人员得出结论，医生宜高度警觉，采取措施积极预防、诊断和治疗大量输血患者的继发感染和血栓性事件，以改善患者临床结局。Dzik 等[115]报道了一系列类似的“超大量”输血(48 小时内>20 单位红细胞)，其中创伤患者死亡率最高，其次是内科患者，而器官移植、普通外科和心脏外科患者的死亡率较低。

第七节　总结

成功实施 PBM 项目需要制定良好计划、培训教育和团队协作。PBM 项目是提高患者安全和医疗质量的一项重要措施，亦可节省医疗费用。成功实施 PBM 项目的前提是医院提供足够的资源来支持那些有能力完成前文所述的 PBM 方法和技术操作的人员。此外，PBM 项目的投资回报率可以达到 400%[9]。医院还需要足够的信息技术支持，以获得改进 PBM 实践所需的数据。教育培训、基于循证的输血指南和最佳实践建议是实施 PBM 的重要支撑，能有效减少不必要的输血。

PBM 项目的具体运行可能因医院不同而有所差异，取决于医院领导团队。可从各种专业组织获得实施 PBM 项目的指导，包括 AABB 和 SABM。后者为患者血液管理方案提供管理和临床标准，共概述了与 PBM 方案相关的 13 项标准。对于 AABB/联合委员会认证机构，如《AABB 患者血液管理标准》所述，PBM 方案可分为 1 级、2 级或 3 级项目。关于此项目和其他 PBM 的相关信息可以在 AABB 网站(AABB. org/pbm)上找到。通过实施成功的 PBM 项目，医疗机构可以降低患者手术风险，改善临床结局，降低医疗花费，从而提高了医疗健康服务的价值。

第八节　致谢

笔者感谢 Kathleen E. Puca(医学博士，美国临床病理学会医疗技术专家/血库专家，威斯康星州血液中心医学主任，威斯康星医学院副教授)。Puca 博士在《AABB 技术手册(第 19 版)》PBM 章节中作出了贡献，部分内容在本版本中予以保留。感谢 Claire F. Levine(理学硕士，马里兰州巴尔的摩市约翰霍普金斯医学院麻醉学/重症监护医学系学术编辑)对本章节编辑上的帮助。

要点

1. PBM 是基于循证医学的多学科方法，旨在优化针对可能需要输血患者的治疗。
2. PBM 的驱动因素包括输血风险、改善医疗质量、推广循证医学实践、经济效益、血液过度使用、患者自主权和满意度，以及血液供应短缺等。
3. PBM 要素包括：①医院管理部门提供的财政支持；②实施治疗前(如术前)对贫血及出血风险的评估和治疗；③术中血液回收、止血药物、减少失血的外科技术和基于 POCT 的输血方案；④ICU 及术后减少输血的措施；⑤临床用血审核和评价；⑥对医护人员的培训。
4. 内、外科患者皆可受益于 PBM。
5. 术前贫血较常见，诊断和治疗术前贫血是 PBM 的基石。
6. 对病情稳定的贫血患者实施 1 单位红细胞输注策略，可有效减少血液过度使用。“明智的选择”——“1 单位能解决时为什么输 2 单位?”倡议可实质性降低输血量。
7. PBM 不只是避免异体输血，它包括合理使用止血药、自体血液回收技术、手术止血设备、减少医源性失血、执行严紧输血指征以及医学培训等内容。
8. 拥有一流的、勇于争先的多学科团队，对于 PBM 的成功实施和持续发展至关重要。
9. 包含审核、数据反馈和强调患者临床结局的临床用血审核方法是 PBM 成功与否的关键因素。

参考文献

[1] Carson JL, Triulzi DJ, Ness PM. Indications for and adverse effects of red-cell transfusion. N Engl J Med 2017; 377: 1261-1272.
[2] Frank SM, Savage WJ, Rothschild JA, et al. Variability in blood and blood component utilization as assessed by an anesthesia information management system. Anesthesiology 2012; 117: 99-106.
[3] Proceedings from the National Summit on Overuse (July 8, 2013). Oakbrook Terrace, IL: The Joint Commission, 2013. [Available at https:// www. jointcommission. org/overuse_summit/(accessed November 29, 2019).]
[4] Jones JM, Sapiano MRP, Savinkina AA, et al. Slowing decline in blood collection and transfusion in the United States—2017. Transfusion 2020; 60(S2): S1-S9.
[5] The 2016 AABB Blood Survey Fact Sheet. Bethesda, MD: AABB, 2019. [Available at: http://www. aabb. org/research/hemovigilance/bloodsurvey/Pages/default. aspx (accessed March 26, 2020).]
[6] Zuckerberg GS, Scott AV, Wasey JO, et al. Efficacy of education followed by computerized provider order entry with clinician decision support to reduce red blood cell utilization. Transfusion 2015; 55: 1628-1636.
[7] Frank SM, Oleyar MJ, Ness PM, Tobian AA. Reducing unnecessary preoperative blood orders and costs by implementing an updated institution-specific maximum surgical blood order schedule and a remote electronic blood release system. Anesthesiology 2014; 121: 501-509.
[8] Goodnough LT, Shieh L, Hadhazy E, et al. Improved blood utilization using real-time clinical decision support. Transfusion 2014; 54: 1358-1365.
[9] Frank SM, Thakkar RN, Podlasek SJ, et al. Implementing a health system-wide patient blood management program with a clinical community approach. Anesthesiology 2017; 127: 754-764.
[10] Shander A, Hofmann A, Ozawa S, et al. Activity-based costs of blood transfusions in surgical patients at four hospitals. Transfusion 2010; 50: 753-765.
[11] Frey K, ed. Standards for a patient blood management program. 3rd ed. Bethesda, MD: AABB, 2020.
[12] SABM administrative and clinical standards for patient blood management programs. 5th ed. Englewood, NJ: Society for the Advancement of Blood Management, 2019.

[Available at https://www. sabm. org/publications/ (accessed November 29, 2019).]

[13] Carson JL, Terrin ML, Noveck H, et al. Liberal or restrictive transfusion in high-risk patients after hip surgery. N Engl J Med 2011; 365: 2453-2462.

[14] Hajjar LA, Vincent JL, Galas FR, et al. Transfusion requirements after cardiac surgery: The TRACS randomized controlled trial. JAMA 2010; 304: 1559-1567.

[15] Hébert PC, Wells G, Blajchman MA, et al. A multicenter, randomized, controlled clinical trial of transfusion requirements in critical care. N Engl J Med 1999; 340: 409-417.

[16] Lacroix J, Hébert PC, Hutchison JS, et al. Transfusion strategies for patients in pediatric intensive care units. N Engl J Med 2007; 356: 1609-1619.

[17] Robertson CS, Hannay HJ, Yamal JM, et al. Effect of erythropoietin and transfusion threshold on neurological recovery after traumatic brain injury: A randomized clinical trial. JAMA 2014; 312: 36-47.

[18] Villanueva C, Colomo A, Bosch A, et al. Transfusion strategies for acute upper gastrointestinal bleeding. N Engl J Med 2013; 368: 11-21.

[19] Murphy GJ, Pike K, Rogers CA, et al. Liberal or restrictive transfusion after cardiac surgery. N Engl J Med 2015; 372: 997-1008.

[20] Holst LB, Haase N, Wetterslev J, et al. Lower versus higher hemoglobin threshold for transfusion in septic shock. N Engl J Med 2014; 371: 1381-1391.

[21] Mazer CD, Whitlock RP, Fergusson DA, et al. Restrictive or liberal red-cell transfusion for cardiac surgery. N Engl J Med 2017; 377: 2133-2144.

[22] Wintermeyer TL, Liu J, Lee KH, et al. Interactive dashboards to support a patient blood management program across a multi-institutional healthcare system. Transfusion 2016; 56: 1480-1481.

[23] Podlasek SJ, Thakkar RN, Rotello LC, et al. Implementing a "Why give 2 when 1 will do?" Choosing Wisely campaign. Transfusion 2016; 56: 2164.

[24] Guinn NR, Guercio JR, Hopkins TJ, et al. How do we develop and implement a preoperative anemia clinic designed to improve perioperative outcomes and reduce cost? Transfusion 2016; 56: 297-303.

[25] Sadana D, Pratzer A, Scher LJ, et al. Promoting high-value practice by reducing unnecessary transfusions with a patient blood management program. JAMA Intern Med 2018; 178: 116-122.

[26] Frank SM, Resar LM, Rothschild JA, et al. A novel method of data analysis for utilization of red blood cell transfusion. Transfusion 2013; 53: 3052-3059.

[27] Callum JL, Waters JH, Shaz BH, et al. The AABB recommendations for the Choosing Wisely campaign of the American Board of Internal Medicine. Transfusion 2014; 54: 2344-2352.

[28] Roback JD, Caldwell S, Carson J, et al. Evidence-based practice guidelines for plasma transfusion. Transfusion 2010; 50: 1227-1239.

[29] Kaufman RM, Djulbegovic B, Gernsheimer T, et al. Platelet transfusion: A clinical practice guideline from the AABB. Ann Intern Med 2015; 162: 205-213.

[30] Frank SM, Rothschild JA, Masear CG, et al. Optimizing preoperative blood ordering with data acquired from an anesthesia information management system. Anesthesiology 2013; 118: 1286-1297.

[31] Shander A. Preoperative anemia and its management. TransfusApher Sci 2014; 50: 13-15.

[32] Elhenawy AM, Meyer SR, Bagshaw SM, et al. Role of preoperative intravenous iron therapy tocorrect anemia before major surgery: Study protocol for systematic review and meta-analysis. Syst Rev 2015; 4: 29.

[33] Karkouti K, Wijeysundera DN, Beattie WS. Riskassociated with preoperative anemia in cardiacsurgery: A multicenter cohort study. Circulation2008; 117: 478-484.

[34] Mantilla CB, Wass CT, Goodrich KA, et al. Riskfor perioperative myocardial infarction and mortality in patients undergoing hip or knee arthroplasty: The role of anemia. Transfusion 2011; 51: 82-91.

[35] Auerbach M. Oral or IV iron in inflammatorybowel disease. Am J Gastroenterol 2012; 107: 950-951.

[36] Auerbach M, Macdougall IC. Safety of intravenous iron formulations: Facts and folklore. Blood Transfus2014; 12: 296-300.

[37] Auerbach M, Pappadakis JA, Bahrain H, et al. Safety and efficacy of rapidly administered (onehour) one gram of low molecular weight irondextran (INFeD) for the treatment of iron deficient anemia. Am J Hematol2011; 86: 860-862.

[38] Auerbach M. Intravenous iron in the perioperative setting. Am J Hematol2014; 89: 933.

[39] Fishbane S, Nissenson AR. The new FDA labelfor erythropoietin treatment: How does it affecthemoglobin target? Kidney Int 2007; 72: 806-813.

[40] Fox JL. FDA likely to further restrict erythropoietin use for cancer patients. Nature Biotech2007; 25: 607-608.

[41] Robles NR. The safety of erythropoiesis-stimulating a-

gents for the treatment of anemia resultingfrom chronic kidney disease. Clin Drug Investig2016; 36: 421-431.

[42] Roger SD, Tio M, Park HC, et al. Intravenousiron and erythropoiesis-stimulating agents inhaemodialysis: A systematic review and metaanalysis. Nephrology 2017; 22: 969-976.

[43] Goodnough LT, Skikne B, Brugnara C. Erythropoietin, iron, and erythropoiesis. Blood 2000; 96: 823-833.

[44] Friedman BA, Oberman HA, Chadwick AR, Kingdon KI. The maximum surgical blood orderschedule and surgical blood use in the UnitedStates. Transfusion 1976; 16: 380-387.

[45] Dutton RP, Shih D, Edelman BB, et al. Safety ofuncrossmatched type-O red cells for resuscitation from hemorrhagic shock. J Trauma 2005; 59: 1445-1449.

[46] Gammon HM, Waters JH, Watt A, et al. Developing performance measures for patient bloodmanagement. Transfusion 2011; 51: 2500-2509.

[47] Can MM, Tanboga IH, Turkyilmaz E, et al. Therisk of false results in the assessment of plateletfunction in the absence of antiplatelet medication: Comparison of the PFA-100, multiplateelectrical impedance aggregometry and verifynow assays. Thromb Res 2010; 125: e132-e137.

[48] Wang CZ, Moss J, Yuan CS. Commonly used dietary supplements on coagulation functionduring surgery. Medicines 2015; 2: 157-185.

[49] Vassallo R, Goldman M, Germain M, Lozano M, for the BEST Collaborative. Preoperative autologous blood donation: Waning indications in anera of improved blood safety. Transfus Med Rev2015; 29: 268-275.

[50] Lee GC, Cushner FD. The effects of preoperative autologous donations on perioperativeblood levels. J Knee Surg 2007; 20: 205-209.

[51] Kennedy C, Leonard M, Devitt A, et al. Efficacyof preoperative autologous blood donation forelective posterior lumbar spinal surgery. Spine2011; 36: E1736-E1743.

[52] Goldman M, Remy-Prince S, Trepanier A, Decary F. Autologous donation error rates in Canada. Transfusion 1997; 37: 523-527.

[53] Waters JH. Indications and contraindications ofcell salvage. Transfusion 2004; 44: 40S-44S.

[54] Waters JH. Optimization of recovering shedblood when performing blood salvage. AnesthAnalg2009; 108: 1714-1715.

[55] Wang G, Bainbridge D, Martin J, Cheng D. Theefficacy of an intraoperative cell saver duringcardiac surgery: A meta-analysis of randomizedtrials. AnesthAnalg2009; 109: 320-330.

[56] Esper SA, Waters JH. Intra-operative cell salvage: A fresh look at the indications and contraindications. Blood Transfus2011; 9: 139-147.

[57] Waters JH, Dyga RM, Waters JF, Yazer MH. Thevolume of returned red blood cells in a largeblood salvage program: Where does it all go? Transfusion 2011; 51: 2126-2132.

[58] Frank SM. Who benefits from red blood cell salvage? — Utility and value of intraoperative autologous transfusion. Transfusion 2011; 51: 2058-2060.

[59] Salaria ON, Barodka VM, Hogue CW, et al. Impaired red blood cell deformability after transfusion of stored allogeneic blood but not autologous salvaged blood in cardiac surgery patients. AnesthAnalg2014; 118: 1179-1187.

[60] Frank SM, Abazyan B, Ono M, et al. Decreasederythrocyte deformability after transfusion and the effects of erythrocyte storage duration. AnesthAnalg2013; 116: 975-981.

[61] Scott AV, Nagababu E, Johnson DJ, et al. 2, 3-Diphosphoglycerate concentrations in autologous salvaged versus stored red blood cells and in surgical patients after transfusion. AnesthAnalg2016; 122: 616-623.

[62] Berg MP, ed. Standards for perioperative autologous blood collection and administration. 8th ed. Bethesda, MD: AABB, 2018.

[63] Schmied H, Kurz A, Sessler DI, et al. Mild hypothermia increases blood loss and transfusion requirements during total hip arthroplasty. Lancet 1996; 347: 289-292.

[64] Achneck HE, Sileshi B, Jamiolkowski RM, et al. A comprehensive review of topical hemostatic agents: Efficacy and recommendations for use. Ann Surg 2010; 251: 217-228.

[65] Frank SM, Wasey JO, Dwyer IM, et al. Radiofrequency bipolar hemostatic sealer reduces blood loss, transfusion requirements, and cost for patients undergoing multilevel spinal fusion surgery: A case control study. J Orthop Surg Res 2014; 9: 50.

[66] Shir Y, Raja SN, Frank SM, Brendler CB. Intraoperative blood loss during radical retropubic prostatectomy: Epidural versus general anesthesia. Urology 1995; 45: 993-999.

[67] Goodnough LT. Acute normovolemic hemodilution. Vox Sang 2002; 83(Suppl 1): 211-215.

[68] Shander A, Rijhwani TS. Acute normovolemic hemodilution. Transfusion 2004; 44(12 Suppl): 26S-34S.

[69] Zhou X, Zhang C, Wang Y, et al. Preoperative acute

normovolemic hemodilution for minimizing allogeneic blood transfusion: A meta-analysis. AnesthAnalg2015; 121: 1443-1455.

[70] Grant MC, Resar LM, Frank SM. The efficacy and utility of acute normovolemichemodilution. AnesthAnalg2015; 121: 1412-1414.

[71] Monk TG, Goodnough LT, Brecher ME, et al. Acute normovolemic hemodilution can replace preoperative autologous blood donation as a standard of care for autologous blood procurement in radical prostatectomy. AnesthAnalg1997; 85: 953-958.

[72] Benoni G, Fredin H, Knebel R, Nilsson P. Blood conservation with tranexamic acid in total hip arthroplasty: A randomized, double-blind study in 40 primary operations. Acta OrthopScand2001; 72: 442-448.

[73] Irisson E, Hemon Y, Pauly V, et al. Tranexamic acid reduces blood loss and financial cost in primary total hip and knee replacement surgery. OrthopaedTraumatol Surg Res 2012; 98: 477-483.

[74] Zufferey PJ, Lanoiselee J, Chapelle C, et al. Intravenous tranexamic acid bolus plus infusion is not more effective than a single bolus in primary hip arthroplasty: A randomized controlled trial. Anesthesiology 2017; 127: 413-422.

[75] Myles PS, Smith JA, Forbes A, et al. Tranexamic acid in patients undergoing coronary-artery surgery. N Engl J Med 2017; 376: 136-148.

[76] Huang F, Wu D, Ma G, et al. The use of tranexamic acid to reduce blood loss and transfusion in major orthopedic surgery: A metaanalysis. J Surg Res 2014; 186: 318-327.

[77] Gillette BP, DeSimone LJ, Trousdale RT, et al. Low risk of thromboembolic complications with tranexamic acid after primary total hip and knee arthroplasty. Clin OrthopRelat Res 2013; 471: 150-154.

[78] WOMAN Trial Collaborators. Effect of earlytranexamic acid administration on mortality, hysterectomy, and other morbidities in womenwith post-partum haemorrhage (WOMAN): Aninternational, randomised, double-blind, placebo-controlled trial. Lancet 2017; 389: 2105-2116.

[79] Roberts I, Shakur H, Afolabi A, et al. The importance of early treatment with tranexamic acid inbleeding trauma patients: An exploratory analysis of the CRASH-2 randomised controlled trial. Lancet 2011; 377: 1096-1101.

[80] Gayet-Ageron A, Prieto-Merino D, Ker K, et al. Effect of treatment delay on the effectivenessand safety of antifibrinolytics in acute severehaemorrhage: A meta-analysis of individual patient-level data from 40 138 bleeding patients. Lancet 2018; 391: 125-132.

[81] Johnson DJ, Johnson CC, Goobie SM, et al. High-dose versus low-dose tranexamic acid toreduce transfusion requirements in pediatricscoliosis surgery. J PediatrOrthop 2017; 37: e552-e557.

[82] Goobie SM, Meier PM, Sethna NF, et al. Population pharmacokinetics of tranexamic acid inpaediatric patients undergoing craniosynostosissurgery. Clin Pharmacokinet2013; 52: 267-276.

[83] Konig G, Hamlin BR, Waters JH. Topicaltranexamic acid reduces blood loss and transfusion rates in total hip and total knee arthroplasty. J Arthroplasty 2013; 28: 1473-1476.

[84] Shore-Lesserson L, Manspeizer HE, DePerio M, et al. Thromboelastography-guided transfusionalgorithm reduces transfusions in complex cardiac surgery. AnesthAnalg1999; 88: 312-319.

[85] Oremus K, Sostaric S, Trkulja V, Haspl M. Influence of tranexamic acid on postoperative autologous blood retransfusion in primary total hip and knee arthroplasty: A randomized controlled trial. Transfusion 2014; 54: 31-41.

[86] Springer BD, Odum SM, Fehring TK. What is the benefit of tranexamic acid vs reinfusion drains in total joint arthroplasty? J Arthroplasty 2016; 31: 76-80.

[87] Munoz M, Garcia-Vallejo JJ, Ruiz MD, et al. Transfusion of post-operative shed blood: Laboratory characteristics and clinical utility. Eur Spine J 2004; 13: S107-S113.

[88] Sinardi D, Marino A, Chillemi S, et al. Composition of the blood sampled from surgical drainage after joint arthroplasty: Quality of return. Transfusion 2005; 45: 202-207.

[89] Thavendiranathan P, Bagai A, Ebidia A, et al. Do blood tests cause anemia in hospitalized patients? The effect of diagnostic phlebotomy on hemoglobin and hematocrit levels. J Gen Intern Med 2005; 20: 520-524.

[90] Chant C, Wilson G, Friedrich JO. Anemia, transfusion, and phlebotomy practices in critically ill patients with prolonged ICU length of stay: A cohort study. Crit Care 2006; 10: R140.

[91] Koch CG, Reineks EZ, Tang AS, et al. Contemporary bloodletting in cardiac surgical care. Ann Thorac Surg 2015; 99: 779-784.

[92] Spolverato G, Kim Y, Ejaz A, et al. Effect of relative decrease in blood hemoglobin concentrations on postoperative

morbidity in patients who undergo major gastrointestinal surgery. JAMA Surg 2015; 150: 949-956.

[93] Carson JL, Guyatt G, Heddle NM, et al. Clinicalpractice guidelines from the AABB: Red BloodCell transfusion thresholds and storage. JAMA2016; 316: 2025-2035.

[94] Uhl L, Assmann SF, Hamza TH, et al. Laboratorypredictors of bleeding and the effect of plateletand RBC transfusions on bleeding outcomes inthe PLADO trial. Blood 2017; 130: 1247-1258.

[95] Crispen JF. The single-unit transfusion. A continuing problem. Pa Med 1966; 69: 44-48.

[96] Yang WW, Thakkar RN, Gehrie EA, et al. Singleunit transfusions and hemoglobin trigger: Relative impact on red cell utilization. Transfusion2017; 57: 1163-1170.

[97] DeZern AE, Williams K, Zahurak M, et al. Redblood cell transfusion triggers in acute leukemia: A randomized pilot study. Transfusion 2016; 56: 1750-1757.

[98] Hibbs SP, Nielsen ND, Brunskill S, et al. The impact of electronic decision support on transfusion practice: A systematic review. TransfusMed Rev 2015; 29: 14-23.

[99] Mitka M. Joint Commission warns of alarm fatigue: Multitude of alarms from monitoring devices problematic. JAMA 2013; 309: 2315-2316.

[100] Carson JL, Hébert PC. Here we go again—blood transfusion kills patients?: Comment on"Association of blood transfusion with increasedmortality in myocardial infarction: A meta-analysis and diversity-adjusted study sequential analysis." JAMA Intern Med 2013; 173: 139-141.

[101] Kim Y, Spolverato G, Lucas DJ, et al. Red celltransfusion triggers and postoperative outcomesafter major surgery. J Gastrointest Surg 2015; 19: 2062-2073.

[102] Frank SM, Wick EC, Dezern AE, et al. Risk-adjusted clinical outcomes in patients enrolled in abloodless program. Transfusion 2014; 54: 2668-2677.

[103] Johnson DJ, Scott AV, Barodka VM, et al. Morbidity and mortality after high-dose transfusion. Anesthesiology 2016; 124: 387-395.

[104] Stonemetz JL, Allen PX, Wasey J, et al. Development of a risk-adjusted blood utilization metric. Transfusion 2014; 54: 2716-2723.

[105] Case mix index. Baltimore, MD: Centers forMedicare and Medicaid Services, 2019. [Available at https://www.cms.gov/Medicare/Medicare-Fee-for-Service-Payment/AcuteInpatientPPS/Acute-Inpatient-Files-for-DownloadItems/CMS022630.html (accessed November29, 2019).]

[106] Resar LM, Wick EC, Almasri TN, et al. Bloodless medicine: Current strategies and emergingtreatment paradigms. Transfusion 2016; 56: 2637-2647.

[107] Jorgenson TD, Golbaba B, Guinn NR, Smith CE. When blood is not an option: The case for astandardized blood transfusion consent form. ASA Monitor 2017; 81: 48-50.

[108] Guinn NR, Roberson RS, White W, et al. Costsand outcomes after cardiac surgery in patients refusing transfusion compared with those whodo not: A case-matched study. Transfusion2015; 55: 2791-2798.

[109] Resar LM, Frank SM. Bloodless medicine: Whatto do when you can't transfuse. Hematology AmSoc Hematol Educ Program 2014; 2014: 553-558.

[110] Shander A, Rijhwani TS. Clinical outcomes incardiac surgery: Conventional surgery versusbloodless surgery. Anesthesiol Clin North Am2005; 23: 327-345.

[111] Jassar AS, Ford PA, Haber HL, et al. Cardiac surgery in Jehovah's Witness patients: Ten-year experience. Ann Thorac Surg 2012; 93: 19-25.

[112] Tan GM, Guinn NR, Frank SM, Shander A. Proceedings from the Society for Advancement of Blood Management Annual Meeting 2017: Management dilemmas of the surgical patientwhenblood is not an option. Anesth-Analg 2019; 128(1): 144-151.

[113] Holcomb JB, Tilley BC, Baraniuk S, et al. Transfusion of plasma, platelets, and red blood cells in a 1:1:1 vs a 1:1:2 ratio and mortality in patients with severe trauma: The PROPPR randomized clinical trial. JAMA 2015; 313: 471-482.

[114] Dzik WH, Kirkley SA. Citrate toxicity during massive blood transfusion. Transfus Med Rev 1988; 2: 76-94.

[115] Dzik WS, Ziman A, Cohen C, et al for the Biomedical Excellence for Safer Transfusion Collaborative. Survival after ultramassive transfusion: A review of 1360 cases. Transfusion 2016; 56: 558-563.

第 21 章

临床合理用血审核方法

输血是美国医院最常用的治疗方法之一，但同时也给患者带来相当大的风险。美国每年的血液成分输注量很大，因此有关质量组织已聚焦合理用血管理，通过循证标准化输血，提高合理用血水平，改善患者临床结局。同时，血液成分输注也是住院患者最常见的过度治疗措施之一[1-4]。一些临床试验证据表明，与采用宽松输血策略相比，采用严紧输血策略对于患者的结局如果没有更好，也与其相似[5-7]。具体而言，输血次数较少的患者住院时间更短，感染发生率和术后并发症再入院率更低[8-10]。越来越多的证据表明，输血与临床结局不良相关，可能有相当部分输血是不合理的[11-13]。此外，血液成分最佳使用需要更好的输血决策，既要避免过度输血或不合理输血，又要避免缺少输血。

为了减少不合理输血，许多认证机构支持医疗机构开展患者血液管理(patient blood management，PBM)计划。PBM 通过多学科协作，使可能需要输血的患者更加安全，结局更好。PBM 计划通过采用循证输血决策流程，取得减少输血概率、降低医疗成本和将血液成分留给真正需要用血的患者等多种成效[14]。

然而，PBM 计划是 1 项系统性工程，只有行政管理和临床领导的大力支持，克服障碍，不同部门对现存差距和计划目标形成共识，PBM 计划方能全面实施并取得成功。最好是制订突显患者利益的计划实施方案，争取临床人员的大力支持和积极参与。PBM 计划实施的关键是开展临床合理用血审核，用数据证实临床用血取得明显改善的成效[15]。另外，联合委员会(Joint Commission，JC)和 AABB 等认证机构要求医院制订临床合理用血审核计划，对各种血液成分使用实施监控。

第一节 审核过程

医院可灵活设计审核范围。但是，临床合理用血审核必须以评估合理用血和输血疗效的客观指南为依据，方能符合认证要求。医疗机构输血委员会负责监督 PBM 计划的建立和实施，制定和采用血液成分使用循证指南，为临床合理用血审核计划的实施奠定基础。输血委员会也可制定审核准则，确定离群值和需要进一步评估的输血实践。确定审核准则的目的在于找出可能不合理或存在问题的输血决策。审核准则一般是由医疗机构具体决定，可与临床输血指南的推荐有所不同，但往往基于国家指南。AABB《血液采集、使用和患者血液管理调查报告(2013)》显示，大多数医院使用输血指南(93%)，其中最常用的是 AABB(73%)、美国病理学会(32%)和美国红十字会(12%)制定的输血指南[16]。

对血液成分的申请、输注、退回和报废实施监测可为医疗机构输血效率的评估提供数据[17, 18]。必须在规定时间内定期采集数据、制表和分析。临床合理用血审核最好能覆盖所有临床用血科室，但对输血量大(例如外科)和(或)收治危重患者(例如创伤患者、肝移植受者)的临床科室的审核所起的作用最大。医疗机构各类血液成分申请和输注的数据是临床合理用血审核的基础。审核数据分析宜包括对整个机构、各科室、各类患者、各种输血方案(例如大量输血方案)和各位医生的用血作趋势分析。

数据来源包括患者电子病历、输血记录和血液供应方的报告。医院质量保证部门的工作人员经培训后能处理输血数据和编写报告。另 1 种做法是，在信息系统部门的帮助下，医院建立输血数据仪表盘，抓取临床输血的具体趋势，开展标杆比对活动，这一方法比较省时省力，成本也较低。输血委员会成员宜对这些数据作进一步分析，发现不合理用血的趋势，其目的是确定需要改进的地方。输血委员会的监测有利于输血全程改进，包括血液成分申请的合理性、血库和卫星血液保存区域(包括在手术室内或附近保存点)处理和发放血液成分的相关质量指标、血液成分输注步骤和输血相关不良事件[18, 19]。同时还宜有患者缺少输血的监测数据[20]。许多机构设置了医院输血安全负责人(transfusion safety officers，TSOs)岗位。TSO 很关键，通过开展培训、主动监测临床输血实践和实施临床合理用血审核，在输血实验室以外的临床层面推动 PBM 计划[21]。

2011 年，JC 发布了 PBM 绩效指标，其重点是合理用血、输血决策和改善患者临床状态以减少输血需求[22]。JC 鼓励医院对照 PBM 绩效指标实事求是地开展差距分析，确定需要改进的地方[23]。AABB 和 JC 提供了基于 AABB《患者血液管理计划标准》(Standards for a Patient Blood Management Program)的 PBM 联合认证计划[24, 25]，要求至少每个季度(特别注明的除外)抓取表 21-1 所列数据并实施评审。

除了 AABB 和 JC 的联合认证计划以外，医疗机构还可采用以下 1 项或多项血液成分管理的质量改进目标：

1. 减少已发放到病区的血液成分的报废。

2. 减少在医院血库中保存但从未发放的血液成分的报废。

3. 确定、制订和推行 PBM 计划，促进血液和血液成分的合理使用。

4. 改善临床结局，减少输血不良反应。

表 21-1　AABB 和 JC PBM 认证计划要求评审的事项

数据评审 *
1. 血液成分使用
2. 血液成分报废和过期
3. 交叉配血占输血的比例
4. 与输血规范和方案的偏差
5. 输血反应
6. 术中血液回收的使用和质量控制
7. 输血知情同意的记录
8. 大量输血方案的有效性
9. 输血装置和血液加温仪的维护(每年 1 次)
10. 外部评估结果(每半年 1 次)

* 每季度 1 次，特别注明的除外。

第二节　确定审核准则

在开始审核之前，应先确定审核所依据的准则。AABB《患者血液管理计划标准》对需要监控的范围进行了概述[例如交叉配血与输血之比(C/T)或 MTP 有效性]，但其所述指标未必是体现合理用血的最有效指标。AABB 和 JC 的联合认证计划为医疗机构开展输血评价提供了基础，但每个医疗机构应根据自己的实际情况对认证计划提供的审核准则进行适当增减。

医疗机构确定审核准则时，至少应考虑使其符合第一节所述的且符合本机构实际的血液成分管理质量改进目标。其他来源的 PBM 项目资源，例如澳大利亚国家血液管理局发布的患者血液管理指南，提供了 MTPs、儿科、危重症、产科和围手术期 PBM 实践的具体推荐意见。该系列指南在对每个领域进行证据评价的基础上提出推荐、临床实践要点或专家意见。尽管该系列指南没有在启动输血审核的最佳方式方面提供指导意见，但参考这类指南有助于医疗机构优选需要实施质量改进的领域[26]。

PBM 项目的推动力主要是改善患者结局。稳定和持久地优化临床医生的输血治疗行为，提高其对指南的遵从性也是开展 PBM 项目的目的[27]。一般可以通过采取以下至少一种措施实现此目的：教育、反馈、成本意识、定量配给或经济激励。就实现 PBM 目的而言，同事的教育和反馈可能是最好的选择。从这个角度来说，建立多学科成员组成的输血和(或)合理用血委员会，确定能够积极支持、维护和帮助本机构输血指南实施的医师，可能是能够帮助医疗机构制定和实施输血指南最为重要的第一步。

2015 年，Yeh 等发表了一项前瞻性合理用血干预研究结果。该研究采用多种措施进行干预，以减少外科重症监护室（ICU）患者不必要输血[28]。作者通过采用同事反馈和每月审核的方式，试图提高临床医师对 TRICC 试验所确定的严紧输血指南的依从性。具体的做法是，在为期 6 个月的干预研究期间，如果发现患者接受了超出严紧输血阈值的输血，将在输血后 72 小时内通过电子邮件告知为该患者输血的临床医师，并由一位与其同事的外科医生对其进行教育。该研究比较了干预实施前和实施后，以 Hb>80 g/L 为输血阈值和过度输血发生率的变化。过度输血是指输血后血红蛋白>100 g/L。结果显示，干预措施取得明显成效：以 Hb>80 g/L 为输血阈值的发生率，干预前为 25%，干预后为 2%；过度输血发生率，干预前为 11%，干预后为 3%。在干预结束后 6 个月内所开展的每月审核显示，平均输血阈值和过度输血发生率仍有持续改善。该研究表明，同事反馈，特别是来自同专业同事的反馈，能够对医师的输血实践产生持久的影响。该研究进一步突显了 PBM 需要多学科广泛参与的重要性。

输血审核准则的制定是一个艰巨的过程。医学专业性很强，每个亚专业通常都有具体的指南指导医生开展临床实践。与此不同的是，医院的输血和（或）合理用血委员会通常仅制定一份适用全院的输血指南，涵盖对全院所有临床输血服务的要求。在这种情况下，可以通过检查本院的输血实践，聚焦与输血相关的某些领域、服务或具体的输血相关记录错误或遗漏，使医院的多学科输血委员会更好地发挥作用。关注范围缩小之后，可减少委员会中医师的人数，关注亚专业输血指南，根据亚专业输血实践或适宜的输血记录提供反馈意见。

2017 年，Cauldwell 等开展了一项关于旨在促进严紧输血政策实施的专业指南是否得到遵从的评价研究。该研究对英国和美国 17 家妇产医院 1988 年至 2000 年的产后输血数据进行回顾性分析，并对 3 家妇产医院 2013 年至 2016 年期间的产后输血情况（分娩后 6~24 小时内输血）实施审核。结果显示，在这两个时段，产后输注 2 U 红细胞的比例高达 90%以上，但是，输注 2 U 红细胞的产妇的估计失血量中位数与输注 1 U 红细胞的产妇相同。2013 年至 2016 年期间，在 3 家妇产医院给予产后输注 2 U 红细胞的所有产妇中，输血前 Hb>70 g/L 的比例高达 85%[29]。研究表明，这些妇产医院的产后输血实践不符合美国妇产科学会的推荐意见。美国妇产科学会也参与了美国内科基金会理事会发起的“输血明智选择行动”，该项行动的一项措施是：如果患者血红蛋白稳定在> 70 g/L，则不需要输血[30]。

Lieberman 及其同事报告了另一个专科的输血审核案例[31]。该项前瞻性研究对新生儿 ICU（NICU）和儿科 ICU（PICU）患者的血浆、冷沉淀和重组因子 VIIa 输注的合理性实施评价。由 2 名血液学专家各自根据预先确定的输血审核准则对每个患者输血申请的合理性独立作出评价。根据 Tinmouth 等建立的方法制定血浆输注审核准则[32]。5 名受过输血医学或血液学培训的医师组成的团队共同制定冷沉淀和重组因子 VIIa 输注审核准则。研究结果显示，将所申请的血浆用于补液的占 7%，用于纠正凝血功能试验异常的占 11%，用于纠正轻度出血或无出血的占 46%。总体而言，血浆、冷沉淀、重组因子 VIIa 输注的不合理申请分别占 19%、21%和 91%。通过这种方式的审核，能够确定可能需要对输血可能性较大的患者的输血实践实施改进的范围。

在制定审核准则之前，先对各临床专业的输血实践进行前瞻性分析，这可能是能够促进输血实践改进的有效方法。但是该方法费时费力，可能不适用于拥有许多专业设置的医疗中心。为克服这些限制因素，这类医疗机构可能需要一种更为普遍适用的方法。利用自动化电子系统监控输血实践就是其中一种可选方法。2006 年 Grey 等报告了电子输血监控系统的研发和使用情况。该系统使用标准信息技术脚本从两个实验室信息系统（LIS）ULTRA 3.2 和 TM 中抓取和整理大量数据[33]。从 ULTRA 模块抓取患者血红蛋白检测值，从 TM 模块抓取血型、抗体筛查、交叉配血和输血情况。在红细胞输注后 48 小时监测患者输血前和输血后的血红蛋白检测值。将这些数据导入 MS ACCESS 数据库，并使其与 ICD-10（国际疾病分类）外科病例临床编码相关联。采用这一方法可对输血实践进行长期监控，有助于制定本机构的输血指南和发现需要同事进一步评价的输血病例。在该研究发表后的几年里，医院电子健康记录（EHR）和 LIS 已经取得了一些进展，一些信息系统可以同时用作临床 EHR 和 LIS。电子输血监控系统的应用取决于其所需资源。从当前医疗系统全面质量改进的目标来看，在数据驱动的质量保证时代，应用增进知识、透明度和责任的方法势所必然。

在制定审核准则时，医疗机构不要只看到提高输血指南依从性这一类方法。在达成共识之前，每家医院均应充分考虑其输血实践范围，确定最适合患者人群的输血指南。虽然可采用多种策略来实现这一目标，但遵循以下原则对于输血审核取得成功至关重要：

1. 确定启动 PBM 项目基本指标所需资源；

2. 成立输血委员会，遴选咨询临床医师并在制定本机构输血指南时征求其意见；

3. 刚开始时选择适合亚专业输血实践且较小的改进目标；

4. 采用相同专业同事反馈的方式；

5. 如果可能，借助 LIS/EHR 系统指导和帮助医疗机构制定适合本机构使用的输血指南以及实现审核数据抓取过程自动化。

第三节 临床合理用血审核的类型

AABB 指南提供了 3 种临床合理用血审核方法：输血事前审核、输血事中审核和输血事后审核（表 21-2）[18]。每种方法各有优缺点，医疗机构可根据需求单独或联合应用。

表 21-2 用血审查的类型

审核类型	审核时机	审核者	优点	缺点
事前审核	输注前实时	住院医师； 医疗主任； 血库人员； CPOE	预防性； 实时改进患者治疗和节约血液	工作强度大； 可能推迟发血
事中审核	输注后 12~24 h	住院医师； TSO	会诊机会； 住院医师培训	工作强度大； 没有医师参与时无法开展
事后审核（内部）	输注后数日~数周	质量保证人员； 医疗主任； 临床同事	最简易的方法； 为趋势分析和标杆比对提供数据	不是标准审核 数据难以用作医师输血的直接对比
事后审核（外部）	输注后数日~数周	经过培训的同行审核员网络	客观、全面和标准化审核； 直接可对比的数据	取得减少血液成分使用成效可抵消前期费用

注：CPOE：计算机辅助医嘱（医师）管理系统；TSO：输血安全负责人。

一、输血事前审核

输血事前审核是指在发血前甚至在输注前对血液成分申请单实时实施审核。事前审核可阻止不必要输血，合理调整血液成分及其输注时机。在学术型医疗机构，通常是在输血医师指导下由临床病理住院医师具体实施审核。需要血库工作人员负责对临床用血申请先行初审，将所有逾越既定输血指南的血液成分申请提交住院医师审核。最好能将从患者病历和（或）与临床直接沟通所获得的临床数据和实验室数据一并提交审核。事前审核能改善患者照护和节约血液成分，但费时费力，且当患者需要紧急输血时可能会引起输血延误。此外，越来越多的手术室开展床边快速检测，临床医师能根据床边检测结果实时调整输血决策，而在审核血液成分申请单时，输血科通常还不能获得这些检测结果。出于这些考虑，大多数医院不对急诊科、产科和手术室实施输血事前审核。

适用输血事前审核的例子有：①没有急性出血的患者，在未检测输注后血小板计数的情况下，申请多个治疗量血小板；②申请的血浆和冷沉淀剂量不合理；③申请巨细胞病毒（cytomegalovirus，CMV）阴性或辐照成分。如果输血申请医生和审核医生对血液申请合理性存在分歧，只要申请输注的血液成分不会立即导致患者产生不良反应，一般听从输血申请医生的意见，因为他们更了解患者病情。但是，随后可将这类可能存在问题的血液成分申请提交输血委员会进一步评审。有时，输血科医生可要求在随后的输注前进行额外检测（例如申请 CMV 阴性血液时需进行 CMV 检测）。

二、输血事中审核

输血事中审核是指在输血后 12～24 小时内实施的审核。事中审核避免了出现延误患者输血治疗的风险，使审核者能掌握所有实验室和临床相关数据，对血液成分使用的合理性作出判断。发现不符合临床输血指南的输血病例时，趁输血申请医师还清楚记得输血过程的时候与其一起讨论。事中审核是 1 次会诊，不应将会诊医师视为输血甚至医疗保险的把关人。而是应当认识到，这种互动如果做得好，能使输血服务人员和临床医师建立良好的合作关系，进而促进输血实践水平的提升[19]。此外，在学术型医疗机构开展输血事中审核，是对临床病理住院医师很好的培训机会。宜鼓励住院医师记录评审情况，评估其成效，并将其以教育培训的形式与其他住院医师共享。

事中审核提供会诊机会的例子有：①根据血小板输注前后的血小板计数对血小板输注实施常规评审，如果发现不符合审核准则的血小板输注，审核医生宜进一步了解病情，患者是否存在出血、血小板功能缺陷或正在服用已知可能影响血小板数量或功能的药品，这样的审核不但能发现逾越输血指南的血小板输注，还能发现血小板输注无效的患者[34]；②血浆输注审核主要是根据血浆输注前后，凝血酶原时间/国际化标准比值（prothrombin time/international normalized ratio，PT/INR）和活化部分凝血活酶时间（activated partial thromboplastin time，APTT）的检测结果，对照血浆输注循证指南的推荐，结合其他信息例如血浆输注后异常检测结果的纠正程度以及是否服用可能干扰凝血系统的药品[35, 36]；③冷沉淀输注审核主要根据纤维蛋白原水平、是否存在出血或 XⅢ因子缺乏等。

非学术型医疗机构如果没有设置 TSO 岗位，仅由血库人员开展事中审核，其问题一是太费力，二是没有能力评估患者病情，只能根据实验室输注阈值进行审核。况且，事中审核须有输血科医生或 TSO 的直接参与才能取得明显减少输血的成效[37-39]，而没有医生参与的事中审核并不能取得这一成效[40]。

三、事后审核

输血事后审核是指在血液输注后数日或数周（一般为定期）实施的审核。事后审核可由医疗机构内部或外部人员实施，也可采用不同于输血指南推荐的审核准则，但应事先确定。

1. 内部事后审核

质量保证人员做初步评审后，将逾越审核准则的病例交由输血医师或负责该病例输血决策的临床医师的同行专家进一步仔细评价，确定患者病情是否需要输血。这是最容易开展的用血审核方法，为整个医疗机构的临床输血实践提供有价值的信息，为趋势分析和标杆比对提供数据。但是，内部输血事后审核的存在问题是，患者数据的生成常没有统一和标准化，因此可能难以对不同医师的输血治疗进行直接比较。

2. 外部事后审核

外部输血事后审核由拥有经过培训的同行医生审核员资源的外部第三方机构组织实施。外部审核采用客观标准，以细致、严谨和标准化的方式对患者资料和输血决策进行评价，形成可供直接对比的数据。实施外部输血后审核时，必须允许审核员对医院的所有医疗记录，包括所有形式的纸质和电子记录进行评审，这样既不增加医院的额外工作，又能取得成效。宜采用匿名审核的方式，将拟提交评审的资料做匿名化处理，使审核者不知道被审核者的身份，因此审核可能比较客观公正。医师们通常都会觉得对与自己有着社会、经济和政治关系的同事进行客观公正的审核是一件很难的事情。

尽管事后审核已无法改变血液成分的使用，也无法使输血申请医师有效参与审核过程，但其仍是一种很好的同行审核模式[19]。事后审核对医师的临床输血工作——例如贫血纠正、失血控制、铁剂补充、重要体征监测数据的评价以及没有核查输注疗效就不输注 2 单位血液具有指导作用[41]。输血患者出院时的血红蛋白测定值是判断输血合理性事后监测是否取得成效的有效指标[42]。而且，如果发现某些科室具有经常逾越输血指南的趋势，可函告其临床医师和科室领导，邀请其代表参加输血委员会会议。

第四节 高风险患者输血的评价

严重出血未得到控制仍然是需要大量输血的创伤或产后出血患者可预防的主要死因之一。现已认识到，严重创伤引发凝血病，增加患者发病率和死亡率，而尽早大量输注一定比例的血液成分能改善患者结局[36]。通过制订与实施大量输血方案能最好地实现患者结局改善这一目标，目前美国国家产妇安全合作组织(National Partnership for Maternal Safety)和英国国家优质健康照护研究院(National Institute for Health and Care Excellence)制定的政策以及创伤救治质量改进计划(Trauma Quality Improvement Program)的指南均给予推荐[43, 44]。制订包括床边检测和止血复苏的大量输血方案时，需要外科学、麻醉医学和输血医学多个临床团队的周密计划和通力合作。针对这类高风险患者的用血情况开展评审尤为重要。因为通过评审可促进大量输血方案本身和多学科团队治疗服务提供的持续改进，取得诸如患者结局改善和血液使用更加合理的成效。大量出血患者急需输血，如果此时仍然实时实施事前审核，可能会延误患者治疗。因此，事前审核不适用这类患者。在这种情况下，最适用的审核方式是事中或事后审核，对大量输血方案的可及性、启动标准、血液成分提供的时间轴和方案实施成效等数据进行评审[25, 43, 44]。

第五节 计算机辅助医嘱管理系统在临床合理用血审核中的作用

医疗保健信息技术在输血医学的广泛应用为PBM 计划提供了临床合理用血审核和影响医师输血申请实践的新工具。将临床指南整合到血液成分申请录入界面，可指导医师合理申请血液成分[45]。计算机辅助医嘱管理系统(computerized provider order entry，CPOE)生成的电子报告可用于输血申请审核、合理用血评价和符合性监测[5]。AABB 2013 年的调查报告显示，在使用输血指南的医疗机构中，有 77. 5 %的机构将输血指南整合到了纸质或电子血液申请系统中；有 65. 0%的 CPOE 系统中含有输血指南，其中，近一半将输血指南的依据作为输血申请的必须步骤，即在输血申请医务人员必须选择输血理由，否则 CPOE 系统不接受输血申请，但仅有 45. 9 %的 CPOE 系统具备临床决策支持功能，当血液成分申请逾越输血指南时，CPOE 系统将发出警告或警示。大多数参加调查的医院(71. 9%)要求医生根据医院输血或质量委员会制定的指南在病历中记录输血原因或临床理由[16]。

部分医院的 CPOE 系统没有要求必须使用输血指南，而是以电子方式抓取并保存血液成分申请的适应证，用于后续审核。如果最近的实验室检测值与适应证不匹配，系统会自动给临床医师发送信息，要求其说明逾越指南的理由。电子系统将逾越指南的血液成分申请和其他相关信息整理和汇总，交由输血委员会成员审核。

如果仅用实验室指标确定输血合理性或者临床用血者对输血理由记录不准确，单靠 CPOE 不一定能促进合理用血。因此，开展输血事后审核，包括利用 CPOE 和临床信息评价输血合理性仍然很重要。将临床决策支持系统(clinical decision support system，CDSS)植入 CPOE，根据患者实验室和临床信息以及本地输血指南，可为临床医师提供个体化输血治疗推荐意见，指导其临床用血申请[1, 46, 47]。例如，根据临床医师从电脑界面菜单选择的临床输血理由和最近的实验室检测数据，信息系统发现输血申请不符合指南时便报警，提示医师进行修改。一种特别有用的做法是要求输血申请医师录入逾越信息系统推荐的理由，使以后能对每个医生的临床用血申请，包括逾越指南的理由进行分析和审核。关于电子 CDSS 作用的系统评价结果显示，CDSS 是十分有用的教育工具，其使用能提高红细胞合理使用水平和输血申请人员对输血指南的遵从程度，且节约了成本[48-50]。有关 CDSS 的使用对其他血液成分申请和患者结局的影响有待进一步研究[48, 50]。

第六节 使用大数据评估输血医学绩效和进步

电子病历的出现开启了卫生保健行业的大数据时代。对电子病历不同数据集进行链接和数据采集与挖掘可产生大量信息，这些信息有助于推动患者结局的改善[51, 52]。现将大数据在输血医学中的应用举例如下。

表 21-3 PBM 比对指标

指标(%)
1. 输血率相关指标(与类似规模医院对比)
(1)输注成分总数
(2)接受输血住院患者占比
(3)平均每个输血者输注红细胞单位数
(4)每100个住院/出院患者输注红细胞单位数
(5)每1000个患者住院日输注红细胞单位数
(6)调整的患者住院日输注红细胞单位数
(7)调整或以病例组合指数(case mix index, CMI)调整的出院患者输注红细胞单位数
(8)每个手术患者的输血量
(9)每次内科/外科住院的输血量
2. 逾越医院或专业输血指南输血的占比
3. 血液输注符合率
4. 血液成分报废率
5. 输血服务预算

一、标杆比对

最近有文献介绍了医疗机构之间和(或)不同国家之间的血液使用的比较情况，其目的是为了确定输血医学最佳实践[53]。建立能够取得成效的标杆比对流程面临的主要挑战包括最佳输血实践的定义和具有较好成本效益的数据采集技术。医院的IT一般不支持数据挖掘工具，输血科不可能从不同医院采集统一数据。AABB 2013年的调查显示，所调查的医院中有41.9 %参加输血医学绩效标杆比对项目[16]。

在输血医学中应用标杆比对原理，能提高医务人员个人和医疗机构整体层面的输血治疗水平。标杆比对能发现现有差距，这些差异有可能成为PBM计划的改进目标，且标杆比对需要沟通、合作和经验分享，因此是一个很好的学习过程。标杆比对还能发现节省费用的机会，在向医院领导的报告中宜突显此类机会。新的输血实践实施后，最好通过连续采集数据，再次评价其实施绩效。

输血医学可采用的标杆比对模式有3种：区域性标杆比对模式、哨点模式和机构模式[52]。区域性标杆比对模式较为理想，仅需要1名中心协调员帮助不同医疗机构之间的沟通，负责将信息传递给参与者。哨点模式采用网页报送方式将数据上传到中心数据库，该模式的参与医疗机构数量较少，成本较低，容易实施，适用全国性或国际性监测比较。这两种模式都是将数据汇集到中心数据库。第3种模式是机构模式，标杆比对启动机构向其他参与机构采集数据，该模式获得成功的可能性最小，因其需要医疗机构的主动参与、自愿合作和相应资源。

标杆比对数据的来源有多个渠道，包括病历评审、第三方的差距评估、血库库存管理、财务系统(如患者账单和预算)、患者发病率和死亡率数据以及主要利益相关者的观察或支持资料[14]。目前已有数个标杆比对数据库，可与加入数据库的全国医院或其他类似规模的医院就PBM指标(表21-3)进行比较[53]。AABB的调查结果显示，医疗机构衡量输血率最常用的两类指标是红细胞、血小板和血浆的输注量(71. 5%)和血液成分的输注总量(57. 3%)[16]。其他参数包括住院患者输血率，平均每名患者、每100人次入院或出院患者、每1000个患者住院日、每多少个调整的患者住院日、调整的出院人数或以CMI调整的出院患者输注的红细胞单位数、手术患者输血率、内科和(或)外科住院患者输血率。为了使不同医疗机构输血率的比较具有意义，宜采用涵盖住院和门诊患者的输血，且能反映医疗机构的患者数量(如入院或出院)和医疗复杂程度的指标。对患者医疗复杂程度的数据进行标化，例如以CMI进行调整，使不同医疗机构的数据更具可比性，这点很重要。

《AABB血液采集和利用调查报告(2014-2015)》是哨点监测的一个示例[54]。该报告汇总分析了所调查的435家医院的临床用血数据。根据2014-2015年度患者手术量将医院分为8个类别。输血和血液成分过期的数据以平均值和中位值表示。医院可以利用这份报告，将自己的数据与年住院手术量相类似的其他医院进行比较。标杆比对也有助于循证输血指南的制定，特别是当随机对照试验难以开展时。已经通过参加国家PBM和标杆比对计划减少临床用血的有芬兰、苏格兰、西班牙、荷兰、德国、英国、加拿大和澳大利亚等。

二、输血相关并发症的主动监测

对输血相关并发症开展主动监测的例子有：①在大型医疗数据库中检索输血治疗代码和诊断代码的关联，确定已认识的输血并发症(例如输血后紫癜)的发生率；②采用自动电子算法发现输血相关循环超负荷或输血相关急性肺损伤，将其与输血过程数据相关联[51,55]。开展输血反应追踪有助于发现输血相关不良事件的漏诊和漏报。发现存在问题时，可制订和实施教育计划，提高医务人员的知识水平和不良事件报告遵从程度[14]。

三、不同手术类型用血模式变化监测

将输血过程数据与诊断和治疗代码关联，便能开展特定手术类型(如髋关节置换、心脏手术)患者的输血率监测，将其与全国或文献数据作比较。AABB 的调查报告显示，参与调查的一些医院使用所选择的诊断代码(ICD-10)的患者输血率或某些手术类型[例如单纯冠状动脉旁路移植、膝和(或)髋关节置换]的平均血液成分使用量作为监测指标[16]。

四、手术备血申请

可利用麻醉电子管理系统的数据制订手术最大备血量申请方案[56]。根据实际数据制订最大备血量申请方案有助于优化输血申请[57]。交叉配血与实际输血的比例是用于输血申请的评估和标杆比的指标。当该比例大于 2.0 时，提示存在输血申请过多的问题[58]。对于接受择期外科手术的患者进行重复检测和不必要的交叉配血会浪费输血服务资源[59]。但是，重要的是强调，如果医师已主动申请血型检测和抗体筛查，但在所申请的试验尚未完成的情况下就将患者送进手术室接受择期手术，这种做法可能存在输血医学质量和安全隐患。

要点

1. 开展数据驱动和多学科的临床合理用血审核，对于医疗机构和国家循证 PBM 计划成功制订与实施非常关键。
2. 优化输血要求对输血合理性以及输血流程实施全面审核，以确保患者安全、结局最好以及血液成分管理最佳。
3. 可开展输血事前、事中或事后审核，输血事后审核可利用内部或外部审核资源。
4. 随着时间的推移，不断出现各种输血评价指标，用于评估输血的各个方面，能在不同层面上开展输血实践标杆比对。
5. 许多全国性组织开发了教育资源，开展促进明智使用血液成分的活动，例如 AABB 和 JC 联合开展的 PBM 认证计划。这些措施能使医师杜绝不必要输血，优化高危患者输血，同时取得降低医疗成本和改善患者结局的成效。

参考文献

[1] Goodnough LT, Shah N. The next chapter in patient blood management: Real-time clinical decision support. Am J Clin Pathol2014; 142: 741-747.

[2] Morton J, Anastassopoulos KP, Patel ST, et al. Frequency and outcomes of blood products transfusion across procedures and clinical conditions warranting inpatient care: An analysis ofthe 2004 healthcare cost and utilization project-nationwide inpatient sample database. Am JMed Qual 2010; 25: 289-296.

[3] Ferraris VA, Davenport DL, Saha SP, et al. Surgical outcomes and transfusion of minimalamounts of blood in the operating room. ArchSurg 2012; 147: 49-55.

[4] Carson JL, Carless PA, Hébert PC. Outcomes using lower vs higher hemoglobin thresholds forred blood cell transfusion. JAMA 2013; 309: 83-84.

[5] Goodnough LT, Shah N. Is there a "magic" hemoglobin number? Clinical decision support promoting restrictive blood transfusion practices. Am J Hematol2015; 90: 927-933.

[6] Hébert PC, Wells G, Blajchman MA, et al. Amulticenter, randomized, controlled clinical trialof transfusion requirements in critical care. Transfusion requirements in critical careinvestigators, Canadian Critical Care Trials Group. NEngl J Med 1999; 340: 409-417.

[7] Carson JL, Brooks MM, Abbott JD, et al. Liberalor restrictive transfusion in high-risk patientsafter hip surgery. N Engl J Med 2011; 365: 2453-2462.

[8] Salpeter SR, Buckley JS, Chatterjee S. Impact ofmore restrictive blood transfusion strategies onclinical outcomes: A meta-analysis and systematic review. Am J Med 2014; 127: 124-131.

[9] Goodnough LT, Maggio P, Hadhazy E, et al. Restrictive blood transfusion practices areassociated with improved patient outcomes. Transfusion 2014; 54(Pt 2): 2753-2759.

[10] Rohde JM, Dimcheff DE, Blumberg N, et al. Health care-associated infection after red bloodcell transfusion: A systematic review and meta-analysis. JAMA 2014; 311: 1317-1326.

[11] Goodnough LT, Verbrugge D, Vizmeg K, Riddell J. I-

dentifying elective orthopedic surgical patients transfused with amounts of blood in excess of need: The transfusion trigger revisited. Transfusion 1992; 32: 648-653.

[12] Shander A, Fink A, Javidroozi M, et al. Appropriateness of allogeneic red blood cell transfusion: The international consensus conference on transfusion outcomes. Transfus Med Rev 2011; 25: 232-246.

[13] Spahn DR, Shander A, Hofmann A. The chiasm: Transfusion practice versus patient blood management. Best Pract Res Clin Anaesthesiol2013; 27: 37-42.

[14] Building a better patient blood managementprogram: Identifying tools, solving problems andpromoting patient safety (white paper). Bethesda, MD: AABB, 2015. [Available at http://www.aabb.org/pbm/Documents/AABB-PBM-Whitepaper.pdf (accessed December 1, 2019).]

[15] Murphy MF, Yazer MH. Measuring and monitoring blood utilization. Transfusion 2013; 53: 3025-3028.

[16] Whitaker BI, Rajbhandary S, Harris A. The 2013AABB blood collection, utilization, and patientblood management survey report. Bethesda, MD: AABB, 2015. [Available at http://www.aabb.org/research/hemovigilance/bloodsurvey/Pages/default.aspx (accessed December 1, 2019).]

[17] Wagner J, AuBuchon JP, Saxena S, Shulman IA, for the Clinical Transfusion Medicine Committee. Guidelines for the quality assessment oftransfusion. Bethesda, MD: AABB, 2006.

[18] Becker J, Shaz B, for the Clinical TransfusionMedicine Committee and the Transfusion Medi-cine Section Coordinating Committee. Guidelines for patient blood management and blood utilization. Bethesda, MD: AABB, 2011.

[19] Saxena S, ed. The transfusion committee: Putting patient safety first. 2nd ed. Bethesda, MD: AABB Press, 2013.

[20] Mair B, Agosti SJ, Foulis PR, et al. Monitoring for undertransfusion. Transfusion 1996; 36: 533-535.

[21] Dunbar NM, Szczepiorkowski ZM. How do we utilize a transfusion safety officer? Transfusion2015; 55: 2064-2068.

[22] Implementation guide for The Joint Commission Patient Blood Management Performance Measures 2011. [Available athttps://www.jointcommission.org/assets/1/6/pbm_implementation_guide_20110624.pdf (accessed December 12, 2019).]

[23] De Leon EM, Szallasi A. "Transfusion indicationRBC (PBM-02)": Gap analysis of a Joint Commission Patient Blood Management Performance Measure at a community hospital. BloodTransfus 2014; 12(Suppl 1): 187-190.

[24] Frey K, ed. Standards for a patient blood management program. 3rd ed. Bethesda, MD: AABB, 2020.

[25] AABB, The Joint Commission. Patient bloodmanagement certification review process guidefor health care organizations 2017. OakbrookTerrace, IL: The Joint Commission, 2017. [Available at https://www.jointcommission.org/assets/1/18/2017_PBM_Org_RPG.pdf (accessed December 1, 2019).]

[26] National Blood Authority Australia. Patientblood management guidelines. Canberra, Australia: National Blood Authority, 2019. [Available at https://www.blood.gov.au/pbm-guidelines (accessed December 1, 2019).]

[27] Smith WR. Evidence for the effectiveness oftechniques to change physician behavior. Chest2000; 118 (2 Suppl): 8SY17S.

[28] Yeh DD, Naraghi L, Larentzakis A, et al. Peer-to-peer physician feedback improves adherence toblood transfusion guidelines in the surgical intensive care unit. J Trauma Acute Care Surg2015; 79: 65-70.

[29] Cauldwell M, Shamshirasz A, Wong TY, et al. Retrospective surveys of obstetric red celltransfusion practice in the UK and USA. Int JGyenecolObstet2017; 139: 342-345.

[30] Choosing Wisely. Washington, DC: AmericanCollege of Obstetricians and Gynecologists, 2019. [Available at https://www.acog.org/About_ACOG/ACOG_Departments/Patient_ Safety_and_Quality_Improvement/Choosing_Wisely (accessed December 1, 2019).]

[31] Lieberman L, Lin Y, Cserti-Gazdewich C, et al, for the QUEST—Quality in Utilization Education and Safety in Transfusion—Research Col laborative. Utilization of frozen plasma, cryoprecipitate, and recombinant factor VIIa for children with hemostatic impairments: An audit of transfusion appropriateness. Pediatr Blood Cancer 2018: 65(4).

[32] Tinmouth A, Thompson T, Arnold DM, et al. Utilization of frozen plasma in Ontario: A province wide audit reveals a high rate of inappropriate transfusions. Transfusion 2013; 53(10): 2222-2229.

[33] Grey DE, Smith V, Villanueva G, et al. The utility of an automated electronic system to monitor and audit transfusion practice. Vox Sang 2006: 90; 316-324.

[34] Kaufman RM, Djulbegovic B, Gernsheimer T, et al. Platelet transfusion: A clinical practice guideline from the AABB. Ann Intern Med 2015; 162: 205-213.

[35] Roback JD, Caldwell S, Carson J, et al. Evidence-based practice guidelines for plasmatransfusion. Transfusion 2010; 50: 1227-1239.

[36] Murad MH, Slubbs JR, Gandhi MJ, et al. The effect of

plasma transfusion on morbidity andmortality: A systematic review and meta-analysis. Transfusion 2010; 50: 1370-1383.

[37] Silver H, Tahha HR, Anderson J, et al. A noncomputer-dependent prospective review of blood and blood component utilization. Transfusion 1992; 32: 260-265.

[38] Simpson MB. Prospective-concurrent audits andmedical consultation for platelet transfusions. Transfusion 1987; 27: 192-195.

[39] Hawkins TE, Carter JM, Hunter PM. Can mandatory pre-transfusion approval programmes beimproved? Transfus Med 1994; 4: 45-50.

[40] Lam HT, Schweitzer SO, Petz L, et al. Effectiveness of a prospective physician self-audittransfusion-monitoring system. Transfusion1997; 37: 577-584.

[41] Paone G, Brewer R, Likosky DS, et al. Transfusion rate as a quality metric: Is bloodconservation a learnable skill? Ann Thorac Surg 2013; 96: 1279-1286.

[42] Edwards J, Morrison C, Mohluddin M, et al. Patient blood transfusion management: Dischargehemoglobin level as a surrogate marker for redblood cell utilization appropriateness. Transfusion 2012; 52: 2445-2451.

[43] Stephens CT, Gumbert S, Holcomb JB. Traumaassociated bleeding: Management of massivetransfusion. CurrOpinAnaesthesiol2016; 29: 250-255.

[44] Kacmar RM, Mhyre JM, Scavone BM, et al. The use of postpartum hemorrhage protocols inUnited States academic obstetric anesthesia units. AnesthAnalg2014; 119: 906-910.

[45] Dzik S. Use of a computer-assisted system for blood utilization review. Transfusion 2007; 47 (2Suppl): 142S-144S.

[46] Goodnough LT, Shieh L, Hadhazy E, et al. Improved blood utilization using real-time clinicaldecision support. Transfusion 2014; 54: 1358-1365.

[47] Rothschild JM, McGurk S, Honour M, et al. Assessment of education and computerized decision support interventions for improving transfusion practice. Transfusion2007; 47: 228-239.

[48] Hibbs SP, Nielsen ND, Brunskill S, et al. The impact of electronic decision support on transfusion practice: A systematic review. Transfus Med Rev 2015; 29: 14-23.

[49] Cohn CS, Welbig J, Bowman R, et al. A datadriven approach to patient blood management. Transfusion 2014; 54: 316-322.

[50] Dunbar NM, Szczepiorkowski ZM. Hardwiring patient blood management: Harnessing information technology to optimize transfusion practice. CurrOpinHematol2014; 21: 515-520.

[51] Pendry K. The use of big data in transfusion medicine. Transfus Med 2015; 25: 129-137.

[52] Apelseth TO, Molnar L, Arnold E, Heddle NM. Benchmarking: Applications to transfusion medicine. Transfus Med Rev 2012; 26: 321-332.

[53] Carson JL, Guyatt G, Heddle NM, et al. Clinical practice guidelines from the AABB: Red bloodcell transfusion thresholds and storage. JAMA 2016; 316: 2025-2035.

[54] Rajbhandary S, Whitaker B, Perez GE. The 2014-2015 AABB blood collection and utilization survey report. Bethesda, MD: AABB, 2018. [Available athttp://www.aabb. org/research/hemovigilance/bloodsurvey/Pages/default. aspx (accessed December 1, 2019).]

[55] Clifford L, Singh A, Wilson GA, Toy P. Electronic health record surveillance algorithms facilitate the detection of transfusion-related pulmonary complications. Transfusion 2013; 53: 1205-1216.

[56] Frank SM, Rothschild JA, Masear CG, Rivers RJ. Optimizing preoperative blood ordering with data acquired from an anesthesia information management system. Anesthesiology 2013; 118: 1286-1297.

[57] Cheng CK, Trethewey D, Brousseau P, Sadek I. Creation of a maximum surgical blood orderingschedule via novel low-overhead database method. Transfusion 2008; 48: 2268-2269.

[58] Dexter F, Ledolter J, Davis E, Witkowski TA. Systematic criteria for type and screen based onprocedure's probability of erythrocyte transfusion. Anesthesiology 2012; 116: 768-778.

[59] Compton ML, Szklarski PC, Booth G. Duplicate type and screen testing: Waste in the clinicallaboratory. Arch Pathol Lab Med 2018; 142; 358-363.

第 22 章

非感染性输血不良反应

据统计，输血相关发病率和死亡率最主要的风险因素为非感染性输血不良反应。事实上，输血相关循环超负荷（transfusion - associated circulatory overload，TACO）、输血相关急性肺损伤（transfusion -related acute lung injury，TRALI）以及溶血性输血反应（hemolytic transfusion reactions ，HTRs）是3个最常被报道的输血相关的死亡原因[1]。

第一节 血液安全监测

血液安全监测包括系统性监测输血不良反应并分析这些数据，随后基于数据分析结果对输血实践进行改进。血液安全监测系统的主要目的之一是为了提高输血相关不良事件报告率。据信，多数输血相关非感染性不良反应未被充分识别并报道。

国家医疗安全网络血液安全监测系统由政府和非政府组织共同建立，旨在通过对输血相关不良事件进行国家级质量监测，以保障患者的输血安全。血液安全监测的定义和分类方案详见附录《血液安全监测协议》[2]。

第二节 输血反应的诊断与评估

一、输血反应的诊断

与多数医疗措施一样，输血反应无法准确预测或完全避免。在评估患者的输血需求时，临床医生应意识到这些风险。输血知情同意书宜包括关于感染性疾病、严重非感染性不良反应（如：TACO、TRALI、HTRs）风险的讨论。此外，实施输血的医护人员宜密切关注和掌握疑似输血反应的症状和体征，宜有足够的能力通过适宜的流程来处理任何急性/速发型输血反应，并尽可能地预防类似不良反应的发生。

多种输血反应表现为相同的临床症状和体征（表 22-1）。早期识别、及时停止输血并进一步评估是良好预后的关键。常见输血反应的症状和体征包括：

- 发热：一般定义为体温上升≥1℃，且体温≥38℃（AHTR 最常见的体征）。
- 畏寒伴有或不伴寒战。
- 呼吸窘迫，包括喘憋、咳嗽、缺氧和呼吸困难。
- 高血压或低血压。
- 腹部、胸部、腰部或背部疼痛。
- 输注部位疼痛。
- 皮肤表现，包括皮疹、潮红、风团、瘙痒和局部水肿。
- 黄疸或血红蛋白尿。
- 恶心/呕吐。
- 异常出血。
- 少尿/无尿。

表 22-1　输血反应分类及处理

类型	发生率[†]	病因	表现	实验室诊断	治疗/预防方法[‡]
急性输血反应(<24h)——免疫性					
溶血	ABO/Rh 血型不合：发生概率为 1/40 000；AHTR：发生概率为 1/76 000；致命性 HTR：发生概率为 1/1 800 000	红细胞不相容	寒战、发热、血红蛋白尿、低血压、伴少尿的肾功能衰竭、出血(DIC 表现)、背部疼痛、沿输注静脉走行的局部疼痛、焦虑	患者身份确认 直接抗球蛋白试验(DAT) 外观检查(游离 Hb) 重新检测患者 ABO 血型(包括输血前及输血后标本) 追加实验室检查，以分析是否存在红细胞不相容及确认溶血反应的检测(LDH、胆红素等)	停止输血 补液及应用利尿药，维持尿流率>1 mL/(kg·h) 镇痛药 低血压患者应用升压药 出血患者输注止血成分(血小板、冷沉淀或血浆)
非溶血性发热	0.1%～1%，普遍伴随白细胞减少	血小板成分中细胞因子的积聚 针对献血者白细胞的抗体	发热，畏寒寒战，头痛，呕吐	排除溶血反应(DAT、血红蛋白血症检测、复查患者 ABO 血型) 排除细菌污染 HLA 抗体筛查	输注少白细胞血液成分 输血前使用退热药(如对乙酰氨基酚，不用阿司匹林) 症状严重的患者输洗涤红细胞
荨麻疹	1∶100～1∶33(1%～3%)	针对献血者血浆蛋白的抗体	荨麻疹、瘙痒、发红、血管性水肿	无	抗组胺药 有时需停止输血，经抗组胺药治疗后症状缓解，可继续缓慢输注
过敏性输血不良反应	1：50 000～1：20 000	通常为特发性、特异性反应 针对献血者血浆蛋白的抗体(极少见，包括 IgA、结合珠蛋白、C4)	低血压、荨麻疹、血管性水肿、支气管痉挛、哮鸣音、腹痛	适宜条件下检测输血后血清中 IgA、结合珠蛋白浓度、抗-IgA 和 IgE 浓度	停止输血 静脉补液 肾上腺素 抗组胺药、糖皮质激素、β_2 受体激动药 血液成分特殊处理(如洗涤红细胞和血小板、SD 血浆)，必要时输注去除 IgA 的血液成分
TRALI	1∶190 000～1∶1 200	献血者体内白细胞抗体(偶来源于受血者)，血液成分中其他白细胞活化介质	低氧血症、呼吸窘迫、低血压、发热、双侧肺水肿	排除溶血反应(DAT、血红蛋白血症检测、复查患者 ABO 血型) 排除心源性肺水肿 HLA/HNA 分型 HLA/HNA 抗体筛查 胸部 X 线	支持疗法，直至康复 相关献血者屏蔽献血

续表 22-1

类型	发生率[†]	病因	表现	实验室诊断	治疗/预防方法[‡]
急性输血反应(<24h)——非免疫性					
输血相关性脓毒血症	发生率因输注不同的血液成分而有所不同(见本书第 7 章关于血小板部分的论述)	细菌污染	发热、寒战、低血压	革兰染色 血液成分培养 患者血液培养 排除溶血反应(DAT、血红蛋白血症检测、复查患者 ABO 血型)	广谱抗生素
ACEI 相关性低血压	取决于临床用药情况	使用的缓激肽(带负电荷的过滤装置)或者激肽释放酶原激活物抑制了缓激肽的代谢	潮红、低血压	排除溶血反应(DAT、血红蛋白血症检测、复查患者 ABO 血型)	停用 ACEI 禁止在血浆置换时补充白蛋白 禁止床旁白细胞过滤
循环超负荷	1%	容量负荷过度	呼吸困难、端坐呼吸、咳嗽、心动过速、高血压、头痛	胸部 X 线 排除 TRALI	立位 给氧 静脉给予利尿药 放血疗法(250 mL 增量)
非免疫性溶血	罕见	血液的物理性或化学性破坏(加热、冰冻、血液中加入了溶血性药物或制剂)	血红蛋白尿、血红蛋白血症	排除患者溶血(DAT、血红蛋白血症检测、复查患者 ABO 血型) 溶血的相关检测	识别并消除由于输血不当导致溶血的因素
空气栓塞	罕见	空气经输血器管道进入患者体内	突发呼吸急促、急性发绀、疼痛、咳嗽、低血压、心律失常	X 线检测血管内空气	患者取左侧卧位，抬高双腿至高于胸部及头部
低钙血症(游离钙离子、柠檬酸盐中毒)	取决于临床情况	快速输注柠檬酸盐(大量输注含柠檬酸盐的血液、柠檬酸盐代谢延迟、血浆置换)	感觉异常、手足抽搐、心律失常	游离钙离子检测 心电图上 Q-T 间期延长	停止输血或减慢输注速率 补钙
低体温	取决于临床情况	快速输注冷藏血液	心律不齐	中心体温测定	采用血液加温器
迟发性输血反应(>24h)——免疫性					
同种异体免疫——红细胞抗原	1∶100(1%)	针对红细胞上外来抗原的免疫反应	血型抗体筛查阳性；迟发性血清学或溶血性输血反应，胎儿新生儿溶血病(孕产妇同种免疫)	抗体筛查 DAT	避免不必要的输血

续表22-1

类型	发生率[†]	病因	表现	实验室诊断	治疗/预防方法[‡]
同种异体免疫——HLA抗原	1∶10(10%)	白细胞和血小板(HLA)	血小板输注无效	血小板抗体筛查 HLA 抗体筛查	避免不必要的输血 应用少白细胞血液
溶血	1∶2 500~11 000	红细胞抗原的回忆反应	发热、血红蛋白降低、最近的抗体筛查出现阳性、轻度黄疸	抗体筛查 DAT 溶血相关检查(根据患者情况，肉眼观察血红蛋白血症，检测LDH、胆红素、尿含铁血黄素)	抗体鉴定 必要时输注配血相合的红细胞
移植物抗宿主病	罕见	供体淋巴细胞灌注入受者体内，对宿主组织发起攻击	红皮病、呕吐、腹泻、肝炎、全血细胞减少、发热	皮肤活检 HLA 分型 嵌合体分子检测	免疫抑制治疗 对高危患者所输注血液成分进行辐照、病原体灭活或者其他推荐方法处理(包括亲属捐献的血液及含有相应 HLA 抗原的血液成分)
输血后紫癜	罕见	受者血小板抗体(存在同种异体抗体，通常是抗-HPA-la)破坏自身的血小板	血小板减少性紫癜、输血后8~10天出血	血小板抗体筛查和鉴定	IVIG HPA-la 抗原阴性血小板 血浆置换
迟发性输血反应(>24h)——非免疫性					
铁超载	输注红细胞> 20单位	依赖输血的多次输血患者必然随之输入大量铁	糖尿病、肝硬化、心肌病	肝脏和心脏的铁浓度(MRI) 血清铁蛋白 肝酶 内分泌功能检测	铁螯合剂

注：血小板输注无效详见本书第 15、19 章节；脓毒血症性输血反应见输血传播疾病详见本书第 7 章节。

† 风险因素评估可能因研究纳入参数而异，建议读者仔细查阅相关原始文献。

‡ 如文中所述，就所有急性反应而言，一旦发生宜停止输血以便进行调查；表中所列方法并不代表所有的治疗手段。

AHTR：急性溶血性输血反应；HTR：溶血性输血反应；DIC：弥散性血管内凝血；DAT：直接抗球蛋白试验；IV：静脉注射；Hb：血红蛋白；LDH：乳酸脱氢酶；WBCs：白细胞；SC：皮下注射；IM：肌内注射；IgA：免疫球蛋白 A；ACE：血管紧张素转化酶；TRALI：输血相关急性肺损伤；RBCs：红细胞；SD 血浆：溶剂/去污剂处理后血浆；HNA：人嗜中性粒细胞抗原；HDFN：胎儿新生儿溶血病；HPA：人类血小板抗原；IVIG：静脉注射免疫球蛋白；MR1：核磁共振成像。

二、输血反应的临床评估及处理

疑似输血反应的评估包括两个方面，即临床评估和实验室检查分析，两者宜相互结合。医护人员宜停止输血，并联系输血科获得帮助。怀疑发生急性输血反应时，应当立即采取相应的处理措施（具体如下）。

1. 针对患者的处理措施：

• 立即停止输血，用生理盐水维持静脉通路，并保留剩余血液成分和输液器，以便进一步评估。

• 复核患者身份和交叉配血试验记录。检查血袋标签、患者输血记录和身份识别信息，明确是否发生输错血。输血科可能需要重新采集患者血液标本做 ABO/Rh 血型鉴定。

• 向临床团队咨询对患者所采取的治疗措施。

• 找到合适的额外诊断试验以明确原因。

2. 血液成分的处置措施：

• 联系输血科并在其指导下调查输血不良反应潜在/可能的原因并记录。

• 按要求回收血袋内剩余血液成分、相关静脉输液袋和输液管路。

• 本次急性输血不良反应事件，由输血科决定是否宜通知血站。据食品药品监督管理局（the Food and Drug Administration，FDA）规定，如因输注的血液成分存在问题（如怀疑血袋标识错误、血液成分加工处理过程有错误或怀疑血袋细菌污染）而导致输血不良反应，宜向血站报告。当证实有致命性输血不良反应时，必须尽快向 FDA 报告［联邦法规（Code of Federal Regulations，CFR）第 21 卷，第 606. 170（b）部］。

三、输血不良反应的标准实验室检查

实验室收到疑似输血不良反应报告时，由技术人员进行下列几个步骤：

• 要求退回所有剩余血液成分、相关静脉输液袋和导管，以进行必要的细菌培养或革兰染色。

• 要求临床采集患者输血后标本。

• 对血袋、标签、纸质记录单以及患者血液标本进行核查。

• 复查输血后患者标本的 ABO 血型。

• 肉眼分别观察输血前后标本，确定有无溶血（若血红蛋白<0. 5g/L，肉眼可能无法分辨溶血情况）。

• 对输血后标本进行直接抗球蛋白试验（direct antiglobulin test，DAT）。

• 报告给输血科负责人或医疗主管，根据要求进一步追查原因或检测，或者对来自同一献血者的血液成分进行隔离检疫，或者施加输注限制/输注指导。

输血科应当保留所有与输血不良反应有关的、有临床意义的抗体或有特殊输血要求的患者记录。输血科可以与临床共享患者既往输血的相关医疗资料，对于存在红细胞同种抗体的患者而言，当其就诊于不同医疗机构时，医疗提醒腕带或医疗口袋识别卡中的信息备注对其诊疗有一定的帮助。

四、某些输血反应的特定实验室检查

如本章后续内容所述，一些非溶血性输血反应，如严重过敏性输血反应、脓毒血症或 TRALI 可能需要追加实验室检查，以便进行分析。

第三节　急性输血反应

急性或速发型输血反应发生于输血 24 小时内，常在输血过程中发生。急性输血不良反应包括由免疫与非免疫因素介导的溶血、输血相关性脓毒血症、TRALI、过敏反应、TACO、大量输血的并发症、空气栓塞、低血压、非溶血性发热反应（febrile nonhemolytic transfusion reactions，FNHTRs）以及低体温。评估急性输血不良反应的临床严重程度，既需要患者的病史、症状和体征，还需要结合实验室检查。

一、免疫介导的急性溶血性输血反应

1. 临床表现

输入少量（10 mL）不相容血液即可导致急性溶血，引起急性溶血性输血反应（acute hemolytic transfusion reactions，AHTR）。最常见的症状是发热伴或不伴畏寒、寒战。轻症患者可表现为胸痛、腰痛、腹痛、背部疼痛，重症患者可出现低血压、呼吸困难和腰部疼痛，有些患者发展为休克，可伴或不伴有弥散性血管内凝血（disseminated intravascular coagulation，DIC）。发生血管内溶血的最早征象可能是深红色尿，尤其是麻醉或昏迷患者，也可能表现为少尿，在极少数病例可表现为 DIC。临床症状的严重程度与输入不相容血液的输入量、抗原量、

抗体性质(如:滴度、类型、亚型)有关。及时诊断该不良反应并立即停止输血可预防其发生更严重的后果。

2. 鉴别诊断

由免疫因素介导的 AHTR,其许多症状和体征也可见于其他急性输血不良反应。输血相关性脓毒血症和 TRALI 也可表现为低血压、发热伴或不伴畏寒,然而溶血与 TRALI 无关,且呼吸困难并非 AHTR 典型临床表现。发热或寒战通常由 FNHTR 引起,但在没有溶血评估的情况下,最初不能与更严重的 AHTR 区分开来。患者的基础疾病进展也可能会增加 AHTR 的诊断难度。正如"非免疫性溶血"一节所述,非免疫性机制也可导致急性溶血。

3. 病理生理

输入的红细胞抗原与患者体内存在的抗体相互作用是 AHTRs 的免疫学基础。最严重的输血反应是由于输入 ABO 血型不合的红细胞,导致输入的红细胞发生急性血管内破坏。输入 ABO 血型不相容的抗体也可引起溶血反应,比如输注次侧不相容的机采血小板或静脉注射免疫球蛋白(intravenous immune globulin, IVIG)。血小板输注后引发 AHTRs 最常发生在将含高滴度抗-A 的 O 型血小板输给 A 型患者时[3]。尽管这种急性溶血临床意义通常不大或临床上无典型的溶血表现,但若输入的血液成分含有高滴度的 ABO 抗体,反应可能会较严重。需要注意的是,也有低滴度抗体引起溶血的病例报道,且并非所有高滴度抗体都会导致溶血,这表明献血者/受血者的个体差异性可能会影响溶血风险。

体内存在的免疫球蛋白 M(immunoglobulin M, IgM)或 IgG 抗体识别出相应的红细胞抗原,可激活补体,结果导致血管内溶血、血红蛋白血症以及血红蛋白尿。IgM 抗体具有强大激活补体的能力,而 IgG 抗体仅在与补体激活相关的亚型浓度足够高时才具有补体激活能力。

补体激活过程包括 C3 裂解为产物 C3a 和 C3b,C3a 是一种过敏毒素,生成后释放于血浆中;C3b 结合于红细胞表面。补体激活过程完成后,红细胞表面形成攻膜复合物,继而使红细胞在血管内发生溶解。C5a 是溶血过程中产生的一种过敏毒素,其效价比 C3a 高 100 倍。C3a 和 C5a 促进肥大细胞产生并释放组胺和 5-羟色胺,导致血管扩张,平滑肌收缩,尤以支气管和肠道肌肉收缩最为明显。C3a 和 C5a 可被许多其他类型的细胞识别,此外,C3a 和 C5a 也参与了细胞因子、白三烯、自由基和一氧化氮的产生与释放过程[4]。临床上出现喘憋、皮肤潮红、胸痛或胸闷、胃肠道症状。抗原抗体复合物刺激引起缓激肽和去甲肾上腺素释放也可引发这些症状。

若补体激活过程未能完成(通常发生于非 ABO 血型抗体系统),红细胞可发生血管外溶血,由吞噬细胞将表面包被有 C3b 和/或 IgG 的细胞迅速从循环中清除[5]。在血管外溶血中,补体激活过程释放的过敏毒素和红细胞的调理作用仍可能引发不良反应。此外,溶血性输血反应小鼠模型已证实:血管外溶血可导致细胞因子释放,这可能在急性溶血反应过程中发挥作用[6]。

多种机制导致 AHTRs 相关的凝血异常。抗原抗体相互作用,通过内源性凝血途径激活凝血级联反应,导致凝血因子 XII 被活化,即 Hageman 因子。活化的 Hageman 因子作用于激肽系统产生缓激肽,从而增加血管通透性,引起血管扩张,导致低血压[7]。活化的补体、TNF_a 和 IL-1 促进组织因子表达,组织因子不仅可激活外源性凝血途径,还与 DIC 的进展有关。DIC 是一种高致命风险的消耗性凝血障碍性疾病,其特征包括缺血、器官内的微血管血栓形成与组织损伤,血小板、纤维蛋白原和凝血因子消耗,纤溶系统激活所致的纤维蛋白降解产物增加。最终导致大面积广泛渗血甚至发展为无法控制的出血。

AHTRs 也可能合并休克。血管活性胺、激肽类和其他介质导致低血压,继而产生代偿性血管收缩反应进一步加重组织和器官损伤,导致肾功能衰竭。尽管游离血红蛋白可损害肾功能,但肾皮质供血减少被认为是肾功能衰竭的主要原因。此外,抗原抗体复合物沉积、血管收缩和血栓形成均可加重肾血管损伤。

4. 发生率

$AHTR_S$ 的发生率尚不清楚。一篇基于数个监测系统数据库分析的综述,根据临床或实验室证据,估计 ABO 型 HTR 风险为 1:(76000~80000),致命的 ABO 型 HTR 风险为 1:1800000[8]。在 2012 年至 2016 年向 FDA 报告的输血相关死亡病例中,由 ABO 和非 ABO 溶血性输血反应引起的死亡病例分别占比 8%、10%[1]。

5. 治疗

及时识别 AHTR，立即停止输血至关重要。未输完的血液成分宜回收至输血科用于检测分析。输注生理盐水以维持静脉通道，纠正低血压，维持肾血流量，目的使尿流率>1mL/(kg·h)。必要时咨询输血医学、重症监护、肾病及血液病学专家。

加用呋塞米可促进尿量增多，进一步改善肾皮质血流量。若输注 1 000mL 生理盐水后，患者尿量仍持续减少，则可能已发生急性肾小管坏死，患者可能有发生肺水肿的危险。少尿型肾功能衰竭可能并发高钾血症导致心脏骤停。代谢性酸中毒和尿毒症常需透析治疗。

严重的 AHTR 可表现为 DIC，治疗非常困难。对于无尿或麻醉状态的患者 DIC 可能是发生溶血的首要表现。DIC 的传统治疗方法包括病因治疗以及通过输注血小板、血浆和冷沉淀来进行支持治疗。

在发现意识障碍或麻醉患者出现急性溶血时，患者可能已输注了多个单位的不相容血液。由于 AHTR 的严重程度与不相容红细胞的输入量有关，故可考虑换血治疗。某些严重的溶血性输血不良反应，即便仅输入了 1 个单位的高度不相容血液，也可能需要换血治疗。应当采用抗原阴性血进行换血治疗。同样，宜选择不引起溶血的血浆和血小板进行输注。

最后，阻断补体级联反应对溶血性输血不良反应发展可能有帮助，尤其是在早期。关于使用依库丽单抗(一种阻断补体成分 C5 裂解的单克隆抗体)的单个病例报告表明，早期阻断补体级联反应可能是防止不相容红细胞发生溶血的有效策略[9]。

及时启动治疗、积极纠正低血压、维持肾血流量、防治 DIC 可最大程度上获得良好的预后。此外，在治疗过程中宜及早咨询相关临床专家，以确保必要时对患者进行血液透析、心电监测和机械通气治疗。

6. 预防

患者的身份信息、血液标本和血袋标识核对错误和记录错误是导致输错血的最常见原因，最终导致 AHTRs。据报道，幸免事件的风险为 1：1 000，输错血的风险为 1：(15 000~19 000)，ABO 血型不合输血的风险为 1：40 000，输血相关医疗过错造成人身伤害不良事件的风险为 1：4 500[8, 10]。医院的规章制度和操作程序必须到位，以将此类错误的可能性降到最低，纠正和预防性措施宜以持续减少此类错误为目标。但是，没有哪种减少错误输血的方法是万无一失的[11]。应用某些措施能够有效增加患者安全系数，包括技术层面的解决手段，如无线识别芯片、手持式条码扫描仪以及类似于药剂系统的“智能”冰箱。

在血小板库存不足时会输注 ABO 血型次侧不合的血小板，此时采取预防溶血的措施存在挑战。有几种方案，包括对血小板的抗-A、抗-B 进行滴度检测，限制血小板成分中含有不相容血浆的量，以及减少血小板输入量对减少溶血事件有所帮助[12]。尽管血小板添加剂可降低血小板成分中抗-A、抗-B 滴度，但目前尚无使用该添加剂以降低次侧不合所致溶血风险的临床研究。

二、非免疫性溶血

某些非免疫因素也可引起输血相关性溶血。血液发放前，血液成分保存时间越长，保存损伤的红细胞发生溶血的风险越高[13]。此外，不当的运输条件或保存温度，以及冰冻红细胞中甘油去除不完全均可引起溶血。输血时，采用孔径较小的输液针头或快速压力输液器或滚压泵可引起机械性溶血。血液加温器使用不当或使用微波炉、热水浴加热可引起温度相关的溶血。AABB 发布的《血库与输血服务机构标准》指出：允许在输注血液成分中加入 0.9%的氯化钠溶液[14(p50)]。其他液体如果“已经被 FDA 批准可用于此用途”或“有文件表明添加该成分是安全的，不会对血液或血液成分产生不利影响”，则这些液体也可与血液成分一同输注。RBCs 与低渗液或某些药物同时同管路输注可能引起渗透性溶血，为做到安全输血，RBCs 与这些溶液或药物制剂宜经不同静脉通路输入。极少数情况下，溶血由输入细菌污染的 RBC 成分引起。患者自身基础疾病的进展也可能发生溶血。尽管 DAT 阴性结果通常表明溶血为非免疫因素介导，但输入的不相容红细胞被完全破坏也可能导致 DAT 结果阴性。

排除免疫性与非免疫性因素所致的溶血后，宜考虑受血者自身的或输入的红细胞膜内在缺陷的可能。如 G6PD 缺乏症[15]，这些献血者来源血液细胞本身就存在膜缺陷。特定的压力可导致这些缺陷细胞的脆性增加，红细胞破坏溶血。

1. 治疗

非免疫性溶血反应临床症状的严重程度取决于溶血程度和输血量。任何情况下一旦发生溶血，都宜停止输血，并宜给予适当医疗处置。（详见前文AHTRs治疗中关于纠正低血压与改善肾功能部分）

2. 预防

宜始终遵循关于血液成分生产和输注各环节操作的制度文件。及时识别非免疫性溶血，严谨分析其根本原因，有助于降低其发生率。

三、输血相关性脓毒血症

1. 临床表现

输血过程中或输血结束后不久出现发热（特别是体温≥38.5℃或101F）、畏寒、寒战和低血压是输血相关性脓毒血症最常见的临床症状。革兰阴性菌感染通常会引起更严重的症状，包括休克、肾功能衰竭和DIC。革兰阳性菌感染可发生在输血结束数小时后，患者仅表现为发热。这类输血反应最常见于输注室温条件保存的血小板后。

2. 鉴别诊断

输血相关性脓毒血症临床表现的严重和紧急程度与AHTRs非常相似，轻者可能与FNHTRs混淆。与输血无关的发热或菌血症可能会影响诊断。诊断该病的关键是从患者血液标本和输注剩余血液中均培养出同一种病原微生物。当怀疑有输血相关脓毒血症时，宜注意观察回收的未输完的血液成分，无菌采样时宜从血袋内剩余血液中采集而非血袋连接管路，以避免逆行污染和假阳性培养结果。观察是否存在血液颜色变化（例如血液颜色变成棕色或紫色），以及血小板袋内是否出现气泡或泡沫。回收的血液成分宜进行革兰氏染色。

3. 治疗

怀疑发生输血相关性脓毒血症时，宜立即停止输血，及早开始支持治疗，并使用抗生素。

4. 预防

怀疑发生输血相关性脓毒血症时，宜立即向血站报告，及时阻止来自同一献血者的血液成分继续使用，从而避免其他患者输注被污染的血液成分[16]。医院库存内来自同一献血者的所有血液成分宜进行隔离检疫，直到得出检测结论。细菌检测试验和病原体灭活技术已在本书第7章中进行了讨论。

四、非溶血性发热反应

1. 临床表现

FNHTR一般定义为输血后体温≥38℃，且输血导致体温上升≥1℃，同时排除其他原因引起的发热，可伴寒战、畏寒、呼吸频率改变。某些患者可无发热，但有一系列其他症状。症状通常发生于输血期间，也可发生于输血后4小时以内。尽管FNHTR是自限性的，但也可能引起明显的不适。

2. 鉴别诊断

识别FNHTR需采用排除法诊断。FNHTR相关的临床症状也可出现在其他几种类型的输血不良反应中，其中最严重的是HTRs、脓毒血症和TRALI。其他输血不良反应的症状体征和相关的实验室检查均有助于鉴别FNHTR。输血后发热的患者应当排除溶血相关脓毒血症的可能性。患者的基础疾病常可引起发热。若患者在住院期间输血后出现突发高热，则难以排除FNHTR。此外，发生输血后发热，应当始终考虑是否存在血液被细菌污染的可能。

3. 病理生理

血液成分中蓄积的细胞因子也可以引起FNHTRs，这种机制与输注血小板后出现输血不良反应密切相关[17]。无论是输入产生，还是患者自身白细胞产生，致热原性细胞因子释放是导致FNHTR出现症状的常见机制。受血者的白细胞抗体可引起发热性输血不良反应[18]。特别是HLA抗体，可与输注的淋巴细胞、粒细胞和血小板上的同源抗原发生反应。

4. 治疗

怀疑发生FNHTR时，宜停止输血，并启动输血不良反应调查工作。宜给予解热药（如对乙酰氨基酚）。更严重的发热反应，包括寒战，可予以哌替啶治疗，尽管目前尚无研究结果证实其有确切的疗效。

输血过程中出现发热，宜停止输注血袋内剩余血液成分，但在极少数情况下，如稀有血型血液成分，可考虑继续输注剩余血液成分。若有剩余的血液成分，应当经实验室检查排除溶血后，以及与患者的医疗小组讨论有可能发生输血相关脓毒血症风险后方可继续输注。

5. 预防

血液成分在保存前去除白细胞可显著降低FNHTRs的发生率[19, 20]。输血前使用对乙酰氨基酚可降低发热反应的总发生率，但不会对其他输血不良反应（如：急性溶血、脓毒血症以及 TRALI.）的诊断产生影响[21]。减少血小板中的血浆含量可降低 FNHTRs 的发生率[22]。

五、过敏反应

1. 临床表现

大多数过敏性输血不良反应（allergic transfusion reactions，ATRs）症状轻微，其严重程度可从普通过敏反应（如荨麻疹）到致命的全身过敏反应。症状一般出现于输血开始后数分钟内。若症状出现于 4 小时后，则此过敏反应可能与输血无关。

荨麻疹通常伴有搔痒（瘙痒）症状，但也可能引起灼痛或刺痛。通常发生于全身各处，可出现大面积合并的风团，荨麻疹风团一般持续数小时至数天后消退，抗组胺药治疗通常有效。病情严重者可并发血管性水肿。血管性水肿是一种深部组织肿胀，多发于眼周和唇周，可累及咽喉、舌或肺而导致呼吸窘迫，但不影响呼吸功能的咽喉肿胀感、呼吸困难更为常见。

2. 严重过敏性输血不良反应

严重过敏性输血不良反应通常定义为：存在荨麻疹和血管性水肿的皮肤黏膜征象并同时累及其他器官系统（心血管、呼吸与胃肠道系统）[23]。严重过敏反应表现为低血压、意识丧失、呼吸困难、气喘、哮鸣音、腹痛和呕吐。

3. 鉴别诊断

将严重过敏反应与低血压、呼吸困难以及伴有或不伴意识丧失的其他输血不良反应进行鉴别有一定的难度。可能与过敏性休克混淆的是血管迷走神经反应和低血压反应。严重过敏反应可出现荨麻疹、血管性水肿、皮肤瘙痒和呼吸道症状，如气喘、哮鸣音，而血管迷走神经反应或低血压反应则无上述症状。急性哮喘发作或 TRALI 时可表现上述呼吸道症状，但不表现典型过敏反应症状，如荨麻疹、血管性水肿和皮肤瘙痒。发热是 HTR 和细菌污染的主要症状，但不是严重过敏反应的特征。服用血管紧张素转换酶（angiotensin - converting enzyme，ACE）抑制剂并进行血浆置换的患者，有时会发生类似严重过敏反应的低血压表现。

4. 病理生理

ATRs 的病理生理学机制尚不明确。根据少量病例报告推断，ATRs 是受血者体内存在的 IgE 抗体与输入的血液成分中的过敏原相互作用引起的一种超敏反应。ATRs 的发生既有献血者的因素也有受血者的因素，过敏体质的受血者发生 ATRs 概率更高，输入某些献血者的血小板也可能导致 ATRs 风险增高[23, 24]。未发现输血因素（如：输血速率或输血量、ABO 不相合、血液保存时间、预防性用药）与 ATRs 的发生有关[25]。

以 IgA 缺乏症为代表的选择性蛋白缺乏症是引起 ATRs 的罕见原因。过敏反应由受血者体内的抗-IgA 引起[26]。欧洲裔后代 IgA 缺乏症约占 1：700，但这部分患者群体中仅小部分人产生抗-IgA。IgA 绝对缺乏的患者（<0.05mg/dL）可产生特异性抗体，该抗体与过敏反应相关；体内 IgA 水平降低但数量可测或 IgA 相对缺乏的患者可产生亚型特异性抗体（如：抗-IgA1、抗-IgA2），该抗体引起的过敏反应一般较前者轻[27]。

IgA 缺乏症的患者输血时宜采取预防措施，但应当谨记 ATRs 常由其他过敏原而非 IgA 引起[28]。多数过敏原尚未查出，但是结合珠蛋白[29]或补体蛋白 C4 不包括在内[30]。输血可以使患者被动地对献血者抗体致敏，导致一过性的过敏反应（如：对花生过敏）[31]。

5. 发生率

ATRs 是很常见的输血不良反应，在传统血小板和血浆成分输血中其发生率约为 2%[32]。相比之下，输注红细胞的 ATRs 发生率则低 10 倍[33]。输注含添加剂的血小板 ATRs 发生率较低[34]。所有 ATRs 病例中致命性过敏反应约占不到 1%。据美国 FDA 报道，从 2012 至 2016 年，严重过敏反应致死病例占输血相关性死亡的 6%（176 例 中有 11 例），且大多数都不是由于 IgA 缺乏引起的[1, 28]。

6. 治疗

若患者仅表现为荨麻疹，经及时治疗后可继续输血。当出现临床症状时，宜暂停输血，给予抗组胺药治疗。一旦症状消退，可继续输血且不需进行实验室检查。

若出现严重荨麻疹时，宜使用 H_1 或 H_2 受体拮抗剂和糖皮质激素进行治疗。肾上腺素是公认的过敏反应治疗一线药物；每 5min 可重复给药[35]。

7. 预防

尚无临床证据支持对 ATRs 常规预防性用药[36]。一旦出现过敏性症状，可以使用抗组胺药

(苯海拉明或非镇静抗组胺药，如西替利嗪)。如果 H_1 受体拮抗剂无效时，可以考虑使用 H_2 受体拮抗剂(如雷尼替丁)或糖皮质激素。对于严重过敏反应或是复发的过敏反应患者，可考虑输注洗涤红细胞或血小板、含添加剂的血小板或混合有机溶剂/去污剂处理的血浆。

受血者的 IgA 或结合珠蛋白浓度在后续需要输血时是不可测的。然而，多数过敏反应表现为对某种特定血液成分具有特异性，并非因为某种选择性蛋白缺失。对之前输注的血浆或血小板可耐受的患者，在后续输注时不需筛选献血者血浆。输注混合溶剂/去污剂处理血浆发生过敏反应的风险低，但其在预防复发性过敏反应方面的作用尚不明确。某些医院，对有严重 ATRs 病史以及被诊断为 IgA 缺乏 (<0.05mg/dL)的患者，首选输注 IgA 缺乏献血者来源的血浆。若无法提供这类血液成分，可以使用含有 IgA 的血浆进行脱敏[37]。其他细胞成分(红细胞和血小板)可通过洗涤去除血浆蛋白。缺乏 IgA 但不存在抗-IgA 或既往无过敏反应史的患者，不需要输注缺乏 IgA 的或去除血浆的血液成分。

六、输血相关性急性肺损伤

1. 临床表现

TRALI 是与急性呼吸窘迫综合征(respiratory distress syndrome，ARDS)在临床上极其相似的一类综合征，但 TRALI 通常会在 96 小时内缓解。TRALI 的临床症状与体征通常包括发热、寒战、呼吸困难、发绀、低血压、缺氧和新发的或恶化的双侧肺水肿[38]。也可出现急性一过性中性粒细胞减少或白细胞减少[39]。症状于开始输血后 6 小时内出现，多在 1~2 小时内趋于明显。

所有含有血浆的血液成分，包括全血、红细胞、血小板、冷沉淀和新鲜冰冻血浆(Fresh Frozen Plasma，FFP)，均可引发 TRALI。输血 15mL 即可引起 TRALI。

TRALI 是 ARDS 的一种表现形式。柏林定义[40]概括了各种类型的 ARDS，这类患者的正位胸片结果均表现为双侧肺水肿，但根据低氧血症的程度不同而存在差异。轻度低氧血症定义为急性低氧血症，PaO2/FiO2(动脉血氧分压/吸入氧浓度)比值为 200~300 mmHg；中度低氧血症的 PaO2/FiO2 比值为 100~200 mmHg；重度低氧血症的 PaO2/FiO2 比值在 100 mmHg 及以下。由于很难明确潜在的 ARDS 危险因素或输血是否是导致急性肺损伤的原因，一个专家小组最近提议修订 TRALI 定义的专家共识[41]。修订后的 TRALI 诊断标准如下(见表 22-2)：①输血后 6 小时内出现急性症状；②伴有低氧血症、PaO2/FiO2≤300 mm Hg 或者不给氧时 SpO2(血氧饱和度)<90%；③影像学上有明显的双侧肺水肿证据；④无左房高压(LAH)证据，如果存在，则需认定不是造成低氧血症的主要原因。专家组进一步将 TRALI 分为 I 型和 II 型，I 型 TRALI 与 ARDS 替代危险因素无时序关系；II 型 TRALI 输血前 12 小时呼吸状况稳定，但有 ARDS 危险因素或存在轻度 ARDS，且输血引起呼吸状况进一步恶化[40]。

ARDS 的肺损伤通常不可逆转，但 TRALI 常为暂时性肺损伤。近 80%的 TRALI 患者，其肺损伤程度在 48~96 小时内得以改善。其余 20%未迅速改善的患者，临床病程延长，甚至死亡。一项 TRALI 研究表明，100%的患者需氧气支持治疗，72%的患者需要机械通气[42]。

表 22-2 TRALI 定义的专家共识

I 型 TRALI
无 ARDS 危险因素且符合以下标准的患者：
1. 临床症状：
a. 急性发作
b. 低氧血症(P/F<300† 或不给氧时 SpO2<90%)
c. 影像学上有明显的双侧肺水肿迹象(如胸片、胸部 CT 或超声)
d. 没有 LAH 的证据‡，或者，如果存在 LAH，判断它不是低氧血症的主要原因
2. 输血期间或输血后 6 小时内发病§
3. 与 ARDS 的其他危险因素没有时间关系

续表22-2

Ⅱ型 TRALI
有 ARDS 危险因素(但未被诊断为 ARDS)或存在轻度 ARDS(P/F 为 200-300)但呼吸状况恶化的患者◇，且根据以下情况判断为输血所致： 1. 检查结果如Ⅰ型 TRALI 1、2 所述，以及 2. 输血前 12 小时呼吸状况稳定

＊经 Vlaar 等人许可进行修改[41]

† 如果海拔高于 1000 米，校正系数宜按以下公式计算：[(P/F)×(大气压/760)]。

‡ 怀疑 LAH 时使用客观评估指标(影像学检查，例如：超声心动图；或侵入性测量，例如：肺动脉导管)。

§ 肺部症状(如低氧血症、低 P/F 比值或 SpO2)在输血结束后 6 小时内出现。诊断 TRALI 所需的其他检查(肺水肿的肺影像学检查及确定缺乏实质性的 LAH)最好同时使用，但可在 TRALI 发病后 24 小时内记录。

◇ 使用 P/F 比值以及其他呼吸参数和临床判断来确定轻度至中度或重度 ARDS。基于换算表(Vlaar 等人[41])将鼻腔 O2 吸入量转换为 FiO2。

TRALI：输血相关性急性肺损伤；ARDS：急性呼吸窘迫综合征；P/F：PaO2/FiO2(部分动脉血氧分压/吸入氧浓度)；CT：计算机断层扫描；LAH：左心房高压。

2. 鉴别诊断

TRALI 需与下列疾病鉴别：①过敏性输血不良反应；②TACO；③TRALI/TACO；④具有基础疾病的 ARDS；⑤输血相关呼吸困难(transfusion-associated dyspnea，TAD)；⑥输血相关性脓毒血症。严重过敏性输血不良反应的突出症状为支气管痉挛、喉头水肿、严重低血压、红斑(常融合成块状)和荨麻疹，但无发热和肺水肿。TACO 的临床表现与 TRALI 极为相似，但其最突出的症状为呼吸窘迫、呼吸急促和发绀。鉴别两者的关键在于：TACO 为心源性肺水肿且利尿药治疗有效，而 TRALI 为非心源性肺水肿且利尿药治疗无效。TRALI/TACO 是指 TRALI 合并 TACO，伴有或不伴有明显的 LAH。符合 TRALI 标准但在过去 12 小时内无稳定肺状态的病例宜被归为 ARDS，如果没有记录表明 PaO2/FiO2≤300mmHg，则宜将病例归为 TAD。高热伴低血压和血管塌陷是输血相关性脓毒血症的主要特征。脓毒血症性输血不良反应通常不发生呼吸窘迫和 ARDs。最后，宜考虑其他可能导致 ARDS 的原因，如合并脓毒症、心肌梗死和肺栓塞。

3. 病理生理

研究者已提出几种 TRALI 引起肺部临床表现的机制。主要的效应细胞是中性粒细胞，死亡病例的肺组织解剖主要表现为中性粒细胞浸润和肺泡水肿[43]。TRALI 与输入针对白细胞抗原的抗体和生物反应调节剂(biologic response moclifiers，BRMs)有关[44]，输入此类抗体和 BRMs 后可启动一系列反应，导致肺部的细胞活化，中性粒细胞介导内皮细胞基底膜损伤，继而富含蛋白的液体渗漏到肺泡间隙导致肺水肿。

关于 TRALI 的发病机制存在二次打击模型学说[45]。在第一次打击中，生物活性物质活化肺血管内皮细胞和中性粒细胞，导致中性粒细胞在肺微血管中聚集。各种生理性刺激，包括脓毒血症、手术和大量输血可造成第一次打击。若受血者此时输入 BRMs 和抗体，也就属于发生第二次打击，导致 TRALI 的发生。BRMs 是在血液保存过程中积累在细胞成分中的溶血卵磷脂混合物。输入的抗体可能是针对 HLA-Ⅰ类抗原、HLA-Ⅱ类抗原或人类粒细胞抗原(human neutrophil antigens，HNAs)的抗体。有假说认为这些刺激因子可活化肺微血管内的中性粒细胞，引起肺内皮细胞损伤、毛细血管渗漏和肺水肿。

4. 发生率

每输注 1 000 单位的血液成分大约会发生 1 例 TRALI[44]。美国 FDA 报道，TRALI 是导致输血相关死亡的首要原因，直到 2016 年，TACO 成为输血相关死亡的首要原因[1]。因为多次分娩的妇女更容易携带 HLA 或 HNA 抗体，所以减少输注可能已发生同种免疫的女性献血者来源血浆可降低 TRALI 死亡率[46]。据美国 FDA 报道，2006 年，即众多血站采取相关措施(如制定献血者纳入标准及对献血者进行 HLA 抗体筛查)来减少由输入血浆所致 TRALI 风险的前 1 年，TRALI 所致死亡共 35 例，其中 22 例与输入 FFP 有关。自 2008 年以来，即众多血站采取相关措施后的 1 年，美国 FDA 报道的 TRALI 死亡病例以及与输入 FFP 有关的 TRALI 死亡病例减少了一半以上[1]。

5. 治疗

TRALI 的治疗包括呼吸和循环支持。几乎所有病例都需要补充供氧，必要时行机械通气。可给予升压药物以维持血压。由于 TRALI 与容量超负荷无关，故不必给予利尿药治疗，利尿药可能会增加低血压的风险。目前认为给予糖皮质激素并不能改善 TRALI 或急性呼吸窘迫综合征的临床预后[47]。

6. 预防

目前尚无预测 TRALI 的方法。与 TRALI 发生有关的献血者将被永久屏蔽。尽管约 10%的献血者中 HLA 抗体和/或 HNA 抗体检测阳性，但 TRALI 的发生仍然较为罕见。然而，避免 TRALI 发生的重要策略是使用特定献血者的血浆成分、全血和血小板，即男性献血者、从未怀孕的女性献血者，以及自上次怀孕后检查未发现 HLA 抗体的女性献血者。尽管这些措施可以降低 TRALI 风险，但宜清醒认识到并不能避免 TRALI，因为这些措施并未解决输注 RBCs 或冷沉淀成分引起 TRALI 的风险因素，以及经过常规检测未筛查 HNA 抗体和 BRMs 的有妊娠史的女性献血者所致 TRALI 的风险。

七、输血相关性循环超负荷

1. 临床表现

众所周知，输血时容量超负荷可诱发急性肺水肿。尽管从某种程度上来说，所有患者都可能发生 TACO，但尤以婴儿和年龄大于 70 岁的患者风险最大。还有那些体液调节失代偿的患者(如：充血性心衰患者、肾病尿毒症期患者)。输入大量血液成分和液体与 TACO 密切相关，仅输入少量血液成分但输血速度过快也可导致 TACO。

TACO 没有特征性的症状和体征。输血 1~2 小时内，患者可能出现下列任一或全部症状和体征：S3 奔马律、颈静脉怒张、中心静脉压升高、呼吸困难、端坐呼吸、心电图新发的 ST 段和 T 波变化、血清肌钙蛋白升高，以及脑钠肽(brain natriuretic peptide，BNP)升高[48]。X 线检查除了可以检测肺水肿外，还可显示心胸比增宽。血液警戒系统报告了输血 6 小时后出现 TACO 的病例[49]。此外，我们还认识到，临床上诊断的部分 TACO 案例不符合 2011 年国际输血学会(ISBT)/国际血液警戒网(IHN)/AABB 的定义标准。临床医生、实验室、血库、血液预警专家于 2019 年发布了一份经修订和验证的 TACO 定义标准[50]。修订后的监测指标(见表 22-3)将输血期间或输血后 12 小时内符合以下三个或三个以上标准的病例归类为 TACO，标准(1 和 2)中至少有一个必须满足：①急性或恶化的呼吸系统损害；②有肺水肿表现；③无法用患者的基础疾病解释的心血管系统改变；④存在液体过载；以及⑤有相关检测指标支持[如：BNP 或 N-末端肽 BNP(NT-proBNP)升高[51]]。

表 22-3 TACO 报告标准*†

诊断为 TACO 的患者在输血后 12 小时内宜有急性或逐渐加重的呼吸系统损害和/或肺水肿(如下 A 和/或 B)，且至少符合以下 3 项标准：
A. 急性或逐渐加重的呼吸系统损害
B. 急性或逐渐加重的肺水肿的证据： • 临床查体，和/或； • 胸部放射成像和/或其他无创性心功能评估(如超声心动图)
C. 心血管系统的改变不能用患者的基础疾病来解释，包括心动过速、高血压、脉压增宽、颈静脉扩张、心脏轮廓增大和/或周围水肿
D. 液体过载的证据，包括以下任何情况：液体正平衡；对利尿药治疗的反应，如利尿药治疗或透析可改善临床症状和体征；在输血期间病人体重的变化
E. 相关生物标志物支持诊断，如：B 型利钠肽水平(如 BNP 或 NT-proBNP)高于特定年龄组的参考范围，且高于输血前的 1.5 倍。输血后正常的 BNP 水平可以排除 TACO 的诊断；在输血期间连续监测 BNP 水平可能有助于确定 TACO

* ISBT 等修订制定[51]。

†这些标准根据事件的完整描述，包括发病后很长一段时间内的可用信息，确定监测病例的定义。这些标准仅用于报告和追踪这些病例，而非用于建立诊断以便实时临床干预。如果根据临床判断，一个病例可能是TACO，但根据可用信息，满足的标准少于三个，则列出的标准可以指导收集额外的细节，例如，从病例记录或与临床工作人员的讨论中收集。

TACO＝输血相关循环超负荷；NT-proBNP＝N-末端-前肽 BNP。

2. 鉴别诊断

TACO 最难与 TRALI 相鉴别，因为两者均可发生肺水肿。同一患者可能同时发生这两种输血不良反应。尽管两者症状出现时间及临床表现相似，但高血压是 TACO 的典型表现，而 TRALI 较少出现高血压且多为暂时性血压升高。此外，使用利尿药可快速改善 TACO 症状。

充血性心力衰竭时，BNP 水平升高。多项研究表明，TACO 患者输血后 BNP/输血前 BNP＝1.5，且输血后 BNP≥100 pg/mL，以此作为诊断 TACO 的阀值，其灵敏度和特异度均超过 80%[48]。然而，近期研究发现，重症监护病房患者的 BNP 值对鉴别 TACO 和 TRALI 意义不大[52]。有些临床实验室检测 N 端前肽 BNP(N-terminal propeptide BNP，NT-proBNP)，其半衰期长于 BNP，也是 TACO 的 1 个预测指标[53]。突发呼吸窘迫时，除了 TACO 和 TRALI，也宜考虑引起 ARDs 的其他可能原因，如并发心肌梗死、肺栓塞等。

3. 发生率

TACO 是一种易被漏报的输血不良反应，血液安全监测系统及回顾性研究都低估了 TACO 的发生率。此外，合并不同疾病的患者其发生率不同[54]。总的来说，从 2013 年到 2017 年，向 FDA 报告的输血相关死亡人数主要是由于 TACO 导致的(59 例，占 32%)，2015 年后 TACO 相关死亡人数超过了 TRALI[1]。血小板和血浆成分与 TACO 发病率约为 1%[55, 56]，红细胞输注相关 TACO 发病率高达 2.7%[54]。

4. 治疗

一旦出现疑似 TACO 的症状，宜立即停止输血。对症治疗，如患者取坐位(若条件允许)、充分给氧、使用利尿药减少血容量。若确诊为 TACO 且症状无改善，可加用另一种利尿药或进行放血治疗。

5. 预防

在无持续快速失血的情况下，宜缓慢输血，尤其是存在 TACO 风险的患者(即儿童和老年患者、严重贫血患者和充血性心力衰竭患者)。尽管缺乏相关数据来支持合适的输血速度，但以 2～4 mL/min 或 1 mL/(kg·h)最为常用。应当监测液体总入量和总出量。

八、低血压反应

1. 临床表现

低血压性输血反应(hypotensive transfusion reactions，HyTRs)被定义为输入血液或血液成分后突然发生临床显著性低血压，且停止输血后，低血压可迅速恢复。成人收缩压(systolic blood pressure，SBP)至少下降 30mmHg 或降至 80mmHg 以下；儿童SBP 至少下降25%。该反应的另一特征是：HyTRs 通常发生于开始输血的前 15min 内。所有患者不论输注何种血液成分都可能发生 HyTRs[57]。据研究报道，输注血小板、红细胞、血浆后发生 HyTRs 概率分别为 0.019%、0.015%、0.006%[57]。另一研究发现约 1%的血小板输注可以并发 HyTRs[58]。

2. 鉴别诊断

低血压可能是 HyTRs、过敏性输血反应、输血相关性脓毒血症、AHTR、TRALI 或基础疾病及药物所导致，它们均可能在输血开始的前 15 分钟内出现低血压，但 HyTRs 没有伴随症状和体征，且停止输血后，低血压可迅速恢复，这可以与其他反应鉴别。过敏性休克通常伴有皮肤黏膜过敏表现(如潮红、血管性水肿、荨麻疹)。感染性休克常伴有发热。AHTRs 表现为血红蛋白尿、疼痛和发热。少数 TRALI 患者可出现明显的低血压，但是 TRALI 存在急性肺功能不全，而 HyTRs 不会影响肺功能。

3. 病理生理

缓激肽被认为可能是 HyTRS 的致病因子[59]。缓激肽是一种由激肽系统产生的血管活性肽，其前体是高分子激肽原。导致缓激肽浓度增加的因素包括血液成分保存和过滤以及献血者或受血者体内 ACE 的活化。ACE 活化受 ACEI 和体外循环的影响，因为肺部是 ACE 活化的主要场所[60]。近期有前列腺手术史的患者其前列腺会释放激肽导致缓激肽浓度升高。

4. 治疗

最主要的治疗措施是停止输血。在停止输血数分钟后血压就会升高，但仍需要静脉补液和血管加压素等进行循环支持。由于低血压反应发病较快，其病因通常不能立刻明确。一旦出现速发型过敏反应或败血症的临床表现，宜立刻开始治疗。

5. 预防

如果既往发生过 HyTRs 的患者正在服用血管紧张素抑制剂，且尚未停药，则输血时输血速度宜尽可能慢，以防止 HyTRs 的复发。由于 HyTRs 通常针对性的发生在某一袋血，因此没有 HyTRs 危险因素的患者通常可以耐受继续输血。洗涤细胞可以减少缓激肽，但由于大多数的病例都没有复发，因此几乎不需要洗涤红细胞。

九、大量输血的并发症

大量输血通常定义为受血者在 24 小时内输入超过 10 个单位的 RBC，其可能的并发症包括代谢和止血异常、免疫性溶血和空气栓塞。冷藏的血液成分所致的低体温、枸橼酸盐中毒以及由低灌注和组织缺血所致的乳酸酸中毒、高钾血症，可进一步抑制心室功能。枸橼酸盐代谢可导致代谢性碱中毒，但不具有临床意义。快速失血患者可能预先存在或同时存在止血异常，或者在液体复苏过程中发生止血异常。止血异常包括稀释性凝血病、DIC 以及肝功能和血小板功能障碍[61]。

1. 枸橼酸盐中毒

病理生理与临床表现：快速大量输入含枸橼酸盐的血液成分时，尤其是肝病患者，其血浆枸橼酸盐水平可能升高，继而与钙离子形成螯合物，导致低钙血症。肝功能正常的患者，可快速代谢枸橼酸盐，因此低钙血症仅为一过性的[62]。低体温和休克患者更易发生低钙血症。

游离钙水平下降会增加神经元兴奋性，导致清醒患者出现口周和外周刺痛、发抖、头晕，继而出现振动觉失常、肌肉痉挛、肌束震颤、痉挛和恶心。在中枢神经系统中，低钙血症可增加呼吸中枢对二氧化碳的敏感性，导致过度通气。由于心肌收缩依赖于细胞内钙离子的流动，故低钙血症可抑制心脏功能。

治疗与预防：在大量输血过程中，除了患者的基础疾病会阻碍枸橼酸盐代谢外，一般可通过减慢输血速度来预防由枸橼酸盐负荷过重所致的低钙血症。当大量输血过程中低钙血症导致低凝状态时，宜尽早静脉注射葡萄糖酸钙或氯化钙[63]。

2. 高钾血症与低钾血症

病理生理：当 RBCs 保存于 1~6℃时，细胞内钾逐渐逸出至血浆上清或添加剂溶液中。尽管在上清液中的钾离子浓度高，但其体积较小，在新鲜 RBCs 成分中，细胞外钾总负荷低于 0. 5 mmol，过期红细胞成分中也仅为 5~7 mmol。这样浓度的钾极少导致受血者出现症状，因为快速稀释、分配至细胞以及排泄弱化了钾浓度[64]。然而，辐照血长期保存可能会增加上清液钾浓度至不可接受的水平。此外，对于肾功能衰竭、早产儿以及需大量输血的新生儿，如心脏手术或换血治疗，可能存在高钾血症的风险。此外，高钾血症通常仅是超快速输血过程中的一种瞬时效应[65]。

输血后，低钾血症比高钾血症更常发生，这是因为献血者的去钾红细胞于患者血液中将钾离子重新蓄积于细胞内，且枸橼酸盐代谢导致钾离子进一步进入细胞以弥补阳离子的消耗。大量输血时，儿茶酚胺释放和醛固酮引起多尿也可引发低钾血症[64]。

治疗与预防：通常，只要患者已从需要大量输血的病况中充分复苏，除适当监测外，无需针对低钾血症和高钾血症进行预防性治疗措施。对于常规输血的婴儿来说，接受 0. 5 mL/(kg · min)的最大输血速度是安全的[66]。尽管理论上洗涤红细胞会导致血钾水平过低，但无证据表明输入常规 RBC 成分会引起患者低钾血症，即使是肾功能受损患者[67]。洗涤红细胞随着保存时间的延长可能会加重溶血并出现血钾含量升高[68]。

3. 大量输血所致的止血异常

病理生理：大量输血可导致凝血障碍，尤其当初始治疗只补充 RBCs 和晶体液时。患者丢失有止血活性的血液成分引起血小板和凝血因子被稀释，中心体温低者未使用血液加温器引起酶活性下降，两者均与大量输血所致的凝血障碍有关。止血异常相关的死亡率为 20%~50%[69]，低体温、代谢性酸中毒和凝血病使死亡率增加[70]。

在广泛接受采用更为平衡的红细胞、血小板和血浆比例进行输血这一观点前，针对军事创伤和普通创伤患者的研究表明，随着输血量的增加，以微血管出血(microvascular bleeding，MVB)为特征的凝血病发生率也逐渐增加，且通常发生于置换 2~3

倍血容量后(20~30 个单位)[71]。与单纯稀释模型不同,尽管血小板计数、凝血参数和特定凝血参数的水平与输血量有关,但其关联呈现巨大的可变性。此外,出血的临床表现与实验室评估常不一致。

MVB 通常发生于血小板计数降至 50×10^9/L 以下时,但患者的凝血试验结果与出血之间无确定的关系。出血的病因(择期手术与大面积创伤)也发挥一定的作用[72]。

随后的研究完善了这些观点。血小板功能障碍具有一定临床意义,这在大量输血患者中得以证实[73]。相比凝血酶原时间(prothrombin time, PT)和部分凝血活酶时间(partial thromboplastin time, PTT)升高,低纤维蛋白原水平和血小板计数是预测止血异常的更好指标。这表明除了稀释因素外,消耗性凝血病是 MVB 的 1 个重要影响因素[74]。血小板和凝血异常程度与患者低血压的时间长短相关,这表明休克是发生 DIC 最重要的原因。综上所述,低灌注是大量输血患者凝血障碍的主要危险因素[75]。

这些数据可能不适用于在手术室监护环境下进行大量输血的患者,因为手术室可预防由容量丢失引起的低血压。在此情况下,凝血因子水平与凝血病的相关性优于血小板。Murray 及其同事已证明,与凝血功能正常的患者相比,输血超过 1 倍血容量(红细胞和晶体液)的择期手术患者,其失血程度与 PT 和 PTT 延长程度一致[72]。

治疗与预防:大量输血的凝血病稀释模型表明,根据已经输入的红细胞和全血的输入量,预防性输注止血成分可防止出血倾向的发展。前瞻性研究未显示某一具体方案优于其他方案。虽然死亡率无显著的统计学差异,但对最佳血小板与血浆输注比率(the pragmatic randomized optimal platelet and plasma ratios, PROPPR)的随机试验表明,血浆/血小板/红细胞采用 1∶1∶1 比率比 1∶1∶2 比率能更有效控制出血[76]。此外,对有失血性休克风险的受伤患者,早期给予解冻血浆输注可降低死亡率[77]。

虽然创伤复苏的最佳输血比率仍有争议,但医疗机构宜制订大量输血方案。依据临床实际情况,大量输血的手术和外伤患者是否进行血小板和凝血因子输注,宜基于具体的异常检测值确定(如血小板计数、PT、APTT 和纤维蛋白水平)。定时监测这些指标,预测患者所需的具体血液成分,有助于避免过度输入血小板和血浆成分,同时避免稀释性凝血病。对于术中和术后的实验室检测,如血栓弹力图,对凝血功能的评估有一定作用。实验室应当尽快提供这些检测的结果。

抗纤维蛋白溶解药对控制创伤大出血方面有一定作用。大出血事件中抗纤溶蛋白的临床随机研究(Antifibrinolytic in Significant Hemorrhage 2, CRASH-2)及其他研究得出以下结论:创伤患者应尽早给予氨甲环酸治疗[78]。活化的凝血因子在大量输血中没有明确的作用。

4. 空气栓塞

如果在开放系统中加压输血或者改变容器或输血装置时,空气进人中心静脉导管,都可能发生空气栓塞。据报道,空气栓塞与术中和围手术期的血液回收系统有关,该系统可允许空气进入血袋内。成人发生致死性空气栓塞的最小体积约为 100 mL[79]。症状包括咳嗽、呼吸困难、胸痛和休克。怀疑发生空气栓塞时,宜嘱患者取左侧卧和头低位使气泡远离肺动脉瓣。有时可尝试抽出空气的治疗方案[80]。

5. 低体温

可使用血液加温器预防低体温。应当遵循血液加温器的正确使用程序,这是因为过热可能会导致溶血和严重的输血反应,甚至死亡。

第四节　迟发性输血反应

一、迟发性溶血性输血反应

1. 临床表现

输血后产生的同种抗体可导致无症状的迟发性血清学输血反应(delayed serologic transfusion reaction, DSTR)或迟发性 HTR(delayed HTR, DHTR)。DHTR 的特征是在输注红细胞制品后的数天至数周内出现发热和贫血反应。DHTR 相关性溶血比 AHTR 持续时间更长,并且通常不会出现 AHTR 的急性症状和体征,但有的患者可能会发生黄疸和白细胞升高。在 DHTR 中,由于溶血主要发生于血管外,所以即使个别患者出现了血红蛋白尿,但急性肾衰和 DIC 极少发生。有些病例表现为无症状溶血,这些患者表现为不明原因的贫血以及输血后血红蛋白浓度不增高。

2. 鉴别诊断

输注被红细胞内寄生虫污染的血液成分后也容易发生发热并伴有溶血，如疟疾或巴贝丝虫病。而不伴溶血的发热可能是因为移植物抗宿主病(graft-vs-host disease，GVHD)(在后文输血相关 GVHD 章节讲述)或是因为输血传播的病毒感染(如巨细胞病毒)。由于献血者过客淋巴细胞抗体导致的溶血可能发生在次侧 ABO 不相容性器官移植后(例如，将 O 型捐献者的肝脏移植给 A 型患者)。

发生 DHTR/DSTR 时，血型抗体可能存在于血清中或输注的红细胞上，或者两者中均存在，常规的抗体筛查和抗体鉴定宜能够检测到。如果输注的红细胞依然存在于患者体内，DAT 结果就可能为阳性。当患者 DAT 检测结果为阳性时，宜进行放散试验来进一步鉴定抗体。如果输注的血液有备份，那么对其进行抗原分型有助于确诊。

3. 病理生理

在输血、移植或是妊娠后，患者可能会对自己缺乏的红细胞抗原产生抗体。在输血前检测中，由于红细胞抗体的峰值水平随时间而减弱(消逝)导致未被检出，当输入的血液中含有与之对应的抗原后，就会发生迟发性输血反应。初次同种异体免疫反应可以发生在接受抗原阳性的红细胞后数天至数月的期间内，发生时间取决于抗原的免疫原性及剂量。

在输注红细胞后有 1.0%~1.6%的概率会产生抗体，这不包括 Rh 血型系统。通常 RhD 阴性的患者输注的是 RhD 阴性血液，因此由输血形成抗-RhD 的情况很少见。新形成的同种异体抗体在常规的输血前抗体筛查时可被检测出(详见本书第 13 章和第 17 章)。有近期输血史或妊娠史的患者应当在输血前 3 天之内抽取血液标本进行相容性检测，筛查可能新出现的同种异体抗体。一个为期 5 年的同种异体免疫相关回顾性研究显示，2932 名患者中有 11 人(0.4%)在输血后 3 天内形成了新抗体，包括抗-E、抗-K 和抗-Jk^{a}[81]。

DHTRs 和 DSTRs 几乎不发生于初次免疫，如果发生，通常与再次输血相关。因为抗体存在时间短暂(同前所述)[82]，在数月至数年后有 30%~60%的同种异体抗体不能被检测到。针对于某些血型系统抗原的相关抗体，如 JK 血型系统，就常常表现出这一特点。再次输注含有抗原阳性的血液时就会触发免疫回忆反应，表现为在输血后数天至数周内产生抗体。抗体产生速度以及其诱导发生溶血的能力共同决定其临床表现。与 DHTRs/DSTRs 相关的血型抗体包括了 JK、FY、KEL 和 MNS 血型系统。

4. 发生率

和 AHTRs 一样，DHTRs 发生率在不同研究报道之间有很大差异。有些差异可能是源于实践中将 DSTRs 和 DHTRs 归为一类。当然，实验室技术的发展使得更多的 DSTRs 被检测出。目前认为迟发性输血反应的发生率远高于 AHTRs，迟发性输血反应的发生率大约接近 1∶2 500，其中 DSTRs 的发生率是 DHTRs 的两倍[83]。实际上，这些迟发反应的发生率可能被大大低估了，因为大多数患者在输血后并没有进行红细胞抗体筛查[84]。

5. 治疗

DHTRs 的治疗包括对患者病情的监测以及为其提供合适的支持治疗，以及输注抗原阴性的红细胞来纠正贫血。此外，有个案报道表明：依库珠单抗在治疗 DHTRs 方面可发挥积极作用[85]。

6. 预防

如果已知引起 DHTRs/DSTRs 的特异性抗体，可以通过输注相应抗原阴性的红细胞来预防。获取患者既往输血记录很重要，因为抗体可能逐渐消失。为预防同种异体免疫，多数医疗机构计划向镰状细胞贫血病患者或其他慢性贫血患者预防性提供部分表型匹配的血液。镰状细胞贫血病患者可能会发生一种危及生命的被称作超溶血反应的并发症，该类患者即使输注交叉配血相合的血液后也可发生，溶血导致自体和输入的红细胞被破坏(详见本书第 19 章)。

二、输血相关移植物抗宿主病

1. 临床表现

TA-GVHD 的发生率低于百万分之一。TA-GVHD 的临床表现普遍发生在输血后的第 8~10 天，但也有早在输血后第 3 天发生，以及迟至 30 天后才发生的。临床症状和体征主要包括斑丘疹、发热、伴腹泻的小肠结肠炎、肝功能指标升高以及全血细胞减少。皮疹一般始于躯干，然后向四肢扩散，病情重者可能出现大疱[86]。与异基因造血干细胞移植后发生的 GVHD 不同，TA-GVHD 可能引起随后严重的骨髓抑制，死亡率在 90%以上。该病的病程进展十分迅速，患者通常在首次出现症状后 1~3 周内死亡。

2. 鉴别诊断

由于 TA-GVHD 的临床表现一般发生在输血后数天，因此临床上很难将患者的症状与输血联系起来，反而容易认为这些症状是由于其他的原因，如药物不良反应或是病毒感染所致。对 TA-GVHD 患者的皮肤进行活检，可发现外周血管周围淋巴细胞浸润、角质细胞坏死、致密性角化病以及大疱形成。分子检测技术，包括 HLA 分型、细胞遗传学分析和嵌合性评估都可用于诊断 TA-GVHD。

3. 病理生理

患者发生 TA-GVHD 需要 3 个前提。首先，献血者和受血者表达的 HLA 不同；其次，在输注的血液中含有免疫活性细胞；最后，受血者没有清除这些来自献血者免疫细胞的能力。决定 TA-GVHD 发病风险的 3 个主要因素是：受血者细胞免疫缺陷的程度，活性 T 淋巴细胞的数量以及人群中遗传多样性的程度。输注血液中活性淋巴细胞的数量受血液成分保存时间、去白以及辐照情况的影响[87]。虽然白细胞去除技术大大减少了血液成分中的淋巴细胞的数量，但这并不能完全消除发生 TA-GVHD 的风险。

发生 TA-GVHD 的危险因素包括白血病、淋巴瘤、移植或清髓性化疗后使用免疫抑制剂、先天性免疫功能缺陷者和新生儿，尽管 TA-GVHD 不以免疫缺陷为基础[88]。当献血者 HLA 基因为纯合子，而受血者 HLA 基因为杂合子(单向匹配)时，有可能发生 TA-GVHD；在这种情况下，受血者的免疫系统不能把输注的基因纯合子淋巴细胞识别为外来物；输入的淋巴细胞却把宿主细胞识别为外来物，并对其发动免疫攻击。如上所述，人群中的遗传多样性也影响了 TA-GVHD 的发病风险。

4. 治疗

目前已经试图利用各种免疫抑制剂来治疗 TA-GVHD。然而，由于这种疾病通常是致命的，所以只有少数患者被成功治愈，且大多数成功案例中所采用的治疗方式是某种类型的干细胞移植。因此，对于 TA-GVHD，目前重点是预防。

5. 预防

辐照血液成分可以预防 TA-GVHD 的发生。AABB 标准要求对于储血容器中央部分的辐照剂量至少为 25Gy(2 500cGy)，其余部分至少为 15Gy(1 500cGy)[14(p27)]。该标准要求血库和输血服务机构在以下情况时应用辐照等方法处理血液成分以防止 TA-GVHD：①受血者是发生 TA-GVHD 的高危人群；②献血者是受血者有血缘关系的亲属；③献血者通过分型或者交叉配合试验进行 HLA 相容性筛选[14(pp44-45)]。以上标准是进行细胞性血液成分辐照的最低要求。当然，医疗机构也可以选择将辐照后的血液成分输注给其他类型的患者(表 22-4)。最后，病原体灭活技术也能有效对抗 T 细胞的增殖，为辐照提供了一种替代方法[89]。

表 22-4 辐照血的临床适应证

具有明确适应证的情况
宫内输血
早产儿、低体重儿、胎儿新生儿成红细胞增多症
先天性免疫缺陷病
血液恶性肿瘤或实体肿瘤(神经母细胞瘤、肉瘤、霍奇金病)
外周血干细胞或骨髓移植
交叉配血相合、HLA 配型相合的血液成分或者家人、有血缘关系的亲属捐献的血液。
氟达拉滨药物治疗
粒细胞成分输注

三、输血后紫癜

1. 临床表现

输血后紫癜(posttransfusion purpura，PTP)是一种相对罕见的输血不良反应，因此很难估计其实际发生率。但至少目前记录在案的 PTP 病例就有 200 例以上，且英国“输血严重不良反应”(serious hazard of transfusion，SHOT)项目组所提供的数据表明 PTP 发生率并非像我们认为的那么罕见[90]。

患者平均在输血后 2 周内出现典型的“湿紫癜”和血小板减少。这种血小板减少一般较为严重，血小板计数<10000/uL[91]。常引起黏膜、胃肠道及泌尿道出血。其人群死亡率为 0～16%，大多是死于颅内出血[92]。

PTP 常与输注红细胞或全血有关。此外，其发生与血小板或血浆的输注也有一定的关系。

2. 鉴别诊断

PTP 的鉴别诊断主要是排除其他可能引起血小板减少的疾病，如自身免疫性血小板减少性紫癜、血栓性血小板减少性紫癜、肝素诱导的血小板减少症、DIC 和药物诱导的血小板减少症。对于既往血小板数目正常又无其他疾病的患者来说，PTP 的诊断较为容易。但对于有多重疾病的患者来说，诊断 PTP 比较困难。血小板的血清学检查有助于诊断。

3. 病理生理

PTP 的发病机制与患者体内含有血小板特异性的同种抗体有关。这些患者可能因妊娠或输血而受到某些血小板抗原的刺激，继而产生了血小板抗体。发生 PTP 患者的女性与男性比例为 5∶1。在约 70% 的病例中可检测到针对血小板抗原 la (human platelet antigen la, HPA-la) 的抗体，其位于糖蛋白 IIIa 上。同时，针对 HPA-lb，其他血小板抗原以及 HLA 的抗体也与 PTP 的发生有关[93]。

这种疾病导致自身血小板破坏的原因还不明确，目前被广泛认可的理论是当患者再次接触异体血小板特异性抗原时，血小板同种抗体发生自身反应。

4. 治疗

未治疗的患者，血小板减少症的病程约为 2 周，因此很难评估治疗对于 PTP 的疗效。类固醇、全血置换和血浆置换都曾被用于治疗 PTP。目前治疗 PTP 主要采用的是 IVIG[94]。患者平均在 4 天内就可出现疗效，有的甚至数小时内就有好转。HPA-1a 阴性血小板输注在某些情况下是有用的[95]

5. 预防

使用白细胞过滤器可能有助于减少 PTP 的发生。在英国，普及白细胞去除技术前，3 年中 PTP 的发生率为 10.3 例/年，在普及白细胞去除技术后发生率降到了 2.3 例/年($P<0.001$)[90]。

PTP 一般不会因后续输血而复发。由于 PTP 复发案例仍有报道，因此，此前有 PTP 史的患者，宜尽力选择抗原相合献血者的血小板进行输注[96]。当然，进行自体血液回输或进行血小板抗原相合献血者/家属的指定献血也是可以的。由于在输注解冻去甘油红细胞或洗涤红细胞后，PTP 也会发生，因此不推荐使用这些方法来预防 PTP。

四、铁超载

一个单位红细胞成分含有 200~250 mg 的铁。由于人类缺乏排泄多余铁的生理渠道，因此通过输血不断累积的铁就会导致铁超载。当累积的铁量超过安全储存量，就会损伤人体组织。当铁在网状内皮组织系统、肝脏、心脏以及内分泌器官过度累积后就会造成组织损害，最终可能导致心衰、肝脏衰竭、糖尿病以及甲状腺功能减退症。因患地中海贫血、镰状细胞贫血病或其他慢性贫血症而需要长期输血的患者较容易发生铁超载。累积输注 20 个单位或以上红细胞的患者，其发病率和死亡率相应增加[97, 98]。通过使用换血疗法、铁螯合剂或放血治疗来减少体内的储存铁，可避免毒性剂量的铁堆积，从而减少相应不良反应的发生。

第五节　死亡报告要求

当输血不良反应导致患者死亡时，现行规范要求实施交叉配血的机构向 FDA 报告死亡病例。首先，必须尽快与 FDA 生物制品评价和研究中心的生物制品质量办公室取得联系，将死亡事件告知办公室主任，然后在 7 天之内提交详细的书面报告。表 22-5 列出了 FDA 的联系方式。该报告宜包含患者的医疗记录以及检查报告，必要时还需要尸检结果。患者的潜在疾病可能使确定死亡原因变得困难。任何患者的死亡若临床上怀疑与输血相关，都宜对其可能性进行调查。大多数输血相关的死亡是由急性溶血反应、TRALI 以及 TACO 引起的，对这些病例的调查必须试图排除在实验室、输血服务机构或临床输血过程中出现的错误。

表 22-5　FDA 联系方式[99]

方法	具体联系方式
电子邮箱	fatalities2@ fda. hhs. gov
电话/语音信箱	240-402-9160
传真	301 - 827 - 0333, Attn: CBER Fatality Program Manager
快递、邮件	US Food and Drug Administration CBER Office of Compliance and Biologics Quality Document Control Center 10903 New Hampshire Avenue W071, G112 Silver Spring, MD 20993-0002

注：FDA. 食品药品监督管理局；CBER：生物制品评估研究中心。

要点

1. 输血的最大风险是非感染性不良反应。
2. 多种输血不良反应表现为相同的症状或体征。早期识别这些反应，及时停止输血，进一步评估是成功处理输血不良反应的关键。

3. 急性血管内溶血反应往往是由于血液标本或患者信息错误导致的，因此大多数情况下是可避免的。
4. 过敏反应的严重程度可从荨麻疹到全身过敏反应。大多数严重过敏反应是特异性的，而不是由于选择性蛋白缺乏（如IgA和结合珠蛋白缺乏）。
5. TRALI通常由献血者血液中的HLA和HNA抗体引起。确认TRALI需要排除性诊断。多数患者经过支持治疗得以恢复。
6. TACO和TRALI均可表现出肺水肿，因此两者易被混淆。体液正平衡和体液调节失代偿的患者如充血性心力衰竭和终末期肾病的患者，宜考虑TACO。
7. 最近，TACO已经超过TRALI成为FDA报告的输血相关死亡的主要原因。
8. 大量输血会导致代谢和止血异常。每个医院宜制订自己的大量输血方案，并及时进行必要的实验室检查。
9. TA-GVHD比骨髓或干细胞移植后的GVHD更加紧急和严重。TA-GVHD死亡率超过90%，可以通过辐照血液成分来预防该反应。
10. PTP是一种罕见却严重的输血不良反应，其原因是患者体内针对人血小板抗原的抗体引起自体和异体血小板破坏。
11. 铁超载是一种非感染性输血不良反应。口服铁螯合剂和放血是主要的治疗方法。
12. 一旦确认输血不良反应导致患者死亡，该死亡事件必须由实施交叉配血的机构尽快报告给FDA。

参考文献

[1] Food and Drug Administration. Transfusion/donation fatalities (annual summaries). Silver Spring, MD: CBER Office of Communication, Outreach, and Development, 2019. [Available at https://www.fda.gov/vaccines-blood-biologics/report-problem-center-biologics-evaluation research/transfusiondonation-fatalities.]

[2] Centers for Disease Control and Prevention. National Healthcare Safety Network manual: Biovigilance Component v2.5.2 Hemovigilance Module surveillance protocol. Atlanta, GA: Division of Healthcare Quality Promotion, National Center for Emerging and Zoonotic Infectious Diseases, 2018. [Available at https://www.cdc.gov/nhsn/pdfs/biovigilance/bv-hv-proto col-current.pdf.]

[3] Berseus O, Boman K, Nessen SC, Westerberg LA. Risks of hemolysis due to anti-A and anti-B caused by the transfusion of blood or blood components containing ABO-incompatible plasma. Transfusion 2013; 53(Suppl1): 114S-123S.

[4] Stowell SR, Winkler AM, Maier CL, et al. Initiation and regulation of complement during hemolytic transfusion reactions. Clin Dev Immunol 2012; 2012: 307093.

[5] Brodsky RA. Complement in hemolytic anemia. Blood 2015; 126: 2459-2465.

[6] Hod EA, Cadwell CM, Liepkalns JS, et al. Cytokine storm in a mouse model of IgG-mediated hemolytic transfusion reactions. Blood 2008; 112: 891-894.

[7] Long AT, Kenne E, Jung R, et al. Contact system revisited: An interface between inflammation, coagulation, and innate immunity. J Thromb Haemost 2016; 14: 427-437.

[8] Vamvakas EC, Blajchman MA. Transfusion related mortality: The ongoing risks of allogeneic blood transfusion and the available strategies for their prevention. Blood 2009; 113: 3406-3417.

[9] Weinstock C, Mohle R, Dorn C, et al. Successful use of eculizumab for treatment of an acute hemolytic reaction after ABO-incompatible red blood cell transfusion. Transfusion 2015; 55: 605-610.

[10] Maskens C, Downie H, Wendt A, et al. Hospital based transfusion error tracking from 2005 to 2010: Identifying the key errors threatening patient transfusion safety. Transfusion 2014; 54: 66-73; quiz, 65.

[11] Heddle NM, Fung M, Hervig T, et al. Challenges and opportunities to prevent transfusion errors: A Qualitative Evaluation for Safer Transfusion (QUEST). Transfusion 2012; 52: 1687-1695.

[12] Dunbar NM, Ornstein DL, Dumont LJ. ABO incompatible platelets: Risks versus benefit. Curr Opin Hematol 2012; 19: 475-479.

[13] Rapido F, Brittenham GM, Bandyopadhyay S, et al. Prolonged red cell storage before transfusion increases extravascular hemolysis. J Clin Invest 2017; 127: 375-382.

[14] Gammon R, ed. Standards for blood banks and transfusion services. 32nd ed. Bethesda, MD: AABB, 2020.

[15] Francis RO, Jhang J, Hendrickson JE, et al. Frequency of glucose-6-phosphate dehydrogenase deficiency red blood cell units in a metropolitan transfusion service. Transfusion 2013; 53: 606-611.

[16] Eder AF, Meena-Leist CE, Hapip CA, et al. Clostridium

perfringens in apheresis platelets: An unusual contaminant underscores the importance of clinical vigilance for septic transfusion reactions (CME). Transfusion 2014; 54: 857-862; quiz, 6.

[17] Heddle NM, Klama L, Singer J, et al. The role of the plasma from platelet concentrates in transfusion reactions. N Eng J Med 1994; 331: 625-8.

[18] Brubaker DB. Clinical significance of white cell antibodies in febrile nonhemolytic transfusion reactions. Transfusion 1990; 30: 733-737.

[19] King KE, Shirey RS, Thoman SK, et al. Universal leukoreduction decreases the incidence of febrile nonhemolytic transfusion reactions to RBCs. Transfusion 2004; 44: 25-29.

[20] Paglino JC, Pomper GJ, Fisch GS, et al. Reduction of febrile but not allergic reactions to RBCs and platelets after conversion to universal prestorage leukoreduction. Transfusion 2004; 44: 16-24.

[21] Ezidiegwu CN, Lauenstein KJ, Rosales LG, et al. Febrile nonhemolytic transfusion reactions. Management by premedication and cost implications in adult patients. Arch Pathol Lab Med 2004; 128: 991-995.

[22] Heddle NM, Blajchman MA, Meyer RM, et al. A randomized controlled trial comparing the frequency of acute reactions to plasma - removed platelets and prestorage WBC - reduced platelets. Transfusion 2002; 42: 556-566.

[23] Savage WJ, Tobian AA, Fuller AK, et al. Allergic transfusion reactions to platelets are associated more with recipient and donor factors than with product attributes. Transfusion 2011; 51: 1716- 1722.

[24] Savage WJ, Hamilton RG, Tobian AA, et al. Defining risk factors and presentations of allergic reactions to platelet transfusion. J Allergy Clin Immunol 2014; 133: 1772-5. e9.

[25] Savage WJ, Tobian AA, Savage JH, et al. Transfusion and component characteristics are not associated with allergic transfusion reactions to apheresis platelets. Transfusion 2015; 55: 296-300.

[26] Vyas GN, Fudenberg HH. Isoimmune anti-IgA causing anaphylactoid transfusion reactions. N Engl J Med 1969; 280: 1073-1074.

[27] Vyas GN, Holmdahl L, Perkins HA, Fudenberg HH. Serologic specificity of human anti-IgA and its significance in transfusion. Blood 1969; 34: 573-581.

[28] Sandler SG, Eder AF, Goldman M, Winters JL. The entity of immunoglobulin A-related anaphylactic transfusion reactions is not evidence based. Transfusion 2015; 55: 199-204.

[29] Shimada E, Tadokoro K, Watanabe Y, et al. Anaphylactic transfusion reactions in haptoglobindeficient patients with IgE and IgG haptoglobin antibodies. Transfusion 2002; 42: 766-773.

[30] Westhoff CM, Sipherd BD, Wylie DE, Toalson LD. Severe anaphylactic reactions following transfusions of platelets to a patient with anti-Ch. Transfusion 1992; 32: 576-579.

[31] Poisson JL, Riedo FX, AuBuchon JP. Acquired peanut hypersensitivity after transfusion. Transfusion 2014; 54: 256-257.

[32] Kaufman RM, Assmann SF, Triulzi DJ, et al. Transfusion-related adverse events in the Platelet Dose study. Transfusion 2015; 55: 144-153.

[33] Kleinman S, Chan P, Robillard P. Risks associated with transfusion of cellular blood components in Canada. Transfus Med Rev 2003; 17: 120-162.

[34] Tobian AA, Fuller AK, Uglik K, et al. The impact of platelet additive solution apheresis platelets on allergic transfusion reactions and corrected count increment. Transfusion 2014; 54: 1523-1529.

[35] Kemp SF, Lockey RF, Simons FE. Epinephrine: The drug of choice for anaphylaxis. A statement of the World Allergy Organization. Allergy 2008; 63: 1061-1070.

[36] Tobian AA, King KE, Ness PM. Transfusion premedications: A growing practice not based on evidence. Transfusion 2007; 47: 1089-1096.

[37] Kiani-Alikhan S, Yong PF, Grosse-Kreul D, et al. Successful desensitization to immunoglobulin A in a case of transfusion-related anaphylaxis. Transfusion 2010; 50: 1897-1901.

[38] Popovsky MA, Haley NR. Further characterization of transfusion - related acute lung injury: Demographics, clinical and laboratory features, and morbidity. Immunohematology 2000; 16: 157-159.

[39] Nakagawa M, Toy P. Acute and transient decrease in neutrophil count in transfusion-related acute lung injury: Cases at one hospital. Transfusion 2004; 44: 1689-1694.

[40] Ferguson ND, Fan E, Camporota L, et al. The Berlin definition of ARDS: An expanded rationale, justification, and supplementary material. Intensive Care Med 2012; 38: 1573-1582.

[41] Vlaar APJ, Toy P, Fung M, et al. A consensus redefinition of transfusion-related acute lung injury. Transfusion

2019; 59: 2465-2476.

[42] Popovsky MA, Moore SB. Diagnostic and pathogenetic considerations in transfusion-related acute lung injury. Transfusion 1985; 25: 573-577.

[43] Cherry T, Steciuk M, Reddy VV, Marques MB. Transfusion-related acute lung injury: Past, present, and future. Am J Clin Pathol 2008; 129: 287-297.

[44] Toy P, Gajic O, Bacchetti P, et al. Transfusion related acute lung injury: Incidence and risk factors. Blood 2012; 119: 1757-1767.

[45] Silliman CC, Boshkov LK, Mehdizadehkashi Z, et al. Transfusion-related acute lung injury: Epidemiology and a prospective analysis of etiologic factors. Blood 2003; 101: 454-462.

[46] Eder AF, Dy BA, Perez JM, et al. The residual risk of transfusion-related acute lung injury at the American Red Cross (2008-2011): Limitations of a predominantly male-donor plasma mitigation strategy. Transfusion 2013; 53: 1442-1449.

[47] Steinberg KP, Hudson LD, Goodman RB, et al. Efficacy and safety of corticosteroids for persistent acute respiratory distress syndrome. N Engl J Med 2006; 354: 1671-1684.

[48] Zhou L, Giacherio D, Cooling L, Davenport RD. Use of B-natriuretic peptide as a diagnostic marker in the differential diagnosis of transfusion associated circulatory overload. Transfusion 2005; 45: 1056-1063.

[49] Bolton-Maggs P, Poles D, et al for the Serious Hazards of Transfusion (SHOT) Steering Group. The 2017 Annual SHOT Report. Manchester, UK: SHOT, 2018. [Available at https://www.shotuk.org/shot-reports/.]

[50] Wiersum-Osselton JC, Whitaker B, Grey S, et al. Revised international surveillance case definition of transfusion-associated circulatory overload: A classification agreement validation study. Lancet Haematol 2019; 6(7): e350-e358.

[51] International Society of Blood Transfusion Working Party on Haemovigilance, International Haemovigilance Network, AABB. Transfusionassociated circulatory overload (TACO) definition (2018). [Available at http://www.aabb.org/research/hemovigilance/Documents/TACO-2018-Definition.pdf (accessed December 3, 2019).]

[52] Li G, Daniels CE, Kojicic M, et al. The accuracy of natriuretic peptides (brain natriuretic peptide and N-terminal pro-brain natriuretic) in the differentiation between transfusion-related acute lung injury and transfusion-related circulatory overload in the critically ill. Transfusion 2009; 49: 13-20.

[53] Tobian A, Sokoll L, Tisch D, et al. N-terminal pro-brain natriuretic peptide is a useful diagnostic marker for transfusion-associated circulatory overload. Transfusion 2008; 48: 1143-1150.

[54] Clifford L, Jia Q, Yadav H, et al. Characterizing the epidemiology of perioperative transfusionassociated circulatory overload. Anesthesiology 2015; 122: 21-28.

[55] Narick C, Triulzi DJ, Yazer MH. Transfusionassociated circulatory overload after plasma transfusion. Transfusion 2012; 52: 160-165.

[56] Raval JS, Mazepa MA, Russell SL, et al. Passive reporting greatly underestimates the rate of transfusion-associated circulatory overload after platelet transfusion. Vox Sang 2015; 108: 387-392.

[57] Pagano M, Ness P, Chajewski O, et al. Hypotensive transfusion reactions in the era of prestorage leukoreduction. Transfusion 2015; 55: 1668-1674.

[58] Li N, Williams L, Zhou Z, Wu Y. Incidence of acute transfusion reactions to platelets in hospitalized pediatric patients based on the US hemovigilance reporting system. Transfusion 2014; 54: 1666-1672.

[59] Cyr M, Hume H, Champagne M, et al. Anomaly of the des-Arg9-bradykinin metabolism associated with severe hypotensive reactions during blood transfusions: A preliminary study. Transfusion 1999; 39: 1084-1088.

[60] Cugno M, Nussberger J, Biglioli P, et al. Increase of bradykinin in plasma of patients undergoing cardiopulmonary bypass: The importance of lung exclusion. Chest 2001; 120: 1776-1782.

[61] Sihler KC, Napolitano LM. Complications of massive transfusion. Chest 2010; 137: 209-220.

[62] Dzik WH, Kirkley SA. Citrate toxicity during massive blood transfusion. Transfus Med Rev 1988; 2: 76-94.

[63] Spinella PC, Holcomb JB. Resuscitation and transfusion principles for traumatic hemorrhagic shock. Blood Rev 2009; 23: 231-240.

[64] Wilson RF, Binkley LE, Sabo FM Jr, et al. Electrolyte and acid-base changes with massive blood transfusions. Am Surg 1992; 58: 535-44; discussion, 44-45.

[65] Strauss RG. RBC storage and avoiding hyperkalemia from transfusions to neonates and infants. Transfusion 2010; 50: 1862-1865.

[66] Liu EA, Mannino FL, Lane TA. Prospective, randomized trial of the safety and efficacy of a limited donor exposure transfusion program for premature neonates. J Pediatr 1994; 125: 92-96.

[67] Bansal I, Calhoun BW, Joseph C, et al. A comparative study of reducing the extracellular potassium concentration in red blood cells by washing and by reduction of additive solution. Transfusion 2007; 47: 248-250.

[68] O'Leary MF, Szklarski P, Klein TM, et al. Hemolysis of red blood cells after washing with different automated technologies: Clinical implications in a neonatal cardiac surgery population.

[69] Malone DL, Hess JR, Fingerhut A. Massive transfusion practices around the globe and a suggestion for a common massive transfusion protocol. J Trauma 2006; 60: S91-96.

[70] Engstrom M, Schott U, Romner B, Reinstrup P. Acidosis impairs the coagulation: A thromboelastographic study. J Trauma 2006; 61: 624-628.

[71] Counts RB, Haisch C, Simon TL, et al. Hemostasis in massively transfused trauma patients. Ann Surg 1979; 190: 91-99.

[72] Murray DJ, Pennell BJ, Weinstein SL, Olson JD. Packed red cells in acute blood loss: Dilutional coagulopathy as a cause of surgical bleeding. Anesth Analg 1995; 80: 336-342.

[73] Harrigan C, Lucas CE, Ledgerwood AM, et al. Serial changes in primary hemostasis after massive transfusion. Surgery 1985; 98: 836-844.

[74] Martini WZ. Coagulopathy by hypothermia and acidosis: Mechanisms of thrombin generation and fibrinogen availability. J Trauma 2009; 67: 202-8; discussion, 8-9.

[75] Collins JA. Recent developments in the area of massive transfusion. World J Surg 1987; 11: 75-81.

[76] Holcomb JB, Tilley BC, Baraniuk S, et al. Transfusion of plasma, platelets, and red blood cells in a 1: 1: 1 vs a 1: 1: 2 ratio and mortality in patients with severe trauma: The PROPPR randomized clinical trial. JAMA 2015; 313: 471-482.

[77] Sperry JL, Guyette FX, Brown JB, et al. Prehospital plasma during air medical transport in trauma patients at risk for hemorrhagic shock. N Engl J Med 2018; 379: 315-326.

[78] Roberts I, Shakur H, Ker K, et al. Antifibrinolytic drugs for acute traumatic injury. Cochrane Data base Syst Rev 2012; 12: CD004896.

[79] O'Quin RJ, Lakshminarayan S. Venous air embolism. Arch Intern Med 1982; 142: 2173-2176.

[80] Mirski MA, Lele AV, Fitzsimmons L, Toung TJ. Diagnosis and treatment of vascular air embolism. Anesthesiology 2007; 106: 164-177.

[81] Schonewille H, van de Watering LM, Loomans DS, Brand A. Red blood cell alloantibodies after transfusion: Factors influencing incidence and specificity. Transfusion 2006; 46: 250-256.

[82] Tormey CA, Stack G. The persistence and evanescence of blood group alloantibodies in men. Transfusion 2009; 49: 505-512.

[83] Vamvakas EC, Pineda AA, Reisner R, et al. The differentiation of delayed hemolytic and delayed serologic transfusion reactions: Incidence and predictors of hemolysis. Transfusion 1995; 35: 26-32.

[84] Schonewille H, van de Watering LM, Brand A. Additional red blood cell alloantibodies after blood transfusions in a nonhematologic alloimmunized patient cohort: Is it time to take precautionary measures? Transfusion 2006; 46: 630-635.

[85] Dumas G, Habibi A, Onimus T, et al. Eculizumab salvage therapy for delayed hemolysis transfusion reaction in sickle cell disease patients. Blood 2016; 127: 1062-1064.

[86] Ruhl H, Bein G, Sachs UJ. Transfusion-associated graft-versus-host disease. Transfus Med Rev 2009; 23: 62-71.

[87] Klein HG. Transfusion-associated graft-versushost disease: Less fresh blood and more gray (Gy) for an aging population. Transfusion 2006; 46: 878-880.

[88] Kopolovic I, Ostro J, Tsubota H, et al. A systematic review of transfusion-associated graft versus-host disease. Blood 2015; 126: 406-414.

[89] Castro G, Merkel PA, Giclas HE, et al. Amotosalen/UVA treatment inactivates T cells more effectively than the recommended gamma dose for prevention of transfusion-associated graftversus-host disease. Transfusion 2018; 58: 1506-1515.

[90] Williamson LM, Stainsby D, Jones H, et al. The impact of universal leukodepletion of the blood supply on hemovigilance reports of posttransfusion purpura and transfusion-associated graftversus-host disease. Transfusion 2007; 47: 1455-1467.

[91] Taaning E, Svejgaard A. Post-transfusion purpura: A survey of 12 Danish cases with special reference to immunoglobulin G subclasses of the platelet antibodies. Transfus Med 1994; 4: 1-8.

[92] Shtalrid M, Shvidel L, Vorst E, et al. Posttransfusion purpura: A challenging diagnosis. Isr Med Assoc J 2006; 8: 672-674.

[93] Hayashi T, Hirayama F. Advances in alloimmune throm-

bocytopenia: Perspectives on current concepts of human platelet antigens, antibody detection strategies, and genotyping. Blood Transfus 2015; 13: 380-390.

[94] Ziman A, Klapper E, Pepkowitz S, et al. A second case of post-transfusion purpura caused by HPA-5a antibodies: Successful treatment with intravenous immunoglobulin. Vox Sang 2002; 83: 165-166.

[95] Loren AW, Abrams CS. Efficacy of HPA-1a (PlA1)-negative platelets in a patient with posttransfusion purpura. Am J Hematol 2004; 76: 258-262.

[96] Vu K, Leavitt AD. Posttransfusion purpura with antibodies against human platelet antigen-4a following checkpoint inhibitor therapy: A case report and review of the literature. Transfusion 2018; 58; 2265-2269.

[97] Alessandrino EP, Della Porta MG, Bacigalupo A, et al. Prognostic impact of pre-transplantation transfusion history and secondary iron overload in patients with myelodysplastic syndrome undergoing allogeneic stem cell transplantation: A GITMO study. Haematologica 2010; 95: 476-484.

[98] Fung EB, Harmatz P, Milet M, et al. Morbidity and mortality in chronically transfused subjects with thalassemia and sickle cell disease: A report from the multi-center study of iron overload. Am J Hematol 2007; 82: 255-265.

[99] Food and Drug Administration. Notification process for transfusion related fatalities and donation related deaths. Silver Spring, MD: CBER Office of Communication, Outreach, and Development, 2019. [Available at https://www.fda.gov/vaccines-blood-biologics/report-problem-center-biologics-evaluation-research/transfu siondonation-fatalities.]

第 23 章

围产期的输血实践

胎儿新生儿溶血病(hemolytic disease of the fetus and newborn，HDFN)、胎儿新生儿同种免疫性血小板减少症(fetal/neonatal alloimmune thrombocytopenia，FNAIT)以及免疫性血小板减少症(immune thrombocytopenia，ITP)会造成孕妇、胎儿和新生儿的不良预后。血站和输血服务机构在这些疾病的诊断和治疗过程中，包括提供适当的 Rh 免疫球蛋白(Rh Immune Globulin，RhIG)，起着关键作用。

第一节　胎儿新生儿溶血病

HDFN 是由于母亲产生了针对胎儿父系来源红细胞或红系前体细胞抗原的同种抗体所导致的胎儿和新生儿红细胞破坏。HDFN 的症状轻重不一，可从无临床症状仅表现为直接抗球蛋白试验(direct antiglobulin test，DAT)阳性，到严重的贫血甚至胎儿死亡。

一、病理生理

母亲的 IgG 抗体通过胎盘进入胎儿的血液循环，与胎儿红细胞或红系前体细胞抗原结合，IgG1 和 IgG3 亚类比 IgG2 或 IgG4 亚类更易导致早期和/或严重的溶血性疾病[1,2]。溶血所导致的红细胞生成增多又称为“胎儿骨髓成红细胞增多症”，继发性髓外造血，导致肝脾肿大和门静脉压增高，继而肝脏白蛋白产生减少，造成血浆胶体渗透压降低、全身水肿、腹水和胎儿水肿。抗-K1 抗体(KEL 血型系统)可在孕 18～20 周或更早导致严重的 HDFN，但抗 K1 抗体检出较难，且随着妊娠的进展，其严重程度增加。若胎儿水肿未及时处理，可导致高排量型心力衰竭，进而导致胎儿死亡。红细胞破坏也会导致胆红素水平升高，胎儿处于宫内时，母亲的肝脏可清除胆红素，防止胆红素在胎儿体内蓄积。一旦分娩，婴儿未成熟的肝酶途径不能代谢未结合胆红素，未结合胆红素一旦上升至危险阈值，会对新生儿大脑造成永久性损害，即核黄疸[3]。新生儿体内的母体抗体在 12 周左右开始下降，半衰期约为 25 天。其中一些抗体可导致长期慢性贫血或迟发性贫血。Al-Alaiyan 等发现持续的再生性贫血(产后日龄 43.3±15.7 天进行输血治疗，Hb<80g/L)在发生 Rh 同种免疫的足月或晚期早产儿中普遍存在，且与宫内输血(intrauterine transfusion，IUT)无关[4]。其他抗体(如抗-K1、抗-Jr^{a}、抗-Ge 和罕见的高滴度 IgG 抗-M 抗体)则通过抑制红细胞的生成引发长期慢性贫血[5-9]。

在高人类发展指数国家，因预防性使用 RhIG，所以 ABO 不相容成为了 HDFN 的最常见原因。ABO 血型不合导致的 HDFN 临床症状通常较轻[10]。ABO 的 HDFN 定义为母亲/胎儿 ABO 血型不合、胆红素升高(根据胎龄校正)和 DAT 阳性。如果需要治疗，使用光照疗法基本有效，很少需要进行新生儿换血治疗。ABO 不相容导致 HDFN 的发生率依据人种不同而有所差异，一般为 1%～4%。HDFN 通常在天然 IgG 型抗-A 或抗-B 通过胎盘与胎儿红细胞的 A 或 B 抗原结合时发生。欧洲裔或亚洲裔的 O 型母亲孕有 A 型胎儿时最易发生 HDFN，非洲裔人群中，O 型母亲孕有 B 型胎儿最易发生 HDFN。由于胎儿 ABO 抗原发育不全以及通过胎盘的抗-A 或抗-B 可被组织和血浆中的可溶性抗原中和，所以 ABO 血型不合溶血病很少引起严重的贫血。如果脐带血 DAT 结果阴性，则儿乎不会发生具有临床意义的 ABO 血型不合溶血病，并且通常也不需要检测抗体的效价。

二、母亲同种免疫

目前，导致特定人群对免疫刺激物产生反应的生物学机理尚未完全阐明。女性可因妊娠、输血、移植或未知刺激等发生红细胞同种免疫反应[11]。轻微的胎母输血综合征（fetomaternal hemorrhage，FMH）可自发地出现在整个孕期，其发生概率随孕周增加而增加（妊娠早期为 3%、妊娠中期为 12%、妊娠晚期为 45%），分娩时风险最高。抗原暴露后母体免疫系统可产生针对于胎儿红细胞抗原的抗体，且在 HDFN 出现临床症状前逐渐由 IgM 转化为 IgG。因此，首次妊娠时很少发生 HDFN[12, 13]。FMH 的危险因素有腹部创伤、前置胎盘、胎盘早剥、异位妊娠、先兆流产和胎儿死亡，以及羊膜穿刺术、脐血取样术（fetal blood sampling，FBS）、宫内操作和流产等[14]。

RhD 抗原是免疫原性最强的红细胞抗原，在没有完善的产前保健体制的国家，RhD 血型不合仍是导致 HDFN 最重要的原因[15, 16]。低至 0. 1～1 mL 的 D 阳性红细胞即可以刺激抗体产生[17]。在 ABO 血型不相容的 D 抗原阴性母亲中，D 抗原的同种异体免疫率明显降低，提示 ABO 不相容对 D 抗原阴性母亲有一定的保护作用[18, 19]。抗-K1 抗体也是引起 HDFN 的重要原因，K1 抗原具有很强的免疫原性。由于 K1 抗原表达于早期红系前体细胞，抗-K1 主要引起网织红细胞生成减少并继发严重贫血[5]，其导致的溶血程度弱于抗-D。其他抗体如抗-E、抗-c、抗-C、抗-k、抗-Kp^{a}、抗-Kp^{b}、抗-Ku、抗-Js^{a}、抗-Js^{b}、抗-Jk^{a}、抗-Fy^{a}、抗-Fy^{b}、抗-S、抗-s 和抗-U 引起中度或严重贫血的报道较少[20, 21]。多重抗体的存在可能会导致更严重的 HDFN[22]。

三、诊断和监测

HDFN 的诊断与实验室评估需要患者、医疗服务人员以及血库或输血实验室人员的密切配合。患者孕产史和输血史非常重要，既往存在不良妊娠史提示存在 HDFN 的风险[23]。在第 1 次产前检查中，应对孕妇的 ABO 血型和 Rh 血型进行检测，并进行抗体筛查检出 IgG 抗体［37 ℃，与抗人球蛋白反应（AHG）］。如果 D 抗原阴性的女性未产生抗-D 抗体，则应将其纳入 RhIG 管理候选人群，以防止发生 RhD 同种免疫（参见下文）。抗体筛查结果为阳性的标本应进行抗体鉴定和效价检测，某些糖类血型抗原的抗体在出生时尚未发育完全且不会导致 HDFN，如抗-I，抗-P1、抗-Le^{a} 和抗-Le^{b}，因此无论是 IgM 或 IgG 类抗体，均可被忽略不计。用二硫苏糖醇（dithiothreitol，DTT）处理母亲血浆能破坏 IgM 抗体，在高效价抗-M 引起的 HDFN 中有助于区分 IgM 抗体与 IgG 抗体[24, 25]。鉴定出导致 HDFN 的抗体后，需对相应的父系红细胞抗原进行检测，以对胎儿进行风险分级。如果父亲是相应抗原的纯合子，其后代表达相同红细胞抗原的概率为 100%，如果父亲是相应抗原的杂合子，其后代表达相同红细胞抗原的概率则为 50%。对于妊娠期已被 D 抗原致敏，没有血清学方法可以确定父亲血型基因杂合性的情况下，如有可能，可检测父亲的 DNA 用以预测[26]。另外，可采集胎儿羊水细胞或通过非侵入性方法采集母体外周血检测游离胎儿 DNA（cell-free fetal DNA，cffDNA），直接检测胎儿红细胞基因型来预测胎儿红细胞抗原类型，进行胎儿、新生儿风险评估[27, 28]。

对已产生抗体的孕妇，每两周至每月监测抗体效价有助于判断胎儿是否为母亲的免疫刺激原以及是否发生有临床意义的 HDFN。一旦抗体效价达到可以发生严重 HDFN 的水平时（临界效价），进一步检测抗体效价获益不大，应该开始对胎儿贫血情况进行无创监测[23]。AABB 推荐的抗体效价检测方法是抗人球蛋白（anti－human globulin，AHG）法（37℃生理盐水中温育 60 分钟）（试管法，见方法 5－3）。另外还可以使用白蛋白法或凝胶卡法，但得到的抗体效价可能会比推荐的方法高，产科医生应结合其临床表现和实验室数据对检测结果作出合理解释。由于红细胞抗体效价检测重复性差，实验室需对检测结果进行内部验证，同时保留检测标本，以便于后续的检测对比[29]。AHG 法的抗-D 临界效价通常为 8～32。由于 K1 抗原致敏可引起低增生性贫血，一般将效价低于 8 作为 K1 抗体的临界效价，而一些医学中心认为只要存在 K1 抗原致敏就具有临床意义。其他抗体的临界效价通常为 16～32，对于所有抗体而言，复管检测的抗体水平都增加到临界效价以上才有意义[30-32]。一旦达到临界效价，可采用非侵入性方法，如大脑中动脉（the middle cerebral artery，MCA）多普勒胎儿超声检测可用于评估贫血的严重程度[23]。结合胎儿贫血程度和母亲孕周决定何时进行胎儿宫内输血或者分娩等干预治疗。超声显示收缩末期 MCA 血流量增加到平均值的 1.5 倍以上提示中度到重度贫血。

四、治疗

如果存在严重的胎儿贫血，当孕周过早不适宜分娩时可进行胎儿宫内输血，以抑制胎儿红细胞生成，从而减少与母体同种抗体所对应抗原的红细胞生成。对于新生儿的治疗可采用的方法包括光疗、输血、换血等。

1. 胎儿输血

用于宫内输血的红细胞应该符合如下标准：①O 型血(大多数情况)且与母亲血浆交叉配血相合；②进行辐照以防止发生输血相关移植物抗宿主病(transfusion-associated graft-vs-host disease，TV-GVHD)；③降低巨细胞病毒(cytomegalovirus，CMV)感染风险(白细胞去除或巨细胞病毒检测阴性)；④确定其缺乏血红蛋白 S，防止在低氧分压下发生镰刀样变形。由于输血量较大以及为了延长输注红细胞在循环内的寿命，若条件允许，尽量选择输血前 5~7 天内采集的红细胞，可采用洗涤红细胞或红细胞比容为 70%~85%的浓缩红细胞。多数医院或治疗机构常规使用 O 型 D 抗原阴性红细胞用于宫内输血，如果 HDFN 不是由抗-D 引起或已知胎儿是 D 抗原阳性，则可使用 D 抗原阳性的血液成分。在极少数情况下，孕妇有针对高频抗原的抗体，无法获得相容的血液，此时可选择孕妇的洗涤辐照红细胞进行于胎儿宫内输血，也可选用其同胞或献血者(但相容性的概率很低)相容的辐照红细胞[33]。

血液输注量可通过公式进行计算：①超声估计的胎儿体重(g)(如 1000g)乘以 0.14 mL/g 为胎儿和胎盘的血液总量；②所得血液总量与输注后(根据需求)和输注前的红细胞比容之差相乘；③所得结果再除以输注的红细胞比容[34]。例如，如果估计胎儿体重为 1000 g，预计输注后红细胞比容为 40%(0.4)，输注前红细胞比容为 15%(0.15)，红细胞成分的红细胞比容为 85%(0.85)，则根据公式计算的输注体积则为 41.2 mL，即为[1000 g×0.14 mL/g×(0.40-0.15)]/0.85=41.2 mL。

输血量和输血速度应根据胎儿的临床症状进行调整。由于这个公式是基于估计值计算的，而且胎盘容积可能随胎儿体重的不同而变化，因此输血后应检查血红蛋白或红细胞压积，以确定输血后血红蛋白水平是否达到预期[35]。若未临近分娩，根据疾病的严重程度或预计红细胞比容每天下降 1%者，可进行多次宫内输血，通常的输血策略是输血后红细胞压积提高至>40%，当红细胞压积降低至 30%或以下时，可以进行多次宫内输血[36]。不能进行脐动脉输血时，可通过腹膜腔输血，尤其是在妊娠早期需要宫内输血时。一般来说，对于无严重水肿的胎儿进行宫内输血效果明显，神经发育损伤以及流产的发生率很低[37]。

2. 母亲治疗

IUT 的替代或补充治疗推荐包括血浆置换和静脉注射免疫球蛋白(intravenous immune globulin，IVIG)，用于妊娠早期暂时无法进行宫内输血的孕妇。两者均已在小样本研究中开展，且均是胎儿宫内输血的替代疗法，其目的是为了减弱母亲抗体的影响[4]。在少数病例中，IVIG 能够稳定抗-D 效价，在妊娠 28 周前开始输注效果最好[38]。在一个系列病例中，血浆置换可以暂时性去除多达 75%的抗体，可降低胎儿死亡的风险和/或既往出现过严重 HDFN 不良预后胎儿的母亲的发病率[39]。美国单采协会(American Society for Apheresis，ASFA)将在发生 IUT 之前使用血浆置换治疗 HDFN 列为Ⅲ类治疗手段[基于此适应证的证据水平较弱(2 级)][40]。

3. 新生儿治疗

由于核黄疸威胁新生儿尤其是早产儿的生命，新生儿出生后需密切监测血红蛋白和胆红素水平[41]。新生儿需要进行光照疗法，氧化体内升高的间接胆红素，氧化产物最终从尿液中排出。对于光疗无效的严重黄疸，美国儿科学会大多数专家建议使用 IVIG，从而避免采用换血疗法。然而部分研究对 IVIG 的有效性提出质疑，尤其是考虑到其相关不良反应，如溶血、坏死性小肠结肠炎等[42-44]。此外，对于光疗和 IVIG 治疗无效的新生儿，2 倍体积的换血治疗可以去除 85%~90%的胎儿血液和 50%的胆红素。如果新生儿接受了宫内输血，则不需要换血疗法(详见本书第 24 章)，然而，低剂量的“补充性”输血还是需要的，直至新生儿的红细胞生成满足生理需求且母体抗体消失。

五、预防

1. Rh 免疫球蛋白

D 抗原阴性或某些 D 抗原变异的女性在妊娠期间可被纳入 RhIG 处理候选组，预防 RhD 同种免疫。RhIG 是指从经 D 抗原主动或被动免疫的人血浆中获得的并混合制备而成的产品，重组产品处于研发阶段，包括 IgG 型抗-D。剂量有 300 μg、120 μg 和 50 μg。如果 RhIG 治疗得当，D 抗原阴性的母亲被 D 抗原阳性胎儿免疫的风险可以由 16%减少至低于 0.1%。美国妇产科医师学会(American College of Obstetricians and Gynecologists，ACOG)推荐在妊娠 28 周时开始进行首次 RhIG 治疗，因为 92%的孕妇在 28 周时开始产生抗-D[45-47]。任何增加 FMH 风险的事件均是应用 RhIG 的适应证。但是已被 D 抗原免疫的 D 阴性女性、D 阳性女性以及怀有 D 阴性胎儿的 D 阴性女性不被列为 RhIG 处理候选人。产生抗-D 和抗-C 的女性在使用 RhIG 治疗前，应该检测血浆中是否存在抗-G。除非对 D 抗原有特殊的反应性，存在抗-G 的 D 抗原阴性妊娠女性应该接受 RhIG 治疗。各国的预防措施可能有所不同。通过母亲外周血中获得的游离胎儿 DNA(cell-free fetal DNA，cffDNA)确定胎儿为 RhD 阳性的女性可在产前使用 RhIG。经 cffDNA 鉴定，若为 RhD 阴性，则无需应用 RhIG[46, 47]。

妊娠期间使用 RhIG 通常会使抗体筛查出现阳性结果，但抗-D 效价很低，不会对胎儿造成危害。使用 RhIG 偶尔会导致新生儿直接抗球蛋白试验阳性，且 RhIG 作用机制还未完全阐明。D 抗原阳性的红细胞在 RhIG 的调理作用下，在脾脏中被巨噬细胞清除，诱导细胞因子分泌参与免疫调节作用[48, 49]。在鼠科动物中也观察到类似的具有抗原特异性的免疫应答抑制作用，研究表明，小鼠的抗-K1 阻止了输入的 K1 阳性的红细胞的免疫反应，但对其他抗原的免疫反应无抑制作用[50]。

过去，对于血清学检测为弱 D(弱 D 试验详见本书第 11 章)的妊娠女性，通常将其划分为 D 抗原阴性组，并给予 RhIG[51]。然而，在欧洲人群中，大多数弱 D 表型的人群并未从使用 RhIG 中获益，因为他们中大多数人的 RhD 基因型为弱 D1、D2、D3 型，其暴露于正常 D 抗原表位后产生抗-D 的报道尚未见到[52, 53]。在妊娠早期对血清学弱 D 的女性基因型进行检测可鉴别弱 D 类型，以便更有选择性地使用 RhIG，使患者受益，避免过度治疗。在欧洲人群中，对弱 D 基因分型的检测越来越标准化。如果在分娩时首次发现血清学表型的弱 D，且在使用 RhIG 的 72 小时窗口期内无法完成基因分型时，应用 RhIG 是稳妥的选择，随后再进行弱 D 基因分型以指导将来的妊娠。对于确定为弱 D1、D2、D3 型的妇女，输血时可将其当作为 D 抗原阳性处理，从而节约 D 抗原阴性血液资源[52, 54-56]。弱 D 型女性明确其 RHD 基因型对稳定其情绪及减少困惑非常重要。她们应该意识到她们的 RhD 血清学结果会因为不同的实验室而出现不同的检查结果，但将来均不需要使用 RhIG。目前，没有足够的循证医学证据证实除弱 D1、D2、D3 型之外的其他变异 RHD 基因型是否会产生抗-D，因此，有其他 RHD 基因型变异的女性输血时应作为 D 抗原阴性，并且需要使用 RhIG。

分娩 D 抗原阳性婴儿后，没有同种抗-D 的 D 抗原阴性母亲应该接受 RhIG 注射，在胎儿娩出时，孕 28 周时给予的 RhIG 大约还存有 10%(IgG 的半衰期约为 25 天)。为确定产后 RhIG 正确使用剂量，可用母亲的血样筛查 FMH。FMH 有三种筛查方法：玫瑰花结试验、Kleihauer-Betke(KB)试验和流式细胞术试验。

玫瑰花结试验(方法 5-1)是一种半定量筛查试验，在母亲分娩后的 1~2 小时采集母亲血液标本，当母亲外周循环中有超过 10 mL 的 D 抗原阳性胎儿红细胞时玫瑰花结试验呈阳性[57-59]。在与抗-D 孵育后，阳性指示红细胞与胎儿 D 抗原阳性红细胞形成凝集物(玫瑰花结)。在显微镜下观察到玫瑰花结(凝集物)并计数。如果玫瑰花结试验结果为阴性，应给予剂量为 300 μg 的 RhIG，这个剂量足以防止 15 mL 胎儿红细胞或 30 mL 全血引起的同种免疫。玫瑰花结试验阳性提示 FMH 量大于 15 mL 胎儿红细胞(30 mL 全血)，则需要进一步定量并确定 RhIG 的适当剂量。RHD 变异型母亲可能出现假阳性的结果，DAT 试验也可能呈现假阳性结果。为了量化 FMH，可用定量检测如 Kleihauer-Betke(KB)试验或流式细胞技术来计算 RhIG 的剂量。分娩时 FMH 大于 30 mL 的风险约为 1/1250[12]。

KB 试验利用了胎儿血红蛋白具有抗酸性的原理(方法 5-2)。将孕妇的血在载玻片上进行薄涂片，用酸处理，冲洗，染色，在显微镜下计数 1000~2000 个细胞。母亲的红细胞呈影细胞，而胎儿红细胞为粉红色。在某些疾病中，如遗传性胎儿血红蛋白增多症(HbF)、妊娠期间母体 HbF 细胞升高，以及镰状细胞病和地中海贫血等血红蛋白病，母亲细胞中可能存在胎儿血红蛋白，从而影响计数结果。在这种情况下，流式细胞术可以通过检测胎儿血红蛋白和/或 D 抗原阳性红细胞来帮助区分 FMH 和其他干扰因素。尽管流式细胞术比 KB 试验准确度更高，但由于临床上需要快速检出以及缺乏相应的检测条件或相关专业人员，因此许多实验室仍继续使用 KB 法检测 FMH[60,61]。如果使用流式细胞术来评估 FMH，那么就可以计算出更精确的 RhIG 剂量。

下面的公式用于计算胎儿出血量：

(胎儿细胞/计数细胞总数)×母亲血容量(mL) = FMH(mL)(全血)

举例：2000 个细胞中有 6 个是胎儿细胞，母体血容量估计为 5000 mL，FMH 计算为 15 mL。对于体重指数过高的女性，其总血容量可能显著大于 5000 mL，在计算时需要考虑这一因素[62,63]。

根据 FMH 量计算 RhIG 的剂量，300 μg/瓶的 RhIG 可抑制 30 mL 胎儿全血的同种免疫。在上述例子中，胎儿出血量如果为 15 mL，300 μg/瓶的 RhIG 的剂量则为 15 mL/30 mL 即 0.5 瓶。由于 KB 试验存在一定的主观性，如果计算的剂量大于 0.5 瓶，应该四舍五入到下 1 个整数并加 1 瓶，如果计算的剂量小于 0.5 瓶，应该四舍五入到上 1 个整数并加上 1 瓶(表 23-1)。在上面的例子中给的是 2 瓶。附加的例子如下：

1.6 瓶计算 = 2(四舍五入) + 1(加 1 瓶) = 3 瓶。

1.4 瓶计算 = 1(四舍五入) + 1(加 1 瓶) = 2 瓶。

分娩后 72 小时内应给予 RhIG，如果预防性使用延迟，美国妇产科医师学会(ACOG)仍建议进行 RhIG 治疗[45]。如果新生儿 D 抗原未知或未确定(例如死胎)，也应对母亲进行 RhIG 治疗。可以经肌肉注射(intramuscular，IM)或静脉注射(intravenous，IV)给予 RhIG，一些情况下仅适用于 IM。RhIG 所含抗体几乎全部为 IgG，只有极少量为其他免疫球蛋白。而主动免疫则有 IgM 生成，因此，母亲新产生的抗-D 常常可以在盐水介质中检测到，且完全或部分被 2 巯基乙醇或 DTT 灭活，而源自 RhIG 的 IgG 反应性却依然存在。被动获得的抗-D 效价很少超过 4。导致 RhIG 无法发挥预防作用的因素有很多，如 FMH 体积增加和母亲体重过重，会导致 IM 注射剂量不足[63]。然而在许多临床病例中，尽管给予了 RhIG 治疗，但是仍会产生抗-D，究其原因，仍无合理解释[64]。

表 23-1　根据 FMH 量计算 RhIG 用量(产妇为 70 kg，RhIG 为 300 μg/瓶)

胎儿细胞百分比(%)	注射瓶数	剂量	
		μg(mcg)	IU
0.3~0.8	2	600	3000
0.9~1.4	3	900	4500
1.5~2.0	4	1200	6000
2.1~2.6	5	1500	7500

注：1. 基于母亲血容量 5000 mL 计算；

2. 剂量计算标准为：出血量 15 mL 胎儿红细胞或 30 mL 全血需 1 瓶 RhIG(300 μg，1500 IU)，也可使用其他规格的 RhIG。

2. 红细胞选择

HDFN 预防的目标是减少“育龄妇女”红细胞同种抗原免疫暴露，在出现威胁生命的大出血时，如果来不及进行交叉配血，原则上在血型确定之前应使用 D 抗原阴性的红细胞[65]，在一些国家，“育龄妇女”输血前需进行更严格的交叉配血，包括 K、C、c、E 或 e 抗原的配合[9]。为减少同种异体免疫的风险，可以选择与母亲红细胞抗原相匹配的红细胞进行输注[66]。一项研究结果表明，IUT 严格匹配 Fy、Jk 和 S 抗原的女性同种异体免疫降低[67]。

第二节　妊娠相关血小板减少症

5%~10%的孕妇会发生血小板减少(血小板计数<150 000/μL)[68]。血小板减少的原因包括妊娠期血小板减少症(74%)、妊娠期高血压合并血小板

减少症（21%）和妊娠合并自身免疫性疾病（4%）[69]。但不管是哪种病因，妊娠过程中，母亲血小板计数极少会低于80 000 /μL[68]。如果是免疫因素导致的，母亲血小板的IgG类抗体可通过胎盘并引起胎儿严重的血小板减少症。免疫性血小板减少症可分为两类：由同种抗体所致（FNAIT）和由自身抗体所致，如ITP和系统性红斑狼疮（systemic lupus erythematosus，SLE）。这两者的鉴别诊断对于治疗方案的选择来说十分重要。

一、胎儿新生儿同种免疫性血小板减少症

1. *病理生理*

FNAIT的基本病理生理过程为，母亲产生针对血小板抗原的特异性抗体，抗体通过胎盘后破坏胎儿血小板。血小板抗原是特定的多态性血小板膜糖蛋白（详见本书第15章）。欧洲裔约有79%的FNAIT病例是由人类血小板抗原HPA-1a引起的，HPA-1a存在于大约98%的美国人群中。约9%的病例是由抗-HPA-5b引起的，4%由抗-HPA-1b引起，2%由抗-HPA-3a引起，6%由其他抗体引起（包括多重抗体）[70]。在亚洲裔人群，HPA-4b和HPA-5b比HPA-1a更容易导致FNAIT[71]。

FNAIT影响妊娠的发生率为3/10 000～1/1 000[72, 73]。有25%的FNAIT病例首次妊娠就产生了血小板抗体，并影响当次妊娠。母体的抗体在孕17周就可检测到，胎儿在孕20周就可能出现血小板减少症，但FNAIT往往直到出生后才能发现，新生儿表现为瘀点、瘀斑，胃肠出血或颅内出血（intracranial hemorrhage，ICH），所以对此类疾病的预防十分重要。FNAIT相关的颅内出血发生率为0.02～0.1/1000活产新生儿[74-76]。超过50%的颅内出血发生在宫内，且发生在孕28周前[77, 78]，35%的颅内出血事件是致命的，非致命性出血也可能导致神经系统的不良后果[77, 79]。

2. *诊断*

同胞中有产前ICH或FNAIT史，是预测胎儿发生血小板减少症的重要指标之一[80]。应检测母亲和父亲的血小板抗原，筛查母亲的同种抗体。父亲的DNA分型可以确定相关抗原的纯/杂合性。羊水（孕18～20周），绒毛膜（孕8～10周）或母体外周血中胎儿DNA可以直接用于检测胎儿血小板基因型[81, 82]。羊膜穿刺术存在0.5%～1.0%流产的风险[83]。绒毛膜取样会增加同种异体免疫的风险，故不推荐使用。无创产前检测使用cffDNA技术，但只在部分检测中心才开展[81, 82]。同时，还应了解母亲同胞的遗传史。

3. *治疗*

应该对所有既往有FNAIT病史的孕妇进行产前干预，以防止胎儿或新生儿脑出血的发生。在孕20周及20周之前就应对胎儿进行评估。产前治疗主要包括在高危产科中心进行密切监测，准备IVIG，糖皮质激素。启动IVIG的最佳剂量、使用频次和胎龄尚不清楚，大多数研究显示，IVIG的每周剂量为1 g/kg体重；但是也有部分研究建议IVIG的剂量为每天0.4 g/kg体重，连续注射5天，以及每周0.5 g/kg体重，每周0.8 g/kg体重，每2周1 g/kg体重，每周2 g/kg体重[76, 84, 85]。

没有任何研究评估过包括剖宫产和经阴道分娩在内的最佳的分娩方式[86, 87]。分娩方式的选择主要取决于产科医生和患者的意愿。此外，不推荐在分娩前对胎儿血液进行血小板计数，例如通过侵入性操作来采集胎儿血样和宫内输注血小板，因为该操作相关的发病和死亡风险（11%）等于或高于宫内出血及分娩时出血的风险[76]。如果需要侵入性操作采集胎儿血样和宫内输注血小板，应该选择经辐照、降低CMV感染风险处理、相关抗原阴性的血小板进行输注。应避免在分娩过程中使用增加胎儿出血风险的相关操作（如胎儿头皮电极、产钳等）。

婴儿出生后前几天最易发生出血，因此对新生儿管理的首要目标是预防严重出血，如ICH和死亡。专家建议将血小板计数作为血小板安全输注的阈值。但迄今为止，暂无任何随机对照研究明确这一阈值。无出血、无症状的新生儿的输注阈值建议为30 000/μL；对于有出血症状新生儿，如脑出血或胃肠出血，应当输注血小板，以保持其血小板计数最初至少在100 000/μL以上，然后维持在50 000/μL以上至少7天[85]。与输注HPA抗原未匹配的血小板相比较，输注HPA抗原匹配的血小板会使血小板计数增长更明显以及体内存活时间更长，所以输注HPA抗原匹配的血小板（母亲或供者）为一线治疗方案。如果HPA抗原匹配的血小板不能立即获得，那么可选择HPA抗原未匹配的血小板[88]。由于母亲血小板在血液采集和成分制备等方面实施较为不便，故选择输注母亲血小板会导致延迟输血。新生儿的血小板最低值通常出现在

出生后48小时内[89,90]，大多数新生儿的血小板计数在1~5周内回升[91]，在极少病例中，血小板减少可持续8~12周[85]。

二、免疫性血小板减少症

患有ITP、SLE或其他自身免疫系统疾病导致血小板减少的孕妇，其自身抗体可以通过胎盘，从而可能导致婴儿也发生血小板减少。通常，患有上述疾病的母亲分娩的婴儿，其血小板减少的程度和临床症状不及FNAIT严重。虽然很少发生有临床意义的出血，但由于出生后血小板计数常减低，新生儿仍需密切观察。

据估计，1/10 000 ~ 1/1 000的孕妇会发生ITP[92]。幸运的是，在妊娠期或分娩时胎儿或新生儿表现出有症状的出血并不常见[93]。所以ITP孕妇的管理与非ITP孕妇类似，发布的推荐和共识都是基于专家意见。美国血液病学会（American Society of Hematology，ASH）最新的指南指出，没有证据支持分娩时应常规进行胎儿血小板计数，而且也没有足够的数据表明产前或围产期存在血小板计数的"安全阈值"[94]。国际ITP管理专家小组建议，在妊娠期前两个月，当患者有出血症状并且血小板计数<20 000~30 000/μL时应进行治疗，或在术前提高血小板计数。对于需要治疗的孕妇，IVIG和口服皮质激素都有良好的效果[95]。

一项前瞻性研究表明，新生儿发生严重血小板减少（<50 000/μL）的概率为9%~15%，而脑出血的发生率为0~1.5%[95]。尽管孕妇血小板计数并不能预测新生儿血小板减少症的发生，但是对于既往有过娩出血小板减少新生儿的母亲来说，其再次娩出血小板减少新生儿的风险更高[93,96]。分娩方式应根据产科医生和患者的意愿来进行选择，类似于上文提到的FNAIT管理方案。

对有ITP病史的母亲，其婴儿在出生后应尽早进行血小板计数，在血小板计数恢复正常之前，应避免肌肉注射，如维生素K。同时需要对患有血小板减少症的新生儿（血小板计数<50 000/μL）做头部彩超以确定其是否有ICH。尽管大多数出血事件发生在分娩后24~48小时内，但很少有新生儿需要治疗。由于通常在新生儿出生后2~5天内血小板计数降到最低值，因此需要每天对婴儿血小板计数进行监测。如果出现临床出血症状或者血小板计数低于30 000/μL，应考虑进行IVIG治疗和/或血小板输注[97]。由于血小板减少症可能持续存在，并且可能是遗传性血小板减少症，因此应监测新生儿的血小板计数直到恢复正常。

有许多关于ITP管理的文献和指南，但对于其他自身免疫性疾病则较少有文献报道。继发于SLE的妊娠血小板减少症通常比由ITP引起的血小板减少轻。对于这些自身免疫性疾病相关的血小板减少症的治疗方法与ITP患者类似[97]。

要点

1. HDFN是由母体产生了针对父系红细胞抗原的同种抗体所致。母体IgG抗体可通过胎盘并破坏胎儿红细胞，引起胎儿贫血和高胆红素血症。
2. 临床上引起HDFN最常见的抗体是抗-D，抗-K1，抗-C，抗-c和抗-E以及其他一些有意义但不常见的抗体，ABO血型不合新生儿溶血病虽然更常见，但通常仅引起轻度至中度贫血。某些抗体，比如抗-I，抗-P1，抗-Le^a和抗-Le^b无临床意义。
3. 可以用母亲的血浆对cffDNA进行分子分型，从而鉴定胎儿红细胞抗原类型。用分子分型对父亲RHD杂合性进行检测，也能预测胎儿遗传的类型。
4. 对于IUT的输血治疗，应选择经辐照、降低CMV感染风险处理、血红蛋白S阴性的O型（大多数情况下）红细胞，并且采集时间小于7天。
5. 玫瑰花结试验对10 mL或10 mL以上的FMH出血的检测比较敏感，KB法用于FMH定量。与KB法相比，流式细胞术可以更精确检测血红蛋白F和/或D抗原阳性的红细胞。
6. 计算RhIG的剂量时小数点后的数字应四舍五入，并在该结果的基础上再加1。
7. 胎儿新生儿同种免疫性血小板减少症，首次妊娠17周时便可产生血小板抗体，妊娠20周即可发生胎儿血小板减少症。既往免疫性血小板减少症胎儿的妊娠史，可以用于预测今后妊娠中，胎儿发生免疫性血小板减少症的可能性。
8. 用来治疗新生儿血小板减少症和避免出血时，应选择经辐照、降低CMV感染风险处理的血小板。如果有可匹配的HPA抗原阴性的血小板，可使输血后的血小板计数增加更多。
9. 如果可行，输注HPA匹配的血小板为FNAIT的一线治疗方案。如果 HPA 匹配的血小板不能立即获得，应选择使用 HPA 未匹配的血小板。

10. 有自身免疫性疾病的母亲的新生儿其血小板减少症往往比 FNAIT 的症状轻。

参考文献

[1] Firan M, Bawdon R, Radu C, et al. The MHC class I-related receptor, FcRn, plays an essential role in the maternofetal transfer of gamma-globulin in humans. Int Immunol 2001; 13: 993-1002.

[2] Pollock JM, Bowman JM. Anti-Rh(D) IgG subclasses and severity of Rh hemolytic disease of the newborn. Vox Sang 1990; 59: 176-179.

[3] Dennery PA, Seidman DS, Stevenson DK. Neonatal hyperbilirubinemia. N Engl J Med 2001; 344: 581-590.

[4] Al-Alaiyan S, al Omran A. Late hyporegenerative anemia in neonates with Rhesus hemolytic disease. J Perinat Med 1999; 27: 112-115.

[5] Vaughan JI, Manning M, Warwick RM, et al. Inhibition of erythroid progenitor cellsby anti-Kell antibodies in fetal alloimmune anemia. N Engl J Med 1998; 338: 798-803.

[6] Endo Y, Ito S, Ogiyama Y. Suspected anemia caused by maternal anti-Jra antibodies: A case report. Biomark Res 2015; 3: 23.

[7] Yasuda H, Ohto H, Nollet KE, et al. Hemolyticdisease of the newborn with late onset anemia due to anti M: A case report and review of the Japanese literature. Transfus Med Rev 2014; 28: 1-6.

[8] Blackall DP, Pesek GD, Montgomery MM, et al. Hemolytic disease of fetus and newborn due to anti-Ge3: Combined antibody-dependent hemolysis and erythroid precursor cell growth inhibition. Am J Perinatol 2008; 25 (9): 541-545.

[9] Arndt PA, Garratty G, Daniels G, et al. Late onset neonatal anaemia due to maternal anti-Ge: Possible association with destruction of erythroid progenitors. Transfus Med 2005; 15(2): 125-132.

[10] Ping L, Pang LH, Liang HF, et al. Maternal IgG anti-A and anti-B titer levels screening in predicting ABO hemolytic disease of the newborn: A meta-analysis. Fetal Pediatr Pathol 2015; 34: 341-350.

[11] Delaney M, Wikman A, van de Watering L, et al. Blood Group Antigen Matching Influence on Gestational Outcomes (AMIGO) study. Transfusion 2017; 57: 525-532.

[12] Bowman JM, Pollock JM, Penston LE. Fetomaternal transplacental hemorrhage during pregnancy and after delivery. Vox Sang 1986; 51: 117-121.

[13] Sebring ES, Polesky HF. Fetomaternal hemorrhage: Incidence, risk factors, time of occurrence, and clinical effects. Transfusion 1990; 30: 344-357.

[14] Zipursky A, Pollock J, Chown B, Israels LG. Transplacental foetal hemorrhage after placental injury during delivery or amniocentesis. Lancet 1963; 7: 493-494.

[15] Bhutani VK, Zipursky A, Blencowe H, et al. Neonatal hyperbilirubinemia and Rhesus disease of the newborn: Incidence and impairment estimates for 2010 at regional and global levels. Pediatr Res 2013; 74(Suppl 1): 86-100.

[16] Zipursky A, Paul VK. The global burden of Rh disease. Arch Dis Child Fetal Neonatal Ed 2011; 96(2): 84-85.

[17] Bowman JM. The prevention of Rh immunization. Transfus Med Rev 1988; 2: 129-150.

[18] Bowman JM. Controversies in Rh prophylaxis. Who needs Rh immune globulin and when should it be given? Am J Obstet Gynecol 1985; 151: 289-294.

[19] Ayache S, Herman JH. Prevention of D sensitization after mismatched transfusion of blood components: Toward optimal use of RhIG. Transfusion 2008; 48: 1990-1999.

[20] Reid ME, Lomas-Francis C, Olsson ML. The blood group antigen factsbook. 3rd ed. San Diego, CA: Academic Press, 2012.

[21] Koelewijn JM, Vrijkotte TG, van der Schoot CE, et al. Effect of screening for red cell antibodies, other than anti-D, to detect hemolytic disease of the fetus and newborn: A population study in the Netherlands. Transfusion 2008; 48: 941.

[22] Markham KB, Rossi KQ, Nagaraja HN, O'Shaughnessy RW. Hemolytic disease of the fetus and newborn due to multiple maternal antibodies. Am J Obstet Gynecol 2015; 213: 68.61-65.

[23] Moise KJ Jr, Argoti PS. Management and prevention of red cell alloimmunization in pregnancy: A systematic review. Obstet Gynecol 2012; 120: 1132-1139.

[24] De Young-Owens A, Kennedy M, Rose RL, et al. Anti-M isoimmunization: Management and outcome at the Ohio State University from 1969 to 1995. Obstet Gynecol 1997; 90: 962-966.

[25] Stetson B, Scrape S, Markham KB. Anti-M alloimmunization: Management and outcome at a single institution. AJP Rep 2017; 7: 205-210.

[26] Wagner FF, Flegel WA. RHD gene deletion occurred in

the Rhesus box. Blood 2000; 95: 3662.

[27] Finning KM, Martin PG, Soothill PW, Avent ND. Prediction of fetal D status from maternal plasma: Introduction of a new noninvasive fetal RHD genotyping service. Transfusion 2002; 42: 1079.

[28] Van der Schoot E, De Haas M, Clausen FB. Genotyping to prevent Rh disease: Has the time come? Curr Opin Hematol 2017; 24: 544-550.

[29] Bachegowda LS, Cheng YH, Long T, Shaz BH. Impact of uniform methods on interlaboratory antibody titration variability: Antibody titration and uniform methods. Arch Pathol Lab Med 2017; 141: 131-138.

[30] Zwingerman R, Jain V, Hannon J, et al. Alloimmune red blood cell antibodies: Prevalence and pathogenicity in a Canadian prenatal population. J Obstet Gynaecol Can 2015; 37(9): 784-790.

[31] Judd WJ for the Scientific Section Coordinating Committee. Guidelines for prenatal and perinatal immunohematology. Bethesda, MD: AABB, 2005.

[32] Slootweg YM, Lindenburg IT, Koelewijn JM, et al. Predicting anti-Kell-mediated hemolytic disease of the fetus and newborn: Diagnostic accuracy of laboratory management. Am J Obstet Gynecol 2018; 219(4): 393.1-8.

[33] Biale Y, Dvilansky A. Management of pregnancies with rare blood types. Acta Obstet Gynecol Scand 1982; 61: 219.

[34] Mandelbrot L, Daffos F, Forestier F. Assessment of fetal blood volume for computer-assisted management of in utero transfusion. Fetal Ther 1988; 3: 60-66.

[35] Radunovic N, Lockwood CJ, Alvarez M, et al. The severely anemic and hydropic isoimmune fetus: Changes in fetal hematocrit associated with intrauterine death. Obstet Gynecol 1992; 79: 390-393.

[36] Mari G, Norton ME, Stone J, et al. Society for Maternal-Fetal Medicine (SMFM) clinical guideline #8: The fetus at risk for anemia—Diagnosis and management. Am J Obstet Gynecol 2015; 212(6): 697.

[37] Lindenburg IT, Smits-Wintjens VE, van Klink JM, et al. Long-term neurodevelopmental outcome after intrauterine transfusion for hemolytic disease of the fetus/newborn: The LOTUS study. Am J Obstet Gynecol 2012; 206: 141.141-148.

[38] Margulies M, Voto LS, Mathet E, Margulies M. High-dose intravenous IgG for the treatment of severe Rhesus alloimmunization. Vox Sang 1991; 61: 181-189.

[39] Ruma MS, Moise KJ Jr, Kim E, et al. Combined plasmapheresis and intravenous immune globulin for the treatment of severe maternal red cell alloimmunization. Am J Obstet Gynecol 2007; 196: 138.131-136.

[40] Padmanabhan A, Connelly-Smith L, Aqui N, et al. Guidelines on the use of therapeutic apheresis in clinical practice - Evidence-based approach from the Writing Committee of the American Society for Apheresis: The eighth special issue. JClin Apher 2019; 34(3): 171-354.

[41] American Academy of Pediatrics Subcommittee on Hyperbilirubinemia. Management of hyperbilirubinemia in the newborn infant 35 or more weeks of gestation. Pediatrics 2004; 114: 297-316.

[42] Smits-Wintjens VE, Walther FJ, Rath ME, et al. Intravenous immunoglobulin in neonates with Rhesus hemolytic disease: A randomized controlled trial. Pediatrics 2011; 127: 680-686.

[43] Figueras-Aloy J, Rodriguez-Miguelez JM, Iriondo-Sanz M, et al. Intravenous immunoglobulin and necrotizing enterocolitis in newborns with hemolytic disease. Pediatrics 2010; 125: 139-144.

[44] Christensen RD, Ilstrup SJ, Baer VL, Lambert DK. Increased hemolysis after administering intravenous immunoglobulin to a neonate with erythroblastosis fetalis due to Rh hemolytic disease. Transfusion 2015; 55: 1365-1366.

[45] ACOG practice bulletin. Prevention of Rh D alloimmunization. Number 4, May 1999 (replaces educational bulletin Number 147, October 1990). Clinical management guidelines for obstetrician-gynecologists. AmericanCollege of Obstetrics and Gynecology. Int J Gynaecol Obstet 1999; 66: 63-70.

[46] Daniels G, Finning K, Martin P, Massey E. Noninvasive prenatal diagnosis of fetal blood group phenotypes: Current practice and future prospects. Prenat Diagn 2009; 29: 101-107.

[47] Clausen FB. Integration of noninvasive prenatal prediction of fetal blood group into clinical prenatal care. Prenat Diagn 2014; 34: 409-415.

[48] Kumpel BM. On the immunologic basis of Rh immune globulin (anti-D) prophylaxis. Transfusion 2006; 46: 1652-1656.

[49] Brinc D, Lazarus AH. Mechanisms of anti-D action in the prevention of hemolytic disease of the fetus and newborn. Hematology Am Soc Hematol Educ Program 2009: 185-191.

[50] Stowell SR, Arthur CM, Girard-Pierce KR, et al. Anti-KEL sera prevents alloimmunization to transfused KEL RBCs in a murine model. Haematologica 2015; 100: 394

-397.

[51] Sandler SG, Roseff SD, Domen RE, et al. Policies and procedures related to testing for weak D phenotypes and administration of Rh immune globulin: Results and recommendations related to supplemental questions in the Comprehensive Transfusion Medicine survey of the College of American Pathologists. Arch Pathol Lab Med 2014; 138: 620-625.

[52] Sandler SG, Flegel WA, Westhoff CM, et al. It's time to phase in RHD genotyping for patients with a serologic weak D phenotype. Transfusion 2015; 55: 680-690.

[53] Pham BN, Roussel M, Peyrard T, et al. Anti-D investigations in individuals expressing weak D Type 1 or weak D Type 2: Allo- or autoantibodies? Transfusion 2011; 51: 2679-2685.

[54] Kacker S, Vassallo R, Keller MA, et al. Financial implications of RHD genotyping of pregnant women with a serologic weak D phenotype. Transfusion 2015; 55: 2095-2103.

[55] Haspel RL, Westhoff CM. How do I manage Rh typing in obstetric patients? Transfusion 2015; 55: 470-474.

[56] Sandler SG, Chen LN, Flegel WA. Serological weak D phenotypes: A review and guidance for interpreting the RhD blood type using the RHD genotype. Br J Haematol 2017; 179: 10-19.

[57] Qureshi H, Massey E, Kirwan D, et al. BCSH guideline for the use of anti-D immunoglobulin for the prevention of haemolytic disease of the fetus and newborn. Transfus Med 2014; 24: 8-20.

[58] Judd WJ, Luban NLC, Ness PM, et al. Prenatal and perinatal immunohematology: Recommendations for serologic management of the fetus, newborn infant, and obstetric patient. Transfusion 1990; 30: 175-183.

[59] Kelsey P, Reilly JT, Chapman JF, et al for the working party of the BCSH Blood Transfusion and General Haematology Task Forces. The estimation of fetomaternal haemorrhage. Transfus Med 1999; 9: 87-92.

[60] Sandler SG, Delaney M, Gottschall JL. Proficiency tests reveal the need to improve laboratory assays for fetomaternal hemorrhage for Rh immunoprophylaxis. Transfusion 2013; 53: 2098-2102.

[61] Chen JC, Davis BH, Wood B, Warzynski MJ. Multicenter clinical experience with flow cytometric method for fetomaternal hemorrhage detection. Cytometry 2002; 50: 285-290.

[62] Pham HP, Marques MB, Williams LA 3rd. Rhesus Immune Globulindosing in the obesity epidemic era (letter). Arch Pathol Lab Med 2015; 139: 1084.

[63] Woo EJ, Kaushal M. Rhesus Immunoglobulin dosage and administration in obese individuals (comment). Arch Pathol Lab Med 2017; 141: 17.

[64] Koelewijn JM, de Haas M, Vrijkotte TG, et al. Risk factors for RhD immunisation despite antenatal and postnatal anti-D prophylaxis. BJOG 2009; 116: 1307-1314.

[65] Callum JL, Waters JH, Shaz BH, et al. The AABB recommendations for the Choosing Wisely campaign of the American Board of Internal Medicine. Transfusion 2014; 54: 2344.

[66] Schonewille H, Klumper FJ, van de Watering LM, et al. High additional maternal red cell alloimmunization after Rhesus-and K-matched intrauterine intravascular transfusions for hemolytic disease of the fetus. Am J Obstet Gynecol 2007; 196: 143e1-143e6.

[67] Schonewille H, Prinsen-Zander KJ, Reijnart M, et al. Extended matched intrauterine transfusions reduce maternal Duffy, Kidd, and S antibody formation. Transfusion 2015; 55: 2912-2919.

[68] Reese JA, Peck JD, Deschamps DR, et al. Platelet counts during pregnancy. N Engl J Med 2018; 379(1): 32-43.

[69] Kelton JG. Idiopathic thrombocytopenic purpura complicating pregnancy. Blood Rev 2002; 16: 43-46.

[70] Davoren A, Curtis BR, Aster RH, McFarland JG. Human platelet antigen-specific alloantibodies implicated in 1162 cases of neonatal alloimmune thrombocytopenia. Transfusion 2004; 44: 1220-1225.

[71] Ohto H, Miura S, Ariga H, et al. The natural history of maternal immunization against foetal platelet alloantigens. Transfus Med 2004; 14(6): 399-408.

[72] Turner ML, Bessos H, Fagge T, et al. Prospective epidemiologic study of the outcome and costeffectiveness of antenatal screening to detect neonatal alloimmune thrombocytopenia due to anti-HPA-1a. Transfusion 2005; 45: 1945-1956.

[73] WilliamsonLM, Hackett G, Rennie J, et al. The natural history of fetomaternal alloimmunization to the platelet-specific antigen HPA-1a (PlA1, Zwa) as determined by antenatal screening. Blood 1998; 92: 2280-2287.

[74] Kamphuis MM, Paridaans N, Porcelijn L, et al. Screening in pregnancy for fetal or neonatal alloimmune thrombocytopenia: Systematic review. BJOG 2010; 117(11): 1335-1343.

[75] Kjeldsen-Kragh J, Killie MK, Tomter G, et al. A screening and intervention program aimed to reduce mor-

tality and serious morbidity associated with severe neonatal alloimmune thrombocytopenia. Blood 2007; 110(3): 833-839.

[76] Winklehorst D, Murphy MF, Greinacher A, et al. Antenatal management in fetal and neonatal alloimmune thrombocytopenia: A systematic review. Blood 2017; 129(11): 1538-1547.

[77] Tiller H, Kamphuis MM, Flodmark O, et al. Fetal intracranial haemorrhages caused by fetal and neonatal alloimmune thrombocytopenia: An observational cohort study of 43 cases from an international multicentre registry. BMJ Open 2013; 3: 3.

[78] Bussel JB, Berkowitz RL, Hung C, et al. Intracranial hemorrhage in alloimmune thrombocytopenia: Stratified management to prevent recurrence in the subsequent affected fetus. Am J Obstet Gynecol 2010; 203(2): 135e13-14.

[79] Winkelhorst D, Kamphuis MM, Steggerda SJ, et al. Perinatal outcome and long-term neurodevelopment after intracranial haemorrhage due to fetal and neonatal alloimmune thrombocytopenia. Fetal Diagn Ther 2019; 45(3): 184-191.

[80] Bussel JB, Zabusky MR, Berkowitz RL, McFarland JG. Fetal alloimmunethrombocytopenia. N Engl J Med 1997; 337: 22-26.

[81] Le Toriellec E, Chenet C, Kaplan C. Safe fetal platelet genotyping: New developments. Transfusion 2013; 53: 1755-1762.

[82] Scheffer PG, Ait Soussan A, Verhagen OJ, et al. Noninvasive fetal genotyping of human platelet antigen-1a. BJOG 2011; 118: 1392-1395.

[83] Wilson RD, Gagnon A, Audibert F, et al. Prenatal diagnosis procedures and techniques to obtain a diagnostic fetal specimen or tissue: Maternal and fetal risks and benefits. J Obstet Gynaecol Can 2015; 37(7): 656-668.

[84] Lakkaraja M, Berkowitz RL, Vinograd CA, et al. Omission of fetal sampling in treatment of subsequent pregnancies in fetal-neonatal alloimmune thrombocytopenia. Am J Obstet Gynecol 2016; 215(4): 471.1-9.

[85] Lieberman L, Greinacher A, Murphy MF, et al. Fetal and neonatal alloimmune thrombocytopenia: Recommendations for evidence-based practice, an international approach. Br J Haematol 2019; 185(3): 549-562.

[86] van den Akker ES, Oepkes D, Lopriore E, et al. Vaginal delivery for fetuses at risk of alloimmune thrombocytopenia? Br J Obstet Gynaecol 2006; 113: 781-783.

[87] Ghevaert C, Campbell K, Walton J, et al. Management and outcome of 200 cases of fetomaternal alloimmune thrombocytopenia. Transfusion 2007; 47: 901-910.

[88] Chakravorty S, Roberts I. HowI manage neonatal thrombocytopenia. Br J Haematol 2012; 156: 155-162.

[89] Allen D, Verjee S, Rees S, et al. Platelet transfusion in neonatal alloimmune thrombocytopenia. Blood 2007; 109(1): 388-389.

[90] Kiefel V, Bassler D, Kroll H, et al. Antigenpositiveplatelet transfusion in neonatal alloimmune thrombocytopenia (NAIT). Blood 2006; 107(9): 3761-3763.

[91] Galea P, Patrick MJ, Goel KM. Isoimmune neonatal thrombocytopenic purpura. Arch Dis Child 1981; 56(2): 112-115.

[92] Gill KK, Kelton JG. Management of idiopathic thrombocytopenic purpura in pregnancy. Semin Hematol 2000; 37: 275-289.

[93] Webert KE, Mittal R, Sigouin C, et al. A retrospective 11-year analysis of obstetric patients with idiopathic thrombocytopenic purpura. Blood 2003; 102: 4306-4311.

[94] Neunert C, Lim W, Crowther M, et al. The American Society of Hematology 2011 evidence-based practice guideline for immune thrombocytopenia. Blood 2011; 117: 4190-4207.

[95] Provan D, Stasi R, Newland AC, et al. International consensus report on the investigation and management of primary immune thrombocytopenia. Blood 2010; 115: 68.

[96] Koyama S, Tomimatsu T, Kanagawa T, et al. Reliable predictors of neonatal immune thrombocytopenia in pregnant women with idiopathic thrombocytopenic purpura. Am J Hematol 2012; 87: 15-21.

[97] Gernsheimer T, James A, Stasis R. How I treat thrombocytopenia in pregnancy. Blood 2013; 121(1): 38-47.

第 24 章

新生儿和儿童输血实践

儿童患者输血实践，特别是新生儿不同于成人[1]。这些差异与从胎儿到青少年过渡期的生理变化有关，在新生儿和儿童这个多样化群体中，血容量、造血和凝血功能、免疫系统成熟度以及对低血容量和缺氧的生理反应都是多变的，使得儿童输血实践更为错综复杂。随着新生儿学科的进步，越来越多的超早早产儿能够存活下来，而新生儿输血的对象也绝大多数是极低出生体重儿（very low birthweight，VLBW）[2]。本章将讨论新生儿和儿童输血实践中的两个不同的时期：4 个月以下的婴儿以及 4 个月以上的婴幼儿和儿童。此外，特殊儿童群体的输血实践也将在本章进行阐述。

第一节　造血、凝血和生理

一、新生儿

4 个月以下的患儿，血容量或血浆容量少且器官系统功能不成熟，需要特殊的方法进行输血。这一点对于极低体重出生儿（<1500 g）和超低体重出生儿（<1000 g）来说尤其重要。健康新生儿脐带血平均血红蛋白（hemoglobin，Hb）水平为 169±16 g/L，而早产儿为 159±24 g/L。Hb 浓度通常在出生后的最初几周下降，导致婴儿期生理性贫血。这类贫血对于足月婴儿来说是自限性的，通常不具有危害性，但对于早产儿来说则令人担忧[3]。

Hb 下降速率与出生时的胎龄相关。出生后 4~8 周，体重在 1 000~1 500 g 的早产儿，其 Hb 可降至 80 g/L；出生时体重小于 1 000 g 的早产儿，其 Hb 可降至 70 g/L[4]。Hb 的生理性下降受以下几个因素影响：①促红细胞生成素（erythropoietin，EPO）减少导致红细胞生成减少；②胎儿红细胞存活率降低；③生长迅速导致血容量增加。由于肺血流量增加，动脉血氧分压或局部氧分压（PaO_2）升高，以及红细胞中 2，3-二磷酸甘油酸（2，3-diphosphoglycerate，2，3-DPG）和 HbA 增加，组织供氧增加，从而使 EPO 生成减少[5]。

足月儿和早产儿的血小板计数值与儿童和成人接近。早在妊娠 6 周时便可在胎儿的肝脏中发现促血小板生成素。然而，由于各种原因，新生儿重症监护室（intensive care units，ICU）中血小板减少症（血小板计数值 < 15 000/uL）的发生率可高达 25%[6]。

新生儿维生素 K 依赖性凝血因子（Ⅱ、Ⅶ、Ⅸ和Ⅹ因子）、接触因子（Ⅺ因子、Ⅻ因子、前激肽释放酶和高分子激肽原）均处于低水平，凝血实验室结果会受到影响[7, 8]（表 24-4）。此外，天然的抗凝剂（蛋白 C、蛋白 S 以及抗凝血酶）也处于低水平[8]。尽管如此，健康新生儿的凝血和抗凝系统通常是保持平衡的，很少出现自发性出血和血栓形成（表 24-1）[9]。然而，新生儿凝血和抗凝系统的储备代偿能力有限。在 VLBW 早产儿和足月儿的体内血小板的功能似乎是存在差异的。一项体外实验通过表皮抑制性血管性假血友病因子（von Willebrand factor，vWF）建立的动脉剥离模型发现，与足月儿相比，VLBW 早产儿的血小板与 vWF 的相互作用增强，且血小板表面糖蛋白 Ibα（GPIbα）的表达增强。除此之外，这些以固定模式附着在 vWF 上的血小板与其他来自新生儿群体的血小板无异[10]。但不能确定这是 VLBW 早产儿对高出血风险的代偿机制，还是导致其高出血风险的原因。一项研究对血小板计数值<100 000/uL 的 33 周以

内早产儿采用血小板功能分析仪(PFA)-100 进行血小板功能分析，发现其中出血风险得分较高的早产儿其二磷酸腺苷(ADP)诱导封闭时间延长[11]。鉴于该试验需要大量血液，这个是否能被新生儿科医生接受，并作为 ADP 诱导封闭时间延长的患儿输注血小板的指导依据，仍有待观察。无论研究结果如何，在出生一周的早产患儿中，严重的出血或血栓形成(相比出血更少见)均有可能发生。

表 24-1　止凝血的实验室筛查：新生儿 vs. 成人 *

	早产儿 vs. 足月儿	新生儿 vs. 较大儿童/成人	达到成人水平时的年龄[1]
aPTT	延长	延长	16 岁
PT	延长	相同或延长	16 岁
TT	延长	相同或延长	5 岁
BT	延长[2]	缩短	1 个月
PFA-100	延长[2]	缩短	1 个月
血栓弹力图			
R 值	相同	缩短	3 个月
K 值	相同	缩短	3 个月
G 值	更强	更强	3 个月

* 经 Revel-Vilk 许可修改 * 。

[1]报告的最大年龄。

[2]在出生后 7~10 天内采集标本。

aPTT：活化部分凝血活酶时间；PFA：血小板功能分析；ROTEM：旋转血栓弹力测定法；TEG：血栓弹力图(ROTEM 和 TEG 均为全血止血试验中的粘弹性检测方法)。

早产儿和新生儿的免疫功能均不成熟，他们很少产生红细胞意外抗体(无论是 IgG 类还是 IgM 类抗体)。这种红细胞意外抗体缺乏的原因目前尚不明确，已有假说认为是由于辅助 T 细胞功能缺陷，抑制 T 细胞活性增强，或抗原提呈细胞功能低下造成的[12]。早产儿和新生儿的细胞免疫应答也未完全成熟，使婴儿易患输血相关性移植物抗宿主病(transfusion-associated graft-vs-host disease, TA-GVHD)。

4 个月以下的婴幼儿，因其肝脏功能未健全，不能有效地代谢枸橼酸盐，使得他们易发生酸中毒和/或低血钙。与大龄幼儿和儿童相比，婴幼儿肾小球滤过率低，浓缩能力差，难以排泄过量的钾离子、钙离子和酸性代谢产物。此外，出生后 3 天内的婴儿与 3 天以上的婴儿相比，甲状旁腺激素分泌对低钙的刺激不敏感，因而在全血置换过程中枸橼酸盐可导致钙离子降低，需要注意[13]。

二、4 个月以上婴幼儿

在新生儿期后血红蛋白持续上升，直至在青少年期结束时达到成人水平。在 6 个月时，婴幼儿的凝血和抗凝因子水平可与成年人相当[14]。

第二节　新生儿红细胞输注

这一节主要用来回顾在新生儿输血实践过程中需重点关注的各个方面。除后文第一部分所提及的输血相关注意事项外，后续部分还会介绍到输血适应证、阈值、血液置换，以及新生儿特殊疾病。

一、输血注意事项

1. 体表面积和血容量

一个足月新生儿的血容量约为 85 mL/kg，而早产儿则为 100 mL/kg[15]。血库应当能够提供适宜容量的血液成分以避免血液浪费[16]。大部分需要多次输血的早产儿体重往往低于 1.0 kg(28 周龄)[17]。

多种因素导致患病新生儿频繁输血，其中包括因反复采血检查导致的医源性失血。由于新生儿通过增快心率进行代偿的能力有限，故难以耐受低血容量(失血量>10%总血容量)。在这种情况下，心输出量的减少(以及外周血管阻力增加以维持血压)，最终导致组织血液灌注和氧合不足，发生代谢性酸中毒[18]。在某些临床情况下或存在有症状的贫血时，通常需要输注红细胞来维持目标血红蛋白水平。接下来会详细阐述[2,19-20]。

2.促红细胞生成素的生理功能和治疗

与成人和年龄较大的儿童相比，新生儿在缺氧时 EPO 生成量相对减少，这可能是为了避免胎儿在宫内低氧环境中引发红细胞增多症。无论贫血程度如何，大部分早产儿 EPO 生成量都极少[21,22]。这是由于，早产儿的 EPO 生成持续依赖于肝脏，而这种模式通常会受到宫内低氧环境的调控。而受到更高 pO2 调控的肾脏 EPO 生成也通常不在胎儿足月娩出后发生[5]。

早期使用促红细胞生成剂(erythropoiesis-stimulating agents, ESAs)如重组人类促红细胞生成素，作为输血的替代方案，能够减少高危新生儿的输血次数。然而，最近的一项 Meta 分析(选取了 34 项研究，共 3643 名婴幼儿)发现，早期对早产儿或低出生体重儿采用 ESAs 治疗(相比不治疗组或安慰剂组)仅能较低程度的减少总的输血次数，并不能减少献血者暴露。在 ESAs 治疗组，坏死性小结肠炎(necrotizing enterocolitis, NEC)的发生率有所下降[NEC：相对风险度(relative risk, RR)，0.62；95% 置信区间(confidence interval, CI)，0.48～0.80]，且在神经系统发育的转归方面，ESAs 治疗组有一定优势[23]。然而更早的研究显示，给早产儿或低出生体重儿使用 ESAs 可能会加重早产儿视网膜病[24]和增加婴幼儿血管瘤的发病率[25]。随着严紧输血策略被广为接受，临床医生已经减少了极低体重患儿的采血次数和床旁检测的采血量，使得医源性贫血的发生率和输血次数减少[26,27]。再结合给早产儿提供单一献血者的小剂量分袋血以满足多次输注需求，通常能取得与 EPO 治疗相同的疗效，即减少输血次数和献血者暴露。

3.冷应激反应

低温可激发新生儿一系列反应，包括：①代谢率升高；②低血糖；③代谢性酸中毒；④可能会导致缺氧、低血压和心脏骤停的窒息事件[28]。所有大容量输血包括新生儿换血治疗都需要用输液管路加热的方式进行血液加温，以预防低体温的危害。不宜使用辐射加热器给血液加温，以避免溶血风险。此外，如新生儿在接受光疗，输血管路宜尽量避免暴露在光疗灯下，以预防溶血发生[29]。

4.红细胞添加液

过去，给儿童输注的红细胞都用 CPDA-1 作为抗凝保护剂[30,31]。然而，随着腺嘌呤和甘露醇的添加，红细胞保存液(AS)有了改进，延长了红细胞的保质期。很多专家开始考虑它的安全性。其中值得注意的是 AS 保存液中腺嘌呤的剂量以及其与肾脏毒性的关系。甘露醇是一种强有力的利尿药，对血流动力学有影响，可导致早产儿脑血流不稳定。由于使用 AS 延长了保质期，1 单位红细胞可制成的小剂量血数量增加，可能会进一步减少献血者与受血者间的接触频次。

Luban 及其同事针对各种临床情况进行计算分析，小剂量输入含有红细胞保存液的红细胞不存在重大风险[32]。一项评价短期 vs 长期保存红细胞输注效果的前瞻性随机对照研究发现，对于婴幼儿群体，使用 AS-1 或 AS-3 保存的长期保存红细胞和使用 CPDA 保存的新鲜红细胞，其输注的效果和安全性相当[30,31](详见下文)。

由于尚不清楚 AS 是否对肾功能不全或肝功能不全的患者有不利影响，部分输血科会将 AS 从红细胞中清除，特别是多次输注来源于同一单位血液成分的小剂量血时；然而，对多数医疗机构而言技术上难以实现。当创伤后大量输血时、体外膜肺氧合疗法和心脏手术或换血治疗时，输注添加 AS 保存液的红细胞的安全性尚未可知。美国最近一项关于新生儿大量输血的医院调查显示，有 43%的医院使用的是 AS-3 保存的红细胞，有 29%的医院使用的是 AS-1 保存的红细胞，以及有 28%的医院使用的是 CPD 或 CPDA 保存的红细胞[33]。在进行大量输血时，使用添加 AS 保存液的红细胞宜谨慎[32,34,35]。

在进行大量输血时，宜随时监测血液中钙离子和钾离子的浓度。同时，宜备有血液加温器用以预防低体温反应[36]。当然，这些注意事项也同样适用于新生儿和幼儿。

5.红细胞保存时间及保存损伤

尽管悬浮红细胞的血钾水平较高，但小剂量缓慢输注对 4 个月以下婴儿的血清钾浓度几乎没有影响。在计算输入的钾离子量时，Strauss 研究发现在保存液中保存 42 天的 1 单位悬浮红细胞(血细胞比容为 80%)，当以 10 mL/kg 的剂量输注时会同时把

2 mL 含有 0.1 mmol/L 钾离子的血浆输入血液循环中[37, 38]。这一剂量的钾离子远远低于患儿每公斤体重 2~3 mmol/L 钾离子的日常需求。必须强调的是，此计算方法不适用于大量红细胞(>20 mL/kg)输注。尤其是在手术、换血或使用 ECMO 时[39, 40]。

血液采集保存时采用的红细胞抗凝保存液类型决定了钾渗漏量[37, 41]。此外，血液成分的特殊处理，如辐照，可以增加钾渗漏。如果辐照或其他处理后，血液成分保存时间超过 24h 可能需要在输注前洗涤，以去除多余的钾离子[42]。经中心静脉或心内直接输注陈旧红细胞或辐照红细胞(辐照后保存时间>1 天后输注)的婴幼儿，有发生严重不良反应的报道，包括心脏骤停和死亡[43, 44]。一种更为实用的方法是使用未洗涤的、小剂量的 AS 保存的血液成分给新生儿输血，但要求这些血液不能超过一定的保存期限，包括血液辐照后的保存时间[45]。

红细胞在保存 1~2 周后，其 2, 3-DPG 的含量会迅速下降。2, 3-DPG 降低不会影响大龄儿童和成年患者，因为他们有能力补充缺失的 2, 3-DPG，并能通过增加心率来代偿缺氧。而小于 4 个月的婴幼儿因其细胞内 2, 3-DPG 含量低，所以无法有效地做到这一点，尤其当发生呼吸窘迫综合征或脓毒性休克时，其细胞内 2, 3-DPG 的水平甚至更低。因此，如果新生儿输注了大量 2, 3-DPG 缺乏的血液，会导致 Hb 氧离解曲线左移，Hb 的氧亲和力升高，氧释放困难，最终使组织氧供减少[46]。而这种血红蛋白氧解离曲线的改变可以通过缺氧后 pH 降低和 PCO_2 升高来反向调节。因此，建议新生儿换血和大量输血时使用保存<14 天的红细胞，但可能因不同医院的规定不同而有所变化。

红细胞保存时间缩短或“保存损伤”已经在体外试验及许多回顾性研究中得到证实。加拿大进行了一项关于“早产儿输注的红细胞保存时间(age of red blood cells in premature infants, ARIPI)”的随机对照试验，受试者为低出生体重儿，随机分组，一组给保存小于等于 7 天的红细胞(平均保存时间为 5.1 天，n=188)，另一组或是保存时间 2~42 天的标准红细胞(平均保存时间为 14.6 天，n=189)[47]。主要复合终点指标包括坏死性小肠结肠炎(necrotizing enterocolitis, NEC)、脑室内出血(intraventricular hemorrhage, IVH)和支气管肺发育不良。ARIPI 研究发现两组间的主要终点指标无显著差异，表明在早产儿人群中红细胞的保存时间对常见并发症发生率没有影响。ARIPI 试验结论的可靠性受到质疑，因为该试验采用了宽松输血策略(HB 阈值为 10g/dL)，使用的是 SAGM(氯化钠溶液、腺苷、葡萄糖和甘露醇)保存的悬浮红细胞和用平均血液保存时间来计算结果，而该研究中所采用的输血策略，红细胞保存液和保存时间并不能代表美国大多数医院的通常做法[48]。

6. 相容性检测

AABB 标准中关于血库及输血科(标准)允许对 4 个月以下的婴幼儿进行有限的输血前血清学检测[49(pp39-40)]。首次检测必须包括对患儿红细胞进行 ABO 血型和 RhD 血型测定，以及筛查患儿或母亲血浆(血清)中的红细胞意外抗体。在住院期间，只要满足以下所有标准，就不需要再进行交叉配血试验以及 ABO 血型、RhD 血型的重复测定：①抗体筛查结果阴性时；②输注 O 型悬浮红细胞、ABO 同型悬浮红细胞或 ABO 血型相容的悬浮红细胞时；③所输红细胞为 RhD 抗原阴性或与患者 RhD 血型一致时。4 个月以下的婴幼儿不必要检测抗-A 和抗-B 的反定型试验，但是，在发出非 O 型悬浮红细胞之前，检测患儿血浆或血清中被动获得的母源抗-A 或抗-B 是必要的，并宜做抗球蛋白试验。如果存在抗体，必须输注与母亲 ABO 血型相容的红细胞，直到检测不到该获得性抗体为止。

如果在患儿或母亲的血液标本中检测到意外的非 ABO 血型同种抗体，患儿只能输注缺乏相应抗原或交叉配血相合的红细胞。这种输血原则宜持续到在患儿的血浆或血清中检测不到母源性抗体为止。复查患儿抗体的频率依据医院输血科的操作流程。4 个月以下的婴幼儿由于免疫功能不成熟，因此一旦获得抗体阴性的筛查结果，就不再需要交叉配血和使用抗原阴性的血液。

多项观察性研究表明，在新生儿期对红细胞抗原产生同种异体免疫是罕见的[12, 50, 51]。因此，虽然成人和超过 4 个月大的儿童需要反复的配型和筛查，但 4 个月以下的婴儿是不必要的，并且这有可能导致严重的医源性失血。此外，宜避免给受血者输注任何可能带有高效价不规则抗体的血液成分[52]。

二、输血的指征及输注阈值

相比其他年龄段的患者来说，新生儿患病往往需要输血治疗，同时红细胞也是新生儿期最常输注的血液成分[2]。新生儿贫血的症状包括心动过速和/或呼吸急促、心动过缓和/或呼吸暂停事件频发，合理喂养后体重不增，以及氧耗增加和血液中乳酸含量增加。由于贫血的体征和症状不典型，因此，临床上输血的主要原因是预防贫血。例如，在出生 24 小时内静脉血红蛋白<130g/L 时，则需考虑输注红细胞[19, 20, 36]。对失血容量达 10%或有贫血症状的患病新生儿，可以考虑红细胞置换。

在过去的 15 年，已发布有多份指南用以规定新生儿红细胞输注的指征[19, 20, 36, 53, 54]。大多数推荐标准是均基于临床实践而非发表的证据。为此，目前急需这一领域的相关临床研究。表 24-2 列出了其中一份指南所推荐的输血指征[19]。

表 24-2　4 个月以下婴幼儿的红细胞输注指南[19]

1. Hct<20%伴网织红细胞计数降低和贫血症状(心动过速，呼吸急促，喂养差)
2. Hct<30%并伴下列任意一项： • 面罩吸氧，氧浓度<35% • 鼻导管吸氧 • 持续正压通气和/或间歇指令通气或机械通气，平均气道压力<6 cm 水柱 • 伴有严重心动过速或呼吸急促(心率>180 次/分持续 24 小时，或呼吸频率>80 次/分) • 伴有严重呼吸暂停或心动过缓(12 小时内发作超过 6 次；或在接受甲基黄嘌呤治疗期间，需要气囊或面罩通气，24 小时内发作≥2 次) • 伴有体重增加迟缓(摄入量≥100 千卡/(kg · d)，持续 4 天，体重增加值<10g/d)
3. Hct<35%并伴下列任意一项： • 面罩吸氧，氧浓度>35% • 持续正压通气或间歇指令机械通气平均气道压力为 6~8 cm 水柱
4. Hct<45%并伴下列任意一项： • 正在进行体外膜肺氧合治疗 • 紫绀型先天性心脏病

新生儿按 10 mL/kg 的剂量输注 Hct>80%(将分袋端口朝下通过重力自然沉降获得)的红细胞时，约能提升 Hb 值 30 g/L。添加了 AS 保存液的红细胞 Hct 约为 65%，输入相同剂量此种红细胞后 Hb 增加值<20 g/L（详见表 24-3 中的血液成分用量推荐和预期结果[55]）。

表 24-3　婴幼儿血液成分输注及剂量[55]

成分	剂量	预期增加值
红细胞	10~15 mL/kg	Hb 增加 20~30 g/L *
新鲜冰冻血浆	10~15 mL/kg	凝血因子增加 15%~20%(假设 100%回收率)
血小板[浓缩或单采]	5~10 mL/kg 或 1 单位/10 kg (患者≥10 kg)	血小板计数增加 50 000/μL(假设 100%回收率)†
抗血友病因子冷沉淀物	1~2 单位/10 kg	纤维蛋白原增加 60~100 mg/dL(假设 100%回收率)

* 预期增加值取决于所使用的抗凝保存液：CPD 和 CPDA-1 可提高 30 g/L，使用 AS-1、AS-3、AS-5、AS-7 和 SAGM 可增加 20 g/L。

† 假设 50 mL 血浆(源自全血采集)中 PLT≥5.5×10^{10}，250~300 mL 血浆(单采)中 PLT≥3.0×10^{11}/L。

CPD：柠檬酸盐-磷酸盐-葡糖糖；CPDA-1：柠檬酸盐-磷酸盐-葡糖糖-腺嘌呤-1；AS：红细胞添加剂；SAMG：盐水-腺嘌呤-葡萄糖-甘露醇。

两项针对需要输血的早产儿(premature infants in need of transfusion, PINT)及其预后随访的随机对照研究(the follow-up of the premature infants in need of transfusion study, PINTOS),比较了对极低出生体重儿采取严紧红细胞输注策略(Hb=70 g/L)与宽松输注策略(Hb=100 g/L)的疗效差异。爱荷华州大学研究结果显示,与宽松输血策略相比,采取严紧输血策略患者的输血不良反应事件发生率更低(3.3 vs 5.2; $P=0.025$)[56]。但采取严紧输血策略的婴儿脑室周围白质软化和死亡发生率较高。PINT 研究(输血指征与爱荷华州大学研究一致)两组间无显著差异,其研究观察终点包括:死亡、支气管肺发育不良、早产儿视网膜病变(Ⅲ期以上)或脑损伤(脑室周围白质软化、颅内出血 4 级或脑室扩大)[57]。PINTOS 研究表明,在出生后 18~24 个月,PINT 研究中采取严紧输血组的婴儿比宽松输血组的婴儿更易有认知延迟[58]。但是,爱荷华州研究中对患者进行的随访得出相反的结果,给婴儿实施宽松输血会降低其在 7~10 岁时的大脑结构发育和功能,即长期神经认知功能下降[59, 60]。然而这些随访研究都属于事后分析,难以有力佐证这些差异。

最近的一项 Meta 分析纳入了关于新生儿输血策略的 16 个随机研究和 45 个非随机研究,结果显示,宽松输血策略和严紧输血策略相比,在死亡率、NEC、早产儿视网膜病、慢性肺疾病,以及脑室内出血等方面均无显著性差异。然而这一项 Meta 分析中纳入的许多研究都存在高风险的偏倚[61]。因此,目前对于新生儿预防性输血治疗的阈值仍无明确答案。

采取宽松还是严紧输血阈值对新生儿的疾病转归更佳目前仍无定论,但对于拟行手术的新生儿则存在不同的风险状况。美国外科医师学会国家质量计划的儿科数据分析显示,术前血细胞比容<40%的住院新生儿其死亡率为 7.5%,相比血细胞比容>40%的住院新生儿其死亡率为 1.4%[62]。

目前有两项正在进行的关于早产儿和低出生体重儿输血阈值的研究,美国早产儿输血研究(the Transfusion of Premature Infants Study, TOPS)对 22~26 个月校正年龄的早产儿采用高 Hb 阈值的红细胞输注策略,观察其能否降低这些早产儿的死亡率和神经发育风险[63]。在欧洲,这项 ETTNO 队列研究将随机纳入 920 名 VLBW 婴幼儿,分别接受严紧或宽松红细胞输注策略,用以评估他们在接受输血后 24 个月内的死亡率及神经系统发育情况[64]。

三、新生儿换血疗法

由胎儿新生儿溶血病(本书第 23 章有详细介绍)导致的高胆红素血症是新生儿换血最常见的适应证。有时,换血疗法可用于去除临产母亲血液中的毒素、药物和化学药物。当婴儿体内药物剂量达到有毒水平时,或因早产和/或先天性代谢不全导致代谢产物的累积时,也可使用换血疗法[65, 66]。

1. 生理

高浓度非结合胆红素可通过新生儿血脑屏障,聚集在基底节和小脑,并对中枢神经系统造成不可逆的损害,称为“核黄疸”。婴儿易患高胆红素血症,因为其肝脏处理胆红素的能力不足,以及血脑屏障发育不完善而易于胆红素通过。光疗(波长为 460~490 nm 的蓝光或绿光可将间接胆红素转化为水溶性的异构体,促进其排出)是目前治疗高胆红素血症的首选方案,换血疗法则作为光疗失败患儿的替代疗法[67]。

换血疗法两个关键目的:一是去除间接胆红素;二是使残留胆红素最大限度地与白蛋白结合。此外,在抗体介导的溶血反应中,换血疗法可以去除游离抗体以及和抗体结合的红细胞,再将其替换为抗原阴性的红细胞。

换血需在核黄疸出现之前进行。足月婴儿当胆红素水平低于 25 mg/dL 时很少发生核黄疸。然而,患病的极低出生体重儿当胆红素水平高于 8~12 mg/dL 时就可能发生核黄疸[68]。

双倍血容量换血(足月儿按 85 mL/kg 容量的两倍进行换血,极低出生体重儿按 100 mL/kg 容量的两倍进行换血)可去除 70%~90%的循环红细胞和约 50%的总胆红素[69]。然而,在第一次换血后,因为血管外组织和血浆中胆红素的重新分布,血浆胆红素水平可能再次升高,需要再次换血治疗。

2. 血液成分的选择

通常将红细胞和 ABO 血型相容的新鲜冰冻血浆(fresh frozen plasma, FFP)混合进行换血。目前尚无最佳的混合血液成分的方法。常用保存时间少于 5~7 天且保存液为 CPDA-1 的红细胞,可以避免高钾血症和尽可能延长红细胞在患儿体内的存活时间[70]。当使用 AS 保存液的红细胞时,一些医院会去除含保存液的血浆以减少输血量。

大多数输血科提供 HbS 阴性，巨细胞病毒（cytomegalovirus，CMV）感染风险低（去除白细胞或血清 CMV 反应阴性），且经过辐照后的红细胞。辐照后宜立即进行换血，以防止高钾血症。有专家建议将红细胞洗涤或去除辐照红细胞的上清液，以防高血钾引起心律失常[71]。

在某些情况下，换血治疗时输入的葡萄糖量过大，会刺激婴儿胰腺释放胰岛素，导致反弹性低血糖[72]。因此，在换血开始的几个小时内宜监测婴儿血糖水平。由于悬浮红细胞中不含血小板，因此在换血结束后宜检查血小板计数。

新生儿双倍血容量置换时，很少需要 1 单位以上的红细胞。用于置换的血液的 Hct 为 45%～60%，包括富含凝血因子的血浆（根据估计的血容量）[71]。如果新生儿病情需要在换血后维持较高 Hct，换血开始时可以输注小剂量红细胞或使用高 Hct 的红细胞。用于置换的血液成分宜充分混合，从而使整个血液交换过程中 Hct 维持在预期水平。

宜用置换出的最后一份血液标本来检测婴幼儿换血后的 Hct、血小板计数值及胆红素水平。换血疗法的相关并发症将在其他部分进行讨论[70]。

3. 血管通路和技术

早产儿和足月儿出生后需要即刻换血时，可通过脐静脉置管实施。当不能用脐静脉置管时，可用小隐静脉置管代替。常用的换血技术有两种：等容法和手动反复抽注法。在等容法换血中，用两个相同口径的导管连接两个血管通路，由同一个微量泵调节置换量，允许同时抽出和注入血液。通常脐静脉用于输入，脐动脉用于抽出。手动反复抽注法是通过一个血管通路（常用脐静脉）完成，需要一个三通连接。三通分别连接到用于置换的血袋、患儿和一个带刻度的盛废液容器。换血时推荐使用标准的过滤器和输血管路加温器。

这两种方法每次抽出和注入的绝对最大血容量取决于婴儿的体重和血流动力学状态。通常，在 3～5 分钟一个循环内，去除和输入的血容量不超过 5 mL/kg 或全血容量的 5%[70]。换血速度不宜太快，因为突然的血流动力学变化可能影响脑血流并改变颅内压，从而造成 IVH[73]。完成一次双倍血容量换血治疗通常需要 90～120 分钟[70]。

四、新生儿特殊疾病

胎儿新生儿溶血病及新生儿免疫性血小板减少症在本书第 23 章进行了介绍。

1. 红细胞增多症

新生儿红细胞增多症的定义是出生后一周内任何时间的静脉血 Hct>65% 或 Hb>220g/L。约有 5% 的新生儿患有红细胞增多症，其病因多样，大多数与胎儿宫内发育受阻及妊娠糖尿病有关。一旦 Hct 升高到 65% 以上时，血液黏度增加，氧供减少。但是，新生儿红细胞增多症患儿，即使 Hct 低至 40% 时血液黏度也会呈指数增加[74]。由于婴儿通过增加心输出量来代偿血液黏度增加的能力有限，从而引发充血性心力衰竭。组织灌注不足可能导致中枢神经系统异常、肺功能衰竭、肾衰竭和 NEC。

部分换血疗法可使 Hct 维持在 55%～60% 之间，改善组织灌注，同时维持血容量。这种“换血”是通过去除患儿全血，用生理盐水或其他晶体溶液来替代。据报道 NEC 是输注血浆导致的并发症，所以不能用血浆做置换溶液[75]。

下面公式可用于计算部分换血疗法所需要的置换液量和去除的全血量：换液量 = [血容量×（Hct 实测值-Hct 期望值）]/Hct 实测值。

2. 坏死性小肠结肠炎

NEC 是新生儿严重疾患，以肠黏膜缺血坏死为特征，并且伴有炎症、肠道产气微生物入侵，可致肠胀气，甚至肠穿孔导致腹腔积气。小样本研究表明，红细胞输注可能是新生儿发生 NEC 的独立危险因子，Meta 分析显示接受输血的新生儿发生 NEC 的风险增加（OR = 2）[76]。然而，近期的一项对极低出生体重儿的多中心前瞻性观察性队列研究表明，严重贫血（而不是输血）与 NEC 独立相关[77]。

第三节　4 个月以上婴幼儿输血

4 个月以上婴幼儿和成人在红细胞输注方面最显著的差别是：①血容量；②耐受失血的能力；③与年龄相匹配的 Hb 和 Hct 水平。4 个月以上婴幼儿群体中，红细胞输注最常见的适应证是治疗或预防因红细胞减少引起的组织缺氧，主要是由于手术、慢性疾病性贫血或血液恶性肿瘤引起的红细胞减少。而对于血红蛋白病患儿，需要长期输注红细胞，既可以缓解组织缺氧，亦能抑制内源性 Hb 的产生。表 24-4 是 4 个月以上婴幼儿患者输血指南。

表 24-4　4 个月以上婴幼儿患者红细胞输注指南[19, 20]

1. 拟施急诊手术的术后重度贫血患者
2. 其他措施治疗无效的术前贫血
3. 术中失血>总血容量的 15%
4. Hct<24%，同时 • 围手术期有贫血的症状和体征 • 正在接受化疗或放疗 • 有症状的慢性(先天性或获得性)贫血
5. 急性失血并伴有不能纠正的低血压
6. Hct<40%，同时 • 合并严重的肺疾病 • 正在实施体外膜式氧合治疗
7. 镰状细胞病，同时伴有 • 脑血管意外 • 急性胸痛综合征 • 脾肿大 • 再生障碍性贫血危象 • 复发性阴茎异常勃起 • 需全身麻醉的术前患者(目标 Hb 水平为 100 g/L)
8. 为红细胞生成障碍患者提供慢性长期输血(如：治疗无效的 β-地中海贫血和治疗无效的先天性纯红再障者)

在接受红细胞输注前，所有 4 个月以上患儿都需要进行 ABO 和 Rh 血型的检测以及筛查有临床意义的抗体。血型相容性检测宜根据《AABB 标准》进行[49(40)]。

一、特殊群体

1. 镰状细胞病

长期输血治疗可以降低镰状细胞病(sickle cell disease，SCD)患者含血红蛋白 S(hemoglobin S，HbS)的红细胞比例，减少镰状红细胞，并防止血液黏度增加。研究表明如果将 Hb 水平维持在 80~90 g/L 之间，且 HbS 水平<30%，SCD 患者中风复发风险降至 10%以下[78, 79]。对于患有镰状细胞病和无症状性脑梗死(silent cerebral infarcts，SCIs)的儿童，输血治疗在预防中风和无症状性脑梗死的复发方面比羟基脲和放血疗法或观察法更加有效[81, 82]。

每隔 3~4 周接受单纯输血或部分换血疗法。应用全自动血细胞分离机进行红细胞置换可预防需要慢性输血的 SCD 患者的铁过载[83]。有关 SCD 及单纯或慢性红细胞输注指南，请参见表 24-4。需要指出的是，SCD 患者输注的红细胞宜 HbS 阴性并且去除白细胞，以防止 HLA 同种异体免疫，降低拟行干细胞移植患儿血小板输注无效发生率。

(1)SCD 患者红细胞同种异体免疫：SCD 患者长期输血的获益已经明确，但风险并存。SCD 患者在所有患病群体中同种异体免疫的发生率最高[84, 85]。这些抗体是针对 Rh、Kell、Duffy 和 Kidd 系统抗原产生的。在开始输血前，许多 SCD 治疗中心会对患者红细胞进行深入的表型或基因型分析，根据分析结果优先选择抗原(Rh 和 Kell 血型系统)匹配的红细胞输注以降低同种异体免疫发生率[86, 87]。红细胞基因分型可以识别更多的表型，提供关于 Rh 等位基因变异的信息(这种变异表现为可能表型为阴性但产生了针对 Rh 抗原的抗体)，并提供常见沉默突变的结果[88]。但是由于表型相容的红细胞既昂贵[89]又难以获得，因此，此种分型的处理方式存在争议，特别是对那些尚未发生同种异体免疫的患者[90]。

在美国和加拿大的学术机构，对于尚未发生同种异体免疫的 SCD 患者最常见的预防方案是输注 ABO/Rh 血型相容且 C、E、K 抗原相容的血液成分[91]。一旦患者产生红细胞抗体后，扩大对红细胞抗原(Fy^a/ Fy^b, Jk^a/Jk^b, S)的配型有利于进一步防止同种异体免疫反应[92]。

(2) SCD 患者输注红细胞的其他不良反应：SCD 患者长期输血还会面临铁过载(可能导致肝脏和心脏功能障碍)[93]，以及红细胞去除治疗时献血者暴露的风险。此外，SCD 患者存在出现危及生命的迟发性溶血反应的风险。如果输血后患者 Hb 水平降低，提示患者可能发生了高溶血综合征，主要以输血后患者自身红细胞以及输注的红细胞破坏为特征，且可/不可检出同种或自身抗体，原因不明。如果怀疑发生高溶血综合征，立即停止输血，给予糖皮质激素联合静脉内丙种球蛋白治疗可能有效[94, 95]。这类患者宜密切监测自身抗体的形成[87, 88]。

(3) SCD 患者输血替代疗法：早期羟基脲治疗已被证明可以减少输血、住院、血管闭塞性疼痛危象和急性胸部综合征，现在已成为血红蛋白 SS 或 $S\beta^0$ 型地中海贫血患儿的标准治疗方法[91, 96]。目前 SCD 患者行造血干细胞移植的最佳适应证尚未确定[97]。

2. 地中海贫血

地中海贫血患者重度贫血时，输注红细胞可改善组织氧供和抑制髓外(肝、脾、骨髓)红细胞的生成，以降低远期并发症。大多数输血方案将目标 Hb 水平维持在 80~100g/L，即能够保证患者的正常生长和发育。地中海贫血患儿即使不输血也可能发生铁过载，需在儿童早期开始螯合疗法治疗[98]。

除铁过载外，长期输血后同种异体免疫的发生也将严重的影响地中海贫血患者。全世界这一人群中，同种抗体的产生率为 5.6%~24.7%[99-101]，其中美国为 19%[102]。然而，采用 C、c、E、e 和 K 抗原匹配的红细胞进行输血的患者中，同种免疫率仅为 0~3.5%[100-103]。另一篇研究显示，采用 C、c、E、e 和 K1 抗原匹配的红细胞进行输注对降低红细胞同种异体免疫并未存在统计学上的明显优势[104]。近日，一个国际专家组推荐给未产生同种抗体的地中海贫血患者输注 C、c、E、e 和 K 抗原匹配的红细胞，而给已经产生同种抗体的患者输注 C、c、E、e、K、Fy^a、Fy^b、Jk^a、Jk^b、S 和 s 抗原匹配的红细胞。但此推荐的证据质量较弱[105]。

二、红细胞保存时间

为避免肾功能衰竭、无尿、或接受快速输注 RBC(如 ECMO)的患者出现高钾血症，要尽可能输注<7 天的 RBCs。为患儿输注新鲜 RBC 就像成人输注 RBC 一样，缺乏随机对照研究的支持。

在 TOTAL 这项包括 290 名儿童(年龄：6~60 个月)的完全随机非劣效性试验中(大多数儿童为疟疾或者 SCD 患者，血红蛋白水平≤5g/dL 且乳酸水平≥5 mmol/L)，输注保存时间长的 RBCs(25~35 天)与输注新鲜的 RBCs(1~10 天)相比，输注后 24 小时乳酸水平并没有统计学差异。两组间的临床评估指标：脑血氧饱和度、电解质异常、不良事件、生存率、30 天恢复率也均无明显差异[106]。目前正在对 ABC PICU 这项多中心研究的数据进行分析，这项研究旨在观察 ICU 患儿输注保存时间<7 天或标准保存时间的红细胞后其临床预后的差别[107]。然而现今依旧缺乏证据支持儿科群体输注新鲜红细胞。

三、全血输注

儿童输注全血的适应证有限。早在 1990 年，Manno 等人[108]的研究比较了儿童在实施心脏手术后 24 小时内，输注新鲜全血和重组全血的止血效果。该研究对象为实施体外循环(cardiopulmonary bypass，CPB)手术且小于 2 岁的患儿，与输注重组全血(红细胞、血浆和血小板按比例输注)组相比，输注新鲜全血(保存 48 小时以内)组在术后 24 小时的平均出血量低于前者。值得注意的是，大于 2 岁患儿在进行简单的房室间隔缺损修补手术时，输注 48 小时内的新鲜全血与重组全血相比无明显优势。新鲜全血止血效果好是由于其血小板的功能好。2004 年，Mou 等人[109]实施的另外一项研究发现 1 岁以内的患儿行体外循环时，输注 48 小时以内的全血和重组全血(红细胞和血浆)，两组在术后出血和炎症指标方面均无明显差异。相反，用全血预充 CPB 可增加患儿在 ICU 停留时间和体液正平衡(过量)。因此，如果能从当地血站或医院血库获得新鲜全血，尽量在 CPB 后输注新鲜全血，但其效果可能不及在 CPB 中输注。

最近，美国一家大型儿童医院报道了他们在儿科心脏及颅面重建手术中使用新鲜全血的经验[110, 111]。这两项研究的结果显示，相比于之前发表的文献（心脏手术）或历史对照组（颅面重建手术），采用新鲜全血都将降低献血者暴露的风险，然而研究没有纳入其他的结果进行评价。新鲜全血的获取以及重组全血的提供过程都关系到全血的合理选择。

第四节　新生儿和儿童血小板输注

轻、中度血小板减少症（血小板计数<150×10⁹/L）是患病早产儿和足月儿中最常见的凝血异常。新生儿监护病房（intensive care units，ICU）里有20%~25%的婴儿会发生此类情况[6, 112]。血小板减少的最常见原因是血小板的破坏增加，通常与患儿各种自限性疾病相关[113]。其他导致血小板减少的原因包括血小板生成减少、血小板分布异常和/或大量输血后的血小板稀释。某些罕见情况下，血小板减少症的发生可能是源于宫内破坏，这与父亲来源的血小板抗原激活母体产生自身免疫有关（见本书第 23 章）。

一、输注指征

早产儿和足月婴儿，当血小板计数小于 50×10⁹/L，常需要输注血小板，以治疗活动性出血或预防 IVH 的发生和发展[114, 115]。早产儿和婴儿预防输注血小板存在争议[116, 117]（输血适应证和阈值见表 24-5）。成年患者除非血小板计数降到 10×10⁹/L 以下，否则很少出现严重的出血并发症。与成年患者不同，合并其他疾病的早产儿可能会在较高血小板计数时发生出血[114]。导致早产儿出血风险增加的可能因素包括：①凝血因子浓度较低；②循环中的抗凝剂抑制凝血酶；③内源性或外源性血小板功能紊乱/高反应性；④血管脆性增加，特别是颅内血管。

表 24-5　婴幼儿血小板输注指南[19, 20]

伴有血小板减少症	不伴有血小板减少症
1. 血小板计数在<10×10⁹/L 伴血小板生成障碍	1. 与血小板功能异常相关的活动性出血
2. 新生儿血小板计数<30×10⁹/L 伴血小板生成障碍	2. 进行体外循环手术患者发生不明原因的失血过多
3. 无合并症早产儿血小板计数<50×10⁹/L	3. 进行 ECMO 治疗的患者
• 伴活动性出血	• 血小板计数值<100 000/μL
• 或在有创性操作之前伴血小板生成障碍	• 或血小板计数较高但有出血
4. 有合并症早产儿血小板计数<100×10⁹/L	
• 伴活动性出血	
• 或 DIC 患者在进行有创性操作前	

DIC：弥漫性血管内凝血；ECMO：体外膜肺氧合

早产儿常见的严重并发症是 IVH，大约 40%的早产儿在出生后 72 小时内会发生 IVH。虽然预防性血小板输注可能增加血小板计数和缩短出血时间，但不会降低 IVH 的发病率。当 IVH>2 级，血小板减少症的严重程度与 IVH 发病率无关[118]。此时是否需要输注血小板及输注量仍存在争议[119]。

PlaNeT2，欧洲一项多中心随机对照试验一共纳入了 660 名早产儿，发现将 50×10⁹/L 作为血小板输注阀值的患儿其 28 天内严重出血的发生率及死亡率均高于将 25×10⁹/L 作为血小板输注阀值的患儿，且 88% 的血小板输注符合操作指南。血小板输注阈值更低为何有利于提高患儿的生存率，目前原因尚不清楚。但这项研究至少证明了将 25×10⁹/L 作为血小板输注阀值是同样安全的（相比将 50×10⁹/L 作为血小板输注阀值）[120]。

在年龄较大的婴儿和儿童中，在接受化疗时常会进行血小板预防性输注。对于这些患儿，血小板输注阈值通常是血小板计数在（10~20）×10⁹/L 之间，尽管血小板计数不宜作为血小板输注的唯一决定因素。预防性血小板输注剂量（the prophylactic platelet dose，PLADO）的研究显示，对于由再生障碍性贫血引起的血小板减少的患儿和成人，当血小板计数值≤10×10⁹/L 时进行预防性血小板输注，其血小板输注剂量对中到重度出血发生率无影响[121]。对 PLADO 研究中的一个亚组分析，198 名儿童关于血小板预防性输注的亚组研究显示：与成人相比，相同的血小板计数范围内，儿童出血风险更高。在低龄队列中，2 级及其以上的出血，儿科患者的比例最高——0~5 岁组占 86%，6~12 岁组占 88%，13~18 岁组占 77%，相比成人为 67%。这也提示我们需采取其他的措施用以预防儿科肿瘤患者因血小板减少而引发的出血[122]。

二、血液成分和剂量

已经证明，以 5~10 mL/kg 的剂量输注浓缩血小板可提高新生儿血小板计数（50~100）×10⁹/L（取决于输注的血小板浓度）[38, 112]。单采血小板及儿童的输注剂量与此相同（血小板输注剂量对应的预期提高值参见表 24-3，血小板输注适应证参见表 24-5）。输注血小板后 15~60 分钟的血小板计数值可用于评估血小板存活率，但这项指标并不能有效的预测止血功能。

血小板宜 ABO 同型/相容性输注。儿童特别是婴幼儿，因血容量及血浆容量少，宜避免输入 ABO 血型不符的血浆[52]。如果需要给婴儿输入 ABO 血型不相容的血小板，可以通过减容法或盐水洗涤法去除血浆（参考所在单位的操作指南）。但是，宜避免用常规离心法去除血小板中的血浆，因为可能会影响血小板输注效果[123]。

此外，当血小板保存于注射器中时，pH 值会迅速降低，对患儿和已存在酸中毒的儿童，可能是潜在风险[124, 125]。因此，当实施开放减容并将血小板成分转移至注射器中后，宜尽早输注，在注射器中保存不宜超过 4 小时。

第五节　新生儿和儿童血浆及冷沉淀输注

一、血浆

血浆常用来治疗有出血倾向的早产儿和足月儿或用于术前准备，特别是当存在多种凝血因子缺乏时，如新生儿出血性疾病或维生素 K 缺乏症。当婴幼儿发生致命性血栓形成时，抗凝是禁忌，这时偶尔会使用血浆来置换血液中的抗凝因子。表 24-6 提供了血浆输注的指征，婴幼儿、儿童及成年人均适用。

表 24-6　新生儿和大龄儿童血浆输注指南[19, 20]

新鲜冰冻血浆（FFP）	冷沉淀凝血因子
1. 弥散性血管内凝血的支持治疗 2. 血浆置换治疗 • 当缺乏单一凝血因子浓缩剂时，包括但不限于抗凝血酶缺乏，蛋白酶 C 或 S 缺乏，以及凝血因子Ⅱ、Ⅴ、Ⅹ和Ⅺ缺乏 • 需要用 FFP 进行治疗性血浆置换时（可选用去冷沉淀血浆，即从 FFP 中去除了冷沉淀后的血浆） 3. 紧急情况下用于逆转华法林作用，如在有创性操作前有活动出血者 注：FFP 不用于扩容或加速伤口愈合	1. 低纤维蛋白原血症或纤维蛋白原异常血症，伴活动性出血 2. 低纤维蛋白原血症或纤维蛋白原异常血症，同时接受有创性操作者 3. 凝血因子 XⅢ 缺乏伴活动性出血或进行有创性操作，无浓缩凝血因子 XⅢ 可用时 4. 血友病 A 患儿发生出血但固定捐献者的冷沉淀不足时（当重组因子Ⅷ或凝血因子Ⅷ浓缩剂无法获得时） 5. 制备纤维蛋白黏合剂 6. 血友病伴活动出血，仅当以下情况出现时 • 当去氨加压素（Deamino－D－arginine vasopressin，DDAVP）无法获得、禁用或无效时 • 当病毒灭活凝血因子Ⅷ（含有血管性血友病因子）或血管性血友病重组浓缩剂无法获得时

FFP 是在采集 8 小时内进行冷冻的血浆成分，并且需在解冻 24 小时内使用。解冻超过 24 小时的血浆将重新标签为“解冻血浆”，可在接下来的 4 天内用作血浆的替代品(详见本书第 6 章)。另一种用于儿童的血浆是静脉采集 24 小时内的新鲜冰冻血浆(Plasma Frozen Within 24 Hours After Phlebotomy，PF24)，需在解冻 24 小时内使用。血浆的常用剂量是 10~15 mL/kg，除非有明显的凝血因子消耗，此剂量可使所有凝血因子活性和水平提高 15%~20%[117]。但输注血浆用于纠正无出血的凝血障碍证据较弱[117, 126]。

为减少患者的献血者暴露风险，同时尽量避免血浆的浪费，可以用多联袋将血浆进行分装冻存[70]。解冻后，这些分袋血浆可以分别发给多个患儿，在 24h 内输注完毕。一些医院常用 AB 型血浆，将一个单位的血浆分装成多个小袋，发放给多个新生儿。由于 AB 型血浆常常供应不足，这种做法难以维持。SD 血浆是一种经过溶剂/洗涤剂处理的血浆成分，现在应用越来越广泛。它是多个献血者所捐献血浆经过去除脂质包膜病毒的处理制备而成的。最近的一项研究显示，输注 SD 血浆的 ICU 儿童死亡率比输注 FFP 或者 PF24 的更低[127]。另外，过敏反应和输血相关的急性肺损伤(transfusion-related acute lung injury，TRALI)似乎随着过滤去除细胞碎片以及单个献血者血浆蛋白的稀释而降低。SD 血浆的使用将取决于输血科进行利弊分析的结果。

最近的一项前瞻性观察性研究对一所医院儿科重症监护室的 831 名儿童进行观察，发现输注血浆是出现新的或进行性的多器官功能障碍，医院感染，以及平均住院日的延长的独立危险因素[128]。在重症监护病房治疗的儿童宜慎重考虑输注血浆。

二、冷沉淀凝血因子

冷沉淀输注主要用于①因纤维蛋白原数量减少或功能低下(先天性或后天性)而导致的疾病或②凝血因子 XⅢ 缺乏，而 XⅢ 因子浓缩制品[如 Corfact(CSL Behring 公司生产)]不可获取时。冷沉淀通常与血小板和 FFP 联合治疗新生儿 DIC。通常，1 单位冷沉淀足以达到婴儿所需的止血效果。

冷沉淀首选 ABO 血型相容输注，因为大量输注 ABO 血型不符的冷沉淀可能导致直接抗球蛋白试验阳性，在极少数情况下会导致轻度溶血[129, 130]。

不推荐给凝血因子Ⅷ缺乏的患者输注冷沉淀，因为血友病 A 的标准治疗是使用重组凝血因子Ⅷ制品或病毒灭活的单克隆抗体纯化的血浆Ⅷ制品[131]。此外，冷沉淀仅在无法获取病毒灭活的血管性假性血友病因子浓缩制品时，才用于治疗血管性血友病[75]。目前美国推荐使用重组 vWF [Vonvendi(Baxalta Inc 公司生产)]用于治疗和预防成人血管性血友病导致的出血。目前有一项针对 6 岁及以上儿童的研究正在进行。有关血浆和冷沉淀的使用剂量和指南，请参见表 24-3 和 24-6[117, 131]。

第六节 新生儿和儿童粒细胞输注

粒细胞输注治疗新生儿脓毒血症的疗效不明确，很少使用，粒细胞的疗效可能与输注剂量相关。对于任何年龄段的患儿，在输注粒细胞前，必须确认如下事项：①有细菌或真菌脓毒血症的明确证据；②中性粒细胞计数绝对值低于 0.5×10^9/L，伴慢性肉芽肿性疾病或白细胞黏附力减弱；③粒细胞储存池减少(如骨髓中 7% 的有核细胞是晚幼粒或更成熟的粒细胞)[132, 133]。

浓缩粒细胞是由标准的单采技术或通过全血离心后的白膜层制成。婴儿常用剂量是 10~15 mL/kg，其数量为每公斤体重 1×10^9~2×10^9 个中性粒细胞[19, 132]。对于更大的儿童或成人，推荐最小使用剂量为 1×10^{10}[19, 131, 132]。如果一个患者的体重超过 20 kg，可根据粒细胞的容量和患者血容量直接输注半个单位或一整个单位。

治疗通常每日进行，直至中性粒细胞计数达到正常和/或患儿的临床症状改善。鉴于需要输注粒细胞的不论是 T 细胞功能尚未发育成熟的新生儿还是免疫抑制的老年患者，这两类患者罹患 TA-GVHD 的风险均增加，输注的粒细胞必须进行辐照。由于粒细胞不能通过减白处理，如果受血者 CMV 血清反应阴性，则宜输注来自 CMV 血清反应阴性的献血者的粒细胞以防止病毒传播[2]。由于粒细胞制剂中红细胞含量较高，因此，输注粒细胞必须与受血者 ABO 血型相容[49(p35)]。许多的机构还会提供 D 抗原相容的粒细胞成分，以降低 Rh 同种异体免疫的发生。

为了让体型较大的患者获得高剂量的粒细胞，

献血者可以使用动员剂如类固醇、粒细胞集落刺激因子(G-CSF)或两种药物的联合。一项多中心研究随机分配患有全身细菌或真菌感染的中性粒细胞减少的成人和儿童，进行标准的抗菌治疗，并且进行有/无粒细胞的输注(粒细胞来自使用 G-CSF 或者类固醇的献血者)，结果显示：输注粒细胞组的死亡率和抗菌疗效没有改善。然而由于低收效以及没有足够研究来充分说明输注粒细胞的疗效，这项研究提前结束了[132]。因此，输注粒细胞的疗效仍不明确。

第七节　新生儿和儿童输血的其他注意事项

一、血管通路

对于 4 个月以下的患儿，建立静脉通路是输血过程中最困难的事情，特别是需要长期或持续静脉输液的早产儿。新生儿最常用脐静脉置管进行输液、输血和监测中心静脉压。如果恒速输注，可以通过 24G 和 25G 留置静脉管输注红细胞，而不致溶血。但使用更小口径的留置针或留置管输血的效果尚不清楚。

二、滤器和输血器

标准输血器的塑料管路会显著增加无效腔容量，在计算新生儿输血量时宜将这部分容量考虑在内。用于输血小板和其他小剂量血液成分的儿童输血装置，比标准输血装置无效腔量小。当使用生理盐水(saline，NS)冲洗输血管路时，应在 NS 进入患者体内前即停止，以降低血液稀释风险。标准过滤器的要求见本书第 18 章。

三、输注速度

不论是新生儿还是儿童，输注速度取决于患儿的病情需要。因此，非紧急情况下，单纯输血在 2~4 小时内完成。然而，在休克或严重出血时，通常需要快速输血。快速输血装置宜谨慎使用，新生儿可采用注射器静推的方式。尽管儿科专家担心快速输血可能会发生循环超负荷和电解质紊乱，但无明确证据表明会导致患儿发生脑室出血的风险增加[134]。

四、小剂量血的制备

制备小剂量血的目的是限制献血者暴露的频次，防止循环超负荷，减少异体输血相关风险，并最大限度地减少血液成分的浪费[30, 135-138]。有几种技术方法可达到这些目标[54]。

小剂量红细胞通常采用多联袋系统制成[54, 139]。血液中心多使用四联袋的方法：即将一单位全血采集到一个母袋，然后分离转移到三个与母袋相连的子袋中。在制备成分血时首先分离血浆并转移到其中一个子袋中，剩余的红细胞根据需要分别转移到不同的子袋中。由于多联袋系统是一个完整和“密闭的系统”，每小袋红细胞和母袋血液保质期相同。医院输血科可以根据需要取下(通过热合机或金属夹子)每袋血用于输注。没有无菌接驳设备(图 24-1)的输血科，可用此法将一单位全血分成三袋使用[36]。然而，当子袋血剂量大于患者所需输注剂量时，血液仍存在浪费可能。

若医院输血科有无菌接驳设备，则可以有更多选择来生产更小剂量血液，如转移包[T3000(Charter Medical)，图 24-2)]、小容量袋或带连接管的注射器装置。注射器装置(图 24-3)能准确获得根据体重-血容量计算出的所需输血量。有些注射器装置带有 150μm 管道内置过滤器用于分装血液，经过滤分装的血液发出后，可直接将含有血液的注射器安放在输液泵上输注，无需再进一步过滤。此过程省去了护士在床旁用注射器将血液从血袋中抽取出后再经输液泵输注的步骤，从而减少了污染、贴错标签、损伤血袋和血液溢出等风险[55]。

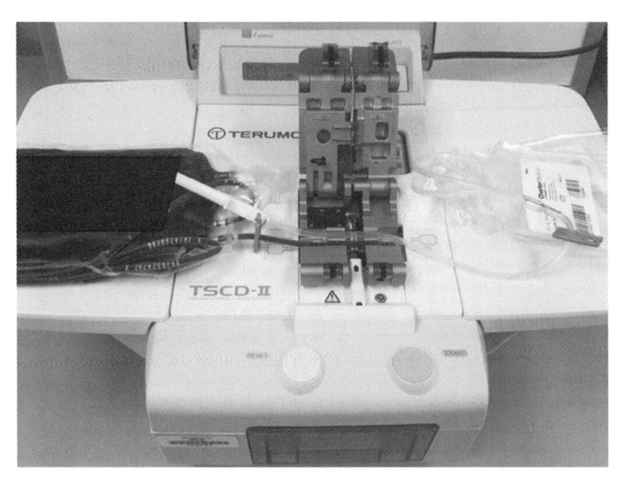

24-1　无菌接驳设备(图由威斯康辛州 Versiti 血液中心和威斯康辛儿童医院的 R. Punzalan 提供)

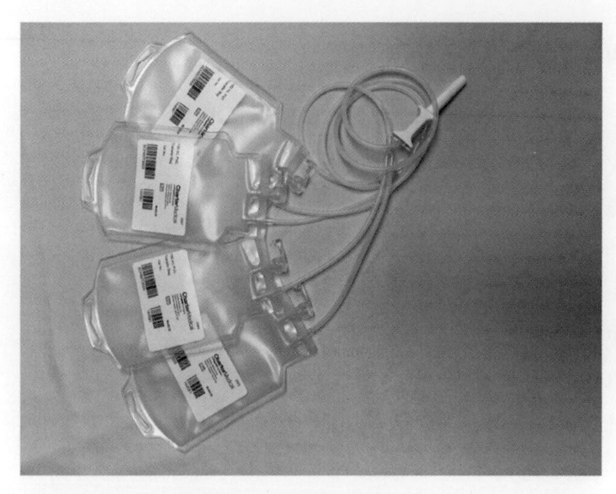

图 24-2 T3000 新生儿/儿童 150 mL 分袋系统(图由 Charter 医疗公司的 P. Niston 提供)

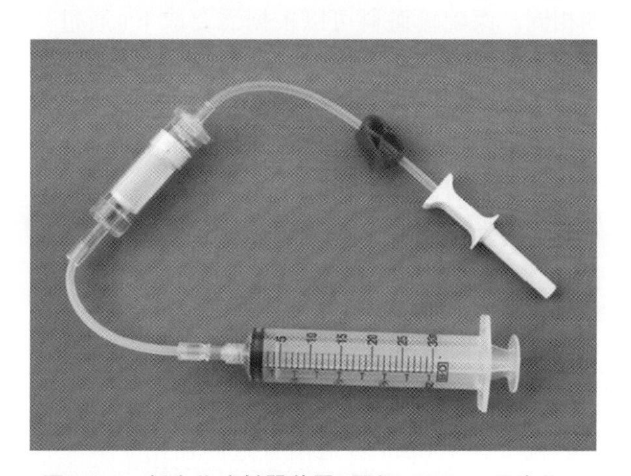

图 24-3 新生儿注射器装置(图经 Charter 医疗公司许可复制)

此技术实现了受血者能够从一单位血中多次小剂量输血，可有效降低献血者暴露次数，前提是血液始终处在保质期内[31, 140]。许多医院输血科根据患儿体重将 1 单位红细胞分别发放给一个或多个婴幼儿[137-139]。

无论是血站或医院输血科在制备小袋血时必须标明每袋血的保质期，并对其来源和处置做好相应记录。小剂量分袋血的保质期在不同的机构会有差别，宜当始终遵循所在机构的相关规定及标准操作规程。

五、体外膜肺氧合

ECMO 是将血液从患者较大的静脉引出，通过 ECMO 机器去除 CO_2 和补充 O_2，然后再输回到患者体内，是一种持续时间较长的治疗方法。在婴幼儿群体，ECMO 已成为挽救生命的先进技术，用于救治胎粪吸入综合征、新生儿持续性肺动脉高压、先天性膈疝和脓毒血症导致的呼吸衰竭。它还用于心脏手术后的支持治疗。由于 ECMO 过程中输血标准指南尚未建立，不同医院会建立自己的实践准则。表 24-7 为 ECMO 输血提供了指导方案[141]。

表 24-7 ECMO 备血指南[141]

临床状况	紧急性	血液成分	血型	保存
心脏骤停	5~10 min	2 单位 RBCs	O 型 Rh^-红细胞	<14 天, AS
ECMO 意外	5~10 min	2 单位 RBCs	O 型 Rh^-红细胞	<14 天, AS
急进性感染性休克(非新生儿)	30 min	2 单位 RBCs	O 型 Rh^-红细胞或同型输注	<10 天, 任何保存液
新生儿拟行 ECMO	1~2 h	2 单位 RBCs 1 单位 FFP 1 单位血小板	O 型 Rh^-红细胞 AB 型血浆	<10 天, CPD 或 CPDA
心脏 ICU	30~60 min	2 单位 RBCs	同型输注	<7 天, AS
进展性呼吸衰竭或心力衰竭呼吸支持	数小时至数天	2 单位 RBCs	同型输注	<10 天, CPD

ECMO：体外膜肺氧合；RBCs：红细胞；AS：红细胞添加剂；FFP：新鲜冰冻血浆；CPD：柠檬酸盐-磷酸盐-葡萄糖；CPDA：柠檬酸盐-磷酸盐-葡萄糖-腺嘌呤；ICU：重症监护室

ECMO 治疗期间常发生出血并发症，原因复杂。可能的原因如下：①全身肝素化；②血小板功能紊乱；③血小板减少症；④其他凝血障碍；⑤非内皮人工 ECMO 管路对血液的干扰。此外，血栓并发症也很常见。医院输血科一定要与 ECMO 工作小组密切沟通，遵守医院的 ECMO 操作规程，确保治疗安全、高效和一致。

在 ECMO 实施过程中，为预防高凝状态或肝素抵抗，抗凝血酶的使用逐渐增加，即使没有有力的证据支持[142]。一项回顾性队列研究显示，对实施 ECMO 的新生儿预防性使用抗凝血酶将有利于控制肝素的使用，同时在不增加出血风险的前提下降低了血栓的发生率[143]。然而，对美国儿童健康信息系统数据的一项回顾性综述显示，在实施 ECMO 期间接受 1 剂量以上抗凝血酶的儿童，其出血及血栓事件均多于未接受抗凝血酶的儿童[144]。因此，ECMO 实施期间抗凝血酶替代物的作用仍有待研究。

通常 ECMO 需要 1~2 单位红细胞预充管路，要求 ABO 血型和 Rh 血型相同和交叉配型相合。紧急情况下，交叉配血不相合的血液也可使用。此外，宜给 ECMO 患者发放 1 单位同型 FFP。红细胞通常要求 HbS 阴性、新鲜(保存期<5~7 天)，并经过辐照(需行 ECMO 的患者多为新生儿和/或潜在的器官移植受者)，CMV 血清反应阴性的和/或去除白细胞[71]。由于 ECMO 循环过程消耗血小板，因此需要维持较高的血小板计数。然而，目前对于 ECMO 患者的输血缺乏循证指南。

六、心室辅助装置

心室辅助装置(ventricular assist devices，VADs)在儿童中的使用日趋上升，特别是在 2011 年，食品药品监督管理局(Food and Durg Administration，FDA)获批了将长期 VAD(Berlin Heart EXCORVAD 生产)用于儿童心脏移植术和 ECMO 心脏支持后[145]。在儿童中，VAD 使用最严重的并发症包括中风和装置介导的血栓栓塞。这大部分是由于内皮系统、止血蛋白和纤溶系统激活，以及血小板和白细胞参与而导致大量凝血酶产生造成的，也迫使血栓预防刻不容缓[146]。因此，在植入 VAD 的 8~24 小时内应积极启动抗凝及抗血小板治疗，同时密切监测患者的抗凝水平(包括粘弹性试验)。大于 12 个月的儿童(能口服或肠饲时)可考虑口服抗凝剂(如华法林)。由于该装置的体外部分非常小，因此一贯不需要提前服用抗凝剂。然而，儿科输血医学的专业人员以及凝血实验室需要注意这些装置的特殊止血监测要求[146]。

七、大量输血

创伤是导致婴儿、儿童和青年(1~21 岁)死亡的主要原因。虽然创伤很少导致失血性休克，甚至需要大量输血，但创伤后复苏仍极具挑战性。

目前支持小儿大量输血策略(massive transfusion protocol，MTP)的证据有限，但仍有儿家儿童医院使用 MTPs 以改善创伤所致大出血患儿的预后[147]。尽管有研究提示在儿童这一人群中实施 MTP 是可行的，不仅有利于快速及均衡的提供血液成分支持也有利于降低血栓栓塞事件的发生，但 MTP 的实际效果及儿科患者红细胞、血浆和血小板的输注比例尚无定论[148-150]。由于儿童创伤患者稀缺，目前还没有大型的临床实验开展[148-152]。最近报道的一项多中心试验发现，严重外伤及大出血的成年人，输注血浆：血小板：红细胞比例为 1：1：1 与输注比例为 1：1：2 相比，24 小时和 30 天死亡率均无明显差异。然而，输注比例为 1：1：1 的患者组，其输血 24 小时后因出血所致死亡的发生率相对较低，因此，许多创伤中心采用这个比例进行输注，包括大龄的儿童[153]。

氨甲环酸常用于治疗成人创伤性出血。在 CRASH-2 这项多中心随机对照试验中，一共纳入了 7500 多名大量出血的患者，早期(1~3 小时)使用氨甲环酸的患者其出血导致的死亡率相比安慰剂组有所降低(5.3% vs 7.7%，$P<0.0001$)。然而延迟(>3 小时)使用氨甲环酸的患者其出血导致的死亡率却高于对照组(4.4% vs 3.1%，$P=0.004$)。该试验没有纳入 16 岁以下的患者[154]。目前还没有氨甲环酸在儿童创伤中的应用研究。

第八节　输血不良反应及预防

一、急性输血反应

一般来说，急性输血反应在儿童中比在成人中更常见。儿童患者非溶血性发热反应，过敏反应和低血压性输血反应的发生率均有所增加[155, 156]。

二、巨细胞病毒感染的预防

易感个体(如新生儿、免疫功能低下患者)感染

CMV 的临床表现各异，从无症状的血清学改变到多器官受累、病毒血症和死亡。CMV 感染主要有以下几个途径：通过胎盘感染；分娩过程中感染；母乳传播；与已感染人员直接接触感染；输血感染。当前由输血导致的 CMV 感染风险似乎低于以往报道的 1%～3%[157]。最近的一项研究发现，母乳是新生儿巨细胞病毒传播的主要来源[158]。母亲 CMV 血清检测阴性的低体重新生儿(<1 200 g)，多次输血感染 CMV 的风险更高[37, 159]。

输注去除白细胞或 CMV 阴性献血者的血液可降低经输血感染 CMV 的风险，和成人中应用的效果一致[157]。在一项非随机试验中发现，输注来源于 CMV 阴性献血者的去白细胞血液成分能完全有效预防极低出生体重儿经输血所致 CMV 感染[158]。然而，如果不能同时满足以上两个条件，去白细胞血液成分通常亦足以预防经输血 CMV 感染[160]。

三、去白细胞血液成分

输注去白细胞血液成分可降低经输血传播 CMV 的风险、预防非溶血性发热输血反应，并降低 HLA 同种异体免疫反应发生风险[161]。

四、辐照血

TA-GVHD 最常见于确诊或疑似先天性免疫缺陷的新生儿。多数报道非免疫缺陷婴儿的 TA-GVHD 病例发生在宫内输血或出生换血之后，而且总是与母亲直接捐献的输血有关[162, 163]。极早产儿、同种免疫性血小板减少症的新生儿或者接受 ECMO 治疗的新生儿中也有罕见。TA-GVHD 的死亡率>90%。

对血细胞成分进行辐照来预防免疫缺陷者患 TA-GVHD，以及患者与献血者 HLA 单体相合时的 TA-GVHD(参加表 24-8)。专家对辐照方法有不同观点。因此，具体方案宜根据患者人群、设备条件，以及可行性来决定。辐照处理过程，辐照血质量控制和质量保证的具体内容详见本书第 1 章、第 2 章、第 6 章和第 17 章。

表 24-8 儿童使用辐照血液成分指南[19, 20, 131]

出生时体重低于 1 200 g 的早产儿	有以下情况的患儿	接受以下血液成分的患儿
	• 已知或疑为细胞免疫功能缺陷者	• 来自亲属的血液
	• 由于化疗或放疗导致的严重免疫抑制者	• HLA 相合或交叉相合的血小板成分
		• 粒细胞输注

五、减容和洗涤

不能耐受循环血容量增加的患者(如肾缺血或心脏功能不全患者)输血时，常需减少血液成分中的血浆含量(通常指血小板，因为悬浮红细胞几乎不含血浆)。1993 年，AABB 儿科血液治疗委员会规定，需限制液体量的婴儿输注浓缩血小板时宜减容[164]。血小板减容方法已出版[165]。然而，最佳离心速率和制备方法仍需进一步明确。与其他血小板改良处理一样，血小板减容可能导致血小板总数减少和活化[166]。

盐水洗涤红细胞和血小板主要用于减少由于血浆引起的严重过敏反应风险。洗涤还能去除红细胞中的抗凝剂保存液和高浓度钾离子，不过有时仅单纯离心和减容处理也已足够。当新生儿或婴儿需要输注母亲的血液时，母亲的血液应当经过洗涤以去除抗体并进行辐照后才能输用。

六、病原体灭活

一个病原体灭活的方法已经被 FDA[Intercept (Cerus Corp)]批准用于血小板和血浆，别的方法如 Mirasol(Terumo BCT)和 Theraflex(MacoPharma)已经在一些欧洲国家使用多年，包括用于儿童[167, 168]。在最近的一项随机对照试验的 Meta 分析中(其中部分患者是儿童)，使用病原体减少的血小板与血小板输注无效和血小板输注需求增加有关，但与增加死亡率、临床大出血或其他不良事件无关[169]。很少有关于儿童患者使用病原体灭活血小板的应用研究。欧洲累计七年的血液预警数据(包括儿童)显示，这种血小板输注极少有不良事件，或不良反应轻微，且不增加 TRALI、TA-GVHD、输血传播感染风险，输注病原体减少的血小板后的死亡率没有增加[170]。

奥地利的一项研究检测了红细胞和血浆利用率(作为临床应用病原体减少血小板前后的患儿明显出血的标志物)，发现红细胞、FFP 的临床输注或输血相关不良反应在应用病原体减少血小板前后的儿童和新生儿中没有统计学差异[171]。在一项回顾性研究中，虽然接受用核黄素处理后病原体减少血小板治疗的癌症儿童输血后血小板计数增加不如那些输注未经处理血小板的儿童，但两组儿童的临床出血结局并没有差异[172]。

要点

1. 红细胞是新生儿最常用的血液成分。
2. 频繁失血，包括反复采血导致的医源性失血，是新生儿输注红细胞的重要原因。
3. 足月新生儿的血容量约 85 mL/kg，而早产儿血容量为 100 mL/kg。
4. 4 个月以下的患儿首次检测血型必须包括红细胞的 ABO 血型和 RhD 血型，以及筛查患儿或其母亲的意外抗体。满足以下所有条件时，可省去住院期间交叉配血和重复的红细胞 ABO 血型和 RhD 血型鉴定：抗体筛查阴性；输注 O 型、ABO 同型或 ABO 血型相容的红细胞；输注 RhD 阴性或与患者 RhD 同型血液。4 个月以下患儿不必要检测抗-A 和抗-B 的反定型试验。
5. 尽管保存 RBCs 的血浆中有较高的血钾水平，但对于 4 个月以下的婴儿，小剂量(10～15 mL/kg)缓慢输注 RBCs(不论保存溶液种类)对其血清钾浓度影响不大。
6. 在血液制备过程中，如果血液从母袋分装到子袋时使用无菌接驳装置(封闭系统)，分装后的子袋血有效期与母袋血相同。
7. 婴幼儿宜避免输注 ABO 不相容的血浆，因为他们的血容量和血浆容量小。如果必须输注 ABO 血型不相容的血小板，通过减容的方法可去除血浆。
8. 对于需长期输注红细胞治疗的 SCD 患儿，维持其 HbS 水平在 30%以下，是降低 SCD 患儿卒中复发风险的治疗方法。镰状细胞病患者最容易产生同种异体免疫反应。最常见的是对 Rh、Kell、Duffy 和 Kidd 抗原系统产生抗体。许多镰状细胞治疗中心试图通过输注与受血者抗原表型匹配的血液成分来预防同种异体免疫反应。此方法存在争议且不同中心方法并不一样，因为获取足够的表型相同的红细胞十分困难且昂贵。
9. 为了降低易感人群(如低出生体重新生儿和免疫功能低下儿童)经输血感染 CMV 的风险，可采用去白细胞或来自 CMV 血清阴性献血者的血液成分。

参考文献

[1] Hillyer CD, Mondoro TH, Josephson CD, et al. Pediatric transfusion medicine: Development of a critical mass. Transfusion 2009; 49: 596-601.

[2] Hume H, Bard H. Small volume red blood cell transfusions for neonatal patients. Transfus Med Rev 1995; 9: 187-199.

[3] Blanchette V, Doyle J, Schmidt B, et al. Hematology. In: Avery G, Fletcher M, MacDonald M, eds. Neonatology: Pathophysiology and management of the newborn. 4th ed. Philadelphia: JB Lippincott, 1994: 952-999.

[4] Brugnara C, Platt OS. The neonatal erythrocyte and its disorders. In: Nathan DG, Orkin SH, eds. Nathan and Oski's hematology of infancy and childhood. 7th ed. Philadelphia: WB Saunders, 2009: 21-66.

[5] Dame C, Fahnenstich H, Freitag P, et al. Erythropoietin mRNA expression in human fetal and neonatal tissue. Blood 1998; 92: 3218-3225.

[6] Roberts I, Stanworth S, Murray NA. Thrombocytopenia in the neonate. Blood Rev 2008; 22: 173-186.

[7] Andrew M, Paes B, Johnston M. Development of the hemostatic system in the neonate and young infant. Am J PediatrHematol 1990; 12: 95-104.

[8] Monagle P, Barnes C, Ignjatovic V, et al. Developmental haemostasis: Impact for clinical haemostasis laboratories. ThrombHaemost 2006; 95: 362-372.

[9] Revel-Vilk S. The conundrum of neonatal coagulopathy. Hematology Am Soc Hematol Educ Program 2012; 2012: 450-454.

[10] Cowman J, Quinn N, Geoghegan S, et al. Dynamic platelet function on von Willebrand factor is different in preterm neonates and full-term neonates: Changes in neonatal platelet function. J ThrombHaemost2016; 14: 2027-2035.

[11] Deschmann E, Saxonhouse MA, Feldman HA, et al. Association between in vitro bleeding time and bleeding in preterm infants with thrombocytopenia. JAMA Pediatr

2019; 173(4): 393-394.

[12] DePalma L. Review: Red cell alloantibody formation in the neonate and infant: Considerations for current immunohematologic practice. Immunohematology 1992; 8: 33-37.

[13] Dincsoy MY, Tsang RC, Laskarzewski P, et al. The role of postnatal age and magnesium onparathyroid hormone responses during "exchange" blood transfusion in the newborn period. J Pediatr1982; 100: 277-83.

[14] Monagle P, Barnes C, Ignjatovic V, et al. Developmental haemostasis. Impact for clinical haemostasis laboratories. ThrombHaemost 2006; 95: 362-372.

[15] Sisson TR, Whalen LE, Telek A. The blood volume of infants. II. The premature infant during the first year of life. J Pediatr1959; 55: 430-446.

[16] Fabres J, Wehrli G, Marques MB, et al. Estimating blood needs for very-low-birth-weight infants. Transfusion 2006; 46: 1915-1920.

[17] Lin JC, Strauss R, Kulhavy JC, et al. Phlebotomy overdraw in the neonatal intensive care nursery. Pedatrics 2000; 106: E19.

[18] Wallgren G, Hanson JS, Lind J. Quantitative studies of the human neonatal circulation. 3. Observations on the newborn infants central circulatory responses to moderate hypovolemia. Acta Paediatr Scand 1967; (Suppl 179): 45.

[19] Roseff SD, Luban NL, Manno CS. Guidelines for assessing appropriateness of pediatric transfusion. Transfusion 2002; 42: 1398-1413.

[20] Saifee NH, Lau W, Keir A. Intrauterine, neonatal, and pediatric transfusion. In: Marques MB, Schwartz J, Wu Y, eds. Transfusion therapy: Clinical principles and practice. 4th ed. Bethesda, MD: AABB Press, 2019: 291-341.

[21] Ohls RK. Evaluation and treatment of anemia in the neonate. In: Christensen RD, ed. Hematologic problems of the neonate. Philadelphia: WB Saunders, 2000: 137-169.

[22] Halvorsen S, Bechensteen AG. Physiology of erythropoietin during mammalian development. Acta Paediatr Suppl 2002; 91: 17-26.

[23] Ohlsson A, Aher SM. Early erythropoiesis-stimulating agents in preterm or low birth weight infants. Cochrane Database Syst Rev 2017; 11: CD004863.

[24] Kandasamy Y, Kumar P, Hartley L. The effect of erythropoietin on the severity of retinopathy of prematurity. Eye 2014; 28: 814-818.

[25] Doege C, Pritsch M, Fruhwald MC, et al. An association between infantile haemangiomas and erythropoietin treatment in preterm infants. Arch Dis Child Fetal Neonatal Ed 2012; 97: F45-49.

[26] Henry E, Christensen RD, Sheffield MJ, et al. Why do four NICUs using identical RBC transfusion guidelines have different gestational ageadjusted RBC transfusion rates? J Perinatol2015; 35: 132-136.

[27] Carroll PD, Widness JA. Nonpharmacological, blood conservation techniques for preventing neonatal anemia—Effective and promising strategies for reducing transfusion. Semin Perinatol2012; 36: 232-243.

[28] Barcelona SL, Cote CJ. Pediatric resuscitation in the operating room. Anesthesiol Clin North Am 2001; 19: 339-365.

[29] Luban NL, Mikesell G, Sacher RA. Techniques for warming red blood cells packaged in different containers for neonatal use. Clin Pediatr1985; 24: 642-644.

[30] Strauss RG, Burmeister LF, Johnson K, et al. AS-1 red cells for neonatal transfusions: A randomized trial assessing donor exposure and safety. Transfusion 1996; 36: 873-878.

[31] Strauss RG, Burmeister LF, Johnson K, et al. Feasibility and safety of AS-3 red blood cells for neonatal transfusions. J Pediatr2000; 136: 215-219.

[32] Luban NL, Strauss RG, Hume HA. Commentary on the safety of red cells preserved in extendedstorage media for neonatal transfusions. Transfusion 1991; 31: 229-235.

[33] Pyles R, Lowery J, Delaney M. The use of red cell units containing additives in large volume neonatal transfusion in neonatology units in the USA (letter). ISBT Science Series 2017; 12: 322-323.

[34] Rock G, Poon A, Haddad S, et al. Nutricel as an additive solution for neonatal transfusion. Transfus Sci 1999; 20: 29-36.

[35] Tuchschmid P, Mieth D, Burger R, et al. Potential hazard of hypoalbuminemia in newborn babies after exchange transfusions with ADSOL red blood cell concentrates. Pediatrics 1990; 85: 234-235.

[36] New HV, Berryman J, Bolton-Maggs PHB, et al. Guidelines on transfusion for fetuses, neonates and older children. Br J Haematol 2016; 175: 784-828.

[37] Strauss RG. Data-driven blood banking practices for neonatal RBC transfusions. Transfusion 2000; 40: 1528-1540.

[38] Strauss RG. Transfusion therapy in neonates. Am J Dis Child 1991; 145: 904-911.

[39] Strauss RG. Neonatal transfusion. In: Anderson KC, Ness PN, eds. Scientific basis of transfusion medicine: Implications for clinical practice. 2nd ed. Philadelphia: WB Saunders, 2000: 321-326.

[40] Strauss RG. Routinely washing irradiated red cells before transfusion seems unwarranted. Transfusion 1990; 30: 675-677.

[41] McDonald TB, Berkowitz RA. Massive transfusion in children. In: Jefferies LC, Brecher ME, eds. Massive transfusion. Bethesda, MD: AABB, 1994: 97-119.

[42] Ohto H, Anderson KC. Posttransfusion graftversus-host disease in Japanese newborns. Transfusion 1996; 36: 117-123.

[43] Lee AC, Reduque LL, Luban NLC, et al. Transfusion-associated hyperkalemic cardiac arrest in pediatric patients receiving massive transfusion. Transfusion 2014; 54: 244-254.

[44] Hall TL, Barnes A, Miller JR, et al. Neonatal mortality following transfusion of red cells with high plasma potassium levels. Transfusion 1993; 33: 606-609.

[45] Fung MK, Roseff SD, Vermoch KL. Blood component preferences of transfusion services supporting infant transfusions: A University HealthSystem Consortium benchmarking study. Transfusion 2010; 50: 1921-1925.

[46] Wong EC, Luban NL. Hematology and oncology. In: Sl-onim AD, Pollack MM, eds. Pediatric critical care medicine. Philadelphia: Lippincott, Williams and Wilkins, 2006: 157-195.

[47] Fergusson DA, Hébert P, Hogan DL, et al. Effect of fresh red blood cell transfusions on clinical outcomes in premature, very low-birth-weight infants: The ARIPI randomized trial. JAMA 2012; 308: 1443-1451.

[48] Patel RM, Josephson CD. Storage age of red blood cells for transfusion of premature infants. JAMA 2013; 309: 544-545.

[49] Gammon R, ed. Standards for blood banks and transfusion services. 32nd ed. Bethesda, MD: AABB, 2020.

[50] Strauss RG. Selection of white cell-reduced blood components for transfusions during early infancy. Transfusion 1993; 33: 352-357.

[51] Turkmen T, Qiu D, Cooper N, et al. Red blood cell alloimmunization in neonates and children up to 3 years of age. Transfusion 2017; 57: 2720-2726.

[52] Josephson CD, Castillejo M, Grima K, et al. ABO-mismatched platelet transfusions: Strategies to mitigate patient exposure to naturally occurring hemolytic antibodies. TransfusApher Sci 2010; 42: 83-88.

[53] Girelli G, Antoncecchi S, Casadei AM, et al. Recommendations for transfusion therapy in neonatology. Blood Transfus2015; 13: 484-497.

[54] Roseff SD. Pediatric blood collection and transfusion technology. In: Herman JK, Manno CS, eds. Pediatric transfusion therapy. Bethesda, MD: AABB Press, 2002: 217-247.

[55] Wong E, Roseff SD, eds. Pediatric hemotherapy data card. Bethesda, MD: AABB, 2015.

[56] Bell EF, Strauss RG, Widness JA, et al. Randomized trial of liberal versus restrictive guidelines for red blood cell transfusion in preterm infants. Pediatrics 2005; 115: 1685-1691.

[57] Kirpalani H, Whyte RK, Andersen C, et al. The premature infants in need of transfusion (PINT) study: A randomized, controlled trial of a restrictive (low) versus liberal (high) transfusion threshold for extremely low birth weight infants. J Pediatr2006; 149: 301-307.

[58] Whyte RK, Kirpalani H, Asztalos EV, et al. Neurodevelopmental outcome of extremely low birth weight infants randomly assigned to restrictive or liberal hemoglobin thresholds for blood transfusion. Pediatrics 2009; 123: 207-213.

[59] McCoy TE, Conrad AL, Richman LC, et al. Neurocognitive profiles of preterm infants randomly assigned to lower or higher hematocrit thresholds for transfusion. Child Neuropsychol 2011; 17: 347-367.

[60] Nopoulos PC, Conrad AL, Bell EF, et al. Longterm outcome of brain structure in premature infants: Effects of liberal vs restricted red blood cell transfusions. Arch PediatrAdolesc Med 2011; 165: 443-450.

[61] Keir A, Pal S, Trivella M, et al. Adverse effects of red blood cell transfusions in neonates: A systematic review and meta-analysis. Transfusion 2016; 56: 2773-2780.

[62] Goobie SM, Faraoni D, Zurakowski D, et al. Association of preoperative anemia with postoperative mortality in neonates. JAMA Pediatr 2016; 170: 855-862.

[63] Kirpalani H, Bell E, D'Angio C, et al. Transfusion of prematures (TOP) trial: Does a liberal red blood cell transfusion strategy improve neurologically-intact survival of extremely-low-birthweight infants as compared to a restrictive strategy? Version 1.0 (October 8, 2012). Bethesda, MD: National Institute of Child Health and Human Development, 2012. [Available at https://www.nichd.nih.gov/sites/default/files/about/ Documents/TOP_Protocol.pdf.]

[64] ETTNO Investigators. The 'Effects of Transfusion Thresh-

olds on Neurocognitive Outcome of Extremely Low Birth-Weight Infants (ETTNO)' Study: Background, aims, and study protocol. Neonatology 2012; 101: 301-305.

[65] Ballard RA, Vinocur B, Reynolds JW, et al. Transient hyperammonemia of the preterm infant. N Engl J Med 1978; 299: 920-925.

[66] Leonard JV. The early detection and management of inborn errors presenting acutely in the neonatal period. Eur J Pediatr1985; 143: 253-257.

[67] American Academy of Pediatrics Subcommittee on Hyperbilirubinemia. Management of hyperbilirubinemia in the newborn infant 35 or more weeks of gestation. Pediatrics 2004; 114: 297- 316.

[68] Kliegman RM, Stanton BMD, St. Geme J, Schor NF, eds. Nelson's textbook of pediatrics. 20th ed. Philadelphia: WB Saunders, 2016. 69. Valaes T. Bilirubin distribution and dynamics of bilirubin removal by exchange transfusion. Acta Paediatr Scand 1963; 52: 604.

[70] Wong EC, Pisciotto PT. Technical considerations/ mechanical devices. In: Hillyer CD, Strauss RG, Luban NLC, eds. Handbook of pediatric transfusion medicine. London: Elsevier Academic Press, 2004: 121-128.

[71] Luban NL. Massive transfusion in the neonate. Transfus Med Rev 1995; 9: 200-214.

[72] Weisz B, Belson A, Milbauer B, et al. [Complications of exchange transfusion in term and preterm newborns]. Harefuah1996; 130: 170-173.

[73] Bada HS, Chua C, Salmon JH, et al. Changes in intracranial pressure during exchange transfusion. J Pediatr1979; 94: 129-132.

[74] Maheshwari A, Carlo WA. Plethora in the newborn infant (polycythemia). In: Kliegman RM, Stanton BF, Schor NF, et al, eds. Nelson textbook of pediatrics. 20th ed. Philadelphia: Elsevier, 2015: 887-888.

[75] Black VD, Rumack CM, Lubchenko LD, Koops BL. Gastrointestinal injury in polycythemic infants. Pediatrics 1985; 76: 225-231.

[76] Mohamed A, Shah PS. Transfusion associated necrotizing enterocolitis: A meta-analysis of observational data. Pediatrics 2012; 129: 529-540.

[77] Patel RM, Knezevic A, Shenvi N, et al. Association of red blood cell transfusion, anemia, and necrotizing enterocolitis in very low-birthweight infants. JAMA 2016; 315: 889-897.

[78] Ware RE, Helms RW, SWiTCH Investigators. Stroke with transfusions changing to hydroxyurea (SWiTCH). Blood 2012; 119: 3925-3932.

[79] Estcourt LJ, Fortin PM, Hopewell S, et al. Blood transfusion for preventing primary and secondary stroke in people with sickle cell disease. Cochrane Database Syst Rev 2017; 1: 003146.

[80] Ware RE, Davis BR, Schultz WH, et al. Hydroxycarbamide versus chronic transfusion for maintenance of transcranial doppler flow velocities in children with sickle cell anaemia—TCD with transfusions changing to hydroxyurea (TWiTCH): A multicentre, open-label, phase 3, non-inferiority trial. Lancet 2016; 387: 661-670.

[81] DeBaun MR, Gordon M, McKinstry RC, et al. Controlled trial of transfusions for silent cerebral infarcts in sickle cell anemia. N Engl J Med 2014; 371: 699-710.

[82] Adams RJ, McKie VC, Hsu L, et al. Prevention of a first stroke by transfusions in children with sickle cell anemia and abnormal results on transcranial doppler ultrasonography. N Engl J Med 1998; 339: 5-11.

[83] Kelly S, Quirolo K, Marsh A, et al. Erythrocytapheresis for chronic transfusion therapy in sickle cell disease: Survey of current practices and review of the literature. Transfusion 2016; 56: 2877-2888.

[84] Rosse WF, Gallagher D, Kinney TR, et al. Transfusion and alloimmunization in sickle cell disease: The cooperative study of sickle cell disease. Blood 1990; 76: 1431-1437.

[85] Rosse WF, Telen M, Ware RE. Transfusion support for patients with sickle cell disease. Bethesda, MD: AABB Press, 1998.

[86] Vichinsky EP, Luban NL, Wright E, et al. Prospective RBC phenotype matching in a strokeprevention trial in sickle cell anemia: A multicenter transfusion trial. Transfusion 2001; 41: 1086-1092.

[87] Yazdanbakhsh K, Ware RE, Noizat-Pirenne F. Red blood cell alloimmunization in sickle cell disease: Pathophysiology, risk factors, and transfusion management. Blood 2012; 120: 528-537.

[88] Chou ST, Jackson T, Vege S, et al. High prevalence of red blood cell alloimmunization in sickle cell disease despite transfusion from Rhmatched minority donors. Blood 2013; 122: 1062-1071.

[89] Kacker S, Ness PM, Savage WJ, et al. Costeffectiveness of prospective red blood cell antigen matching to prevent alloimmunization among sickle cell patients. Transfusion 2014; 54: 86-97.

[90] Hillyer KL, Hare VW, Josephson CD, et al. Partners for life: The transfusion program for patients with sickle cell disease offered at the American Red Cross Blood Services,

Southern Region, Atlanta, Georgia. Immunohematology 2006; 22: 108-111.

[91] Yawn BP, Buchanan GR, Afenyi-Annan AN, et al. Management of sickle cell disease: Summary of the 2014 evidence-based report by expert panel members. JAMA 2014; 312: 1033-1048.

[92] Tahhan HR, Holbrook CT, Braddy LR, et al. Antigen-matched donor blood in the transfusion management of patients with sickle cell disease. Transfusion 1994; 34: 562-569.

[93] Wood JC, Cohen AR, Pressel SL, et al. Organ iron accumulation in chronically transfused children with sickle cell anaemia: Baseline results from the TWiTCH trial. Br J Haematol 2016; 172: 122-130.

[94] Petz LD, Calhoun L, Shulman IA, et al. The sickle cell hemolytic transfusion reaction syndrome. Transfusion 1997; 37: 382-392.

[95] Win N, Doughty H, Telfer P, et al. Hyperhemolytic transfusion reaction in sickle cell disease. Transfusion 2001; 41: 323-328.

[96] Wong TE, Brandow AM, Lim W, et al. Update on the use of hydroxyurea therapy in sickle cell disease. Blood 2014; 124: 3850-3857.

[97] Arnold SD, Bhatia M, Horan J, et al. Haematopoietic stem cell transplantation for sickle cell disease—Current practice and new approaches. Br J Haematol2016; 174: 515-525.

[98] Olivieri NF, Brittenham GM. Iron-chelating therapy and the treatment of thalassemia. Blood 1997; 89: 739-761.

[99] Dhawan HK, Kumawat V, Marwaha N, et al. Alloimmunization and autoimmunization in transfusion dependent thalassemia major patients: Study on 319 patients. Asian J Transfus Sci 2014; 8: 84-88.

[100] Romphruk AV, Simtong P, Butryojantho C, et al. The prevalence, alloimmunization risk factors, antigenic exposure, and evaluation of antigenmatched red blood cells for thalassemia transfusions: A 10-year experience at a tertiary care hospital. Transfusion 2019; 59: 177-184.

[101] Davoudi-Kiakalayeh A, Mohammadi R, Pourfathollah AA, et al. Alloimmunization in thalassemia patients: New insight for healthcare. Int J Prev Med 2017; 8: 101.

[102] Vichinsky E, Neumayr L, Trimble S, et al. Transfusion complications in thalassemia patients: A report from the Centers for Disease Control and Prevention. Transfusion 2014; 54: 972-981.

[103] Pujani M, Pahuja S, Dhingra B, et al. Alloimmunisation in thalassaemics: A comparison between recipients of usual matched and partial better matched blood. An evaluation at a tertiary care centre in India. Blood Transfus 2014; 12(Suppl 1): s100-104.

[104] Michail-Merianou V, Pamphili-Panousopoulou L, Piperi-Lowes L, et al. Alloimmunization to red cell antigens in thalassemia: Comparative study of usual versus better-match transfusion programmes. Vox Sang 1987; 52: 95-98.

[105] Compernolle V, Chou ST, Tanael S, et al. Red blood cell specifications for patients with hemoglobinopathies: A systematic review and guideline. Transfusion 2018; 58: 1555-1566.

[106] Dhabangi A, Ainomugisha B, Cserti-Gazdewich C, et al. Effect of transfusion of red blood cells with longer vs shorter storage duration on elevated blood lactate levels in children with severe anemia: The TOTAL randomized clinical trial. JAMA 2015; 314: 2514-2523.

[107] Age of blood in children in pediatric intensive care units (ABC PICU). St. Louis, MO: Washington University School of Medicine, 2015. [Available at https://clinicaltrials. gov/ct2/show/ NCT01977547.]

[108] Manno CS, Hedberg KW, Kim HC, et al. Comparison of the hemostatic effects of fresh whole blood, stored whole blood, and components after open heart surgery in children. Blood 1991; 77: 930-936.

[109] Mou SS, Giroir BP, Molitor-Kirsch EA, et al. Fresh whole blood versus reconstituted blood for pump priming in heart surgery in infants. N Engl J Med 2004; 351: 1635-1644.

[110] Jobes DR, Sesok-Pizzini D, Friedman D. Reduced transfusion requirement with use of fresh whole blood in pediatric cardiac surgical procedures. Ann Thorac Surg 2015; 99: 1706-1711.

[111] Thottathil P, Sesok-Pizzini D, Taylor JA, et al. Whole blood in pediatric craniofacial reconstruction surgery. J Craniofac Surg 2017; 28: 1175-1178.

[112] Blanchette VS, Kuhne T, Hume H, et al. Platelet transfusion therapy in newborn infants. Transfus Med Rev 1995; 9: 215-230.

[113] Castle V, Andrew M, Kelton J, et al. Frequency and mechanism of neonatal thrombocytopenia. J Pediatr1986; 108: 749-755.

[114] Andrew M, Vegh P, Caco C, et al. A randomized, controlled trial of platelet transfusions in thrombocytopenic premature infants. J Pediatr1993; 123: 285-291.

[115] Honohan A, van't Ende E, Hulzebos C, et al. Postt-

ransfusion platelet increments after different platelet products in neonates: A retrospective cohort study. Transfusion 2013; 53: 3100-3109.

[116] New HV, Stanworth SJ, Engelfriet CP, et al. Neonatal transfusions. Vox Sang 2009; 96: 62-85.

[117] Poterjoy BS, Josephson CD. Platelets, frozen plasma, and cryoprecipitate: What is the clinical evidence for their use in the neonatal intensive care unit? Semin Perinatol2009; 33: 66-74.

[118] von Lindern JS, van den Bruele T, Lopriore E, et al. Thrombocytopenia in neonates and the risk of intraventricular hemorrhage: A retrospective cohort study. BMC Pediatrics 2011; 11: 16.

[119] Josephson CD, Su LL, Christensen RD, et al. Platelet transfusion practices among neonatologists in the United States and Canada: Results of a survey. Pediatrics 2009; 123: 278-285.

[120] Curley A, Stanworth SJ, Willoughby K, et al. Randomized Trial of Platelet-Transfusion Thresholds in Neonates. N Engl J Med 2019; 380(3): 242-251.

[121] Slichter SJ, Kaufman RM, Assmann SF, et al. Dose of prophylactic platelet transfusions and prevention of hemorrhage. N Engl J Med 2010; 362: 600-613.

[122] Josephson CD, Granger S, Assmann SF, et al. Bleeding risks are higher in children versus adults given prophylactic platelet transfusions for treatment-induced hypoproliferative thrombocytopenia. Blood 2012; 120: 748-760.

[123] Honohan A, Tomson B, van der Bom J, et al. A comparison of volume-reduced versus standard HLA/HPA-matched apheresis platelets in alloimmunized adult patients. Transfusion 2012; 52: 742-751.

[124] Pisciotto PT, Snyder EL, Snyder JA, et al. In-vitro characteristics of white cell-reduced single-unit platelet concentrates stored in syringes. Transfusion 1994; 34: 407-411.

[125] Diab Y, Wong E, Criss VR, et al. Storage of aliquots of apheresis platelets for neonatal use in syringes with and without agitation. Transfusion 2011; 51: 2642-2646.

[126] Motta M, Del Vecchio A, Radicioni M. Clinical use of fresh-frozen plasma and cryoprecipitate in neonatal intensive care unit. J Matern Fetal Neonatal Med 2011; 24: 129-131.

[127] Camazine MN, Karam O, Colvin R, et al. Outcomes related to the use of frozen plasma or pooled solvent/detergent treated plasma in critically ill children. Pediatr Crit Care Med 2017; 18: e215-223.

[128] Karam O, Lacroix J, Robitaille N, et al. Association between plasma transfusions and clinical outcome in critically ill children: A prospective observational study. Vox Sang 2013; 104: 342-349.

[129] AABB, America's Blood Centers, American Red Cross, Armed Services Blood Program. Circular of information for the use of human blood and blood components. Bethesda, MD: AABB, 2017.

[130] Cushing M, Bandarenko N, eds. Blood transfusion therapy: A handbook. 13th ed. Bethesda, MD: AABB, 2020 (in press).

[131] Wong ECC, Roseff SD, Bandarenko N, eds. Pediatric transfusion: A handbook. 5th ed. Bethesda, MD: AABB, 2020 (in press).

[132] Price TH, Boeckh M, Harrison RW, et al. Efficacy of transfusion with granulocytes from G-CSF/dexamethasone-treated donors in neutropenic patients with infection. Blood 2015; 126: 2153-2161.

[133] Marfin AA, Price TH. Granulocyte transfusion therapy. J Intensive Care Med 2015; 30: 79-88.

[134] Ballabh P. Intraventricular hemorrhage in premature infants: Mechanism of disease. Pediatr Res 2010; 67(1): 1-8.

[135] Wang-Rodriguez J, Mannino FL, Liu E, et al. A novel strategy to limit blood donor exposure and blood waste in multiply transfused premature infants. Transfusion 1996; 36: 64-70.

[136] Liu EA, Mannino FL, Lane TA. Prospective, randomized trial of the safety and efficacy of a limited donor exposure transfusion program for premature neonates. J Pediatr1994; 125: 92-96.

[137] Bednarek FJ, Weisberger S, Richardson DK, et al. Variations in blood transfusions among newborn intensive care units. SNAP II study group. J Pediatr1998; 133: 601-607.

[138] Maier RF, Sonntag J, Walka MM, et al. Changing practices of red blood cell transfusions in infants with birth weights less than 1000 g. J Pediatr 2000; 136: 220-224.

[139] Levy GJ, Strauss RG, Hume H, et al. National survey of neonatal transfusion practices: I. Red blood cell therapy. Pediatrics 1993; 91: 523-529.

[140] Goodstein MH, Herman JH, Smith JF, et al. Metabolic consequences in very low birth weight infants transfused with older AS-1 preserved erythrocytes. PediatrPathol Lab Med 1999; 18: 173-185.

[141] Friedman DF, Montenegro LM. Extracorporeal mem-

brane oxygenation and cardiopulmonary bypass. In: Hillyer CD, Strauss RG, Luban NLC, eds. Handbook of pediatric transfusion medicine. London: Elsevier Academic Press, 2004: 181-189.

[142] Wong TE, Huang YS, Weiser J, et al. Antithrombin concentrate use in children: A multicenter cohort study. J Pediatr2013; 163: 1329-1334.

[143] Stansfield BK, Wise L, Ham PB 3rd, et al. Outcomes following routine antithrombin III replacement during neonatal extracorporeal membrane oxygenation. J Pediatr Surg 2017; 52: 609-613.

[144] Wong TE, Nguyen T, Shah SS, et al. Antithrombin concentrate use in pediatric extracorporeal membrane oxygenation: A multicenter cohort study. Pediatr Crit Care Med 2016; 17: 1170-1178.

[145] Eghtesady P, Almond CS, Tjossem C, et al; Berlin Heart Investigators. Post-transplant out-comes of children bridged to transplant with the Berlin Heart EXCOR Pediatric ventricular assist device. Circulation 2013; 128(11 Suppl 1): S24-31.

[146] Massicotte MP, Bauman ME, Murray J, Almond CS. Antithrombotic therapy for ventricular assist devices in children: Do we really know what to do? J ThrombHaemost 2015; 13(Suppl 1): S343-350.

[147] Horst J, Leonard JC, Vogel A, et al. A survey of US and Canadian hospitals' paediatric massive transfusion protocol policies. Transfus Med 2016; 26: 49-56.

[148] Hendrickson JE, Shaz BH, Pereira G, et al. Implementation of a pediatric trauma massive transfusion protocol: One institution's experience. Transfusion 2012; 52: 1228-1236.

[149] Nosanov L, Inaba K, Okoye O, et al. The impact of blood product ratios in massively transfused pediatric trauma patients. Am J Surg 2013; 206: 655-660.

[150] Hwu RS, Spinella PC, Keller MS, et al. The effect of massive transfusion protocol implementation on pediatric trauma care. Transfusion 2016; 56: 2712-2719.

[151] Chidester SJ, Williams N, Wang W, et al. A pediatric massive transfusion protocol. J Trauma Acute Care Surg 2012; 73: 1273-1277.

[152] Dehmer JJ, Adamson WT. Massive transfusion and blood product use in the pediatric trauma patient. Semin Pediatr Surg 2010; 19: 286-291.

[153] Holcomb JB, Tilley BC, Baraniuk S, et al. Transfusion of plasma, platelets, and red blood cells in a 1:1:1 vs a 1:1:2 ratio and mortality in patients with severe trauma: The PROPPR randomized clinical trial. JAMA 2015; 313: 471-482.

[154] The CRASH-2 collaborators. The importance of early treatment with tranexamic acid in bleeding trauma patients: An exploratory analysis of the CRASH-2 randomised controlled trial. Lancet 2011; 377(9771): 1096-101, 1101. e1-2.

[155] Oakley FD, Woods M, Arnold S, Young PP. Transfusion reactions in pediatric compared with adult patients: A look at rate, reaction type, and associated products. Transfusion 2015; 55: 563-570.

[156] Bolton-Maggs PHB, ed, et al on behalf of the Serious Hazards of Transfusion (SHOT) Steering Group. The 2017 annual SHOT report. Manchester, UK: SHOT Office, 2018. [Available at https://www.shotuk.org/shot-reports/ (accessed December 5, 2019).]

[157] Bowden RA, Slichter SJ, Sayers M, et al. A comparison of filtered leukocyte-reduced and cytomegalovirus (CMV) seronegative blood products for the prevention of transfusion-associated CMV infection after marrow transplant. Blood 1995; 86: 3598-3603.

[158] Josephson CD, Caliendo AM, Easley KA, et al. Blood transfusion and breast milk transmission of cytomegalovirus in very low-birth-weight infants: A prospective cohort study. JAMA Pediatr2014; 168: 1054-1062.

[159] Brady MT, Milam JD, Anderson DC, et al. Use of deglycerolized red blood cells to prevent posttransfusion infection with cytomegalovirus in neonates. J Infect Dis 1984; 150: 334-339.

[160] Heddle NM, Boeckh M, Grossman B, et al for the Clinical Transfusion Medicine Committee. AABB committee report: Reducing transfusiontransmitted cytomegalovirus infections. Transfusion 2016; 56: 1581-1587.

[161] Trial to Reduce Alloimmunization to Platelets study group. Leukocyte reduction and ultraviolet B irradiation of platelets to prevent alloimmunization and refractoriness to platelet transfusions. N Engl J Med 1997; 337: 1861-1869.

[162] Sanders MR, Graeber JE. Posttransfusion graftversus-host disease in infancy. J Pediatr 1990; 117: 159-163.

[163] Rühl H, Bein G, Sachs UJH. Transfusion-associated graft-versus-host disease. Transfus Med Rev 2009; 23: 62-71.

[164] Strauss RG, Levy GJ, Sotelo-Avila C, et al. National survey of neonatal transfusion practices: II. Blood component therapy. Pediatrics 1993; 91(3): 530-536.

[165] Moroff G, Friedman A, Robkin-Kline L, et al. Reduction of the volume of stored platelet concentrates for use

in neonatal patients. Transfusion 1984; 24: 144-146.

[166] Schoenfeld H, Muhm M, Doepfmer UR, et al. The functional integrity of platelets in volumereduced platelet concentrates. AnesthAnalg2005; 100: 78-81.

[167] Knutson F, Osselaer J, Pierelli L, et al. A prospective, active haemovigilance study with combined cohort analysis of 19, 175 transfusions of platelet components prepared with amotosalenUVA photochemical treatment. Vox Sang 2015; 109: 343-352.

[168] McCullough J, Vesole DH, Benjamin RJ, et al. Therapeutic efficacy and safety of platelets treated with a photochemical process for pathogen inactivation: The SPRINT trial. Blood 2004; 104: 1534-1541.

[169] Estcourt LJ, Malouf R, Hopewell S, et al. Pathogen-reduced platelets for the prevention ofbleeding. Cochrane Database Syst Rev 2017; 7: CD009072.

[170] Knutson F, Osselaer J, Pierelli L, et al. A prospective, active haemovigilance study with combined cohort analysis of 19, 175 transfusions of platelet components prepared with amotosalenUVA photochemical treatment. Vox Sang 2015; 109: 343-352.

[171] Amato M, Schennach H, Astl M, et al. Impact of platelet pathogen inactivation on blood component utilization and patient safety in a large Austrian Regional Medical Centre. Vox Sang 2017; 112: 47-55.

[172] Trakhtman P, Karpova O, Balashov D, et al. Efficacy and safety of pathogen-reduced platelet concentrates in children with cancer: A retrospective cohort study. Transfusion 2016; 56(Suppl 1): S24-28.

第 25 章

治疗性单采

治疗性单采(therapeutic apheresis, TA)是一种血液离体治疗方法，通过去除和丢弃某种特定血液成分，或收集某种特定血液成分后进行体外处理并将该血液成分回输给患者，从而应用于多种疾病的治疗。TA 与“制备性单采术”操作有相似之处但不完全相同，“制备性单采术”指从献血者收集具有治疗用途的血液成分(在本书第 6 章中有详细介绍)。AABB、美国单采协会(American Society for Apheresis, ASFA)和美国病理学会(College of American Pathologists, CAP)已颁布多项关于治疗性单采操作、医务人员培训、资格认证和临床权限以及治疗性单采程序文件的标准和指南[1-7]。2012 年，国家心肺血液研究所(National Heart, Lung, and Blood Institute, NHLBI)主办的国家卫生研究院(National Institutes of Health, NIH)科学研讨会，探讨了与治疗性单采相关的多项内容，包括治疗性单采的科学机遇，增加治疗性单采研究面临的挑战和存在的障碍，以及治疗性单采研究活动的优先次序[8-10]。

第一节　一般原理

治疗性单采的主要目标是：①从患者血液中清除病理性细胞和/或体液成分；②置换有缺陷的物质，通常在去除病理性血液组成成分的情况下进行；③调节细胞功能(例如通过进一步的体外处理后回输该细胞成分，光分离置换法中利用紫外线照射即该原理)；④收集患者各种自体正常细胞群以便进一步处理和用于治疗(例如涉及干细胞、树突状细胞和嵌合抗原受体 T 细胞的细胞疗法)。

表 25-1 列出了各种类型的单采术。治疗性血浆置换(therapeutic plasma exchange, TPE)是临床上最常用的单采术，单次治疗通常处理 1.0 倍或 1.5 倍患者血浆容量，可能需要多次治疗才能达到预期临床效果。根据所使用的置换液种类，置换量较大时(血浆置换超过 1L)可增加患者凝血功能障碍、枸橼酸中毒或电解质失衡风险[11]。血浆单采这一术语常与治疗性血浆置换交替使用，但血浆单采通常应用于献血者捐献血浆，该过程去除血浆较少(≤1L)、极少或者不需要置换液。

单采术清除血液中病理性物质的效果取决于该物质在血液中的浓度、在血管外间隙的分布体积、与蛋白的结合程度、处理血液和去除血浆的容量，以及该物质在血管内外分布的平衡等因素。在操作开始阶段置换效率最高，之后为维持患者稳态需补充置换液，随着时间推移去除率逐渐降低。病理性物质持续产生、从血管外进入血管内或双腔导管开口处再循环等因素，都会使被清除物质的去除率低于预期值。如果目标物质是一种“理想物质”[12]，如免疫球蛋白 M(immunoglobulin M, IgM)或纤维蛋白原，且不从血管外大量转移至血管内，则 1.0 倍血浆容量的血浆置换通常可清除该物质总量的 2/3。

表 25-1　治疗性单采的类型

程序	去除的血液成分	典型适应证	置换液
治疗性血浆置换	血浆	去除异常的血浆蛋白(如自身抗体)	白蛋白、晶体液或血浆
红细胞置换	红细胞	镰状细胞疾病相关的并发症	红细胞
白细胞去除	白膜层	白血病产生白细胞瘀滞时	根据需要
血小板去除	白膜层	血小板增多症	根据需要
红细胞去除	红细胞	红细胞增多症	根据需要
体外光分离置换	白膜层(回输)	慢性移植物抗宿主病；皮肤 T 细胞淋巴瘤	无
选择性吸附	特定血浆蛋白、抗体或脂质	高胆固醇血症	无
吸附性细胞单采	激活的单核细胞或粒细胞	炎症性肠病	无
改善血液流变学参数的血液净化(Rheopheresis)	高分子量血浆蛋白	年龄相关性黄斑变性	无
双重滤过血浆置换	特定大小或分子量的病理性物质	过敏性皮肤炎	无

第二节　设备类型

下面介绍目前市面上常用的几种单采装备技术平台。

(1)连续式离心设备：其有 1 个旋转的管路设计，收集全血后血液成分在该管路的流动过程中根据密度不同而得到较大程度的分离，可分离血浆、血小板、白细胞和红细胞。血细胞分离机将目标成分分离到收集袋中，其余血液成分与适当的置换液混合后回输患者。现代化的单采设备可计算并控制血液采集流速、抗凝剂和置换液的体积以及离心速度，以达到最佳分离效果和治疗血容量。

(2)间歇式离心设备：循环处理较小容量血液，其中 1 个循环包括全血的采集和分离，然后重新输注或转移血液成分，通常需多个循环才能达到治疗目标。1 个循环中采集的全血量根据特定的红细胞阈值目标设计。与连续式设备相比，此种设备导致离体血量较大。

(3)血液滤过单采设备：属于血液连续流动装置。抗凝全血通过 1 个微孔滤器，只允许血浆而不允许血细胞通过。将分离出来的血浆引至废液袋中，或者同选择性吸附一样进一步处理后回输患者。此种类型设备无法分离细胞成分，不适用于去除循环血液中特定的细胞成分。该技术的改良操作是改善血液流变学参数的血液净化(Rheopheresis)或双重滤过血浆置换(double - filtration plasmapheresis，DFPP)，通过二级过滤器进一步处理分离的血浆，去除高分子量物质而降低血浆黏度，或者清除特定的血液组成成分。不同孔径的二级过滤器可清除不同的致病物质，如免疫复合物、自身抗体或脂蛋白等。

(4)选择性吸附：全血或血浆通过对特定成分[例如免疫吸附(immunoadsorption，IA)中的免疫球蛋白 G(immune globulin G，IgG)或脂蛋白单采(lipoprotein apheresis，LA)中的脂蛋白]具有高亲和力的吸附柱或吸附剂后，与细胞成分重新组合再回输患者。该方法的优点是可以高度特异性的出去目标病理性成分，但仅应用于有亲和吸附剂可用的少数情况。吸附性细胞单采也称为粒细胞—单核细胞单采(granulocyte-monocyte apheresis，GMA)，通过粘附或过滤从全血中选择性去除单核细胞和粒细胞，之后将未激活的白细胞和剩余血液成分回输患者。该技术已用于治疗自身免疫性疾病和炎性疾病，例如溃疡性结肠炎和银屑病。

第三节　患者评估与管理

治疗性单采开始之前，宜由熟悉单采术的医生对患者进行评估。表 25-2 列出了制订总体治疗计划时应考虑的一般因素。依照该方案管理患者，可对患者进行更全面的评估。临床评估应重点关注接受长期治疗稳定患者后续接受治疗性血浆置换时的选择因素，除非患者临床状态发生变化。

患者病历中宜记录治疗适应证、程序类型、置换液的选择（表 25-3）、血管通路、治疗频率和次数，以及治疗目标或治疗终点。在首次评估过程中，医生应当向患者解释治疗的性质、预期的获益、可能的风险和可用的替代方案，且患者应当签署知情同意书。根据医疗机构具体政策，这些知情同意书宜定期重复签订（例如每年）并在病历中记录和存档。单采治疗室必须有条件处理不良反应，配备有相关设备、药物以及经培训能够处理严重不良事件（例如过敏、代谢性碱中毒、空气栓塞和低血压反应）的医务人员。进行单采治疗评估时应注意可能影响患者耐受单采治疗的临床情况、所服药物等。评估患者时需要考虑的其他要点包括以下内容：

（1）输血史/单采治疗史：既往关于输血/单采治疗及其不良反应的记录，这些治疗取得的疗效以及对特殊血液成分的需求；

（2）神经功能状态：精神状态以及同意和配合治疗的能力；

（3）心肺功能状态：通气和氧合能力是否充足，是否存在高血容量或血容量不足，有无任何心律失常；

（4）肾功能和代谢状态：体液平衡，碱中毒，电解质异常（包括低钙血症、低钾血症和低镁血症）；

（5）血液学状态：有无具有临床意义的贫血、血小板减少、凝血功能障碍、出血或血栓形成；

（6）用药：近期输注静脉注射免疫球蛋白（intravenous immunoglobulin，IVIG）和抗体生物制品，血管紧张素转换酶（angiotensin - converting enzyme，ACE）抑制剂，具有高白蛋白结合特性的药物，以及抗凝剂。

表 25-2　治疗性单采术的术前综合评估和治疗规划要点＊

临床诊断与鉴别诊断/主诉/临床目标/转诊原因
现病史
患者既往史/家族史，包括既往的治疗性单采和血液治疗（例如，输血和 IVIG 输注）以及不良反应史和并发症
系统回顾和药物史
相关体格检查，包括血管通路评估
治疗性单采指征/基本原理/结局目标
单采类型和设备的选择
目标容量/持续时间/频率/液体平衡
（1）每次操作
（2）整个疗程
血管通路装置注意事项（根据需要）
置换液的选择
（1）如有要求，优先使用血液
（2）如适用，使用特定的血液成分（例如抗原阴性、特殊表型的血液成分）
生理变化/不良反应/临床结局监测
协调治疗前/治疗中/治疗后和整个治疗过程中的实验室检测，药物/血液成分输注，以及其他操作（例如透析）
根据需要使用辅助设备
（1）血液加温仪
（2）胎儿监护仪

续表25-2

(3)通气支持设备
(4)单独的静脉通道用于输注钙剂
患者宣教材料和出院医嘱
多次治疗/同时使用免疫抑制疗法的必要性
相关的凝血功能障碍/抗凝药物的使用

*在对所有接受治疗性单采评估的患者进行首次会诊时，临床评估通常需考虑的要素。对接受重复多次治疗性单采的稳定患者，单采医学专家可在随后的每次单采术期间，从其评估中排除部分选项(例如已在首次咨询时获得的因素)，除非其临床状态有所改变；

注：IVIG：静脉注射免疫球蛋白。

表 25-3 置换液比较

置换液	优点	缺点
晶体液	成本低 不会引起过敏 无病毒感染风险	需要 2~3 倍体积 渗透压低 缺乏凝血因子和免疫球蛋白
白蛋白	等渗透压 反应风险低	成本更高 缺乏凝血因子和免疫球蛋白
血浆	等渗透压 正常含量的凝血因子、免疫球蛋白和其他血浆蛋白	病毒传播风险 增加枸橼酸盐负荷 需要 ABO 相容 过敏反应风险更高
去冷沉淀血浆	等渗透压 高分子量血管性血友病因子和纤维蛋白原含量减少 大多数其他血浆蛋白含量正常	与血浆相同

宜根据治疗性单采适应证、治疗程序类型和频率、治疗持续时长以及患者临床情况选择相应的实验室检测。一般情况下，在治疗开始前需要获得全血细胞计数、血型和抗体检测(抗体筛查)、凝血功能及电解质等各项检测结果。在第 1 次治疗前宜完善其他诊断性检查，例如感染性疾病和相关特定疾病标志物。当重复多次使用白蛋白作为主要置换液时，可能需要适当监测凝血功能。由于治疗性单采可改变血浆组成成分的浓度，宜考虑在首次单采术之前采集“存档标本”。同样，单采治疗实施人员宜告知其他医务人员和患者，单采术后的诊断性检查可能会不同程度地受到影响，具体取决于单采的成分、使用的置换液和治疗性血浆置换的频率等因素。

第四节 血管通路

治疗性血浆置换需要良好的血管通路以达到足够的管路内血液流速[13]。首选外周穿刺，一般要求至少用 17 号针头采血，至少用 18 号导管回输血液。外周静脉条件不适合，或需要进行多次血浆置换以及手部无法提供压力以维持血管血流(译者注：如无法握拳)的患者可能需要中心静脉置管(central venous catheters，CVCs)。用于单采的 CVCs 应当具有刚性管壁，以抵抗在采血管路中产生的负压。宜首选类似血液透析中使用的双腔导管，单腔导管可用于间断式程序。对于治疗时间较短的单采，非隧道式导管可能已经足够，但对于需建立长期通路的患者，需应用隧道式带套囊 CVCs 才能保证单采通路稳定、安全、耐用[14, 15]。与非隧道式导管相比，隧道式 CVCs 感染率较低，可能适用于在门诊进行治疗、疗程超过数月至数年的患者。

成人单采治疗所需流速较高，经外周静脉穿刺中心静脉置管（Peripherally inserted central catheters，PICC）通常不能满足需求；然而，对于单点入路或通常采用较慢流速的儿科患者，PICC 导管已成功用作 CVC 的替代选择。1 种 5-Fr 单腔 PICC（Turbo-flo，Cook Medical）已成功应用于接受体外光分离置换（extracorporeal photopheresis，ECP）的儿科患者[16]。该导管是单点入路，维持时间适中（6~12 个月）。与其他双腔 CVCs 类似，因其接头在外部，故连接到单采设备时无需针头，但 PICC 导管还需额外家庭护理，需要日常冲洗和接头更换。

皮下植入式端口，也称为完全植入式静脉给药装置（totally implantable venous access devices，TIVADs），可为需要长期治疗的患者提供选择，如镰状细胞性贫血并发症的慢性红细胞置换。双腔端口的使用时间往往更长，通常持续数年，可提供稳定通道且不影响日常生活，但是，与使用其他 CVCs 的患者相比，使用该装置的患者并发症更多[17]。动静脉（arteriovenous，AV）瘘管也可用于血浆置换，医护人员在使用 AV 瘘管之前宜接受适当培训。AV 瘘管会增加对心输出量的需求，因此宜在具有正常心脏储备功能的患者中应用[18, 19]。

CVC 放置位置的选择要根据预期的治疗持续时间决定。对于持续长达数周的治疗性血浆置换，优选锁骨下或颈内静脉通路。股静脉通路因感染风险较高，仅能暂时使用。需要长期治疗的患者通常采用隧道式 CVC 置管。只要护理得当，可以延长隧道式导管的使用时间。在第 1 次单采治疗术开始之前以及每次更换 CVC 后，可通过影像学检查确认 CVC 放置位置。

良好的导管护理对于保证患者安全和保持 CVC 通畅非常重要，因此，需要明确 CVC 维护的责任，提供单采治疗的科室需积极参与，可直接提供此护理，也可与其他参与患者治疗的各方进行协调。导管需要定期冲洗，每次使用后，通常用肝素（10~1000 U/mL）或 4% 枸橼酸钠封管，以防止血凝块堵塞导管。如果导管端口有凝块，应用纤维蛋白溶解剂如尿激酶或重组组织纤溶酶原激活剂可恢复通畅。日常敷料护理对于防止穿刺部位感染至关重要。

静脉通路装置可能引起血栓形成。少数情况下，置管可引起严重并发症，例如气胸、心律失常、心脏或大血管穿孔等，发生率为 1%[20]。其他并发症包括动脉误穿、深部血肿和动静脉瘘形成等则更常见，发生率为 1%~3%[21]。细菌定殖可导致导管相关性血流感染，尤其是对于免疫抑制患者。导管意外断开可导致出血或空气栓塞。

第五节　抗凝剂

枸橼酸-枸橼酸钠-葡萄糖 A（acid-citrate-dextrose solution A，ACD-A）是最常用的抗凝剂，有时也会联合使用肝素，特别是当可能无法代谢大量柠檬酸盐的小龄患者需要使用大容量白细胞单采术采集造血干细胞或单核细胞时[22, 23]。脂蛋白单采时有必要使用肝素抗凝，肝素抗凝对于容易发生低钙血症的 TPE 患者效果更好，例如儿童、严重代谢性碱中毒、肝衰竭或肾功能衰竭患者。肝素也是 ECP 的标准抗凝剂。虽然监测钙离子水平可能对于特定患者有所帮助，但枸橼酸盐抗凝通常不需要进行凝血监测。肝功能正常患者，进入血液的枸橼酸盐代谢迅速，很少引起全身抗凝反应（译者注：枸橼酸盐通过肝脏代谢）。

第六节　不良反应

虽然治疗性单采非常安全，但也有不良反应发生，程度大多较轻，发生率为 4% ~ 6%（表 25-4）[24-27]。除与血管通路相关的不良事件外，回输含枸橼酸盐的血液出现低钙血症是血浆置换最常见的不良反应，口周和手指感觉异常是低钙反应最常见的症状，也可出现恶心或其他消化道症状，手足抽搐、心律失常等罕见，但对于已有低钙血症或心电图显示 QT 间期显著延长的患者宜仔细监测。补充钙可以缓解枸橼酸盐毒性症状，标准的补充剂量是每输注 1L 白蛋白补充 1g 葡萄糖酸钙。枸橼酸盐还能够螯合镁离子，因此有时也可能发生低镁血症。然而，1 项随机临床试验显示，在白细胞去除过程中连续静脉补充钙剂的情况下，补充镁没有任何益处[28]。枸橼酸代谢为碳酸氢盐会导致轻度代谢性碱中毒，可能加剧低钙血症，并可能引起低钾血症[29]。

表 25-4　单采过程中不良反应的发生率 *

不良反应	发生率(%)
感觉异常	1.95
通路/设备相关	1.56
低血压	0.77
荨麻疹	0.63
恶心/呕吐	0.23
寒战	0.11
皮肤潮红	0.09
心率失常	0.03
过敏反应	0.022
眩晕	0.01
腹痛	0.008
其它(包括癫痫、背痛、高血压等)	0.39
合计	5.8

* 转载自 Mörtzell-Henriksson 等[27]。

过敏反应是血浆置换过程中最常见的不良反应，用白蛋白作置换液时也可能发生[30]。大多数反应为轻度，临床表现为荨麻疹或皮肤潮红。反应严重者可累及呼吸道，出现呼吸困难、哮喘和喘鸣(罕见)。大多数过敏反应对静脉注射苯海拉明反应迅速。变态反应非常罕见，但也可能发生。使用大容量血浆进行置换的血栓性血小板减少性紫癜(thrombotic thrombocytopenic purpura，TTP)患者最容易发生过敏反应[31]。血浆置换前无需常规使用抗组胺药或类固醇，但可预防性用于反复或之前发生过严重过敏反应的患者。尽管经验有限，但有机溶剂/表面活性剂处理的混合献血者血浆也已成功用作对普通血浆有严重过敏反应史患者的置换液[32, 33]。

在血浆置换过程中或之后出现呼吸困难可有多种原因，如肺水肿、肺栓塞、空气栓塞、或白细胞瘀滞等。如果使用血浆作为置换液，呼吸困难可能是由于输血相关急性肺损伤(transfusion-related acute lung injury，TRALI)、过敏反应或输血相关循环超负荷(transfusion-associated circulatory overload，TACO)等输血反应[34]。CVC 引起血管损伤造成胸腔积血或心包积血比较罕见，但可导致患者死亡[35]。由容量超负荷或心力衰竭引起的肺水肿通常伴有呼吸困难、舒张压升高和特征性胸部影像学表现。患者对于一次性塑料单采装置消毒的环氧乙烷气体过敏时，主要出现眼部反应(眶周水肿、结膜肿胀和流泪)[36, 37]。

血液分离过程中的低血压可能是枸橼酸盐中毒、血容量不足、血管迷走神经反应、过敏反应、药物反应或输血反应的表现。当仅用盐溶液预冲单采管路时，小龄患者在治疗早期会发生血容量不足。血管迷走反应的特征是心动过缓和低血压，该反应可经大剂量输液和将患者置于屈氏体位而得到有效缓解。

当血浆或红细胞置换期间发生低血压时，宜考虑如急性溶血、细菌污染或过敏反应等可能的输血反应(译者注：因异体血液进入体内)。低血压在儿童、老年人、神经疾病患者、贫血患者以及使用体外容量较大的间断式单采设备治疗的患者中更为常见。连续式单采设备通常体外容量不大，但如发生操作失误或设备故障导致回输液转移至废液袋时，可能导致患者血容量不足。低血容量也可继发于置换体积或蛋白质不足。在所有程序中，必须仔细和连续记录处理去除和回输的液体量。

当血浆暴露于塑料管路或滤过装置等异物表面时，可激活激肽系统，从而产生缓激肽。输注含有缓激肽的血浆可引起突发的低血压。服用 ACE 抑制剂的患者，由于药物会阻断酶对缓激肽的降解，因而更容易发生这种低血压反应[38]。在选择性吸附过程中，血浆与设备接触面积较大，更易发生低血压反应。患者在单采开始前 24~48h 前服用 ACE 抑制剂或改用血管紧张素受体阻滞剂可降低反应的发生频率，但是由于一些 ACE 抑制剂具有较长的作用时间，单采前宜评估药物使用情况，确保停药时间足够，以避免不必要的不良反应[39]。

不以血浆为置换液的强化 TPE 会引起凝血因子的消耗。1 倍血浆体积的血浆置换通常会使凝血因子水平降低 25%~50%，但大部分凝血因子水平恢复较快[40]。纤维蛋白原是血管内 1 种大分子，其水平减少约 66%。如患者肝合成功能正常，凝血因子水平通常在 1~2 天内恢复至接近正常水平[41]。因此，许多患者可在 1~2 周内耐受隔日 1 次的 TPE，而不会发生血浆置换引起的显著凝血功能障碍。

凝血因子消耗导致的出血比较罕见。对于有此风险的患者，可以在疗程即将结束时使用血浆作为置换液。单采还可引起血小板减少。强化 TPE 可引起低丙种球蛋白血症，可影响后续血清学检测的准确性。血清 IgG 和 IgM 水平在 48h 后恢复至血浆置换前的 40%~50%[40]。此外，IVIG 或皮下 IgG 通常用于治疗对 TPE 有反应的患者，通常在完成一系列 TPE 后应用。至于免疫球蛋白处于何种水平，患者是否会有感染风险，目前尚不明确。

TPE 可去除白蛋白结合的药物。除非调整药物剂量，否则血药浓度可能达不到治疗所需水平。生物制品，例如 IVIG、抗胸腺细胞球蛋白和单克隆抗体，血管内半衰期较长，血浆置换很容易将其去除。药物宜在 TPE 治疗后使用，以免影响其疗效。

管道塌陷或扭曲、夹管阀故障、管道安装不正确会破坏体外循环中的红细胞。有报告显示治疗性单采中发生仪器相关溶血的概率为 0.06%[25]。使用低渗性置换液或 ABO 不相容的血浆也会导致溶血。操作者应仔细观察血浆收集管道，出现粉红色提示溶血。其他类型的设备故障如密封问题、管路泄漏和滚轮泵故障，则较少导致溶血。

单采治疗期间的死亡非常罕见，可向美国食品药品监督管理局（Food and Drug Administration，FDA）上报[42]。ECP 完成不久后或 ECP 期间发生的静脉血栓栓塞（venous thromboembolism，VTE），包括肺栓塞（pulmonary emboli，PE），已报告至 FDA 并在调查中[43]。由历史数据看，治疗性单采上报的死亡率为 0.006%~0.09%，大多数死亡可归因于基础疾病[25, 44, 45]。

第七节 儿科患者单采

尽管儿科患者通常耐受性较好，单采较为安全，但也宜对此类人群加以关注。鉴于儿童总血容量（total blood volumes，TBVs）相对较小，可能需用血液或白蛋白预充机器以避免体外循环血量过多引起的危险。此外，儿科患者对流速过快较敏感，因此宜使用较慢流速。由于外周通路不足或无法耐受外周静脉治疗程序的持续时间（由于需要患儿保持静止），通常需要血管通路装置。由于流速缓慢，儿科患者的设备和装置可能与成人使用的 CVC 不同，尽管通常这些装置可用于单采或血液透析。经验性补充钙剂和（或）镁剂通常用于避免枸橼酸盐抗凝引起的不良反应[46, 47]。目前在接受治疗性单采的儿科患者中进行的随机研究较少，大部分证据来自成人数据、单中心经验、个案报道或专家意见，因此未来对于该领域的研究很有必要[48]。

第八节 适应证

虽然较多病例报道显示通过单采可治疗多种疾病，但目前相关高质量前瞻性的临床试验研究较少。ASFA 已发布基于证据的临床指南，对治疗适应证进行了分类[5]。指南中使用的分类定义如下：

Ⅰ类：不管作为单独治疗还是和其他治疗方法结合，单采治疗作为一线治疗方案的疾病。

Ⅱ类：不管作为单独治疗还是和其他治疗方法结合，单采治疗作为二线治疗方案的疾病。

Ⅲ类：单采治疗最佳作用尚未确定，选择应该个体化。

Ⅳ类：有证据证明或提示单采治疗无效或有害的疾病。这些情况下采用单采治疗必须经机构审查委员会批准。

通过查阅相关疾病更为全面的医学文献，可发现对于治疗性单采相关治疗的更为深入的讨论。以下提供了治疗性单采治疗的常见疾病概述。

一、治疗性血浆置换

在同种免疫性疾病和自身免疫性疾病中，血液中的循环致病因子是 TPE 的清除目标。自身抗体介导的疾病包括急性和慢性炎性脱髓鞘性多发性神经病、抗肾小球基底膜病和重症肌无力。在预致敏的肾移植和抗体介导的器官移植排斥反应等情况下，置换目的是清除有问题的同种抗体。在某些疾病中，包括急进性肾小球肾炎、冷球蛋白血症和血管炎，免疫复合物可能具有致病性，可以通过血浆置换清除这些免疫复合物。TPE 的其他适应证包括清除蛋白结合药物、毒素或高浓度脂蛋白来治疗疾病。此外，新的证据表明 TPE 具有免疫调节作用，这可能是治疗自身免疫性疾病过程中产生临床效应的部分原因[11]。表 25－5 列出了 TPE 的适应证。

表 25-5　治疗性血浆置换适应证[5]

适应证	具体情况	分类	标准疗程(治疗次数)
急性播散性脑膜炎	类固醇激素治疗无效	Ⅱ	QOD(3~6)
急性炎症性脱髓鞘性多发性神经病(吉兰-巴雷综合征)	初治	Ⅰ	QOD(5~6)
急性肝衰竭	高容量 TPE	Ⅰ	QD(3)
	常规 TPE	Ⅲ	QD(可变)
系统性淀粉样变性		Ⅳ	
抗肾小球基底膜病(肺出血肾炎综合征)	DAH	Ⅰ	QD 或 QOD(可变)
	非透析依赖	Ⅰ	
	透析依赖且无 DAH	Ⅲ	
特应性(神经性)皮炎(特应性湿疹),顽固型		Ⅲ	每周 1 次(可变)
自身免疫性溶血性贫血,重症	严重冷凝集素病	Ⅱ	QD 或 QOD(可变)
	严重 WAIHA	Ⅲ	
烧伤性休克复苏		Ⅲ	24~36 h 内 1~3 次
新生儿红斑狼疮心脏受累		Ⅲ	每周至每月 3 次
灾难性抗磷脂综合征		Ⅰ	QD 或 QOD(可变)
慢性局灶性脑膜炎(Rasmussen 脑炎)		Ⅲ	QOD(3~6)
慢性炎症性脱髓鞘性多发性神经病		Ⅰ	每周 2~3 次
凝血因子抑制剂		Ⅲ	QD(可变)
复杂性区域疼痛综合征	慢性	Ⅲ	QOD(5~7)
冷球蛋白血症	有症状/严重	Ⅱ	QOD(3~8)
扩张型心肌病,特发性	NYHA Ⅱ~Ⅳ	Ⅲ	QOD(5)
红细胞生成性卟啉病,肝脏疾病		Ⅲ	QOD(可变)
家族性高胆固醇血症	纯合子/杂合子	Ⅱ	1~2 周 1 次
局灶性节段性肾小球硬化症	移植肾复发	Ⅰ	QD 或 QOD(可变)
	自体肾类固醇抵抗	Ⅲ	
HELLP 综合征	产后	Ⅲ	QD(可变)
	产前	Ⅳ	
噬血细胞性淋巴组织细胞增多症;噬血细胞综合征;巨噬细胞活化综合征		Ⅲ	QD(可变)
肝素诱导的血小板减少和血栓形成(HIT/HITT)	体外循环前	Ⅲ	QD 或 QOD(可变)
	血栓形成	Ⅲ	
高甘油三酯血症性胰腺炎	重症	Ⅲ	QD(1~3)
	预防复发	Ⅲ	
高丙种球蛋白血症的高黏滞血症	有症状	Ⅰ	QD(1~3)
	利妥昔单抗预防治疗	Ⅰ	QD(1~2)
免疫性血小板减少症	难治性	Ⅲ	QOD(6)

续表25-5

适应证	具体情况	分类	标准疗程(治疗次数)
IgA 肾病(伯杰氏病)	新月体型	Ⅲ	QOD(6-9)
	慢性进行性	Ⅲ	
Lambert-Eaton 肌无力综合征		Ⅱ	QD 或 QOD(可变)
多发性硬化	急性发作/复发	Ⅱ	QOD(5~7)
	慢性	Ⅲ	可变
重症肌无力	急性、短期治疗	Ⅰ	QD 或 QOD(可变)
	长期治疗	Ⅱ	
骨髓瘤管型肾病		Ⅱ	QOD(10~12)
肾性系统性纤维化症		Ⅲ	QD 或 QOD(5~14)
视神经脊髓炎谱系疾病	急性发作/复发	Ⅱ	QOD(5~10)
	维持治疗	Ⅲ	
N-甲基-D-天冬氨酸受体抗体脑炎		Ⅰ	QOD(5~6)
药物过量，毒液螯入，中毒	蘑菇中毒	Ⅱ	QD(可变)
	毒液螯入	Ⅲ	
	药物过量/药物中毒	Ⅲ	
副肿瘤神经综合征		Ⅲ	QD 或 QOD (5~6)
副蛋白血症脱髓鞘性神经病/慢性炎症性脱髓鞘性多发性神经根神经病	IgG/IgA /IgM	Ⅰ	QOD(5~6)
	多发性骨髓瘤	Ⅲ	
	抗-MAG 神经病	Ⅲ	
	多灶性运动神经病变	Ⅳ	
链球菌感染相关的小儿自身免疫性神经精神障碍(pediatric autoimmune neuropsychiatric disorders associated with streptococcal infections，PANDAS)；小舞蹈症	PANDAS 恶化	Ⅱ	QD 或 QOD (3~6)
	小舞蹈症，重型	Ⅲ	
寻常型天疱疮	重型	Ⅲ	QD 或 QOD(可变)
植烷酸贮积病(Refsum 病)		Ⅱ	QD(可变)
输血后紫癜		Ⅲ	QD(可变)
利妥昔单抗相关的进行性多灶性白质脑病		Ⅲ	QOD(可变)
肝胆源性皮肤瘙痒症	治疗抵抗	Ⅲ	每周1次(3)(可变)
银屑病	播散性脓疱	Ⅳ	
红细胞同种免疫	妊娠期，GA<20周	Ⅲ	每周1~3次
硬皮病(系统性硬化症)		Ⅲ	每周1~3次
脓毒症伴多器官功能衰竭		Ⅲ	QD(可变)
自身免疫性甲状腺炎相关类固醇反应性脑病(桥本脑病)		Ⅱ	QD 或 QOD (3~9)

续表25-5

适应证	具体情况	分类	标准疗程(治疗次数)
僵人综合征		Ⅲ	QOD(3~5)
突发性感音神经性耳聋		Ⅲ	QD 或 QOD (1~3)
系统性红斑狼疮	严重并发症	Ⅱ	QD 或 QOD (3~6)
血栓性微血管病，凝血相关	*THBD*、*DGKE* 和 *PLG* 突变	Ⅲ	QD 或 QOD(可变)
血栓性微血管病，补体介导	H 因子自体抗体	Ⅰ	QD(可变)
	补体因子基因突变	Ⅲ	
血栓性微血管病，药物相关	噻氯吡啶	Ⅰ	QD 或 QOD(可变)
	氯吡格雷	Ⅲ	
	吉西他滨/奎宁	Ⅳ	
血栓性微血管病，感染相关	STEC-HUS，重型	Ⅲ	QD(可变)
	pHUS	Ⅲ	
血栓性微血管病，血栓性血小板减少性紫癜		Ⅰ	QD(可变)
血栓性微血管病，移植相关		Ⅲ	QD(可变)
甲状腺危象		Ⅱ	QD 或 QOD(可变)
中毒性表皮坏死松解症	难治性	Ⅲ	QD 或 QOD(可变)
心脏移植	脱敏	Ⅱ	QD 或 QOD(可变)
	抗体介导的排斥反应	Ⅲ	
造血干细胞移植，ABO 不相容	主侧不相容——HPC(M)，HPC(A)	Ⅱ	QD(可变)
	主侧/次侧 ABO 不相容伴纯红细胞再生障碍	Ⅲ	
造血干细胞移植，HLA 致敏		Ⅲ	QOD (4~5)
肝移植	脱敏治疗，ABO 不相容 LD	Ⅰ	QD 或 QOD(可变)
	脱敏治疗，ABO 不相容 DD 或抗体介导的排斥反应	Ⅲ	
肺移植	抗体介导的排斥，或脱敏	Ⅲ	QOD(可变)
肾移植，ABO 相容	抗体介导的排斥	Ⅰ	QD 或 QOD(可变)
	脱敏，LD	Ⅰ	
	脱敏，DD	Ⅲ	
肾移植，ABO 不相容	脱敏，LD	Ⅰ	QD 或 QOD(可变)
	抗体介导的排斥	Ⅱ	
血管炎，ANCA 相关	RPGN，Cr≥5.7 mg/dL	Ⅰ	QD 或 QOD (7~12)
	DAH	Ⅰ	
	RPGN，Cr≤5.7 mg/dL	Ⅲ	
	EGPA	Ⅲ	
血管炎，IgA(Henoch-Schönlein 紫癜)	新月形 RPGN	Ⅲ	QD 或 QOD (4~11)
	严重肾外疾病	Ⅲ	

续表25-5

适应证	具体情况	分类	标准疗程(治疗次数)
血管炎，其他	HBV-PAN	Ⅱ	QOD(9~12)
	Behçet 病	Ⅲ	
	特发性 PAN	Ⅳ	
电压门控性钾通道抗体相关疾病		Ⅱ	QOD(5~7)
肝豆状核变性	暴发性	Ⅰ	QD 或 QOD(可变)

注：QOD：隔日1次；TPE：治疗性血浆置换；QD：每日1次；DAH：弥漫性肺泡出血；WAIHA：温抗体型自身免疫性溶血性贫血；NYHA：纽约心脏病学会心功能分级；HELLP：溶血，肝酶升高，血小板计数低(综合征)；IgA：免疫球蛋白A；MAG：髓磷脂相关糖蛋白；GA：孕周；THBD：血栓调节蛋白；DGKE：二酰甘油激酶ε；PLG：纤溶酶原；STEC-HUS：志贺毒素诱发的溶血性尿毒综合征；pHUS：肺炎链球菌溶血性尿毒症综合征；LD：活体器官移植捐献者；DD：已故的器官移植捐献者；HPC(M)：骨髓来源的造血干细胞；HPC(A)：单采来源的造血干细胞；ANCA：抗中性粒细胞胞质抗体；RPGN：急进性肾小球肾炎；EGPA：嗜酸性肉芽肿合并多血管炎；HBV：乙型肝炎病毒；PAN：结节性多动脉炎；Cr：肌酐。

在TTP中，血管性血友病因子(von Willebrand factor，vWF)裂解金属蛋白酶ADAMTS-13完全缺乏或功能障碍可能会导致高分子量vWF多聚体的聚集，随后血管内血小板活化，在微血管中形成富血小板血栓[49]。许多患者体内存在ADAMTS-13抑制剂。TPE是TTP的一线治疗方案，目的是清除抑制剂和大分子的vWF多聚体，同时使用新鲜冰冻血浆(fresh frozen plasma，FFP)补充缺失的酶。严重ADAMTS13缺乏症患者的早期诊断和治疗对本病至关重要，未经治疗的患者死亡率为90%。早期启动TPE可将死亡率降至<15%[50]。PLASMIC评分是1种基于已有临床参数的有效工具，具有较高敏感性和可靠性，可用于区分TTP和其他血栓性微血管病，在临床实践中具有一定应用价值[51-54]。TPE通常需要每日1次，直到血小板计数和乳酸脱氢酶水平达到正常，血小板计数>150×10^9/L持续48 h，但是治疗持续时间应根据患者个体情况决定。取得一定效果后，可逐渐改为间断地进行单采或输注血浆，但是该方法对于预防TTP复发的有效性尚未确定[55]。TPE治疗极大提高了TTP患者的生存率，但也有治疗失败病例[56, 57]。尽管目前常在难治性TTP病例中尝试使用缺乏vWF的去冷沉淀血浆作为置换液，但尚未证明其可改善临床反应或结局[58]。利妥昔单抗和免疫抑制剂等辅助疗法通常用于加强治疗和预防复发。在1项Ⅲ期试验中，卡帕珠单抗作为一种抗vWF免疫球蛋白片段(纳米体)与TPE联合使用，与安慰剂相比，其可提高获得性TTP患者康复率，降低复发率和死亡率，从而获得了FDA的批准[59]。

溶血性尿毒综合征(hemolytic uremic syndrome，HUS)，也称为感染相关血栓性微血管病(infection-associated thrombotic microangiopathy，TMA)，是1种与TTP类似的疾病，在儿童中发生率高于成人，常被混淆为TTP。HUS可继发于大肠杆菌(0157：H7株)或志贺杆菌感染引起的腹泻。与典型的TTP患者相比，HUS患者肾功能损害更严重，几乎无显著神经病学及血液学异常。虽然TPE对于腹泻相关的HUS几乎无效，对于由补体缺乏或者H因子自身抗体引起的非典型HUS(atypical HUS，aHUS)(也称为补体介导的TMA)可发挥作用，但是对由膜辅因子蛋白(MCP或CD46)突变引起的非典型HUS也无效。抑制末端补体激活的依库珠单抗(1种针对补体C5a的单克隆抗体)已在aHUS的治疗中发挥作用[60]。依库珠单抗治疗已被证明可防止aHUS患者进展至肾移植和透析依赖，是替代无肾功能恢复迹象长期TPE的首选治疗方法[61, 62]。

由系统性红斑狼疮、肿瘤、造血祖/干细胞移植、化疗和免疫抑制药物引起的继发性微血管病性溶血性贫血(microangiopathic hemolytic anemia，MAHA)在临床上与典型的TTP难以鉴别。但在多数情况下，MAHA患者的ADAMTS-13活性正常或只是轻微下降，对血浆置换治疗的反应性较低。由于内皮损伤和补体激活的病理生理机制不同，移植相关的MAHA对依库珠单抗治疗有反应性，但对血浆置换治疗反应性较低[63, 64]。HELLP综合征(溶血、肝酶升高、血小板计数低)是1种与妊娠相关的TMA，产后可对TPE有反应，但产前作用有限[65]。

多发性骨髓瘤患者可出现与高黏滞相关的不良

反应，血浆置换目的是清除过量的肿瘤相关副蛋白（M 蛋白）。在某些患者中血浆黏度检测并不能很好的指导治疗，因其可能与症状无关。正常血浆黏度在 1.4~1.8 厘泊（cP）之间。某些患者血浆黏度达到 6.0 或 7.0 cP 以上时才开始出现症状，轻度增高的患者未出现症状可不需要治疗。通常来说当 M 蛋白过量，并表现为 IgM 浓度达到 30 g/L、IgG 浓度达到 40 g/L、IgA 浓度达到 60 g/L 时，需要关注高黏血症的发生[66]。不论血浆黏度高低，只要患者出现症状，尤其是视觉和神经方面，都需紧急接受单采治疗。

对于使用 TPE 治疗骨髓瘤患者急性肾衰竭的效果目前尚存争议。1 项随机对照试验结果显示，TPE 与传统治疗相比，患者 6 个月生存率或肾功能改变并无明显差异[67]。但在透析依赖患者中，43%的患者（TPE 组）肾功能恢复，对照组患者均未恢复。另 1 项临床随机试验结果表明，在综合死亡率、透析依赖性和肾小球滤过率等预后相关因素后，TPE 并无明显优势[68]，但试验中未行活检确诊患者肾功能。在 1 项回顾性队列研究中同样证明，TPE 在减少死亡率和保护肾功能方面并无明显优势[69]。如需要行 TPE 治疗，最好对管型肾病患者进行病理活检以明确诊断。随着治疗多发性骨髓瘤疾病新药（包括蛋白酶抑制剂和单克隆抗体等）的推出，TPE 在治疗该疾病中的作用有待进一步研究，因为其疗效通常较短暂，总体生存率取决于患者对化疗的反应[70]。

IgM Waldenström 巨球蛋白血症（原发性巨球蛋白血症）接受利妥昔单抗（抗-CD20）治疗的患者，在开始服药后可出现一过性 M 蛋白增加，因此在开始服用单抗药物之前，可为患者制订 1 个短期的 TPE 治疗方案。治疗前 IgM 浓度>40g/L 的患者行 TPE 可有效避免症状性高黏血症的发生[5, 71]。

TPE 被认为是 1 种治疗急性肝功能衰竭的方法，并且可有效治疗由威尔逊病（肝豆状核变性）引起的肝功能衰竭[5]。在改善肝功能衰竭患者的无移植生存率方面，高容量血浆过滤优于标准药物治疗。分子吸附再循环系统（Molecular Adsorbent Recirculating System，MARS）治疗（超出本章范围）是另一种体外技术，是肝衰竭患者等待肝移植期间的有效治疗保证[73]。

TPE 可应用于中枢神经系统（central nervous system，CNS）急性播散性脑脊髓炎。使用 TPE 治疗慢性进行性多发性硬化效果并不理想，但是对于激素治疗无效的急性 CNS 炎性脱髓鞘病患者，TPE 可能有益[74]。尽早开始 TPE 治疗可能对改善患者的治疗效果有益，一些临床效果可能在之后的出院随访中才会显现[75]（译者注：症状的缓解需要一段时间的观察期）。TPE 对视神经脊髓炎（neuromyelitis optica，NMO），也称为 Devic 病的患者有效，即使患者检测缺乏相应 NMO 抗体时也可有效[76]。

TPE 已明确可用于治疗特定的周围神经系统疾病［例如吉兰-巴雷综合征（Guillain-Barré syndrome，GBS）等急性炎症性多发性神经病变］，随机对照临床试验证实了其在未表现出自行恢复的 GBS 患者中的疗效[5]。单独注射 IVIG 或在注射后联合 1 个疗程的 TPE 效果等同[77]。目前尚无任何生物标志物可在治疗策略开始前预测患者的治疗效果。由于该疾病导致自主神经系统受累，患者通常表现出血压和脉搏的变化，使得 TPE 的初始阶段复杂化，但在 TPE 治疗后期变得不那么明显。鉴于 TPE 或 IVIG 的疗效相当，且不良事件发生的严重程度和频率相似，TPE 似乎是治疗 GBS 较经济的一线治疗方案[78]（译者注：IVIG 价格昂贵）。

在局灶性节段性肾小球硬化（focal segmental glomerulosclerosis，FSGS）中，由于 FSGS 经常在肾移植后复发并导致同种异体移植失败，因此推测存在某种循环因子，可增加肾小球通透性而产生蛋白尿[79, 80]。TPE 可有效清除渗透因子，降低肾移植后 FSGS 复发率。但是 TPE 对原发性 FSGS 的治疗效果目前尚未得到较好研究。

TPE 可作为免疫抑制辅助疗法，治疗或预防实体器官移植中抗体介导的排斥反应（antibody-mediated rejection，AMR）。TPE 对移植后早期出现的 AMR 的治疗效果优于后期出现的 AMR[81]。ABO 血型不相容肾移植前进行 TPE，可用于防止超急性排斥反应，移植后进行 TPE 通常用于治疗 AMR[82, 83]。移植前采用 TPE 联合免疫调节疗法，如 IVIG、利妥昔单抗或硼替佐米，可有效降低 HLA 同种免疫患者发生排斥反应的风险[84, 85]。

二、细胞单采术

细胞单采术的目的是清除过量或致病性白细胞、血小板或红细胞。表 25-6 列出了细胞单采术的适应证。

表25-6　治疗性细胞单采术的适应证[5]

适应证	具体情况	治疗方法	分类	疗程(治疗次数)
遗传性血色素沉着病		红细胞去除术	Ⅰ	2~3周1次(可变)
高白细胞血症	有症状	白细胞去除术	Ⅱ	QD(可变)
	预防或者继发性		Ⅲ	
炎症性肠病	溃疡性结肠炎/克罗恩病	吸附性细胞单采术	Ⅲ	每周1次(5~10)
真性红细胞增多症，红细胞增多症	真性红细胞增多症	红细胞去除术	Ⅰ	可变
	继发性红细胞增多症		Ⅲ	
银屑病	播散性脓疱	吸附性细胞单采术	Ⅲ	每周1次(5)
血小板增多症	症状性	血小板去除术	Ⅱ	QD(可变)
	预防或者继发性		Ⅲ	
血管炎	白塞综合征	吸附性细胞单采术	Ⅱ	每周1次(5)

注：QD：每日1次。

在白血病中，白细胞计数过高(通常>100×10^9/L)可导致微血管淤滞，引起头痛、精神状态改变、视觉障碍、呼吸困难等症状。能够引起患者出现症状的白细胞计数不尽相同，但粒单核细胞白血病和单核细胞白血病患者更容易出现症状。通常急性或慢性淋巴细胞白血病患者在细胞计数较高时也无症状，可不进行细胞去除。细胞单采治疗即便采集效果极佳，治疗后由于血管内边缘池白细胞和血管外细胞的动员和再平衡，导致疗效普遍低于预期。髓系白血病细胞密度通常高于淋巴细胞，难以通过离心从红细胞中分离。使用羟乙基淀粉促进红细胞形成缗钱样凝集，增强红细胞沉降，可提高急性髓性白血病的白细胞去除效率。在典型的白细胞去除术中，处理2倍的血容量，收集率由白细胞计数和血液流速决定，最多可将20%的TBV移除到收集袋中。许多白细胞增多症患者在单采过程中为了减轻肿瘤溶解并发症会输注过量晶体液；但是，儿科患者由于单采中存在血容量不足的风险，常使用FFP或白蛋白作为置换液，并可能因此获益。现有的自动化单采平台的进步可进一步改善这些危重患者的体液平衡[86]。

严重的血小板增多症，尤其是血小板计数>1000×10^9/L，可见于原发性血小板增多症、真性红细胞增多症，或仅是反应性升高，这些患者有血栓形成和出血的风险。患者存在出血风险的部分原因是继发于极高血小板计数的获得性血管性血友病。由于血小板动员到外周血(主要从脾脏)，血小板去除后外周血小板计数减少一般低于预期值。

三、红细胞置换

表25-7列出了红细胞置换的适应证。红细胞置换最常用于镰状细胞病(sickle cell disease, SCD)，目的是降低含有血红蛋白S红细胞，并提供含有血红蛋白A的献血者红细胞，使严重贫血患者恢复携氧能力。通常治疗目标是将血红蛋白S降低至30%以下，且最终血细胞比容不超过30%，以避免慢性贫血患者出现高粘滞血症。预防或治疗急性脑卒中是SCD患者进行红细胞置换的适应证。回顾性数据表明，接受红细胞置换治疗的SCD急性脑卒中患者的复发次数较少。经颅多普勒成像显示脑血流速度加快的患者，输血可以降低卒中风险[87, 88]。长期接受每4~6周1次的红细胞置换可有效恢复脑血流量，同时可最大限度地减少单纯输血引起的铁超负荷。急性胸痛综合征是SCD的另一种严重的并发症，表现为呼吸困难、胸痛和咳嗽，常伴有发热、白细胞增多、血细胞比容降低、缺氧、肺浸润，可发展为呼吸衰竭，死亡率约为3%[89]。常规治疗及单纯输血难以治愈的进行性浸润和低氧血症，红细胞置换是一种有效的治疗方法，现已有证据支持对急性胸痛综合征儿科患者尽早进行红细胞置换[90, 91]。红细胞置换对于多器官功能衰竭、肝/脾隔离症、阴茎异常勃起和肝内胆汁淤积等其他镰状细胞综合征患者的治疗中也可发挥作用。此外，该技术可用于预防铁超负荷，以及

预防或治疗血管阻塞性疼痛危象。AABB 和美国血液学会(American Society of Hematology, ASH)制定了关于镰状细胞病输血的专家共识，其中包括关于该人群中急性和慢性并发症患者红细胞置换的适应证和治疗目标的指南[92]。

表 25-7　治疗性红细胞置换的适应证[5]

适应证	具体情况	治疗方法	分类	疗程(治疗次数)
巴贝斯虫病	严重	红细胞置换	Ⅱ	1 次
红细胞生成性卟啉病，肝脏疾病		红细胞置换	Ⅲ	每周 3 次
造血干细胞移植，ABO 不相容	次侧不相合——HPC(A)	红细胞置换	Ⅲ	1 次
疟疾	严重	红细胞置换	Ⅲ	1~2 次
预防红细胞暴露后发生 RhD 同种免疫	暴露于 RhD+红细胞	红细胞置换	Ⅲ	1 次
镰状细胞病，急性	急性中风	红细胞置换	Ⅰ	1 次
	急性胸痛综合征，重度		Ⅱ	
	其他并发症		Ⅲ	
镰状细胞病，非急性	预防中风	红细胞置换术	Ⅰ	根据需要维持的 HbS 目标决定
	复发性血管闭塞性疼痛危象		Ⅱ	
	妊娠		Ⅱ	
	术前准备		Ⅲ	1 次

注：HPC(A)：单采来源的造血干细胞；HbS：血红蛋白 S。

用于置换的红细胞应当与患者 ABO 血型相容，且不含患者体内存在的有临床意义的同种抗体所对应的抗原。对于 SCD 患者，宜尽可能使用 C、E 和 K 抗原表型相匹配的红细胞[93]。SCD 患者输注的血液宜检测血红蛋白 S，结果阴性才能用于红细胞置换。最好使用相对新鲜的血液成分，最大限度提高输血后红细胞的存活率，使用枸橼酸盐-磷酸盐-葡萄糖-腺嘌呤-1(citrate-phosphate-dextrose-adenine-1, CPDA-1)或者添加剂(additive solutions, AS)保存红细胞。理想情况下，在 1 次红细胞置换过程中最好使用含有相同抗凝剂的血液成分，以使这些血液成分的血细胞比容接近。对于 SCD 患者，长期红细胞置换与单纯输血相比，同种免疫的风险可能更低，尽管红细胞置换可能增加接触献血者抗原的机会[94]。

等容性血液稀释是自动红细胞置换的 1 种可选改良方法，该方法先将患者的红细胞降低至预定的血细胞比容，并用盐水或白蛋白置换，通过减少置换所需的红细胞量来减少接触献血者抗原的机会[95]。尽管通常患者对该方法具有良好的耐受性，但在进行此改良之前宜充分考虑患者血容量状态、治疗前血细胞比容和脑血管自动调节能力。一般而言，血流动力学稳定且治疗前血细胞比容保持>23%~26%的患者可进行等容性血液稀释。研究表明，将患者的血细胞比容降低 6%~8%可能是安全且耐受良好的，但宜根据患者的个体需要和其对单采治疗的耐受性进行调整[92, 96]。

此外，红细胞置换可用于治疗血源性寄生虫感染(如疟疾和巴贝斯虫病)的重症患者。具有生育潜力的 Rh 阴性女性大量输注 Rh 阳性红细胞后也可进行红细胞置换，以减少 Rh 致敏。

四、体外光分离置换

体外光分离置换(extracorporeal photopheresis, ECP)是从外周血中收集白膜层，用 8-甲氧基补骨脂素和紫外线 A 光处理，并重新回输至患者体内的治疗方法。该治疗方法使白细胞 DNA 交联，阻止其复制并诱导细胞凋亡。该方法最初是为了治疗皮肤 T 细胞淋巴瘤，现越来越多的用于其他适应证（表 25-8）。ECP 具有复杂的免疫调节作用，包括诱导单核细胞分化为树突状细胞、改变 T 细胞亚群以及改变细胞因子的生成情况[97, 98]。ECP 已被证明对急性和慢性皮肤相关移植物抗宿主病（graft-vs-host disease，GVHD）有效，但非皮肤相关移植物抗宿主病的有效率较低。ECP 为 GVHD 患者提供了 1 种无激素的治疗方法[99, 100]。

用于实体器官移植排斥反应的 ECP 已经在心脏和肺移植中得到广泛研究。在 1 项随机临床试验中，预防性 ECP 与上一代免疫抑制剂（不包括钙调神经磷酸酶抑制剂或麦考酚酯）相结合可减少患者的排斥反应、HLA 抗体和冠状动脉内膜厚度。但是在心脏和肺移植中排斥反应的首次发作时间，血流动力学风险以及 6 或 12 个月的生存率无差异[101, 102]。在心脏排斥反应中，ECP 可降低排斥反应的严重程度，甚至在血液动力学受损的情况下也可以减少免疫抑制剂的使用剂量[103, 104]。ECP 可稳定肺移植术后闭塞性细支气管炎综合征患者的肺功能[105, 106]。

表 25-8　光分离置换的适应证[5]

适应证	具体情况	分类	疗程*（持续时间）
特应性（神经性）皮炎（特应性湿疹），顽固型		Ⅲ	每 2 周 1 次（12 周）
皮肤 T 细胞淋巴瘤；蕈样霉菌病；Sézary 综合征	红皮病型	Ⅰ	每 2~4 周 1 次（可变）
	非红皮病型	Ⅲ	
移植物抗宿主病	急性	Ⅱ	每周 1 次，逐渐减少到每 2 周 1 次
	慢性	Ⅱ	每周 1 次（4 次），然后每 2 周 1 次（8~12 周）
炎症性肠病	克罗恩病	Ⅲ	每周 1 次（4 次），每 2 周 1 次（8 次）
肾性系统性纤维化		Ⅲ	每 2~4 周 1 次（5 次）
寻常型天疱疮	重型	Ⅲ	每 2~4 周 1 次（可变）
银屑病	播散性脓疱	Ⅲ	每周 1 次（4 个月）
硬皮病（系统性硬化症）		Ⅲ	每 4~6 周 1 次（6~12 个月）
心脏移植	细胞排斥/复发性排斥	Ⅱ	每周 1 次或每隔 1 周 1 次（数月）
	预防排斥	Ⅱ	
肝移植	脱敏，ABO 不相容	Ⅲ	每周 1 次或每 2~8 周 1 次（数月）
	急性排斥/免疫抑制戒断	Ⅲ	
肺移植	闭塞性细支气管炎综合征	Ⅱ	每周 1 次（5 次），每 2 周，1 次（4 次），每月 1 次（3 次）

* 1 次治疗通常包括连续 2 天进行体外光分离置换。

五、选择性吸附

在表 25-9 中列出了目前确定的血浆蛋白选择性吸附术的适应证，由于选择性吸附需要的专门设备，一般没有广泛使用。

表 25-9 选择性吸附的适应证[5]

适应证	具体情况	治疗方法	分类	疗程(治疗次数)
急性炎性脱髓鞘性多发性神经根神经病(吉兰-巴雷综合征)	初治	IA	Ⅰ	QD 或 QOD(5~6)
年龄相关性黄斑变性，干性	高风险	改善血液流变学参数的血液净化疗法	Ⅱ	8~21 周共 8~10 次(每周 2 次)
系统性淀粉样变性	透析相关	β_2-微球蛋白柱	Ⅱ	每周 3 次，联合透析
特应性(神经性)皮炎(特应性湿疹)，顽固型		IA	Ⅲ	4~6 周共 10~12 次
		DFPP	Ⅲ	每周 1 次
慢性炎性脱髓鞘性多发性神经根神经病		IA	Ⅰ	每周 2~3 次，之后逐渐减少
凝血因子抑制剂		IA	Ⅲ	QD
冷球蛋白血症	有症状/重型	IA	Ⅱ	每 1~3 天 1 次(3~8)
扩张型心肌病，特发性	NYHA Ⅱ~Ⅳ	IA	Ⅱ	QD 或 QOD (5)
家族性高胆固醇血症	纯合子	LA	Ⅰ	每 1~2 周 1 次(不定)
	杂合子		Ⅱ	
局灶性节段性肾小球硬化症	肾移植术后复发	IA	Ⅰ	初期 QD 或 QOD，根据疗效决定是否停止
	肾移植术后复发/自体肾激素抵抗	LA	Ⅱ	每周 2 次(3)， 每周 1 次(6)
高甘油三酯性胰腺炎	重型	LA	Ⅲ	QD(1~3)
	预防复发		Ⅲ	
免疫性血小板减少症	难治性	IA	Ⅲ	每周 1~3 次(可变)
脂蛋白(a)高脂蛋白血症	进行性动脉粥样硬化性心血管疾病	LA	Ⅱ	每 1~2 周 1 次(不定)
多发性硬化症	急性发作/复发	IA	Ⅱ	QOD(5~7)
	慢性		Ⅲ	可变
重症肌无力	急性、短期治疗	IA	Ⅰ	QD 或 QOD(3~6)
	长期治疗		Ⅱ	每 1~2 周 1 次
视神经脊髓炎谱系障碍	急性发作/复发	IA	Ⅱ	QD 或 QOD(可变)
N-甲基-D-天冬氨酸受体抗体脑炎		IA	Ⅰ	QD 或 QOD(5~12)
副肿瘤性神经综合征		IA	Ⅲ	每周 2 次(6)
寻常型天疱疮	重型	IA	Ⅲ	QD(3)，然后每周 1 次并逐渐减少(可变)
周围血管病变		LA	Ⅱ	每周 1~2 次(可变)
植烷酸贮积病(Refsum 病)		LA	Ⅱ	QD(可变)
突发感音神经性耳聋		改善血液流变学参数的血液净化疗法/LA	Ⅲ	QD(1~2)

续表25-9

适应证	具体情况	治疗方法	分类	疗程(治疗次数)
血栓性微血管病，感染相关	STEC-HUS，重型	IA	Ⅲ	QD(可变)
肾移植，ABO 相容	抗体介导的排斥反应	IA	Ⅰ	QD 或 QOD(5~6)
	脱敏，LD		Ⅰ	
	脱敏，DD		Ⅲ	
肾移植，ABO 不相容	脱敏，LD	IA	Ⅰ	QD 或 QOD(可变)
	抗体介导的排斥反应		Ⅱ	
电压门控钾通道抗体相关疾病		IA	Ⅱ	QD 或 QOD(5~10)

注：IA：免疫吸附；QD：每天 1 次；QOD：隔天 1 次；DFPP：双重滤过血浆置换；NYHA：纽约心脏病学会心功能分级；LA：脂蛋白单采；STEC-HUS：志贺毒素诱发的溶血性尿毒综合征；LD：活体器官移植捐献者；DD：已故的器官移植捐献者。

选择性去除低密度脂蛋白(low-density lipoprotein，LDL)需要将血浆肝素化后通过含有硫酸葡聚糖柱或涂有阴离子聚丙烯酸酯配体的珠粒的吸附柱，通过结合酸化血浆中沉淀出来的肝素-LDL 复合物来实现。脂蛋白单采治疗需要重复进行，通常以 2 周为间隔，次数无上限。有证据表明脂蛋白单采降低了主要冠状动脉事件和脑卒中的发生率[107]。此外，一些患者治疗后动脉粥样硬化斑块消退[24]。脂蛋白单采潜在的有益作用包括降低 C 反应蛋白、纤维蛋白原、组织因子和可溶性黏附分子水平[108, 109]。脂蛋白单采也可用于治疗原发性或复发性 FSGS，但作用机制尚未明确[110]。LA 也可以用 DFPP 技术来进行，如本章前文所述。

免疫吸附可以选择性去除 IgG，当血浆通过结合二氧化硅的葡萄球菌蛋白 A 柱时发生吸附。普遍认为其作用机制是去除病理性自身抗体或免疫复合物，但在治疗 ITP 中存在另外一种机制[111]。葡萄球菌蛋白 A 吸附处理可以人工手动操作或与自动化 TPE 联合应用。含有 IgG 单克隆抗体或 ABO 血型糖基配体的亲和柱已完成临床试验，但目前在美国尚未批准使用。

第九节　治疗性单采病历、收费和供应商资格认证

治疗性单采相关的临床病历对于确保患者安全，医疗团队沟通，遵守监管和认证机构的要求，医院和供应商的费用结算以及法医学保护至关重要。虽然没有规定具体的格式，但医生的手写/电子病历中应包含这些信息。本章前文部分已经强调了与患者临床治疗直接相关的一些要素(见“患者评估和管理”一节)。其他关于单采治疗的具体信息宜记录在护理记录中。同时宜关注一次性用品的批号，单采设备和相关用品的识别码(例如单采治疗期间的血液加温仪、药物和血液成分)和患者宣教材料。通过核对清单的方式进行管理比较有效(图 25-1)。使用电子病历记录单采治疗期间输注的所有液体和药物可提供更加精准的数据来计算患者的总液体状态，加强患者护理，从而避免与液体相关的不良后果(图 25-2)，也有助于调查其他不良事件。此外，利用电子医疗警报提示患者最近接受过单采治疗可为临床医生提供有用的指导，因为临床医生可能不熟悉治疗性单采术如何影响单采间隔期间进行的实验室检测结果(图 25-3)[112]。

在当今多元化的医疗保健环境中，通过导航支付系统为所提供的单采服务进行结算可能具有挑战性。读者可参阅 ASFA 年度更新指南，了解该领域的详细信息[113]。

单采医学是 1 门涉及广泛临床领域的多学科专业。医院对参与提供单采治疗服务的医生和护士的临床授权是专业社会团体和医疗机构共同感兴趣和讨论活跃的话题。尽管没有针对从业人员的专业要求制定统一的标准，但有兴趣更正式地处理该问题的机构可以参阅 ASFA 关于该主题的评论[3]。

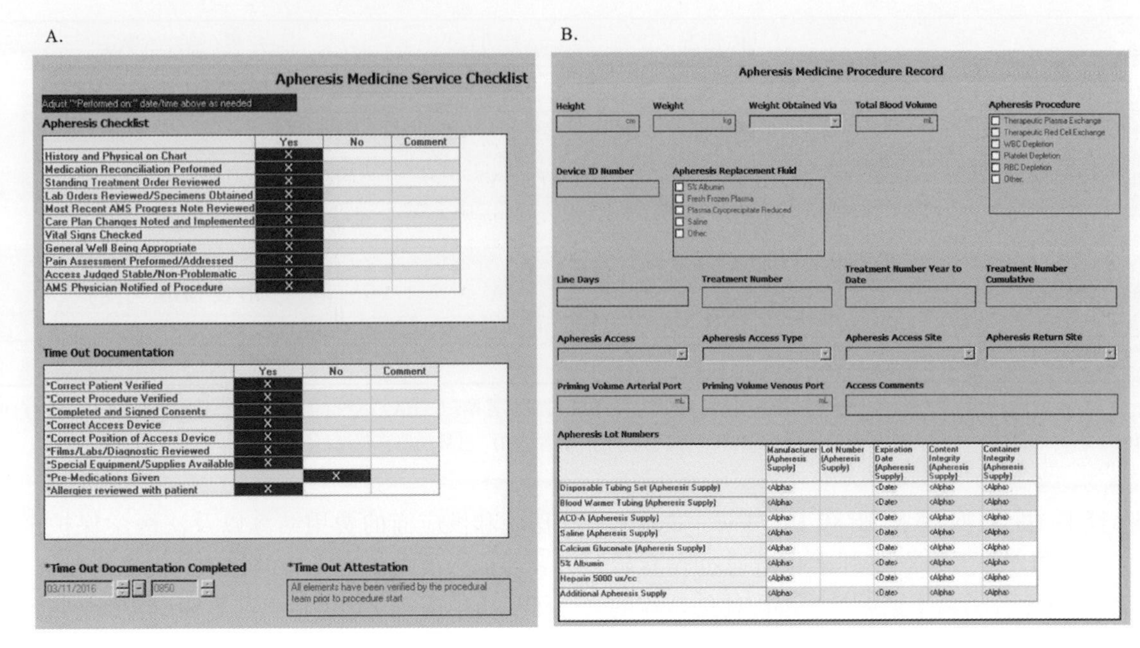

A.

Apheresis Medicine Service Checklist

Adjust "Performed on:" date/time above as needed

Apheresis Checklist

	Yes	No	Comment
History and Physical on Chart	X		
Medication Reconciliation Performed	X		
Standing Treatment Order Reviewed	X		
Lab Orders Reviewed/Specimens Obtained	X		
Most Recent AMS Progress Note Reviewed	X		
Care Plan Changes Noted and Implemented	X		
Vital Signs Checked	X		
General Well Being Appropriate	X		
Pain Assessment Preformed/Addressed	X		
Access Judged Stable/Non-Problematic	X		
AMS Physician Notified of Procedure	X		

Time Out Documentation

	Yes	No	Comment
*Correct Patient Verified	X		
*Correct Procedure Verified	X		
*Completed and Signed Consents	X		
*Correct Access Device	X		
*Correct Position of Access Device	X		
*Films/Labs/Diagnostic Reviewed	X		
*Special Equipment/Supplies Available	X		
*Pre-Medications Given		X	
*Allergies reviewed with patient	X		

*Time Out Documentation Completed

03/11/2016 0850

*Time Out Attestation

All elements have been verified by the procedural team prior to procedure start

B.

Apheresis Medicine Procedure Record

Height cm

Weight kg

Weight Obtained Via

Total Blood Volume mL

Apheresis Procedure

- Therapeutic Plasma Exchange
- Therapeutic Red Cell Exchange
- WBC Depletion
- Platelet Depletion
- RBC Depletion
- Other

Device ID Number

Apheresis Replacement Fluid

- 5% Albumin
- Fresh Frozen Plasma
- Plasma Cryoprecipitate Reduced
- Saline
- Other

Line Days

Treatment Number

Treatment Number Year to Date

Treatment Number Cumulative

Apheresis Access

Apheresis Access Type

Apheresis Access Site

Apheresis Return Site

Priming Volume Arterial Port mL

Priming Volume Venous Port mL

Access Comments

Apheresis Lot Numbers

	Manufacturer (Apheresis Supply)	Lot Number (Apheresis Supply)	Expiration Date (Apheresis Supply)	Content Integrity (Apheresis Supply)	Container Integrity (Apheresis Supply)
Disposable Tubing Set (Apheresis Supply)	<Alpha>		<Date>	<Alpha>	<Alpha>
Blood Warmer Tubing (Apheresis Supply)	<Alpha>		<Date>	<Alpha>	<Alpha>
ACD-A (Apheresis Supply)	<Alpha>		<Date>	<Alpha>	<Alpha>
Saline (Apheresis Supply)	<Alpha>		<Date>	<Alpha>	<Alpha>
Calcium Gluconate (Apheresis Supply)	<Alpha>		<Date>	<Alpha>	<Alpha>
5% Albumin	<Alpha>		<Date>	<Alpha>	<Alpha>
Heparin 5000 us/cc	<Alpha>		<Date>	<Alpha>	<Alpha>
Additional Apheresis Supply	<Alpha>		<Date>	<Alpha>	<Alpha>

这些清单样式的列表具有单采治疗操作的审查功能；A. 包含确保患者安全的要求和监管/认证机构所需的文件条款；B. 显示一次性用品的使用信息。

图 25-1　计算机屏幕显示病历档案中挑选出来的部分单采记录

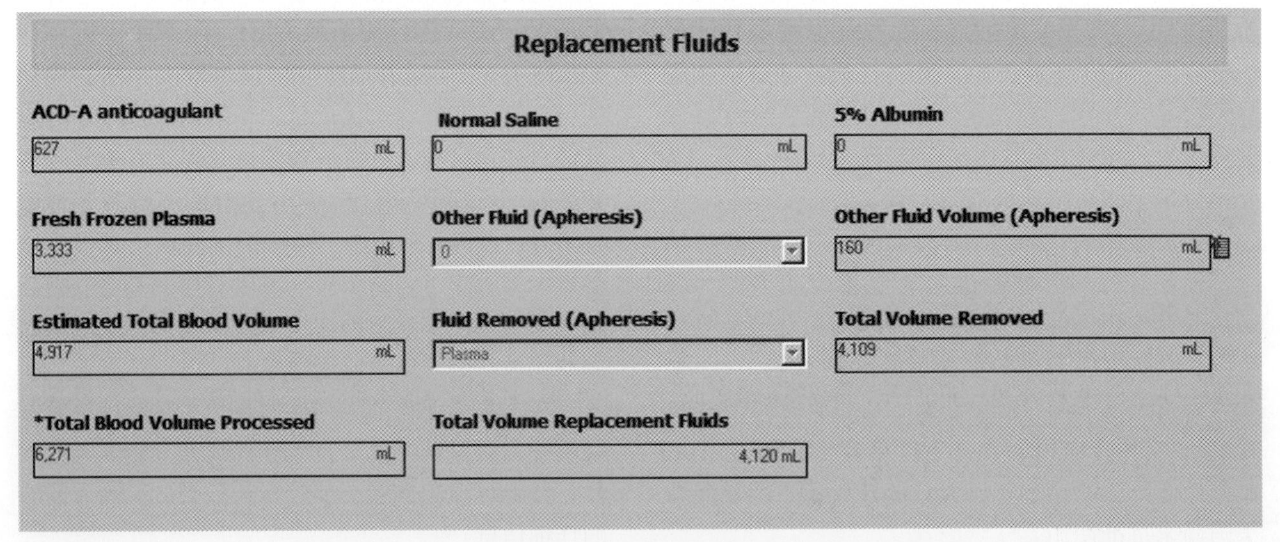

Replacement Fluids

ACD-A anticoagulant: 627 mL

Normal Saline: 0 mL

5% Albumin: 0 mL

Fresh Frozen Plasma: 3,333 mL

Other Fluid (Apheresis): 0

Other Fluid Volume (Apheresis): 160 mL

Estimated Total Blood Volume: 4,917 mL

Fluid Removed (Apheresis): Plasma

Total Volume Removed: 4,109 mL

*Total Blood Volume Processed: 6,271 mL

Total Volume Replacement Fluids: 4,120 mL

详细描述了血栓性血小板减少性紫癜患者的治疗性血浆置换，包括患者去除的血浆容量和输入的液体种类和容量；这些细节记录在患者的电子病历中。

图 25-2　计算机屏幕显示了挑选出来的部分单采术程序中的记录

要点

1. 治疗性单采通过去除或体外处理病理性血浆组成成分、白细胞、血小板或红细胞来治疗疾病，通过对血液进行连续离心、滤过、选择性吸附或光分离置换来实现治疗目的。
2. 单采患者的评估宜侧重于适应证、治疗程序类型、治疗的频率、次数和时长、治疗目标，患者耐受力、血管通路、置换液和治疗期间用药情况。根据适应证、程序类型和频率、治疗时间以及患者临床情况确定适当的实验室检测指标。

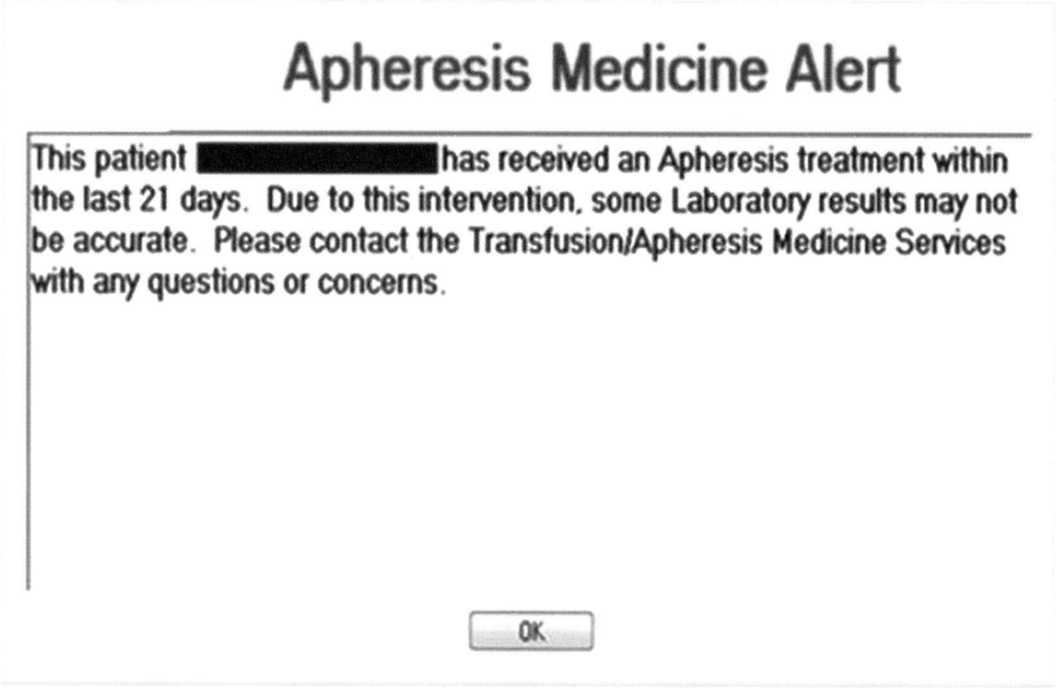

Apheresis Medicine Alert

This patient ██████ has received an Apheresis treatment within the last 21 days. Due to this intervention, some Laboratory results may not be accurate. Please contact the Transfusion/Apheresis Medicine Services with any questions or concerns.

OK

图 25-3　Baystate 医疗中心使用的电子医疗警报

3. 白蛋白是治疗性血浆置换最常用的置换液，但 TTP 或有凝血障碍的患者需要使用血浆作为置换液。
4. 单采治疗的血管通路可用外周静脉，但是一些患者需要大口径双腔中心静脉导管或 AV 瘘管来建立血管通路。
5. 通常使用枸橼酸盐抗凝，但在选择性吸附、造血干细胞采集和光分离置换中也可使用肝素抗凝。
6. 单采治疗过程中的不良反应通常较轻，但可能出现有症状的低钙血症、低血压、荨麻疹和恶心。单采治疗后也可能出现凝血功能障碍、低丙种球蛋白血症、某些药物或生物制剂被去除。
7. 美国单采协会（American Society for Apheresis，ASFA）每 3 年更新并发布临床实践中使用治疗性单采的指南和建议。

参考文献

[1] Gammon R, ed. Standards for blood banks and transfusion services. 32nd ed. Bethesda, MD: AABB, 2020.

[2] College of American Pathologists Commission on Laboratory Accreditation. Transfusion medicine checklist. Northfield, IL: CAP, 2019.

[3] Andrzejewski C, Linz W, Hofmann J, et al. American Society for Apheresis white paper: Considerations for medical staff apheresis medicine physician credentialing and privileging. J Clin Apher 2012; 27(6): 330-335.

[4] Marshall CS, Andrzejewski C, Carey PM, et al. Milestones for apheresis education. J Clin Apher 2012; 27(5): 242-246.

[5] Padmanabhan A, Connelly-Smith L, Aqui N, et al. Guidelines on the use of therapeutic apheresis in clinical practice-Evidence-based approach from the Writing Committee of the American Society for Apheresis: The eighth special issue. J Clin Apher 2019; 34(3): 171-354.

[6] American Society for Apheresis. Guidelines for therapeutic apheresis clinical privileges. J Clin Apher 2007; 22(3): 181-182.

[7] American Society for Apheresis. Guidelines fordocumentation of therapeutic apheresis procedures in the medical record by apheresis physicians. J Clin Apher 2007; 22(3): 183.

[8] National Institutes of Health. Therapeuticapheresis: Recap from an NHLBI workinggroup, November 28-29, 2012. Bethesda, MD: National Heart, Lung, and Blood Institute, 2012. [Available at https://www.nhlbi.nih.gov/events/2012/therapeutic-apheresis (accessedJanuary 27, 2020).]

[9] Karafin MS, Sachais BS, Connelly-Smith L, et al. NHLBI state of the science symposium in therapeutic apheresis: Knowledge gaps and researchopportunities in the area of hematologyoncology. J Clin Apher 2015; 31(1): 38-47.

[10] Winters JL, Cooper LT, Ratcliffe NR, et al. National Heart, Lung, and Blood Institute state ofthe science symposium in therapeutic apheresisTherapeutic apheresis in cardiovascular disease. J Clin Apher 2015; 30(3): 183-187.

[11] Winters JL. Plasma exchange: Concepts, mechanisms, and an overview of the American Societyfor Apheresis guidelines. Hematology Am SocHematol Educ Program 2012; 2012: 7-12.

[12] Chopek M, McCullough J. Protein and biochemical changes during plasma exchange. In: Ulmas J Berkman E, eds. Therapeutic hemapheresis: A technical workshop. Bethesda, MD: AABB, 1980: 13-24.

[13] Kaufman RM, ed. Special issue: Strategies forlong-term intravenous access for apheresis procedures: History, applications and challenges. Transfusion 2018; 58(S1): 545-613.

[14] Adamski J. Vascular access considerations forextracorporeal photopheresis. Transfusion2018; 58(Suppl 1): 590-597.

[15] Kalantari K. The choice of vascular access fortherapeutic apheresis. J Clin Apher 2012; 27(3): 153-159.

[16] Kapadia E, Wong E, Perez-Albuerne E, Jacobsohn D. Extracorporeal photopheresis performed on the CELLEX (R) compared with theUVAR-XTS(R) instrument is more efficient andbetter tolerated in children with steroidrefractory graft-versus-host disease. PediatrBlood Cancer 2015; 62(8): 1485-1488.

[17] Shrestha A, Jawa Z, Koch KL, et al. Use of a duallumen port for automated red cell exchange in adults with sickle cell disease. J Clin Apher 2015; 30(6): 353-358.

[18] Agarwal AK. Systemic effects of hemodialysis access. Adv Chronic Kidney Dis 2015; 22(6): 459-465.

[19] Rao NN, Dundon BK, Worthley MI, Faull RJ. The impact of arteriovenous fistulae for hemodialysis on the cardiovascular system. Semin Dial 2016; 29(3): 214-221.

[20] Dariushnia SR, Wallace MJ, Siddiqi NH, et al. Quality improvement guidelines for central venous access. J VascIntervRadiol 2010; 21(7): 976-981.

[21] Lee KA, Ramaswamy RS. Intravascular accessdevices from an interventional radiology perspective: Indications, implantation techniques, and optimizing patency. Transfusion 2018; 58(S1): 549-557.

[22] Ceppi F, Rivers J, Annesley C, et al. Lymphocyteapheresis for chimeric antigen receptor T-cellmanufacturing in children and young adultswith leukemia and neuroblastoma. Transfusion2018; 58(6): 1414-1420.

[23] Mandal S, Baron BW, Mischeaux M, et al. Collection of peripheral blood stem cells from a 7month-old girl weighing 7 kg with the use ofcombined heparin and citrate anticoagulation. J Clin Apher 2013; 28(4): 309-310.

[24] Matsuzaki M, Hiramori K, Imaizumi T, et al. Intravascular ultrasound evaluation of coronaryplaque regression by low density lipoproteinapheresis in familial hypercholesterolemia. J AmColl Cardiol 2002; 40(2): 220-227.

[25] McLeod BC, Sniecinski I, Ciavarella D, et al. Frequency of immediate adverse effects associated with therapeutic apheresis. Transfusion1999; 39(3): 282-288.

[26] Norda R, Berséus O, Stegmayr B. Adverseevents and problems in therapeutic hemapheresis. A report from the Swedish registry. TransfusApher Sci 2001; 25(1): 33-41.

[27] MörtzellHenriksson M, Newman E, Witt V, etal. Adverse events in apheresis: An update ofthe WAA registry data. TransfusApher Sci 2016; 54(1): 2-15.

[28] Haddad S, Leitman SF, Wesley RA, et al. Placebocontrolled study of intravenous magnesium supplementation during large-volume leukapheresisin healthy allogeneic donors. Transfusion 2005; 45(6): 934-944.

[29] Marques MB, Huang ST. Patients with thrombotic thrombocytopenic purpura commonly develop metabolic alkalosis during therapeuticplasma exchange. J Clin Apher2001; 16(3): 120-124.

[30] Wang KY, Friedman DF, DaVeiga SP. Immediatehypersensitivity reaction to human serum albumin in a child undergoing plasmapheresis. Transfusion 2019; 59(6): 1921-1923.

[31] Reutter JC, Sanders KF, Brecher ME, et al. Incidence of allergic reactions with fresh frozenplasma or cryo-supernatant plasma in the treatment of thrombotic thrombocytopenic purpura. J Clin Apher 2001; 16(3): 134-138.

[32] Lee LJ, Roland KJ, Sreenivasan GM, et al. Solvent-detergent plasma for the treatment ofthrombotic microangiopathies: A Canadian tertiary care centre experience. TransfusApher Sci2018; 57(2): 233-235.

[33] Sidhu D, Snyder EL, Tormey CA. Two approaches to the clinical dilemma of treating TTP withtherapeutic plasma exchange in patients with ahistory of anaphylactic reactions to plasma. J Clin Apher 2017; 32(3): 158-162.

[34] Askari S, Nollet K, Debol SM, et al. Transfusionrelated

acute lung injury during plasma exchange: Suspecting the unsuspected. J ClinApher 2002; 17(2): 93-96.

[35] Duntley P, Siever J, Korwes ML, et al. Vascularerosion by central venous catheters. Chest1992; 101(6): 1633-1638.

[36] Leitman SF, Boltansky H, Alter HJ, et al. Allergicreactions in healthy platelet-pheresis donorscaused by sensitization to ethylene oxide gas. N Engl J Med 1986; 315 (19): 1192-1196.

[37] PurelloD' Ambrosio F, Savica V, Gangemi S, etal. Ethylene oxide allergy in dialysis patients. Nephrol Dial Transplant 1997; 12(7): 1461-1463.

[38] Owen HG, Brecher ME. Atypical reactions associated with use of angiotensin-convertingenzyme inhibitors and apheresis. Transfusion2003; 34(10): 891-894.

[39] Perkins KA. Contraindication of angiotensinconverting enzyme (ACE) inhibitors for patientsreceiving therapeutic plasma exchanges. Nephrol Nurs J 2008; 35(6): 571-574.

[40] Orlin JB, Berkman EM. Partial plasma exchangeusing albumin replacement: Removal and recovery of normal plasma constituents. Blood 1980; 56(6): 1055-1059.

[41] Flaum MA, Cuneo RA, Appelbaum FR, et al. The hemostatic imbalance of plasma-exchangetransfusion. Blood 1979; 54(3): 694-702.

[42] Food and Drug Administration. Transfusion/donation fatalities. Silver Spring, MD: CBER Officeof Communication, Outreach, and Development, 2019. [Available at https://www.fda.gov/vaccines-blood-biologics/report-problemcenter-biologics-evaluation-research/transfusiondonation-fatalities (accessed January 27, 2020).]

[43] Food and Drug Administration. Death and pulmonary embolism related to extracorporeal photopheresis (ecp) treatment-Letter to health care providers. (February 5, 2018) Silver Spring, MD: Division of Industry and Consumer Education, 2018. [Available athttps://www.fda.gov/medical-devices/letters-health-care-providers/death-and-pulmonary-embolism-related-extra corporeal-photopheresis-ecp-treatment-letterhealth-care (accessed January 27, 2020).]

[44] Kiprov DD, Golden P, Rohe R, et al. Adverse reactions associated with mobile therapeutic apheresis: Analysis of 17, 940 procedures. J Clin Apher 2001; 16(3): 130-133.

[45] Food and Drug Administration. FDA executive summary (prepared for the February 26, 2016 meeting of the Gastroenterology-Urology Devices Panel): Classification of centrifuge-type therapeutic apheresis devices. Silver Spring, MD: FDA, 2016. [Available at https://www.fda.gov/media/96112/download (accessed January 27, 2020).]

[46] Kim HC. Therapeutic pediatric apheresis. J Clin Apher 2000; 15(1-2): 129-157.

[47] Kim YA, Sloan SR. Pediatric therapeutic apheresis: Rationale and indications for plasmapheresis, cytapheresis, extracorporeal photopheresis, and LDL apheresis. Pediatr Clin North Am2013; 60(6): 1569-1580.

[48] Meyer EK, Wong EC. Pediatric therapeuticapheresis: A critical appraisal of evidence. Transfus Med Rev 2016; 30(4): 217-222.

[49] Terrell DR, Williams LA, Vesely SK, et al. Theincidence of thrombotic thrombocytopenicpurpura-hemolytic uremic syndrome: All patients, idiopathic patients, and patients with severe ADAMTS-13 deficiency. J Thromb-Haemost 2005; 3(7): 1432-1436.

[50] Lara PN Jr, Coe TL, Zhou H, et al. Improved survival with plasma exchange in patients withthrombotic thrombocytopenic purpurahemolytic uremic syndrome. Am J Med 1999; 107(6): 573-579.

[51] Bendapudi PK, Hurwitz S, Fry A, et al. Derivation and external validation of the PLASMICscore for rapid assessment of adults with thrombotic microangiopathies: A cohort study. LancetHaematol 2017; 4(4): e157-e164.

[52] Jajosky R, Floyd M, Thompson T, Shikle J. Validation of the PLASMIC score at a UniversityMedical Center. TransfusApher Sci 2017; 56(4): 591-594.

[53] Li A, Khalighi PR, Wu Q, Garcia DA. Externalvalidation of the PLASMIC score: A clinical prediction tool for thrombotic thrombocytopenicpurpura diagnosis and treatment. J ThrombHaemost 2018; 16(1): 164-169.

[54] Tiscia GL, Ostuni A, Cascavilla N, et al. Validation of PLASMIC score and follow-up data in acohort of patients with suspected microangiopathies from Southern Italy. J Thromb Thrombolysis 2018; 46(2): 174-179.

[55] Bandarenko N, Brecher ME. United Statesthrombotic thrombocytopenic purpura apheresis study group (US TTP ASG): Multicenter survey and retrospective analysis of current efficacyof therapeutic plasma exchange. J Clin Apher1998; 13(3): 133-141.

[56] Howard MA, Williams LA, Terrell DR, et al. Complications of plasma exchange in patientstreated for clinically suspected thromboticthrombocytopenic purpura-hemolytic uremicsyndrome. Transfusion 2006; 46(1): 154-156.

[57] Page EE, Kremer Hovinga JA, Terrell DR, et al. Throm-

botic thrombocytopenic purpura: Diagnostic criteria, clinical features, and long-termoutcomes from 1995 through 2015. Blood Adv2017; 1(10): 590-600.

[58] Zeigler ZR, Shadduck RK, Gryn JF, et al. Cryoprecipitate poor plasma does not improve earlyresponse in primary adult thrombotic thrombocytopenic purpura (TTP). J Clin Apher 2001; 16(1): 19-22.

[59] Scully M, Cataland SR, Peyvandi F, et al. Caplacizumab treatment for acquired thromboticthrombocytopenic purpura. N Engl J Med 2019; 380(4): 335-346.

[60] Legendre CM, Licht C, Muus P, et al. Terminalcomplement inhibitor eculizumab in atypicalhemolytic-uremic syndrome. N Engl J Med2013; 368(23): 2169-2181.

[61] Fakhouri F, Hourmant M, Campistol JM, et al. Terminal complement inhibitor eculizumab inadult patients with atypical hemolytic uremicsyndrome: A single-arm, open-label trial. Am JKidney Dis 2016; 68(1): 84-93.

[62] Legendre CM, Licht C, Loirat C. Eculizumab inatypical hemolytic-uremic syndrome. N Engl JMed 2013; 369 (14): 1379-1380.

[63] Jodele S, Dandoy CE, Myers KC, et al. New approaches in the diagnosis, pathophysiology, andtreatment of pediatric hematopoietic stem celltransplantation - associated thrombotic microangiopathy. TransfusApher Sci 2016; 54 (2): 181-190.

[64] Jodele S, Laskin BL, Dandoy CE, et al. A new paradigm: Diagnosis and management of HSCTassociated thrombotic microangiopathy as multisystem endothelial injury. Blood Rev 2015; 29(3): 191-204.

[65] Simetka O, Klat J, Gumulec J, et al. Early identification of women with HELLP syndrome who need plasma exchange after delivery. TransfusApher Sci 2015; 52(1): 54-59.

[66] Somer T. Rheology of paraproteinaemias and the plasma hyperviscosity syndrome. Baillières Clin Haematol 1987; 1(3): 695-723.

[67] Johnson WJ. Treatment of renal failure associated with multiple myeloma. Arch Intern Med 1990; 150 (4): 863.

[68] Clark WF, Stewart AK, Rock GA, et al. Plasmaexchange when myeloma presents as acute renal failure. Ann Intern Med 2005; 143(11): 777.

[69] Movilli E, Guido J, Silvia T, et al. Plasma exchange in the treatment of acute renal failure ofmyeloma. Nephrol Dial Transplant 2007; 22(4): 1270-1271.

[70] Abramson HN. The multiple myeloma drugpipeline-2018: A review of small molecules andtheir therapeutic targets. Clin Lymphoma Myeloma Leuk 2018; 18(9): 611-627.

[71] Treon SP, Branagan AR, Hunter Z, et al. Paradoxical increases in serum IgM and viscositylevels following rituximab in Waldenstrom' smacroglobulinemia. Ann Oncol 2004; 15(10): 1481-1483.

[72] Larsen FS, Schmidt LE, Bernsmeier C, et al. High-volume plasma exchange in patients withacute liver failure: An open randomised controlled trial. J Hepatol 2016; 64 (1): 69-78.

[73] Gerth HU, Pohlen M, Tholking G, et al. Molecular adsorbent recirculating system can reduceshort-term mortality among patients with acuteon-chronic liver failure-a retrospective analysis. Crit Care Med 2017; 45 (10): 1616-1624.

[74] Gwathmey K, Balogun RA, Burns T. Neurologicindications for therapeutic plasma exchange: 2013 update. J Clin Apher 2014; 29(4): 211-219.

[75] Llufriu S, Castillo J, Blanco Y, et al. Plasma exchange for acute attacks of CNS demyelination: Predictors of improvement at 6 months. Neurology 2009; 73(12): 949-953.

[76] Bonnan M, Valentino R, Olindo S, et al. Plasmaexchange in severe spinal attacks associatedwith neuromyelitis optica spectrum disorder. MultScler 2009; 15(4): 487-492.

[77] Randomised trial of plasma exchange, intravenous immunoglobulin, and combined treatments in Guillain-Barre syndrome. Plasma Exchange/Sandoglobulin Guillain-Barre SyndromeTrial Group. Lancet 1997; 349(9047): 225-230.

[78] Winters JL, Brown D, Hazard E, et al. Costminimization analysis of the direct costs of TPEand IVIg in the treatment of Guillain-Barré syndrome. BMC Health Serv Res 2011; 11: 101.

[79] De Vriese AS, Sethi S, Nath KA, et al. Differentiating primary, genetic, and secondary FSGS inadults: A clinicopathologic approach. J Am SocNephrol 2018; 29(3): 759-774.

[80] Wada T, Nangaku M. A circulating permeabilityfactor in focal segmental glomerulosclerosis: The hunt continues. Clin Kidney J 2015; 8(6): 708-715.

[81] Al-Badr W, Kallogjeri D, Madaraty K, et al. A retrospective review of the outcome of plasma exchange and aggressive medical therapy in antibody mediated rejection of renal allografts: Asingle center experience. J Clin Apher 2008; 23(6): 178-182.

[82] Sivakumaran P, Vo AA, Villicana R, et al. Therapeutic plasma exchange for desensitization priorto transplantation in ABO-incompatible renal allografts. J Clin Apher2009; 24: 155-160.

[83] Tobian AAR, Shirey RS, Montgomery RA, et al. Therapeutic plasma exchange reduces ABO titers to permit ABO-incompatible renal transplantation. Transfusion 2009; 49(6): 1248-1254.

[84] Padmanabhan A, Ratner LE, Jhang JS, et al. Comparative outcome analysis of ABOincompatible and positive crossmatch renaltransplantation: A single-center experience. Transplantation 2009; 87(12): 1889-1896.

[85] Jordan SC, Choi J, Kahwaji J, Vo A. Progress indesensitization of the highly HLA sensitized patient. Transplant Proc 2016; 48(3): 802-805.

[86] Schulz M, Bug G, Bialleck H, et al. Leucodepletion for hyperleucocytosis—First report on anovel technology featuring electronic interphasemanagement. Vox Sang 2013; 105(1): 47-53.

[87] Adams RJ, McKie VC, Hsu L, et al. Preventionof a first stroke by transfusions in children withsickle cell anemia and abnormal results on transcranial doppler ultrasonography. N Engl J Med1998; 339(1): 5-11.

[88] Lee MT. Stroke Prevention Trial in Sickle CellAnemia (STOP): Extended follow-up and finalresults. Blood 2006; 108(3): 847-852.

[89] Vichinsky EP, Neumayr LD, Earles AN, et al. Causes and outcomes of the acute chest syndrome in sickle cell disease. N Engl J Med 2000; 342(25): 1855-1865.

[90] Saylors RL, Watkins B, Saccente S, Tang X. Comparison of automated red cell exchange transfusion and simple transfusion for the treatment of children with sickle cell disease acute chest syndrome. Pediatr Blood Cancer 2013; 60(12): 1952-1956.

[91] Turner JM, Kaplan JB, Cohen HW, Billett HH. Exchange versus simple transfusion for acute chest syndrome in sickle cell anemia adults. Transfusion 2009; 49(5): 863-868.

[92] Biller E, Zhao Y, Berg M, et al. Red blood cell exchange in patients with sickle cell diseaseIndications and management: A review and consensus report by the therapeutic apheresis subsection of the AABB. Transfusion 2018; 58(8): 1965-1972.

[93] Vichinsky EP, Luban NLC, Wright E, et al. Prospective RBC phenotype matching in a strokeprevention trial in sickle cell anemia: A multicenter transfusion trial. Transfusion 2001; 41(9): 1086-1092.

[94] Wahl SK, Garcia A, Hagar W, et al. Lower alloimmunization rates in pediatric sickle cell patients on chronic erythrocytapheresis compared to chronic simple transfusions. Transfusion 2012; 52(12): 2671-2676.

[95] Sarode R, Matevosyan K, Rogers ZR, et al. Advantages of isovolemic hemodilution-red cell exchange therapy to prevent recurrent stroke in sickle cell anemia patients. J Clin Apher 2011; 26(4): 200-207.

[96] Kim J, Joseph R, Matevosyan K, Sarode R. Comparison of Spectra Optia and COBE Spectra apheresis systems' performances for red blood cell exchange procedures. TransfusApher Sci 2016; 55(3): 368-370.

[97] Bladon J, Taylor PC. Extracorporeal photopheresis: A focus on apoptosis and cytokines. J Dermatol Sci 2006; 43(2): 85-94.

[98] Morelli AE, Larregina AT. Concise review: Mechanisms behind apoptotic cell-based therapies against transplant rejection and graft versushost disease. Stem Cells 2016; 34(5): 1142-1150.

[99] Del Fante C, Scudeller L, Viarengo G, et al. Response and survival of patients with chronicgraft-versus-host disease treated by extracorporeal photochemotherapy: A retrospective studyaccording to classical and National Institutes ofHealth classifications. Transfusion 2012; 52(9): 2007-2015.

[100] Zhang H, Chen R, Cheng J, et al. Systematic review and meta-analysis of prospective studiesfor ECP treatment in patients with steroidrefractory acute GVHD. Patient Prefer Adherence 2015; 9: 105-111.

[101] Barr ML, Baker CJ, Schenkel FA, et al. Prophylactic photopheresis and chronic rejection: Effects on graft intimal hyperplasia in cardiactransplantation. Clin Transplant 2000; 14(2): 162-166.

[102] Barr ML, Meiser BM, Eisen HJ, et al. Photopheresis for the prevention of rejection in cardiactransplantation. N Engl J Med 1998; 339(24): 1744-1751.

[103] Dall'Amico R, Montini G, Murer L, et al. Extracorporeal photochemotherapy after cardiactransplantation: A new therapeutic approach toallograft rejection. Int J Artif Org 2000; 23(1): 49-54.

[104] Colvin MM, Cook JL, Chang P, et al. Antibodymediated rejection in cardiac transplantation: Emerging knowledge in diagnosis and management: A scientific statement from the AmericanHeart Association. Circulation 2015; 131(18): 1608-1639.

[105] Hachem R, Corris P. Extracorporeal photopheresis for bronchiolitis obliterans syndrome afterlung transplanta-

tion. Transplantation 2018; 102(7): 1059-1065.

[106] Jaksch P, Scheed A, Keplinger M, et al. A prospective interventional study on the use of extracorporeal photopheresis in patients withbronchiolitis obliterans syndrome after lungtransplantation. J Heart Lung Transplant 2012; 31(9): 950-957.

[107] Masaki N, Tatami R, Kumamoto T, et al. Tenyear follow-up of familial hypercholesterolemiapatients after intensive cholesterol-loweringtherapy. Int Heart J 2005; 46(5): 833-843.

[108] Kobayashi S, Oka M, Moriya H, et al. LDLapheresis reduces P-selectin, CRP and fibrinogen—Possible important implications for improving atherosclerosis. Ther-Apher Dial 2006; 10(3): 219-223.

[109] Wang Y. Effects of heparin-mediated extracorporeal low-density lipoprotein precipitation beyond lowering proatherogenic lipoproteins—Reduction of circulating proinflammatory andprocoagulatory markers. Atherosclerosis 2004; 175(1): 145-150.

[110] Muso E, Mune M, Yorioka N, et al. Beneficialeffect of low-density lipoprotein apheresis (LDLA) on refractory nephrotic syndrome (NS) dueto focal glomerulosclerois (FGS). Clin Nephrol2007; 67(06): 341-345.

[111] Silverman GJ, Goodyear CS, Siegel DL. On the mechanism of staphylococcal protein A immunomodulation. Transfusion 2005; 45(2): 274-280.

[112] Levy R, Pantanowitz L, Cloutier D, et al. Development of electronic medical record charting for hospital-based transfusion and apheresis medicine services: Early adoption perspectives. J Pathol Inform 2010; 1: 8.

[113] Berman K. Therapeutic apheresis: A guide to billing and securing appropriate reimbursement. 2019 ed. Vancouver, Canada: American Society for Apheresis, 2019. [Available at https://www.apheresis.org/page/AphèresisReimbursem (accessed December 6, 2019).]

第 26 章

造血干细胞的采集和处理

具有自我更新和多向分化能力的多能造血干细胞和定向分化的系特异性祖细胞统称为造血干细胞(hematopoietic stem cells, HSCs)。这些细胞在移植到特定的接受者体内后能够重建骨髓功能。临床上常用的 HSCs 来源于骨髓[HSC(M)]、动员后的外周血[HSC(A)]或出生时采集的脐带血[HSC(CB)][1,2]。HSCs 主要与间充质干细胞一同定植于骨髓, 它们相互作用形成了支撑和调控造血的微环境[3]。HSCs 膜受体和微环境间质细胞以及细胞外基质中表达的配体介导细胞黏附作用确保 HSCs 大部分情况位于骨髓内[4]。打破细胞和微环境之间的相互作用可以动员 HSCs 到外周血中, 并可以通过外周血采集 HSCs。通过化疗和注射某些外源性细胞因子如粒细胞集落刺激因子(granulocyte colony-stimulating factor, G-CSF)、粒细胞—巨噬细胞集落刺激因子(granulocyte -macrophage colony-stimulating factor, GM-CSF)和干细胞因子(stem cell factor, SCF), 可增加干细胞进入血液的数量, 同时加速 HSCs 动员。普乐沙福是一种 CXCR4 趋化因子受体拮抗剂, 可将 HSCs 快速动员到血液中[5]。脐带血(umbilical cord blood, UCB)中所含的 HSCs 足以重建造血功能[6]。

CD34 是干细胞上表达的一种细胞表面抗原。尽管 CD34 的确切功能尚未确定且并非 HSCs 所特有, 但 CD34 仍可用于识别并量化 HSCs, 并可用于分选和富集用于移植的 HSCs[7]。

第一节　临床应用

造血干细胞移植(stem cell transplantation, HSCT)广泛用于治疗多种获得性/先天性造血系统疾病, 包括血液系统恶性肿瘤、免疫缺陷疾病、血红蛋白病和酶代谢疾病等。一些非血液系统恶性肿瘤和非恶性疾病的治疗也可以选择 HSCT(表 26-1)。HSCT 的某些适应证更为频发, 且因患者的年龄而异。例如, 免疫缺陷和先天性代谢疾病在儿童患者中较常见, 而骨髓克隆性疾病或恶性血液病在成人患者中所占的比例更大。决定进行 HSCT 时需要综合考虑许多因素, 并制订治疗计划。这些因素包括患者的治疗目标、年龄、预后、病情进展、既往治疗、合并症、合适的 HSCs 来源、移植类型(即自体移植还是异基因移植、清髓性移植还是非清髓性移植)。

表 26-1　自体或异基因造血干细胞移植的适应证

血液系统恶性肿瘤
白血病
多发性骨髓瘤
骨髓增生异常
非霍奇金淋巴瘤
霍奇金病
骨髓增生性肿瘤(MPN)
其他骨髓克隆性疾病/骨髓衰竭综合征
严重再生障碍性贫血
阵发性夜间血红蛋白尿
范可尼贫血
戴-布二氏贫血
纯红细胞再生障碍性贫血
巨核细胞性血小板减少症

续表26-1

遗传性代谢紊乱
粘多糖贮积病
脑白质营养不良
戈谢病
溶酶体贮积病
先天性免疫缺陷
重症联合免疫缺陷病(SCID)
Wiskott-Aldrich 综合征
Omenn 综合征(联合免疫缺陷病)
X-连锁淋巴细胞增殖综合征
慢性肉芽肿病
白细胞黏附缺陷病
DiGeorge 综合征
血红蛋白病
镰状细胞性贫血症
地中海贫血
其他非血液系统恶性肿瘤
生殖细胞肿瘤
神经母细胞瘤
髓母细胞瘤
尤文肉瘤
肾母细胞瘤
自身免疫性疾病
系统性硬化症
多发性硬化症

一、自体移植

自体 HSCT 指捐献者和接受者为同一个人。自体移植中，患者接受大剂量治疗后，再回输患者的干细胞可使造血恢复。自体 HSCT 的抗肿瘤作用源于移植预处理阶段的化疗和放疗。与异基因移植相比，自体移植患者接受化疗后可能出现明显的毒性作用，但其对免疫抑制剂需求量小。对于疾病没有累及骨髓的患者，自体 HSCT 的成功率大。对于恶性疾病累及骨髓的患者，采集或回输的 HSCs 是否会含有肿瘤细胞是人们一直关注的问题。在美国，大多数自体 HSCT 已选择外周血干细胞代替骨髓作为移植物来源[8]。对于自体移植，采集的 HSCs 需冷冻保存，直到患者已经做好了移植前预处理准备。值得注意的是，一些资源有限的移植中心已成功将短期保存而非冷冻保存的 HSC(A)产品用于自体移植[9]。

自体移植患者必须足够健康，足以耐受动员和 HSCs 的采集，其适合性也宜进行评估。既往接受过大剂量化疗或放疗，以及累及骨髓的患者，可能会因为造血干细胞的质量或数量下降而难以进行造血干细胞的动员和采集。必须根据机构政策和程序、认证标准和监管要求对患者的病史和身体进行完整的医疗评估[10, 11]。与异基因移植不同，食品药品监督管理局(Food and Drug Administration, FDA)对自体 HSCT 的资格无强制性要求，因此不需要做健康征询来明确是否有相关的感染性疾病。同样，对人类免疫缺陷病毒 1 型和 2 型(human immunodeficiency virus types 1 and 2, HIV 1/2)、乙型肝炎病毒、丙型肝炎病毒、梅毒和人类嗜 T 细胞病毒 Ⅰ 型/II 型(human T-cell lymphotropic virus types Ⅰ and Ⅱ, HTLV-I/II)的实验室筛查也没有强制要求，但宜进行评估。由于自体 HSCs 与其他产品一同冷冻和保存，因此，有交叉感染这些病毒的风险[11](有关感染性疾病检测的讨论，详见本书第 7 章)。如果自体 HSCT 患者有任一输血传播感染测试结果呈阳性，仍可以继续进行移植，但血液单采产品宜进行隔离保存，以最大程度地减少污染风险(请参阅“冷冻保存”)。但是，所有自体 HSCs 产品都必须注明仅供自体使用，且注明尚未对其进行感染性疾病的检测。除非已对其进行了所有适用性的筛选和检测，否则不能用作异基因移植的产品[11]。

二、异基因移植

异基因移植通过采用来自健康的亲缘/非亲缘捐献者的正常 HSCs 代替患病或无功能的造血和/或免疫系统从而达到治疗目的。当用于治疗恶性疾病时，需要对患者进行放疗和/或化疗预处理。清髓疗法可诱导细胞毒性作用，预防对移植物的排斥反应。移植后使用免疫抑制则是为了预防移植物抗宿主病(graft-vs-host disease, GVHD)。在异基因移植中，产生的移植物抗肿瘤(graft-vs-neoplasm, GVN)效应也是移植细胞的治疗作用。对于有先天性代谢疾病、先天性免疫缺陷或由生殖细胞突变引起的疾病的患者，异基因 HSCT 的目的是重建淋巴造血系统，同时避免 GVHD。

异基因移植采集的是健康捐献者的 HSCs。美国强制要求对其进行感染性疾病筛查和检测，以确定应用 MPB 或 UCB 进行 HSCT 是否有传播感染性疾病的风险。《美国联邦法规》(Code of Federal Regulations，CFR) 21 篇，1271 部[对包括人体细胞、组织，以及基于细胞和组织的产品(HCT/Ps)进行了规定[11]]。筛查和检测包括健康征询、体格检查、相关病历的审核以及相关感染性疾病的检测。尽管骨髓产品是根据《公共卫生服务法》第 375 和 379 节进行管理的，并且不受 CFR 第 1271 部的约束，但骨髓捐献者的筛选和检测与动员 MPB 和 UCB 的捐献者类似，因为这三种类型的产品都要按认证机构[包括 AABB、细胞治疗认证基金会(the Foundation for the Accreditation of Cellular Therapy，FACT)和国家骨髓捐献者计划(the National Marrow Donor Program，NMDP)]的标准进行监管。HSC(CB)移植的筛查和检测针对孕产期捐献者本人及其标本进行。在美国，目前没有批准针对 UCB 标本进行的检测，因此，一般采用产妇的标本进行感染性疾病的检测。孕产妇的血液标本可作为 UCB 的替代品，检测结果宜反映母亲当时的健康状况，最好在 UCB 采集后的 7 天内进行血液标本采集。

可以通过 HSCs 传染给移植接受者的相关感染性疾病原体包括 HIV、HBV、HCV、梅毒螺旋体、HTLV-Ⅰ/Ⅱ、克鲁斯锥虫、西尼罗河病毒和巨细胞病毒(cytomegalovirus，CMV)，FDA 要求对这些感染性疾病进行筛查。目前已经确立了针对寨卡病毒(Zika virus，ZIKV)合适的筛查方法，例如询问病史和旅行史。FDA 批准的可用于筛查全血和血液成分的 ZIKV 检测方法有两种。其中一种已被 FDA 批准用于检测 HSCs 捐献者的血浆或血清标本。但 FDA 认为此项试验不适用于预防 ZIKV 经 HCT/Ps 传播，因为即便在血浆中检测不到病毒 RNA，但是在 HCT/Ps 中依然可以检测到 ZIKV[12]。

如果检测到 HSCs 捐献者有传播相关感染性疾病的风险，应认定其为不合格的捐献者。并将捐献者的不合格状态告知捐献者，接受者及其医生，并进行风险效益评估，以确定捐献者的 HSCs 是否仍然安全可用。如果决定移植不合格捐献者的 HSCs，则必须根据 FDA 定义的“紧急医疗需求”标准来证明其合理性。最后，除了对感染性疾病进行筛查和检测外，还要对捐献者进行医疗评估，以确定捐献者的身体健康状况是否能接受 HSCs 的动员和采集。

第二节　组织相容性，捐献者类型和移植物来源

一、组织相容性

影响异基因 HSCT 临床移植成功的主要障碍之一是高度多态性的经典 HLA 系统相容性。移植医生会优先选择一个 HLA 匹配的捐献者，以减少移植失败、GVHD 的风险和致死率[13-15]。对 HSCT 相容性重要的 HLA 等位基因包括 HLA-Ⅰ类基因(HLA-A、HLA-B 和 HLA-C)和Ⅱ类基因(HLA-DRB1，HLA-DQB1 和 HLA-DPB1)。其他 HLA 基因不那么重要原因是抗原的多态性水平较低(因为它们是假基因)，或者表达量很少或不表达。人类的 HLA 基因——主要组织相容性复合体(MHC)存在“连锁不平衡”，其中某些等位基因同时遗传的频率高于随机遗传。这种遗传模式并非随机，这就解释了为什么 HLA 相同的兄弟姐妹更能精确匹配，可以作为优先选择的最佳捐献者。不幸的是，约 70%的患者没有合适的兄弟姐妹配型。

分子技术(基于 DNA 高分辨率的组织分型)已取代了 HLA 分型的血清学方法。这使分辨率和匹配度在等位基因水平上得到显著提高。应用 HLA-A、-B、-C 和-DRB1 位点不匹配(通过高分辨率分型)的 HSC(A)或 HSC(M)进行的异基因移植，每增加 1 个不匹配的等位基因会降低 5%~10%的存活率[16]。因此，宜使用高分辨率技术对患者 HLA-A、-B、-C 和-DRB1 位点进行分型，以便找到最佳的捐献者。匹配过程考虑这 4 个位点的 2 个遗传等位基因，总共有 8 种匹配可能。若还要考虑 DQB1 和 DPB1，则需要检查 10 或 12 个等位基因。由于两项大型研究未能证实 DQB1 是存活率的独立影响因素，因此美国移植中心通常将 8/8 匹配的捐献者视为“完全匹配”。但是，其他研究表明 DQB1 错配会降低存活率，尤其是在存在 HLA-A，HLA-B，HLA-C 和 DRB1 错配的基础上。因此，HLA-DQB1，-DPB1 和-DRB3/4/5 这些位点上很少错配或仅有可允许的错配的捐献者会被优先考虑[17]，尤其是考虑采用 10/10 或 12/12 匹配时。在一些疾

病中，对非亲缘捐献者的 HSCs 采用高分辨率 8/8 和 10/10 匹配后，能在一定程度上提高患者的生存结局[18-25]。对于大多数患者来说，HLA 等位基因和单倍体的多样性使得找到等位基因匹配的非亲缘性捐献者非常困难[26, 27]。找到最佳匹配的非亲缘捐献者(HLA-matched unrelated donor，MUD)的可能性从欧洲血统患者的 75% 到非洲血统的 16%(南美洲或中美洲患者)不等[28]。另外，从非亲缘捐献者处获得移植物所需的时间可能长达 8 周[29]。由于捐献者来源的局限性，目前已经明确了其他造血干细胞的替代来源，包括 UCB、半匹配/不匹配的亲缘捐献者以及不匹配的非亲缘捐献者。

研究表明，UCB 移植后的存活率与其他移植源相似，并且新的数据表明单倍体匹配捐献者的移植结果是可接受的[30-37]。由于 UCB 的 T 细胞不成熟，UCB 的 HLA 匹配要求没有骨髓和动员外周血的 HSCs 严格，但 HLA 匹配仍然是影响植入的重要因素。通常，对用于 HSCT 的 UCB 进行 HLA 配型时，对 HLA-A 和 HLA-B(抗原水平)采用低/中分辨率分型；对 HLA-DRB1(等位基因水平)采用高分辨率分型。对 UCB 的 HLA 匹配通常是基于三个位点，并且可接受的最大不匹配率是 2/6 HLA 不匹配，更高的不匹配率将导致出现较高的移植相关死亡率(TRM)[38]。只要提供足够数量的细胞，移植 4/6 匹配的 UCB 的结果与移植 HLA 匹配的非亲缘捐献者的结果相当，尽管非复发死亡率(NRM)的风险增加[1]。在一项分析 HLA-C 在 UCB 移植中作用的研究中，Eurocord 和 NMDP / CIBMTR(国际血液和骨髓移植研究)报告称，移植 HLA-C 不匹配的 UCB 的患者发生 TRM 的比率较高；同时，HLA-C 和 HLA-DRB1 都不匹配出现相关死亡的风险最高[39]。当使用一个单位的 HSC(CB)时，HLA-C 抗原的不匹配会增加 TRM，特别是同时出现 HLA-DRB1 不匹配时。当使用两个单位的 HSC(CB)时(大多数成年患者的情况)，除了最低要求(每个单位 HSCs 需与患者的 HLA 达到 4/6 HLA 特异性匹配)外，对两个单位 HSC(CB)间的 HLA 匹配没有明确指南。然而，有些移植中心倾向于要求两个单位 HSCs 间至少达到 4/6 HLA 匹配。使用 UCB 时，可以允许免疫原性降低的 HLA 错配，如母系非遗传性抗原(noninherited maternal antigens，NIMA)。不必进行 NIMA 匹配，尽管在恶性血液病患者中，对比 NIMA 不匹配同时 HLA 错配的移植物，NIMA 相匹配的移植物有较低 TRM 和更好的植入效果，以及更低的总体死亡率[40]。

随着预防 GVHD 的技术不断进步，单倍体匹配移植越来越普遍，该移植使用的 HSCs 捐献者是父母、子女或兄弟姐妹，捐献者与接受者的 HLA 基因位点仅有一半相匹配。单倍体匹配移植成功的一个主要原因是移植后使用环磷酰胺[41]。单倍体匹配 HSCs 移植的优点包括可以更快地采集和更容易找到捐献者，因为大部分需要异基因 HSCs 移植的患者均可以找到至少一个一级亲属[29, 42]。单倍体匹配的造血干细胞移植特殊难点在于需要通过化疗来克服捐献者和接受者之间的免疫学障碍或对 HSCs 产品进行处理。HSCT 接受者体内若存在抗捐献者 HLA 的抗体，则可能出现原发性移植物功能衰竭，出现相关不良结局的风险更高[43]。检测接受者体内是否有抗捐献者 HLA 的特异性抗体(donor-specific antibodies，DSAs)很重要。什么水平的 DSAs 会产生显著的影响目前尚不清楚，当检测到 DSAs 时应采用什么适当的措施也不清楚；然而，当缺乏可替代的捐献者时，必须采取措施减少反应性强烈的 DSAs[44]。

二、选择捐献者的其他注意事项

异基因移植捐献者的选择很大程度上取决于组织相容性。但是，还应考虑其他几个因素，尤其是当有多个 HLA 匹配度相同的非亲缘捐献者可供选择且符合条件时。这些因素包括基础疾病和疾病阶段、患者的临床状态、患者和捐献者的 CMV 感染情况、与患者的 ABO 血型匹配情况、捐献者性别和年龄、捐献者与患者之间的体重差异，以及在某些机构中，捐献者的杀伤细胞免疫球蛋白样受体(killer cell immunoglobulinlike receptor，KIR)状态[1]。男性、年龄小、未育、ABO 血型匹配、CMV 阴性以及捐献者体型大于接受者这些因素对移植结局均起积极作用。例如，在限定 HLA 相容的情况下，与移植年龄较大的捐献者来源的移植物相比，移植年龄在 18~32 岁的较年轻的非亲缘捐献者来源的移植物的生存率更高[45]。HSC(CB)捐献者所特有的影响因素包括妊娠史、UCB 的采集、处理以及保存条件[46]。采用“脐血的 Apgar”评分系统评估 HSC(UC)的可用性，该评分系统将考虑有核细胞总数(total nucleated cell，TNC)、CD34 阳性细胞数、集落形成单位(colony forming-unit，CFU)数量、单核细胞(mononuclear cell，MNC)含量和产品体积[47]。

三、移植物来源

移植物的来源包括 HSC(A)、HSC(M)和 HSC(CB)。移植来源的选择主要取决于移植中心的偏好和经验。还宜考虑捐献者的意愿。三种来源的移植物因细胞组成不同而具有生物学差异。与 HSC(M)和 HSC(CB)相比，HSC(A)产品移植速度更快，免疫重建更快，并且可能发挥更大的 GVN 作用，是成人自体和异基因移植的首选来源。这些特点使得 HSC(A)对于正在进行非清髓性(nonmyeloablative，NMC)和低强度预处理(reduced-intensity conditioning，RIC)方案的患者更具有优势，并且也有利于改善晚期恶性血液病患者的总生存期和无病生存期[48]。而慢性 GVHD 仍然是 HSC(A)移植的一个主要长期不良反应。

在使用白细胞单采术采集动员后的外周血干细胞之前，HSC(M)是 HSCs 的主要来源，而对儿科患者来说，来自同胞兄弟姐妹的异基因 HSC(M)仍然是首选的移植物。HSC(M)的 T 细胞明显少于 HSC(A)，因此移植失败和免疫重建延迟的风险更高，并且有疾病复发的潜在风险(如，GVN 效应更弱)。但 HSC(M)移植物的 cGVHD 风险更低。一项随机对照试验表明，接受非亲缘捐献者 HSC(M)和动员的 HSC(A)移植物对血液系统恶性肿瘤的清髓性移植接受者生存率有等效的影响。然而骨髓移植虽较少发生 cGVHD，但容易出现移植失败[49]。对儿童而言，HSC(M)的移植失败风险较低，因为他们的体重较小，通常能植入足量的 CD34+细胞。当出现免疫重建延迟时，儿童也能更好的耐受感染性并发症，而成人常会出现严重的合并症。HSC(M)移植相关的肿瘤疾病复发风险(由于较小的 GVN 效应)可以通过清髓治疗来缓解，儿童相较于成人能更好地耐受这种方案。

HSC(CB)通常冷冻保存，一旦确定有与接受者匹配的单位，则可立即从脐血库中调取。HSC(CB)通常体积小，每单位接受者体重的 TNCs 和 CD34+细胞要比 HSC(A)和 HSC(M)少一个数量级。对于大多数成年人，需要双份移植物[两次脐带血移植或双份 HSC(CB)]才能达到移植成功的剂量。当使用双份移植物时，实际上最终只植入了一单位的 HSC(CB)，另一单位的移植物在移植后早期细胞免疫支持的过程中被消耗。HSC(CB)移植物未成熟 T 细胞含量较多，免疫反应性较低。因此，与之相关的移植失败(特别是结合 NMA 方案)和免疫重建延迟的风险更高。相比之下，接受 HSC(CB)治疗恶性肿瘤和微小残留病灶的患者，发生恶性疾病复发的可能性更低[34]。UCB 引起 GVHD 的风险取决于捐献者与接受者之间 HLA 差异的程度。

第三节　造血干细胞的采集

对接受 HSCs 采集以备将来自体移植的患者进行评估，以确定其健康状况，耐受骨髓采集或 G-CSF 动员治疗的能力，以及耐受白细胞单采的能力。一旦选择了异基因捐献者，除了最大程度地减少感染性疾病传播的风险(即捐献者资格)外，还需要确保其捐献过程的安全性(即捐献者适宜性)。FDA 法规(21 CFR 1271)授权的筛选要求用以确定异基因捐献者的资格。对亲缘/非亲缘捐献者的适宜性和风险评估均基于官方认证标准以及已发布的共识性指南和准则[50-53]。根据筛查结果，捐献者被归为以下类别：有资格且适宜的、没有资格捐献但仍可作为捐献者的(已通过紧急医疗需求标准的认证)、被认定为没有资格或医学上不适宜从而屏蔽捐献的。

在进行任何采集程序之前，必须征得所有自体移植患者和异基因捐献者或其指定代表人的知情同意。知情同意过程应包括以下内容，告知捐献者所选程序的相关风险和益处、为保护接受者安全而须做的全部检查、干细胞采集的替代方案和捐献者健康信息安全保护等。对于异基因移植，一旦接受者开始进行预处理治疗，宜使捐献者意识到不继续捐献的任何潜在后果。捐献者在整个过程中有权利提出问题和拒绝捐献。UCB 的采集、处理、检测、保存和医疗用途必须征得母亲(捐献者)的知情同意[54]。采集时需要有医嘱，医嘱中必须包含采集目的[50(p59)]。

HSCs 采集机构应根据不同捐献类型的风险及临床情况为捐献者提供医疗服务。持证医疗机构、护士和专职医疗人员必须接受相关培训并熟练掌握 HSCs 采集和产品的处理。他们必须有能力处理捐献者和患者出现的任何潜在不良事件(AEs)以及可能影响 HSCs 产品完整性或质量的任何技术差异。

一、骨髓造血干细胞的采集

骨髓采集是在无菌条件下进行的一类有创操作，通常需要全身麻醉。骨髓捐献者除了要接受相关的捐献者筛查、感染性疾病检测和 HLA 相容性检测外，还要求其身体状况必须适合捐献骨髓造血干细胞，并且能够耐受成功采集所需的麻醉类型。捐献者的术前身体状况可以使用美国麻醉师协会身体状况(ASA-PS)分类系统进行评估[55]。既往患有缺血性心脏疾病、心力衰竭、脑血管疾病、胰岛素依赖型糖尿病或肝肾功能不全的捐献者在全身麻醉时发生不良事件的风险更高[56]。由于麻醉存在风险，患有严重口咽部、颈部、背部、脊柱或髋部疾病、血小板功能异常或凝血病、恶性高热病病史的捐献者宜被排除在外。宜告知捐献者在骨髓采集期间或之后可能发生骨骼、神经或血管损伤以及出血。自体捐献者如果有骨盆放射治疗史，可能会影响髂嵴后段采集骨髓有核细胞的数量。

接受者/捐献者的高体重比可能导致需要从总血容量有限的体重较轻的捐献者中采集相对较多的骨髓。在这种情况下，可以考虑术前保存自体血，以尽量避免输注异体红细胞。NMDP 指南建议采集的骨髓捐献量上限为 20mL/kg[57]。采集的骨髓量应根据接受者的体重、潜在疾病的诊断和治疗方案来决定。至少需要(2.0~3.0)×10^8 有核细胞/kg 接受者体重，才能有效植入。在骨髓采集过程中，检查一小份骨髓采集的有核细胞总数(TNC 计数)可以估计达到 TNC 目标采集量所需的骨髓总量，同时避免不必要的失血。由于 CD34+细胞定量检测时间很长，同时需要优先考虑最大程度地缩短手术和麻醉时间，因此在采集过程对 CD34 细胞进行定量不切实际。

骨髓采集技术因机构的具体操作而异。但是，经验丰富的操作人员采用的标准方法将有益于保障捐献者的安全和产品的质量[57]。操作需要至少两个人完成，其中一个人是高年资的外科医师。麻醉诱导后，捐献者俯卧位，在髂后嵴经无菌处理消毒铺巾。经抗凝剂预冲的 11~14G 口径注射器针头，于髂后嵴穿刺，采集出大约 5mL 骨髓。然后将针头和注射器旋转 180 度，再重复抽吸。为防止外周血污染骨髓产品，应避免大体积的抽吸。将采集的骨髓采集到一个大的含有抗凝剂[肝素和枸橼酸-葡萄糖抗凝溶液 A(ACDA)]、组织培养基和生理缓冲液的采集袋中混匀。经批准认证的采集系统结合了过滤器，可去除骨针、骨料和碎屑。该过程在不同的骨穿刺点反复进行(旨在减少皮肤穿刺点数量)，直到达到目标 TNC 数或已达捐献者安全骨髓采集量的上限。

在健康的捐献者中，捐献骨髓通常被认为是安全的操作，严重的骨髓采集不良反应比较罕见。常见一些小的不良反应，如采集部位的疼痛、疲劳、失眠、恶心、头晕和厌食等，大多数捐献者在操作后 1 个月内可缓解[58]。一项针对非亲缘捐献者的大型研究发现，采集 6 个月后，相比于采集时的基本情况，发生持续性不适的概率为 3%[59]。不出意外，相比于 HSC(A)捐献者，骨髓捐献者更容易在采集后即刻出现不良反应。长期来看，两者总体没有差异[60, 61]。采集完成后，骨髓捐献者的血红蛋白浓度通常显著降低。根据采集的骨髓体积，可建议骨髓捐献者在手术前预存自体红细胞(RBCs)。根据经验，多达 70%~76%的骨髓捐献者会在骨髓采集期间或采集后短期内回输至少 1 单位的自体红细胞[58, 59, 62]。近来，自体血的保存和输注的实用性受到质疑[63]。如果捐献者在采集之前或采集过程中需要输注异体红细胞或血小板，则宜进行辐照以预防血液成分的活性淋巴细胞污染采集的骨髓。需要在知情同意过程中提前告知骨髓捐献者有可能需要输血。

二、外周血造血干细胞的采集

在过去的几十年中，来自外周血动员的 HSC(A)已成为自体和异基因 CD34+细胞移植最常使用的移植来源。由于操作简便不良反应小，多数情况下 HSC(A)的采集过程在门诊进行。需要有较好的血管通路以适应血液处理所需要的高流速。对于采集 HSC(A)进行自体移植的患者，通常置入半永久性的(隧道式)中心静脉导管(CVC)，用于采集 HSC(A)和移植时静脉输液和注射给药。外周静脉通路通常适用于能耐受大注射器针头(16/17G 口径)操作一次或两次的成年异基因捐献者。尽管如此，有 7%~10%的健康自愿捐献者和大约 20%的女性捐献者需要临时的 CVC[59]。CVC 通常置管于颈内静脉，锁骨下静脉放置较少见，避免选用股静脉，因为感染和不适的风险更高。CVC 相关的其他风险包括出血、血栓形成和气胸。在进行 HSC(A)单采操作之前，需要确认已正确安置管路位置[50(p58)]。

对于接受自体移植的患者，使用造血生长因子[最常见的是使用 G-CSF（非格司亭）联合或不联合使用化疗动员药物]将 HSCs 动员到外周循环中[64-68]。最近，辅助使用可逆 CXCR4 受体拮抗剂普乐沙福可以加强患者的 HSCs 动员效果[69-72]。长效的聚乙二醇化 G-CSF(非格司亭)和生物仿制药式的 G-CSF 也可作为替代的动员剂，疗效与非格司亭相当[66, 73]。其他造血生长因子如 GM-CSF 很少用于 HSCs 动员。成人异基因移植捐献者仅选择 G-CSF 进行 HSCs 动员。针对健康捐献者，不选用化疗动员干细胞，同时普乐沙福目前也仅是该适应证的实验药物[74]。已有儿童捐献者安全使用 G-CSF 进行 HSC(A)动员的先例，但并不是所有儿科移植中心统一采用的方案[75]。

骨髓造血生长因子(例如 G-CSF)会导致骨髓中的粒细胞群增殖，并释放蛋白酶破坏一些使 HSCs 留在造血微环境中起细胞黏附作用的"锚"。比如破坏 HSCs 细胞膜表面的 CXCR4 与骨髓中基质细胞衍生因子 1(SDF1)的结合。单独使用 G-CSF 时，每日 1 次，至少需要 4～5 天才能达到较好的动员效果，显著提升循环中 CD34+干细胞的数量。作为单一药物治疗或化疗动员后的使用，G-CSF 的剂量通常为 10μg／kg／天；但是，目前已采用更高的日剂量(剂量最高可达 16μg／kg／天，分两次给药)[65, 66, 68]。实际使用中，G-CSF 的剂量常常四舍五入为最接近的小瓶整数剂量，对于肥胖患者，有效剂量可根据调整后的理想体重确定[66, 68]。当从"稳定状态"(即未经事先化疗)动员 HSCs 时，通常在使用 G-CSF 后 96～120 小时开始进行单采，此时外周血的 CD34 +细胞浓度达到峰值。白细胞单采术进行优化后可用于采集 MNCs，并可得到富含 CD34 +细胞的产物。每天给予 G-CSF 并持续进行白细胞单采直到获得所需数量的 CD34 +细胞。

在 G-CSF 方案中添加化疗药物后，HSCs 动员和单采的时长会因治疗方案、患者的临床基本情况和血液状态不同而有所差异[66, 68]。某些化疗药物在特定剂量下会引起明显但短暂的骨髓抑制。在从骨髓抑制恢复的过程中，血循环中的 CD34 +细胞数量大大增加，每天注射 G-CSF 可放大这种效应。这种化疗动员方法可以使循环中的 CD34 +细胞急剧增加，尤其是在给予化疗药物后的 9～11 天，在此期间便可启动白细胞单采术[65, 66, 68]。白细胞单采开始的阈值通常为 CD34 +细胞数≥10／uL。G-CSF 的不良反应常见，轻微但短暂。包括骨痛、肌肉痛、头痛、失眠和流感样症状；较少发生出汗、厌食、发烧、发冷和恶心[58-62, 68, 75]；可能出现的严重不良反应比较罕见，如脾破裂、重症血小板减少和急性肺损伤。

对有些自体捐献者和少数异基因捐献者来说，HSCs 的动员可能有难度，导致采集不足。动员不良的情况可能需要额外药物或反复动员，才能获取足够数量的 CD34 +细胞，以保证有效的植入。移植所需的最小细胞数一般界定为 2×10^6CD34+/kg 接受者体重，但若能采集到 5×10^6 CD34+/kg 则更好[76-79]。患者动员不足时，可以采用更高剂量的 G-CSF 和/或采用 G-CSF 联合普乐沙福的方案。各种临床研究已经证明，G-CSF 结合普乐沙福的方案相比单独使用 G-CSF，可以显著增加 HSCs 的采集量[69-72]。一些临床方案已将普乐沙福用作逆转剂[66, 72]。有关多发性骨髓瘤或淋巴瘤患者的随机临床试验证明，G-CSF 联合使用普乐沙福可使循环中的 CD34 +细胞 HSCs 增加 1 倍，从而减少采集到足够数量 HSCs 所需的单采次数[70, 71, 80]。

通过白细胞单采术从患者或捐献者获得 HSC(A)通常需要处理 2～3 倍的总血容量(TBV)。根据仪器硬件，软件程序和厂家的说明，对成年人大约需要处理 10～12L 血容量。大容量白细胞单采(Large-volume leukocytapheresis，LVL)可处理 3～6 倍 TBV 的血容量，通常用于在 HSCT 的儿童和成年人中采集更多的 CD34 +细胞[81]。

用于采集 HSC(A)的抗凝剂会根据当地机构惯例和仪器要求而有所不同。标准的抗凝剂是 ACD-A，单独或与肝素联合使用[82]。ACD-A 的毒性和不良反应为低钙血症，表现为感觉异常、肌纤维兴奋性过高以及较少见的肌肉痉挛和心律失常。对于 LVL 操作，在单采过程中大剂量的 ACD-A 可能导致体液过载并且可能出现液体超负荷。高达 20% 的捐献者会出现轻微的单采/采集相关的 AEs，如柠檬酸盐中毒、恶心、疲劳、畏寒、高血压、低血压、过敏性反应或晕厥[59, 62, 75]。使用肝素会导致在结束单采后的短时间内出现中度的全身抗凝作用，在严重血小板减少症患者中有轻度出血风险。辅助使用肝素也有出现肝素诱导血小板减少症(HIT)的轻度风险[82]。在 HSC(A)采集中选用肝素抗凝的益处是可以减少 2～3 倍抗凝剂用量，从而降低容量超负荷和柠檬酸盐中毒的风险。

一旦开始采集 HSCs，需要每天进行单采，直到采集到目标数量的 CD34 +细胞。预测公式可预估达到目标 CD34 +细胞数量所需处理的血液量。该算法根据期望采集效率和预采集 CD34 +细胞数作为标准和大容量白细胞单采的程序[83, 84]。各机构在实践中启动采集 HSC(A)的时间各不相同，一些中心在采集前要检测每个患者 CD34 +细胞的水平，而某些中心仅对已知的存在动员失败危险因素的患者进行检测。对于大多数异基因捐献者，从 G-CSF 给药的第 4 天或第 5 天开始，通过 1~2 次采集即可获得足够数量的 HSCs 。在进行白细胞单采之前 24 小时内需要进行全血细胞计数，包括血小板计数。这对于自体移植患者从动员化疗中恢复尤为重要，因为他们在采集时可能仍存在血小板减少，并且单采本身将导致血小板计数降低 30% ~ 50%[51, 59, 75, 81]。

一些研究表明，对于某些血液系统恶性肿瘤患者，移植后第 15 天的淋巴细胞绝对值(ALC-15)是自体 HSCT 后改善生存率的独立预后因素[85]。此外，增加单采采集的次数以使采集到的淋巴细胞绝对计数值>0.5×10^9/ kg 与 ALC 早期恢复和结局改善相关[85-88]。尽管可以在不动员的情况下便采集到额外的淋巴细胞，但是因额外的采集天数而产生的采集和处理细胞的费用也是需要考虑的。需要获取和分析更多的数据(包括随机临床试验)，以确认这些观察性结果在其他人群中的适用性，以确定潜在的经济效益和存在价值。

三、脐带血造血干细胞的采集

UCB 可以在胎盘娩出前(子宫内)或经阴道/剖宫产的胎盘娩出后(子宫外)采集。一些报道认为在剖宫产和子宫内采集 UCB 的量更高[89, 90]。宫内和宫外采集都是常规使用的方法，但宫内采集更常用[90]。UCB 的采集是经脐静脉插管，并通过重力将胎盘血液采集至含有抗凝剂的血袋中，常用的抗凝剂包括柠檬酸盐-磷酸盐-葡萄糖(CPD)。密闭的采集袋减少了细菌污染的发生[91]。根据采集袋的重量估计采集的体积量。采集的体积大小不一，通常为 50~200 mL。脐血采集体积与 TNC 数量密切相关，通常脐血库对于运送到实验室处理的 UCB 有一个最低的体积要求。一些脐血库会基于 TNC 建立保存阈值并在采集地点对 TNC 数量进行检测。与 UCB 体积和有核细胞总量正相关的因素包括出生体重、胎盘重量、胎龄、引产、滞产、剖宫产、早期脐带夹闭、头胎、欧洲血统和女婴[92]。UCB 采集者的培训情况和经验通常也会影响 HSCs 的采集量。

所有针对 HSC(CB)的研究已证实输注的 TNCs、CFUs 和 CD34 +细胞对移植物、移植不良事件以及生存率有影响[93, 94]。某些情况下，特别是在成人中，单份 HSC(CB)的细胞量不能满足有效的移植。这种细胞剂量的限制已通过双份 HSC(CB)移植得到解决[95]。一项 CIBMTR 的大型研究表明，急性髓性白血病患者双份 HSC(CB)移植的结果与单份 HSC(CB)移植结果相似[96]。这一结果也在其他血液系统恶性肿瘤研究中得到证实[97, 98]。一些研究报告指出，在冷冻保存时，满足移植的 TNC 计数至少达到 3×10^7/ kg[94, 95]。移植双份 HSC(CB)时，一些移植中心要求冷冻保存的每份 HSC(CB)的 TNC 计数至少为 1.5×10^7/kg[99]。然而，通常在移植单份 HSC(CB)时，移植成功的条件是冷冻保存的 TNC 计数至少达到 2.5×10^7/ kg [99]。移植双份 HSC(CB)时，多个移植中心认为，每单位移植物最低可接受的 CD34 +细胞计数为 1×10^5/ kg [99]。

第四节 造血干细胞的处理

采集后，根据产品的类型以及预期的运输和保存时间，HSCs 在室温或 2~8 ℃条件下从手术室或血液采集中心转移到加工场所。随后可能会对 HSCs 进行质量控制(QC)检测，包括细胞计数、流式细胞免疫表型分型、无菌检测和细胞活性检测。一些产品将需要进一步加工、冷藏和保存。预计需冷冻保存多年的 HSCs 产品宜在经稳定性证实的可保持细胞活力和功能的条件下保存。加工过程包括了处理、冷冻保存、包装和标记细胞治疗产品等。在加工过程中，应保证产品的效用和纯度，以用于移植和/或保存。

HSCs 的加工方法分为临床细胞处理常用的基本/常规(最低限度处理)操作和涉及复杂技术的特定方法(请参阅下一节)[100]。基于离心的操作通常用于冷冻和保存前的血浆去除、红细胞去除和白膜层制备。血浆去除或容量去除的临床适应证，包括次侧 ABO 血型不合(骨髓或外周血造血干细胞采集)且含有高滴度的抗-A 和/或抗-B 时, 用于减少捐献者的凝集素含量和降低接受者溶血的风险[101]。血浆容量去除还可以防止体重小的接受者或患有肾病或心力衰竭的患者发生循环超负荷。在保存之前, 通常需要减少产品体积以浓缩细胞, 体积减少后再添加冷冻保存剂和冷冻剂。血浆去除后的产品体积较小, 因此需要保存、解冻和输注的袋数减少。更小的体积意味着在输注时二甲基亚砜(DMSO)带来的毒性风险降低。

一、红细胞和血浆去除

对于抗-A 和/或抗-B 异凝集素滴度>16 的接受者, 可能需要去除红细胞, 以防止 ABO 血型主侧不合的异基因移植物中含有捐献者的红细胞而发生溶血[101]。最终移植物中可接受的不相容红细胞数量由机构的政策确定, 但通常在 20~30 mL 或 0.2~0.4 mL / kg(对于儿童接受者)[101]。大多数 HSC(A)产品的血细胞比容低, 体积小, 因此溶血性输血反应的风险极小。相比之下, HSC(M)产品具有较高的血细胞比容、总容量和红细胞容量, 因此通常需要去除红细胞。脐血库通常会在冷冻保存之前去除红细胞[102]。这可以最大程度地减少解冻时红细胞的溶解, 并减少终体积以优化保存空间和节约成本。

通常, HSCs 产品通过使用沉降剂[如羟乙基淀粉(hydroxyethyl Starch, HES)]和离心使红细胞成颗粒状或将血袋悬挂通过重力使红细胞沉淀, 从而去除红细胞[100]。如果主侧和次侧 ABO 均不相合(称为双侧 ABO 不相容), 可能需要从产品中去除红细胞和血浆。对于较大容量的骨髓, 可以通过血细胞分离机或细胞洗涤装置分离和采集骨髓的白膜层[100, 103]。新的血细胞分离机能有效去除大容量骨髓中的红细胞同时保证 CD34 +细胞的回收率[104]。不管使用何种方法, 必须在减少体积和去除红细胞的过程中权衡附加操作可能带来的 HSCs 数量和活力损失以及污染风险。

二、保存准备

大部分异基因 HSC(M)和 HSC(A)在采集后 48~72 小时内输注。如不准备在此期间输注, 则需要将其冷冻保存[105]。运输或保存数小时以上的 HSC(A)宜保存在 2~8℃, 理想情况下宜稀释以降低细胞浓度使代谢压力最小化。相比之下, HSC(M)产品不需要稀释, 可以在室温下保存和运输长达 48~72 小时, 而不会造成 CD34 +细胞的活性或数量的显著降低[106]。自体 HSC(A)经过浓缩和冷冻保存直至患者已经接受了预处理治疗并准备移植。

三、洗涤

冷冻保存后的 HSCs 经过解冻洗涤以去除裂解的红细胞、血红蛋白和冷冻保护剂[如, 二甲基亚砜(dimethyl sulfoxide, DMSO)]。由于解冻后的操作以及对冷冻保存的 HSC(M)和 HSC(A)进行洗涤可能造成一些 HSCs 的损失, 因此该处理步骤并非常规操作。相比之下, 冷冻保存的 HSC(CB)在解冻后进行常规洗涤, 即使在保存前已经去除了红细胞[102]。此前, 大多数机构的 HSC(CB)处理方法, 包括解冻/洗涤过程, 都来源于“纽约胎盘血计划”采用的程序[107]。解冻过程包括缓慢连续地加入洗涤溶液(如, 加 10% 葡聚糖后加 5% 白蛋白), 然后将其转移到适当大小的血袋内以便离心, 离心后重悬细胞沉淀物, 再送到患者监护病房输注。一些实验室采用两次离心法, 第一次离心并取出上清液, 对这部分上清液再次离心, 然后把两次离心得到的沉淀(细胞团)混合在一起。此方法可增加细胞回收量[108]。为了最大限度地减少细胞的损失, 一些实验室目前解冻和稀释 HSC(CB)时不会进行细胞的洗涤[102, 108-111]。研究表明, 使用非洗涤方法, HSC(CB)输注后植入率高, 严重不良反应发生率低[109, 110]。

在某些情况下, 例如对于有严重 DMSO 过敏症的患者, 对解冻后的 HSCs 进行洗涤可能是更安全的选择。洗涤去除 DMSO 和其他添加剂可能会引起人们对 HSCs 丢失的担忧, 这归因于额外的操作和细胞在室温下 DMSO 中的暴露时间增加。可以通过手动或自动的方法去除 DMSO, 这些操作可以降低输注相关 AEs[112-114]。重要的是, HSC(A)解冻后的细胞成分, 特别是粒细胞, 可能与回输过程中或回输后的毒性作用有关[115]。在解冻后将这些细胞成分和碎片分离出来以减轻毒性在技术上是一项挑战; 然而, 限制有核细胞输注数量可减少严重输注相关不良反应[116]。在大多数情况下, 在床旁完成 HSC(A)解冻过程后, 直接注入患者体内是安全的。

四、解冻

冷冻保存的 HSC(A)或 HSC(M)通常在计划的输注时间和地点(通常在床旁)解冻。这样做是为了使细胞在解冻后到输注前以液态形式暴露于 DMSO 的时间最短。建议在 37℃的水浴中迅速解冻,随后尽快且安全地输注以避免 DMSO 介导的毒性作用[117]。由于冷冻塑料血袋容易破损因此必须谨慎操作[118]。冷冻保存的 HSCs 通常经过液氮干燥转运装置带至床旁。取出产品后应当小心拿放,并确认产品的标识,确保包装的完整性。然后将产品置于一个干净或无菌塑料外包装内,浸入 37℃的水浴中。当冷冻袋置于水浴中时,轻轻的揉捏产品,以达到一个冰水混匀状态。如果包装袋破损,则可以从外包装袋中回收细胞。但是,宜就是否需要输注可能被污染的细胞进行风险/收益讨论。当需要洗涤细胞时,存在相同的问题。如果发生血袋泄漏,宜使用止血器防止产品流出,并宜将内容物在无菌条件下转移到转移袋中[112]。同时还宜取一份标本送细菌培养检测。在既定时间输注多种产品的接受者必须遵循当地的医院和实验室规定。很多医院按顺序依次解冻并输注产品,以确保在融化并输注下一袋时,前一袋已安全输注且无重大 AEs 发生。

第五节 特殊的细胞处理方法

HSCs 特殊的处理方法可用来优化产品的纯度和效力,超过了常规方法分选细胞的水平。更加特殊的操作需要单独的试剂和仪器,具体过程在其他章节中进行表述,本章节对这些方法做一简单描述,着重于它们在干细胞中的应用。

一、淘洗法

逆流离心淘洗法是一种基于两种物理特征即大小和密度(沉降系数)来分离细胞群的特殊方法——流体通过淘洗室时流动方向通常与离心力的方向相反。单纯的离心机仅根据密度来分离细胞产品中的细胞亚群。然而,当流体通过淘洗室流动方向与离心力的方向相反,调节流速和离心力可以分离不同大小和不同密度的细胞,使细胞亚群分开[119, 120]。通过这个过程,特定大小和密度的细胞能从其他细胞中分离。该方法已成功用于从血细胞产品中分离单核细胞应用于疫苗,并将淋巴细胞用于获得性免疫疗法。此前,这种方法曾用于造血干细胞移植的 T 细胞去除。

二、细胞分选系统

细胞的阳性选择,是采用标记并分离目标细胞群的策略来获得需要的 HSCs 产品。采用免疫细胞选择系统(比如 CliniMACS system, Miltenyi Biotec Bergisch)结合单克隆抗体技术,以细胞表面抗原为靶点,达到细胞去除或细胞富集的目的。为了选择或富集 CD34+阳性细胞,将 CD34 单克隆抗体耦合磁性颗粒上,与 HSCs 产品混合,对细胞进行首次标记。磁性标记的靶细胞在细胞悬浮液中通过一个有磁场环绕的分离柱后停留在柱体内部。而未标记的细胞流经该分离柱后,被收集在一个阴性分选袋中。洗涤分离柱并确保仅保留 CD34+细胞,然后,消除磁场将结合的靶细胞从柱中释放出来。CD34+细胞收集到一个单独的采集袋中作为 HSCs 产品。据报道,成功分选后的目标细胞回收率为 50%~100%[121, 122]。该方法在富集 CD34 +细胞方面非常有效,其纯度通常可高达 90%~99%。由于初始产物中的其他细胞成分可以从 HSCs 中有效去除,该方法可以用于去除 T 细胞。

在负向筛选过程中,从 HSCs 中去除不需要的靶细胞群[122]。负向筛选方法能够用于靶向去除 HSCs 中 CD3+/CD19+细胞,以降低严重的 GVHD 风险。然而,为了降低宿主对移植物排斥反应的发生率,一些研究会在 HSCs 移植物中补充一定小剂量的 CD3+/CD19+细胞[123]。负向筛选的一个主要好处是在 HSCs 移植物中保留了其他细胞集群,例如自然杀伤细胞,这可能有助于发挥抗癌作用。更新的“特异性”负向筛选的靶点包括 T 细胞受体(TcR) α/β 和 CD45RA+细胞[124, 125]。此前,负向筛选是通过物理方法进行的,如大豆凝集素凝集后使用绵羊红细胞花环(E 花环)去除或者逆流洗脱。最近,免疫学方法通过采用单克隆抗体如抗-CD3 耦合免疫磁珠来去除 T 细胞。

三、细胞扩增

由于输注的有核细胞、CD34+细胞和集落形成细胞的数量与植入的速度和患者的结局呈正相关,大量的研究致力于体外扩增造血干细胞和其他干细胞。体外扩增具有增加淋巴细胞、定向祖细胞和长期再生造血干细胞数量的潜力。近年来，扩增试验重点关注的是HSC(CB)，因为脐带血造血干细胞具备更高的增殖和自我更新能力，并且这些产品的使用受到有核细胞和CD34+细胞数量相对较少的限制[126，127]。体外扩增能够增加HSCs的含量获得足够且匹配的用于移植的UCB。当单份HSC(CB)移植物不够时，体外扩增也可以使移植不必使用双份HSC(CB)[126，127]。HSC(CB)体外扩增时，因不含大量T细胞而含有更多定向祖细胞，因此也可能为白血病的侵袭性治疗或其他中性粒细胞减少性疾病的早期粒细胞恢复提供桥梁[128]。大多数的扩增培养基包含了细胞因子混合物，包括干细胞因子、FLT-3配体、促血小板生成素以及新的或专有的成分。使用的介质、培养容器和培养时间根据不同的操作规程而有所不同。

四、冷冻保存

冷冻保存适用于需要长期保存的HSCs产品，主要用于HSC(CB)和自体HSC(A)，这些产品将来用于对大剂量治疗后的患者进行造血抢救。如果移植被意外延迟(例如，由于接受者的医疗条件)，或者在移植时无法获得捐献者细胞，或者获得的捐献者细胞超过所需的数量(过量的细胞需要保存以备将来使用)的情况下，异基因移植物可能会被冷冻保存。在HSCs产品冷冻保存期间，需要使用冷冻保护剂来防止细胞内外冰晶的形成。冷冻过程必须缓慢，最好使用自动分步法(控制冷冻速率)。冰晶的形成可导致细胞损伤和死亡，导致解冻时活细胞减少，并可能降低植入速度。冷冻保护剂的浓度和冷冻步骤必须由每个HSCs处理中心针对每种产品一一进行验证。已有标准程序供使用，但目前还缺乏共识。同样，对于HSCs产品，冷冻保存的最长保质期仍未确定[129，131]。

DMSO是HSCs冷冻保存最常用的冷冻保护剂。这种高度极性的溶剂会穿透细胞膜，减少细胞内冰晶的形成，并防止冷冻过程中的细胞脱水损伤[132]。用于冷冻保存HSC(A)或HSC(M)的最常见添加剂是血浆、人白蛋白、右旋糖酐和羟乙基淀粉(hydroxyethyl starch，HES)。HES和右旋糖酐是冷冻保存HSC(CB)的首选和最佳添加剂[133-135]。由于担心接受者对DMSO的不良反应(请参阅“HSCs产品的输注”)，目前正在评估新的冷冻保护剂(如海藻糖)作为HSCs替代冷冻保护剂的效果[136]。实验室的DMSO最终浓度各不相同，通常为10%(体积/体积)，但据报道较低的浓度(< 5%)同样有效[137-139]。使用低浓度的DMSO可以降低细胞毒性，并降低输注时发生AEs的风险，但也可能因冷冻保存效果不佳而影响细胞恢复。每个处理机构都宜验证冷冻溶液和DMSO浓度，以使靶细胞群获得最佳的回收率。一些实验室使用HES作为降低DMSO浓度的方法(例如5%DMSO加6%HES)[140]。HES是一种非渗透性(细胞外)大分子冷冻保护剂；这种高分子聚合物可能通过在细胞周围形成玻璃状外壳或保护膜来保护细胞，阻止水从细胞中移出并进入细胞外冰晶。

加入冷冻保护剂后，必须缓慢冷冻HSCs产品，以保持解冻后的细胞活力和功能。自动化程序降温冷冻，利用计算机编程以一种严密监控的方式，逐步降低HSCs产品的温度。HSCs产品以1 ℃/min的速率冷冻，直到凝固(从液体转变到固体的温度)。在这一凝固点上，当溶液开始冻结时，就会释放出聚变的潜热。然后冷冻程序触发一段时间的过冷以抵消相变释放的热量。HSCs产品固化后，以1 ℃ /min的速度继续冷冻，直到产品达到-60℃。此时，产品在程序降温控制下再进行冷冻，直到达到-100℃。

HSCs产品也可以采用手动“非程序降温”冻存。这种方法是将含有添加剂和冷冻保护剂的HSCs产品转移到金属冷冻盒中，并水平放置在-80℃机械冷冻机的架子上。可以将金属盒包裹在一次性吸水垫或泡沫聚苯乙烯中，以将冷冻速度调节到所需的1~2 ℃ /min。可以通过将电子温度监控器的探头放在暗盒内，紧靠冷冻袋的位置来监控冷冻的速度。细胞活力、回收率和植入情况通常与程序降温相当[141]。在程序降温和非程序降温冷冻后，将HSCs产品转移到冷藏库中。大多数临床机构将HSCs产品保存在液氮(liquidnitrogen，LN_2)的液相或气相中(LN_2；分别为-195℃或-150℃至-125℃)。一些实验室还可能将金属冷冻盒直接放入LN_2气相中保存，而无需先缓慢冷冻至-80℃。目前尚不能确定液相和气相保存相比，是否能提高存活率和移植潜能。但是，冷冻保存的HSC(A)和HSC(CB)在两个保存相均已进行了评估，并确定它们分别在至少15年和23.5年内保持活性并发挥功能[142，143]。从理论上讲，液相保存可避免放入冷冻室时出现瞬时升温的风险。可以将需要隔离的冷冻保存的HSCs产品保存在LN_2气相中，以尽量减少污染的风险，其他方法可能包括用采集袋包装或保存过程中进行物理隔离。

第六节　质量控制

HSCs 相关的任一质量管理计划中，HSCs 产品的采集、运输、接收、处理、保存和发放都是质量控制(Quality control，QC)监控的重要过程。与这些问题相关的政策和程序包括操作技术和决定机构人员、设备、试剂和操作准确性和可靠性的活动，以及对 HSCs 产品的处理和操作。QC 中使用的质量标准强调产品的检测和特性，以确保细胞产品的安全性、纯度和效力，以及满足产品的发放和分配要求。QC 测试的范围主要取决于产品制备过程的复杂性和治疗计划的性质，以及 HSCs 产品是在标准操作范围内还是在临床试验范围内。必须明确规定从处理机构发放细胞治疗产品的检测要求，并且必须符合当地、州和联邦法规。自愿性标准由 AABB、FACT、美国病理学会(CAP)、联合委员会和国际标准化组织(ISO)提供。这些标准规定了质量控制的要求，以及需要遵从的认证指令。

HSCs 常用的 QC 测试包括 TNC 计数和分类、细胞活性测试、CD34 +细胞计数和活力、无菌测试以及异基因产品的 T 细胞含量。某些中心还要进行 CFU 分析；但是，对于临床的标准实践或发放标准，尚未进行统一验证。其中的几个检测项目可以在处理过程中进行，如去除红细胞、去除血浆/减容、MNC 和/或细胞亚群的富集、细胞清除和选择靶细胞。细胞计数(或 TNC 计数)和分类，通常在经过验证的血液分析仪上进行。CD34 +细胞计数通过流式细胞仪分析。大多数 CD34 +细胞计数策略基于国际细胞治疗协会(International Society for Cellular Therapy，ISCT)的指南[144]。TNC 和 CD34 +计数是产品数量的一般衡量指标，但未提供有关活性的信息。细胞活性可通过多种方法来测定，包括台盼蓝、吖啶橙法和 7-氨基放线菌素 D 法(7-AAD)。在流式细胞分析中使用 7-AAD(一种具有 DNA 亲和力的荧光化合物)优于传统台盼蓝染色。其优势包括降低主观性、提高准确性(尤其是用于解冻的 HSCs 产品)以及可与 CD34 +评估相结合。基于流式分析的延时可能会限制实验室发放新鲜输注产品的速度，因此可以通过显微镜观测活性染料或荧光染色剂染色的细胞来快速评估总体有核细胞的活性。

集落形成试验(计数集落形成单位的克隆形成试验)，一直被认为是体外检测干细胞潜能的“金标准”。CFU 试验的实际应用受到 2 周培养周期和实验室间标准化操作的限制。该检测结果与 HSCs(来源于骨髓、外周血或 UCB)移植的速度和成功率相关[145-149]。CD34 +细胞计数(流式细胞术)和植入速度之间的相关性使该试验可替代集落形成试验，成为评估移植物效力的 QC 检测。尽管集落形成试验的标准化操作仍存在困难，但他对于那些长期保存的 HSC(CB)还是很有用的。

产品的无菌测试可用于评估需氧、厌氧细菌和真菌。在美国实验室中，培养是最常见的检测方法，并且每个处理实验室必须对其产品和试剂进行验证。对于需要进行更广泛操作的产品，还需要其他快速检测方法，这些方法可能包括革兰染色、内毒素检测和支原体检测。

放行检测需考虑的其他因素包括标签和产品外观(例如颜色、浊度和容器完整性)。细胞组成、保存条件、产品有效期、患者标识、产品标识、处理加工的实验室名称和地址、警告和注意事项是 HSCs 产品发放所需的常见标签要素。国际输血协会(ISBT)实施的标签标准有助于推进这一问题的标准化[150]。ISBT 128 是为血液和血液成分开发的编码和标签系统，旨在提高血库的质量、安全性和可追溯性。ISBT 128 针对 HSCs 产品的目标是在全球范围内标准化人源医学产品的术语、编码、标签和标识。如今，该标准由国际血库自动化委员会(ICCBBA)管理。全面实施 ISBT 128 可提高可追溯性、透明性、警惕性、监视性以及相互操作性。

第七节　造血干细胞产品的长途运输和院内运送

长途运输和院内运送是指在机构内部或机构之间转移产品。非亲缘捐献者异基因 HSCs 移植和一些亲缘捐献者异基因移植时(捐献者和接受者在不同地域)，则需要细胞治疗产品在不同地理位置之间长途运输或转运。冷冻保存的自体 HSCs 产品从原始采集地点转运到其他地方的情况少有。认证组织定义了长途运输和院内运送安全有效的标准[50(pp4244),150]。长途运输过程中，HSCs 产品脱离了机构中参与采集、接收、保存和/或发放产品的训练有素的专业人员。院内运送是指产品在受过培训的人员的控制下在机构之间或机构内部进行的转运。

长途运输和院内运送的必要条件因产品的类型、状态(新鲜或冻存)以及运送的距离而异[151]。HSCs 产品可以采用陆运和/或空运。长途运输和院内运送中涉及的所有程序均宜符合相应的法规和标准。FDA、运输部、国际航空运输协会、国际民航组织、AABB 和 FACT 对 HSCs 产品的长途运输和院内运送进行了严格的监管。要求连续温度监测以及进行包装、标签和文件记录以保持 HSCs 产品的完整性，同时保护参与转移过程的人员的健康和安全。

在运输过程中，必须将产品放在密封的辅助容器中，以防止泄漏，并且需验证在运输条件下，可维持在保证产品完整性所需的温度范围[50(p43), 152]。容器宜采用能够承受冲击、压力变化和极端温度的耐用材料制成。直接运送到移植中心的非亲缘异基因新鲜移植物通常立即输注到已经进行了预处理的患者体内。这些产品通常由有资格的代理商或经过适当培训的速递员保管，他们始终直接控制该产品。细胞疗法认证计划提出的 NMDP 标准和指南建议 HSC(A)产品在采集后 48 小时内进行输注。多项研究表明，在整个运输过程中，产品温度保持在 2℃~8 ℃之间，可以在输注时保持最佳的产品完整性和有效性[105, 106, 153]。该温度相比室温下运输，能更有效地保持 CD34 +细胞的活力，特别是对于 HSC(A)和运输时间为 24~72 小时的情况。对于含有较高有核细胞浓度的产品，在低温下装运尤为重要。

冷冻保存的产品需用充满 LN_2 的干燥的容器来装运。这些容器可以保持低于-150 ℃的温度长达 2 周，并且通过电子数据记录仪对其温度进行连续监测[151]。避免对 HSCs 产品进行 γ 射线或 X 射线照射，相反，如有必要，宜对其进行人工检查。对产品的记录必须随产品一起运输，并且快递员在从转运机构转运 HSCs 到接收机构时，必须清楚记录 HSCs 产品的监管链。收到产品后，接收结构中受过培训的人员宜立即按照说明打开容器并检查 HSCs 产品。届时，将决定接受、拒绝或隔离 HSCs 产品[50(pp44-45)]。

第八节　HSCs 产品的输注

一旦医生申请了 HSCs 产品的输注，宜立即将产品送至患者病房。细胞产品通常由接管患者的临床人员处理，由接受过输注相关事件监测和处理培训的人员进行输注。输注操作与大多数血液成分的输注操作相似[153, 154]。根据当地机构指引和政策对患者和产品实施适当的确认程序后，造血干细胞产品以静脉滴注(intravenous, IV)的方式通过中央静脉导管(central venous catheter, CVC)直接输入到患者体内，通常不使用输液泵，尽管某些中心可能会用到。不宜对 HSCs 产品进行白细胞去除或辐照。尽管这种做法并不普遍，但有些机构仍会在床旁使用标准的血液过滤器。一组研究发现过滤操作没有明显不利之处，他们的研究显示常规过滤后产品的活性或效能相关指标均无差异[155]。由于 HSC(M)产品在处理室中进行了常规过滤，因此通常不必在床旁进行过滤(如，使用过滤>170 μm 的标准血液过滤器)。当然，是否进行这项操作是由医疗机构的规范所决定的。标准血液过滤器的孔径比典型的白细胞或红细胞直径(5~10 μm)大很多倍，过滤宜去除凝块细胞或大聚集体，而保留目标产品。如果要使用标准血液过滤器，实验室宜验证该过程。生理盐水是唯一能与 HSCs 产品同时输注的液体，为最大限度地提高注入的细胞剂量，在干细胞输注结束后可以用无菌生理盐水冲洗产品袋和静脉输液管。如果流速太慢，也可以直接将无菌盐水添加到产品袋中。

输注冷冻保存的 HSC(A)产品时，需在患者床旁对 HSC(A)产品进行 37℃水浴解冻。产品的解冻通常由经过培训的细胞治疗技术人员完成，然后立即移交给临床人员进行输注。任何需要在输注前洗涤和/或稀释的 HSCs 产品[包括解冻后的 HSC(CB)产品]通常需要在实验室中完成以上处理后，再将终产品转运到患者床旁进行输注。解冻后的产品开始应缓慢注入并进行充分观察以警惕不良反应的发生。在确保初始剂量下没有立即发生 AE 后，可以以患者能耐受的最快速度输注产品[154]。输注冷冻保存产品的袋数由采集的细胞数和一天内可给予 DMSO 的最大剂量所决定(1 g/kg/天或 1 mL/kg/天的 HSCs 产品冷冻保存于终浓度为 10%的 DMSO 中)[113, 153, 156]。通常首先输注 CD34 +细胞含量最高的血袋，然后再输注 CD34 +细胞数量较少的血袋。一些中心限制了每天输注的 TNC 总数，原因是 HSCs 产品中大量的粒细胞可导致 AEs 的发生[115, 116, 157, 158]。

HSCs 产品引起的输注相关 AEs 与输血引起的 AEs 类似。这些反应包括过敏、溶血、发热反应以及循环超负荷。DMSO 会引起一些特殊的 AEs，包括恶心、呕吐、头痛、血压、脉搏改变以及咳嗽。输注冷冻保存的 HSCs 产品后，AEs 的发生率为 6%~70%，严重程度各异[113, 159]。这种差异可能反映了处理、用药、患者监测和 AEs 分类方面的差异。其他不良事件包括面部潮红、皮疹、恶心、呕吐、发热、寒战、腹痛、低血压、高血压、心动过缓和心动过速[113, 160]。一项对 1191 名成年患者的研究发现，29%的患者输注过程中出现缺氧而需要吸氧，16.7%出现胸闷，8.3%出现呼吸急促[160]。同时还可能出现神经系统毒性症状，包括健忘症、脑病、癫痫发作和中风[115, 161-163]。幸运的是，严重的输注相关 AEs 并不常见。

为了防止过敏、DMSO 相关反应和发热性非溶血性反应，可术前联用补液、抗组胺药、退热药和抗炎药进行药物治疗[154, 159]。输注含 DMSO 的 HSCs 时，可以静脉补液(例如，在输注之前的 2~6 小时和输注后的 6 小时内)，并根据需要给予利尿药。输注冷冻保存的 HSCs 产品期间以及输注后的数小时之内，宜密切监测患者的生命体征和血氧饱和度。完成 HSC(CB)输注后，需要继续监测 AEs 达 24 小时。所有监测信息宜记录在随附的输液表格上。记录完成后，应将表格送回实验室。

一旦发生意外或中度至重度输注相关 AEs，宜立即通知移植医师和细胞治疗实验室的主任。宜根据患者的症状和体征进行调查，了解 AE 是否与 HSCs 产品有关，以及它是否代表了感染性疾病的传播。重要数据包括实验室检测结果(如，直接抗球蛋白试验、抗体滴度、革兰染色或血培养)、影像学检查(如，胸部 X 射线)和超声心动图结果。可以通过某些细胞处理技术(如去除红细胞或血浆，解冻后洗涤或稀释)来降低与产品和输注相关的 AEs 。一些移植中心在解冻后和输注前对冷冻保存的产品进行常规洗涤以减少 DMSO 含量[112, 115]。已证明减少 DMSO 含量可以减少 AEs 的发生，但可能导致 CD34 +细胞对的损失和细菌污染[111, 164]。由于这些原因，大多数移植中心都避免解冻后进行洗涤或其他操作。

宜定期审查关于造血干细胞移植的临床结局的数据，包括移植延迟或失败以及输注相关的 AEs，并与机构的质量管理小组进行讨论。实验室主任的审查内容宜包括 HSCs 产品的质量评估指标(例如，剂量、活性和 CFUs)相关的偏差，以及存在的输注不良反应。应重点审查影响患者获得最理想结局的实验室相关因素。

第九节　监管和认证注意事项

在美国，HSCs 的采集和供应受到州和联邦的两级监管，以保证细胞治疗产品的安全、纯度和效能。FDA 以及医疗保险和医疗补助服务中心(Centers for Medicare and Medicaid Services，CMS)是主要的联邦层面的监管机构。州卫生部门也对采集中心和处理实验室/生产机构执行地方法规。根据法律的规定，参与细胞治疗过程的个人和组织或机构必须熟悉这些部门的要求。根据《公共卫生服务(the Public Health Service，PHS)法案》第 361 节，FDA 被授权建立所有 HCT/Ps(包括外周血和脐血中提取的造血干细胞)相关的法规。FDA 的要求旨在通过防止感染性疾病的引入、传播和扩散来保护公众健康。由联邦政府部门和机构在联邦公报上发布的一般和永久性条例被编入 CFR。FDA 的生物制品评估和研究中心(Center for Biologics Evaluation and Research，CBER)根据 CFR 21 篇 1270 部和 1271 部对 HCT/Ps 进行监管[165]。

那些最低限度处理和采集的用于自体移植的 HSCs，或移植给一级或二级亲属的 HSCs 受《公共卫生服务法》第 361 节的单独监管，并根据 CFR 21 篇 1271 部受 CBER 的司法管辖[166]。如果制备方法改变了 HSCs 产品的相关生物学特性(例如基因修饰、体外扩增、与药物、器械或生物结合)，或是细胞移植到非一级或者非二级亲属（非亲缘捐献者)，这类 HSCs 产品作为一种药物和/或生物制品受 PHS 法案 351 部和 361 部以及 CFR 21 篇 1271 部所述法规的监管。这类 HSCs 产品作为一种试验性新药(investigational new drug，IND)需要获得 FDA 的许可或豁免许可。通过 NMDP/Be The Match 网站发布的非亲缘捐献者的造血干细胞产品可能受 IND 相关规定的监管，或受机构所制定的 IND 相关规定的监管。同样，为造血系统失调的患者提供最低限度处理的非亲缘捐献者的 UCB，以重建造血和免疫系统，也必须获得 FDA 许可或在 IND 指导下使用。最低限度处理的骨髓未与其他受管控的材料联合使用(某些例外)，并拟用作同源性应用，则不认为是 HCT/Ps。

FDA 要求 HCT/Ps 的制造商使用跟踪和标签系统，使每个产品可以从捐献者追溯到接受者，也可以从接受者朔源到捐献者。FDA 要求生产 HCT/Ps 的机构进行注册并列出其 HCT/Ps[167]。FDA 要审查生产或加工 FDA 监管产品的实验室(如 HCT/Ps 处理实验室)以核实其是否符合相关法规[168]。CMS 根据临床实验室改进修正案(Clinical Laboratory Improvement Amendments，CLIA)监管美国所有针对人进行检测的实验室（研究除外)[169]。法规要求实验室获得 CLIA 的认证，这既是一般要求，也是接受医疗保险和医疗补助的必备条件。这是为机构、设备和人员设定的最低标准[170]。对不遵守其规定的实验室，CMS 可以撤销认证或处以罚款。

在美国，细胞治疗采集中心和加工机构也可能获得 FACT[171]、CAP[172] 或 AABB[173] 等组织的认证，通过这些组织的认证是自愿的。它们允许组织和机构被官方承认具备符合联邦和州法规所要求的高质量运营。

通过机构和实验室审查来保证标准的维护和法规的遵守。拥有足够的训练有素和高能力的人员、充足的设施和设备以及可靠的质量管理计划对成功实施项目至关重要。

第十节　结论

HSCT 已被确定为是可以挽救生命的治疗方法，尤其是对于血液系统恶性肿瘤患者。HSCT 的临床应用范围最近已扩展到非恶性疾病，例如地中海贫血、镰状细胞病和自身免疫性疾病。随着对造血干细胞生物学认识的增加和造血干细胞移植能力的提高，造血干细胞的临床应用范围将继续扩大。新的处理方法、科学技术、动员方法和体外操作增加了复杂性，使得这一领域不断发展。为了确保高质量的产品，保证移植的安全性和最佳的患者临床结局，从捐献者资格筛查到产品输注过程的每个步骤都必须由采集机构、加工实验室和移植中心恰当地参与进来。认证机构和监管机构负责监督移植物的物流和看护工作，要求继续更新和修改适用的规则、条例和标准以维持高质量的服务。

关于 HSCs 采集和细胞加工，包括 UCB 库和 UCB 使用的附加重点阐述，可能在 AABB 的其他出版物中找到。

要点

1. HSCT 广泛用于治疗大多数血液系统恶性肿瘤，以及某些非血液系统恶性肿瘤和非恶性疾病。
2. 移植的 HSCs 可以来源于骨髓[HSC(M)]、动员后的外周血[HSC(A)]或出生时采集的脐带血[HSC(CB)]。
3. 自体 HSCs 移植用于大剂量放疗和/或化疗后的骨髓恢复。自体移植可在相对较短的时间内重建正常的造血功能并重新获得免疫力。
4. 对于一些疾病，与 HLA 相同的同胞移植相比，高分辨率 HLA 分型至少在一定程度上改善了非亲缘捐献者移植后的生存结果。
5. 异基因 HSCs 产品具有替代缺陷的造血功能以及细胞和体液免疫功能的作用，从而提供移植物抗肿瘤的作用。
6. 对异基因造血干细胞捐献者所做的相关感染性疾病筛查和检测是由 FDA 授权的，当发现有传播感染性疾病的风险时，捐献者则不能进行捐献(但如果有紧急医疗需要，仍可捐献)。
7. 根据移植物的类型和接受者的临床需要，HSCs 处理技术用于去除造血干细胞产品的容量、血浆、红细胞和冷冻保护剂。特殊的处理或最低限度的操作涉及细胞分选、去除、扩增或进一步修饰。
8. 自体移植的 HSCs 用 DMSO 冷冻保存。冷冻保存、解冻、输注以及输注相关不良事件监测需要专业人员和标准操作程序，以最大程度地提高患者的安全性并降低毒性。
9. 质量控制是任何质量管理计划的重要组成部分，强调产品的检测和特性，确保安全有效地输注产品。常见的 QC 测试包括 TNC 计数和细胞活性、CD34 +细胞计数和细胞活性、微生物学污染监测及异基因产品 T 细胞含量检测。
10. 法规和认证标准概述了以下方面的要求，包括产品采集、处理和加工；标签、保存、长途运输和转运；接受者临床结局、跟踪和报告；文件和记录的管控；以及设施安全和操作控制。

参考文献

[1] Saad A, Marques MB, Mineishi S. Donor and graft selection strategy. In: Abutalib S, Hari P, eds. Clinical manual of blood and bone marrow transplantation. Hoboken, NJ: John Wiley & Sons Ltd, 2017: 1-8.

[2] Panch SR, Szymanski J, Savani BN, et al. Sources of hematopoietic stem and progenitor cells and methods to optimize yields for clinical cell therapy. Biol Blood Marrow Transplant 2017; 23: 1241-1249.

[3] Bianco P. Bone and the hematopoietic niche: A tale of two stem cells. Blood 2011; 117: 5281-5288.

[4] Yu VW, Scadden DT. Hematopoietic stem cell and its bone marrow niche. Curr Top Dev Biol 2016; 118: 21-44.

[5] Devine SM, Flomenberg N, Vesole DH, et al. Rapid mobilization of CD34+ cells following administration of the CXCR4 antagonist AMD3100 to patients with multiple myeloma and non-Hodgkin's lymphoma. J Clin Oncol 2004; 22: 1095-1102.

[6] Broxmeyer HE, Hangoc G, Cooper S, et al. Growth characteristics and expansion of human umbilical cord blood and estimation of its potential for transplantation in adults. Proc Natl Acad Sci U S A 1992; 89: 4109-4113.

[7] Sidney LE, Branch MJ, Dunphy SE, et al. Concise review: Evidence for CD34 as a common marker for diverse progenitors. Stem Cells 2014; 32: 1380-1389.

[8] D'Souza A, Fretham C. Current uses and outcomes of hematopoietic cell transplantation (HCT): CIBMTR summary slides, 2018. Milwaukee, WI: Center for International Blood and Marrow Transplant Research, 2018. [Available at https://www.cibmtr.org/ReferenceCenter/SlidesReports/SummarySlides/Pages/index.aspx (accessed December 8, 2019).]

[9] Kardduss-Urueta A, Gale RP, Gutierrez-Aguirre CH, et al. Freezing the graft is not necessary for autotransplants for plasma cell myeloma and lymphomas. Bone Marrow Transplant 2018; 53: 457-460.

[10] Donor history questionnaire—HPC, Apheresis and HPC, Marrow. Version 2.0. Bethesda, MD: AABB, 2019. [Available at http://www.aabb.org/tm/questionnaires/Pages/dhqhpc.aspx (accessed December 12, 2019).] 11. Food and Drug Administration. Human cells, tissues, and cellular and tissue-based products; donor screening and testing, and related labeling. Fed Regist 2005; 70 (100): 29949-29952.

[12] Food and Drug Administration. Guidance for industry: Donor screening recommendations to reduce the risk of transmission of Zika virus by human cells, tissues, and cellular and tissue-based products. (May 2018) Silver Spring, MD: CBER Office of Communication, Outreach, and Development, 2018. [Available at https://www.fda.gov/downloads/BiologicsBloodVaccines/GuidanceComplianceRegulatoryInformation/Guidances/Tissue/UCM488582.pdf.]

[13] Lee SJ, Klein J, Haagenson M, et al. High-resolution donor-recipient HLA matching contributes to the success of unrelated donor marrow transplantation. Blood 2007; 110: 4576-4583.

[14] Loiseau P, Busson M, Balere ML, et al. HLA association with hematopoietic stem cell transplantation outcome: The number of mismatches at HLA-A, -B, -C, -DRB1, or -DQB1 is strongly associated with overall survival. Biol Blood Marrow Transplant 2007; 13: 965-974.

[15] Spellman S, Setterholm M, Maiers M, et al. Advances in the selection of HLA-compatible donors: Refinements in HLA typing and matching over the first 20 years of the National Marrow Donor Program Registry. Biol Blood Marrow Transplant 2008; 14(9 Suppl): 37-44.

[16] Spellman SR, Eapen M, Logan BR, et al. A perspective on the selection of unrelated donors and cord blood units for transplantation. Blood 2012; 120: 256-265.

[17] Shaw BS, Spellman SR. HLA typing and implications. In: Abutalib S, Hari P, eds. Clinical manual of blood and bone marrow transplantation. Hoboken, NJ: John Wiley & Sons Ltd, 2017: 9-18.

[18] National Marrow Donor Program/Be The Match. HLA typing and matching. Minneapolis, MN: NMDP, 2018. [Available at https://bethe matchclinical.org/Transplant-Therapy-and-Donor-Matching/HLA-Typing-and-Matching/ (accessed December 8, 2019).]

[19] Zhang MJ, Davies SM, Camitta BM, et al. Comparison of outcomes after HLA-matched sibling and unrelated donor transplantation for children with high-risk acute lymphoblastic leukemia. Biol Blood Marrow Transplant 2012; 18: 1204-1210.

[20] Saber W, Opie S, Rizzo JD, et al. Outcomes after matched unrelated donor versus identical sibling hematopoietic cell transplantation in adults with acute myelogenous leukemia. Blood 2012; 119: 3908-3916.

[21] Saber W, Cutler CS, Nakamura R, et al. Impact of donor source on hematopoietic cell transplantation outcomes for patients with myelodysplastic syndromes (MDS). Blood

2013; 122: 1974- 1982.

[22] Schetelig J, Bornhauser M, Schmid C, et al. Matched unrelated or matched sibling donors result in comparable survival after allogeneic stem-cell transplantation in elderly patients with acute myeloid leukemia: A report from the cooperative German Transplant Study Group. J Clin Oncol 2008; 26: 5183-5191.

[23] Gupta V, Tallman MS, He W, et al. Comparable survival after HLA-well-matched unrelated or matched sibling donor transplantation for acute myeloid leukemia in first remission with unfavorable cytogenetics at diagnosis. Blood 2010; 116: 1839-1848.

[24] Walter RB, Pagel JM, Gooley TA, et al. Comparison of matched unrelated and matched related donor myeloablative hematopoietic cell transplantation for adults with acute myeloid leukemia in first remission. Leukemia 2010; 24: 1276-1282.

[25] Peters C, Schrappe M, von Stackelberg A, et al. Stem-cell transplantation in children with acute lymphoblastic leukemia: A prospective international multicenter trial comparing sibling donors with matched unrelated donors-The ALL-SCTBFM-2003 trial. J Clin Oncol 2015; 33: 1265-1274.

[26] Marsh SGE, Albert ED, Bodmer WF, et al. Nomenclature for factors of the HLA system, 2004. Tissue Antigens 2005; 65: 301-369.

[27] Robinson J, Halliwell JA, McWilliam H, et al. The IMGT/HLA database. Nucleic Acids Res 2013; 41: 1013-1017.

[28] Gragert L, Eapen M, Williams E, et al. HLA match likelihoods for hematopoietic stem-cell grafts in the U. S. registry. N Engl J Med 2014; 371: 339-348.

[29] Barker JN, Krepski TP, DeFor TE, et al. Searching for unrelated donor hematopoietic stem cells: Availability and speed of umbilical cord blood versus bone marrow. Biol Blood Marrow Transplant 2002; 8: 257-260.

[30] Weisdorf D, Eapen M, Ruggeri A, et al. Alternative donor transplantation for older patients with acute myeloid leukemia in first complete remission: A Center for International Blood and Marrow Transplant Research-Eurocord analysis. Biol Blood Marrow Transplant 2014; 20: 816-822.

[31] Marks DI, Woo KA, Zhong X, et al. Unrelated umbilical cord blood transplant for adult acute lymphoblastic leukemia in first and second complete remission: A comparison with allografts from adult unrelated donors. Haematologica 2014; 99: 322-328.

[32] Eapen M, Rubinstein P, Zhang MJ, et al. Outcomes of transplantation of unrelated donor um-bilical cord blood and bone marrow in children with acute leukaemia: A comparison study. Lancet 2007; 369: 1947-1954.

[33] Laughlin MJ, Eapen M, Rubinstein P, et al. Outcomes after transplantation of cord blood or bone marrow from unrelated donors in adults with leukemia. N Engl J Med 2004; 351: 2265- 2275.

[34] Milano F, Gooley T, Wood B, et al. Cord-blood transplantation in patients with minimal residual disease. N Engl J Med 2016; 375: 944-953.

[35] Luo Y, Xiao H, Lai X, et al. T-cell-replete haploidentical HSCT with low-dose anti-Tlymphocyte globulin compared with matched sibling HSCT and unrelated HSCT. Blood 2014; 124: 2735-2743.

[36] Wang Y, Liu QF, Xu LP, et al. Haploidentical vs identical-sibling transplant for AML in remission: A multicenter, prospective study. Blood 2015; 125: 3956-3962.

[37] Solomon SR, Sizemore CA, Sanacore M, et al. Total body irradiation-based myeloablative haploidentical stem cell transplantation is a safe and effective alternative to unrelated donor transplantation in patients without matched sibling donors. Biol Blood Marrow Transplant 2015; 21: 1299-1307.

[38] Barker JN, Scaradavou A, Stevens CE. Combined effect of total nucleated cell dose and HLA match on transplantation outcome in 1061 cord blood recipients with hematologic malignancies. Blood 2010; 115: 1843-1849.

[39] Eapen M, Klein JP, Sanz GF, et al. Effect of donor-recipient HLA matching at HLA A, B, C, and DRB1 on outcomes after umbilical-cord blood transplantation for leukaemia and myelodysplastic syndrome: A retrospective analysis by Eurocord-European Group for Blood and Marrow Transplantation; Netcord; Center for International Blood and Marrow Transplant Research. Lancet Oncol 2011; 13: 1214- 1221.

[40] Van Rood JJ, Stevens CE, Smits J, et al. Reexposure of cord blood to noninherited maternal HLA antigens improves transplant outcome in hematological malignancies. Proc Natl Acad Sci U S A 2009; 106: 19952-19957.

[41] Bashey A, Zhang MJ, McCurdy SR, et al. mobilized peripheral blood stem cells versus unstimulated bone marrow as a graft source for T-cellreplete haploidentical donor transplantation using post-transplant cyclophosphamide. J Clin Oncol 2017; 35: 3002-3009.

[42] Ciurea SO, Bayraktar UD. “No donor”? Consider a hap-

loidentical transplant. Blood Rev 2015; 29: 63-70.

[43] Spellman S, Bray R, Rosen-Bronson S, et al. The detection of donor-directed, HLA-specific alloantibodies in recipients of unrelated hematopoietic cell transplantation is predictive of graft failure. Blood 2010; 115: 2704-2708.

[44] Brand A, Doxiadis IN, Roelen DL. On the role of HLA antibodies in hematopoietic stem cell transplantation. Tissue Antigens 2013; 81: 1-11.

[45] Kollman C, Spellman SR, Zhang M, et al. The effect of donor characteristics on survival after unrelated donor transplantation for hematologic malignancy. Blood 2016; 127: 260-267.

[46] McCullough J, McKenna D, Kadidlo D, et al. Issues in the quality of umbilical cord blood stem cells for transplantation. Transfusion 2005; 45: 832-841.

[47] Page KM, Zhang L, Medizabal A, et al. The cord blood apgar: A novel scoring system to optimize the selection of banked cord blood grafts for transplantation. Transfusion 2012; 52: 272-283.

[48] Stem Cell Trialists' Collaborative Group. Allogeneic peripheral blood stem - cell compared with bone marrow transplantation for hematologic malignancies: An individual patient data meta-analysis of nine randomized trials. J Clin Oncol 2005; 23: 5074-5087.

[49] Anasetti C, Logan BR, Lee SJ, et al. Peripheralblood stem cells versus bone marrow from unrelated donors. N Engl J Med 2012; 367: 1487-1496.

[50] Haspel RL, ed. Standards for cellular therapy services. 9th ed. Bethesda, MD: AABB, 2019.

[51] Lown RN, Philippe J, Navarro W, et al. Unrelated adult stem cell donor medical suitability: Recommendations from the World Marrow Donor Association Clinical Working Group Committee. Bone Marrow Transplant 2014; 49(7): 880-886.

[52] Worel N, Buser A, Greinix HT, et al. Suitability criteria for adult related donors: A consensus statement from the Worldwide Network for Blood and Marrow Transplantation Standing Committee on Donor Issues. Biol Blood Marrow Transplant 2015; 21: 2052-2060.

[53] Bitan M, van Walraven SM, Worel N, et al. Determination of eligibility in related pediatric hematopoietic cell donors: Ethical and clinical considerations. Recommendations from a Working Group of the Worldwide Network for Blood and Marrow Transplantation Association. Biol Blood Marrow Transplant 2016; 22: 96-103.

[54] Babic AM, Regan DM. Umbilical cord blood banking. In: Fung MK, Grossman BJ, HillyerCD, Westhoff CM, eds. Technical manual. 18th ed. Bethesda, MD: AABB, 2014: 729-752.

[55] Hackett NJ, De Oliveira GS, Jain UK, Kim JY. ASA class is a reliable independent predictor of medical complications and mortality following surgery. Int J Surg 2015; 18: 184-190.

[56] Fleisher LA, Fleischmann KE, Auerbach AD, et al. 2014 ACC/AHA guideline on perioperative cardiovascular evaluation and management of patients undergoing noncardiac surgery: A report of the American College of Cardiology/ American Heart Association Task Force on practice guidelines. J Am Coll Cardiol 2014; 64: e77- 137.

[57] Spitzer TR. Bone marrow collection. In: Loper K, Areman EM, eds. Cellular therapy: Principles, methods, and regulations. 2nd ed. Bethesda, MD: AABB, 2016: 294-305.

[58] Miller JP, Perry EH, Price TH, et al. Recovery and safety profile of marrow and PBSC donors: Experience of the National Marrow Donor Program. Biol Blood Marrow Transplant 2008; 14: 29-36.

[59] Pulsipher MA, Chitphakdithai P, Logan BR, et al. Acute toxicities of unrelated bone marrow versus peripheral blood stem cell donation: Results of a prospective trial from the National Marrow Donor Program. Blood 2013; 121(1): 197-206.

[60] Switzer GE, Bruce JG, Harrington D, et al. Health-related quality of life of bone marrow versus peripheral blood stem cell donors: A prespecified subgroup analysis from a Phase III RCT-BMTCTN protocol 0201. Biol Blood Marrow Transplant 2014; 20(1): 118-127.

[61] Burns LJ, Logan BR, Chitphakdithai P, et al. Recovery of unrelated donors of peripheral blood stem cells versus recovery of unrelated donors of bone marrow: A prespecified analysis from the Phase III Blood and Marrow Transplant Clinical Trials Network Protocol 0201. Biol Blood Marrow Transplant 2016; 22(6): 1108-1116.

[62] Pulsipher MA, Chitphakdithai P, Miller JP, et al. Adverse events among 2408 unrelated donors of peripheral blood stem cells: Results of a prospective trial from the National Marrow Donor Program. Blood 2009; 113: 3604-3611.

[63] Spitzer TR, Sugrue MW, Gonzalez C, et al. Transfusion practices for bone marrow harvests: A survey analysis from the AABB Bone Marrow Quality Improvement Initiative Working Group (letter). Bone Marrow Transplant 2017; 52: 1199-1200.

[64] Narayanasami U, Kanteti R, Morelli J, et al. Random-

ized trial of G-CSF versus chemotherapy and G-CSF mobilization of hematopoietic progenitor cells for rescue in autologous transplantation. Blood 2001; 98: 2059-2064.

[65] Kroger N, Zeller W, Fehse N, et al. Mobilizing peripheral blood stem cells with high-dose G-CSF alone is as effective as Dexa-BEAM plus G-CSF in lymphoma patients. Br J Haematol 1998; 102: 1101-1106.

[66] Yuan S, Wang S. How do we mobilize and collect autologous peripheral blood stem cells? Transfusion 2017; 57: 13-23.

[67] Sung AD, Grima DT, Bernard LM, et al. Outcomes and costs of autologous stem cell mobilization with chemotherapy plus filgrastim vs filgrastim alone. Bone Marrow Transplant 2013; 48: 1444-1449.

[68] Gertz MA. Review: Current status of stem cell mobilization. Br J Haematol 2010; 150: 647-662.

[69] DiPersio JF, Stadtmauer EA, Nademanee A, et al, for the 3102 Investigators. Plerixafor and filgrastim versus placebo and filgrastim to mobilize hematopoietic stem cells for autologous stem cell transplantation in patients with multiple myeloma. Blood 2009; 113: 5720-5726.

[70] DiPersio JF, Micallef IN, Stiff PJ, et al. Phase III prospective randomized double-blind placebocontrolled trial of plerixafor plus granulocyte colony-stimulating factor compared with placebo plus granulocyte colony-stimulating factor for autologous stem-cell mobilization and transplantation for patients with non-Hodgkin's lymphoma. J Clin Oncol 2009; 27: 4767-4773.

[71] Smith VR, Popat U, Ciurea S, et al Just-in-time rescue plerixafor in combination with chemotherapy and granulocyte-colony stimulating factor for peripheral blood progenitor cell mobilization. Am J Hematol 2013; 88: 754-757.

[72] Costa LJ, Abbas J, Hogan KR, et al. Growth factor plus preemptive ('just-in-time') plerixafor successfully mobilizes hematopoietic stem cells in multiple myeloma patients despite prior lenalidomide exposure. Bone Marrow Transplant 2012; 47: 1403-1408.

[73] Becker P, Schwebig A, Brauninger S, et al. Healthy donor hematopoietic stem cell mobilization with biosimilar granulocyte-colony-stimulating factor: safety, efficacy, and graft performance. Transfusion 2016; 56: 3055-3064.

[74] Schroeder MA, Rettig MP, Lopez S, et al. Mobilization of allogeneic peripheral blood stem cell donors with intravenous plerixafor mobilizes a unique graft. Blood 2017; 129: 2680-2692.

[75] Pulsipher MA, Levine JE, Hayashi RJ, et al. Safety and efficacy of allogeneic PBSC collection in normal pediatric donors: The pediatric blood and marrow transplant consortium experience (PBMTC) 1996-2003. Bone Marrow Transplant 2005; 35: 361-367.

[76] Weaver CH, Hazelton B, Birch R, et al. An analysis of engraftment kinetics as a function of the CD34 content of peripheral blood progenitor cell collections in 692 patients after the administration of myeloablative chemotherapy. Blood 1995; 86: 3961-3919.

[77] Reiffers J, Faberes C, Boiron JM, et al. Peripheral blood progenitor cell transplantation in 118 patients with hematological malignancies: Analysis of factors affecting the rate of engraftment. J Hematother 1994; 3: 185-191.

[78] Pulsipher MA, Chitphakdithai P, Logan BR, et al. Donor, recipient, and transplant characteristics as risk factors after unrelated donor PBSC transplantation: Beneficial effects of higher CD34 + cell dose. Blood 2009; 114: 2606-2616.

[79] Baron F, Maris MB, Storer BE, et al. High doses of transplanted CD34 + cells are associated with rapid T-cell engraftment and lessened risk of graft rejection, but not more graft-versus-host disease after nonmyeloablative conditioning and unrelated hematopoietic cell transplantation. Leukemia 2005; 19: 822-828.

[80] Keating GM. Plerixafor. Drugs 2011; 71: 1623-1647.

[81] Abrahamsen JF, Stamnesfet S, Liseth K, et al. Large-volume leukapheresis yields more viable CD34+ cells and colony-forming units than normal-volume leukapheresis, especially in patients who mobilize low numbers of CD34+ cells. Transfusion 2005; 45: 248-253.

[82] Lee G, Arepally GM. Anticoagulation techniques in apheresis: From heparin to citrate and beyond. J Clin Apher 2012; 27: 117-125.

[83] Lefrère F, Zohar S, Beaudier S, et al. Evaluation of an algorithm based on peripheral blood hematopoietic progenitor cell and CD34+ cell concentrations to optimize peripheral blood progenitor cell collection by apheresis. Transfusion 2007; 47: 1851-1857.

[84] Leberfinger DL, Badman KL, Roig JM, Loos T. Improved planning of leukapheresis endpoint with customized prediction algorithm: Minimizing collection days, volume of blood processed, procedure time, and citrate toxicity. Transfusion 2017; 57: 685-693.

[85] Porrata LF, Inwards DJ, Ansell SM, et al. Early lymphocyte recovery predicts superior survival after autologous stem cell transplantation in non-Hodgkin Lymphoma: A

prospective study. Biol Blood Marrow Transplant 2008; 14; 807-816.

[86] Porrata LF, Litzow MR, Inwards DJ, et al. Infused peripheral blood autograft absolute lymphocyte count correlates with day 15 absolute lymphocyte count and clinical outcome after autologous peripheral hematopoietic stem cell transplantation in non-Hodgkin's lymphoma. Bone Marrow Transplant 2004; 33: 291-298.

[87] Porrata LF, Burgstaler EA, Winters JL, et al. Immunologic autograft engineering and survival in non-Hodgkin lymphoma. Biol Bood Marrow Transplant 2016; 22: 1017-1023.

[88] Hiwase DK, Hiwase S, Bailey M, et al. Higher infused lymphocyte dose predicts higher lymphocyte recovery, which in turn, predicts superior overall survival following autologous hematopoietic stem cell transplantation for multiple myeloma. Biol Blood Marrow Transplant 2008; 14: 116-124.

[89] Page KM, Kurtzberg J. Current cord blood banking concepts and practices. In: Horwitz M, Chao N, eds. Cord blood transplantations. In: Abutalib SA, Armitage JO, series eds. Advances and controversies in hematopoietic transplantation and cell therapy. Cham, Switzerland: Springer, 2017: 13-34.

[90] Armson BA, Allan DS, Casper RF. Umbilical cord blood: Counselling, collection, and banking. J Obstet Gynaecol Can 2015; 37: 832-844.

[91] Bertolini F, Lazzari L, Lauri E, et al. Comparative study of different procedures for the collection and banking of umbilical cord blood. J Hematother 1995; 4: 29-36.

[92] Jones J, Stevens CE, Rubinstein P, et al. Obstetric predictors of placental/umbilical cord blood volume for transplantation. Am J Obstet Gynecol 2003; 188: 503-509.

[93] Wagner JE, Barker JN, DeFor TE, et al. Transplantation of unrelated donor umbilical cord blood in 102 patients with malignant and nonmalignant diseases: Influence of CD34 cell dose and HLA disparity on treatment-related mortality and survival. Blood 2002; 100: 1611-1618.

[94] Gluckman E, Rocha V, Arcese W, et al. Factors associated with outcomes of unrelated cord blood transplant: Guidelines for donor choice. Exp Hematol 2004; 32: 397-407.

[95] Barker JN, Weisdorf DJ, DeFor TE, et al. Transplantation of 2 partially HLA-matched umbilical cord blood units to enhance engraftment in adults with hematologic malignancy. Blood 2005; 105: 1343-1347.

[96] Scaradavou A, Brunstein CG, Eapen M, et al. Double unit grafts successfully extend the application of umbilical cord blood transplantation in adults with acute leukemia. Blood 2013; 121: 752-758.

[97] Wagner JE Jr, Eapen M, Carter S, et al, for the Blood and Marrow Transplant Clinical Trials Network. One-unit versus two-unit cord-blood transplantation for hematologic cancers. N Engl J Med 2014; 371: 1685-1694.

[98] Michel G, Galambrun C, Sirvent A, et al. Single versus double-unit cord blood transplantation for children and young adults with acute leukemia or myelodysplastic syndrome. Blood 2016; 127: 3450-3457.

[99] Politikos I, Barker JN. Cell dose and immunogenetic considerations in cord blood transplantation. In: Horwitz M, Chao N, eds. Cord blood transplantations. In: Abutalib SA, Armitage JO, series eds. Advances and controversies in hematopoietic transplantation and cell therapy. Cham, Switzerland: Springer, 2017: 47-69.

[100] McKenna DH. Basic cellular therapy manufacturing procedures. In: Loper K, Areman EM, eds. Cellular therapy: Principles, methods, and regulations. 2nd ed. Bethesda, MD: AABB, 2016: 361-367.

[101] Staley EM, Schwartz J, Pham HP. An update on ABO incompatible hematopoietic progenitor cell transplantation. Transfus Apher Sci 2016; 54: 337-344.

[102] Coelho PH, Kadidlo D, Chapman J. Umbilical cord blood processing. In: Loper K, Areman EM, eds. Cellular therapy: Principles, methods, and regulations. 2nd ed. Bethesda, MD: AABB, 2016: 368-375.

[103] Sorg N, Poppe C, Bunos M, et al. Red blood cell depletion from bone marrow and peripheral blood buffy coat: A comparison of two new and three established technologies. Transfusion 2015; 55: 1275-1282.

[104] Kim-Wanner SZ, Bug G, Steinmann J, et al. Erythrocyte depletion from bone marrow: Performance evaluation after 50 clinical-scale depletions with Spectra Optia BMC. J Transl Med 2017; 15: 174.

[105] Antonenas V, Garvin F, Webb M, et al. Fresh PBSC harvests, but not BM, show temperature-related loss of CD34 viability during storage and transport. Cytotherapy 2006; 8: 158-165.

[106] Kao GS, Kim HT, Daley H, et al. Validation of short-term handling and storage conditions for marrow and peripheral blood stem cell products. Transfusion 2011; 51(1): 137-147.

[107] Rubinstein P, Dobrila L, Rosenfield R, et al. Processing and cryopreservation of placental/ umbilical cord blood for unrelated bone marrow reconstitution. Proc Natl

Acad Sci U S A 1995; 92: 10119-10122.

[108] Laroche V, McKenna D, Moroff G, et al. Cell loss and recovery in umbilical cord blood processing: A comparison of post-thaw and postwash samples. Transfusion 2005; 45: 1909-1916.

[109] Barker JN, Abboud M, Rice RD, et al. A "nowash" albumin-dextran dilution strategy for cord blood unit thaw: High rate of engraftment and a low incidence of serious infusion reactions. Biol Blood Marrow Transplant 2009; 15: 1596-1602.

[110] Regan DM, Wofford JD, Wall DA. Comparison of cord blood thawing methods on cell recovery, potency, and infusion. Transfusion 2010; 50: 2670-2575.

[111] Pasha R, Elmoazzen H, Pineault N. Development and testing of a stepwise thaw and dilute protocol for cryopreserved umbilical cord blood units. Transfusion 2017; 57: 1744-1754.

[112] Haspel RL. Thawing and infusing cellular therapy products. In: Loper K, Areman EM, eds. Cellular therapy: Principles, methods, and regulations. 2nd ed. Bethesda, MD: AABB, 2016: 459-467.

[113] Shu Z, Heimfeld S, Gao D. Hematopoietic SCT with cryopreserved grafts: Adverse reactions after transplantation and cryoprotectant removal before infusion. Bone Marrow Transplant 2014; 49: 469-476.

[114] Sánchez-Salinas A, Cabañas-Perianes V, Blanquer M, et al. An automatic wash method for dimethyl sulfoxide removal in autologous hematopoietic stem cell transplantation decreases the adverse effects related to infusion. Transplantation 2012; 52: 2382-2386.

[115] Calmels B, Lemarie C, Esterni B, et al. Occurrence and severity of adverse events after autologous hematopoietic progenitor cell infusion are related to the amount of granulocytes in the apheresis product. Transfusion 2007; 47: 1268-1275.

[116] Khera N, Jinneman J, Storer BE, et al. Limiting the daily total nucleated cell dose of cryopreserved peripheral blood stem cell products for autologous transplantation improves infusion-related safety with no adverse impact on hematopoietic engraftment. Biol Blood Marrow Transplant 2012; 18: 220-228.

[117] Cameron G, Filer K, Hall A, Hogge D. Evaluation of post-thaw blood progenitor product in-tegrity and viability over time at room temperature and 4℃. Cytotherapy 2013; 15: S27.

[118] Khuu HM, Cowley H, David-Ocampo V, et al. Catastrophic failures of freezing bags for cellular therapy products: Description, cause, and consequences. Cytotherapy 2002; 4: 539-549.

[119] Tran CA, Torres-Coronado M, Gardner A, et al. Optimized processing of growth factor mobilized peripheral blood CD34+ products by counterflow centrifugal elutriation. Stem Cells Transl Med 2012; 1: 422-429.

[120] Edwards J. Cell separation by counterflow centrifugal elutration. In: Loper K, Areman EM, eds. Cellular therapy: Principles, methods, and regulations. 2nd ed. Bethesda, MD: AABB, 2016: 381-383.

[121] Keever-Taylor CA, Devine SM, Soiffer RJ, et al. Characteristics of CliniMACS © System CD34- enriched T cell-depleted grafts in a multi-center trial for acute myeloid leukemia-Blood and Marrow Transplant Clinical Trials Network (BMT CTN) Protocol 0303. Biol Blood Marrow Transplant 2012; 8: 690-697.

[122] Kadidlo D. Hematopoietic progenitor cell graft modification: Cell enrichment or depletion. In: Loper K, Areman EM, eds. Cellular therapy: Principles, methods, and regulations. 2nd ed. Bethesda, MD: AABB, 2016: 376-380.

[123] Geyer MB, Ricci AM, Jacobson JS, et al. T cell depletion utilizing CD34(+) stem cell selection and CD3(+) addback from unrelated adult donors in paediatric allogeneic stem cell transplantation recipients. Br J Haematol 2012; 157: 205-219.

[124] Aversa F. T-cell depletion: From positive selection to negative depletion in adult patients. Bone Marrow Transplant 2015; 50(Suppl 2): S11-13.

[125] Bleakley M, Heimfeld S, Loeb KR, et al. Outcomes of acute leukemia patients transplanted with naive T cell-depleted stem cell grafts. J Clin Invest 2015; 125: 2677-2689.

[126] Horwitz ME. Ex vivo expansion or manipulation of stem cells to improve outcome of umbilical cord blood transplantation. Curr Hematol Malig Rep 2016; 11: 12-18.

[127] Horwitz ME, Frassoni F. Improving the outcome of umbilical cord blood transplantation through ex vivo expansion or graft manipulation. Cytotherapy 2015; 17: 730-738.

[128] Delaney C, Milano F, Cicconi L, et al. Infusion of a non-HLA-matched ex-vivo expanded cord blood progenitor cell product after intensive acute myeloid leukaemia chemotherapy: A Phase 1 trial. Lancet Haematol 2016; 3(7): e330-339.

[129] Veeraputhiran M, Theus JW, Pesek G, et al. Viability and engraftment of hematopoietic progenitor cells after

long-term cryopreservation: Effect of diagnosis and percentage dimethyl sulfoxide concentration. Cytotherapy 2010; 12: 764-766.

[130] Mitchell R, Wagner JE, Brunstein CG, et al. Impact of long - term cryopreservation on single umbilical cord blood transplantation outcomes. Biol Blood Marrow Transplant 2015; 21: 50-54.

[131] Lecchi L, Giovanelli S, Gagliardi B, et al. An update on methods for cryopreservation and thawing of hemopoietic stem cells. Transfus Apher Sci 2016; 54: 324-336.

[132] Smagur A, Mitrus I, Ciomber A, et al. Comparison of the cryoprotective solutions based on human albumin vs. autologous plasma: Its effect on cell recovery, clonogenic potential of peripheral blood hematopoietic progenitor cells and engraftment after autologous transplantation. Vox Sang 2015; 108: 417-424.

[133] Chen G, Yue A, Ruan Z, et al. Comparison of the effects of different cryoprotectants on stem cells from umbilical cord blood. Stem Cells Int 2016; 2016: 1396783.

[134] Kozlowska-Skrzypczak M, Kubiak A, Bembnista E, et al. Analysis of the effect of cryoprotectant medium composition to viability of autologous hematopoietic cells collected by leukapheresis. Transplant Proc 2014; 46: 2535-2538.

[135] Rowley SD, Feng Z, Chen L, et al. A randomized phase III clinical trial of autologous blood stem cell transplantation comparing cryopreservation using dimethylsulfoxide vs dimethylsulfoxide with hydroxyethylstarch. Bone Marrow Transplant 2003; 31: 1043-1051.

[136] Rodrigues JP, Paraguassú-Braga FH, Carvalho L, et al. Evaluation of trehalose and sucrose as cryoprotectants for hematopoietic stem cells of umbilical cord blood. Cryobiology 2008; 56: 144-151.

[137] Smagur A, Mitrus I, Giebel S, et al. Impact of different dimethyl sulphoxide concentrations on cell recovery, viability and clonogenic potential of cryopreserved peripheral blood hematopoietic stem and progenitor cells. Vox Sang 2013; 104: 240-247.

[138] Windrum P, Morris TCM, Drake MB, et al, for the EBMT Chronic Leukaemia Working Party Complications Subcommittee. Variation in dimethyl sulfoxide use in stem cell transplantation: A survey of EBMT centres. Bone Marrow Transplant 2005; 36: 601-603.

[139] Bakken AM, Bruserud O, Abrahamsen JF. No differences in colony formation of peripheral blood stem cells frozen with 5% or 10% dimethyl sulfoxide. J Hematother Stem Cell Res 2003; 12: 351-358.

[140] Stiff PJ, Koester AR, Weidner MK, et al. Autologous bone marrow transplantation using unfractionated cells cryopreserved in dimethylsulfoxide and hydroxyethyl starch without controlledrate freezing. Blood 1987; 70: 974-978.

[141] Weinberg RS. Cryopreservation techniques and freezing solutions. In: Schwartz J, Shaz BH, eds. Best practices in processing and storage for hematopoietic cell transplantation. In: Abutalib SA, Armitage JO, series eds. Advances and controversies in hematopoietic transplantation and cell therapy. Cham, Switzerland: Springer, 2018: 63-72.

[142] Broxmeyer HE, Lee M-R, Hangoc G, et al. Hematopoietic stem/progenitor cells, generation of induced pluripotent stem cells and isolation of endothelial progenitors from 21- to 23.5-year cryopreserved cord blood. Blood 2011; 117: 4774-4777.

[143] Winter JM, Jacobson P, Bullough B, et al. Longterm effects of cryopreservation on clinically prepared hematopoietic progenitor cell products. Cytotherapy 2014; 16: 965-975.

[144] Sutherland DR, Keeney M. Enumeration of CD34+ cells by flow cytometry. In: Loper K, Areman EM, eds. Cellular therapy: Principles, methods, and regulations. 2nd ed. Bethesda, MD: AABB, 2016: 558-569.

[145] Spitzer G, Verma DS, Fisher R, et al. The myeloid progenitor cell: Its value in predicting hematopoietic recovery after autologous bone marrow transplantation. Blood 1980; 55: 317-323.

[146] Douay L, Gorin NC, Mary JY, et al. Recovery of CFU-GM from cryopreserved marrow and in vivo evaluation after autologous bone marrow transplantation are predictive of engraftment. Exp Hematol 1986; 14: 358-365.

[147] Schwartzberg L, Birch R, Blanco R, et al. Rapid and sustained hematopoietic reconstitution by peripheral blood stem cell infusion alone following high-dose chemotherapy. Bone Marrow Transplant 1993; 11: 360-374.

[148] Migliaccio AR, Adamson JW, Stevens CE, et al. Cell dose and speed of engraftment in placental/umbilical cord blood transplantation: Graft progenitor cell content is a better predictor than nucleated cell quantity. Blood 2000; 96: 2717-2722.

[149] Pamphilon D, Selogie E, McKenna D, et al. Current practices and prospects for standardization of the hematopoietic colony-forming unit assay: A report by the cellular therapy team of the Biomedical Excellence for Safer

transfusion (BEST) collaborative. Cytotherapy 2013; 15: 255-262.

[150] Slaper-Cortenbach I. ISBT 128 coding and labeling for cellular therapy products. Cell Tissue Bank 2010; 11: 375-378.

[151] Regan D, Yost A. Transportation and shipping of cellular therapy products. In: Loper K, Areman EM, eds. Cellular therapy: Principles, methods, and regulations. 2nd ed. Bethesda, MD: AABB, 2016: 483-493.

[152] Jansen J, Nolan P, Reeves M, et al. Transportation of peripheral blood progenitor cell products: Effects of time, temperature and cell concentration. Cytotherapy 2009; 11: 79-85.

[153] AABB, America's Blood Centers, American Red Cross, American Society for Apheresis, American Society for Blood and Marrow Transplantation, College of American Pathologists, Cord Blood Association, Foundation for the Accreditation of Cellular Therapy, ICCBBA, International Society for Cellular Therapy, Joint Accreditation Committee of ISCT and EBMT, National Marrow Donor Program, World Marrow Donor Association. Circular of information for the use of cellular therapy products. Bethesda, MD: AABB, 2018. [Available at http://www.aabb.org/aabbcct/coi/Documents/CT-Circular-of-Information.pdf (accessed December 9, 2019).]

[154] Sauer-Heilborn A, Kadidlo D, McCullough J. Patient care during infusion of hematopoietic progenitor cells. Transfusion 2004; 44: 907-916.

[155] Paulson K, Gilpin SG, Shpiruk TA, et al. Routine filtration of hematopoietic stem cell products: The time has arrived. Transfusion 2015; 55: 1980-1984.

[156] Júnior AM, Arrais CA, Saboya R, et al. Neurotoxicity associated with dimethylsulfoxide-preserved hematopoietic progenitor cell infusion. Bone Marrow Transplant 2008; 41: 95-96.

[157] Cordoba R, Arrieta R, Kerguelen A, et al. The occurrence of adverse events during the infusion of autologous peripheral blood stem cells is related to the number of granulocytes in the leukapheresis product. Bone Marrow Transplant 2007; 40: 1063-1067.

[158] Rowley SD, Feng Z, Yadock D, et al. Post-thaw removal of DMSO does not completely abrogate infusional toxicity or the need for pre-infusion histamine blockade. Cytotherapy 1999; 1: 439-446.

[159] Milone G, Mercurio S, Strano A, et al. Adverse events after infusions of cryopreserved hematopoietic stem cells depend on non-mononuclear cells in the infused suspension and patient age. Cytotherapy 2007; 9: 348-355.

[160] Otrock ZK, Sempek DS, Carey S, Grossman BJ. Adverse events of cryopreserved hematopoietic stem cell infusions in adults: A single-center observational study. Transfusion 2017; 57: 1522-1526.

[161] Hoyt R, Szer J, Grigg A. Neurological events associated with the infusion of cryopreserved bone marrow and/or peripheral blood progenitor cells. Bone Marrow Transplant 2000; 25: 1285-1287.

[162] Rowley S, MacLeod B, Heimfeld S, et al. Severe central nervous system toxicity associated with the infusion of cryopreserved PBSC components. Cytotherapy 1999; 1: 311-317.

[163] Otrock ZK, Beydoun A, Barada WM, et al. Transient global amnesia associated with the infusion of DMSO-cryopreserved autologous peripheral blood stem cells. Haematologica 2008; 93: e36-37.

[164] Akkök CA, Liseth K, Melve GK, et al. Is there a scientific basis for a recommended standardization of collection and cryopreservation of peripheral blood stem cell grafts? Cytotherapy 2011; 13: 1013-1024.

[165] Food and Drug Administration. Tissue and tissue products. Silver Spring, MD: CBER Office of Communication, Outreach, and Development, 2019. [Available at https://www.fda.gov/Bio logicsBloodVaccines/TissueTissueProducts/de fault.htm.]

[166] Food and Drug Administration. Draft guidance for industry and Food and Drug Administration staff: Minimal manipulation of human cells, tissues, and cellular and tissue-based products. (December 2014) Silver Spring, MD: CBER Office of Communication, Outreach, and Development, 2014. [Available at https://bioinformant.com/wp-content/uploads/2016/09/ FDA-Regulation-of-Stem-Cells-Draft-Guidances.pdf].

[167] Food and Drug Administration. Registration and listing. Silver Spring, MD: CBER Office of Communication, Outreach, and Development, 2019. [Available at htps://www.fda.gov/For Industry/FDABasicsforIndustry/ucm234625.htm.]

[168] Food and Drug Administration. What does FDA inspect? Silver Spring, MD: CBER Office of Communication, Outreach, and Development, 2018. [Available at htps://www.fda.gov/ about-fda/fda-basics/what-does-fda-inspect.]

[169] Centers for Medicare and Medicaid Services. Clinical Laboratory Improvement Amendments (CLIA). Baltimore, MD: CMS, 2019. [Available athttps://www.cms.gov/

Regulations - andGuidance/Legislation/CLIA/index. html.]

[170] Centers for Medicare and Medicaid Services. Proficiency testing programs. Baltimore, MD: CMS, 2019. [Available at https://www.cms. gov/Regulations-and-Guidance/Legislation/ CLIA/Proficiency_Testing_Providers. html.]

[171] Process overview. Omaha, NE: Foundation for the Accreditation of Cellular Therapy, 2014. [Available at http://www. factwebsite. org/ accreditation process/(accessed December 9, 2019).]

[172] Laboratory accreditation program. Northfield, IL: College of American Pathologists, 2019. [Available at http://www. cap. org/web/home/ lab/accreditation/laboratory-accreditation-program (accessed December 9, 2019).]

[173] Accreditation program. Bethesda, MD: AABB, 2019. [Available at http://www. aabb. org/sa/ overview/Pages/program. aspx (accessed December 9, 2019).]

第 27 章

造血干细胞移植患者的输血治疗

造血干细胞移植(Hematopoietic stem cell transplantation, HSCT)是指通过输注造血干细胞(hematopoietic stem cells, HSCs)以替代或恢复患者骨髓内的细胞成分并重建免疫系统，通常用于血液恶性肿瘤、骨髓衰竭状态、原发性免疫缺陷、先天性血液系统疾病或接受化疗方案治疗后的患者。HSCT 已在临床得到广泛应用，在美国有 200 多家医院可提供 HSCT 治疗，每年接受 HSCT 的患者约为 20, 000 人次[1]。HSCT 患者通常到社区医院进行移植后续治疗，因此各类医疗机构都需充分了解此类患者的输血需求。

HSCT 主要有 2 类：自体 HSCT 和异体 HSCT，其中大多数为自体 HSCT(58%)[1]，即患者接受自己之前捐献储存的 HSCs。自体 HSCT 患者首先进行 HSC 采集和储存，然后接受高剂量化疗以治疗其潜在癌症，化疗同时其骨髓也遭到破坏。患者在完成化疗后接受自体 HSCs 移植，以避免骨髓清除。异体 HSCT 即患者接受来自另一个体的 HSCs。异体 HSCs 可来自：① 匹配的亲缘捐献者(matched related donors, MRDs)，通常为兄弟姐妹或其他家庭成员；②由国家骨髓捐赠计划(National Marrow Donor Program, NMDP)等组织招募的匹配的或单抗原不匹配的非亲缘捐献者(matched unrelated donors, MUDs)；③亲缘单倍体相合捐赠者，通常为父母或子女。“匹配”是指捐献者和接受者的特定 HLA 等位基因之间的相似程度，预测组织相容的可能性。由于单倍体相合的 HSCs 来源于与接受者共享一半基因的父母或孩子，因此只匹配一半的 HLA 位点(HLA 相关讨论见本书第 16 章)。

HSCs 可以通过使用大口径注射器直接从捐献者骨髓中采集，或者使用粒细胞集落刺激因子(granulocyte colony-stimulating factor, G-CSF)(非格司亭)或普乐沙福刺激捐献者，动员骨髓造血干细胞进入外周循环(即外周血干细胞)并通过单采采集。HSCs 也可以来自出生时捐献的脐带/胎盘(即脐带血)。鉴于捐献的脐带血细胞计数较低，较小的儿科患者单次捐献量足够，但是对成年患者来说，通常需使用两次脐带血捐献量。

接受 HSCT 的患者通常不能有效产成血细胞，为其提供适当的输血治疗至关重要，但同时由于接受不同血型的异体捐献者 HSCs，患者血型会发生转变，使得输血治疗的过程具有挑战性。患者的基础疾病、免疫抑制水平、其他治疗手段、存在的同种抗体、植活率、与移植相关的不良事件、HSC 移植类型和捐献者过客淋巴细胞的存在等复杂因素都会影响患者对输血的需求以及预期输血效果。本章介绍了在为 HSCT 患者提供输血治疗时如何处理上述复杂因素。

第一节 HSCT 后 ABO 相容的血液成分选择

ABO 血型抗原系统与 HSCT 接受者是否匹配并不影响异体 HSC 捐献者的选择。与实体器官移植不同，HSCs 不表达 ABO 抗原，也不会立即激活体液免疫反应导致快速排斥。因此，HSC 捐献者可能与接受者 ABO 血型不同，且很常见，这意味着 HSCT 患者在免疫血液学检测中可以同时检测到不止一种 ABO 血型。

为了解释这些复杂的免疫血液学结果以及为 HSCT 患者选择合适的血液成分需要进行详细的病

史调查。输血科工作人员可以通过如下信息确定患者的移植阶段(如移植前、移植后初期或植活后)：HSCT 患者原本的 ABO 血型；所有 HSC 产品的 ABO 血型、产品类型和输注日期；ABO 抗体效价结果；分子水平的植活检测结果(如果可以获得)；以及患者移植前和移植后在其接受治疗的所有医疗机构的输血史。由于 HSCT 患者需要频繁输血，一旦获得这些数据宜立即记录在医院输血科信息系统中。这些病史可能很复杂，例如，患者可能一次接受多种 HSC 产品，如通过脐带血移植，或在疾病复发或植活不完全后接受不同 ABO 血型的 HSCT。

一、ABO 相容的血液成分

对于 HSCT 移植前或植活后的患者，由于患者此时的血液成分来源于同一造血干细胞，因此可根据当前的血型正反定型结果输血，也就是说，可依据医院对普通患者的标准程序为其发放血液成分。如图 27-1 所示，在 HSCT 的移植前和植活后阶段，患者产生的血液来源于同一种造血干细胞。例外的情况是在非清髓性 HSCT 中，患者偶尔会有持续的混合嵌合体，即同时存在捐献者和接受者来源的红细胞。

移植初期的患者，在 HSC 输注到植活前的阶段(图 27-1)，需要更加关注 ABO 相容性和血液成分的选择。在这一阶段，血液循环的细胞组成会发生变化，从患者自身骨髓产生的细胞转变为捐献者的细胞，通常会导致输血科在进行输血前检测时发现 ABO 血型不符，标本需要输血科工作人员手工复查，而不能通过输血科自动化系统与电子病历对接后立刻报告，从而致使检测结果报告延迟。由于 HSC 捐献者和 HSCT 接受者 ABO 血型常不同，在移植后但未完全植活的阶段选择输血成分时宜同时考虑捐献者和接受者的 ABO 血型[2,3]。在这种情况下，选择与捐献者和接受者 ABO 血型均相容的血液成分输注较为理想。表 27-1 中列出了 ABO 血型选择的推荐，但具体推荐可在不同的医疗机构中存在差异，尤其是血小板的输注选择。

虽然 HSC 输注的时间点是明确的，但移活需要根据实验室检查结果确定，且由各医疗中心对植活进行判断。在预期时间过去后，如果植活成功则患者的血细胞计数(例如白细胞计数、血小板计数)应如期恢复。判断植活通常基于患者的中性粒细胞绝对值(absolute neutrophil count, ANC)，但也可以包括对 ABO 血型结果的评估(多次检测 ABO 血型是否均与捐献者一致)或分子水平的嵌合体检测(检测来自捐献者的淋巴/骨髓细胞比例是否足够)。

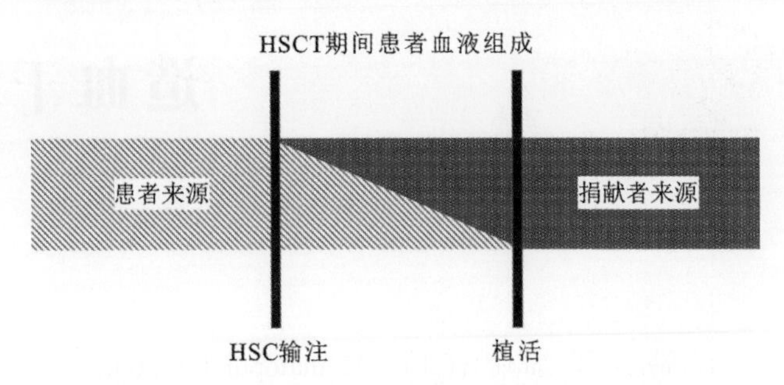

为了使图形简单，整个过程是作为线性过渡呈现的，但实际上植活速度受多种因素影响。HSC 输注到植活期间，宜注意选择 ABO 相容的血液成分，具体推荐见表 27-1。

图 27-1 从造血干细胞(HSC)输注到植活期间 HSCT 接受者血液来源的变化

二、ABO 以外其他抗原相容的血液成分

提供与 HSC 捐献者和接受者均相容的血液成分的原则也适用于其他抗原。例如，如果捐献者或接受者具有针对另一种血型系统(如 RH 或 KEL)的同种抗体，则宜输注相应抗原阴性的红细胞(red blood cell, RBC)。关于 RhD，如果 HSCT 捐献者与接受者相匹配，接受者可继续接受移植前输注的同型血液成分。当接受者或捐献者为 RhD 阴性时，输注 RhD 阴性 RBC 以防止高免疫原性 D 抗原同种免疫的必要性尚未得到充分证实，但该做法会造成 RhD 阴性血液的库存损耗。接受者和捐献者均为 RhD 阴性时，通常输注 RhD 阴性 RBC[4]。在一项研究中，RhD 阴性的血液系统恶性肿瘤患者在接受 RhD 阳性红细胞输注时，7 %的患者产生了抗-D[5]。考虑到 RhD 阳性血小板中所含红细胞引起的 RhD 同种免疫的风险极小，因此没有必要为 RhD 阴性患者选择 RhD 阴性血小板。

根据 HSC 捐献者与 HSCT 接受者 ABO 血型相容程度可分为 4 类(表 27-1)：ABO 相容、ABO 主侧不相容、ABO 次侧不相容、ABO 双侧不相容。ABO 相容 HSCT 的输血管理容易完成，但对于另外几种类型 HSCT 的输血管理仍存在挑战[3]。

表 27-1　HSCT 期间 ABO 相容性*

类型	ABO 血型		血液成分优先选择的 ABO 血型		临床挑战	可采取的干预措施
	接受者	捐献者	红细胞	血小板/血浆		
ABO 相容	O	O	O	O、A、B、AB	没有因 ABO 引起的临床挑战	无
	A	A	A、O	A、AB		
	B	B	B、O	B、AB		
	AB	AB	AB、A、B、O	AB		
ABO 主侧不相容	O	A	O	A、AB	急性溶血；植活延迟；PRCA	降低 HSC 产品中的红细胞含量；血浆置换
	O	B	O	B、AB		
	O	AB	O	AB		
	A	AB	A、O	AB		
	B	AB	B、O	AB		
ABO 次侧不相容	A	O	O	A、AB	急性溶血；过客淋巴细胞综合征	减少 HSC 产品中的血浆；监测 HSCT 患者溶血情况
	B	O	O	B、AB		
	AB	O	O	AB		
	AB	A	A、O	AB		
	AB	B	B、O	AB		
ABO 双侧不相容	A	B	O	AB	同时具有 ABO 主侧不相容和 ABO 次侧不相容的临床挑战	
	B	A	O	AB		

*此表给出了针对每类 HSC 移植接受者和捐献者之间的 ABO 血型相容性，如何优先选择血液成分的指导意见，同时列出了在制备 HSC 产品和植活期间的相关挑战。医疗机构宜根据具体情况选择合适的血液成分，必要时可选用比本表建议的相容程度更低的血液成分，尤其是急需输注血小板时。

注：HSCT：造血干细胞移植；PRCA：纯红细胞再生障碍；HSC：造血干细胞。

三、ABO 主侧不相容

如果将 HSC 中残留的捐献者红细胞输注到具有高 ABO 抗体效价的患者体内，ABO 主侧不相容可能导致急性血管内溶血。可通过降低 HSC 产品中的红细胞含量(通常少于 10~30 mL 红细胞)减少这种风险，羟乙基淀粉沉降是其中一种方法。大多数外周血干细胞产品和脐带血产品含有较少的红细胞，但骨髓来源的 HSC 产品通常需要进行红细胞去除。如果接受者 ABO 抗体效价较高，可在 HSC 输注前行血浆置换以降低血液循环中 ABO 血型抗体的效价。如果残留的宿主免疫细胞继续产生针对来自捐献者 HSC 来源红系祖细胞和红细胞的抗体，则可能发生溶血或植活延迟。这种情况可在输注 HSC 后持续数月，导致 HSCT 患者在移植后很长一段时间内依赖输血，严重病例可发生纯红细胞再生障碍性贫血(pure red cell aplasia，PRCA)。目前还没有建立 PRCA 的标准治疗方案，可用的治疗措施包括使用皮质醇类激素、利妥昔单抗、硼替咪唑、阿仑单抗、钙调磷酸酶抑制剂的快速清除、血浆置换、捐献者淋巴细胞输注和达雷妥尤单抗等。

四、ABO 次侧不相容

ABO 次侧不相容时，捐献者 HSC 产品中的细胞产生针对患者自身血型的抗体。当 HSC 产品中含有来自捐献者的抗体或捐献者浆细胞在 HSC 产品输注后继续产生抗体，就会发生这种情况。输注前减少 HSC 产品中的血浆可减少该情况的发生。捐献者来源的淋巴细胞可以产生抗-A 和抗-B，攻击患者残留的红细胞，通常发生在 HSC 输注后 5~16 天，称之为过客淋巴细胞综合征。由此产生免疫介导的急性溶血反应，其程度从亚临床型到重型不等，通常在患者所有自身红细胞消失后即会消失。在极端和危及生命的情况下，可以采用相容的红细胞(例如 O 型)进行红细胞置换。

五、ABO 双侧不相容

ABO 双侧不相容会同时出现上文所述 ABO 主侧不相容和 ABO 次侧不相容的复杂问题。

六、非肿瘤患者的 HSCT

对于因镰状细胞病或其他严重血液疾病而接受异体 HSCT 的患者需格外关注。由于这些患者频繁输血，通常具有红细胞同种抗体，包括针对 HSC 捐献者可能表达的抗原的抗体。此类患者在 HSCT 准备阶段也可以使用减低强度的预处理方案，形成长期的红细胞混合嵌合体。需要关注捐献者和患者的红细胞表型，以选择最佳匹配的血液成分。关于镰状细胞病患者的输血管理详见本书第 19 章。

第二节 HSCT 患者的血液成分支持

一、红细胞

由于 HSCT 患者可能出现有症状的贫血，因此通常需要输注 RBC。输血需求可能受到患者性别、基础疾病、HSC 来源和清髓程度的影响[6,7]。输血决策通常以机构输血指南标准为指导。尽管 AABB 临床实践指南建议将一般患者人群的严紧红细胞输血策略定为血红蛋白水平<70 g/L，但支持这些指南的证据还不足以为严重贫血的血液系统疾病/肿瘤患者推荐输血阈值[8]。输血相关铁过载在 HSCT 患者中是值得关注的问题，因为血清铁蛋白升高与生存率降低[9]、急性移植物抗宿主病(acute graft-vs-host disease，GVHD)、血流感染倾向[10]和静脉闭塞性疾病发生[11]有关。考虑到 ABO 相容性带来的临床挑战，输血科维持足够库存的 O 型 RBC 对于满足异体 HSCT 患者的输血需求至关重要。

二、血小板

血小板植活的时间与许多因素相关，包括接受者与捐献者的亲缘关系(例如，MRD 移植的植活速度快于 MUD 移植)、预处理方案、移植并发症(例如，感染或发生 GVHD)以及 HSC 产品中的 CD34+ 干细胞的来源和剂量(例如，单采干细胞或骨髓采集干细胞的植活速度比脐带血干细胞植活速度更快)[12,13]。

血小板常储存于血浆中，因此接受者输注血小板时可接触该血浆中的同种抗体。尽管血小板成分中存在的少量抗体通常不具有临床意义，但宜仔细考虑患者输注 ABO 不相容血浆的总量。一些中心将输注的血小板悬浮于血小板添加液(platelet additive solution，PAS)而不是血浆中，以减少同种抗体的暴露。表 27-1 列出了根据 ABO 血型选择血液成分的建议。HSCT 患者可能出现 ABO 血型以外的抗体，如针对 HLA 或血小板抗原的抗体，从而导致血小板输注无效，具体情况详见本书第 15、16 和 19 章。

HSCT 患者血小板输注阈值由各医疗机构决定。对于大多数非复杂的病例，维持血小板计数>10×10^9/L 足以防止患者出现自发性出血，但对于正在接受手术、伴有败血症或者活动性出血的患者需要更高的阈值[14]。接受去纤苷(一种增强纤溶酶纤维蛋白溶解活性的药物，用于治疗 HSCT 期间的静脉闭塞性疾病或窦道阻塞综合征)的患者可能需要更高的血小板输注阈值[15]。HSCT 患者的血小板剂量宜遵循一般患者的输注指南。近年来，多项研究评估了标准剂量与低剂量血小板输注策略[16, 17]，结果表明低剂量的预防性血小板输注对出血发生率并无影响。

对于仅接受治疗性血小板输注而不是在出血发生之前接受预防血小板输注这一观点目前仍存在争议。虽然治疗性血小板输注策略可能适用于自体 HSCT 患者，但数据表明急性髓性白血病(acute myelogenous leukemia，AML)这种经常需要接受 HSCT 的患者有必要预防性输注血小板[18]。预防性血小板输注临床随机对照试验(Trial of Prophylactic Platelets，TOPPS)表明预防性血小板输注对于血液系统恶性肿瘤患者是有利的[19]。近期也有系统综述支持这一结论，尤其是对于 HSCT 患者[20]。

三、血浆、冷沉淀凝血因子和其他血液衍生品

目前尚无关于 HSCT 患者使用血浆、冷沉淀凝血因子或其他血液衍生品的标准指南[21]。ABO 相容性的相关问题宜按上文所述解决。

四、粒细胞

粒细胞可用于中性粒细胞减少症患者的治疗，通常用于中性粒细胞绝对值<0.5×10^9/L 并伴有标准治疗无效的细菌或真菌感染患者。粒细胞治疗中性粒细胞减少症患者感染(Resolving Infection in Neutropenia with Granulocytes，RING)临床试验表明，输注粒细胞并没有带来标准抗菌治疗以外的好处，虽然此研究检验功效不够大[22]。1 项 Cochrane 系统综述表明，尚无足够的证据确定粒细胞输注能够对 HSCT 患者全因死亡率产生影响[23]。

五、HSCT 接受者输注血液成分的处理

鉴于 HSCT 患者免疫功能不全，必须注意降低输血相关不良事件的风险。具体来说，这些患者对病毒感染敏感，例如可通过血液成分传播的巨细胞病毒(cytomegalovirus，CMV)。宜使用 CMV 低感染风险的血液成分(来自 CMV 血清阴性献血者或去白细胞的血液成分)。对于免疫力低下的人群，建议使用辐照血液成分以防止输血相关的 GVHD (transfusion-associated GVHD，TA-GVHD)的发生，TA-GVHD 是一种罕见但可导致患者死亡的不良反应。除了提供 CMV 低感染风险的血液成分外，也可为此类患者提供病原体灭活的血液成分。病原体灭活技术在本书其他章节中讨论。

第三节　儿科 HSCT 接受者的注意事项

由于标准治疗通常根据已发表的成人 HSCT 患者数据推断而来，因此儿科 HSCT 接受者的输血支持与成人相似[24]。专家建议对危重但血流动力学稳定的 HSCT 患儿，输注 RBC 的血红蛋白阈值水平为 70~80 g/L[25]。

捐献者选择和 HSC 产品类型等相关的临床决策可能因患者的年龄和体型而异。例如，儿童患者通常接受 1 份脐带血来源的 HSC 产品，而成人患者通常需要输注 2 份。儿童患者可能会接受降低强度的化疗，导致一些受者自身红细胞残留。

HSCT 的其他适应证包括先天性疾病，例如镰状细胞病、重型地中海贫血、某些骨髓衰竭状态等；一些儿童恶性肿瘤(例如神经母细胞瘤)采用高剂量化疗后进行自体 HSCT 治疗。HSCT 患者的管理包括解决与其基础疾病有关的输血问题。例如，对于镰状细胞病或地中海贫血患者，用分子技术测定红细胞抗原预测捐献者和受体的表型，以及记录和处理患者所有检出过的红细胞同种抗体，在提供输血支持和选择 HSC 捐献者时都是有用的。此外，相对于其他 HSCT 接受者，避免铁超负荷和维持较高的血小板计数以预防脑血管出血也是必要的[24]。

要点

1. HSCT 能够在疾病或治疗破坏骨髓功能后，替代或恢复骨髓功能。
2. 越来越多的医疗机构可开展 HSCT，患者通常在社区/地区医院接受后续治疗。

3. HSCT 患者面临着一些特殊的挑战，因为这些免疫功能低下的患者可以拥有来自多个个体(接受者、多个异体捐献者、脐带血捐献者等)的血细胞和免疫效应细胞。这些患者可能会因潜在疾病、治疗方案和移植本身而出现并发症。
4. 选择 HSC 捐献者不要求 ABO 相容，但从 HSC 输注到植活期间选择血液成分时需要考虑患者原本的血型及其所输注的所有 HSC 产品的血型。详细记录保存患者的移植史和输血史有助于 ABO 相容血液成分的选择。
5. 医疗机构宜为 HSCT 患者仔细制定输血指南和输血阈值。
6. HSCT 患者免疫功能低下，需要输注经过辐照以及病原体灭活或者 CMV 低风险(例如去白细胞或 CMV 血清阴性)的血液成分，以降低输血相关移植物抗宿主病和 CMV 感染的风险。

参考文献

[1] Health Resources and Services Administration. Transplant activity report. Rockville, MD: HRSA, 2018. [Available at https://bloodstemcell. hrsa. gov/data/donation－and－transplantationstatistics/transplant－activity－report (accessedFebruary 24, 2020).]

[2] Bolan CD, Leitman SF, Griffith LM, et al. Delayed donor red cell chimerism and pure red cell aplasia following major ABO－incompatible nonmyeloablative hematopoietic stem cell transplantation. Blood 2001; 98: 1687-1694.

[3] Kim JG, Sohn SK, Kim DH, et al. Impact of ABOincompatibility on outcome after allogeneic peripheral blood stem cell transplantation. BoneMarrow Transplant 2005; 35: 489-495.

[4] Cid J, Lozano M, Klein HG, Flegel WA. Matching for the D antigen in haematopoietic progenitor cell transplantation: Definition and clinicaloutcomes. Blood Transfus2014; 12: 301-306.

[5] Arora K, Kelley J, Sui D, et al. Cancer type predicts alloimmunization following RhD－incompatible RBC transfusions. Transfusion 2017; 57: 952-958.

[6] Le Viellez A, P'Ng S, Buffery S, et al. Red celland platelet transfusion burden following myeloablative allogeneic haemopoietic stem celltransplantation. Intern Med J 2015; 45: 1286-1292.

[7] Kekre N, Christou G, Mallick R, et al. Factorsassociated with the avoidance of red blood cell transfusion after hematopoietic stem cell transplantation. Transfusion 2012; 52: 2049-2054.

[8] Carson JL, Guyatt G, Heddle NM, et al. Clinicalpractice guidelines from the AABB: Red bloodcell transfusion thresholds and storage. JAMA2016; 316: 2025-2035.

[9] Meyer SC, O'Meara A, Buser AS, et al. Prognostic impact of posttransplantation iron overloadafter allogeneic stem cell transplantation. BiolBlood Marrow Transplant 2013; 19: 440-444.

[10] Pullarkat V, Blanchard S, Tegtmeier B, et al. Ironoverload adversely affects outcome of allogeneichematopoietic cell transplantation. Bone Marrow Transplant 2008; 42: 799-805.

[11] Maradei SC, Maiolino A, de Azevedo AM, et al. Serum ferritin as risk factor for sinusoidal obstruction syndrome of the liver in patients undergoing hematopoietic stem cell transplantation. Blood 2009; 114: 1270-1275.

[12] Chang YJ, Xu LP, Liu DH, et al. The impact ofCD34+ cell dose on platelet engraftment in pediatric patients following unmanipulated haploidentical blood and marrow transplantation. Pediatr Blood Cancer 2009; 53: 1100-1106.

[13] Pulsipher MA, Chitphakdithai P, Logan BR, etal. Donor, recipient, and transplant characteristics as risk factors after unrelated donor PBSCtransplantation: Beneficial effects of higherCD34+ cell dose. Blood 2009; 114: 2606-2616.

[14] Kaufman RM, Djulbegovic B, Gernsheimer T, etal. Platelet transfusion: A clinical practice guideline from the AABB. Ann Intern Med 2015; 162: 205-213.

[15] Richardson PG, Smith AR, Triplett BM, et al, forthe Defibrotide Study Group. Defibrotide forpatients with hepatic veno－occlusive disease/sinusoidal obstruction syndrome: Interim resultsfrom a treatment IND study. Biol Blood MarrowTransplant 2017; 23: 997-1004.

[16] Heddle NM, Cook RJ, Tinmouth A, et al. A randomized controlled trial comparing standardand low－dose strategies for transfusion of platelets (SToP) to patients with thrombocytopenia. Blood 2009; 113: 1564-1573.

[17] Slichter SJ, Kaufman RM, Assmann SF, et al. Dose of prophylactic platelet transfusions andprevention of hemorrhage. N Engl J Med 2010; 362: 600-613.

[18] Wandt H, Schaefer－Eckart K, Wendelin K, et al. Therapeutic platelet transfusion versus routineprophylactic transfusion in patients with haematological malignancies: An open－label, multicentre, randomised study. Lancet 2012; 380: 1309-1316.

[19] Stanworth SJ, Estcourt LJ, Powter G, et al. A noprophylaxis platelet-transfusion strategy for hematologic cancers. N Engl J Med 2013; 368: 1771-1780.

[20] Christou G, Iyengar A, Shorr R, et al. Optimaltransfusion practices after allogeneic hematopoietic cell transplantation: A systematic scopingreview of evidence from randomized controlledtrials. Transfusion 2016; 56: 2607-2614.

[21] Roback JD, Caldwell S, Carson J, et al. Evidence-based practice guidelines for plasmatransfusion. Transfusion 2010; 50: 1227-1239.

[22] Price TH, Boeckh M, Harrison RW, et al. Efficacy of transfusion with granulocytes fromG-CSF/dexamethasone-treated donors in neutropenic patients with infection. Blood 2015; 126: 2153-2161.

[23] Estcourt LJ, Stanworth SJ, Hopewell S, et al. Granulocyte transfusions for treating infectionsin people with neutropenia or neutrophil dysfunction. Cochrane Database Syst Rev 2016; 4: CD005339.

[24] Webb J, Abraham A. Complex transfusion issuesin pediatric heamtopoietic stem cell transplantation. Transfus Med Rev 2016; 30(4): 202-208.

[25] Steiner ME, Zantek ND, Standworth SJ, et al. Recommendations on RBC transfusion supportin children with hematologic and oncologic diagnoses from the Pediatric Critical Care Transfusion and Anemia Expertise Initiative. PediatrCrit Care Med 2018; 19: S149-S156.

第 28 章

人体组织的捐献和移植

人体的细胞、组织以及用于制备产品的人体细胞和组织的产品（human cells，tissues，and cellular and tissue-based products，HCT/P）在外科中的应用持续拓展。美国组织库协会（American Association of Tissue Banks，AATB）的所有成员机构每年共获得 39 000 多名捐献者捐献的组织，提供超过 320 万件组织移植物[1]。组织捐献和移植不断增多的部分原因是活体组织同种异体移植的成功临床应用（例如产妇捐献胎盘用于羊膜或绒毛膜移植），很多外科专科，包括骨科、神经外科、胸外科、整形外科、血管外科、泌尿外科、眼科、烧伤和其他皮肤伤口治疗、手足外科、运动医学、创伤和重建修复外科，都需要用到人体组织移植物。组织供方一直致力于 HCT/P 尖端产品的研发，以满足不同的临床需求。

可由医院内的某个人、小组或部门负责管理本院的组织移植相关服务工作。但许多科室或外科专科可能更倾向于只管理与其所负责移植的组织相关的工作。由于组织的预订、接收、保存、分发（发放）、跟踪、追踪，不良事件调查以及召回管理工作可由输血或组织服务机构负责，因此 AABB 建议采用在输血服务范围内建立集中化组织服务模式[2]。

第一节　组织捐献和移植

外科医生根据患者的功能需求选择相应的同种异体组织移植物。骨、肌腱或韧带和角膜是临床上最常用的移植组织。其他移植物还有皮肤及其相连皮下脂肪、羊膜或绒毛膜、软骨或半月板（有骨或无骨）、静脉或动脉，软组织如筋膜、心包膜、神经、肌腱套和硬脑膜，心脏瓣膜和血管等。如果捐献者生前登记过捐献组织的愿望，在其去世时，经过其法定代理人（如亲属）的知情同意或授权，可在捐献者死亡后 24 小时内摘取组织。为减少组织污染所采取的措施包括死亡躯体降温、使用外科无菌技术、设备和辅助材料摘取组织，以及保持组织摘取场所的环境符合要求。

负责捐献者资格审查的组织库人员根据以下标准判定捐献者是否具备捐献资格：①授权文件（或者活体捐献者的知情同意书）的有效性；②捐献者或其他知情人对可能导致疾病传播风险增加的捐献者旅行、病史和行为相关问题的回答；③相关医疗记录，包括死亡前后的情况；④对捐献者进行体检，判定是否具有高危行为或活动性感染性疾病的表现；⑤评估相关输液和输血记录，判定所采集的用于感染性疾病检测的捐献者血液标本是否受到稀释，判定感染性疾病检测结果是否合格；⑥尸检报告（已做尸检的需要提供）。高危行为会增加疾病传播的风险，因此不允许具有高危行为的个体捐献组织。与血液成分和细胞治疗产品类似，只有捐献者的感染性疾病检测已经完成且结果合格（表 28-1），其所捐献的组织才允许放行，用于患者移植。

表 28-1　组织捐献者感染性疾病检测要求[3]

病原体	检测项目（FDA 许可或批准）
巨细胞病毒 *	FDA 许可的捐献者抗-CMV（总 IgG 和 IgM）筛查
乙肝病毒（HBV）	乙肝表面抗原 乙肝核心抗体（IgM 和 IgG） 乙肝核酸检测

续表28-1

病原体	检测项目（FDA 许可或批准）
丙肝病毒(HCV)	丙肝抗体
	丙肝核酸检测
人类免疫缺陷病毒(HIV)	HIV-1 和 HIV-2 抗体
	HIV-1 核酸检测
人类嗜 T 淋巴细胞病毒(HTLV)*	HTLV-Ⅰ和 HTLV-Ⅱ抗体
梅毒螺旋体	FDA 许可的梅毒筛查
西尼罗河病毒(WNV)#	WNV 核酸检测

* 该项要求仅适用于富含具有活性的白细胞的组织。

该项要求仅适用于活体捐献者。

一、移植组织的类型

同种异体移植组织指在同一物种不同个体之间移植的组织。经过适当处理(包括消毒、杀菌、包装、标签、检测和/或保存等)，能减缓人体同种异体移植组织出现生物或物理性能的衰退，维持组织的预期质量。异体移植组织可能源自单个组织或作为功能单位的多个相关组织。在处理过程中，移植物可能与其他生物相容性材料结合，以实现预期的操作和功能特性。根据人体组织移植物的加工程度和预期用途的不同，FDA 分别将其归为人体组织、生物制品、药品或医疗器械进行监管[3]。

自体移植组织指供体和受体为同一个体的移植组织。例如：从患者髂骨摘取骨，加工成所需尺寸，植入此患者的椎间盘处；患者行颅脑外伤手术时取下的颅骨片在其脑水肿消退后将其植回；以及甲状旁腺切除术后冷冻保存的甲状旁腺组织，在患者以后出现甲状旁腺功能减退时将其植回。

异种移植组织指在不同物种间移植的组织。越来越多的非人源动物组织，经过高水平加工和失活处理后，成为医疗产品。这类产品作为医疗器械进行监管。例如，某些人体心脏瓣膜置换手术就是采用猪心脏瓣膜作为异种移植物。

异种移植产品指含有源自非人源动物，具有活性的细胞、组织或器官，或者在加工过程中接触非人源动物具有活性的细胞、组织或器官的产品。要注意的是，异种移植产品和异种移植组织经常被相互混淆。按照 FDA 的监管分类，异种移植产品可能属于生物制品、药品或者医疗器械。例如，体外血液灌流设备所使用的异种细胞属于异种移植产品，按照医疗器械进行监管。

有关其他同种异体移植物，诸如生殖系统组织(如生殖细胞)和细胞治疗产品，以及前述的异种移植物和异种移植产品，本章不予详细介绍。但输血服务机构可能开展这些方面的工作，可参照异体组织移植物的程序实施管理。

二、移植组织的加工

移植组织从捐献者体内摘取后，可能需要经过多道加工和保存程序。在设计用于组织加工的设施和步骤时，应注意防止组织污染和交叉污染。与现行药品生产质量管理规范(good manufacturing practice，GMP)类似，现行组织质量管理规范(current good tissue practice，GTP)提高了对关键工作区域的温度、湿度、通风和空气过滤的控制要求，但均是组织库(组织加工机构)所必须具备且有数据支持的。

在骨、软组织和结缔组织移植物的处理过程中，可能需要使用多种溶液，以减少或去除微生物污染(也称生物负荷)、脂肪和其他细胞成分。抗生素可单独使用，也可与其他化学消毒剂如乙醇、过氧化物或表面活性剂联合使用。有些消毒处理方法拥有专利或商标。是否可采用化学品对移植物进行消毒或灭菌处理，取决于移植物类型、临床用途或生物力学预期。某些含有活细胞或脆弱基质的同种异体移植物(如新鲜或低温保存的血管或心脏组织移植物)不适用化学消毒剂处理，因为这会影响移植物中细胞和基质的完整性。对于这类组织移植物，美国最常使用的灭菌方法是低剂量电离射线和γ射线辐照，但组织还是需要先经过专门的溶液和方法处理。关于同种异体移植物无菌状态的声明，必须有确认数据的支持。虽然有些处理方法能灭活病毒，但无菌状态的声明不包括病毒。

已有各种组织的保存方法可用于延长组织移植物的保存时间，因此能保存一定库存量的移植物，以便随时可供临床使用。通过一般冷冻或者低温冷冻能保存组织的完整性。低温冷冻程序需采用冷冻保护剂如甘油或二甲基亚砜，控制降温速率，使移植物降至低温，并在低温下长期保存(可达数年)。冷藏保存可用于保存细胞活性或减缓基质降解，但是仅能用于短期保存(数天或数周)。角膜、软骨或骨关节移植物可采用冷藏保存。后两种移植物可提供或大或小的关节软骨面。如果不影响组织的临床使用，可对移植物进行脱水、干燥处理。如果要求移植物残留含水量很低，可以采用冻干(即冷冻干燥)方法。移植物的保存期限(即有效期)通常取决于其包装结构是否具有长期(一年或更长)保持低湿度的能力。

三、移植组织的临床应用

已有多种人体组织可供移植使用(表 28-2)[4]。死者的骨可用于退行性疾病、创伤或恶性肿瘤所致骨缺损的修复。同种异体骨具有很强的骨愈合特性，包括骨传导和骨诱导特性。在体内，移植骨作为一个支架，使受者毛细管生长并进入移植物(骨传导)，并使患者的成骨细胞接触骨形态发生蛋白(bone morphogenetic proteins，BMP)-存在于骨中、诱导新骨形成的生长因子，从而刺激新骨生成(骨诱导)。其结果是以渐进的替代方式，即破骨细胞吸收植入骨，成骨细胞生成新骨，完成骨重建。经酸处理脱矿质的骨碎片可单独或悬浮于生物相容性载体后应用于暴露的骨表面。脱钙骨中的 BMP 可刺激骨生成、相邻骨的融合以及骨愈合。采用先进的电脑辅助切割设备处理，能制作许多精准的骨移植物，包括越来越多的脊柱植入物，其优点是能很好地贴合手术器械，便于外科医生将其精准放置在缺损处。骨腱(如 Achilles 腱)或骨-带-骨(髌胫韧带)移植物常用于膝关节前十字韧带(anterior cruciate ligament，ACL)的修复。植入的肌腱或韧带跨越关节腔，通过骨组织锚定在股骨和/或胫骨上，从而恢复关节的稳定性。ACL 修复采用替代固定方式结合肌腱(无骨附件)，例如前或后胫骨肌腱、股薄肌、半肌腱和腓长肌。半月板和关节移植物也用于疾病或创伤后的关节活动的恢复。死者捐献的皮肤能作为严重烧伤患者伤口的临时敷料，起到保护内部组织，避免脱水和病原体感染的作用。人体皮肤、羊膜和绒毛膜可冰冻保存，或经过加工去除细胞成分，制成无细胞的胶原基质，为软组织重建手术及伤口治疗的血管重建和细胞连接提供支架。还有，捐献的角膜组织能用于治疗多种眼疾，例如圆锥形角膜病、其他眼部病变和创伤等，巩膜、心包膜和羊膜来源的移植物可用于治疗青光眼、巩膜溃疡和其他眼损伤。

虽然有些组织移植物可能引起受者的免疫反应，即无菌性炎症。但可能由于处理后的移植物中没有大量的细胞成分，因此这类反应通常不会导致移植失败[5,6]。因此异体组织移植大多数无需与受者进行 HLA 或 ABO 血型配型。这与同种异体器官移植截然不同。器官移植中针对捐献者的特异性 HLA 或 ABO 血型抗体可能对器官功能产生重大影响[7,8]。虽然有研究提示，HLA 抗体与角膜移植排斥反应有关，但角膜同种异体移植很少进行 HLA 配型[9]。HLA 抗体可能不会影响组织移植物的功能，但是骨或皮肤移植所产生的 HLA 抗体可能影响患者以后的器官移植[10,11]。

一些临床医生要求对心血管移植物(包括冷冻保存的心脏瓣膜、静脉和动脉)进行 ABO 血型配型，但这一做法的临床意义有待证实。已有病例报告显示，未经处理的异体骨移植受者产生抗-RhD、抗-Fy^a 及抗-Jk^b 抗体[12]，但美国现已不再使用未经处理的同种异体骨。如果具有生育能力的 RhD 阴性女性患者使用了未经处理骨移植物(无法以机械方式去除骨髓成分)，其以后生育的子女可能面临胎儿和新生儿溶血病风险。因此，同种异体骨移植物捐献者 RhD 为阳性或未知时，可考虑给予受者预防性使用 Rh 免疫球蛋白。

表 28-2　人体组织移植物的临床应用

同种移植物	临床应用
羊膜或绒毛膜	腿部或足部溃疡/伤口治疗 结膜表面修复 角膜修复 神经外科和脊柱外科 整形外科 牙科和牙周手术 烧伤
骨(皮质、皮质网状结构、网状结构、粉、糊、泥、胶、可塑形的条)	骨重建 脊柱融合 植牙 骨缺损填充
骨-腱(跟腱)	前交叉韧带修复
骨-韧带-骨(髌骨韧带)	后交叉韧带修复
肌腱(前后胫部，半肌腱，股薄肌和腓骨肌)	肩袖修复 肱二头肌肌腱断裂修复

续表28-2

同种移植物	临床应用
心脏(主动脉和肺动脉)瓣膜和血管	心瓣膜置换 先天性心血管缺陷修复
(肋)软骨	面部重建
角膜	圆锥角膜矫正 Fuchs 角膜内皮营养不良修复 外伤性瘢痕修复 角膜-巩膜瘘修补
无细胞皮肤(真皮基质)	疝修补 软组织重建 牙龈修补
脱钙骨	植牙 脊柱融合 骨缺损填充
硬脑膜	硬脑膜缺损/脑脊液漏修补
筋膜	软组织修复 盆底组织支撑
半月板	半月板置换
骨关节/骨软骨(骨及其连接软骨)	关节修复
心包	硬脑膜修补 眼睑重塑 软组织重建
巩膜	眼部摘除 巩膜溃疡修复 眼睑修复
皮肤	烧伤治疗 腿部/足部溃疡/伤口治疗 整形手术重建
静脉/动脉	冠状动脉旁路移植 组织血管重建 动脉瘤修复 血液透析动静脉分流

四、组织移植引起的疾病传播

已有异体组织移植传播 HIV、HCV、HBV 感染和克雅病的零星散发病例报告[13]。也曾有异体组织移植传播细菌和真菌感染导致患者发病和死亡的报告。污染病原体可能来自移植物捐献者或移植物处理过程中的环境污染。也有异体组织移植传播恶性肿瘤的个别报道，但仅见于角膜移植[13]。现今，组织移植传播疾病的情况已非常罕见，但是仍然需要保持警惕和进行监测，以保持对所采取的有效控制措施如 GTP 的信心。捐献者筛查的进展，例如将寨卡病毒列入筛查对象，有效地减少了受感染捐赠者捐赠组织的可能性[14]。还有，经过确认的捐献者检测、组织细菌培养和处理新方法，以及质量保证和质量控制措施的应用，持续提高人体异体组织的安全性。

第二节　联邦法规、州法律和专业标准

根据美国联邦法规(*the Code of Federal Regulations*, CFR)第 21 篇第 1270 和 1271 部分的授权，FDA 负责对组织库实施监管[3]。组织库从事一种或多种加工活动，诸如捐献者筛查和检测，组织摘取、包装、标识、加工、保存和/或分发供临床使用。FDA 将这些加工活动统一归入 HCT/P 进行监管。表 28-2 列出了常用的非造血干细胞的组织产品。尽管组织分发中介机构所从事的加工活动有限(如仅负责保存和分发)，但也必须遵守适用的法规。根据《食品药品化妆品法》和/或《公共健康服务法》(Public Health Service, PHS)第 351 节规定，异体 HCT/P 一般按照药物、医疗器械或生物制品进行监管。如果符合表 28-3 列示的 4 项标准，HCT/P 按照 PHS 第 361 节和 CFR 第 21 篇第 1271 部分进行监管[15]。

表 28-3　CFR 第 21 篇 1271.10(a)关于 HCT/P 适用 PHS 第 361 节进行监管的规定

必须同时满足以下 4 个条件：
1. 对 HCT/P 进行最小程度的操作
2. HCT/P 仅同源使用
3. HCT/P 没有与其他物品结合(个别情况除外)

续表28-3

4. HCT/P 不具有全身作用，不依赖活细胞的代谢活性维持其主要功能，或 HCT/P 具有全身作用或依赖活细胞的代谢活性维持其主要功能，仅供患者自体使用，或仅供一代或二代血缘关系患者异体使用，或用于辅助生殖

CFR 第 21 篇第 1271 部分包括以下三个子部分：①组织库注册；②捐献者资格；③HCT /P 加工相关的 GTP 要求。组织库必须遵守这些法规要求，控制污染和交叉污染，防止疾病传播。如果医院、牙科诊所和外科中心等组织分发机构仅开展本机构内部的组织供应和使用工作，则不受这些法规要求的管制。但有某些情形除外，例如向其他机构（包括与本机构地址不相同的附属机构）常规分发异体或自体移植物和采用可能给组织造成污染的加工步骤。

地方法律和/或认证组织可对不属于组织库的医院组织服务部门实施监督。联合委员会（Joint Commission，JC）、美国血库协会（AABB）、病理学会（College of American Pathologists，CAP）、围手术期注册护士协会（Association of periOperative Registered Nurses，AORN）、组织库协会（AATB）和眼库协会（Eye Bank Association of America，EBAA）均制定了针对医院组织服务具体工作的指南或标准[16-21]。组织服务部门在医院或医疗机构中的位置及其职责范围决定组织服务适用的标准。这些标准会定期更新，因此应予定期评审，以保证采用其最新版本，保证持续符合性和保持最佳实践。

AATB 和 EBAA 认证致力于确保用于移植的人体组织是安全、可及和高质量的。这两个机构的认证均为自愿性质。AATB 认证标准包括机构制度和质量管理要求，捐献者授权或知情同意，捐献者筛查和检测，组织摘取、保存、加工、放行和分发[20]。EBAA 标准涵盖了眼组织库的全部工作[21]。通过验证表明符合既定标准并定期接受审查，可获得这些机构的认证。这两个认证机构同时还提供捐献与移植方面的科学教育资源。因此，组织服务部门可能认为，组织供方是否获得 AATB 和 EBAA 认证对于供方评估具有重要价值。JC、CAP、AABB 和 AORN 均制定了针对医院组织服务具体工作的标准或指南。

美国有些州的法规规定了本地区组织库的要求，这可能对输血服务机构开展组织服务产生影响。例如：纽约州规定，组织服务机构如果符合《纽约州法规汇编》第 10 篇的第 52 部分（健康）所述“组织保存机构”或“组织移植机构”的定义，必须取得组织库许可证；《加利福尼亚州健康和安全条例》第 1635 节规定了组织库许可要求，但是否适用开展组织加工的输血服务机构，取决于其所涉及的具体组织的保存标准。

还有，特殊医疗服务的咨询或认证机构也可能提出组织的管理要求，医院组织服务部门应予遵守。例如，器官共享联合网络（United Network for Organ Sharing，UNOS）规定了捐献器官容器的包装、标识、保存、运输、跟踪和报告方面的要求[22]。

第三节　医院的组织服务

目前没有关于组织服务必须由某个特定部门或人员进行管理的规定。开展组织服务的输血服务机构可获得《AABB 血库和输血服务机构标准》的认证[17]。该标准是根据提供人源产品的专业知识制定的。这些人源产品具有容易变质和潜在感染，时有供应短缺的特点和必须具备捐献者和受者之间双向可追溯性的法规要求。无论是输血还是组织服务机构，都以同样的方式开展血液或组织的预订、接收、保存、分配（发放）、跟踪和追溯、不良事件调查（包括投诉、召回和回顾调查）工作。

一、医院组织服务部门的职责

JC 要求，医院组织服务部门必须明确组织移植的监管职责，建立和使用组织处理标准程序，保持所有组织的可追溯性，建立不良事件调查和报告程序[16]。具体管理模式可以是集中式或分散式。但无论采用哪种模式，都必须指定负责监管人员，由其统一协调，保证本机构组织服务工作标准化。JC 的要求适用于 FDA 分类的以人体或非人体细胞为基础的可移植和可植入产品，包括组织移植物和某些医疗设备。组织服务机构需采取的管控措施见表 28-4。

表 28-4　组织服务机构管控措施概览

1. 组织供方资质评审
2. 组织移植物接收和检查
3. 移植物保存和监控（包括报警）设施的维护

续表28-4

4. 组织移植受者知情同意制度的推广应用
5. 保证遵守移植组织制备程序(即使用说明书)要求
6. 保持移植组织具有可追溯性,包括从接收到保存、分发(或再分发)和最终处置,能及时跟踪到具体组织的移植受者
7. 移植组织召回或撤回的迅速处理
8. 负责组织移植受者不良事件的识别和报告,参与调查
9. 适用法规、法律和/或专业标准的符合性
10. 组织使用和安全委员会的监管
11. 高性价比组织的推广使用
12. 以上管控措施的记录和保存

二、标准操作规程和制度

医院组织服务部门必须制定各类组织服务相关活动,包括组织移植物摘取、接收、保存、发放和跟踪以及不良事件和召回调查处理的书面标准操作规程(standard operating procedures, SOP)。SOP 可采用纸质或电子载体。必须遵守供方组织操作使用说明书要求。如果是由血库或输血服务部门承担组织服务工作,AABB 要求必须由该部门医疗主管审批所有医学和技术方面的制度和程序[17(p2)]。建立质量服务制度,为实现患者满意和安全这一目标提供质量支持,这也是非常有帮助的。

三、组织供方资质评定

组织加工方和分发方通常仅提供某些类型异体组织移植物,这点与血库不同。因此,医院组织服务部门的人体组织产品供方要多于输血服务部门的血液成分供方。

是否具备可靠提供高质量(即满足可及性和安全有效预期)组织的能力,是组织供方选择的主要依据。组织服务部门宜制定组织潜在供方资质最低要求。JC 标准要求,获得认证的医疗机构必须每年对组织供方进行评审,确认其在 FDA 注册为组织机构,以及所在州的许可执照(如有需要)仍然有效[16]。最好建立供方评审和批准的书面程序,其内容宜包括表 28-5 所列的条件。组织服务部门宜建立和保持合格供方清单,其内容包括每个供方的资质证书、认证证书、许可证内容的记录。组织服务部门宜建立程序,接收和监视有关组织供方资质符合或不符合要求的证据,如查阅 FDA 警告信、组织移植物召回或撤回通告。还有,组织供方最好能获得 AATB 和/或 EBAA 的认证。

医院组织服务部门宜每年对供方资质进行评审和批准。还需对供方在满足本院移植需求方面的表现进行评价。在每年的供方评审过程中,宜确认供方是否还在 FDA 注册,AATB 和/或 EBAA 认证是否仍然有效。确认认证状态的最佳途径是登录 AATB 和 EBAA 网站进行实时检索。如果组织库认证被中止或撤销,其认证证书的 PDF 副本或影印件可能会显示过期信息。宜查阅 FDA 网站有关组织库关闭和召回的信息以及医疗产品安全监测(MedWatch)报告的相关信息。可根据《信息自由法案》向 FDA 申请并获得 FDA 对组织的审查报告。评审信息还宜包括与供方提供的组织有关的移植外科医生投诉,以及可能由组织移植物引起移植受者感染的报告。医院管理层可考虑成立本院内部相关方(包括组织移植医生)委员会,对组织供方的审批和组织的使用及安全监测工作进行监督。

表 28-5 关于人体组织移植物供方资质要求的建议

要求	记录/操作
FDA 注册	登录 FDA 人体细胞和组织库的电子注册系统(http://www.accessdata.fda.gov/scripts/cber/CFAppsPub/tiss/index.cfm),检索每个组织供方相关信息,打印检索报告
FDA 检查结果	FDA483 表的检查结果(如有) 警告信及其响应回复(如有)
自愿认证(如有)	AATB 认证现行有效证明(如果适用):登录 www.aatb.org,检索获得认证的组织库的实时信息,打印检索报告和检索日期 EBAA 眼组织库认证现行有效证明:登录 http://restoresight.org/who-we-are/find-an-eye-bank/,实时检索相关信息,打印检索报告和检索日期

续表28-5

要求	记录/操作
当地许可或注册(如当地法律要求)	现状证明(每年评审一次)
组织供应可靠	组织供应短缺时及时通知 针对特殊要求的响应能力 组织产品的保存期适宜
组织加工信息透明	乐意提供有关捐献者选择和组织加工处理的信息
医学咨询	能获得组织供方医疗主任的指导
质量保证或监管资源	能获得组织供方质量保证人员的指导
新的或试用的组织产品支持	乐意提供新供应的组织产品的信息
销售代表专业水平	销售代表在向本院推销或提供组织前，应通过规定渠道获得批准

四、组织移植物的接收检查

接到供方发来的组织移植物后必须马上进行检查，确认其包装完好无损，标签完整正确、粘合牢固、标识信息清楚可读之后，方可入库保存。入库检查记录宜包括检查日期和时间以及检查人员姓名。

JC 要求，医院必须确认组织移植物包装完整，运输温度受控在可接受范围(如果适用)[16]。通过检查运输容器中的剩余冷却剂(例如冷藏移植物运输采用的冰块或冷冻移植物运输采用的干冰)，可能有助于了解在运输过程是否保持组织所要求的保存环境。

许多组织经销方使用经过验证的组织运输箱。这些运输箱通过测试，能在一段时间内维持所要求的温度。如果经销方使用经过确认的运输箱，组织接收方只需确认运输箱无破损以及在其外表所示的规定时间内接收并打开。

对于要求在环境温度(指运输箱周围环境温度)条件下保存和运输的组织，接收时无需检查其运输温度。对于要求在室温保存的组织，如果生产方在标签或使用说明书中规定了保存温度范围，则必须检查和记录运输保存温度。

五、组织保存

与血液成分一样，不同的组织移植物也有不同的保存条件(见表 28-6)。组织的特性、保存方法和包装类型决定其适宜保存条件。

医院组织服务部门宜遵守供方提供的异体组织移植物标签或使用说明书要求保存组织。保存设备包括周围环境或室温保存柜、冰箱、冷冻冰箱和液氮保存设备。JC 标准要求[16]，必须对冰箱和冷冻冰箱的温度进行连续监测。如果移植物使用说明书给出了保存温度范围，则必须对室温保存设施进行温度监测。用于保存组织的冷藏或冷冻设备必须有报警功能和充裕的应急备份能力。宜在组织保存 SOP 中明确规定，当保存温度超出允许范围、设备或电力供应发生故障时应采取的措施。使用说明书要求在环境温度或以下保存的冻干组织，能耐受的温度范围很宽，因此不必对其保存温度进行监测。

表 28-5　常用人体组织移植物的保存要求[20]

人体组织	保存条件	保存温度*
心脏和血管	冰冻、低温保存	-100℃以下
肌肉骨骼和关节	冷藏	0℃以上~10℃
	冷冻、低温保存(临时保存 6 个月以内)	-20℃~-40℃
	冷冻、低温保存(长期保存)	-40℃以下
	冻干、脱水	环境温度†

续表28-5

人体组织	保存条件	保存温度*
出生胎儿附属组织	冷藏、冷冻、深低温保存、冻干、脱水	组织库确定和验证
皮肤及其皮下脂肪	冷藏	0℃以上~10℃
	冷冻、深低温保存	-40℃以下
	冻干、脱水	环境温度†

* 指保存温度最高值，列出温度范围的除外。

† 冻干组织不必进行环境温度监测。

六、异体组织移植物的可追溯性和记录保存

医院组织服务部门必须按照相关要求对人体同种异体组织移植物实施管理，全面记录组织处理过程中的所有步骤，并完整保存。JC 标准要求[16]，必须能确定组织处理（包括接收、分发和制备）过程的当事人、日期和时间。记录宜提供所有的操作经过。对于所有使用过的组织，必须保存组织供方、同种异体移植物由数字或数字字母组成的唯一性标识、有效期和移植受者姓名。JC 标准还要求，必须将组织类型及其唯一性标识记入移植受者病历[16]。

必须保证所有组织的使用处理记录具备双向可追溯性，能从捐献者和供方跟踪到移植受者或最终去向（如报废）。记录保存时限的要求是组织分发、移植、报废或到期后 10 年（以最后出现的为计算基准）。当地法规要求保存更长时间的，遵守其要求。

组织库随同组织一起发放的组织使用信息卡或其他系统，必须填写完整，返回给组织供方，但受者身份信息不必披露。这些信息有助于保持移植物的可追溯性，一旦必要时，能加快组织移植物从市场撤回或召回。组织供方还能通过这些信息更好地了解异体移植物的使用情况，获得正面或负面的反馈意见，以更好地满足顾客需求和期望。

七、移植物所致不良事件的发现和报告

人源医疗产品（如异体组织移植物）具有一定风险，必须全面权衡其使用的利弊。尽管很罕见，但确实曾发生人体组织移植物传播细菌、病毒或真菌性疾病，一种组织移植物（硬脑膜）曾传播朊病毒的案例。还有，移植物可能存在结构上的缺陷，从而导致移植失败。

医院组织服务部门必须建立组织移植物相关不良反应调查程序，确保能对任何疑似组织移植物所致不良反应迅速展开调查。对于同种异体移植物引起的感染和其他严重不良事件，JC 要求医院必须立即告知组织供方[16]。

外科移植医生在同种异体移植物相关不良事件的发现方面起到关键作用，发现疑似不良事件时应立即向医院组织服务部门报告。不良事件的迅速报告有助于医院组织服务部门调查其原因，通报组织供方，采取纠正措施，包括隔离其他可疑的组织移植物。可自愿通过 MedWatch 将组织相关不良事件上报 FDA。上报者宜清楚的是，FDA 的监管重点是患者感染是否由移植组织导致。感染和其他不良事件的调查，必须有组织服务部门、临床医生和组织供方之间的密切合作。在不良事件报告中应记载移植物序列号，这对组织库开展进一步调查十分必要。必要时可咨询医院感染控制部门或感染科专家。尽早报告不良事件能防止同一事件所涉及的其他移植物对潜在移植受者造成危害。

各州卫生部门制定了首次诊断时必须报告的感染性疾病清单。例如，异体组织移植物受者首次诊断患有 HIV 感染或病毒性肝炎，且疑似由组织移植物所导致，可能需要向所在地卫生部门报告。可能需要开展流行病学调查，以确定异体移植物是否为移植受者的感染源。

关于异体组织移植物相关不良事件和感染的具体调查方法，请详见方法 7-3。

八、召回与回顾调查

当组织供方确定组织移植物存在缺陷时，可能启动召回或撤回。供方可能采取的措施有：对尚未发出的组织实施隔离，召回同一捐献者或同批次加工的所有组织产品，通知已接收可能受到影响的组织的医院。医院宜根据召回的性质审慎地采取相应的措施，包括对库存组织移植物进行隔离，确定可能受到影响的移植受者和（或）通知移植外科医生。

移植外科医生宜评估所发生的情况，如果需要，宜通知已经接受召回组织移植的每一位受者。

当捐献者在捐献组织后被发现感染 HIV、HTLV-Ⅰ和 HTLV-Ⅱ、HBV、HCV 或其他已知可通过组织移植物传播的病原体时，可能需要启动调查。有关组织移植物的回顾调查很少见。

九、自体移植组织的摘取、保存和使用

与采用异体组织相比，使用患者自身组织进行手术重建有其优缺点。优点是：愈合更快，更安全，基本没有病毒性疾病传播和免疫排斥的风险。缺点如下：①可能出现患者自体组织摘取手术相关并发症，如疼痛和手术部位感染；②自体组织的质量(强度)和数量可能不足以满足患者需求；③患者组织摘取可能对摘取部位的功能产生不利影响。

只要是在同一手术摘取和移植患者自体移植物，其摘取、保存和使用免受 FDA 监管[3]。这一规则允许在同一患者身上摘取组织，一次或分期手术使用。因此，组织摘取和移植可能间隔数日，但仍被认为属于同一手术，例如皮肤移植、采用自体血管的冠状动脉搭桥手术、颅骨成形术、甲状旁腺切除与植入术。允许在保持组织原有形态的基础上进行些许处理，如冲洗、清洁、调整尺寸和修整形状。在一个医疗机构摘取自体组织，将其运送到另一个机构实施自体移植，这种情况不符合上述的 FDA 豁免条件。但如果是为了满足患者的医疗需求，可以有个别例外。例如颅骨瓣和甲状旁腺组织(较少见)，可能在一家机构摘取，在另一家机构植入[23]。

宜制定自体组织移植物摘取、微生物检测、包装、保存，发放程序。自体组织在手术摘取后和包装前这段时间，可能获得适宜的细菌培养结果。患者存在全身感染或需摘取的组织邻近感染部位时，不宜摘取自体组织移植物。自体移植组织可在实施摘取手术的医疗机构或经 FDA 注册的组织库保存。AATB 和 AORN 已发布关于自体组织移植程序方面的推荐意见[19,20]。

要点

1. 人体同种异体组织移植物来源于活体或死亡捐献者，必须按照与献血者筛查一样严格的要求对组织捐献者进行筛查和检测。
2. 并非所有异体组织移植物都是无菌的。某些类型的组织移植物可能不适用灭菌方法，因为在灭菌过程中可能影响组织移植物的细胞成分活性或基质结构，对移植后的组织功能产生不良影响。减少细菌污染的方法包括使用抗生素、具有专利或商标的处理方法和电离辐射。
3. 人体组织移植物已广泛应用于许多获得性疾病、创伤和其他缺陷的外科手术治疗。
4. 偶见异体组织移植物传播病毒、细菌、真菌和朊病毒的文献报道。与血液成分使用一样，只有在捐献者符合标准要求且相关感染性疾病检测结果合格的情况下，所捐献的异体组织移植物才能发放供临床使用。
5. 一般而言，异体骨和软组织移植物不必进行 HLA、ABO 或 Rh 配型。
6. 组织库从事捐献者筛查和检测，组织摘取、标识、加工、保存和分发工作，作为以细胞和组织为基础的产品(HCT/P)生产方，必须接受 FDA 按照联邦法规第 21 篇第 1270 和 1271 部分所进行的监督管理，以及某些州的许可或注册管理，可自愿申请 AATB 或 EBAA 认证。
7. 医院开展的组织移植服务，包括组织移植物的接收、保存、分发和在本机构内部使用，不受 FDA 监督。JC、AABB、CAP、AORN 均有适用于这些活动的标准和指南。
8. 组织服务机构的职责类似于输血服务机构，包括供方资质评定，组织移植物的预订、接收、保存、分发和回溯，不良事件调查(包括投诉、召回和撤回)以及回顾调查。
9. 医院组织服务部门可能采取的其他管理措施包括组织移植接受者知情同意制度的推广应用以及对本院组织使用和安全委员会的工作实施监督。

参考文献

[1] American Association of Tissue Banks. About us. McLean, VA: AATB, 2018. [Available at http://www.aatb.org/?q=about-us (accessed July 30, 2018).]

[2] Eastlund DT, Eisenbrey AB, for the Tissue Committee. Guidelines for managing tissue allografts in hospitals. Bethesda, MD: AABB, 2006.

[3] Code of federal regulations. Title 21, CFR Parts 1270 and 1271. Washington, DC: US Government Publishing Office, 2019 (revised annually).

[4] Warwick RM, Brubaker SA, eds. Tissue and cell clinical use: An essential guide. West Sussex, UK: Wiley-Blackwell, 2012.

[5] Malini TI. Preparation and banking of bone and tendon allografts. In: Sherman OH, Minkoff J, eds. Arthroscopic surgery. Baltimore, MD: Williams and Wilkins, 1990: 65-86.

[6] Fehily D, Brubaker SA, Kearney JN, Wolfinbarger W, eds. Tissue and cell processing: An essential guide. West Sussex, UK: Wiley-Blackwell, 2012.

[7] McCaughan JA, Tinckam KJ. Donor specific HLA antibodies and allograft injury: Mechanisms, methods of detection, manifestations and management. Transplant Int2018; 31: 1059-1070.

[8] Subramanian V, Ramachandran S, Klein C, et al. ABO-incompatible organ transplantation. Int J Immunogenet2012; 39: 282-290.

[9] Sel S, Schlaf G, Schurat O, Altermann WW. A novel ELISA-based crossmatch procedure to detect donor-specific anti-HLA antibodies responsible for corneal allograft rejections. J Immunol Methods 2012; 381: 23-31.

[10] Mosconi G, Baraldi O, Fantinati C, et al. Donor-specific anti-HLA antibodies after bone-graft transplantation. Impact on a subsequent renal transplantation: A case report. Transplant Proc 2009; 41: 1138-1141.

[11] Duhamel P, Suberbielle C, Grimbert P, et al. Anti-HLA sensitization in extensively burned patients: Extent, associated factors, and reduction in potential access to vascularized composite allotransplantation. TransplInt2015; 28: 582-593.

[12] Cheek RF, Harmon JV, Stowell CP. Red cell alloimmunization after a bone allograft. Transfusion 1995; 35: 507-509.

[13] Eastland T, Warwick, RM. Diseases transmitted by transplantation of tissue and cell allografts. In: Warwick RM, Brubaker SA, eds. Tissue and cell clinical use: An essential guide. West Sussex, UK: Wiley - Blackwell, 2012: 72-113.

[14] Silveira FP, Campos SV. The Zika epidemics and transplantation. J Heart Lung Transplant 2016; 35: 560-563.

[15] Food and Drug Administration. Guidance for industry: Regulatory considerations for human cells, tissues, and cellular and tissue-based products: Minimal manipulation and homologous use. (December 2017) Silver Spring, MD: CBER Office of Communication, Outreach, and Development, 2017. [Available at https://www. fda. gov/downloads/biologicsbloodvaccines/guidancecompliance-regulatoryinformation/guidanc es/cellularandgenetherapy/ucm585403. pdf.]

[16] Transplant safety (TS). In: Comprehensive accreditation manual for hospitals. Oakbrook Terrace, IL: The Joint Commission, 2018: TS03.

[17] Gammon R, ed. Standards for blood banks and transfusion services. 32nd ed. Bethesda, MD: AABB, 2020.

[18] Standards for laboratory accreditation. Northfield, IL: College of American Pathologists, 2017.

[19] Association of periOperative Registered Nurses. Standards of perioperative nursing. In: 2015 Guidelines for perioperative practice. Denver, CO: AORN, 2015. [Available at http://aorn. org/guidelines/clinical - resources/aorn - standards (accessed December 10, 2019).]

[20] Osborne JC, Norman KG, Maye T, et al, eds. Standards for tissue banking. 14th ed. McLean, VA: American Association of Tissue Banks, 2016.

[21] Medical standards. Washington, DC: Eye Bank Association of America, 2017.

[22] Organ Procurement and Transplantation Network. Policy 16: Organ and vessel packaging, labeling, shipping, and storage. Rockville, MD: Health Resources and Services Administration, 2018. [Available at https://optn. transplant. hrsa. gov/governance/policies/.]

[23] Food and Drug Administration. Guidance for industry: Same surgical procedure exception under 21 CFR 1271. 15 (b): Questions and answers regarding the scope of the exception. (November 2017) Silver Spring, MD: CBER Office of Communication, Outreach, and Development, 2017. [Available at https://www. fda. gov/down loads/biologicsbloodvaccines/guidance complianceregulatoryinformation/guidances/tissue/ ucm419926. pdf.]

方法学

一般实验室方法

一、方法选择

本版本技术手册中列出的方法学的选择是由作者和编辑主观决定的，不包含的方法并不表示禁用。不过本手册删除了一些程序，因为这些程序使用的化学品有潜在的安全风险，或者这些方法不再需要或不再适用，读者在引用这些以前版本里的程序时要慎重，因为其内容和安全性未经验证。

本手册给出的方法是直接的、可靠的，代表当前的做法。工作人员应该仔细阅读试剂生产商的说明，并遵循其提供的指导。

尽管对一些非常规问题的调查需要方法学的变通，但是实验室中常规程序应采用统一的方法。为确保试验结果的可重复性和可比较性，实验室全体人员都必须依据相同标准执行相同的程序。

二、一般注意事项

下面几节概述的方法是可接受程序的示例，如果需要，也可以使用其他可接受的程序。书面程序的开发和控制应尽可能符合实验室文件规范：由临床和实验室标准研究机构制定和批准的指南。如美国联邦法规(CFR)第21篇第606.65(e)部分所示，必须遵循食品和药物管理局(FDA)许可的试剂和用品的生产商说明书(如产品插页)。如21 CFR 640.120所述，替代程序和例外情况需FDA批准。须使用适当控制措施验证替代程序，并经过医疗主管批准后，纳入标准操作程序。使用标准预防措施很重要。

试剂制备

许多程序包括试剂制备的方案，自配试剂的标签必须包含以下内容：
名称；
制备日期；
有效期（若有）；
储存温度和/或条件；
配制人确认；
通用危险物标签。

温度

当需要特定孵育或储存的温度时，可以使用以下温度范围：

标准温度	可接受范围
4℃	2℃～8℃
室温	20℃～24℃
37℃	36℃～38℃
56℃	54℃～58℃

离心变量

每台离心机的离心速度（相对离心力）和离心时间应该标准化（见质量控制方法）。

参考文献

Quality management system：Development and management of laboratory documents.（CLSI Document QMS02-A6，6th edition.）Wayne，PA：Clinical and Laboratory Standards Institute，2013.

三、使用这些方法

血库、输血服务机构和细胞治疗实验室可以在未经版权所有者 AABB 许可的情况下直接使用或自身定制这些方法。但是其他出版商、内容整理者、课程包开发者和网站管理员在使用这些材料前必须获得使用许可。

方法 1-1　运输危险材料

原理

运输生物或感染性物品的人员有责任妥善分类、包装、标记和记录所运输的物品。邮寄运输感染性物质、临床标本或生物制品必须遵守美国邮政署(USPS)《危险物、受限和易腐烂物品邮寄条例》[1]。美国运输部(DOT)的法规适用于通过陆运或空运的方式在州与州之间运输感染性物质[2]。大多数航空运输者都采用国际航空运输协会(IATA)[3]的规定和国际民用航空组织(ICAO)的技术指导[4]。这些机构采用联合国(UN)专家委员会在危险货物运输方面给出的关于感染性物质和临床标本的国际运输的建议。

疾病预防控制中心(CDC)[5]和国际航空运输协会[6]规定了感染性物品运输的包装和标签的要求。还应咨询当地的运营商，以了解更多的要求。

程序

步骤	操作
1	危险物品分类：如果在运输过程中会意外暴露于人类的标本，需进行风险等级分类。 • A 类物质：含有感染性物质，当健康的人或动物暴露于该类物质时，可能导致永久性残疾或急慢性致命的疾病或死亡。包括任何形式的埃博拉病毒，培养中的乙型肝炎病毒(HBV)以及培养中的人类免疫缺陷病毒(HIV)。正确的运输名称和联合国编号如下： 影响人类的感染物，UN 2814 或只影响动物的感染物，UN 2900 • B 类物质：含有或怀疑含有感染性物质，但不符合 A 类物质标准。包括来自感染 HIV 或 HBV 的患者或供者的常规血液标本。正确的运输名称和联合国编号如下： 生物物质，B 类，UN 3373 • 豁免物质：是指那些不含有感染性物质或不太可能引起人类或动物疾病的物质。含有 B 类物质，但以研究、诊断、调查活动、疾病治疗或预防为目的运输的患者标本，如果由私人或合同承运人在专门用于运输此类物质的机动车辆中运输，则也被视为豁免物。包括来自未被怀疑患有传染病的患者标本，用于输血的血液成分，用于输注的细胞产品以及已经经过病原体灭活的试剂。运输包装箱上贴有以下标签： 豁免人类标本，或豁免动物标本
2	根据危险分类的包装和标签：国际航空运输协会(IATA)和美国运输部(DOT)都提出了详细要求，包括 1 个包裹中可放物品数量，包装材料类型，以及每种危险类别物品的包装方法。 • 运输员有责任确保材料正确包装。承运人需检查包装的标记和标签是否正确，但通常不会打开包装箱来检查包装； • 包装要求同时适用于空运和陆运； • A 类和 B 类物质的包装必须在包装箱上标明正确的运输名称和 UN 标签； • 如果标本需放在干冰或液氮中运输，还需满足额外的要求。如果标本用干冰装运，外包装必须允许释放二氧化碳气体。当一个包装内装有 2.3kg 以上的干冰时，需要承运人事先安排。外部容器必须标有“二氧化碳，固体”或“干冰”
3	示例：下表列出了标本分类、适用包装、说明及标签的选取示例。

标本的正确包装和标识示范

运输物品	分类	包装	标识
已知培养物中含有 HIV 病毒	UN2814 影响人类的感染物	IATA PI-602 或 49 CFR 173.196	

抗-HIV 阳性反应用于 Western blot 检测确诊血样	UN3373 生物物质，B类	IATA PI-650 或 49 CFR 173.199	UN3373
用于抗-HIV 和 HIV NAT 筛查的献血者标本	豁免人类标本	见下方说明*	
用于临床输注批量放行的血液成分	DOT 和 IATA 中非生物危害物质	DOT 和 IATA 无要求	
干冰相关标本(用于分类或者包装标本的附属品,或干冰附属品)	分类 9,多种类型	IATA PI-904 或 49 CFR 173.217	

*包装要求包括：
1. 人类与动物标本：
-密封的一级容器；
-密封的二层包装；
-外层包装应有足够的包装硬度、大小和用途，一个表面的表面积至少 100 mm×100 mm。
2. 对于液体物品，必须放置吸收材料在一级容器和二层包装之间的空隙中，且有足够的吸收材料必须足以吸收运输过程中任何的液体渗漏，保证液体不能到达外层包装，且不会影响缓冲物质的完整性。
3. 若一级容器有多个且易碎，必须放置在单独的二层包装中以避免相互接触。
4. 包装必须标识“豁免人类标本”或“豁免动物标本”等。
HIV：人免疫缺陷病毒(human immunodeficiency virus)；UN：联合国(United Nations)；IATA：国际航空运输协会(International Air Transport Association)；CFR：联邦法规(Code ofFederal Regulations)；EIA：酶联免疫试验(enzyme immunoassay)；NAT：核酸检测(nucleic acid testing)；DOT：(美国)运输部[(US)Department of Transportation]

参考文献

[1] Publication 52: Hazardous, restricted, and perishable mail. Section 3 - Hazardousmaterials, mailability by hazard class, Section 346. Washington, DC: US Postal Service, 2020 (revised annually). [Available at https://pe. usps. com/text/pub52/pub52c3_024. htm(accessed February 13, 2020).]

[2] Code of federal regulations. Title 49, CFR Part 171-180, and Title 42, CFR Part 73. Washington, DC: US Government Publishing Office, 2019 (revised annually). [Available at www. ecfr. gov.]

[3] IATA. Dangerous goods regulations. 61st ed. Montreal, Canada: International AirTransport Association, 2020 (revised annually). [Available athttps://www. iata. org/en/publications/dgr/ (accessed February 13, 2020).]

[4] Technical instructions for the safe transport of dangerous goods by air. Documents 9284-AN/905. 2019-2020 ed. Montreal, Canada: International Civil Aviation Organization, 2018. [Available at www. icao. int/ (see catalog of publications; Document 9284, ISBN978-92-9249-075-1)].

[5] Centers for Disease Control and Prevention shipping instructions for specimens collectedfrom people who may have been exposed to chemical agents. Atlanta, GA: CDC, 2018 (updated regularly). [Available athttps://emergency. cdc. gov/labissues/specimens_shipping_instructions. asp.]

[6] Dangerous Goods Panel, International Civil Aviation Organization. Guidance document: Infectious substances. Montreal, Canada: International Air Transport Association, 2020. [Information available at www. iata. org/ and www. icao. int/ (accessed February 25, 2020).]

方法 1–2　血液运输过程中的温度监测

原理

运送血液时需有温度指示或监测。当收到血液时，可以确定液体储存的红细胞成分或全血的运输容器的温度。方法如下：

程序

步骤	操作
1	打开运输容器，立即将校准后的液体玻璃或电子温度计的感应端放在两袋血液或血液成分(标签朝外)之间，并用两条橡皮筋固定，类似“三明治”
2	关闭运输箱
3	3~5 min 后，读取温度
4	若温度超过了可接受的范围，需对这些装置进行检查，直至得到适当的处置

注释

其他合适的运输监测方法如下：

1. 使用时间/温度指示器，每个运输容器放置 1 个指示器。如果温度超过了可接受的范围，指示器将会改变颜色或有其他可见的指示。

2. 在运输容器中放置一个“高—低”温度计。这种简单又可重复使用的温度计能够测量和记录在运输期间的最高和最低温度。

方法 1-3　不完全凝固的标本处理

原理

血清从不完全凝固的血液中分离时可产生纤维蛋白(尤其37℃孵育后)。红细胞被纤维蛋白产生的蛋白质链包裹，导致红细胞难以凝集。近期接受肝素治疗的患者的血液可能不会凝固，纤溶亢进的患者的血液可能会再溶解或含有干扰检查凝集的蛋白质片段。

材料

1. 凝血酶：人/牛凝血酶或凝血酶溶液(50 U/mL 生理盐水)。
2. 玻璃珠。
3. 硫酸鱼精蛋白：10 mg/mL 生理盐水。
4. ε-氨基己酸(EACA)：0.25 g/mL 生理盐水。

程序

步骤	操作
1	加速凝固：可以使用以下任一技术： a. 在每毫升全血或血清标本中加入1滴凝血酶溶液或数量相当的黏附在涂抹棒尖端的干凝血酶，等待10~15 min至凝块生成。使用标准离心法分离凝块和血清； b. 于37℃用小玻璃珠轻轻搅动分离的血清数分钟。然后，低速离心沉淀玻璃珠。转移血清至另一支试管
2	中和肝素：可以将硫酸鱼精蛋白加入到标本中可以中和肝素但过量的鱼精蛋白会促进缗钱状形成，剂量太大时甚至会抑制凝血。 a. 将1滴硫酸鱼精蛋白溶液加入4 mL全血中，等待30 min以判断对凝血的影响。若无血凝块生成，再追加硫酸鱼精蛋白； b. 注意：37℃短时间温育(5~10 min)时硫酸鱼精蛋白可能会起效更快
3	抑制纤溶活性：加0.1 mLEACA到4 mL全血中

注释

1. 使用抗凝管(如枸橼酸葡萄糖或EDTA)可以避免标本不完全凝固的问题。必须根据标准操作程序对抗凝标本的使用进行验证。
2. 人凝血酶制剂中可能含有红细胞抗体，能导致假阳性反应，所以必须仔细观察检测结果。在使用人凝血酶制剂之前或过程中应进行质量控制，以区别是否是人凝血酶制剂中红细胞抗体导致的假阳性。
3. 每个实验室应验证处理后标本的性能，以确定处理后的标本在检测系统中的表现和预期一致。

方法 1-4 溶液制备方法

原理

下面列出的基本定义、公式和说明是关于溶液制备原理的综合阐述。

1. 摩尔，克分子量：用克数表示一种物质的重量，其克数在数值上等于该物质的原子或分子重量。
2. 摩尔溶液：1 摩尔(1M)溶液是指在 1L 溶剂中含有 1M 溶质。除非另有说明，溶剂是指蒸馏水或去离子水。
3. 克当量：一种物质的重量，以克为单位，这种物质能产 1 摩尔氢离子，或者与 1 摩尔的氢离子起反应。
4. 当量溶液：1 当量(1 N)溶液为 1L 溶液中含有 1 g 当量的溶质。
5. 溶液的百分比：指在总量为 100 单位的溶液中所含溶质的重量或体积。百分比可以如下方式表示：
   a. 重量/重量(w/w)，表示 100 g 溶液中所含溶质的克数。
   b. 体积/体积(v/v)，表示 100 mL 溶液中所含溶质的毫升数。
   c. 重量/体积(w/v)，表示在 100 mL 溶液中所含溶质的克数。除非另有说明，否则以百分比表示的溶液，默认是 w/v。
6. 结晶水，水合水：形成物质结晶结构的组成成分的中水分子数。一种一知物质可能有几种结晶形式，在整个分子中含有几种不同的水分子数。在计算水合物的分子质量时，必须包括这种水的重量。
7. 无水物：不含结晶水的盐类物质。
8. 原子量(以整数计)：H，1；O，16；Na，23；P，31；S，32；Cl，35K，39。
9. 分子量：

   HCl：1+35=36；NaCl：23+35=58。

   KCl：39+35=74。

   H_2O：(2×1)+16=18。

   NaH_2PO_4：23+(2×1)+31+(4×16)=120。

   $NaH_2PO_4 \cdot H_2O$：23+(2×1)+31+(4×16)+(2×1)+16=138。

   KH_2PO_4：39+(2×1)+31+(4×16)=136H_2SO_4：(2×1)+32+(4×16)=98。

示例

1. 摩尔溶液：

   1 M KH_2PO_4=1 L 溶液中含有 136 g 溶质。

   0.15 M KH_2PO_4=(136×0.15)=1 L 溶液中含有 20.4 g 溶质。

   0.5 M NaH_2PO_4=(120×0.5)=1 L 溶液中含有 60 g 溶质。

2. 水合盐摩尔溶液：

   0.5 M$NaH_2PO_4 \cdot H_2O$=(138×0.5)=1 L 溶液中含有 69 g 单水合物晶体。

3. 当量溶液：

   1 N HCl=1 L 溶液中含有 36 g 溶质。1 摩尔 HCl 解离成 1 摩尔 H^+，因此克当量和克分子量是相等的。

   12 N HCl=(36×12) =1 L 溶液中含有 432 g 溶质。

   1 N H_2SO_4=(98÷2)=1 L 溶液中含有 49 g 溶质。1 摩尔 H_2SO_4 解离成 2 摩尔 H^+，因此克当量是克分子量的一半。

4. 百分比溶液：

   0.9% NaCl (w/v)=100 mL 溶液中含有 0.9 g 溶质。

注释

1. 要得到准确的结果必须精准地配制试剂。最重要的是要仔细阅读说明书和标签，并按照说明书进行操作。
2. 只能称取与称量仪器精确度相适应的数量。操作手册应给出详细说明。
3. 制备实际应用试剂的最大体积。因为量取大体积比量取小体积更精确。如果一台天平精确到±0.01 g，那么在称重0.05 g(50 mg)时，可能误差为20%，而在称重0.25 g(250 mg)时，可能的误差仅为4%。如果溶液在合适储存条件下仍能够保持其活性，通常优先配制大体积溶液。如果溶液很快变质，则配置小体积溶液减少浪费。
4. 注意所使用的物质是水合物形式还是无水形式。如果说明书给出溶质重量是1种形式，而实际应用的是另一种形式，则务必要适当调整重量。例如，如果0.5M NaH_2PO_4 的说明书要求60 g，而试剂是 $NaH_2PO_4 \cdot H_2O$，则应找出两种形式的重量之比。$NaH_2PO_4 \cdot H_2O$ 的分子量为138，NaH_2PO_4 的分子量为120，因此比率为138÷120=1.15。并用这个比值乘以指定重量(60 g×1.15=69 g)，得到所需的最终重量。
5. 在溶液配制成最终体积之前，应将溶质完全溶解。对于像磷酸盐这种缓慢溶解的物质来说，这一点尤其重要。例如，要配置500 mL的0.15M KH_2PO_4：
   a. 在称量盘中称取10.2 g溶质[(0.15×136)÷2，因为只配500 mL]。
   b. 将350 mL水注入500 mL烧杯中，放在磁力搅拌器上。放入搅拌棒，调节到1个缓慢、稳定的速度进行搅拌。
   c. 将10.2 g磷酸盐加入烧杯中，然后用几等量的水冲洗其他称量盘，直到没有磷酸盐残留。少量多次冲洗比少次多量冲洗效果更佳。将冲洗液加入含有溶质的烧瓶，搅拌直至盐完全溶解。
   d. 移入500 mL的容量瓶中，如果对pH值没有要求，则加水调整容量至500 mL刻度处，用搅拌棒彻底混匀。如需调整pH值，参考下一步。
6. 在溶液调整到最终体积前，调整pH值，使水(或其他溶剂)的加入不会显著改变已调好的摩尔浓度。例如，将500 mL 0.1M甘氨酸调至Ph 3.0。
   a. 向有400~475 mL水的烧杯中加入3.75 g甘氨酸(H_2NCH_2COOH；分子量75)，用磁力搅拌器使其完全溶解。
   b. 加入几滴浓盐酸(12 N)，在酸充分混匀后测pH值。继续加入盐酸直至pH值为3.0。
   c. 将溶液转移至500 mL容量瓶中。用几份适量的的水冲洗烧杯和搅拌棒，将冲洗液加入容量瓶，使容量调至500 mL。
   d. 测量终体积溶液的pH值。

参考文献

[1] Remson ST, Ackerman PG. Calculations for the medical laboratory. Boston, MA: Little, Brown & Co., 1977.

[2] McPherson RA, Pincus MR, eds. Henry's clinical diagnosis and management by laboratory methods. 23rd ed. Philadelphia: Elsevier, 2016.

方法 1-5　血清稀释程序

原理

在检测抗体浓度时，有时需要用生理盐水或其它稀释液将血清稀释。通常将总稀释液中所含的 1 份血清表示为稀释度。例如，检测原始浓度 1/10 的血清，可将 1 mL 血清与 9 mL 生理盐水混合，最终体积为 10mL，稀释度表示为 1∶10。每份稀释血清含有 1/10 或 0.1 的未稀释的原始血清。通常抗体的效价为产生 1+凝集的最高稀释倍数的倒数。例如：稀释度为 1∶32 的血清抗体效价为 32。

程序

步骤	操作
1	稀释已有的稀释液： a. 通过向已稀释的血清中加入稀释液，可以在原有稀释液基础上制备出稀释度更高的溶液。计算新的更高的最终稀释度或为了获得更高的最终稀释度需要添加的稀释液量的计算公式如下： $\frac{\text{目前血清稀释度的倒数}}{\text{血清稀释液体积}}=\frac{\text{新的最终稀释度的倒数}}{\text{最终总体积}}$ 例如：血清稀释度为 1∶2，血清稀释液体积为 1.0 mL。如果加入 4.0 mL 盐水，则新的最终稀释度将是 $\frac{2}{1}=\frac{X}{5}$ X=10，或稀释度为 1∶10
2	将一种稀释液稀释到一定的体积： a. 计算要达到一定体积的更高稀释度所需要稀释液体积的公式如下： $\frac{\text{目前稀释度的倒数}}{\text{血清稀释液体积}}=\frac{\text{最终稀释度的倒数}}{\text{所需要的最终总体积}}$ b. 目前的血清稀释度为 1∶2，总终体积为 100 mL，新的最终血清稀释度为 1∶10。为了制成 100 mL 的 1∶10 稀释度的终体积，需要加入 20 mL 血清（稀释度为 1∶2）： $\frac{2}{X}=\frac{10}{100}$ X=20，或者将 20 mL 的血清（稀释度为 1∶2）加入 80 mL 稀释液中得到 100 mL 的稀释度为 1∶10 的溶液

方法 1-6 溶液百分比稀释程序

原理

血清学试验可能需要使用不同于生产商提供的溶液浓度，为了将原始体积和浓度稀释到所需的体积和浓度，需要精确的计算。

程序

步骤	操作
1	使用以下公式，可以从更高浓度溶液制备低浓度溶液： $(体积_1 \times 浓度_1) = (体积_2 \times 浓度_2)$ $V_1 \times C_1 = V_2 \times C_2$ 其中 V1 和 C1 代表原始体积和浓度，V2 和 C2 代表最终体积和浓度
2	例如：现有 30%的白蛋白，但是需要 6%的白蛋白 2 mL。计算如下： $V_1 \times 30 = 2 \times 6$ $30V_1 = 12$ $V_1 = 12 \div 30 = 0.4$ 因此，将 0.4 mL 30%白蛋白与 1.6 mL 生理盐水混合，得到 2.0 mL 6%白蛋白；或者要使用小体积时，将 4 滴 30%白蛋白与 16 滴生理盐水混合，获得 20 滴 6%白蛋白

方法 1-7　制备 3%红细胞悬液

原理

许多血清学方法中常用到 3%红细胞悬液。红细胞悬液的浓度不一定需要完全精确至 3%。对大多数试验来说，达到适当的血清/细胞比率的近似值并有足够数量的红细胞即可，以便进行试验结果的判读和分级。以下操作旨在帮助操作者在离心后，如何通过肉眼观察红细胞扣的大小和红细胞悬液的浓度，综合判断约 3%红细胞悬液。

材料

1. 全血标本。
2. 试管。
3. 一次性移液器(1 mL 和 10 mL，血清学专用)。
4. 生理盐水。
5. 离心机(3000 rpm 或同等转速)。
6. 商品化的 3%红细胞悬液。

程序

步骤	操作
	制备 10 mL 的 3%红细胞悬液
1	将至少 1 mL 全血加入 10 mL 试管中
2	用生理盐水或磷酸盐缓冲液(PBS)洗涤红细胞，离心 5 min，重复 2~3 次。最后 1 次离心所得的上清液应澄清。吸取并完全去除上清
3	取 0.3 mL 已洗涤的红细胞加入内有 9.7 mL 生理盐水、PBS 或 Alsever 液的试管中
4	用封口膜封盖试管。轻轻颠倒试管数次，彻底混匀内容物
5	为了肉眼比较红细胞悬液的颜色和密度，将一定体积的制备好的悬液转移到 1 支 10×75 mm 的试管中。再将相近体积的已知 3%红细胞悬浮液(如商品化的红细胞悬浮液)转移到另一支 10×75 mm 管中。将 2 支试管放在光源前进行比较
6	为了比较 3%红细胞悬浮液中压积细胞的大小，将 1 滴制备好的悬液转移到 1 支 10×75 mm 的试管中。同样将 1 滴 3%商品化的红细胞悬液转移到另 1 支 10×75 mm 的试管中。在同 1 台血清学离心机内离心，设定离心时间为“生理盐水”规定的离心时间。2 支试管离心后的细胞扣大小应该是相近的

注释

为获得最佳效果，制备的红细胞悬液仅供当天使用，除非其长时间稳定性得到验证。

方法 1-8　制备和使用磷酸盐缓冲液

原理

酸和碱的混合物可以配制成特定 pH 值的溶液，用于缓冲其他溶液至该 pH 值。以下程序包括配制磷酸盐缓冲液(PBS)的方法，它可以作为血清学试验的稀释剂。

试剂

1. 配制酸性溶液(溶液 A)：将 22.16 g 的 $NaH_2PO_4 \cdot H_2O$ 溶解于 1 L 蒸馏水中。这种 0.16 M 一价磷酸盐(一水化合物)溶液的 pH 值为 5.0。

2. 配制碱性溶液(溶液 B)：将 22.7 g 的 Na_2HPO_4 溶解于 1L 蒸馏水中。这种 0.16 M 二价磷酸盐(无水)溶液的 pH 值为 9.0。

程序

步骤	操作
1	将两种溶液以适当体积相混合，配制所需 pH 的工作缓冲液。例如： pH　溶液 A　溶液 B 5.5　94 mL　6 mL 7.3　16 mL　84 mL 7.7　7 mL　93 mL
2	使用前检查工作溶液的 pH 值。如有必要，加入少量的酸性溶液 A 或碱性溶液 B 以达到所需的 pH 值
3	为了制备所需 pH 的 PBS，将 1 体积该 pH 的磷酸盐缓冲液加入到 9 体积的生理盐水中

参考文献

[1] Hendry EB. Osmolarity of human serum and of chemical solutions of biologicimportance. Clin Chem 1961; 7: 156-64.

[2] Bain B, Bates I, Laffan M, Lewis S. Dacie and Lewis practical haematology. 11th ed. London, England: Churchill Livingston, 2012.

方法 1-9　试管法凝集强度的判读和分级

原理　　将反应进行分级的目的是使反应强度具有可比性，有助于检测存在剂量效应的抗体和多种有特异性的抗体。

材料　　1. 血型血清学专用离心机。
2. 凝集观察仪。

程序

步骤	操作
1	轻轻摇晃或倾斜试管，使试管底的红细胞扣重悬。倾斜试管，用管中上清液弯月面轻轻冲刷红细胞扣，使其从管壁脱落
2	观察红细胞从红细胞扣中脱落的方式
3	将凝集结果与下表中的凝集描述进行比较，记录反应性。当红细胞扣完全脱落时，再评估反应性

解释

凝集反应的判读

肉眼观察结果	凝集强度	评分
1 个牢固的凝块	4+	12
若干个大凝块	3+	10
中等大小凝块，背景干净	2+	8
小凝块，背景浑浊	1+	5
凝块很小，背景浑浊	1+w	4
凝块几乎不可见，背景浑浊	W+或+/-	2
无凝块	0	0
凝集和非凝集红细胞混合物(混合视野)	mf	
完全溶血	H	
部分溶血，部分红细胞残留	PH	

注释　　1. 为确保回报结果的统一性和重复性，实验室全体人员对凝集反应分级级别判读应标准化。
2. 评分制度应以书面形式向全体员工说明。
3. 有些系统使用数值(分数)来记录观察到的反应强度。
4. 上述分级系统不一定适用于柱凝集和固相技术。应参考说明书对该技术的反应进行适当分级。

红细胞血型定型方法

若献血者红细胞表面的抗原与受血者不完全相合，输入献血者的红细胞可能会诱导受血者的免疫应答产生抗体。因此鉴定献血者和受血者红细胞上的抗原意义重大。

ABO 和 Rh 血型系统抗原对应的抗体免疫原性最强并最有临床意义。献血者血液常规进行 ABO 和 Rh 血型鉴定。医院输血科接收到献血者血液后必须再次确认 ABO 血型和标记为 Rh 阴性的 Rh 血型。受血者在输血前进行血型鉴定。

方法 2-1　红细胞 ABO 血型鉴定——玻片法

原理

鉴于 ABO 血型不相容输注可能导致严重的临床后果，ABO 的血型鉴定和相容性检测是输血前检验的重要基础，也是移植前检验的重要组成部分。详细论述参见《AABB 技术手册》第 20 版第 10 章和第 17 章。

标本

在使用玻片法检测前必须仔细查阅试剂生产商提供的说明，有些生产商推荐使用全血进行玻片法检测，而其他生产商则推荐使用生理盐水、血清或血浆稀释的红细胞悬液。

试剂

1. 抗-A 试剂。
2. 抗-B 试剂。
3. 抗-A，B 试剂(可选)。

程序

步骤	操作
1	在一块洁净的已标记的玻片上加 1 滴抗-A
2	在另一块洁净的已标记的玻片上加 1 滴抗-B
3	如果用抗-A，B 进行平行试验，在第 3 块已标记的玻片上加 1 滴抗-A，B。或只进行此项试验，则在一块洁净的已标记的玻片上单独进行
4	向每一块玻片上的试剂中加 1 滴混匀的待检红细胞悬液(悬浮于盐水、血清或血浆)(查阅操作说明，使用推荐的红细胞浓度进行检测)
5	分别用 1 个干净的涂抹棒彻底混匀试剂和红细胞。将混合液涂开在约 20 mm × 40 mm 的区域内
6	轻轻地反复向左右倾斜玻片，持续 2 min，期间不要将玻片放置在散热物品表面，例如 Rh 观片灯
7	解读并记录所有玻片的反应结果

解释

1. 在任何 1 种 ABO 血型试剂中，红细胞出现强凝集，表示结果为阳性。
2. 2 min 后仍然是均匀的红细胞悬浮液，表示结果为阴性。
3. 存在弱反应或可疑反应的标本应该用试管法而非玻片法进行复检。

注意事项

1. 所有试剂必须遵照生产商说明书进行操作。
2. 玻片检测增加了实验人员暴露于感染性标本的风险，实验人员应遵循本机构操作手册中生物安全措施进行防护。
3. 玻片试验不适用于检测血清或血浆中的 ABO 抗体。

参考文献

[1] OlssonML, Westman JS. ABO and other carbohydrate blood group systems. In：Cohn C, Delaney M, Johnson S, Katz L, eds. Technical manual. 20th ed. Bethesda, MD：AABB, 2020：297-327.

方法 2-2　红细胞和血清的 ABO 血型鉴定——试管法

原理

鉴于 ABO 血型不相容输注可能导致严重的临床后果，ABO 的血型鉴定和相容性检测是输血前检验的重要基础，也是移植前检验的重要组成部分。详细论述参见《AABB 技术手册》第 20 版第 10 章和第 17 章。

标本

检测前必须仔细阅读试剂说明书以明确具体的标本要求，通常抗凝或不抗凝的血标本均可用于 ABO 血型鉴定。红细胞可悬浮于自体血清、血浆或生理盐水中，或将其洗涤后重悬于生理盐水中。

试剂

1. 抗-A 试剂。
2. 抗-B 试剂。
3. 抗-A，B 试剂（可选）。
4. 2%～5% 的 A_1 型、A_2 型和 B 型红细胞悬液，红细胞可以从商业途径中购买或每天由实验室自制。备注：A_2 细胞为可选。

程序

步骤	操作
	检测红细胞
1	向一支洁净的已标记的试管中加 1 滴抗-A 试剂
2	向另一支洁净的已标记的试管中加 1 滴抗-B 试剂
3	如必要，向第 3 支洁净的已标记的试管中加 1 滴抗-A，B 试剂
4	分别向每一支试管中加 1 滴 2%～5% 的待检红细胞悬液（重悬于生理盐水、血清或血浆中）。也可用干净的涂抹棒将等量的红细胞悬液转移到每支试管中
5	轻轻混匀试管，按规定要求离心
6	轻轻重悬红细胞扣，观察试管中的凝集情况
7	解读并记录试验结果。核对红细胞和血清或血浆的检测结果（见下部分）
	检测血清或血浆
1	向 2 支洁净的已标记的试管中加 2～3 滴血清或血浆
2	向标记为 A_1 的试管中加 1 滴 A_1 型红细胞悬液
3	向标记为 B 的试管中加 1 滴 B 型红细胞悬液
4	如必要，向第 3 支有 2～3 滴血清或血浆的试管中加 1 滴 A_2 型红细胞悬液
5	轻轻混匀试管，按规定要求离心
6	观察红细胞扣上面的血清颜色，观察是否有溶血。轻轻重悬红细胞扣，观察凝集情况
7	解读并记录试验结果。与红细胞试验结果进行核对（见上部分）

解读

1. 待检红细胞出现凝集，以及血清或血浆出现凝集或溶血，均表示阳性结果。
2. 重悬红细胞扣后无凝集或溶血，表示阴性结果。
3. ABO 血型鉴定结果的具体解释见下表：

常规 ABO 血型鉴定

红细胞与抗血清反应(红细胞分型)		血清与试剂红细胞反应(血清分型)			结果	美国人群比例(%)	
抗-A	抗-B	A_1 细胞	B 细胞	O 细胞	ABO 血型	欧洲裔	非洲裔
0	0	+	+	0	O	45	49
+	0	0	+	0	A	40	27
0	+	+	0	0	B	11	20
+	+	0	0	0	AB	4	4
0	0	+	+	+	孟买型*	罕见	罕见

+：凝集；0：非凝集。

* H 抗原缺失表型(详见 H 抗原章节)。

4. 患者或献血者若红细胞与血清或血浆的检测结果不符，应分析不一致的原因，并进一步试验以确定血型，再记录说明。
5. 出现混合视野凝集时，必须寻找原因。

注意事项

1. 所有试剂必须遵照生产商说明书进行操作。
2. 使用 ABO 抗血清试剂检测红细胞的典型阳性结果通常为 3+~4+的强凝集；而待测血清与试剂红细胞的反应通常稍弱。血清检测可在室温下孵育 5~15 min 来增强抗体的弱反应性。关于弱反应标本的论述可参见《AABB 技术手册》第 20 版第 10 章。

参考文献

[1] OlssonML, Westman JS. ABO and other carbohydrate blood group systems. In: Cohn C, Delaney M, Johnson S, Katz L, eds. Technical manual. 20th ed. Bethesda, MD: AABB, 2020: 297-327.

方法 2-3 红细胞和血清的 ABO 血型鉴定——微板法

原理

鉴于 ABO 血型不相容输注可能导致严重的临床后果，ABO 的血型鉴定和相容性检测是输血前检验的重要基础，也是移植前检验的重要组成部分。详细论述参见《AABB 技术手册》第 20 版第 10 章和第 17 章。

微板技术可用于检测红细胞上的抗原和血清中的抗体。一块微板可以看作是由 96 支短试管组成的矩阵，试管法红细胞凝集的原理同样也适用于微板法。

标本

须参考试剂生产商的使用说明书以确定标本要求。通常抗凝或不抗凝的血标本均可用于 ABO 血型鉴定。一些生产商推荐使用全血进行试验；其他生产商推荐将红细胞悬浮于自身血清、血浆或生理盐水中，或将其洗涤后重悬于生理盐水中。

设备

1. 分配器（选用）：可使用半自动装置向一排反应孔中分配等量液体。
2. 酶标仪（选用）：自动分光装置通过测定 U 型底孔吸光度读取微板结果，从而判断结果的阴阳性。酶标仪的微处理器可解释反应结果并将血型鉴定结果进行打印。必须按照生产商的说明书来采集标本和准备血清或血浆以及红细胞标本。
3. 离心机：可以购买特殊的微板托架以适配普通的台式离心机。每台离心机都必须设置合适的离心条件。以下为推荐的离心时间和相对离心力（单位为 g）。其他特殊信息请参见生产商的使用说明书。
   a. 对于柔性 U 型底微板：红细胞和血清或血浆检测设定为 700 g 离心 5 秒。
   b. 对于刚性 U 型底微板：红细胞和血清或血浆检测设定为 400 g 离心 30 秒。

试剂

1. 抗-A 试剂。
2. 抗-B 试剂。
3. 抗-A，B 试剂（可选）。
4. 2%～5%的 A_1 型、A_2 型和 B 型红细胞悬液。红细胞可从商业途径中购买或在实验室日常检测中累积（详见方法 1-7）。备注：A_2 细胞为可选。

方法

步骤	操作
	红细胞检测
1	在洁净的 U 型底微板孔的 2 个孔中分别加 1 滴抗-A、抗-B。如果需要用抗-A，B 进行试验，则向第 3 个孔中加 1 滴抗-A，B
2	向每一个加有血型试剂的微孔中滴 1 滴 2%～5%的红细胞悬液
3	轻叩微板的侧面，将孔中的内容物混匀
4	在离心机设置好的适当条件下将微板离心
5	手动轻叩微板或借助机械振荡器，或以一定角度放置微板并来回倾斜使红细胞扣重悬
6	解读并记录试验结果，核对红细胞和血清或血浆的检测结果
	血清或血浆检测
1	在洁净的 U 型底微板的 2 个孔中分别加 1 滴待测血清或血浆。如必要可选择在第 3 个孔中加 1 滴待测血清或血浆
2	在上述的前 2 个孔中分别加 1 滴 2%～5%的 A_1 型和 B 型红细胞悬液。如需 A_2 型红细胞参与试验，则在上述第 3 个孔中加 1 滴 A_2 型红细胞悬液
3	轻叩微板的侧面，将孔中的内容物混匀
4	在离心机设置好的适当条件下将微板离心
5	手动轻叩微板或借助机械振荡器，或以一定角度放置微板并来回倾斜使细胞扣重悬
6	解读并记录试验结果，核对血清或血浆和红细胞的检测结果

结果分析

1. 红细胞检测孔中出现凝集，或被测的血清或血浆孔中出现凝集溶血，均表示阳性结果。
2. 重悬红细胞扣后无凝集或溶血，表示阴性结果。
3. ABO 血型鉴定结果的具体解释见下表：

常规 ABO 血型鉴定

红细胞与抗血清反应(红细胞分型)		血清与试剂红细胞反应(血清分型)			结果	美国人群比例(%)	
抗-A	抗-B	A_1 细胞	B 细胞	O 细胞	ABO 血型	欧洲裔	非洲裔
0	0	+	+	0	O	45	49
+	0	0	+	0	A	40	27
0	+	+	0	0	B	11	20
+	+	0	0	0	AB	4	4
0	0	+	+	+	孟买型*	罕见	罕见

+：凝集；0：非凝集。

*H 抗原缺失表型(详见 H 抗原章节)

4. 患者或献血者若红细胞与血清或血浆的检测结果不符，应分析不一致的原因，并进一步试验以确定血型，再记录说明。

注意事项

1. 许多生产商提供经食品和药品监督管理局批准的 ABO 或 Rh 血型试剂，作为微板法血型检测的未稀释试剂。
2. 微板可以是刚性或柔性的 U 型底或 V 型底。U 型底微板应用范围更广，因为检测结果既可以在微板离心后通过观察红细胞重悬特征进行判读，也可以通过特定角度观察微板内红细胞的流动状态来进行判读。两种读取技术均可评估凝集的强度。
3. 为增强血清或血浆中抗体的弱反应性，微板需在室温下孵育 5~15 min，然后重复离心，读取和记录等步骤。

参考文献

[1] OlssonML, Westman JS. ABO and other carbohydrate blood group systems. In: Cohn C, Delaney M, Johnson S, Katz L, eds. Technical manual. 20th ed. Bethesda, MD: AABB, 2020: 297-327.

方法 2-4　ABO 血型鉴定不符的初步讨论

原理

ABO 血型鉴定中红细胞鉴定和血清鉴定结果一致时，方可认为有效。本法描述了一种由反应减弱或意外阳性反应所致 ABO 正反定型不符的一般初步处理方法。关于 ABO 血型鉴定的详细论述参见《AABB 技术手册》第 20 版第 10 章和第 14 章。

方法

步骤	操作
1	对同一标本重复 ABO 血型检测。如果首次检测时红细胞重悬于血清或血浆中，那么本次用生理盐水洗涤红细胞若干次后再进行检测。这一重复试验可以排除多数与血浆蛋白或自身抗体相关的问题
2	检测新的标本。如当前 ABO 正反定型结果不符、或本次结果与历史记录检测结果不一致及怀疑标本污染时，应要求提供新的检测标本
3	调查患者病史，有些临床治疗可能会改变或干扰 ABO 血型检测的结果。回顾的内容可包括以下几点： a. 诊断 b. 历史血型 c. 输血史 d. 移植史 e. 当前用药史
4	检查血浆与自身红细胞及 O 型红细胞的检测结果，并对血浆进行抗体筛查试验，用以分析是否存在自身抗体或同种抗体干扰。进行直接抗球蛋白试验（方法 3-14）可能会对结果分析有帮助

参考文献

[1] OlssonML, Westman JS. ABO and other carbohydrate blood group systems. In: Cohn C, Delaney M, Johnson S, Katz L, eds. Technical manual. 20th ed. Bethesda, MD: AABB, 2020: 297-327.

[2] Borge PD Jr, Mansfield PM. The positive direct antiglobulin test and immune-mediated hemolysis. In: Cohn C, Delaney M, Johnson S, Katz L, eds. Technical manual. 20th ed. Bethesda, MD: AABB, 2020: 429-55.

方法 2-5　低温增强试验检测弱 A/弱 B 抗原抗体反应

原理

低温条件下延长孵育时间，可以增强抗原抗体结合，有助于 ABO 血型弱的抗原和/或抗体的检出。通常并不清楚导致 ABO 正反定型不符的原因是抗原减弱还是抗体减弱，因此推荐同时检测红细胞和血清。

标本

1. 疑似缺失抗原的已洗涤的待检红细胞
2. 疑似缺失抗体的血清或血浆

试剂

1. 单克隆或多克隆抗-A、抗-B 和抗-A，B 试剂。
2. A_1、A_2、B 和 O 型试剂红细胞(血清检测)。
3. 6%白蛋白。

方法

步骤	操作
1	向一支洁净的已标记的试管中加 1 滴抗-A 试剂
2	向另一支洁净的已标记的试管中加 1 滴抗-B 试剂
3	向第 3 支洁净的已标记的试管中加 1 滴抗-A，B 试剂
4	向每一支试管中加 1 滴 2%~5%的待测红细胞悬液(悬浮于生理盐水、血清或血浆)。也可使用干净的涂抹棒加入等量红细胞
5	将所有试管在室温下孵育 30 min
6	按照试剂厂商说明离心
7	轻轻地重悬红细胞扣，观察是否有凝集
8	如未观察到凝集，将试管在 4℃孵育 15~30 min
9	离心，再次观察是否有凝集

结果分析

1. 如用于检测自身凝集的 6%白蛋白对照为阳性或检测出冷自身抗体或同种抗体，说明试验结果无效。
2. 解决 ABO 正反定型不符的其他信息参见《AABB 技术手册》第 20 版第 10 章。

注意事项

1. 所有试剂都需遵照试剂厂家说明，在其规定的检测条件下进行试验。
2. 检测患者红细胞时，推荐同时将红细胞与 6%白蛋白共同孵育作为对照试验，以发现自发凝集。对于患者血浆，同时以 O 型试剂红细胞作为对照，以发现冷自身抗体或同种抗体。

参考文献

[1] Olsson ML, Westman JS. ABO and other carbohydrate blood group systems. In: Cohn C, Delaney M, Johnson S, Katz L, eds. Technical manual. 20th ed. Bethesda, MD: AABB, 2020: 397-327.

方法 2-6　酶处理红细胞检测弱 A/弱 B 抗原

原理　　经酶处理的红细胞可以增强 ABO 抗原和其他糖类抗原的抗原抗体反应。

标本
1. 已洗涤的未处理的自体红细胞。
2. 已洗涤并用酶(无花果蛋白酶、木瓜蛋白酶或菠萝蛋白酶)处理的自体红细胞。

试剂
1. 单克隆或多克隆抗-A、抗-B 和抗-A，B 试剂。
2. 已洗涤并用酶(无花果蛋白酶、木瓜蛋白酶或菠萝蛋白酶)处理的试剂红细胞。
3. 酶处理过的 O 型对照红细胞。

方法

步骤	操作
1	向一支洁净的已标记的试管中加 1 滴抗-A
2	向另一支洁净的已标记的试管中加 1 滴抗-B
3	向第 3 支洁净的已标记的试管加 1 滴抗-A，B
4	向每支试管中加 1 滴 2%~5%的待测红细胞悬液(可悬浮于生理盐水、血清或血浆中)。也可用干净的涂抹棒加入等量红细胞
5	同时设置酶处理过的 O 型红细胞检测管作为对照组
6	试管在室温下孵育 30 min
7	按照试剂生产商的指示说明离心
8	轻轻重悬红细胞扣，观察是否有凝集

结果分析　　仅在酶处理过的 O 型红细胞无反应时，才可确认检测结果有效。抗-A、抗-B 或抗-A，B 试剂与酶处理过的 O 型对照红细胞反应表示酶处理过度。如果 O 型对照红细胞出现阳性反应，说明试验结果无效。

注意事项
1. 待测红细胞标本包括未处理和经酶处理过的红细胞。
2. 室温孵育 30 min 后如未发现凝集，可用改良的程序，即用酶处理过的红细胞在 4℃ 孵育 15~30 min，来进一步增强弱 A 和/或弱 B 抗原的检测。

方法 2-7　吸收放散试验检测弱 A 或弱 B 亚型

原理

某些 ABO 亚型抗原表达极弱，即使通过低温等增强抗体反应性的方法，也无法使用直接凝集法检出。A、B 及 AB 抗原可将对应的抗-A 或抗-B 吸收到红细胞上，并能将已结合的抗体放散下来，可用 A_1 或 B 型试剂红细胞检测放散液中抗-A 和抗-B。

标本

待测红细胞

试剂

1. 人源抗-A 和/或抗-B。由于某些单克隆 ABO 血型试剂对 pH 和渗透压的变化敏感，因此这些单克隆试剂不适用于吸收或放散试验。
2. 放散试剂：见热放散和 Lui 冻融放散（方法 4-3 和方法 4-4）。
3. O 型试剂红细胞（3 例）。
4. 视情况选择 A_1 型或 B 型试剂红细胞（3 例）。

方法

步骤	操作
1	用生理盐水洗涤 1 mL 待测红细胞至少 3 次。弃去最后一次洗涤后的上清液
2	向洗涤后的压积红细胞中加 1 mL 抗-A 试剂（如果怀疑是弱 A 变异型）或 1 mL 抗-B 试剂（如果怀疑是弱 B 变异型）
3	将红细胞与抗体试剂混合，在 4℃孵育 1 h，定期混匀
4	离心混合物制成压积红细胞。除去所有上清液
5	将红细胞转移至 1 支洁净的试管中
6	用大量（10 mL 或更多）冷生理盐水（4℃）洗涤红细胞至少 8 次。保留 1 份最后一次洗涤的上清液，将其与放散液同时平行检测作为对照
7	选择合适的方法放散 ABO 抗体［例如，热放散（方法 4-3）或 Lui 冻融放散（方法 4-4）］
8	用 3 例 O 型红细胞和 3 例 A_1 或 B 型红细胞同时检测放散液和最后一次洗涤液（来自步骤 6）。加入 2 滴放散液或最后一次洗涤液到 1 滴红细胞中，混合后即刻离心，检测是否有凝集
9	如离心后未观察到凝集，则在室温孵育 15~30 min 再离心
10	如室温下孵育后仍未观察到凝集，则在 37℃孵育 15 min 并进行间接抗球蛋白试验

结果分析

1. 放散液中出现抗-A 或抗-B，说明待测红细胞有 A 或 B 抗原。试验结果必须符合以下条件才有效：
   a. 放散液在任何时候都能与 3 例 A_1 或 B 型红细胞都反应。
   b. 放散液与 3 例 O 型红细胞均不反应。
   c. 最后 1 次的洗涤液与 3 例 A_1 或 B 型红细胞和 3 例 O 型红细胞均不反应。
2. 放散液与抗原阳性的红细胞不反应，表明待测红细胞不表达 A 或 B 抗原。但页可能是吸收放散试验操作不规范所致。
3. 若放散液与部分或全部的抗原阳性红细胞以及 O 型红细胞发生反应，表明放散过程中有一些额外的抗体被放散出来。
4. 如果最后一次洗涤液与抗原阳性红细胞发生反应，则试验结果无效。该种情况可能是未结合的抗体试剂没有洗涤干净，也可能是已结合的抗体在洗涤过程中解离。
5. A_1、B 或 O 型红细胞或此 3 种红细胞可以平行进行吸收放散试验，作为该试验的阳性或阴性对照。

参考文献

［1］Beattie KM. Identifying the cause of weak or "missing" antigens in ABO grouping tests. In：The investigation of typing and compatibility problems caused by red blood cells. Washington，DC：AABB，1975：15-37.

方法 2-8　唾液中的 A、B、H、Le^a 和 Le^b 抗原检测

原理

大约 78%的个体具有 Se 基因，控制水溶性 ABH 抗原的分泌，这些分泌的 ABH 抗原能够进入除脑脊液以外的所有体液中。唾液中的分泌型抗原可用 ABH 和 Lewis 抗血清通过凝集抑制试验进行检测。检测 ABO、H 以及 Lewis 抗原的重要性在第 20 版《AABB 技术手册》第 10 章中有详细论述。

标本

1. 将 5~10 mL 唾液收集于 1 个小烧杯或广口试管中。多数个体可以在几分钟内收集到目标量。为了增强唾液分泌，待测者可以咀嚼蜂蜡、石蜡或干净的橡胶棒，但不能咀嚼口香糖或其他含糖或者蛋白的物质。
2. 900~1000 g 离心唾液 8~10 min。
3. 将上清液转移到 1 支洁净的试管中，置于沸水浴中 8~10 min 以灭活唾液酶。
4. 再次 900~1000 g 离心 8~10 min，将澄清或轻微乳浊的上清液转移到新的洁净试管中，弃去不透明或半固体的物质。用等量的生理盐水稀释。
5. 如试验在几小时内完成，可对标本进行冷藏。如试验不能在当天完成，需将标本冷冻保存在-20℃以下。冻存标本的活性可保持数年。

试剂

1. 人源(多克隆)抗-A 和抗-B。
2. 来自欧洲荆豆的抗-H 凝集素，购买商品化抗-H 或利用欧洲荆豆种子的盐提取液制备而成。
3. 多克隆(兔、山羊或人)抗-Le^a。目前还没有关于单克隆抗-Lewis 适用性的公开数据。
4. 同方法 2-2 中所用到的 A_1 和 B 型红细胞。
5. O 型 Le(a+b-)红细胞。
6. 来至分泌型或非分泌型人的冰冻或新鲜制备的唾液，用作阳性和阴性对照(见注意事项)。

方法

步骤	操作
	血液试剂稀释度的选择
1	准备两份血液试剂稀释液：抗-A、抗-B 以及抗-H 用以鉴定 ABH 分泌型，或抗-Le^a 用以鉴定 Le^a 分泌型(方法 3-15)
2	向每 1 滴稀释后的试剂中，加 1 滴 2%~5%的红细胞盐水悬液[视情况选择 A、B、O，或 Le(a+)红细胞]
3	将每支试管离心，肉眼观察是否有凝集
4	选择出现 2+凝集强度的最高稀释度为血型试剂稀释度
	分泌型检测的凝集抑制试验
1	分别向 4 支试管中加 1 滴稀释后的血液试剂。对于 ABH 抗原检测，试管应分别标记“分泌型”、“非分泌型”、“盐水”和“待测”。对于 Lewis 抗原检测，试管应分别标记“Lewis 阳性”、“Lewis 阴性”、“盐水”和“待测”
2	向标记为“分泌型”、“非分泌型”和“待测”的试管中分别加 1 滴相应的唾液，向标记为“盐水”的试管中加 1 滴生理盐水
3	混匀试管，在室温孵育 8~10 min
4	向所有试管中加 1 滴 2%~5%洗涤后的指示红细胞[视情况加 A、B、O 型细胞或 Le(a+)红细胞]
5	混匀试管，在室温孵育 30~60 min
6	离心所有试管，轻摇红细胞扣，肉眼观察是否有凝集

结果分析

1. 指示红细胞与含有唾液的试管内的抗体发生凝集，表示唾液中不含有相应的抗原。
2. 抗体试剂在室温与唾液孵育后指示红细胞不凝集，表示唾液中含有相应的抗原。
3. 盐水对照管中的抗体与指示红细胞不凝集，表示唾液检测结果无效。不凝集通常是由血型试剂稀释度过高造成，需新确定试剂最适的稀释度并按上述方法重复试验。
4. 更多分析见下表：

唾液试验的分析

未知唾液	使用抗-H 检测 Se 阳性唾液 （存在 H 物质）	Se 阴性唾液 （不存在 H 物质）	盐水 （稀释对照）	结果
2+	0	2+	2+	H 非分泌型
0	0	2+	2+	H 分泌型

未知唾液	使用抗-Lea 进行的检测 Le 阳性唾液	Le 阴性唾液	盐水 （稀释对照）	结果
2+	0	2+	2+	Lewis 阴性
0	0	2+	2+	Lewis 阳性*

* ABH 分泌型的 Lewis 阳性者，可假设其唾液中含有 Leb 和 Lea。Le(a+)有 sese 基因并且不分泌 ABH 血型物质人，在其唾液中只能含有 Lea。

注意事项

1. 检测 ABH 抗原时，使用的唾液来自 Se 或 sese 基因型的个体。检测 Lewis 抗原时，使用红细胞表型为 Le(a+b-)或 Le(a-b+)个体唾液作为阳性对照，Le(a-b-)个体唾液作为阴性对照。已知分泌型个体的唾液经处理后可分装后冻存，供以后使用。
2. 该试验可通过检测唾液的倍比稀释液，改良为血型物质活性的半定量试验。抑制活性失效所需的稀释度越高，唾液中血型物质含量越多。唾液应在与抗体孵育之前稀释。除 H 物质外，唾液还可以用于检测 A 或 B 血型物质，相同的程序可以用于稀释抗-A 或抗-B 试剂。抗-A 或抗-B 试剂的合适稀释度可通过滴定 A_1 或 B 型红细胞来获得。
3. 分泌 A、B、H 血型物质的 Lewis 阳性的个体，其唾液应有 Le^b 和 Le^a 物质。不分泌 A、B、H 血型物质的 Le(a+)个体缺乏 Se 基因，其唾液中只会有 Le^a 物质。

方法 2-9 鉴定 A_2 或弱 A 亚型中的抗-A1

原理

A_2 和弱 A 亚型的血清或血浆中若有抗-A_1，在反定型或血清分型时可以与 A_1 型试剂红细胞发生反应。抗-A_1 是导致 A_2 和弱 A 亚型正反定型不符的常见原因。

标本

待测红细胞，血清或血浆。

试剂

1. 双花扁豆植物凝集素(抗-A1 试剂)。
2. A_1、A_2 和 O 型红细胞对照。

方法

步骤	操作
	红细胞检测
1	向每一支待测试管及对照试管中加 1 滴抗-A1 凝集素
2	向相应的试管中加 1 滴 2%~5%的红细胞悬液(方法 1-7)
3	离心 15 s
4	检查并记录凝集情况
	血清/血浆检测(方法 2-2 和方法 2-3)
1	应使用已建立的血清分型方法，用若干(如每个细胞用两支)A1、A2 和 O 型红细胞对血清进行检测

结果分析

1. 该凝集素应能与 A_1 型红细胞发生强烈凝集(3+至 4+)，但不会与 A_2 或 O 型红细胞发生凝集。而不与该凝集素发生凝集的 A 型红细胞应考虑是 A_2 或其他弱 A 亚型。
2. 患者血清中的抗-A1 可以与所有 A_1 型红细胞标本发生凝集。抗-A1 不会与自身，A_2 或 O 型红细胞发生凝集。如果患者的血清与 A_2 或 O 型红细胞发生凝集，则应分析引起额外反应的其他原因。
3. 如使用商品化凝集素，则应遵循生产商的说明，选择适当的检测方法和对照。

方法 2-10　由意外抗体引起 ABO 正反定型不符的处理

原理

某些同种抗体(如抗-P1 和抗-M)在室温下即可发生反应。意外的阳性反应可能导致的 ABO 正反定型不符，表现为血清与 A_1 和/活 B 型试剂红细胞发生阳性反应。

方法

步骤	操作
1	在室温下对患者的血清或血浆进行意外抗体筛查试验。如果鉴定出冷反应性同种抗体，且生产商没有提供试剂红细胞的表型信息，应对 A_1 和 B 型红细胞进行表型鉴定，确认是否存在相应抗原
2	利用缺乏特定抗原的 A_1 和 B 型红细胞检测血清或血浆
3	如果室温下意外抗体检测结果为阴性，患者体内可能存在一种针对 A_1 或 B 型红细胞上低频抗原的同种抗体。使用其他随机选择的 A_1 或 B 型试剂红细胞重新检测血清或血浆

方法 2-11 无需离心鉴定血清型

原理

强反应性冷自身抗体，如抗-I 和抗-IH，可在室温下凝集成人红细胞，包括试剂红细胞，少数例外除外。这些冷凝集素的凝集弱于抗-A 和抗-B 引起的凝集。在冷抗体存在的情况下鉴定血清或血浆中的抗-A 和抗-B，“自然凝集判读”法不失为一种可行的办法。

标本

待检测的血清或血浆。

试剂

A_1、B 和 O 型试剂红细胞。

程序

步骤	操作
1	将血清和试剂红细胞 37℃孵育
2	在预先标记(A_1、B、O)的洁净的试管中加 2~3 滴血清或血浆
3	向每支标记的试管中加入 1 滴试剂红细胞
4	混匀内容物，并在 37℃孵育 1 h
5	取出后不要离心标本，检查是否有凝集(自然凝集判读)

注释

1. 弱抗-A 和抗-B 的标本不能用此法检测。
2. 如果 O 红细胞对照组出现凝集，则 ABO 反定型的阳性结果无效。

方法 2-12　确定 Rh(D)血型——玻片法

原理

Rh 系统抗原有很高的免疫原性，而且具有复杂的多态性和有临床意义的等位基因。由于可导致严重的临床后果，输血前 Rh 血型检测的重要性仅次于 ABO 血型检测。

标本

抗凝或未抗凝的血标本均可使用。红细胞可以用自体血清、血浆或生理盐水重悬，或洗涤后重悬于生理盐水中。玻片法使用的红细胞浓度高于试管法，所以结果更佳。

试剂

抗-D 试剂必须有其适用于玻片法的特别说明。操作说明会指出应使用对照试剂的类型。

注意

玻片法生物危害的暴露风险更大，实验人员应遵循生物安全防护措施。反应物蒸发能导致红细胞聚集，并被误认为是红细胞凝集。弱 D 表达无法用玻片法检测。

程序

步骤	操作
1	检测前将玻片在 Rh 观片盒中预热到 40~50℃
2	加 1 滴抗-D 试剂到 1 块洁净的已标记的玻片上
3	如果需要，依照生产商说明书加 1 滴合适的对照试剂到第 2 块洁净的玻片上。若试验使用低蛋白抗-D，则用抗-A 或抗-B 玻片法的阴性结果作为对照反应
4	向每一块玻片上加 2 滴混匀的 40%~50%红细胞悬液
5	使用干净的涂抹棒彻底混匀红细胞悬液和试剂。使混合物面积达到约 20 mm ×40 mm 的范围
6	将玻片放置观片盒中，轻轻倾斜并不间断观察凝集情况。肉眼观察凝集，并在 2 min 内读取结果。不要误将反应混合物干燥或缗钱状凝集读取为凝集反应
7	解读并记录结果

解释

1. 与抗-D 发生凝集，且对照玻片无凝集，表示结果为 D 阳性，说明待检红细胞为 D 抗原阳性。
2. 若待检红细胞与抗-D 和对照都无凝集，表示结果为 D 阴性。间接抗球蛋白试验可以检测玻片法不能检测到的弱 D 表达。
3. 如果对照玻片发生凝集，在没有进一步试验的情况下，抗-D 试验结果不能定为阳性。
4. 混合区域边缘干燥不能判读为凝集。

参考文献

[1] Peyrard T, Wagner FF. The Rh system. In: Cohn C, Delaney M, Johnson S, Katz L, eds. Technical manual. 20th ed. Bethesda, MD: AABB, 2020: 329-54.

方法 2-13 Rh(D)血型鉴定——试管法

原理

Rh 系统抗原有很高的免疫原性，而且具有复杂的多态性和有临床意义的等位基因。由于可导致严重的临床后果，输血前 Rh 血型检测的重要性仅次于 ABO 血型检测

标本

抗凝或促凝的血标本均可使用。红细胞可以用自体血清、血浆或生理盐水重悬，或洗涤后重悬于生理盐水中。

试剂

合适的试剂包括低蛋白单克隆试剂和高蛋白多克隆试剂。生产商试剂说明书会指出应使用对照试剂的类型。

程序

步骤	操作
1	加 1 滴抗-D 试剂到洁净的已标记试管中，注意：在加入红细胞悬液前必须先加入抗-D 试剂，以目视检查抗-D 的存在，以排除漏加试剂导致的假阴性反应
2	加 1 滴合适的对照试剂到第 2 支洁净的已标记的试管中
3	加 1 滴 2%~5%的红细胞悬液(重悬于生理盐水、血清或血浆)。或者用干净的涂抹棒将等量的待测红细胞转移到每个干净的试管中
4	轻轻混匀，根据生产商要求的时间和速度进行离心
5	轻轻重悬红细胞扣，并观察凝集。如果红细胞是用涂抹棒转移的，加入 1 滴生理盐水有助于重悬红细胞扣
6	判读并记录实验管和对照管的结果

解释

1. 抗-D 管中出现凝集，且对照组红细胞无凝集，表示结果为 D 阳性。
2. 对照管和抗-D 管中都无凝集，表示结果为 D 阴性。这时患者可被认为是 D 阴性。在 AABB《血库和输血服务标准》(AABB *Standards for Blood Banks and Transfusion Services*)中规定，献血者血液和经评估后正使用 Rh 免疫球蛋白的孕妇所分娩的婴儿都必须进一步行弱 D 的检测。
3. 与抗-A 和/或抗-B 反应呈阴性的试验结果，可作为低蛋白抗-D 试剂的阴性对照。
4. 对照试管内出现凝集，说明试验结果无效。可能需要从红细胞表面去除 IgM 或 IgG 抗体。详见方法 2-17~方法 2-21。

参考文献

[1] Gammon R, ed. Standards for blood banks and transfusion services. 32nd ed. Bethesda, MD: AABB, 2020: 33, 51.

[2] Peyrard T, Wagner FF. The Rh system. In: Cohn C, Delaney M, Johnson S, Katz L, eds. Technical manual. 20th ed. Bethesda, MD: AABB, 2020: 329-54.

方法 2-14　RH(D)血型鉴定——微孔板法

原理

Rh 系统抗原有很高的免疫原性，而且具有复杂的多态性和有临床意义的等位基因。由于可导致严重的临床后果，输血前 Rh 血型检测的重要性仅次于 ABO 血型检测。

标本

按照生产商的说明进行操作。自动化方法可能需要使用特定的抗凝标本。

试剂

只能使用被批准的适用于微板测试的抗-D 试剂。试验所用的特定试剂、设备及合适的对照，请参照生产商说明。

程序

步骤	操作
1	在洁净的微板孔的 1 个孔中加 1 滴抗-D 试剂。如果要求使用对照，则向另 1 个孔中加 1 滴对照试剂
2	分别向每一个孔中加 1 滴 2%~5%的红细胞悬液
3	轻叩微板混匀内容物
4	按说明要求离心微板
5	手动轻叩微板或使用微板振荡器，或将微板倾斜一定角度，使用"倾斜流动"法重悬红细胞扣
6	观察凝集，解读和记录结果
7	为了增强弱反应，阴性结果可以在 37℃下孵育 15~30 min 后重复第 4~6 步操作

解释

1. 抗-D 孔凝集，且对照孔红细胞无凝集，表示结果为 D 阳性。
2. 对照孔和抗-D 孔都无凝集，表示结果为 D 阴性。这时患者可被认为是 D 阴性。AABB《血库和输血服务标准》中规定，献血者血液和经评估正使用 Rh 免疫球蛋白的母亲所分娩的婴儿都必须进一步进行弱 D 的检测。
3. 与抗-A 和/或抗-B 反应呈阴性的试验结果，可作为低蛋白抗-D 试剂的阴性对照。

参考文献

[1] Gammon R, ed. Standards for blood banks and transfusion services. 32nd ed. Bethesda, MD: AABB, 2020: 33, 51.
[2] Peyrard T, Wagner FF. The Rh system. In: Cohn C, Delaney M, Johnson S, Katz L, eds. Technical manual. 20th ed. Bethesda, MD: AABB, 2020: 329-54.

方法 2-15　弱 D 的检测

原理

一些弱 D 抗原只能通过间接抗球蛋白试验(IAT)方法才能被检出。AABB《血库和输血服务标准》要求对献血者血液进行血型鉴定时须检测弱 D，但对患者标本的输血前检测未做要求。

标本

根据生产商说明书

试剂

1. 抗球蛋白试剂，多特异性或单特异性抗-IgG。
2. IgG 包被的对照细胞。

程序

步骤	操作
1	用试管法进行直接抗-D 试验时，如果使用合适的试剂，该试管可以直接用于继续检测弱 D。至步骤 5
2	向 1 支洁净的已标记的试管中加 1 滴抗-D 试剂
3	向第 2 支洁净的已标记的试管中加 1 滴合适的对照试剂
4	向每管加 1 滴 2%~5%的红细胞悬液
5	按生产商说明书混匀并孵育测试管和对照管，通常是 37℃孵育 15~30 min
6	如果需要，离心后轻轻重悬红细胞扣并观察凝集
7	用生理盐水洗涤红细胞至少 3 次
8	依据生产商说明加入抗球蛋白试剂
9	轻轻混匀，采取合适的离心力和时间离心
10	轻轻重悬并观察凝集，评分并记录结果
11	加入 IgG 包被的对照细胞以确定阴性抗球蛋白试验结果有效

解释

1. 抗-D 试管凝集，且对照管均匀悬浮，表示红细胞是 D 阳性。检测报告不能为“弱 D 阳性”或“D 阴性，弱 D 阳性”。
2. 对照管和抗-D 管都没有凝集，表示结果为阴性。
3. 可以使用待检细胞直接抗球蛋白试验作为对照，但推荐使用 Rh 试剂或白蛋白对照试剂进行间接抗球蛋白试验作为对照，因为此法能检测包括所有可能导致假阳性结果的试剂成分。
4. 只要对照管内出现凝集，都表示试验结果无效，不能对结果作出解释。移除红细胞表面的 IgG 可能会有帮助(方法 2-20 和方法 2-21)。

注意

并不是每一种抗-D 试剂都适用于弱 D 试验。对于试验步骤和合适对照的设置，请参照生产商试剂说明书。

参考文献

[1] Gammon R, ed. Standards for blood banks and transfusion services. 32nd ed. Bethesda, MD: AABB, 2020: 33, 51.

方法 2-16　凝集素的制备与应用

原理　种子盐水提取物能与红细胞膜上特定的碳水化合物反应，在一定的稀释浓度下可制备成高特异性的定型试剂。

试剂　种子应为生的，可从保健食品店、药店或商业种子公司获得。

程序

步骤	操作
1	用食物处理器或搅拌机研磨种子，处理为粗砂状颗粒。也可以使用研钵和杵研磨种子
2	将磨碎的种子与 3~4 倍量的生理盐水在大试管或小烧杯中（种子吸收的生理盐水量各异）混合
3	室温下孵育 4~12 h，偶尔搅拌或倒置混匀
4	将上清液转移至离心管内，离心 5 min，获得清澈的上清液。收集并过滤上清液，弃去种子残渣
5	对不同稀释度的提取物进行检测，以确定所需活性的稀释度。以下是检测提取物与相应红细胞反应活性的方法
	双花扁豆： a. 向已标记的试管中加 1 滴 2%~5% 的 A_1、A_2、A_1B、A_2B、B 和 O 型红细胞悬液 b. 向每支试管中加 1 滴提取物 c. 按规定的标准时间离心 d. 观察凝集并记录结果 e. 凝集素应凝集 A_1 和 A_1B 细胞，但不凝集 A_2、A_2B、B 和 O 型红细胞。天然提取物通常凝集所有的测试红细胞，为使产品达到试剂的要求，需加入生理盐水进行稀释，以得到如下试验结果：与 A_1 和 A_1B 细胞的凝集强度为 3+或 4+，与 A_2、A_2B、B 或 O 细胞均不反应
	欧洲荆豆： a. 向已标记的试管中加 1 滴 2%~5%已知的 A_1、A_2、A_1B、B 和 O 型红细胞悬液 b. 每支试管中加 1 滴提取物 c. 按规定的标准时间离心 d. 观察凝集并记录结果 e. 凝集强度应为 $O>A_2>B>A_1>A_1B$ f. 如需要，用生理盐水将提取物稀释至与 O 细胞反应凝集强度为 3+或 4+，与 A_2 和 B 细胞反应凝集强度为 1+至 2+，与 A_1 或 A_1B 细胞不凝集

解释

1. 如果使用商品化的凝集素，请按生产商说明书操作。
2. 与不同类型的多凝集红细胞预期反应结果如下表所示：

凝集素与多凝集红细胞反应

	T	Th	Tk	Tn	Cad
落花生*	+	+	+	0	0
双花扁豆†	0	0	0	+	+
大豆	+	0	0	+	+
南欧丹参	0	0	0	+	0
丹参 horminum	0	0	0	+	+

* T 和 Th 细胞与蛋白酶处理后的落花生呈弱反应；Tk 与蛋白酶处理后的落花生反应增强；

† A 和 AB 细胞可能有反应，因为扁豆凝集素存在抗-A 活性。

注意事项

1. 双花扁豆提取物稀释液凝集 A_1 红细胞而不凝集 A_2 红细胞。欧洲荆豆提取物与 H 物质反应；反应强度与 H 物质的量呈正比（$O>A_2>B>A_1>A_1B$ 红细胞）。
2. 其他特殊用途的凝集素有落花生（含抗-T）、大豆（含抗-T，-Tn）、蚕豆禾本科（含抗-N）、丹参凝集素（角茵丹参，含抗-Tn/Cad；南欧丹参，含抗-Tn）。
3. 为研究红细胞的多凝集反应，可将红细胞与落花生、甘氨酸、丹参和扁豆凝集素反应。
4. 较硬的种子可先在生理盐水浸泡数小时以便于研磨。浸泡的容器不应密闭，因为有些豆子在浸泡过程中会释放气体，可能导致容器爆炸。
5. 盐水提取物可在冰箱中保存数天，冷冻后可长期保存。
6. 试验应设置阳性和阴性对照。

方法 2-17　温盐水洗涤去除自身抗体

原理

被大量自身抗体致敏的红细胞可发生自发凝集，导致与抗-A、抗-B、抗-D 试剂的假阳性反应。用温盐水洗涤红细胞充分去除自身抗体后，进行 ABO 和 Rh 定型。

标本

自发凝集导致红细胞抗原鉴定受干扰的红细胞。

试剂

1. 温生理盐水。
2. 单克隆或多克隆抗-A 和抗-B 试剂。
3. 质控试剂，如 6% 白蛋白。

程序

步骤	操作
1	将红细胞悬液于 37℃孵育 15~60 min
2	用 37℃温生理盐水洗涤红细胞数次以去除自身抗体
3	用洗涤后的红细胞与抗-A、抗-B、抗-D 进行 ABO 和 Rh 定型，同时用该红细胞与 6% 白蛋白作为平行对照（方法 2-1~2-3）。如果对照仍为阳性，可使用分离红细胞上抗体的方法（方法 2-18~2-21）

方法 2-18 利用巯基试剂去除自身凝集

原理

大量 IgM 自身抗体致敏红细胞后，在离心时红细胞可发生自发凝集，导致红细胞定型和直接抗球蛋白试验(DAT)出现假阳性反应。二硫苏糖醇(DTT)或 2-巯基乙醇(2-ME)可破坏 IgM 分子的二硫键，从而降低其效价和红细胞自发凝集的能力。

标本

被 IgM 自身抗体致敏导致抗原鉴定受干扰的红细胞。

试剂

1. 0.01M DTT：0.154 g DTT 溶解于 100 mLpH7.3 的磷酸盐缓冲液(PBS)中，4℃保存。
2. 0.1M 的 2-ME：0.7 mL14 M 的 2-ME 原液稀释于 100 mL pH7.3 的 PBS 中，4℃储存于遮光玻璃容器中。
3. pH 7.3 的 PBS。
4. 抗原阳性的对照红细胞(用于平行检测)。
5. 红细胞定型抗血清。
6. 6%白蛋白(质控试剂)。

程序

步骤	操作
1	用生理盐水将红细胞洗涤 3 次后，用 PBS 稀释成 50%的红细胞悬液
2	加入等量的 0.01M DTT 或 0.1M 2-ME 至红细胞悬液中
3	37℃孵育 15 min(DTT)或 10 min(2-ME)
4	用生理盐水洗涤红细胞 3 次，稀释成 2%~5%红细胞悬液
5	用 6%白蛋白检测处理后的红细胞(立即离心试验)，以确保红细胞不自发凝集。如果结果为阴性，该红细胞可用于红细胞定型试验

注意事项

1. 处理后的红细胞在 6%白蛋白中应不发生凝集。
2. 抗原阳性对照红细胞在处理前后都应与定型试剂反应应一致，且呈强反应。
3. 此方法通常只用于 ABO 正定型、Rh 定型和 DAT 试验。
4. KEL 系统抗原经 DTT 和 2-ME 处理后可被减弱或破坏。Js^a 和 Js^b 在此浓度的 DTT 作用下，可能比 KEL 系统其他抗原更为敏感。

参考文献

[1] Judd WJ, Johnson S, Storry JR. Judd's methods in immunohematology. 3rd ed. Bethesda, MD: AABB Press, 2008.

方法 2-19　微热放散技术检测 DAT 阳性的红细胞

原理

被大量 IgG 致敏的红细胞可在高蛋白试剂中自发凝集，造成抗球蛋白(AHG)试验结果为假阳性。进行红细胞抗原定型时，需通过放散方法将红细胞上的抗体分离，但不能破坏膜的完整性或改变抗原表达。微热放散技术去除红细胞上致敏的免疫球蛋白，与以获得红细胞上有活性的抗体为目的的放散技术不同。

标本

直接抗球蛋白试验(DAT)阳性的红细胞。

试剂

AHG

程序

步骤	操作
1	准备 2 支合适的试管，在一支试管中加入 1 体积经洗涤后仍有抗体致敏的待检红细胞，，在另一支试管中加入 1 体积抗原阳性的洗涤红细胞，分别向两支试管中加入 3 体积的生理盐水。此步骤可检查放散技术是否会破坏抗原的反应性
2	将两支试管在 45℃孵育 10~15 min，期间需多次混匀。孵育时间应大致与抗体致敏的程度成正比。抗球蛋白试验的反应强度反映了抗体致敏程度
3	离心并去除上清液
4	通过比较处理后的红细胞和未经处理的红细胞 DAT 的结果，检测红细胞上抗体的去除的程度。如果致敏的抗体减少但仍存在，可重复步骤 1~3。对照红细胞也应进行类似重复操作
5	处理后的红细胞可进行预期抗原检测

注意事项

1. 如果使用 IgM 单克隆试剂，则无需进行此操作；IgM 单克隆试剂可引起直接凝集，通常不受红细胞结合的免疫球蛋白的影响。
2. 近期输过血的患者红细胞中可能混有供者红细胞，应与未经处理红细胞的患者一样，抗原检测的结果都需谨慎解释。

方法 2-20 氯喹放散法去除 DAT 阳性红细胞上的 IgG 抗体

原理

直接抗球蛋白试验(DAT)阳性的红细胞，无法使用间接抗球蛋白技术进行准确的血型鉴定。在特定条件下，二磷酸氯喹在保持红细胞膜抗原性的基础上放散其结合的 IgG 抗体。此法可用于仅在间接抗球蛋白技术反应的温自身抗体致敏的红细胞定型。

标本

被 IgG 抗体包被的直接抗球蛋白试验(DAT)阳性的红细胞

试剂

1. 二磷酸氯喹溶液：将 20 g 二磷酸氯喹加至 100 mL 生理盐水中。用 1 N 氢氧化钠调节 pH 值至 5.1，储存于 2~8 ℃。
2. 选择抗原表达为纯合子的红细胞作为对照红细胞。
3. 抗-IgG 试剂。

程序

步骤	操作
1	将 0.2 mL 洗涤的 IgG 致敏的压积红细胞与 0.8 mL 二磷酸氯喹溶液混合。对照红细胞也作同样处理
2	混匀，室温下孵育 30 min
3	取一小部分(如 1 滴)处理后的红细胞，用生理盐水洗涤 4 次
4	用抗-IgG 试剂检测洗涤后的红细胞
5	如果处理后的细胞与抗-IgG 不反应，将所有的红细胞及对照红细胞用生理盐水洗涤 3 次，配成 2%~5%盐水红细胞悬液，用于后续血型鉴定
6	如果与二磷酸氯喹孵育 30 min 后的红细胞仍与抗-IgG 反应，30 min 内重复 3~4 步骤(最长孵育时间不超过 2 h)，直至处理后的红细胞与抗-IgG 不反应。再进行第 5 步后续操作

注意事项

1. 二磷酸氯喹不能从红细胞膜上解离补体，如果红细胞上同时包被有 IgG 和 C3，则氯喹处理后的检测中应只使用抗-IgG。
2. 二磷酸氯喹孵育不应超过 2 h。室温下孵育时间过长或在 37℃ 孵育可能导致溶血或红细胞抗原表达减弱。
3. 有些 Rh 抗原可能会发生变性。
4. 许多血清学家选择含有抗血清相应抗原的红细胞作为氯喹处理的对照细胞，且用此血清进行后续患者细胞的血型鉴定。
5. 二磷酸氯喹不能完全去除致敏红细胞上的抗体。对某些 DAT 结果为强阳性的红细胞，此方法可能只减弱抗体强度。
6. 此法除用于去除自身抗体外，也可用于从红细胞上去除 Bg(HLA)相关抗原。同时应使用 Bg 抗原阳性的红细胞作为对照细胞。
7. 如使用商品化试剂盒，应遵循生产商的说明进行检测和质控。

参考文献

[1] Edwards JM, Moulds JJ, Judd WJ. Chloroquine dissociation of antigen-antibodycomplexes: A new technique for phenotyping red blood cells with a positive directantiglobulin test. Transfusion 1982; 22: 59-61.
[2] Swanson JL, Sastamoinen R. Chloroquine stripping of HLA-A, B antigens from red cells(letter). Transfusion 1985; 25: 439-40.

方法 2-21　使用甘氨酸/EDTA 去除红细胞上的抗体

原理

甘氨酸/EDTA 可将红细胞上致敏的抗体从红细胞膜上分离，此法通常用于血型鉴定或吸收试验。甘氨酸/EDTA 处理后，常见的红细胞抗原都可以检测，除了 KEL 系统的抗原、Bg 抗原和 Er 抗原，此法处理的红细胞不能用于鉴定这些表型。

标本

直接抗球蛋白试验(DAT)阳性的红细胞。

试剂

1. 10% EDTA：将 2 g Na_2EDTA 溶解于 20 mL 蒸馏水或去离子水中。
2. 0.1M 甘氨酸-HCl 缓冲液(pH1.5)：将 0.75 g 甘氨酸加至 100 mL 等渗(无缓冲)盐水中。用浓 HCl 调节 pH 值至 1.5。
3. 1.0M TRIS-NaCl：将 12.1 g 的三羟甲基氨基甲烷(Tris)和 5.25 g NaCl 加至 100 mL 蒸馏水或去离子水中。

程序

步骤	操作
1	用等渗生理盐水洗涤红细胞 6 次
2	将 20 份的 0.1M 甘氨酸-HCl 与 5 份 10%的 EDTA 在试管中混合。此混合物即为甘氨酸/EDTA 试剂
3	将 10 份洗涤后的红细胞加入洁净的试管中
4	再加入 20 份的甘氨酸/EDTA
5	充分混匀试管内容物
6	室温孵育 2~3 min
7	加入 1 份的 1.0 M TRIS-NaCl，混匀试管内容物
8	(900~1000) ×g 离心 1~2min，弃去上清液
9	用生理盐水洗涤红细胞 4 次
10	用抗-IgG 检测洗涤后的红细胞。若 DAT 为阴性，则所得细胞可用于血型鉴定或吸收试验。若 DAT 仍为阳性，则继续处理一次

注意事项

1. 甘氨酸/ EDTA 与红细胞孵育过度可导致红细胞膜不可逆的损伤。
2. 处理后红细胞进行血型鉴定时，要用平行对照试剂做质控，如 6%牛白蛋白或惰性血浆。
3. 步骤 10 中应使用抗-IgG，而非多特异性的抗球蛋白试剂。
4. 许多血清学家选择含有抗血清相应抗原的红细胞作为甘氨酸/ EDTA 处理的对照细胞，且用此血清进行后续患者红细胞的血型鉴定。
5. 如使用商品化试剂盒，应遵循生产商的说明进行检测和质量控制。

参考文献

[1] Louie JE, Jiang AF, Zaroulis CG. Preparation of intact antibody-free red cells inautoimmune hemolytic anemia (abstract). Transfusion 1986; 26: 550.

[2] Champagne K, Spruell P, Chen J, et al. EDTA/ glycine-acid vs. chloroquine diphosphatetreatment for stripping Bg antigens from red blood cells (abstract). Transfusion 1996; 36(Suppl): 21S.

[3] Reid ME, Lomas-Francis C, Olsson M. The blood group antigen factsbook. 3rd ed. London, UK: Elsevier Academic Press, 2012.

方法 2-22 直接离心法分离自体红细胞与输入的红细胞

原理

新生的自体红细胞比重通常低于输入的红细胞，因此将血液在毛细离心管中离心后，自体红细胞集中在红细胞柱的顶部。对于近期输过血的患者，这是1种简单的从血液标本中分离自体红细胞的方法。

标本

EDTA抗凝全血的红细胞。

材料

1. 毛细管离心机。
2. 普通的(未肝素化的)玻璃或塑料毛细离心管。
3. 密封剂。

程序

步骤	操作
1	用生理盐水洗涤红细胞3次，最后一次洗涤要在900~1000 g离心5~15 min。在不碰到白膜层的情况下尽量多地去除上清液。充分混匀
2	将混合后的洗涤红细胞加入10支毛细离心管中，至60 mm刻度处
3	用密封剂或加热的方法将毛细离心管末段密封
4	所有的毛细离心管置毛细离心机中离心15 min
5	在距离红细胞柱顶端5 mm处，切开毛细离心管。此5 mm段包含密度最小的循环的新生红细胞
6	将切下的毛细离心管放入一支大的试管(10或12×75 mm)中，加入生理盐水，充分冲洗毛细离心管中的红细胞并混匀。然后，①1000 g离心1 min，取出空的毛细离心管；或②将盐水红细胞悬液转移至1个干净的试管
7	将分离出的红细胞用生理盐水洗涤3次，然后配成2%~5%的红细胞悬液待检

注意事项

1. 分离输血后三天及以上的标本比刚输过血的标本效果要好。
2. 将红细胞填充毛细离心管时，要将红细胞充分混匀。
3. 此法仅对能产生数量正常或大量的网织红细胞的患者有效。如患者网织红细胞生成不足，则此法无效。
4. 与成熟红细胞相比，某些红细胞抗原在网织红细胞上的表达相对较弱。鉴定E、e、c、Fy^a、Jk^a和Ge抗原时应特别注意。
5. 此法不能有效分离血红蛋白S或球形红细胞症患者的红细胞(替代方法见方法2-23)。

参考文献

[1] Reid ME, Toy P. Simplified method for recovery of autologous red blood cells fromtransfused patients. Am J Clin Pathol 1983; 79: 364-6.
[2] Vengelen-Tyler V, Gonzales B. Reticulocyte rich RBCs will give weak reactions withmany blood typing antisera (abstract). Transfusion 1985; 25: 476.

方法 2-23　血红蛋白 S 病患者分离自体红细胞与输入红细胞

原理　　无论是血红蛋白 SS 型还是血红蛋白 SC 型，但凡是镰状细胞病患者的红细胞，都能抵抗低渗盐水的裂解，而正常人的红细胞与血红蛋白 S 病患者红细胞特征相反。此法可从近期输过血的血红蛋白 SS 或 SC 病患者中分离自体红细胞。

标本　　待分离红细胞。

试剂　　1. 低渗盐水(0.3% w/vNaCl)：3g NaCl 加蒸馏水至 1 L。
2. 生理盐水(0.9% w/vNaCl)：9g NaCl 加蒸馏水至 1 L。

程序

步骤	操作
1	向一支 10 或 12×75 mm 试管中加 4~5 滴红细胞
2	用 0.3% NaCl 洗涤红细胞 6 次或直至上清液不再有肉眼可见的溶血。每次洗涤时均需 1000 g 离心 1 min
3	用 0.9% NaCl 洗涤红细胞 2 次以恢复细胞膜的表面张力。每次洗涤需 200 g 离心 2 min 以除去残余基质
4	将压积红细胞配成 2%~5%的红细胞悬液用于表型分型

注意事项　　1. 如用于红细胞量要求较大的吸收试验，可在 16×100 mm 的试管中进行处理。
2. 使用低渗盐水技术时，需尽量去除裂解细胞的残留基质，因为这些基质可以吸收鉴定时用的血清，从而产生假阴性结果。

参考文献

[1] Brown D. A rapid method for harvesting autologous red cells from patients with hemoglobin S disease. Transfusion 1988; 28: 21-3.

抗体筛查、鉴定和相容性试验的方法

输血前的相容性试验从血型定型和抗体筛查开始。首先需要确定受血者的 ABO 和 Rh 血型；其次抗体筛查以确定受血者体内是否存在不规则抗体，如果检测到受者血体内存在不规则抗体，需要根据抗体鉴定谱确定其抗体的特异性；最后，对与受血者 ABO 和 Rh 同型的献血者进行相应抗原的筛选，筛选出不表达该抗原的献血者以确保相容性输血。

方法 3-1 立即离心法进行 ABO 输血相容性检测(译者注：盐水交叉配血)

原理　输血相容性检测是为避免受血者输入不相容的献血者红细胞，导致免疫性溶血性输血反应。输血相容性检测的总原则详见《AABB 技术手册》第 17 章。

标本　受血者的血清或血浆。标本的采集的时间必须符合 AABB《血库和输血服务机构标准》中有关于输血前标本的要求[1]。

试剂

1. 生理盐水。
2. 献血者红细胞。

程序

步骤	操作
1	使用生理盐水或 EDTA 盐水制备的 2%~5%献血者红细胞悬液 使用血清标本进行检测时，一些血清学专家偏向于使用 EDTA 盐水制备的献血者红细胞悬液，因高效价的抗-A、抗-B 可激活补体包被过程，导致出现空间位阻影响凝集反应[2]。使用 EDTA 抗凝也是为了防止这种现象
2	标记每支待加献血者红细胞悬液与受血者血清的试管
3	向每支试管中加 2 滴受血者血清或血浆
4	相应的试管中加 1 滴献血者红细胞悬液
5	混匀，按照离心机要求离心
6	观察有无溶血，轻轻悬浮红细胞扣，再观察凝集情况
7	解读并和记录检测结果

解释

1. 凝集或溶血均表示阳性(不相容)结果。
2. 重悬红细胞扣后均匀的红细胞悬液表示阴性结果，即立即离心法交叉配血相合。

参考文献

[1] Gammon R, ed. Standards for blood banks and transfusion services. 32nd ed. Bethesda, MD: AABB, 2020.

[2] Judd WJ, Steiner EA, O' Donnell DB, Oberman HA. Discrepancies in ABO typing due toprozone: How safe is the immediate-spin cross-match? Transfusion 1988; 28: 334-8.

[3] Alquist CR, Harm SK. Transfusion-service-related activities: Pretransfusion testing andstorage, monitoring, processing, distribution, and inventory management of bloodcomponents. In: Cohn C, Delaney M, Johnson S, Katz L, eds. Technical manual. 20th ed. Bethesda, MD: AABB, 2020: 503-35.

方法 3-2 盐水间接抗球蛋白试验

原理

间接抗球蛋白试验(IAT)可体外检测红细胞与相应抗体的反应，用于抗体筛查、抗体鉴定、交叉配血和血型鉴定。

标本

血清或血浆。标本采集的时间必须符合 AABB《血库和输血服务机构标准》中有关于输血前标本的要求。

试剂

1. 生理盐水。
2. 抗球蛋白(AHG)试剂。除非特殊说明，多特异性或抗-IgG 试剂均可使用。
3. O 型抗体筛查细胞。混合的 O 型抗体筛查细胞只能用于献血者的检测，检测受血者时必须使用单人份的抗体筛查细胞。
4. 2%～5% 献血者红细胞盐水悬液。
5. IgG 致敏红细胞。

程序

步骤	操作
1	标记试管，加 2 滴血清或血浆
2	加 1 滴 2%～5% O 型试剂红细胞悬液或献血者红细胞悬液，混匀
3	离心，观察溶血和凝集，分级并记录结果
4	37℃孵育 30～60 min
5	离心，观察溶血和凝集，分级并记录结果
6	用生理盐水洗涤红细胞 3～4 次，最后一次洗涤后彻底弃除上清
7	根据厂商说明书向红细胞扣加入 AHG 试剂，混匀
8	离心观察凝集，分级并记录结果
9	向阴性反应的试管中加入 IgG 致敏红细胞，确认阴性结果的有效性

解释

1. 37℃孵育离心后出现凝集/溶血，均表示阳性结果。
2. 加 AHG 离心后出现凝集，表示阳性结果。
3. 加 AHG 离心后无凝集，再加 IgG 致敏红细胞并离心后凝集，表示抗球蛋白试验结果为阴性。如果加入 IgG 致敏红细胞后仍不凝集，则阴性结果无效，必须重新检测。

质量控制

1. 应每日使用弱抗体标本作为质量控制进行输血前意外抗体的筛查。
2. 质控血清也可使用血型鉴定试剂，将其用 6% 牛血清白蛋白稀释至 IAT 反应强度为 2+即可，也可用人源 IgG 抗体。

注意事项

1. 红细胞的孵育时间、体积和浓度均来源于文献，实验室可以选择不同的标准化技术。其他修改程序的限制请参见《AABB 技术手册》第 17 章。在所有情况下，在修改程序之前，都应查询产品说明书。
2. 步骤 3 可省略，以避免室温反应性抗体的检出。
3. 步骤 6～9 应连续进行。

参考文献

[1] Gammon R, ed. Standards for blood banks and transfusion services. 32nd ed. Bethesda, MD: AABB, 2020.

[2] Alquist CR, Harm SK. Transfusion-service-related activities: Pretransfusion testing andstorage, monitoring, processing, distribution, and inventory management of bloodcomponents. In: Cohn C, Delaney M, Johnson S, Katz L, eds. Technical manual. 20th ed. Bethesda, MD: AABB, 2020: 503-35.

方法 3-3 白蛋白或 LISS 添加液间接抗球蛋白试验

原理

间接抗球蛋白试验(IAT)可检测体外红细胞与相应抗体的反应，用于抗体筛查、抗体鉴定、交叉配血和血型鉴定。白蛋白法可以减少细胞间的排斥力，从而促进凝集反应。采用 LISS 添加液可加速抗体与红细胞的结合。

标本

血清或血浆。标本采集的时间必须符合 AABB《血库和输血服务机构标准》中关于输血前标本的要求。

试剂

1. 牛血清白蛋白(22%)。
2. LISS，有商品化试剂。
3. 抗球蛋白试剂(AHG)。除非特殊说明，多特异性或抗-IgG 试剂均可使用。
4. O 型抗体筛查细胞。混合的 O 型抗体筛查细胞可用于献血者检测，而检测受血者标本时必须使用单人份的抗体筛查细胞。
5. 2%~5% 献血者红细胞悬液。
6. IgG 致敏红细胞。

程序

步骤	操作
1	标记试管，加 2 滴血清或血浆
2	加等量的 22%牛血清白蛋白或 LISS 添加液(以生产商说明书为准)
3	再向每支试管中加 1 滴 2%~5%试剂或献血者红细胞悬液，混匀
4	使用白蛋白，37 ℃孵育 30~60 min。使用 LISS，按产品说明书孵育 10~15min
5	离心观察溶血或凝集，分级并记录结果
6	用生理盐水洗涤红细胞 3~4 次，最后一次洗涤后彻底弃除上清
7	根据试剂说明书向红细胞扣加入 AHG 试剂，混匀
8	离心观察凝集，分级并记录结果
9	向阴性反应的试管中加入 IgG 致敏红细胞，确认阴性结果的有效性

解释

1. 37℃孵育离心后出现凝集/溶血，均表示阳性结果。
2. 加入 AHG 离心后出现凝集，表示阳性结果。
3. 加入 AHG 离心后无凝集，再加 IgG 致敏红细胞并离心后凝集，表示抗球蛋白试验结果为阴性。如果加入 IgG 致敏红细胞后仍不凝集，则阴性结果无效，必须重新检测。

质量控制

1. 应每日使用弱抗体标本作为质量控制进行输血前意外抗体的筛查。
2. 质控血清可使用血型鉴定试剂，将其用 6%牛血清白蛋白稀释至 IAT 反应强度为 2+即可，也可用人源 IgG 抗体。

注意事项

1. 红细胞的孵育时间、体积和浓度均来源于文献，实验室可以选择不同的标准化技术。所有情况下，在修改程序之前，都应查询产品说明书。
2. 步骤 6~9 应连续进行。

参考文献

[1] Gammon R, ed. Standards for blood banks and transfusion services. 32nd ed. Bethesda, MD: AABB, 2020.
[2] Alquist CR, Harm SK. Transfusion-service-related activities: Pretransfusion testing andstorage, monitoring, processing, distribution, and inventory management of bloodcomponents. In: Cohn C, Delaney M, Johnson S, Katz L, eds. Technical manual. 20th ed. Bethesda, MD: AABB, 2020: 305-35.

方法 3-4 LISS 间接抗球蛋白试验

原理

间接抗球蛋白试验(IAT)可检测体外红细胞与相应抗体的反应，用于抗体筛查、抗体鉴定、交叉配血和血型鉴定。与正常盐水相比，低离子盐溶液(LISS)可以降低离子强度，加速抗体与红细胞的结合。

标本

血清或血浆。标本采集的时间必须符合 AABB《血库和输血服务机构标准》中关于输血前标本的要求。

试剂

1. LISS(商品化的试剂)。
2. 抗球蛋白试剂(AHG)。除特殊说明，多特异性或抗-IgG 试剂均可使用。
3. O 型抗体筛查细胞。混合的 O 型抗体筛查细胞可用于献血者检测，而检测受血者标本时必须使用单人份的抗体筛查细胞。
4. 2%~5% 献血者红细胞悬液。
5. IgG 致敏红细胞。

程序

步骤	操作
1	用生理盐水洗涤试剂或供者红细胞 3 次，彻底弃除上清
2	用 LISS 液重悬红细胞制备 2%~3%红细胞悬液
3	向相应标记的试管中加 2 滴血清
4	再加 2 滴 LISS 液制备的红细胞悬液，混匀。按产品说明书 37 ℃孵育 10~15 min
5	离心，轻轻重悬红细胞扣，观察溶血或凝集，分级并记录结果
6	用生理盐水洗涤红细胞 3~4 次，最后一次洗涤后彻底弃除上清
7	按试剂商说明书向细胞扣中加入 AHG，混匀
8	离心观察凝集，分级并记录结果
9	向阴性反应的试管中加入 IgG 致敏红细胞，确认阴性结果的有效性

解释

1. 37℃孵育离心后出现凝集/溶血，均表示阳性结果。
2. 加入 AHG 离心后出现凝集，表示阳性结果。
3. 加入 AHG 离心后无凝集，再加 IgG 致敏红细胞并离心后凝集，表示抗球蛋白试验结果为阴性。如果加入 IgG 致敏红细胞后仍不凝集，则阴性结果无效，必须重新检测。

质量控制

1. 应每日使用弱抗体标本作为质量控制进行输血前意外抗体的筛查。
2. 质控血清可使用血型鉴定试剂，将其用 6%牛血清白蛋白稀释至 IAT 反应强度为 2+即可，也可用人源 IgG 抗体。

注意事项

1. 红细胞的孵育时间、体积和浓度均来源于文献，实验室可以选择不同的标准化技术。所有情况下，在修改程序之前，都应查询产品说明书。
2. 步骤 6~9 应连续进行。

参考文献

[1] Gammon R, ed. Standards for blood banks and transfusion services. 32nd ed. Bethesda, MD: AABB, 2020.
[2] Alquist CR, Harm SK. Transfusion-service-related activities: Pretransfusion testingand storage, monitoring, processing, distribution, and inventory management ofblood components. In: Cohn C, Delaney M, Johnson S, Katz L, eds. Technicalmanual. 20th ed. Bethesda, MD: AABB, 2020: 305-35.

方法 3-5 PEG 间接抗球蛋白试验

原理

间接抗球蛋白试验(IAT)可检测体外红细胞与相抗体的反应，用于抗体筛查、抗体鉴定、交叉配血和血型鉴定。聚乙二醇(PEG)可减少溶液中水分子的空间排斥，加速抗体与红细胞的结合。

标本

血清或血浆。标本采集的时间必须符合 AABB《血库和输血服务机构标准》中关于输血前标本的要求。

试剂

1. PEG 试剂，有商品化试剂，亦可按以下方式制备：向 20 g 的分子量 3350 的 PEG 中，加入 pH 值 7.3 的磷酸盐缓冲盐水(PBS)，最终体积为 100 mL(20% w/v)。
2. 抗球蛋白试剂(AHG)。需使用抗-IgG，而非多特异性的 AHG。
3. O 型抗体筛查细胞。混合的 O 型抗体筛查细胞可用于献血者检测，而检测受血者标本时必须使用单独的抗体筛查细胞。
4. 2%~5% 献血者红细胞悬液。
5. IgG 致敏红细胞。

程序

步骤	操作
1	标记试管，向每管加加 2 滴待检血清，4 滴 20% PEG(PBS 配置)溶液，1 滴 2%~5% 红细胞悬液，混匀。如果是使用商品化的 PEG，则按生产商说明书操作
2	37℃孵育 15 min
3	不要离心
4	用生理盐水洗涤红细胞 3 次，最后一次洗涤后彻底弃除上清
5	根据试剂说明书向红细胞扣加入抗-IgG 试剂，混匀
6	离心观察凝集，分级记录结果
7	向阴性反应试管中加入 IgG 致敏红细胞，确认阴性结果的有效性

解释

1. 37℃孵育后出现凝集/溶血，均表示阳性结果。
2. 加入抗-IgG 离心后出现凝集，表示阳性结果。
3. 加入抗-IgG 离心后无凝集，再加 IgG 致敏红细胞并离心后凝集，表示抗球蛋白试验结果为阴性。如果加入 IgG 致敏红细胞后仍不凝集，则阴性结果无效，必须重新检测。

质量控制

1. 应每日使用弱抗体标本作为质量控制进行输血前意外抗体的筛查。
2. 质控血清可使用血型鉴定试剂，将其用 6%牛血清白蛋白稀释至 IAT 反应强度为 2+即可，也可用人源 IgG 抗体。

注意事项

1. 红细胞的孵育时间、体积和浓度均来源于文献，实验室可选择不同的·标准化技术。修改程序限制见于《AABB 技术手册》第 15 章。在所有情况下，在修改程序之前，都应查询产品说明书。
2. 此法 37℃孵育后不需离心，因为红细胞不易重悬。
3. 使用非多特异性的 AHG 以避免补体 C3 结合自身抗体引起假阳性反应。添加 PEG 时出现血清蛋白沉淀可能与血清球蛋白水平升高有关。当 IgG 致敏红细胞无反应或出现无法解释的弱反应时，血清蛋白沉淀现象更加明显。在 AHG 阶段至少洗涤 4 次，并混匀，充分悬浮红细胞多可避免此类现象的发生。也可不使用 PEG 法重新进行检测。
4. 商品化的 PEG 溶液使用应遵循生产商的说明书。
5. IAT 步骤 4~7 应连续进行。

参考文献

[1] Gammon R, ed. Standards for blood banks and transfusion services. 32nd ed. Bethesda, MD: AABB, 2020.
[2] Hoffer J, Koslosky WP, Gloster ES, et al. Precipitation of serum proteins bypolyethylene glycol (PEG) in pretransfusion testing. Immunohematology 1999; 15: 105-7.
[3] Alquist CR, Harm SK. Transfusion-service-related activities: Pretransfusion testing andstorage, monitoring, processing, distribution, and inventory management of bloodcomponents. In: Cohn C, Delaney M, Johnson S, Katz L, eds. Technical manual. 20th ed. Bethesda, MD: AABB, 2020: 305-35.

方法 3-6 预温法

原理

预温法用于检测和鉴定只在 37℃结合红细胞相应抗原的相应抗体。

标本

血清或血浆。标本采集的时间必须符合 AABB《血库和输血服务机构标准》中关于输血前标本的要求[1]。

试剂

1. 生理盐水。
2. 抗-IgG。
3. O 型抗体筛查细胞。混合的 O 型抗体筛查细胞可用于献血者检测，而检测受血者标本时必须使用单独的抗体筛查细胞。
4. IgG 致敏红细胞。

注意事项

预温法用于血清中含冷反应性自身抗体且可能会掩盖有临床意义抗体的患者，因此此法存在争议[2, 3]。此方法会使一些重要的抗体反应性降低，导致漏检弱抗体[4]。应慎用此法，不应用于排除不明确的反应。

程序

步骤	操作
1	生理盐水预温至 37℃
2	标记试管
3	向每支试管中加 1 滴 2%~5% 的红细胞悬液
4	分别将含有红细胞的试管、含有适量血清的试管及移液管置于 37℃ 容器中，孵育 5~10 min
5	使用预温后的移液管，取 2 滴已预热血清加至已预热的红细胞管中，在孵育器中混匀
6	37℃ 孵育 30~60 min
7	在孵育器中，每支试管中加入 37 ℃生理盐水，离心并洗涤 3~4 次
8	按生产商说明书加入抗-IgG
9	离心观察，分级并记录结果
10	向阴性反应的试管中加入 IgG 致敏红细胞进行确认，确认阴性结果的有效性

说明

1. 预温法不适用于在 37℃或更低温度，及抗球蛋白相不反应的同种抗体检测。如需检测此类同种抗体，则需在 37℃进行平行试验。如果时间允许，含血清和红细胞的试管可在 37℃孵育 60~120 min，重悬红细胞扣，但不离心，观察凝集结果。
2. 洗涤时使用室温生理盐水替代 37℃盐水可能检测不到冷反应性抗体[3]。与 37℃生理盐水相比，使用室温生理盐水可避免有临床意义的抗体从试剂红细胞上洗脱。而一些强冷反应性自身抗体可能仍有反应，因此需要使用 37℃生理盐水以避免此类抗体的检出。
3. 强冷反应性自身抗体在预温法中也可能反应；可能还需要使用其他技术，如冷自体、异体吸收或二硫苏糖醇处理血浆来检测有潜在临床意义的抗体。

参考文献

[1] Gammon R, ed. Standards for blood banks and transfusion services. 32nd ed. Bethesda, MD: AABB, 2020.

[2] Judd WJ. Controversies in transfusion medicine. Prewarmed tests: Con. Transfusion1995; 35: 271-275.

[3] Mallory D. Controversies in transfusion medicine. Prewarmed tests: Pro—why, when, and how—not if. Transfusion 1995; 35: 268-270.

[4] Leger RM, Garratty G. Weakening or loss of antibody reactivity after prewarmtechnique. Transfusion 2003; 43: 1611-1614.

方法 3-7 利用盐水替代法排除缗钱状凝集干扰

原理 患者标本存在血清蛋白浓度异常，血清蛋白比例改变或者使用高分子量扩容剂等情况，血清可能聚集试剂红细胞并出现类凝集反应。缗钱状凝集指在显微镜下可见红细胞“圆盘”面相贴，类似于硬币叠加在一起。

标本 待检血清或血浆。

试剂 1. 生理盐水。
2. A_1、B 和 O 型试剂红细胞。

程序

步骤	操作
1	在常规孵育和再悬浮后，如果出现缗钱状凝集，需要进行以下步骤：盐水替代技术最好采用试管法
2	将血清(血浆)与红细胞的混合物重新离心
3	离心后弃除上清，留下红细胞扣
4	用等量的生理盐水(2 滴)替代血清(血浆)
5	轻摇重悬红细胞扣，观察凝集。在生理盐水中，红细胞缗钱状凝集将分散。真实的凝集反应在生理盐水中是稳定的

注意事项 1. 在某些情况下，稀释血清(血清：盐水=1：3)能够在检测 ABO 同种抗体时，可以预防红细胞缗钱状凝集。
2. 回顾患者最近的病史和其他实验室结果可协助确定原因(例如多发性骨髓瘤病史)。

参考文献

[1] Issitt PD, Anstee DJ. Applied blood group serology. 4th ed. Durham, NC: MontgomeryScientific Publications, 1998: 1135.

方法 3-8　1% W/V 无花果蛋白酶制备

原理

无花果蛋白酶可以破坏或削弱某些红细胞抗原，而经过无花果蛋白酶处理后的其他抗原可以在抗原抗体反应中提高反应性。无花果蛋白酶适用于输血前血型检测中存在弱的反应格局而无法证明其特异性的抗体，或存在可疑但尚未确认的抗体。

试剂

1. 无花果蛋白酶粉末，1 g。
2. 磷酸盐缓冲液(PBS)，pH 7.3。
3. 磷酸盐缓冲液，pH 5.4。

程序

步骤	操作
1	将 1 g 无花果蛋白酶粉末轻轻放入 100 mL 容量瓶中。务必小心处理无花果粉末，若进入眼睛或被吸入，则会造成伤害。最好戴上手套、面罩和围裙，在通风柜下工作
2	加 pH7.3 PBS 至 100 mL，溶解无花果蛋白酶粉末。用力颠倒混匀，旋转 15 min，或用磁力搅拌器搅拌直到粉末大部分溶解。这种粉末不会完全溶解
3	过滤或离心，收集上清液，分装成小等份。储存在-20℃或更低温度。冰冻后的解冻液不可再次冷冻

注意事项

无花果蛋白酶制剂因制作批次不同，效果会有差别。因此每次制备酶制剂时，都要对其反应性进行测试，并对孵育时间进行标准化以达到最佳效果。

参考文献

[1] Er LS, Bailey DJ. Identification of antibodies to red cell antigens. In: Cohn C, Delaney M, Johnson S, Katz L, eds. Technical manual. 20th ed. Bethesda, MD: AABB, 2020: 389-428.

方法 3-9　1% W/V 木瓜蛋白酶制备

原理

木瓜蛋白酶可以破坏或削弱某些红细胞抗原，而经过木瓜蛋白酶处理的其他红细胞抗原可以在抗原抗体反应中提高反应性。木瓜蛋白酶适用于输血前检测中存在弱的反应格局而法证明特异性的抗体，或存在可疑但尚未确认的抗体。

试剂

1. L-半胱氨酸盐酸盐(0.5 M)，0.88 g 溶于 10 mL 蒸馏水。
2. 木瓜蛋白酶干粉，2g。
3. 磷酸盐缓冲液(0.067M，pH 值为 5.4)，用 3.5 mL Na_2HPO_4 和 96.5 mLKH_2PO_4 制备。

程序

步骤	操作
1	在 100 mL 磷酸盐缓冲液(pH 5.4)中轻轻加入 2 g 的木瓜蛋白酶干粉。因木瓜蛋白酶干粉对黏膜有害，操作过程需小心处理并使用适当的防护装备
2	室温搅拌酶溶液 15 min
3	过滤或离心收集上清液
4	添加 L-半胱氨酸盐酸盐，在 37℃，孵育 1 h
5	加入磷酸盐缓冲液(pH 5.4)至 200 mL，分装成小等份，冰冻储存在-20℃或更低的温度。冰冻后的解冻液不可再冷冻

注意事项

木瓜蛋白酶制剂因制作批次不同，效果会有差别。因此每次制备酶制剂时，都要对其反应性进行测试，并对孵育时间进行标准化以达到最佳效果。

参考文献

[1] Er LS, Bailey DJ. Identification of antibodies to red cell antigens. In: Cohn C, Delaney M, Johnson S, Katz L, eds. Technical manual. 20th ed. Bethesda, MD: AABB, 2020: 389-428.

方法 3-10 酶处理标准过程

原理

对于两步酶法处理过程，必须确定每个批次酶溶液的最佳处理时间。下面的方法用无花果蛋白酶进行操作举例（可依照酶种类的不同而调整）。

试剂

1. 1%无花果蛋白酶的 PBS 储存液，pH7.3。
2. 已知无意外抗体的血清。
3. 抗-D 试剂，只凝集酶处理后的 D+红细胞但不凝集未经酶处理的 D+红细胞。
4. 中度或强反应性的抗-Fy^a。
5. D+、Fy(a+b-)红细胞标本。
6. 抗球蛋白(AHG)试剂。除非特别说明，多特异性或抗-IgG 均可使用。
7. IgG 致敏的红细胞。

程序

步骤	操作
1	用 PBS 稀释 1 份储存的无花果蛋白酶至 10 倍体积，制备 0.1%无花果蛋白酶，pH 为 7.3
2	在 3 支试管上分别标记：5 min，10 min，15 min
3	向每支试管加入等体积的洗涤红细胞和 0.1%无花果蛋白酶
4	混匀，在 37℃孵育至预定时间。首先准备标记 15 min 的试管，其次是 10 min 和 5 min，其时间间隔 5 min，这样容易控制孵育时间。3 支试管同时孵育结束
5	立即用大剂量的生理盐水洗涤红细胞 3 次
6	酶处理后的红细胞用生理盐水稀释为 2%～5%红细胞悬液
7	每种待测血清试管标记 4 支试管：未经处理，5 min，10 min，15 min
8	向每支试管中各加 2 滴相应待检血清
9	加 1 滴相应的红细胞悬液到每支标记的试管中
10	混匀，37℃孵育 15min
11	间接抗球蛋白试验： a. 用生理盐水洗涤红细胞 3～4 次，最后一次洗涤后彻底弃除上清 b. 根据使用说明添加 AHG 试剂到含有红细胞扣的试管，混匀 c. 离心，观察凝集，分级并记录结果 d. 向阴性反应试管中加入 IgG 致敏红细胞，确认阴性结果的有效性

解释

1. 下列表格显示了 D+、Fy(a+b-)红细胞和指示血清试剂反应可能的结果。在这种情况下，最佳孵育时间为 10 min。孵育 5 min 不足以消除 Fy^a 活性或最大限度地提高抗-D 反应性。孵育 15 min 会引起与阴性血清的 AHG 假阳性反应。
2. 如果孵育 5 min 仍会使红细胞处理过度，最好使用更大稀释倍数的酶，而非减少孵育时间，因为很难准确地监控缩短的孵育的时间。附加实验可评估同一酶稀释度或同一孵育时间的差别，或同一孵育时间不同酶稀释度的差别。

假设与 D+、Fy(a+b-)红细胞反应的结果

细胞与酶		对照血清	抗-D	抗-Fy[a]
未处理	37℃孵育	0	0	0
	抗球蛋白试验(AHG)	0	1+	3+
5 min	37℃孵育	0	1+	0
	抗球蛋白试验(AHG)	0	2+	1+
10 min	37℃孵育	0	2+	0
	抗球蛋白试验(AHG)	0	2+	0
15 min	37℃孵育	0	2+	0
	抗球蛋白试验(AHG)	W+	2+	W+

方法 3-11　评估酶处理红细胞

原理

在确定了某个批次酶溶液的最佳孵育条件后，经酶处理的红细胞使用前应进行评估，以证实酶对红细胞的处理充分但不过度。酶处理合格的红细胞，应能与未处理红细胞反应的抗体(仅经 IAT 试验可检出)发生凝集，但同时与阴性血清不会发生凝集或聚集。

标本

酶处理的红细胞。

试剂

1. 已知含有抗体的血清，能与酶处理的红细胞发生凝集。
2. 无意外抗体的血清。
3. 抗球蛋白试剂(AHG)(除非另有说明，多特异性或抗-IgG 试剂均可使用)。
4. IgG 致敏的红细胞。

程序

步骤	操作
1	选择一种具备如下特性抗体：能够凝集经酶处理的相应抗原阳性的红细胞，但与未处理红细胞只能通过 AHG 试剂起反应，例如人源抗-D
2	在标有“阳性”的试管中加 2 滴含有特定抗体的血清
3	在标有“阴性”的试管中加 2 滴无意外抗体的血清
4	向每支试管加 1 滴 2%～5%经酶处理红细胞悬液
5	混匀，37℃孵育 15 min
6	离心，轻摇重悬红细胞
7	肉眼观察凝集反应
8	在标记“阴性”的试管上进行间接抗球蛋白试验 a. 用生理盐水洗涤红细胞 3～4 次，最后一次洗涤后彻底弃除上清 b. 按使用说明添加 AHG 试剂到试管中的红细胞扣，混匀 c. 离心及观察凝集，分级并记录结果 d. 向阴性反应试管中加入 IgG 致敏红细胞，确认阴性结果的有效性

解释

阳性对照管内应有凝集反应，阴性对照管内应无凝集反应。如果阴性对照管出现凝集，提示红细胞被过度处理，如果阳性对照管内不发生凝集，则提示红细胞处理不充分。

方法 3-12　一步酶法

原理

经酶处理红细胞可选择性去除红细胞的特定抗原，同时保持或增强其他抗原的反应性。

标本

待检的血清或血浆。

试剂

1. 红细胞试剂。
2. 抗球蛋白(AHG)试剂。除非另有说明，多特异性或抗-IgG 试剂均可使用。
3. IgG 致敏的红细胞。

程序

步骤	操作
1	向标记的试管中加 2 滴血清
2	加 2 滴 2%~5% 试剂红细胞悬液
3	加 2 滴 0.1%木瓜蛋白酶溶液，混匀
4	37℃孵育 15min
5	离心，轻轻悬浮红细胞，观察凝集，分级并记录结果
6	进行间接抗球蛋白试验 a. 用生理盐水洗涤红细胞 3~4 次。最后一次洗涤后彻底弃除上清 b. 按使用说明添加 AHG 试剂到试管中的红细胞扣，混匀 c. 离心及观察凝集效果，分级并记录结果 d. 向阴性反应试管中加入 IgG 致敏红细胞，确认阴性结果的有效性
7	为了确保酶试验的正常进行，每次酶试验都应设立对照组。质控程序详见方法 3-11

注意事项

1. 步骤 4 和步骤 5 的替代方法是将血清和酶处理的细胞在 37℃孵育 60 min，检测沉积的红细胞在不离心的情况下是否凝集。可用于含有强冷凝集素的血清反应，有时可防止假阳性结果。
2. 不建议常规使用显微镜检查，尤其不适合在酶增强试验使用，常会出现假阳性反应。
3. 酶制剂有商品化试剂，使用时应遵循生产商的说明并进行质量控制。

参考文献

[1] Issitt PD, Anstee DJ. Applied blood group serology. 4th ed. Durham, NC: MontgomeryScientific Publications, 1998.
[2] Judd WJ, Johnson S, Storry J. Judd's methods in immunohematology. 3rd ed. Bethesda, MD: AABB Press, 2008.

方法 3-13　两步酶法

原理　经酶处理的红细胞可选择性去除红细胞特定抗原，同时保持或增强其他抗原的反应性。

标本　待检的血清或血浆。

试剂

1. 红细胞试剂。
2. 抗球蛋白(AHG)试剂。除非另有说明，多特异性或抗-IgG 试剂均可使用。
3. IgG 致敏的红细胞。

程序

步骤	操作
1	制备酶稀释溶液(木瓜蛋白酶或无花果蛋白酶)，将 1 mL 酶储存液加入 9 mL PBS(pH 7.3)中
2	将稀释的酶溶液按 1∶1 加入已洗涤的试剂红细胞中。详见方法 3-11
3	在 37℃孵育，孵育时间为酶溶液的最佳反应时间
4	用大剂量生理盐水洗涤经酶处理的红细胞，至少 3 次，最后配置为 2%~5%的红细胞悬液
5	将 2 滴待检测血清或血浆加入到相应的已标记的试管中
6	加 1 滴 2%~5%经酶处理的红细胞悬液
7	混匀，37℃孵育 15 min
8	离心，轻摇重悬红细胞，观察凝集。分级并记录结果
9	进行间接抗球蛋白试验 a. 用生理盐水洗涤红细胞 3~4 次。最后一次洗涤后彻底弃除上清 b. 根据使用说明添加 AHG 试剂到试管中红细胞扣，混匀 c. 离心及观察凝集。分级并记录结果 d. 向阴性反应试管中加入 IgG 致敏红细胞进，确认阴性结果的有效性
10	为了确保酶试验的正常进行，每次酶试验都应设立对照组。质控程序详见方法 3-11

注意事项

1. 对于步骤 7 和步骤 8 的替代方法是将血清和酶处理的细胞在 37℃孵育 60 min，检测沉积的红细胞在不离心的情况下是否凝集。可用于含有强冷凝集素的血清反应，有时还可以防止假阳性结果。
2. 不建议常规使用显微镜检查，尤其不适合在酶增强试验使用，常会出现假阳性反应。
3. 木瓜蛋白酶或无花果蛋白酶均可用于两步酶法试验。
4. 酶制剂有商品化试剂，应遵循生产商的说明适当的使用和进行质量控制。

参考文献

[1] Issitt PD, Anstee DJ. Applied blood group serology. 4th ed. Durham, NC: MontgomeryScientific Publications, 1998.

[2] Judd WJ, Johnson S, Storry J. Judd' s methods in immunohematology. 3rd ed. Bethesda, MD: AABB Press, 2008.

方法 3-14 直接抗球蛋白试验

原理

直接抗球蛋白试验(DAT)可以判断红细胞在体内是否被免疫球蛋白或(和)补体致敏。主要用于诊断溶血性输血反应、胎儿和新生儿溶血病、自身免疫性溶血性贫血和药物性免疫性溶血。对 DAT 原理详见在《AABB 技术手册》第 14 章。

标本

EDTA 抗凝全血的红细胞标本。

试剂

1. 抗球蛋白(AHG)试剂：多特异性抗球蛋白试剂、抗-IgG、抗补体血清。
2. 当所有抗球蛋白(AHG)试剂检测阳性时，需要一种对照试剂(如生理盐水或 6%白蛋白)。
3. IgG 致敏红细胞。
4. 补体致敏红细胞(根据说明书指示)。

程序

步骤	操作
1	向每支已标记抗球蛋白试剂或对照的试管中，各加 1 滴 2%~5%的悬浮红细胞
2	每支试管用生理盐水洗涤 3~4 次，最后一次洗涤后彻底弃除上清
3	立即添加抗球蛋白(AHG)试剂混匀，所需抗球蛋白(AHG)试剂的量，请参阅生产商的说明书
4	按生产商说明书离心，对于抗补体，生产商可能会建议静置后离心
5	观察红细胞凝集情况，分级并记录结果
6	如果使用多特异性 AHG 或抗补体，对无反应的结果(按说明书要求)在室温下孵育，然后离心，再次读取结果
7	按说明书对阴性结果的有效性进行确认(例如在含有抗-IgG 的试验中加入 IgG 致敏红细胞)
8	根据生产商的说明离心
9	观察红细胞凝集情况，分级并记录结果

解释

1. 直接离心或者在室温下孵育后离心出现凝集，表示 DAT 结果为阳性。IgG 致敏红细胞通常会立即发生反应，而补体包被的红细胞在孵育后更容易发生反应[1,2]。需要单特异性 AHG 试剂来确认球蛋白类型。
2. 在任一测试阶段均无凝集，且在步骤 7 中加入 IgG 致敏红细胞后出现凝集则表示 DAT 结果为阴性。如果加入 IgG 致敏红细胞后没有出现凝集，则阴性结果无效，必须重复检测。DAT 结果阴性并不一定意味着红细胞上没有球蛋白分子附着，多特异性和抗-IgG 试剂可以检测每个细胞上包被 150~500 个的 IgG 分子，但当受血者红细胞包被 IgG 分子数量低于该水平时，仍有发生自身免疫性溶血性贫血的可能[2]。
3. 如果对照试剂具有反应性，则结果不能进行解释。这可能表明存在强的冷自身凝集素或温反应 IgM/IgG 抗体导致的自发性凝集。用 37℃温育红细胞和(或)37℃温盐水洗涤红细胞可能排除由于冷凝集素引起的反应。自发性凝集可通过用二硫苏糖醇或 2-氨基乙酰硫溴铵处理红细胞(详见方法 3-18)。

注意事项

1. 步骤 2~5 需连续执行。
2. 初步检测可仅采用多特异性试剂。如果使用多特异性试剂，DAT 结果是阴性的，无需进行进一步检测。如果 DAT 结果是阳性，可使用单特异性试剂，抗-IgG 和抗补体进行 DAT 试验，从而确定球蛋白类型。
3. 当检测被华通氏胶污染的脐带血标本时，可能需要增加清洗次数。

参考文献

[1] Klein HG, Anstee DJ. Mollison's blood transfusion in clinical medicine. 12th ed. Oxford: Wiley-Blackwell, 2014.

[2] PetzLD, Garratty G. Immune hemolytic anemia. Philadelphia: Churchill-Livingstone, 2004.

[3] Borge PD Jr, Mansfield PM. The positive direct antiglobulin test and immune-mediated hemolysis. In: Cohn C, Delaney M, Johnson S, Katz L, eds. Technical manual. 20th ed. Bethesda, MD: AABB, 2020: 429-55.

方法 3-15　抗体效价测定

原理

效价测定是一种半定量方法，用于测定血清标本中的抗体浓度，或比较不同标本的红细胞上抗原表达的强度。效价测定通常应用如下：①对于妊娠女性，估计同种免疫的抗体活性，以便决定是否及何时执行更复杂的侵入性检查以监测胎儿状况；②鉴定自身抗体特异性；③确定抗体是否为高效价低亲和力抗体。KN 和 CH/RG 血型系统，Cs^a 和 JMH 的抗体共同特征是具有高效价低亲和力；④观察巯基试剂对抗体性质的影响，确定免疫球蛋白种类(IgG 或 IgM)。

标本

需要抗体效价测定的血清或血浆。

试剂

1. 2%～5%红细胞悬液：红细胞表达与抗体特异性反应的抗原。红细胞悬液的均质性对于确保结果的可比性非常重要。
2. 生理盐水(注：如果需稀释也可用白蛋白)。

程序

步骤	操作
	梯度稀释效价测定如下：
1	根据血清稀释度(如 1∶1、1∶2 等)标记 10 支试管。1∶1 稀释表示 1 份未经稀释的血清；1∶2 稀释表示 1 份血清被等量盐水稀释，或者稀释液中含 50%血清
2	除第一支(未稀释，1∶1)试管以外，余下各管加入 1 体积生理盐水
3	添加等体积血清到第 1 管、第 2 管(未稀释管和 1∶2 稀释管)
4	用干净的移液管将 1∶2 稀释管内容物混匀，并转移 1 体积稀释后内容物转移到下一管(1∶4 稀释管)
5	对余下所有稀释液进行相同的操作，每管均用洁净的吸管进行转移和稀释。在最后一管中移除 1 份体积稀释的血清，并储存。以备需要进一步稀释时使用
6	根据其稀释浓度标记 10 支试管
7	使用单独的移液管取各 2 滴稀释后的血清到相应的标记管中，并加 2 滴 2%的红细胞悬液。或者方便起见，也可加 1 滴商品化的 3%～4%红细胞悬液，但这种方法不太精确
8	充分混匀，并用适合抗体的血清学技术进行检测(见本书第 16 章)
9	肉眼观察凝集结果，分级并记录结果(前带现象可导致反应在较浓缩的血清中比在较高稀释度的血清中弱。为避免误读结果，最好先检查血清稀释度最高的试管，然后再观察血清更浓缩的试管再是未稀释的试管)

解释

1. 观察终点为产生肉眼可见的 1+凝集的最高稀释度。效价报告为稀释水平的倒数(例如 32 而不是 1/32 或者 1∶32)(见下表)。如果最高稀释度的试管仍有凝集，说明还未能达到效价终点，应制备额外的稀释液并进行检测。
2. 在对照性研究中，效价差别≥3 个稀释度为显著性差异。技术差异和固有的生物学差异可以导致同一稀释度重复测试的结果增强或减弱。在重复试验中，真实效价为 32 的抗体血清可在 1∶32 试管、1∶64 试管或 1∶16 试管中出现终点。
3. 如果不评估凝集强度，单独的滴度值可能会造成误导。所观察到的凝集强度可以定义为一个数值。在滴定试验中，所有试管的这些数字之和代表得分，可以半定量测定抗体反应性。在不同测试标本之间，总分相差 10 或更多表明有显著性差异(见下表)。
4. 高效价低亲和力抗体效价的特点是一般都>64，大多数管显示持续的弱反应性。
5. 下表显示了 3 份血清结果，均在 1∶256 稀释后无凝集。但评分的不同表明反应强度存在相当大的差异。

抗体滴度，终点和评分举例

		血清稀释的倒数											
		1	2	4	8	16	32	64	128	256	512	效价*	得分
标本#1	强度	3+	3+	3+	2+	2+	2+	1+	±	±	0	64(256)	
	分数	10	10	10	8	8	8	5	3	2	0		64
标本#2	强度	4+	4+	4+	3+	3+	2+	2+	1+	±	0	128(256)	
	分数	12	12	12	10	10	8	8	5	3	0		80
标本#3	强度	1+	1+	1+	1+	±	±	±	±	±	0	8(256)	
	分数	5	5	5	5	3	3	3	2	2	0		33

*滴度通常从产生反应 1+(得分 5)的血清的最高稀释度确定。该反应可能与滴定终点(括号中显示)显著不同，如通过标本#3 所显示的具有高效价低亲和力特征的抗体的反应一样。

注意事项

1. 胎儿状况的调查详见第 20 版《AABB 技术手册》第 23 章。阐明自身抗体特异性在《AABB 技术手册》第 14 章中进行了讨论。
2. 效价测定是一种半定量技术。技术差异对结果有很大影响，应尽可能注意试验的同质化。
3. 体积大的比小的测量更准确，梯度稀释技术(见前面)比单一稀释组试验结果更可靠。应计算所有计划试验所需的容积，并准备每次足量的稀释量。
4. 移液过程需小心谨慎，建议使用每次稀释后换用移液器的一次性吸头。
5. 红细胞试剂效期、血型和浓度会影响结果。
6. 最佳的孵育时间和温度、离心时间和离心力应保持一致。
7. 当比较几种含有抗体的血清的效价时，所有的抗体都应该用同一供体的红细胞(最好是新采集的)进行检测。如果不能获得，应使用来自相同血型的供体的红细胞试剂测试。只有当标本同时检验时，两者之间比对才有效。
8. 当用不同的红细胞混合标本进行单一血清检测时，所有红细胞标本应以相同的方式收集和保存，并在使用前都稀释到相同浓度。所有试验应使用梯度稀释液中相同的原料。只有当标本同时检验时，两者之间比对才有效。
9. 进行胎儿和新生儿溶血病抗-D 滴定的方法详见方法 5-3。
10. 其他已被描述的滴定方法，可能显示较少的偏差[1]。

参考文献

[1] AuBuchon JP, de Wildt-Eggen J, Dumont LJ, et al. Reducing the variation in performance of antibody titrations. Arch Pathol Lab Med 2008; 132: 1194-1201.

方法 3-16 使用巯基试剂区分 IgM 和 IgG 抗体

原理

巯基试剂处理 IgM 抗体能消除其凝集和补体结合活性。巯基试剂处理前后抗体活性的观察有助于区分免疫球蛋白类型。巯基试剂处理也可灭活 IgM 抗体活性，以便检测共存的 IgG 抗体。关于这个原理的讨论见《AABB 技术手册》第 13 章。

标本

2 mL 待处理的血清或血浆。

试剂

1. 磷酸盐缓冲液(PBS)pH 7.3。
2. 0.01 M 二硫苏糖醇(DTT)：用 100 mL pH 7.3 PBS 溶解 0.154 g DTT 粉配制，-18℃或者更低温度储存。

程序

步骤	操作
1	在 2 支试管中分别加入 1mL 血清或血浆
2	向 1 支试管(标记稀释对照管)加 1 mL pH 值 7.3 的 PBS
3	另 1 支试管(标记测试管)，加 1 mL 0.01M DTT
4	混匀，在 37℃孵育 30~60 min
5	按标准程序检测 DTT 处理过的待检标本和稀释对照标本

解释

1. 稀释对照血清有反应性，而 DTT 处理的血清无反应性，表示存在 IgM 抗体。
2. 稀释对照血清和 DTT 处理的血清均有反应性，表明存在 IgG 抗体或 IgG 抗体和 IgM 抗体同时存在。有必要时行滴定检测区分两者(见下表)。
3. 稀释对照血清无反应性，表示存在弱抗体，试验无效。

二硫苏糖醇对血型抗体的影响

检测标本	血清稀释的倒数					解释
	2	4	8	16	32	
血清+DTT	3+	2+	2+	1+	0	IgG
血清+PBS	3+	2+	2+	1+	0	
血清+DTT	0	0	0	0	0	IgM
血清+PBS	3+	2+	2+	1+	0	
血清+DTT	2+	1+	0+	0+	0	IgG+IgM*
血清+PBS	3+	2+	2+	1+	0	

*可能表明只有部分失活的 IgM；
注意：DTT=二硫苏糖醇；IgG=免疫球蛋白 G；IgM=免疫球蛋白 M；PBS=磷酸盐缓冲盐水。

质量控制

已知含有 IgM 抗体的血清或血浆标本应平行处理和检测。

注意事项

1. 2-巯基乙醇也可以用于此类检测。
2. 巯基试剂在低浓度下可能减弱 KEL 血型系统的抗原。检测 KEL 血型系统中的抗体，需要使用其他方法。
3. DTT 处理血清或血浆标本过程中可能会观察到胶体状出现。常发生于 DTT 制备不当或者浓度超过 0.01 M 以上时。如果血清和 DTT 孵育太久，也可能会形成胶体状。处理过的标本孵育 30 min 后检测，若 IgM 已经被灭活，则没必要进一步处理。凝集标本无法检测出抗体活性，因为用 DTT 过度处理会引起所有血清蛋白质的变性。

参考文献

[1] Klein HG, Anstee DJ. Mollison's blood transfusion in clinical medicine. 12th ed. Oxford: Wiley-Blackwell, 2014.

方法 3-17　血浆抑制试验区分抗-CH 和抗-RG 或者具有类似特征的其他抗体

原理　　CH/RG+个体的血浆能抑制 CH/RG 抗体与红细胞结合。此特性有助于识别这些抗体。

标本　　待检血浆或血清。

试剂

1. 有活性的红细胞试剂。
2. 6 人份或更多正常血浆混合标本。
3. 6%牛血清白蛋白。
4. 抗-IgG 试剂。
5. IgG 致敏红细胞。

程序

步骤	操作
1	用生理盐水将待测试血清进行连续倍比稀释，稀释范围应为 1∶2～1∶512，或超过已知效价 1 支试管。每种待测红细胞标本所需血清的体积应不少于 0.3 mL
2	每一个待检红细胞标本准备两套试管(10 或 12 mm×75 mm 试管)每管加 2 滴血清稀释液，适当标记
3	第一套试管，每管加 2 滴混合血浆
4	第二套试管，每管加 2 滴 6%白蛋白
5	轻摇混匀各管内容物，在室温下至少孵育 30 min
6	向每管加 1 滴 2%～5%红细胞悬液
7	轻摇混匀各管内容物，在 37℃孵育 1 h
8	用生理盐水中洗涤 4 次，加入抗-IgG 试剂，按试剂说明书进行离心
9	轻摇重悬红细胞扣并观察凝集情况，无反应性结果需经显微镜确认。分级并记录结果
10	添加 IgG 致敏红细胞，确认阴性结果的有效性

解释

1. 加入混合血浆的试管中抗体的活性被抑制表明抗-CH 或抗-RG 特异性；这种抑制往往是彻底的。
2. 部分抑制表明可能存在其他的同种抗体。可以通过制备大量抑制血清，并与谱细胞反应，观察血清未被中和的部分是否有抗体特异性。
3. 对照组(6%白蛋白)无反应性，表明弱反应性的抗体被稀释和无效试验。

注意事项

1. 血浆中其他抗体也可以部分地被血浆抑制[1]。
2. C4 包被的红细胞吸附是一种替代方法，可用于识别抗-CH 或抗-RG 和检测潜在的同种抗体[2]。

参考文献

[1] Reid ME, Lomas-Francis C, Olsson M. The blood group antigen factsbook. 3rd ed. SanDiego: Elsevier Academic Press, 2012.

[2] Ellisor SS, Shoemaker MM, Reid ME. Adsorption of anti-Chido from serum usingautologous red blood cells coated with homologous C4. Transfusion 1982; 22: 243-245.

方法 3-18　用 DTT 或 AET 处理红细胞

原理

二硫苏糖醇(DTT)和 2-氨基乙基异硫代溴(AET)是有效的还原剂，可通过不可逆地将二硫键还原为游离巯基而破坏蛋白质的三级结构。没有三级结构，含蛋白质的抗原再不能结合特定的抗体。经 DTT 或 AET 处理过的红细胞不与 KEL 血型系统的抗体反应。也不与 KN 血型系统的大多数抗体反应或抗-LW^a，抗-Yt^a，抗-Yt^b，抗-Do^a，抗-Do^b，抗-Gy^a，抗-Hy 和抗-Jo^a 等反应。这些抑制技术有助于识别这些抗体或确定血清是否含有其他潜在的同种抗体。

标本

待检红细胞。

试剂

1. 0.2 M DTT：用 32 mL PBS 溶解 1g DTT 粉，pH 值为 8.0。分装 1 mL 冻存于-18℃或以下。
2. PBS(pH 值 7.3)。
3. 6% AET：用 10 mL 蒸馏水溶解 0.6 g AET 粉，缓慢加入 5 N NaOH 将 pH 调至 8.0。
4. 已知抗原阳性红细胞，K 抗原阳性的对照红细胞(K 抗原可稳定的被 DTT 或 AET 破坏)。
5. 抗-K 试剂(商品化或强阳性血清标本)。

DTT 处理过程

步骤	操作
1	DTT 溶液(0.2 M DTT，pH 8.0)和 PBS 洗涤的压积红细胞以 4∶1 混合
2	在 37℃孵育 30~45 min
3	用 PBS 洗涤 4 次，可能发生轻微的溶血，如果溶血过多，可使用略小体积的 DTT(如 2~3 倍体积)和新鲜洗涤的红细胞，重复以上步骤
4	用 PBS 制成 2%~5%红细胞悬液
5	用含有相关抗体的血清测试 DTT 处理的红细胞。用抗-K 血清测试 K+红细胞

AET 处理过程

步骤	操作
1	6% AET 和洗涤、压积红细胞以 4∶1 混合
2	在 37℃孵育 20 min
3	用 PBS 洗涤处理后的红细胞 5~7 次，直至上清液清澈
4	用 PBS 制成 2%~5%红细胞悬液
5	用含有相关抗体的血清检测经 AET 处理的红细胞。用抗-K 血清测试 K +红细胞

解释

1. 处理后的 K+红细胞与抗-K 反应时应为阴性，否则为 DTT 或 AET 处理红细胞不充分。KEL 血型系统中的其他抗原可作为质控抗原。
2. 如果试验血清的反应性消失，则可以确认疑似抗体特异性。应有足够的红细胞标本以排除其他有临床意义的同种抗体。

注意事项

0.2M DTT 或 6% AET 处理过的红细胞可以变性或减弱所有 KEL、YT、LW、DO 和 KN 血型系统的抗原。低浓度 DTT 可以选择性地破坏特定的血型抗原(即 0.002 M DTT 可以使 Js^a 和 Js^b 抗原变性，而其他 KEL 系统抗原将不受影响)。这种特性可能有助于特定抗体调查。

参考文献

[1] Advani H，Zamor J，Judd WJ，et al. Inactivation of Kell blood group antigens by 2-aminoethylisothiouronium bromide. Br J Haematol 1982；51：107-115.
[2] Branch DR，Muensch HA，Sy Siok Hian S，Petz LD. Disulfide bonds are a requirementfor Kell and Cartwright(Yta) blood group antigen integrity. Br J Haematol 1983；54：573-578

方法 3-19 尿中和抗-Sd^a

原理

为了确定血清标本中的抗-Sd^a，可使用已知 Sd(a+)个体的尿液(或多人份尿液混合物)来抑制此抗体反应性。

标本

怀疑含抗-Sd^a 血清或者血浆。

试剂

1. Sd(a+)个体的尿液或至少 6 个人的未知 Sd^a 类型的多人份尿液混合物，准备如下：收集尿液，并立即煮沸 10 min，冷却。使用内径 10 mm 纤维素膜管(12400 MW 截留)，在 4℃用 pH 值为 7.3 的 PBS 透析 48 h。更换 PBS 数次，离心。取上清液分成几等份，-20℃保存，解冻之后使用。
2. PBS 为 pH 7.3。

程序

步骤	操作
1	混匀等量的解冻尿液和试验血清
2	准备 1 支含有等量血清和 PBS 的稀释对照管
3	准备 1 支含有混合等量尿和 PBS 的尿液对照管
4	所有试管在室温下孵育 30min
5	准备 3 支试管，每支试管加 4 滴相应标本，分别为：中和血清，PBS 血清，PBS 尿液。3 支试管中分别加入 1 滴红细胞标本，混匀。然后用标准程序测试每一支试管

解释

1. 与尿液孵育的血清标本中的持续凝集意味着抗体未被中和或部分被中和，或存在潜在抗体。可使用显微镜辅助检查。抗-Sd^a 引起的凝集有折光性，显微镜下呈混合视野凝集。
2. 中和管无凝集，而在稀释对照管内持续凝集，尿液对照管内无溶血和凝集现象，表明抗体已被中和，并且很可能是抗-Sd^a。
3. 稀释对照管中没有凝集反应意味着中和步骤中的稀释度过高，试验结果无效。
4. 尿液对照管可质控尿中不存在其他凝集或破坏红细胞物质的可能。

注意事项

1. 尿液也可能含有 ABO 和 LE 血型物质，这取决于 ABO、LE 和供体的分泌状态。
2. 应使用已知缺乏 Sd^a 物质的尿液或生理盐水作为稀释对照。

参考文献

[1] Judd WJ, Johnson S, Storry J. Judd's methods in immunohematology. 3rd ed. Bethesda, MD: AABB Press, 2008.

方法 3-20　吸收试验

原理　通过吸收实验可以从血清标本中去除抗体。并可通过放散收集吸收的抗体，也可对吸收后血清中的剩余抗体进行检测。

标本　含有待吸附抗体的血清或血浆。

试剂　红细胞（如自体或异体）：表达与被吸附的抗体相对应的特异性抗原。

操作程序

步骤	操作
1	用盐水洗涤待检测红细胞至少 3 次
2	最后一次洗涤后的红细胞，离心（800～1000）×g 至少 5 min，并尽可能除去上清液。剩余的上清液可以通过用一张窄的滤纸接触红细胞除去
3	将压积红细胞和适量的血清混匀，在所需的温度下孵育 30～60 min
4	在孵育期间定时混匀血清与红细胞混合物
5	离心红细胞（800～1000）×g，5 min，获取压积红细胞。如果可能的话，在孵育温度下离心，以避免抗体从红细胞上解离
6	将上清液即吸附后的血清转移到干净的试管中。如果要制备洗脱液，则需保存红细胞
7	检测吸附后的血清是否符合标准，最好是用相对应的保留的未使用的吸附用红细胞，检测是否所有的抗体都被去除了

解释　如果反应性仍存在，说明抗体还未完全去除。若无反应性，说明抗体已完全吸收。

注意事项

1. 红细胞与血清接触面积越大，吸收效果越好。建议使用大口径试管（13 mm 或更大）。
2. 彻底清除抗体需要经过多次吸收，但是随着反复吸收次数增加，待检测血清会被稀释，待检的抗体有可能减弱。
3. 重复吸收应使用新的红细胞而不是之前已吸附过的红细胞。
4. 用于吸收的红细胞经过酶处理后可增强不被酶破坏抗原的暴露，可提高对应抗体的吸附。

参考文献

[1] Judd WJ, Johnson S, Storry J. Judd's methods in immunohematology. 3rd ed. Bethesda, MD: AABB Press, 2008.

方法 3-21　美国稀有血型献血计划

原理

美国稀有血型献血计划(American Rare Donor Program，ARDP)有助于找到稀有或罕见的血液成分并提供给有需要的受血者。ARDP 拥有一个稀有血型的献血者数据库，数据由 AABB 认证的免疫血液学参比实验室(IRLS)或者美国红十字会免疫血液学参比实验室(IRLS)提交。缺乏某个高频抗原、缺失多个共同抗原或 IgA 缺乏症的献血者定为稀有献血者。

操作程序

步骤	操作
1	医院血库、输血服务中心或血液中心确定患者需要稀有血液
2	这些机构联系距离最近的被 AABB 认证的机构或红十字免疫血液学参考实验室(IRLS)，确认是否能提供所需血液
3	如果免疫血液学参考实验室不能提供所需要的血液，它就会联系 ARDP。ARDP 只接收 AABB 认证的机构或红十字免疫血液学参考实验室(IRLS)或来自另一种稀有血型的献血计划的申请。如果收到的用血申请直接来源于一个未被正式认证的机构，该申请会被指定给距离最近的认证机构完成
4	与 ARDP 联系的机构(申请机构)必须通过血清学调查或通过其他机构进行的血清学检查来确认患者存在抗体
5	ARDP 工作人员将检索自己的数据库，以确认有相应表型的稀有血型献血者的血液中心，并联络血液中心确认是否可提供所需的血液。ARDP 工作人员将会给相关请求机构一份相应的运输机构的名单
6	相关请求机构和运输机构应该在血液装运前就检测要求和相关费用进行讨论并达成一致
7	如果一开始没有得到足够的血液成分，ARDP 工作人员可通过以下方式来获得所需的血液成分数量：①联系和沟通所有参与 ARDP 计划的中心，提醒他们去搜索他们的库存和/或招募有所需血液表型匹配的献血者；②联系其他含有稀有血型的献血者档案的机构，如世界卫生组织，日本红十字会或类似的组织管理下的机构等

注意事项

1. 所有递交到 ARDP 的稀有血型血液的申请必须来自被 AABB 认证机构或红十字会确认的免疫血液学参比实验室，以便确保需要稀有血型血液受血者的相关问题已被准确地评估和报告。
2. 所有运费和稀有血液费用由运输机构确定。

抗球蛋白试验(DAT)阳性的研究方法

放散液

制备放散液后，应针对抗体类型选择适当的技术进行放散。用于检测 IgG 抗体的放散液在 37℃孵育并使用抗球蛋白技术。用于检测 IgM 抗体制备的热放散液可首先在室温下温育 15~30 min，如果不反应，则在 37℃下温育后离心，读取凝集结果，随后使用抗球蛋白技术。抗球蛋白技术可能检测不到 IgM 抗体。

为了确保放散液中检测到的抗体仅为红细胞结合抗体而不是来自血浆的游离抗体，在检测放散液的同时，需要同时检测末次洗涤红细胞的上清液，确定反应为阴性。而且，放散开始前，将红细胞转移到干净的管中，可以排除在制备过程中与试管游离的血浆抗体非特异性结合干扰结果。

免疫性溶血性贫血血清/血浆检测法

本节包括用于去除温抗体或冷自身抗体反应性(例如吸附)的方法，可以进行同种异体抗体检测试验和诊断试验，以区分免疫性溶血性贫血类型。关于免疫性溶血性贫血的讨论见《AABB 技术手册》第 20 版第 14 章。

方法 4-1　冷-酸放散法

原理　　低 pH 值可造成蛋白质静电键破坏和三级结构变化，从而放散抗体。该方法适用于温反应性自身抗体和同种异体抗体的回收。

标本

1. 用大量生理盐水洗涤红细胞 4~6 次。
2. 末次洗涤红细胞上清液。

试剂

1. 甘氨酸-HCl(0.1 M，pH 3.0)：将 3.75 g 甘氨酸和 2.922 g 氯化钠溶于 500 mL 去离子水或蒸馏水中，用 12 N HCl 调节溶液 pH 至 3.0。在 4℃储存，冷藏使用。
2. 磷酸盐缓冲液(0.8 M，pH 8.2)：将 109.6 g 的 Na_2HPO_4 和 3.8 g 的 KH_2PO_4 溶于大约 600 mL 的去离子水或蒸馏水中，并且将最终体积调节至 1 L。如果需要，可用 1 N NaOH 或 1 N HCl 调节 pH。在 4℃储存(见注 1)。
3. 0.9%的 NaCl，4℃储存，冷藏使用。

程序

步骤	操作
1	将甘氨酸-HCl 和生理盐水放入冰水浴中
2	将 1 mL 红细胞加入 13×100 mm 的试管中，在加入甘氨酸-HCl 前，冰水浴冷却 5 min
3	向红细胞中加入 1 mL 冷盐水和 2 mL 冷的甘氨酸-HCl
4	混匀后在冰水浴(0℃)中孵育 1 min
5	(900~1000)×g 快速离心 2~3 min
6	将上清放散液转移至干净试管中，每 1 mL 放散液加入 0.1 mL pH 8.2 的磷酸盐缓冲液
7	混匀后以(900~1000)×g 离心 2~3 min
8	将上清放散液转移到干净的试管中，与红细胞最后一次洗涤的上清液做平行对照试验

注释

1. 磷酸盐缓冲液在 4℃储存期间会结晶，使用前在 37℃重新溶解。
2. 酸度可能会导致用于测试放散液的试剂红细胞溶血，加入 22%的牛血清白蛋白(1 份牛血清白蛋白：4 份放散液)可以减少溶血。

参考文献

[1] Judd WJ, Johnson ST, Storry J. Judd's methods in immunohematology. 3rd ed. Bethesda, MD: AABB Press, 2008.

[2] Rekvig OP, Hannestad K. Acid elution of blood group antibodies from intact erythrocytes. Vox Sang 1977; 33: 280-285.

方法 4-2 甘氨酸-HCl/EDTA 放散法

原理

红细胞抗体的分离能够鉴定自身抗体或同种异体抗体。与吸附技术结合的放散方法也可用于检测红细胞上表达的弱抗原，以及分离针对红细胞抗原的多种抗体。

标本

大量生理盐水洗涤 6 次后的直接抗球蛋白试验(DAT)阳性的红细胞，末次洗涤红细胞的上清液。

试剂

1. Na_2EDTA(10% w/v)：Na_2EDTA 10 g；加蒸馏水至 100 mL。
2. 甘氨酸-HCl(0.1 M，pH 1.5)：用 0.9%的 NaCl 稀释 0.75 g 甘氨酸至 100 mL，然后用 12 N HCl 调节至 pH 1.5。
3. TRIS-NaCl(1M)：12.1 g 三(羟甲基)氨基甲烷(TRIS)或 TRIZMA BASE，5.25 g NaCl 加蒸馏水至 100 mL。
4. 从待测红细胞的末次洗涤上清液。

程序

步骤	操作
1	将 20 份体积(例如，滴)的 0.1M 甘氨酸-HCl 缓冲液和 5 份体积的 10%EDTA 加入试管中混匀，作为放散液
2	在 12×75 mm 的试管中，加入 10 份体积的红细胞
3	向红细胞中加入 20 份体积的放散液，充分混匀，室温孵育 2 min。不要过度孵育
4	加入 1 份体积的 TRIS-NaCl，混匀，立即离心，(900~1000)×g 离心 60 s
5	将上清放散液转移至干净的试管中，用 1 M TRIS-NaCl 将其小心调节至 pH 7.0~7.4。可以用 pH 试纸检查 pH 值
6	(900~1000)×g 离心 2~3 min 除去沉淀
7	将上清放散液转移到干净的试管中，并与红细胞最后一次洗涤的上清盐水做平行对照试验

注释

1. 当红细胞放散后呈现 DAT 阴性时，可用于检测除 KEL 系统和 Er^a 外的血型抗原，甘氨酸-HCl/EDTA 会使 KEL 系统和 Er^a 抗原变性。使用前用生理盐水洗涤红细胞至少 3 次。
2. 甘氨酸-HCl/EDTA 作用后的红细胞用蛋白酶处理后可用于自体吸收试验。
3. 与放散溶液过度孵育(步骤 3)可能对红细胞造成不可逆性破坏。
4. TRIS-NaCl 为强碱性，只需要几滴就能达到所需的 pH 值(步骤 5)。
5. 将试剂等量分装于试管冷冻储存，每个试管在使用前解冻。在 2~8℃储存时，10%EDTA 可能会沉淀。
6. 加入白蛋白(每 10 份体积放散液加入 3 份体积的 22%牛白蛋白)，可以使存储的放散液(4℃或冷冻)更稳定。如果放散液加入白蛋白，最后一次洗涤液中也应加入白蛋白。

参考文献

[1] Byrne PC. Use of a modified acid/EDTA elution technique. Immunohematology 1991; 7: 46-47.

方法 4-3 热放散法

原理

热放散是通过提高温度以分离红细胞结合的抗体。这种方法最适合于研究胎儿和新生儿的 ABO 溶血性疾病及放散结合在红细胞上的 IgM 抗体。该方法不适于 IgG 自身抗体或同种异体抗体常规分离。

标本

1. 直接抗球蛋白试验(DAT)阳性的红细胞，用大量 0.9%氯化钠溶液冲洗 4~6 次(见注释)。
2. 从红细胞末次洗涤后上清液。

试剂

6%的牛血清白蛋白

程序

步骤	操作
1	将等体积的洗涤压积细胞和 6%的牛血清白蛋白在 13×100 mm 的试管中混匀
2	将试管置于 56℃孵育 10 min。期间定期摇动试管
3	(900~1000)×g 离心 2~3 min
4	立即将上清放散液转移到干净的试管中，并与红细胞末次洗涤的上清液做平行对照试验

注释

为了使冷反应性抗体达到最佳获取效果，应该用冷的盐水洗涤红细胞以防止结合的抗体在放散之前解离。

参考文献

[1] Judd WJ, Johnson ST, Storry JR. Judd's methods in immunohematology. 3rd ed. Bethesda, MD: AABB Press, 2008.

[2] Landsteiner K, Miller CP Jr. Serological studies on the blood of primates. II. The blood groups in anthropoid apes. J Exp Med 1925; 42: 853-862.

方法 4-4 LUI 冻融放散法

原理

当红细胞冻结时，其通过吸收周围水分形成细胞外冰晶。这增加了细胞外液的渗透压，然后从红细胞中吸收水分，红细胞收缩，导致裂解。当膜被破坏时，抗体被解离。这种方法主要用于研究胎儿和新生儿的 ABO 溶血病。

标本

1. 用大量生理盐水洗涤 4~6 次的红细胞。
2. 从红细胞末次洗液上清液。

程序

步骤	操作
1	将 0.5mL 待测红细胞与 3 滴生理盐水在试管中混匀
2	盖上试管，然后旋转试管将细胞涂覆试管壁上
3	将试管于-70℃ ~ -6℃的冰箱中水平放置 10 min
4	从冰箱中取出试管，用温热的水快速融化
5	(900~1000)×g 离心 2 min
6	将上清放散液转移至干净的试管中，并与红细胞末次洗涤的上清液做平行对照试验

参考文献

[1] Judd WJ, Johnson ST, Storry JR. Judd's methods in immunohematology. 3rd ed. Bethesda, MD: AABB Press, 2008.
[2] Feng CS, Kirkley KC, Eicher CA, et al. The Lui elution technique: A simple and efficient method for eluting ABO antibodies. Transfusion 1985; 25: 433-434.

方法 4-5　冷自身抗体吸附法

原理

虽然大多数冷自身抗体在血清学检测中不会引起问题，但是一些强的冷反应性自身抗体可能会掩盖同时存在的同种抗体。在这些情况下，用自体红细胞在冷环境下吸附血清可以去除自身抗体，用于检测是否存在同种抗体。大多数非病理性、冷自身抗体，可以应用酶处理的自体红细胞吸附的方式进行简单快速的去除。

标本

1. 1 mL 待吸附的血清或血浆。
2. 1 份或多份 1 mL 自体红细胞等分标本。请参阅注释以确定等分标本的数量。

试剂

1. 1%半胱氨酸活化的木瓜蛋白酶或 1%无花果蛋白酶。
2. 磷酸盐缓冲盐水(PBS)，pH 7.3。
3. 0.2 M DTT：通过将 1 g DTT 溶解在 32.4 mL 的 pH 7.3 的 PBS 中制备。分装成 3 mL 的等分标本，储存在-18℃或更低温的冰箱中。

程序

步骤	操作
1	通过将 0.5 mL 的 1%半胱氨酸活化的木瓜蛋白酶、2.5 mL 的 0.2M DTT 和 2 mL 的 pH 7.3 的 PBS 混合来制备 ZZAP 试剂[2]；或者，将 1 mL 1%的无花果蛋白酶、2.5 mL 的 0.2M DTT 和 1.5 mL 的 pH 7.3 的 PBS 混合制备 ZZAP 试剂
2	1 mL 的自体红细胞加入 2 mL 的 ZZAP 试剂，处理前无需洗涤红细胞，在 37℃混合并孵育 30 min
3	用生理盐水洗涤 3 次红细胞。最后一次洗涤后，(900~1000)×g 离心至少 5 min，并尽可能地去除上清液。
4	向 ZZAP 处理的红细胞管中加入 1 mL 自体血清，在 4℃混合并温育 30 min
5	(900~1000)×g 离心 4~5 min，将血清转移至干净的试管中
6	如果第一次自身吸收不能很好地去除自身抗体，则可重复步骤 2~5，见注释 2
7	在最后一次吸收后，用试剂红细胞检测血清是否存在同种抗体

注释

1. 1. 处理前用温(37℃)盐水洗涤红细胞，将有助于去除红细胞冷自身抗体。使用蛋白水解酶和二硫苏糖醇(DTT)的组合 ZZAP 处理后，红细胞进行自身吸附效率更高。除了 IgM 和 IgG[1]之外，也可以去除补体，并且酶同时处理红细胞，会增加了血清中游离自身抗体的吸收量。
2. 较强的冷自身抗体通常需要在 1 次或 2 次吸附才能去除。
3. 如果自身抗体的反应性没有降低，则目标自身抗原可能已被酶或 DTT 破坏。应使用经温生理盐水多次洗涤的未经其他处理的自体红细胞进行重复吸附。

参考文献

[1] Branch DR. Blood transfusion in autoimmune hemolytic anemias. Lab Med 1984; 15: 402-8.
[2] Branch DR, Petz LD. A new reagent(ZZAP) having multiple applications in immunohematology. Am J Clin Pathol 1982; 78: 161-167.

方法 4-6　冷自身抗体特异性检测

原理

冷反应性自身抗体通常是 IgM 性质，在外周循环的温度较低时与红细胞结合，并使补体成分附着在红细胞上。随着红细胞循环到较温暖的区域时，IgM 解离，但补体仍然存在。关于冷反应性自身抗体特异性的讨论见《AABB 技术手册》的第 14 章。

标本

1. 在 37℃下采集并保存的血液标本和/或在 37℃下促凝或抗凝标本中分离的血清或血浆，或者是在 37℃反复颠倒约 15min 的抗凝标本中分离血浆。
2. 自体红细胞。

试剂

以下表型的试剂红细胞：
1. 两份或者多份 OI 型成年人的混合细胞；这些是常规用于同种异体抗体检测的试剂细胞。
2. Oi 型脐带红细胞。
3. 患者自身的(自体)红细胞，用 37℃生理盐水洗涤至少 3 次。
4. 如果患者不是 O 型，则为与患者 ABO 血型相同的红细胞，如果患者为 A 型或 AB 型，则使用 A_1 和 A_2 细胞。
5. 生理盐水或磷酸盐缓冲液(PBS)，pH7.3。

程序

步骤	操作
1	用生理盐水或 PBS 倍比稀释血清或血浆。稀释范围应为 1∶2~1∶4096(12 管)，制备的体积应大于测试所需所有红细胞的总体积。例如，用 0.4 mL 盐水稀释 0.4 mL 血清可以检测 3 个红细胞标本。见注 1 和注 2
2	每种待测红细胞(例如，成人，脐带，自体)都用稀释倍数(例如 2，4，8 等)标记 1 组 12 个试管
3	取 2 滴每种稀释倍数的血清或血浆加到相应的试管中
4	每组试管中加 1 滴 3%~5%的相应待测红细胞
5	在室温下混匀并孵育 30~60 min
6	(900~1000)×g 离心 15~20s。从每组最高稀释度的试管开始(每种稀释倍数的所有试管作为一组读取)，肉眼逐个观察是否出现凝集，评分并记录结果
7	4℃孵育 1~2 h
8	(900~1000)×g 离心 15~20 s。立即将试管放置在冰水浴中的架子上。按照步骤 6 检查试管，评分并记录结果

说明

1. 下表总结了常见的冷反应性自身抗体的反应。

冷自身抗体的典型相对反应性类型

红细胞	抗体类型				
	抗-I	抗-i	抗-I^T	抗-IH	抗-Pr
OI 成人	+	0/↓	0/↓	+	+
Oi 脐带血	0/↓	+	+	↓	+
Oi 成人	0/↓	+	0/↓	↓	+
A_1I 成人	+	0/↓	0/↓	↓	+
自体细胞	+	0/↓	0/↓	↓	+
酶处理的 OI	↑	↑	↑	↑	0

+=反应；0=不反应；↓=反应减弱；↑？=反应增强

2. 在冷凝集素综合征中，最常见的抗体为抗-I，但也可能遇到抗-i。当脐带血反应比成人细胞更强时，特异性抗体可能是抗-i，但是需要检测成人 i 红细胞以确认这些反应是由抗 i 而不是抗-I^T 造成的。一些抗-I 的标本与具有强抗原性 H 抗原表达的红细胞(例如 O 和 A_2 细胞)具有更强的反应性；这样的抗体被称为抗-IH。
3. 特异性抗-Pr 很罕见，如果所有检测的细胞都具有相同的反应性，则应该怀疑有抗-Pr。抗-Pr 可以通过检测酶处理的细胞来确认，抗-Pr 不与酶处理的细胞反应，而抗-I 和抗-i 与酶处理的细胞有反应。抗-Pr 与 I/i 表型的未经处理的红细胞具有同样的反应性。

注释

1. 在制备血清稀释液时，每个试管使用单独的移液管或移液器吸头非常重要，因为当使用同一个移液管时，血清可从一个试管转移到下一个试管，可能会导致效价假性增高。当使用单独的移液管与使用同一个移液管相比，差异可以从 4000 的真实效价转换为 100 000 的效价。
2. 用大体积(如 0.5 mL)进行血清稀释会比小体积更精确。
3. 在进行滴定检测之前，冷反应性自身抗体通常不显示明显的特异性，这种特异性在室温或 4℃稀释时甚至不明显。在这种情况下，可以在 30~37℃孵育下进行检测。如果延长孵育时间并且通过沉降(不进行离心)评估凝集，则反应性差异可能更明显。孵育 2 h 后读取结果会更精确。
4. 这些步骤可以同时用来确定抗体效价和特异性。如果孵育开始于 37℃(设置预热，即所有反应物在结合之前已预温到 37℃)，并且在每个温度(例如，37℃，30℃，室温，4℃)孵育后依次进行判读，则自身抗体的特异性、效价和反应温度范围都可用一组血清倍比稀释液来确定。
5. 如果检测也在 30℃和 37℃下进行，则需要同时包括未稀释血清的检测。

参考文献

[1] Petz LD, Garratty G. Immune hemolytic anemias. 2nd ed. Philadelphia: Churchill Livingstone, 2004.
[2] Borge PD Jr, Mansfield PM. The positive direct antiglobulin test and immune-mediatedhemolysis. In: Cohn C, Delaney M, Johnson S, Katz L, eds. Technical manual. 20th ed. Bethesda, MD: AABB, 2020: 429-55.

方法 4-7 冷凝集素滴度测定法

原理

高效价的冷反应自身抗体，可能预示患者病理性冷凝集素病。这可能导致显著的溶血和全身症状，也可能预示着潜在的恶性 B 细胞血液病。

标本

在 37℃下采集并保存血样和(或)促凝标本在 37℃分离的血清或血浆；或者抗凝标本在 37℃混匀 15 min 后分离的血浆。

试剂

1. 两份或多份洗涤的 O 型成人红细胞(例如抗体检测细胞)。
2. 磷酸盐缓冲盐水(PBS)，pH 7.3。

程序

步骤	操作
1	用 PBS 制备倍比稀释血清或血浆。稀释比例为 1∶2~1∶4096(12 管)，见注 1 和注 2
2	将 2 滴稀释液与 1 滴 3%~5%的红细胞悬浮液混匀
3	在 4℃混合并孵育 1~2 h
4	(900~1000)×g 离心 15~20 s，然后将试管置于冰水浴中。从最高稀释度的试管开始，肉眼逐个观察是否出现凝集。评分并记录结果

说明

1. 效价是观察到肉眼可见凝集的最高血清稀释度的倒数。效价高于 64 有临床意义，但是当效价<1000 时，由冷抗体引起的溶血性贫血很少发生。当自身抗体具有不同的特异性(例如，抗-i)或是不太常见的低效价、宽热幅的冷凝激素。
2. 如果由补体所致直接抗球蛋白试验(DAT)阳性且具有溶血性贫血的临床表现时，应进行自身抗体的特异性和温态测定。

注释

1. 在制备血清稀释液时，每个试管单独使用的移液管很重要，因为当使用同一个移液器时，血清可从一个试管转移到下一个试管，可能会导致抗体效价假性增高。
2. 用大体积(如 0.5 mL)进行血清稀释会比小体积更精确。

参考文献

[1] Petz LD, Garratty G. Immune hemolytic anemias. 2nd ed. Philadelphia: Churchill Livingstone, 2004.

方法 4-8　用自身红细胞吸收温反应自身抗体

原理

血清中的温反应性自身抗体可能会掩盖同时存在的、重要临床同种抗体。用自身红细胞吸收温反应自身抗体可以去除血清中的自身抗体，从而用于同种抗体检测。然而，循环中的自身红细胞已经结合自身抗体。从红细胞膜上解离自身抗体，暴露可结合游离自身抗体的抗原位点，可以提高温反应性自身抗体的自体吸收效率，从而达到去除自身抗体的目的。

标本

1. 1 mL 待吸附的血清或血浆(或放散液)。
2. 1 份或多份 1 mL 自体红细胞等分标本。见注 3。

试剂

1. 1%半胱氨酸活化的木瓜蛋白酶或 1%无花果蛋白酶。
2. 磷酸盐缓冲盐水(PBS)，pH 7.3。
3. 0.2 M DTT：通过将 1 g DTT 溶解在 32.4 mL 的 pH 7.3 的 PBS 中制备。分装成 3 mL 的等分标本，储存在-18℃或更低温的冰箱中。

程序

步骤	操作
1	通过将 0.5 mL 的 1%半胱氨酸活化的木瓜蛋白酶与 2.5 mL 的 0.2 M DTT 和 2 mL 的 pH 7.3 的 PBS 混合制备 ZZAP 试剂。或将 1 mL 1%的无花果蛋白酶与 2.5 mL 的 0.2 M DTT 和 1.5 mL 的 pH 7.3 的 PBS 混合制备
2	将 2 mL 的 ZZAP 试剂分别加入两个含有 1 mL 压积红细胞的试管中。处理前无需洗涤红细胞。在 37℃混合并孵育 30 min，定时混匀
3	用生理盐水洗涤红细胞 3 次。最后一次洗涤后(900~1000)×g 离心至少 5 min，并尽可能地去除上清液
4	将血清加入等体积的 ZZAP 处理的红细胞中，混匀，并在 37℃孵育 30~45 min
5	离心并小心去除血清
6	如果原始血清反应性仅为 1+，则继续步骤 7；否则，使用已被吸附过的患者血清和第二等份的 ZZAP 处理的细胞重复步骤 4 和 5，见注 3
7	用被吸附过的血清检测 O 型试剂细胞。如果反应仍然存在，请重复步骤 4 和 5

说明

一次或两次吸收通常会充分去除自身抗体，使同种抗体(如果存在的话)更容易被检出。如果经两次自身吸收过的血清具有明确的特异性，如抗体鉴定谱细胞有特异性反应，那么此抗体是同种异体抗体。如果血清与所有谱细胞均反应：①需要增加自身吸收次数；②血清含有高频抗原的抗体；③血清含有与 ZZAP 处理的细胞不反应的自身抗体(例如抗-Kp^b)，因此用上述方法不会被吸收。为了检查最后一种可能性，可将有反应的自身吸收后的血清与 ZZAP 试剂预处理的试剂细胞进行反应。

注释

1. ZZAP 处理可破坏的 KEL 系统抗原和所有蛋白酶敏感的其他抗原(例如 M，N，Fy^a 和 Fy^b)，以及 LW，YT，DO 和 KN 系统的抗原。如果怀疑自身抗体对任何这些血型中的高频抗原具有特异性，另一种方法是用未经处理的自身细胞或仅经过 1%无花果蛋白酶或 1%半胱氨酸激活的木瓜蛋白酶处理的自身细胞进行自身吸附。
2. 大约 35%具有温反应性自身抗体的患者血清中，含有室温下也会出现反应性的冷自身抗体。在 37℃温育后，将血清和细胞混合物置于 4℃约 15min，可去除冷抗体。
3. 参照指南，当在低离子强度盐水间接抗球蛋白试验(LISS-IAT)中原始血清反应性为 1+时，通常只需要 1 次吸附。具有 2+至 3+反应性的抗体一般需要 2~3 次吸附才能被去除。超过 4 次吸附会增加稀释同种抗体反应性的风险。

4. 一些自身抗体可以通过在56℃温热放散3～5min解离。膜结构阻碍抗原与抗体之间的结合，需用酶处理细胞改变膜结构增强吸附过程。最有效的方法是使用ZZAP试剂，一种蛋白水解酶和巯基试剂二硫苏糖醇（DTT）的混合物。ZZAP去除红细胞上的免疫球蛋白和补体，并增强吸附过程。
5. 最近3个月内有红细胞输血史的患者，其红细胞不应该用于自身吸附，因为循环中存在的输入红细胞可能会吸附所寻找的同种异体抗体。

参考文献

[1] Branch DR, Petz LD. A new regent(ZZAP) having multiple applications in immunohematology. Am J Clin Pathol 1982; 78: 161-167.

方法 4-9　利用异体红细胞吸收温反应性自身抗体

原理

用已知表型的特定红细胞吸收血清可以去除自身抗体，保留最常见血型抗原的同种抗体。吸附后保留的抗体特异性可以通过谱细胞进行检测来确认。该方法可用于近期有输血史或者自体红细胞不足的同种异体抗体的检测。

标本

含有温反应性自身抗体的血清/血浆或直接抗球蛋白试验(DAT)阳性细胞的放散液。

试剂

1. 1%半胱氨酸活化的木瓜蛋白酶或 1%无花果蛋白酶。
2. ZZAP 试剂(木瓜蛋白酶或无花果蛋白酶加 0.2M DTT)。
3. 磷酸盐缓冲盐水(PBS)，pH7.3。
4. 当患者表型不确定时选用的吸附红细胞：表型 R_1R_1，R_2R_2 和 rr 的 O 型红细胞；其中一个应该是 Jk(a-)，另一个应该是 Jk(b-)。此外，如果红细胞仅被酶处理，则至少一个标本也应该是 K-；可用酶或 ZZAP 处理细胞以使其他抗原变性(参见下表和注释 1)。

选择红细胞进行异体吸收

步骤 1. 为每个 Rh 表型的选择红细胞		
R_1R_1		
R_2R_2		
rr		
步骤 2. 在红细胞经过以下处理(或未处理)的基础上，至少一个 Rh 表型细胞针对下面列出的抗原应该是阴性的		
ZZAP 处理的红细胞	酶处理的红细胞	未处理的红细胞
JK(a-)	JK(a-)	JK(a-)
JK(b-)	JK(b-)	JK(b-)
	K-	K-
		Fy(a-)
		Fy(b-)
		S-
		s-

当已知患者表型时的吸收红细胞：可以选择与患者的表型匹配的红细胞，或者选择至少具有相同 RH 和 JK 表型的红细胞，并使用酶或 ZZAP 处理细胞以使其他抗原变性。

红细胞可以是试剂细胞，也可以是任何能提供足够量红细胞的血液标本。见注 2。保留这些红细胞的标本以检测吸附的完整性(步骤 7)。

程序

步骤	操作
1	每1 mL红细胞标本用大量生理盐水洗涤1次，离心收集细胞，并去除上清。若用ZZAP处理则不需要洗涤压积红细胞
2	每份压积细胞，加入1倍体积的1%酶溶液或2倍体积的ZZAP试剂。颠倒混匀数次
3	在37℃下孵育：酶15 min或ZZAP 30 min。在整个孵育期间定时混匀
4	用大量的生理盐水洗涤红细胞3次。以(900~1000)×g离心至少5 min，尽可能完全去除最后一次洗液，以防止血清稀释
5	对于每个红细胞标本，将1体积的处理过的细胞与等体积的患者血清混合，并在37℃孵育30 min，偶尔混匀
6	(900~1000)×g离心约5 min，收集上清液
7	用于吸附的红细胞(未经处理)分别与吸附后的血清反应，以验证吸附的完全性。如果存在反应性，请重复步骤5~7，直到没有反应为止。在评估吸附的完全性时，需考虑到吸附红细胞的表型；被酶或DTT处理破坏的抗原，反应性可能会继续存在。例如，如果处理后的红细胞被用于吸收，在吸收后的血清中的抗-Fy^a会与未处理的Fy(a+)的红细胞反应。然后对3份细胞吸收后的血清标本用谱细胞进行检测，并将结果进行比较，以证明自身抗体被完全清除

注释

1. 抗原s不能被特定的酶或ZZAP处理变性。需要考虑吸收红细胞的s抗原表型。
2. 如果自身抗体效价很高，应制备3份或更多份的吸附细胞。参照指南，当在低离子强度盐水间接抗球蛋白试验(LISS-IAT)中原始血清反应性为1+时，通常只需要1次吸附。具有2+~3+反应性的抗体一般将在2~3次吸附中被去除。超过4次吸附会增加稀释同种抗体反应性的风险。提高细胞与血清/放散液的比例可增强吸附效果。
3. 表明吸附效果的一个明显线索是酶或ZZAP处理的细胞与血清混合时凝集在一起，特别是当存在强抗体时。
4. 因为处理过的红细胞缺少对DTT和/或酶敏感的抗原，如果用处理过的红细胞的自身抗体没有去除，可以尝试用未处理的红细胞吸附。
5. 用酶或ZZAP处理吸附细胞会增强吸附过程。另外，处理的红细胞缺少二硫苏糖醇(DTT)和/或酶破坏的抗原。

参考文献

[1] Branch DR, Petz LD. A new regent(ZZAP) having multiple applications in immunohematology. Am J Clin Pathol 1982; 78: 161-167.
[2] Judd WJ, Johnson ST, Storry JR. Judd's methods in immunohematology. 3rd ed. Bethesda, MD: AABB Press, 2008.

方法 4-10　聚乙二醇吸附试验

原理

聚乙二醇(PEG)可增强未处理的红细胞对抗体的吸收能力。利用谱细胞与吸收的标本反应可以鉴定吸收后的特异性抗体。该方法可用于自体和异体吸收。

标本

待测血清或血浆。

试剂

1. PEG，20%(20 g PEG，3350 MW，溶于 100 mL PBS 中，pH 7.3)或商品化的 PEG 增强剂。
2. 已知表型的自身红细胞或与 ABO 相容的同种异体红细胞(参见下表)。保留这些红细胞的标本以检测吸收的完整性(步骤 5)。

选择红细胞进行异体吸收

步骤 1. 为每个 Rh 表型的选择红细胞		
R_1R_1		
R_2R_2		
rr		
步骤 2. 在红细胞经过以下处理(或者未被处理)的基础上，至少一个 Rh 表型细胞针对下面列出的抗原应该是阴性的		
ZZAP 处理的红细胞	酶处理的红细胞	未处理的红细胞
JK(a-)	JK(a-)	JK(a-)
JK(b-)	JK(b-)	JK(b-)
	K-	K-
		Fy(a-)
		Fy(b-)
		S-
		s-

程序

步骤	操作
1	用大量生理盐水将红细胞洗涤 3 次，并以 1000×g 离心 5~10 min。去除所有残留的生理盐水
2	向 1 体积(例如 1 mL)的红细胞中加入 1 体积的血清和 1 体积的 PEG。充分混匀，37℃孵育 15 min
3	离心血清、PEG 和细胞混合物 5 min，收集吸附的血清/PEG 混合物
4	为了检测吸收后血清，将 4 滴血清/ PEG 混合物加到 1 滴测试红细胞中，37℃孵育 15 min，并进行抗-IgG 的抗球蛋白试验。检测的血清体积较大(4 滴)，需要考虑 PEG 对血清稀释，见注释 3 和 4
5	为了检验吸收的完全性，利用被吸附的血清与用于吸附的红细胞反应：如果是阳性，则重新吸附，将吸附的血清加入新鲜的红细胞标本中，但不加入额外的 PEG；如果检测结果为阴性，用一组谱细胞检测吸附的血清

注释

1. 如果需要抗原变性，可以在吸附之前对用于吸附的红细胞进行化学修饰(例如用酶或 ZZAP 处理)。
2. 尽管许多实验室成功地使用了 PEG 吸收方法，但是一些血清学家报告，与使用其他技术相比，PEG 吸收方法可能使一些标本中的抗体反应性减弱或消失。为了抵消抗体反应弱化风险，一些血清学家使用 6 滴 PEG 吸附的血清。用双倍剂量的抗原测试也会增加试验的灵敏度。
3. 试验需要当天吸附的血清。PEG 吸附的血清储存后可能会失去弱抗体的反应性，这可能是由于在 4℃储存后蛋白明显沉淀明显的结果。
4. 使用 PEG 时不会发生吸附红细胞的凝集；因此，吸附过程的有效性没有可供判断的线索。参照指南，当在低离子强度盐水间接抗球蛋白试验(LISS-IAT)中原始血清反应性为 1+时，通常只需要 1 次吸附。具有 2+～3+反应性的抗体通常需要 2 次吸收。

参考文献

[1] Leger RM, Garratty G. Evaluation of methods for detecting alloantibodies underlying warm autoantibodies. Transfusion 1999; 39: 11-16.
[2] Leger RM, Ciesielski D, Garratty G. Effect of storage on antibody reactivity after adsorption in the presence of polyethylene glycol. Transfusion 1999; 39: 1272-1273.

方法 4-11　进行冷热溶血素试验(Donath-Landsteiner)

原理

导致阵发性冷血红蛋白尿(PCH)的 IgG 自身抗体在体外表现为双相溶血素。在低温下，IgG 自身抗体与红细胞结合，当升温至 37℃时，补体被激活引发红细胞裂解。C_3 导致的直接抗球蛋白试验(DAT)结果阳性的适用该方法；可证明血红蛋白血症，血红蛋白尿或两者同时都有；而在血清或由 DAT 阳性放散液中没有自身抗体有活性的证据。在《AABB 技术手册》第 20 版第 17 章中有关 PCH 的讨论。

标本

从新鲜采集的血液标本中分离血清，保存在 37℃。见注 1。

试剂

1. 新鲜的已知缺少意外的抗体的正常血清，作为补体的来源。
2. 50%表达 P 抗原的洗涤 O 型红细胞(例如抗体检测细胞)。

程序

步骤	操作
1	标注 3 组 10×75 mm 的试管如下：A1-A2-A3；B1-B2-B3；C1-C2-C3
2	在每组的管 1 和 2 中，加入 10 份体积(例如，滴)患者血清
3	每组的管 2 和 3 加 10 份体积新鲜正常血清
4	向所有管中加入 1 份体积 50%的洗过的 P-阳性红细胞悬液并充分混合
5	将 3 个"A"管置于融化冰浴中 30 min，在 37℃下放置 1 h
6	将 3 个"B"管置于冰水浴中，并在冰水浴中放置 90 min
7	将 3 个"C"管置于 37℃，并 37℃孵育 90 min
8	轻轻混合并离心所有管，检查上清液是否溶血

说明

无论患者的血清有或没有添加补体，首先在冰水浴中孵育，然后在 37℃下的试管(即管 A1 和 A2)中出现溶血；保持在 37℃的试管(即管 C1，C2)或冰水浴的试管(即管 B1，B2)中都没有出现溶血，冷热溶血素试验结果被判定是阳性。A3，B3 和 C3 管作为正常血清补体来源的对照，不应该表现出溶血。

注释

1. 为了避免在检测前自身红细胞吸收抗体，应该将促凝管保持在 37℃，并在此温度下分离血清。
2. 有效的补体活性对于证明抗体存在是必不可少。由于 PCH 患者的血清补体水平较低，应在反应介质中补充新鲜正常血清。
3. 如果只有少量血液可用(例如来自幼儿)，则设置 A1，A2，A3，C1 和 C2 管；如果血清只足够用于两次检测(即 20 滴)，则设置管 A2，A3 和 C2。
4. 为了证明 Donath-Landsteiner 抗体的 P 特异性，应在第二组管 A-1，A-2 和 A-3 二组管中测试 ABO 血型相同的 P 红细胞。这些管中不应发生溶血，以证实抗体的 P 特异性。

参考文献

[1] Judd WJ, Johnson ST, Storry JR. Judd's methods in immunohematology. 3rd ed. Bethesda, MD: AABB Press, 2008.

[2] Bain B, Bates I, Laffan M, Lewis S. Dacie and Lewis practical haematology. 11th ed. London, England: Churchill Livingston, 2012.

[3] Borge PD Jr, Mansfield PM. The positive direct antiglobulin test and immune-mediated hemolysis. In: Cohn C, Delaney M, Johnson S, Katz L, eds. Technical manual. 20th ed. Bethesda, MD: AABB, 2020: 429-55.

方法 4-12　通过药物处理的红细胞检测药物抗体

原理

一些药物，主要是青霉素和许多头孢菌素，可以诱导 IgG 免疫应答，可以通过该药物处理的红细胞来检测抗体的存在。所用药物应尽可能与给予患者的相同。青霉素或头孢菌素的抗体可与用其他药物处理的细胞有交叉反应(即青霉素抗体可能附着于头孢菌素处理的细胞，反之亦然)。其他头孢菌素的抗体可能与头孢噻吩处理的细胞发生反应。

标本

待研究的血清或血浆和放散液(末次洗涤液)。

试剂

1. pH 为 9.6~9.8 的 0.1 M 巴比妥钠缓冲液(BB)：2.06 g 巴比妥钠溶解在 80 mL 蒸馏水或去离子水中。用 0.1 N HCl 将 pH 调节至 9.6~9.8 之间。总体积达到 100 mL，在 2℃~8℃环境中储存。
2. 磷酸盐缓冲盐水(PBS)，pH7.3。
3. 药物(如青霉素，头孢菌素)。
4. 洗涤的 O 型压积红细胞。
5. 正常血清/血浆(无抗体)作为阴性对照。
6. 如若条件允许，阳性对照血清/血浆。
7. 抗球蛋白或 IgG 抗体。
8. IgG 致敏的红细胞。

程序

步骤	操作
1	使用前制备药物溶液。见注 1 和注 2 a. 青霉素处理的细胞：将 600 mg 青霉素溶解在 15 mL 的 BB 中。这个高 pH 值是最佳的，但是如果没有缓冲液，可以使用 pH7.3 的 PBS。在不同试管中分别加入 1 mL 红细胞，对照组中加入 1 mL 未处理的红细胞(不含药物)，然后分别加入 15 mL 相同缓冲液。在室温下孵育 1 h，定期混合。洗涤 3 次，并在 PBS 中制备 5%的悬浮液 b. 头孢菌素处理的细胞：将 400 mg 药物溶于 10 mL pH7.3 的 PBS 中。加入 1 mL 药物处理的红细胞，然后分别加入 10 mL PBS。对照组中加入 1 mL 未处理的红细胞(不含药物)。两管在 37℃孵育 1 h 后混合。洗 3 次，并在 PBS 中制备 5%的悬浮液
2	为标记两组试管(药物处理和未处理)：血清，放散液，末次洗涤液，PBS，血清/血浆的阴性对照和阳性对照。如果已知该药物引起非免疫蛋白质吸附，则还要检测患者血清和对照(阴性和阳性)的 1：20 稀释液
3	取 2 滴或 3 滴标本加到相应的试管
4	第一组试管中添加 1 滴 5%的药物处理红细胞悬液。第二组试管中加入 1 滴 5%未处理红细胞悬液
5	在 37℃孵育 60 min，离心并检查溶血和凝集现象，记录结果
6	在盐水中洗涤细胞 4 次，并通过使用多特异性抗球蛋白或抗-IgG 间接抗球蛋白技术进行检测。离心并检查凝集，记录结果
7	通过添加 IgG 致敏的红细胞来确认阴性测试结果的有效性

说明

药物处理的细胞出现阳性反应(溶血、凝集和/或阳性的间接抗球蛋白测试结果)，而对照细胞反应阴性，表明药物抗体存在(见注 4)。在血浆或放散液的检测中，不会出现溶血。

没有阳性对照的阴性结果可以解释为没有检测到药物抗体。药物可能会或不会被结合到测试红细胞。

注释

1. 只要 40 mg/mL 药物溶液与红细胞的比例恒定(例如，在 3 mL BB 中加入 120 mg 青霉素加上 0.2 mL 红细胞，或在 2.5 mL PBS 加上 0.25mL 红细胞中加入 100 mg 头孢菌素)，可以缩小药物处理的红细胞体积。
2. 药物处理的红细胞可以在 PBS 中 4℃保存长达 1 周；然而，储存时药物结合可能会减弱。药物处理和未处理的红细胞也可以冷冻储存。
3. 头孢菌素不需要高 pH 值来优化红细胞包被。事实上，当使用高 pH 缓冲液时，较低的 pH 值(即 pH 6~7)降低了非特异性蛋白质吸附。如果使用 pH 6.0 的缓冲液，药物处理红细胞的非特异性蛋白质吸附量将会最小，但是这会导致药物结合的轻微减少。
4. 为了控制某些头孢菌素(例如头孢噻吩)对正常血清的非特异性蛋白质的吸附，在 PBS 中以 1：20 稀释度测试对照血清和测试血清。20 倍稀释的正常血清通常不会有非特异性反应。因此，稀释的血清与药物处理的细胞发生反应，但不与未处理的细胞反应表明药物抗体存在。
5. 当用药物处理的红细胞未检测到抗体时，在药物存在下测试药物抗体。一些第三代头孢菌素(例如头孢曲松)的抗体不与药物处理的红细胞反应。
6. 对于除青霉素和头孢菌素以外的药物，有关处理红细胞的方法，请参阅已发布的报告。正常血清可能含有对青霉素或头孢菌素的弱抗体，可能是由于环境暴露的结果。
7. 放散液对青霉素处理的红细胞的有反应性和放散液对未包被的红细胞的无反应性能够确定青霉素诱导的 DAT 结果为阳性。

参考文献

[1] Petz LD, Garratty G. Immune hemolytic anemias. 2nd ed. Philadelphia：Churchill Livingstone, 2004.
[2] Leger RM, Arndt PA, Garratty G. How we investigate drug-induced immune hemolytic anemia. Immunohematology 2014；30：85-94.

方法 4-13　在药物存在下检测药物抗体

原理

当在可溶性药物(或代谢物)存在下，应用未处理的或酶处理的红细胞检测患者的血清时，可能检测到一些药物抗体。过去，这被称为“免疫复合物”方法，实际的机制还没有证实[1]。

标本

患者的血清。

试剂

1. 患者正在使用的药物，需使用相同形式(粉末，片剂，胶囊)。
2. 磷酸盐缓冲盐水(PBS)，pH 7.0~7.4。
3. 新鲜的、已知缺少意外抗体的正常血清，作为补体的来源。
4. 混合的 O 型试剂红细胞，5%悬液：一个用蛋白水解酶处理的标本，一个未处理的标本。
5. 多特异性抗球蛋白试剂。
6. IgG 致敏的红细胞。

程序

步骤	操作
1	用 PBS 准备 1 mg/mL 的药物溶液。用离心机去除所有有形物质，如果 pH 低于 5 或高于 8，则根据需要用 1N NaOH 或 1N HCl 将上清液的 pH 调节至 7 左右
2	为以下混合物标记两组试管(未处理和酶处理)，每组 3 管： a. 患者的血清+药物； b. 患者的血清+PBS； c. 患者的血清+补体(正常血清)+药物； d. 患者的血清+补体(正常血清)+PBS； e. 正常血清+药物； f. 正常血清+PBS
3	试管中加入 2 倍体积上述混合物(例如 2 滴)(例如 2 滴血清+2 滴药物)
4	第 1 组试管中加入 1 滴 5%未处理的 O 型试剂红细胞悬液；第 2 组管中加入 1 滴 5%酶处理的 O 型试剂红细胞悬液
5	在 37℃混合并孵育 1~2 h，定期轻轻混合
6	离心，检查溶血和凝集现象，并记录结果
7	在盐水中洗涤细胞 4 次，并用多特异性抗球蛋白试剂测试
8	离心，检查凝集，并记录结果
9	添加 IgG 致敏的红细胞来确认阴性测试结果的有效性

说明

溶血试验、直接凝集试验或间接抗球蛋白试验阳性可以同时或分别进行。加入药物的患者血清的试验中有反应性，而在用 PBS 代替药物的相应对照试验中没有反应性，则表明存在药物抗体，见注 4。

注释

1. 药物在 37℃温育和剧烈振荡更容易溶解，如果药物是片剂，在加入 PBS 之前，需去除包衣材料并用研钵磨碎。
2. 并非所有的药物都能完全溶解于 PBS 中。请查询生产商或参考文献，例如默克索引(Merck Index)，了解所涉及药物的溶解度。之前有关药物引起的免疫性溶血性贫血的报道可能提供药物溶液制剂的信息。
3. 如果可能，应包括已知含有正在评估药物特异性抗体的血清或血浆作为阳性对照。
4. 如果患者标本中存在自身抗体或循环的抗体免疫复合物，则没有添加药物的测试可能是阳性的。自身抗体反应性将随时间持续存在，而循环免疫复合物是暂时的。
5. 用酶处理的红细胞进行试验，并添加新鲜的正常血清作为补体来源，可以增加检测的灵敏度。
6. 如果在药物存在的情况下进行检测，并且用药物处理的红细胞检测结果不明确，请考虑使用药物的代谢物进行检测[2]。

参考文献

[1] Petz LD, Garratty G. Immune hemolytic anemias. 2nd ed. Philadelphia: Churchill Livingstone, 2004.

[2] Johnson ST, Fueger JT, Gottschall JL. One center's experience: The serology and drugs associated with drug-induced immune hemolytic anemia—a new paradigm. Transfusion 2007; 47: 697-702.

[3] Leger RM, Arndt PA, Garratty G. How we investigate drug-induced immune hemolytic anemia. Immunohematology 2014; 30: 85-94.

胎儿及新生儿溶血病的检测方法

孕妇妊娠期间，胎母出血导致胎儿红细胞进入母体血循环，母体免疫系统被胎儿红细胞抗原致敏。致敏反应可发生在分娩、早产、流产或羊膜穿刺等侵入性手术时。

胎儿没有成熟的免疫系统，故不能产生红细胞同种抗体。然而，被致敏的母体免疫系统可以产生针对胎儿抗原的抗体。母体产生的 IgG 抗体可以通过胎盘进入胎儿体内，使胎儿红细胞发生溶血。溶血检测有助于保证正确治疗的实施(例如注射 Rh 免疫球蛋白，换血疗法)。

方法 5-1 检测胎-母出血——玫瑰花环试验

原理

该试验是检测有孕 D 阳性胎儿或最近分娩 D 阳性婴儿的 D 阴性妇女血液中的 D 阳性红细胞。当向含有 D 阳性胎儿细胞的母体血液中加入抗-D 试剂时，胎儿红细胞被抗-D 致敏。随后加入 D 阳性试剂细胞，每个被抗-D 致敏的 D^+红细胞周围聚集有数个红细胞，形成明显的玫瑰花环。

标本

从母体取得血液标本，洗涤红细胞，生理盐水配制 2%~5%的红细胞悬液。

试剂

可选用自配试剂或商品化试剂。以下为自配试剂步骤。

1. 阴性对照：D 阴性的洗涤红细胞，用生理盐水稀释成 2%~5%红细胞悬液。
2. 阳性对照：由约 0.6%D 阳性红细胞和 99.4%D 阴性红细胞混合而成的 2%~5%红细胞悬液。制备步骤：将 1 滴 2%~5%D 阳性红细胞悬液加到 15 滴经洗涤的 2%~5%D 阴性红细胞悬液中，充分混匀。然后将 1 滴该细胞悬液加到 9 滴 2%~5%的 D 阴性红细胞悬液中，再次混匀。
3. 指示红细胞：2%~5%O 型 R_2R_2 的红细胞悬液。使用酶处理的细胞或含增强介质未处理的细胞。
4. 高蛋白抗-D 血清试剂。一些单克隆/多克隆混合试剂不适用于此方法。在进行试验前，应对使用的抗血清进行适应性评估。

程序

步骤	操作
1	向 3 支试管中各加 1 滴(或按生产商说明书中指定的体积)抗-D 试剂
2	向上述试管中各加入 1 滴母亲的细胞，阴性对照细胞和阳性对照细胞，并做好标记
3	37℃孵育 15~30 min，或按生产商说明操作
4	用大量生理盐水洗涤红细胞至少 4 次，以去除所有未结合的抗-D 试剂。末次洗涤完成后应完全扣干生理盐水
5	加入 1 滴指示细胞至步骤 4 留有干红细胞扣的试管中，充分混匀使之重悬
6	900~1000 g 离心 15 s
7	重悬细胞扣，在 100×至 150×放大倍数范围内，用显微镜观察红细胞悬液
8	至少观察 10 个视野，并计数每个视野红细胞玫瑰花环的数量

解释

无玫瑰花环形成为阴性结果。对于用酶处理过的指示细胞，在阴性结果的标本中每 3 个视野最多出现 1 个玫瑰花环。对于含增强介质未经处理的指示细胞，在阴性结果的标本中每 5 个视野最多出现 6 个玫瑰花环。如果玫瑰花环数量大于上述允许的最大值则为阳性结果，并对该标本行胎儿红细胞的定量试验。

阴性对照管中存在玫瑰花环或凝集表明孵育后洗涤不充分，使得残留的抗-D 凝集 D 阳性指示细胞。Rh 表型是弱 D 而非 D 阴性的女性红细胞可见强阳性结果；严重的胎母出血产生的凝集结果可能与弱 D 表型引起的现象难以区分，应进行胎儿红细胞的定量试验。如果婴儿细胞的表型为弱 D，则应谨慎解读母亲标本的阴性结果。在这种情况下，应进行不依赖 D 抗原表达的定量检测。

注释

1. 尽管玫瑰花环数量与原始混合物中存在的 D 阳性红细胞的数量大致成比例，但该试验仅为证明胎母出血是否存在的定性试验。结果为阳性的标本应进行进一步的检测以量化胎儿细胞。
2. 可选择酸放散试验和流式细胞术检测。如果使用商业化试剂，应遵循试剂包装说明。

参考

[1] Sebring ES, Polesky HF. Detection of fetal maternal hemorrhage in Rh immune globulin candidates. Transfusion 1982; 22: 468-471.

方法 5-2 检测胎母出血——改良 KLEIHAUER-BETKE 试验

原理

在酸性条件下，胎儿血红蛋白能抵抗红细胞的洗脱，而成人血红蛋白可以被洗脱。当血涂片暴露于酸性缓冲液时，成年红细胞中的血红蛋白渗出到缓冲液中，只剩下基质；胎儿红细胞中的血红蛋白则被保留，并可通过阳性染色反应来鉴定。胎-母出血量的大致体积可以通过母体血涂片中胎儿红细胞的百分比来计算。

标本

母体抗凝全血标本。

试剂

制备的试剂可有商品化试剂盒。以下步骤用于实验室内部制备。

1. 储存液 A(0.1M 柠檬酸)：$C_6H_8O_7 \cdot H_2O$, 21.0 g, 用蒸馏水稀释至 1 L。冷藏保存。
2. 储存液 B(0.2M 磷酸钠)：$Na_2HPO_4 \cdot 7H_2O$, 53.6 g, 用蒸馏水稀释至 1 L。冷藏保存。
3. McIlvaine 缓冲液，pH3.2：75 mL 储存液 A 与 21 mL 储存液 B 混合而成，注意每次试验均需新鲜配制。室温或 37℃ 使用。
4. 赤藓红 B，0.5% 水溶液。
5. 哈里斯苏木素(使用前过滤)。
6. 80% 乙醇。
7. 阳性对照标本：10 份抗凝成人血样与 1 份 ABO 相容的抗凝脐血的混合物。
8. 阴性对照标本：抗凝成人血样。

程序

步骤	操作
1	制备单层细胞的血涂片，并用等体积的生理盐水稀释血液，风干
2	80% 乙醇固定血涂片 5min
3	蒸馏水清洗涂片
4	将涂片浸入 pH3.2 的 McIlvaine 缓冲液中，室温放置 11min，或 37℃ 放置 5 min，注意该反应步骤对温度敏感
5	用蒸馏水清洗涂片
6	将涂片浸入赤藓红 B 中 5 min
7	用蒸馏水彻底清洗涂片
8	将涂片浸入哈里斯苏木素 5 min
9	用自来水冲洗涂片 1 min
10	使用 40 倍显微镜观察涂片，计数 2000 个红细胞，记录观察到的胎儿细胞数
11	计算总数中胎儿红细胞的百分比

解释

1. 胎儿细胞呈亮粉色，有折光性。而正常成年人的红细胞看似非常苍白的“影细胞”。
2. 胎母出血的体积(mL)为胎儿红细胞数的百分比乘以 50。

注释

此方法的准确度和精确度较差，因此在严重的胎-母出血中，Rh 免疫球蛋白(RhIG)的剂量应进行适当调整。如对是否需要额外注射 RhIG 存在疑问，则最好再增加剂量以预防治疗不足的风险(请参阅下表中的剂量)。

胎母出血的 RhIG 用量

胎儿细胞百分比	注射数量	剂量	
		μg(mcg)	IU
0.3~0.8	2	600	3000
0.9~1.4	3	900	4500
1.5~2.0	4	1200	6000
2.1~2.6	5	1500	7500

注：1. 基于母亲血量 5000 mL；2. 1 瓶 300 μg(1500 IU)用于 15 mL 胎儿细胞或 30 mL 胎儿全血。

参考

[1] Sebring ES. Fetomaternal hemorrhage—incidence and methods of detection and quantitation. In: Garratty G, ed. Hemolytic disease of the newborn. Arlington, VA: AABB, 1984: 87118.

方法 5-3 抗体效价测定辅助检测早期胎儿和新生儿溶血性疾病

原理

在妊娠期间，用抗体效价测定法来检测抗体水平较高的妇女，因为这些抗体可能会引起胎儿和新生儿溶血病(HDFN)。对于低效价抗体，抗体效价可作为基线，用来与妊娠后期的效价进行比较。非 Rh 抗体效价临床意义应与产科医生讨论后，用于妊娠临床管理。只有抗-D 效价的重要性已经被充分证实(使用盐水法)。

标本

滴定血清(含针对红细胞抗原的潜在、有临床意义的意外抗体)1 mL。如果可能，可用当前标本与上一次检测标本做平行试验。

材料

1. 抗人 IgG：不需要为重链特异性。
2. 等渗盐水。
3. 移液器或等效的器具：用一次性吸头可一次性可转移 0.1~0.5 mL。
4. 红细胞：2%O 型试剂红细胞悬液(对于试验红细胞的选择，请参阅注释 2)。如果是经产妇的血清，不要使用 Bg^{+}红细胞与经产妇的血清反应，因为可能会导致结果值偏高。
5. IgG 致敏红细胞。

质量控制

1. 将前一次的标本与本标本做平行检测。
2. 稀释时，每管使用单独的移液器，否则会因携带污染物而导致效价假性增高。
3. 用 IgG 致敏的红细胞确认所有阴性反应(见下面的步骤 9)。

程序

步骤	操作
1	应用 0.5 mL 初始体积，在盐水中制备连续倍比稀释血清。第一管应该是未稀释的血清，倍比稀释范围从 1：2 到 1：2048(总共 12 管)
2	将每管 0.1 mL 稀释液加入对应标记的试管中
3	向每管稀释液中加入 0.1 mL，2%红细胞悬液。或者为了方便，可以加入 1 滴由试剂生产商提供的 3%~4%红细胞悬液，但是此法不太精确
4	轻轻摇动每个试管；37℃孵育 1 h
5	用生理盐水洗涤红细胞 4 次；最后一次洗涤后，彻底弃去上清
6	根据生产商的说明，向红细胞扣中加入 IgG 抗体
7	按照血细胞凝集试验的方法进行离心
8	肉眼观察红细胞；凝集强度并记录反应结果
9	将 IgG 致敏的红细胞加入所有阴性试验中；重新离心并肉眼观察凝集；如果与 IgG 致敏的红细胞不发生凝集反应，则需重新检测

解释

效价是观察到 1+凝集时血清最高稀释度的倒数。根据抗体特异性，效价≥16(该值可能因实验室而异)被认为有意义，可能需要进一步监测 HDFN。例如，一些实验室认为任何数量的抗-K 均具有临床意义。

注释

1. 抗体滴定是确定抗体浓度的半定量方法。制备连续倍比稀释血清可用于检测抗体活性。效价是指产生 1+凝集时，血清或血浆最高稀释度的倒数。(即稀释度为 1∶128；效价=128)。
2. 在进行 HDFN 效价检测时，最适合的红细胞表型的选择是有争议的：有些工作人员选择抗原表达最强的红细胞，如抗-D 的 R_2R_2 型；有些人选择具有胎儿循环中预期表型的红细胞，即表达杂合子抗原的红细胞，例如检测抗-D 的 R_1r 型。无论遵循何种观点，实验室必须保持一致，对于同一患者的血清要使用相同表型的红细胞进行后续效价测定。
3. 一些效价检测方法差异不大，但是没有一种表现出绝对优势[6,7]。
4. 抗体效价测定应在初次检出抗体后进行。于-20℃或更低温度保存标记的分样血清，以便与下一次标本进行比较。
5. 当效价(如≥16)和抗体特异性与 HDFN 相关时，建议从妊娠 18 周开始每 2~4 周进行一次效价测定。
6. 各机构应制订规则，确保报告和抗体效价解释的一致性。
7. 对于针对低频率抗原的抗体，考虑使用假定表达相应抗原的父源红细胞。
8. 不要使用增强技术[白蛋白，聚乙二醇，低离子强度盐水(LISS)]或酶处理的红细胞，因为可能导致效价偏高。也不建议使用凝胶试验。
9. LISS 不应用作抗体效价测定试验的稀释剂；用 LISS 进行稀释可能会发生球蛋白的非特异性吸附。
10. 结果不准确可能是由于：①不正确的技术，特别是每次稀释不使用单独的移液枪头；②未能充分混匀解冻的冰冻血清。

参考文献

[1] Issitt PD, Anstee DJ. Applied blood group serology. 4th ed. Durham, NC: Montgomery Scientific Publications, 1998: 1067-9.

[2] Judd WJ, Luban NLC, Ness PM, et al. Prenatal and perinatal immunohematology: Recommendations for serologic management of the fetus, newborn infant, and obstetric patient. Transfusion 1990; 30: 175-83.

[3] Judd WJ, Johnson ST, Storry J. Judd's methods in immunohematology. 3rd ed. Bethesda, MD: AABB Press, 2008.

[4] Judd WJ. Practice guidelines for prenatal and perinatal immunhematology, revisited. Transfusion 2001; 41: 1445-52.

[5] Judd WJ for the Scientific Section Coordinating Committee. Guidelines for prenatal and perinatal immunohematology. Bethesda, MD: AABB, 2005.

[6] AuBuchon JP, de Wildt-Eggen J, Dumont LJ, et al. Reducing the variation in performance of antibody titrations. Arch Pathol Lab Med 2008; 132: 1194-201.

[7] Bachegowda LS, Cheng YH, Long T, Shaz BH. Impact of uniform methods oninterlaboratory antibody titration variability: Antibody titration and uniform methods. Arch Pathol Lab Med 2017; 141: 131-138.

全血采集，血液成分制备、保存的方法

从献血员采集全血并随后将全血分离成单独的血液成分是输血事件链中的关键步骤。注意使用正确的技术是确保献血者风险最小化和受血者利益最大化的是关键因素。

血浆蛋白及细胞成分需要不同的储存条件以维持其相关功能及活性。因此，必须保持适当的储存温度，并行行监测和记录。

方法 6-1　献血者血红蛋白检测——硫酸铜法

原理

采用硫酸铜比重法。将一滴血液滴入比重为 1.053 的硫酸铜溶液中，形成一层铜蛋白膜，血滴可在硫酸铜溶液中悬浮大约 15 秒。如果血液比重大于硫酸铜溶液比重，则血滴会在 15 秒内下沉；如果血滴会悬浮或升至硫酸铜溶液上部，表明血液比重小于硫酸铜溶液比重。血比重为 1.053 相当于血红蛋白 125 g/L 水平。注意，依照 FDA 指南，该浓度仅适用于女性献血者的检测，而男性献血者检测需使用另一种浓度。

试剂和材料

1. 比重为 1.053 的商品化硫酸铜试剂盒。密闭储存，防止挥发。室温保存，或使用前室温平衡。
2. 无菌纱布，消毒巾和无菌采血针。
3. 锐器盒及生物危害垃圾桶。
4. 微量采血滴管或无接触性的末梢血采集设备。

程序

步骤	处理
1	取一洁净、干燥的试管或瓶子做好标记，加入足量硫酸铜溶液（至少 30mL），确保血滴沉降距离约 7.6cm。每日或 25 次检测后更换溶液。每日检测前应确保试剂已充分混匀
2	用消毒液消毒穿刺部位皮肤并用无菌纱布擦干
3	用一次性、无菌刀片或弹簧式采血针用力穿刺手指末梢内侧部位，弃去采血针。确保血液顺畅流出，切勿重复挤压采血部位，否则会使组织液混入，血液被稀释，比重降低
4	将血液收集于 1 根毛细管中，注意避免空气混入
5	将一滴血液距硫酸铜溶液表面高 1 cm 处，轻轻滴下
6	观察 15 s
7	将一次性采血针和毛细管弃于带有生物危害标识的容器内。适当处理纱布，带有血迹的纱布干燥后，由于血液未浸透纱布或或结块导致纱布上血迹不明显，而被误认为是无生物危害性的

解释

1. 如果血滴下沉，该女性献血者血红蛋白含量符合献血标准。
2. 如果血滴不下沉，该女性献血者血红蛋白含量可能不符合献血标准。如果条件允许，可进行血红蛋白或血细胞比容的定量检测。

注意事项

1. 该试验非定量试验；仅限于预估献血者血红蛋白水含量是否达 125 g/L。该血红蛋白含量标准仅适用于女性献血者，男性献血员的献血标准为血红蛋白含量≥130 g/L。
2. 极少发生假阳性反应；血滴下沉的献血者，其血红蛋白水平基本达献血标准。假阴性反应较常见，可能导致不恰当的暂缓献血[2, 3]。有时选择另一种方法重测血红蛋白值或改测血细胞比容，可能会得到献血者血红蛋白水平符合献血标准的结果。
3. 未拆封的硫酸铜试剂盒应放置生产商的试剂说明书。
4. 由于容器内装有血液，因而使用过的硫酸铜溶液应作为生物危害品或化学性医疗废物处理。具体处理流程请参照国家和地区有关医疗废物处置条例。
5. 谨慎操作避免血液污染工作台面、献血者衣物、其他人员或设备。
6. 使用完毕后请盖上盖子，以防液体挥发。

参考文献

[1] Gammon R, ed. Standards for blood banks and transfusion services. 32nd ed. Bethesda, MD: AABB, 2020.
[2] Lloyd H, Collins A, Walker W, et al. Volunteer blood donors who fail the copper sulfatescreening test: What does failure mean, and what should be done? Transfusion 1988; 28: 467-469.
[3] Morris MW, Davey FR. Basic examination of blood. In: Henry JB, ed. Clinical diagnosisand management by laboratory methods. 20th ed. Philadelphia: WB Saunders, 2001: 479-519.

方法 6-2 采血前献血者静脉穿刺部位的准备

原理

采血前用碘伏或其他消毒液消毒穿刺部位。

材料

1. 消毒液：一次性使用的 0.75%碘伏消毒液或 10%碘酒棉花棒；独立包装。
2. 配制消毒液：10%碘伏；独立包装。
3. 无菌纱布。

程序

步骤	处理
1	系止血带或血压计袖带；确定穿刺位点；后取下压脉带或袖带
2	用 0.7%碘伏以穿刺点为中心，消毒面积直径不小于 4 cm，以穿刺点为中心旋绕式涂擦皮肤，涂擦时间不少于 30 s。擦去多余的消毒液，但在穿刺前穿刺部位需保持湿润
3	用配制好的 10%碘伏以穿刺部位为中心，自内向外螺旋式旋转涂拭消毒皮肤，消毒时间不少于 30 s 或按照试剂说明书要求的时间
4	进针前，用干净无菌纱布覆盖进针部位。切勿触摸已消毒部位的血管，或靠近已消毒皮肤讲话

注意事项

1. 厂商应提供详细的操作说明，操作时应谨遵说明。上述流程需以普通术语描述。
2. 如果献血者对碘(酊剂或聚维酮制剂)过敏，血液中心或血站的医务人员应制订其他方案[比如使用氯丙嗪 2%双氯苯双胍己烷(洗必泰溶液)和 70%异丙醇]。不建议使用钾皂。
3. 如果献血者对碘酒和双氯苯双胍己烷均过敏，仅能使用异丙醇溶液消毒。首选方案为 30s 上下反复擦拭，待皮肤完全干燥后再进行第二遍擦拭。美国食品药品管理局或其他监管机构推荐方案可能会有差异。

参考文献

[1] Goldman M, Roy G, Fréchette N, et al. Evaluation of donor skin disinfection methods. Transfusion 1997; 37: 309-312.

方法 6-3　血液采集和标本留取及标识

原理　　选择献血者上肢清晰可见、粗大、充盈饱满的静脉采集血液及留取标本常选择上肢肘窝部静脉。

材料
1. 含抗凝剂的无菌血液采血袋，附着密闭连接的管道与针头。
2. 金属夹，封口机或热合机。
3. 可监测血液采集量天平或自动化系统。
4. 无菌纱布，手臂擦拭物品和其他设备(剪刀，止血钳，医用镊子)。
5. 标本采集管。
6. 拆除管道的设备。
7. 热合机(可选)。

程序

步骤	处理
1	检查采血袋是否完整无损、颜色正常，检查抗凝剂是否无浑浊及异物
2	以献血者身份识别号标记采血袋及标本管
3	依据献血者记录登记档案、采血袋和标本管，再次核对献血者身份
4	将采血袋置于献血者手臂下方 a. 如使用天平系统，请确保水平放置，并根据采血量调整天平。将袋子挂起，使管道穿过弹簧夹 b. 如未使用天平系统，需确保能监测采集血液的体积 c. 若无金属夹和封口机，可将导管打个松散的结
5	用止血钳在靠近针尾部位置夹住血流导管以防空气进入
6	消毒献血者准备进行血液采集的手臂(详见献血者静脉穿刺部位的准备)
7	系上止血带或给血压袖带充气，嘱献血者反复做松握拳动作，直到之前选择的进针静脉再次突起
8	取下护针帽，立即进行静脉穿刺 a. 一旦针头斜面刺入皮肤，可用戴手套的手指触诊进针上方皮肤，针头应触摸不到 b. 当进针成功，将管道粘于献血者手臂上，将针头固定，并覆盖无菌纱布 c. 完整娴熟的静脉穿刺技术对采集一袋无凝块的血液至关重要
9	打开止血钳，使血液流出。同时打开采血袋和导管的临时夹
10	嘱献血者在采集过程中，每隔 10~12 s 缓慢握紧和松开拳头
11	需采用一种防止血袋污染的方式，将献血者血液收集于检测留样试管内 该流程可分以下步骤 a. 如果血袋内置内嵌针，在内嵌针末端先打个松散的节，而后利用止血钳、金属夹、封口机或系紧的结密闭该段导管。松开连接器，分离针头。将近侧针头插入留样管，打开止血钳，使血液流入留样管，再夹紧管路。最后拔除针头 b. 如果血袋中内置留样管，确保血液采集完成时，留样管或留样袋内装满血液，在靠近采血针处用金属夹将导管夹紧。最后，将整套采血袋拔除 c. 如果使用直管装置，需遵循以下步骤。用止血钳夹住导管，使止血钳与针头之间大约留有四段小辫。拉紧步骤 4c 中打的散结。松开止血钳，在结和针之间留一段带血小辫[长度大约 2. 54 cm(1 英寸)]。再次夹紧止血钳，在结和止血钳之间的管路分割区域内剪断小辫，松开止血钳，将血加至要求的试管内，而后夹紧止血钳。由于该步骤在开放环境中进行，应遵循生物安全等级 2 级的防护措施 d. 如果采血袋内含标本转移袋，需遵循以下步骤。在采血前，先将止血钳夹在 Y-连接器上方。采血后，立即松开止血钳，使血液流入转移袋。该转移袋需放置在献血者手臂下方，确保血液无进入血液采集袋管路内。最先流出的血液应先流入标本小袋，量约 30~35 mL 或依照生产商说明书。标本转移袋内血液量达标后，用止血钳或 Robert 夹夹闭采血针标本转移袋间的导管。松开管路内的内嵌套管，使血液流入采血袋 e. 标本转移袋内血样收集步骤如下。标本管血样的留取应在 4 min 内完成或遵循生产商要求的打开止血钳到血液停止流入小袋的时间内完成。生产商提供的接入设备顺时针接入小袋的取样位置。标本管直线滑入接入设备，直到血液停止流动，留样结束。重复该步骤，完成所有标本管的取样

<table>
<tr><th>步骤</th><th>处理</th></tr>
<tr><td>12</td><td>取样结束后，再次核对标本管与血袋上的标签信息是否一致</td></tr>
<tr><td>13</td><td>监测血液采集过程中血液混匀、血液总量和采血时间
a. 若采用手工混合(大约 45 s 混合 1 次)也可使用摇床混匀
b. 如使用天平系统，当采集血量充足后，设备会自动中断血液流入。通常，采集过程中具有混匀血液功能的设备，也会在完成采集量后，自动中断血液的采集。1 mL 血液至少重 1.053 g，与献血标准规定的献血者最小血液比重有关。450 mL 和 500 mL 规格采集袋的血液体积和重量参数详见下表

常量、少量和超量采集的全血重量和体积计算*
<table>
<tr><th></th><th></th><th colspan="2">450 mL 采血袋</th><th colspan="2">500 mL 采血袋</th></tr>
<tr><td rowspan="2">少量</td><td>体积</td><td>300~404 mL</td><td>体积</td><td>333~449 mL</td></tr>
<tr><td>重量</td><td>316~425 g</td><td>重量</td><td>351~473 g</td></tr>
<tr><td rowspan="2">常量</td><td>体积</td><td>405~495 mL</td><td>体积</td><td>450~550 mL</td></tr>
<tr><td>重量</td><td>427~521 g</td><td>重量</td><td>474~579 g</td></tr>
<tr><td rowspan="2">超量</td><td>体积</td><td>>495 mL</td><td>体积</td><td>>550 mL</td></tr>
<tr><td>重量</td><td>>521 g</td><td>重量</td><td>>579 g</td></tr>
</table>
*按全血密度为 1.053 g/mL 进行换算。表中数值不包括抗凝剂及采集袋的体积和重量。少量采集的全血制备的红细胞应标示“少量红细胞”。

c. 应对采血时间进行控制，设置最长采集时间(采集时间≤15 min)。如果采血时间超过 15 min，该袋血液可能不适合用于制备血小板、新鲜冰冻血浆(FFP)或冷沉淀</td></tr>
<tr><td>14</td><td>采集过程中监测的献血者指标
a. 血流是否顺畅。保持血流顺畅，避免凝集产生。如果血液流动十分通畅，可不必严格限制时间。
b. 不良事件。献血过程中或献血刚结束时献血者不可随意离开献血点。</td></tr>
<tr><td>15</td><td>采集达规定采血量后停止采血。
a. 松开袖带或解开压脉带。
b. 夹紧导管。
c. 拔出献血者手臂上的采血针。
d. 按压纱布，嘱咐献血者适当抬高手臂、伸直手腕，另一只手按压纱布覆盖的采血位置</td></tr>
<tr><td>16</td><td>将针头丢入标有生物危害标识的锐器盒内，防止被锐器损伤或感染</td></tr>
<tr><td>17</td><td>查看献血者采血位点并指引献血者至就餐区休息</td></tr>
<tr><td>18</td><td>再次核对采血袋、留样管、献血者记录单和血辫上的条码</td></tr>
<tr><td>19</td><td>从密封处开始，尽可能使管路中的血液流入采集袋
a. 为防止血液在管路内凝固，动作应尽可能迅速。
b. 轻轻地反复颠倒血袋，充分混匀血袋内血液；随后使混匀完全的抗凝血液回充至管路。
c. 重复该步骤</td></tr>
<tr><td>20</td><td>将采血袋相连的导管热合成数段。
a. 保证血辫上号码清晰、完整可读。
b. 在其中一段血辫上粘贴血袋唯一识别号，作为留样部分保存。
c. 可使用打节、金属夹或热合机封闭导管，至少留有一段血辫用于输血相容性检测试验。
d. 分离各段血辫时，务必保证所采集血液的无菌性。
e. 如果使用了热合机，当密闭封口完成后，从导管末端除去节或夹子</td></tr>
<tr><td>21</td><td>复检血袋是否有瑕疵</td></tr>
<tr><td>22</td><td>根据后续要制备的血液成分储存需求，存放血液</td></tr>
</table>

注解

1. 每个厂商都有特定的操作说明书，需严格遵循。上述过程需用以普通术语显示。
2. 如针头已拔出，需重新穿刺，必须再次严格重复执行献血者手臂消毒步骤，并更换新的采血装置。
3. 该流程除了适用常规的献血者采血，也适用于采血治疗。
4. 参照 AABB 关于血库和输血服务机构标准，所有需制备血小板成分在进行血液采集时，所使用的采血袋必须含有转移袋。
5. 如该全血无需制备浓缩血小板，采集完成后需保存于 1～6℃环境中，直至运送至血液成分制备室。如果血液需暂时存放，存放点必须具备符合条件的制冷设备，保证血液在运送至血液成分制备室前，存放在 1～10℃的环境中。如需制备血小板，血液采集后不应冷藏，而应置于 20～24℃环境中，直到分离出血小板。全血采集后，8h 内必须完成血小板分离，或按血液采集、分离制备和储存要求操作手册中规定的时间内完成。

参考文献

[1] Gammon R, ed. Standards for blood banks and transfusion services. 32nd ed. Bethesda, MD: AABB, 2020: 24.
[2] Smith LG. Blood collection. In: Green TS, Steckler D, eds. Donor room policies andprocedures. Arlington, VA: AABB, 1985: 25-45.
[3] Huh YO, Lightiger B, Giacco GG, et al. Effect of donation time on platelet concentratesand fresh frozen plasma. Vox Sang 1989; 56: 21-24.
[4] Sataro P. Blood collection. In: Kasprisin CA, Laird-Fryer B, eds. Blood donor collectionpractices. Bethesda, MD: AABB, 1993: 89-103.

方法 6-4 从全血中制备红细胞

原理

全血离心后，去除上层血浆获得红细胞。血浆去除容积由血液的血细胞比容决定。

材料

1. 新鲜采集全血。将血液采集到含有连接袋的采集袋中。
2. 分浆夹。
3. 金属夹和封口机。
4. 设备(剪刀，止血钳)
5. 双电极封口机(可选)。
6. 冰冻离心机。
7. 天平。

程序

步骤	处理
1	如无需制备富含血小板血浆，则使用"heavy"模式离心全血，温度设定为4℃，5000 g离心5min，或5000 g离心7min(除去减速时间)离心更为充分。每个独立实验室需确定各自参数。如果需要计算相对离心力(RCF)"g"，可参考如下公式。 $RCF=11.17\times R\times(RPM/1000)^2$ 或 $RPM=\sqrt{RCF/(11.17\times R)}\times 1000$ 其中 RCF=相对离心力(×g) R=半径(cm) RPM=转速/min 若需分离富含血小板血浆，则使用"light"模式离心全血。通常为2000 g离心3 min(除去减速时间)离心更为充分
2	将离心后的主袋置于分浆夹上，打开弹簧，使血浆流入连接袋中
3	用止血钳暂时封闭主袋与连接袋间的管路；如未使用自动封口机，需在管路上打一个松散的反手结
4	如连有多个连接袋，需用多只止血钳夹住其他管路，使血浆只能流入其中一个连接袋内。可用食品秤称量分离出的血浆。分离适量的血浆后应保证血细胞比容值在控。全自动分离机也能达到此分离目的
5	当满足要求量的血浆全部流入连接袋后，使用止血钳夹闭主袋与连接袋间的管路
6	确定连接袋与主袋献血者识别码一致，从热合处剪断导管，完成血袋分离

注意事项

1. 如果红细胞保存在CPDA-1保养液中，合适的细胞与保养液比例有助于使红细胞保存最大生存能力。采用CPDA-1保养液采集的全血，分离移除大部分血浆，剩下的红细胞(血细胞比容≤0.80)可保存35天。
2. 如果血液采集在单联袋中，调整为以下步骤：离心前，使用无菌接管机，将转移袋连接到采集的全血血袋上，或将血袋置于分离机后，使用止血钳夹住转移袋的管路，并将无菌转移袋的套管插入血袋的出口端，释放止血钳，按上述流程完成后续操作。由于是开放性操作，需变更血液有效期。
3. 采集450 mL全血后，去除230~256 g(225~250 mL)血浆，在红细胞中添加保养液，血细胞比容为70%~80%。如果是500 mL的全血，去除256~281 g(250~275 mL)血浆，红细胞添加保养液后，最终血细胞比容也应控制在70%~80%之间。
4. 如果使用添加剂，应在步骤4中去除更多血浆。血浆去除后，将卫星袋中的添加剂挤入红细胞袋中。该步骤应确保血细胞比容控制在55%~65%之间，并在血袋上粘贴包含血液有效期的标签。遵循厂商说明书。

参考文献

[1] Formula for calculating relative centrifugal force. Boston, MA: Naval Blood ResearchLaboratory.

方法 6-5　从全血中制备少白红细胞

原理

全血经特殊的去白滤器过滤，而后离心去除上层血浆分离获得少白红细胞。血浆去除量取决于血液红细胞比容。

材料

1. 静脉采集新鲜全血。血液需采集在连有转移袋的血袋中。
2. 分浆夹。
3. 金属夹和手持封口机。
4. 其他设备(剪刀，止血钳)。
5. 双电机封口机(可选)。
6. 低温离心机。
7. 尺子。
8. 内嵌型去白滤器(若采血系统中不包含去白滤器)。

程序

步骤	处理
1	离心前，悬挂抗凝全血，由于重力作用，血液流经内置滤器，流入低处血袋中。后续操作遵循红细胞制备步骤
2	过滤后的抗凝全血连同内置滤器一起离心。离心后，去除上层血浆。加入添加液(AS)后重复步骤 1，再次过滤
3	按红细胞制备步骤制备少白红细胞成分，无论制备残余抗凝血浆或是加入添加液(AS-1，AS-3，AS-5)的红细胞成分，都需经无菌接管机与内置滤器的卫星袋相连。按步骤 1 或依据厂商说明，在重力作用下过滤白细胞。一般需在采集后 24 h 内完成过滤，最长可达 5 天或依照厂商说明操作
4	红细胞经去白处理后即可标记为“少白红细胞”。储存前去白无需设定特殊标签

注意事项

1. 目前，在美国有注册证的去白细胞滤器大多能去除一定量的血小板。抗凝全血过滤后，可制备红细胞及贫血小板血浆。与此同时，FDA 也批准一种避免血小板被去除的全血去白滤器。
2. 另外，红细胞可在加入添加剂后过滤，便于后续血小板、血浆和红细胞的制备。已制备完成的非去白红细胞也可通过无菌接管机连接去白滤器和血液储存袋，进行去白操作。
3. 如果采集系统中不含内置滤器，必须通过无菌接管机连接去白滤器。滤器的使用参照厂商说明书。
4. 通常，全血制备的浓缩血小板需在去白过滤前制备。但是，市面上已有 FDA 批准可避免血小板去除的全血去白滤器。

方法 6-6　高浓度甘油冻存红细胞——Meryman 方法[1]

原理

低温保护剂可令红细胞在冰冻状态下保存 10 年甚或更长时间。高浓度甘油便是其中一种常用的低温保护剂。注意使用此方法的前提是红细胞需采集在 450 mL 血袋中。

材料

1. 将献血者的血液保存在含有枸橼酸盐-磷酸盐-葡萄糖(CPD)、枸橼酸盐-磷酸盐-葡萄糖-葡萄糖(CP2D)、枸橼酸盐-磷酸盐-葡萄糖-腺嘌呤-1(CPDA-1)、或添加剂 AS 保养液的血袋中。
   a. 冻存前完成所有血液处理步骤。
   b. CPD、CP2D 或 CPDA-1 保养液保存的红细胞，冰冻前可于 1~6 ℃放置 6 天。
   c. AS-1 和 AS-3 保养液保存的红细胞，冰冻前可于 1~6℃放置至少 42 天。
   d. 红细胞的解冻复苏需参照厂商说明书。
   e. 进入冻存程序后，任何保养液保存的红细胞，均必须在热合后 24 h 内完成冻存。
2. 保存袋材质：聚氯乙烯(PVC)或聚烯烃。
3. 6.2 M 甘油磷酸(400 mL)。
4. 冻存用硬纸板或金属罐。
5. 12%高渗 NaCl 溶液。
6. 1.6% NaCl，1L 用于洗涤。
7. 含 0.2% 葡萄糖的生理盐水(0.9%)。
8. 37℃水浴槽或 37℃干式加热器。
9. 连续冲洗装置，细胞洗脱高浓度甘油时使用。
10. 冷冻柜胶带。
11. 冷冻柜(-65℃或更低)。

程序

步骤	处理
	甘油化红细胞的准备
1	全血离心后去除上层的抗凝保存液或添加剂后即制得红细胞。称重含红细胞血袋，扣除血袋重量可计算得用于冻存的红细胞净重。红细胞和收集袋的总重量约为 260~400 g
2	重量偏低的红细胞需通过添加 0.9% NaCl 溶液或减少血浆去除量，将重量调整至 300 g 左右。记录重量；如条件允许最好记录所加的 NaCl 溶液重量
3	记录全血编码、ABO 血型和 Rh 血型、抗凝剂、采集日期、冰冻日期、有效期和执行人标识。如有条件，同时记录转移袋编码
4	将红细胞和甘油置于干式加热器中加温至 25℃，温育 10~15 min，或室温放置 1~2 h。注意温度不得超过 42℃
5	在冻存袋外标记"冻存红细胞"字样。标签上需记录冻存设备名称、全血编码、ABO 血型、Rh 血型和有效期。同时标签必须包含可追踪的采集日期、冻存日期及低温保护剂的信息
	甘油化
1	记录甘油、冻存袋及 0.9% NaCl 溶液(如有使用)批号
2	将血袋放置在混合器上，边摇动边加入大约 100 mL 甘油
3	关闭混合器，停止摇动，平衡红细胞 5~30 min
4	使部分甘油化红细胞经重力作用流入冻存袋中
5	逐步缓慢加入约 300 mL 甘油，并轻轻混匀。小剂量红细胞需加入少量甘油。甘油终浓度为 40% w/v。排除袋内空气
6	使甘油化红细胞回流入管路内，用于制备血辫。最好留取两段血辫，供交叉配血和/或融化前的表型检测
7	冰冻前，维持甘油化红细胞在 25~32℃。按推荐要求，从冰箱中取出红细胞到甘油化红细胞放置在冷冻柜的时间不应超过 4 h

步骤	处理
	冰冻和储存
1	将甘油化红细胞置入硬纸板或金属容器内，平放入-65 ℃以下的冷冻柜内
2	用冰冻胶带在容器顶端边缘标记，标记信息包括全血编码，ABO 血型，Rh 血型和有效期
3	切勿粗暴撞击或处理冰冻细胞
4	降温速度需<10℃/min
5	-65℃或以下可保存冰冻红细胞 10 年。医务人员通常希望将稀有血型的冰冻红细胞储存时间延长。若保存时间超过 10 年其延长保存时间的理由以及非常规保存的原因均需详细记录
	融化和去甘油
1	将外包装套在冰冻红细胞保护容器外，而后将其置于 37℃水浴或干式加热器中
2	轻轻摇动加速融化。融化过程至少需要 10 min。融化温度需维持在 37℃
3	细胞融化后，遵循厂商说明书，使用商业化设备分批或连续流动冲洗，使细胞去甘油化
4	记录所有试剂及应用软件的批号和生产商。转移袋上标记“去甘油红细胞”；确保标签上包含采集设备，去甘油设备，ABO 血型，Rh 血型，全血编码和有效期
5	使用高渗 12% NaCl 溶液稀释红细胞。平衡约 5 min
6	使用 1.6% NaCl 洗涤红细胞，直到完全去甘油。大约需要 2 L 洗液。残余甘油检测详见说明书
7	用 0.2%葡萄糖的生理盐水(0.9%)重悬红细胞
8	重悬后的红细胞回充管路，血辫热合成数段，用于后续相容性检测
9	去甘油化红细胞在 1~6 ℃中保存不得超过 24 h(一套全密闭系统可使去甘油化红细胞在 1~6 ℃储存超过 2 周。依照厂商说明书，该密闭系统也要求甘油化步骤在密闭系统中完成。

注释

1. 献血者血清或血浆血样需冻存在-65 ℃或以下，用于后期可能再次进行的抗筛试验。
2. 因冻存标本不够在需再次进行献血者抗筛试验时而未复查，该血液发放前，需在标签上写明未执行检测。未执行检测的原因也需记录在案。若有检测，需在血液冻存后完成检测，同时标签注明检测日期。
3. 500mL 储存在 AS-1 和 AS-3 添加液中的全血最适合制备甘油化及去甘油的去白红细胞[2]。该方法红细胞体内存活率≥80%，用 Cr-51 标记以上此二种添加剂中的红细胞，其 $t_{1/2}$ 值均>40 天。红细胞中添加的甘油浓度需调整至 40% w/v。由此计算，每 100 mL 甘油溶液约含 57 g 甘油。

参考文献

[1] Meryman HT, Hornblower M. A method for freezing and washing RBCs using a high glycerol concentration. Transfusion 1972; 12: 145-156.

[2] Bandarenko N, Hay SN, Holmberg J, et al. Extended storage of AS-1 and AS-3 leukoreduced red blood cells for 15 days after deglycerolization and resuspension in AS-3 using an automated closed system. Transfusion 2004; 44: 1656-1662.

方法 6-7　高浓度甘油冻存红细胞——Valeri 方法[1]

原理

红细胞分离至 800mL 规格主袋、保养液为 CPDA-1 的血袋中，并经 40% w/v 甘油冻存，复苏后可于 1~6℃环境中储存 3~38 天，详见厂商的复苏操作说明。

材料

1. 具有 800 mL 主袋的四联采血袋。
2. 手动封口夹。
3. 空的、600 mL 聚乙烯低温瓶。[例如，Corning 25702(康宁生命科学公司)或 Fisher 033746(赛默飞世尔科技公司)]。
4. 包含胶纸的无菌连接设备。
5. 冰冻胶带。
6. 600 mL 转移袋。
7. 50 mL 红细胞处理溶液(复苏液，Citra Labs)。
8. 可热封的 20. 32 cm× 30. 48 cm 塑料袋多个。
9. Y 型复苏套装。
10. 500 mL 甘油 57 溶液(Fenwal4A7833)或 500 mL 6. 2 M 甘油溶液(Cytosol PN5500)。
11 标签—冻存复苏红细胞。
12 瓦楞纸板储存盒(外尺寸 17. 78 cm×13. 97 cm×5. 08cm)。
13 热封设备。
14 外包装塑料袋。

程序

步骤	操作
	甘油化红细胞的准备
1	主袋收集 450 mL 全血。颠倒主袋，距底部 5cm 处折叠，用胶带固定，垂直放入离心机内。离心，去除上层血浆。红细胞比容控制在(75±5)%
2	红细胞分离至 800 mL 主袋中，1~6℃储存，其管路配备可连接主袋和转移袋的适配器端口
3	复苏前，离心 1~6℃储存的红细胞，去除上层血浆。红细胞的总重和净重分别不得超过 352 g 和 280 g
4	将血浆转移到转移袋内，折叠管路，手动闭合封口夹。(不可弯曲)
5	利用无菌接管机，将 600 mL 空白转移袋连接到主袋上
6	如有可能，分别转移 1 mL 血浆至 3 个冻存管中，便于后续检测
	细胞的生物化学改变[2]
1	以无菌方式将 Y 型复苏套装的排气钉插入 50mL 红细胞处理溶液瓶的橡胶塞中。使用无菌对接装置将 Y 型复苏套装的管道与主收集袋的整体管道连接起来。或者，将套件的连接器无菌插入主收集袋的流出端口
2	加入红细胞处理液至距主采袋上端 10cm(28 英寸)处
3	挤压滴注囊以启动系统并打开 Y 型复苏装置上的滑动夹，让所有内容物流入主袋，同时轻轻摇动袋子
4	转移完所有液体后，关闭滑动夹并将溶液和主袋之间的管道热封三次。Y-套装第 2 根导管用于添加甘油(见下文)
5	将 800 mL 主袋、连接的空转移袋和 Y-套连接器密封包装；37℃水浴 1 h
	甘油化
1	剪去交叉配血用的数段血辫，仅保留与采集袋相连的一段血辫，并在收集袋上附上编号，称重
2	需添加的甘油量取决于红细胞总重或净重，详见下表

<table>
<tr><th>步骤</th><th colspan="5">处理</th></tr>
<tr><td></td><td colspan="5">不同重量红细胞所需的甘油量</td></tr>
<tr><td>红细胞总重（g）*</td><td>红细胞净重（g）</td><td>初次添加甘油（mL）</td><td>第二次添加甘油（mL）</td><td>第三次添加甘油（mL）</td><td>甘油总计（mL）</td></tr>
<tr><td>222～272</td><td>150～200</td><td>50</td><td>50</td><td>250</td><td>350</td></tr>
<tr><td>273～312</td><td>201～240</td><td>50</td><td>50</td><td>350</td><td>450</td></tr>
<tr><td>313～402</td><td>241～330</td><td>50</td><td>50</td><td>400</td><td>500</td></tr>
<tr><td colspan="6">* 800 mL 空血袋及其所有附件平均重 72 g。</td></tr>
<tr><td>3</td><td colspan="5">将复苏套装的连接器插入甘油瓶的橡胶塞出口，注意无菌操作。仅使用 Fenwal 套时，需在甘油瓶塞的排气管内插入过滤气道针</td></tr>
<tr><td>4</td><td colspan="5">将血袋置于振荡器上，第一次加入甘油（具体量详见上表），使用时低速振荡血袋（180 振幅/min）</td></tr>
<tr><td>5</td><td colspan="5">停止振荡，静置 5 min，第二次加入甘油，静置 2 min。第三次加入甘油，手动充分振荡</td></tr>
<tr><td>6</td><td colspan="5">在靠近适配器位置，热合封闭空甘油瓶和适配器之间的管路，确保转移袋完整地连接在主采集袋上</td></tr>
<tr><td>7</td><td colspan="5">离心红细胞和甘油混合物，将上层可见甘油转移至转移袋内，重悬细胞并混匀。因为冰冻前上层甘油已去除，在去甘油过程中，只需要用两种盐溶液（12%高渗生理盐水溶液和 0.9%生理盐水-0.2%右旋糖溶液）。此步骤与 Meryman 法不同</td></tr>
<tr><td>8</td><td colspan="5">距离主袋 10cm 处封闭管路。丢弃含有上清液的转移袋</td></tr>
<tr><td>9</td><td colspan="5">粘贴包含血液成分、设备和 ABO/Rh 血型的标签。标签上应体现有效期</td></tr>
<tr><td>10</td><td colspan="5">冰冻前称重血液，记录重量</td></tr>
<tr><td>11</td><td colspan="5">折叠主袋顶端部分（约 5cm）。将主袋放入塑料外包装袋内，热封包装袋顶端，尽量减少袋子间空气</td></tr>
<tr><td>12</td><td colspan="5">将 1 小瓶血浆和包含甘油化红细胞的塑料袋置入纸盒内。将另 2 瓶血浆冻存在-65℃或以下冰箱内，以备后续检测用</td></tr>
<tr><td>13</td><td colspan="5">贴上“冰冻复苏红细胞”标签、ABO/Rh 标签、设备标签和原始外包装血液编号。分别记录采集时间、冰冻时间和有效日期或将信息黏贴在纸盒</td></tr>
<tr><td>14</td><td colspan="5">-80℃冰箱冻存甘油化红细胞。注意从 4℃冰箱内取出血液至甘油化后红细胞置入-80℃冰箱的时间不得超过 4 h</td></tr>
<tr><td></td><td colspan="5">解冻和去甘油化</td></tr>
<tr><td>1</td><td colspan="5">冻存细胞保护容器置于外包装内，37℃水浴或干式加热</td></tr>
<tr><td>2</td><td colspan="5">轻轻摇动加速融化。融化过程至少需要 10 min。融化温度需为 37℃</td></tr>
<tr><td>3</td><td colspan="5">当细胞融化后，依据厂商说明，使用商业化分批或连续流动洗脱装置去甘油化</td></tr>
<tr><td>4</td><td colspan="5">记录所用试剂和软件的批号和厂商。在转移袋上贴上“去甘油化红细胞”标签；确保标签上包含采集设备识别号，去甘油化细胞制备设备识别号，ABO 血型和 Rh 血型，全血编号，有效日期和时间</td></tr>
<tr><td>5</td><td colspan="5">加入适量 12%高渗 NaCl 溶液稀释血液，平衡 5 min</td></tr>
<tr><td>6</td><td colspan="5">用 1.6% NaCl 溶液洗涤红细胞直到完全去甘油化。大约需要 2L 洗液。检测残余甘油量，详见方法 6-8</td></tr>
<tr><td>7</td><td colspan="5">用等渗（0.9%）NaCl 和 0.2% 右旋糖溶液重悬去甘油红细胞</td></tr>
<tr><td>8</td><td colspan="5">重悬后红细胞悬液回充导管，导管热合成数段，用于后续检测</td></tr>
</table>

步骤	处理
9	去甘油化红细胞在1~6℃储存不得超过24 h(如采用认证的密闭系统，去甘油化红细胞可在1~6℃环境中储存2周。依据厂商说明，密闭的去甘油化系统要求甘油化步骤也应在密闭条件下完成)

注释

已成功制备来自500 mL全血的甘油化去白红细胞及重悬去甘油化去白红细胞于AS-1和AS-3添加液中[2]。该方法红细胞体内存活率≥80%，用Cr-51标记以上两种添加剂中的红细胞，其 $t_{1/2}$ 值均超过40天。红细胞中添加的甘油浓度需调整到40% w/v。按此计算，每100 mL甘油溶液含57 g甘油。

参考文献

[1] Valeri CR, Ragno G, Pivacek LE, et al. A multi-center study of in vitro and in vivo values in human RBCs frozen with 40%(wt/vol) glycerol and stored after deglycerolization for 15 days at 4 C in AS-3: Assessment of RBC processing in the ACP 215. Transfusion 2001; 41: 933-939.
[2] Rejuvesol package insert. Braintree, MA: Citra Labs, 2013. [Available athttp://www.citra-labs.com/fileLibrary/FL7000-rejuvesol.pdf(accessed March 6, 2020).]
[3] Bandarenko N, Hay SN, Holmberg J, et al. Extended storage of AS-1 and AS-3 leukoreduced red blood cells for 15 days after deglycerolization and resuspension in AS-3 using an automated closed system. Transfusion 2004; 44: 1656-1662.

方法 6-8 去甘油化红细胞的甘油残留量测定

原理

用于冰冻的红细胞甘油化后，细胞内形成高渗环境。在输血前，需将细胞恢复到等渗水平。不恰当的去甘油化，会导致红细胞接触生理盐水后或与血清或血浆交叉配血时便发生溶血。

材料和设备

1. 冻存红细胞去甘油化半自动设备。
2. 透明管路，作为去甘油化时的一次性使用材料。
3. 商业化比色仪。

程序

步骤	处理
	最终洗涤法
1	当肉眼观察到洗涤液流向与废弃袋连接的导管时，停止最后 1 次洗涤
2	在光线充足的白色背景下，将比色仪靠近导管端
3	注意洗涤液颜色，应弱于色板颜色，该色板颜色提示 3%溶血现象(3%红细胞发生溶血)
4	如果溶血现象严重，请继续洗涤，直到颜色在可接受范围内
5	观察并记录每袋血液的外观和质控的结果
6	如果重复出现不可接受的溶血现象，记录纠正过程
	红细胞去甘油化的其他质控方法
1	手持屈折光仪：依照厂商说明，使用手持屈折度计。将少量上清转移至测量棱镜，测量棱镜需对准光源。折射值需<30，提示甘油浓度<1 g%
2	渗透压：依据厂商说明书，渗透压计可用于测量渗透压。少量上清加至渗透压计的比色皿内，测量标本渗透压。渗透压值不得超过 400 mOsm/kg H_2O，确保残余甘油浓度<1 g%

注释

1. 在去甘油化过程中，与细胞接触的最终溶液应为含低浓度右旋糖的生理盐水。检测残余甘油含量最简便的方法是测量洗脱终液中游离血红蛋白量(g/L)。
2. 可通过商业化比色仪测量最后一次洗涤液上清的颜色评估溶血情况。另外，也可先将生理盐水加至等体积的去甘油化细胞中，用比色仪测量上清液。

参考文献

[1] Quality control of deglycerolized red blood cells. Boston, MA: Naval Blood Research Laboratories, 2007.

[2] Umlas J, O' Neill TP. Use of refractive index to measure the adequacy of glycerol removal from previously frozen erythrocytes. Transfusion 1980; 20: 720-4.

方法 6-9 全血分离制备新鲜冰冻血浆

原理

血浆从血液成分中分离而来，冷冻保存以维持不稳定的凝血因子活性。血浆必须在 8 h 内放置在冷冻柜内，或依据血液采集、处理及储存系统说明的时间要求（详见注释）冷冻。

材料

1. 静脉采集的新鲜全血，血袋上连有转移袋。
2. 金属夹和手持封口机。
3. 设备（剪刀，止血钳）。
4. 双电极封口机（可选）。
5. 血浆分浆夹。
6. 冷冻装置。
7. 冷冻离心机。
8. 电子秤。

程序

步骤	处理
1	血液采集后立即离心，一般选择“heavy”模式（详见红细胞制备方法）。若需进一步制备血小板，则需 1~6℃低温离心（详见全血中血小板制备方法）
2	离心完成后主采血袋置于分浆夹上，将转移袋置于电子秤上，电子秤去皮，调零。将血浆挤压至电子秤上的转移袋，称重
3	用封口机或金属夹闭合转移袋管路，切勿去掉导管上的编码信息。在转移袋近端再次热合
4	主采血袋血液分离前，需标注好转移袋的血液编号，并贴上新鲜冰冻血浆（FFP）标签，标签内容应涵盖该转移袋中血浆量的值。详见注释
5	在 2 个封口处剪断导管。卷绕管路，用胶带固定在血浆袋外。留取几段血辫供后续检测用
6	采血后 8h 内制备，置于-18℃以下冰箱储存；如为 ACD 保存液，需在采血后 6h 内制备冻存；或依照监督管理机构规定制备

注释

若由采集后保存时间超过 8 h 但不超过 24 h 的全血制备而得的血浆，需标注采血后 24 h 内冰冻血浆（PF24）。

方法 6-10 全血制备冷沉淀、抗血友病因子(AHF)

原理

冷沉淀(包含大部分因子Ⅷ、因子XⅢ、纤维蛋白原、vWF 和纤维粘连蛋白)是经新鲜冰冻血浆冷沉淀而浓缩获得。冷沉淀是新鲜冰冻血浆(FFP)置于 1~6℃条件下缓慢解冻而形成的白色不溶解沉淀物。制备好的冷沉淀一定要在 1h 内重新迅速冷冻,多个单位的冷沉淀可在密闭系统内进行汇集。

材料

1. 新鲜冰冻血浆(>200 mL)至少包含 1 个转移袋。
2. 金属夹和手持封口机或双电极封口机。
3. 清洁设备(剪刀,止血钳)。
4. 分浆夹。
5. 低温离心机。
6. 冰冻装置:可用的冰冻设备包括:1)能维持-18℃以下温度的速冻冷冻柜或机械冷冻柜;2)干冰;或 3)乙醇干冰水浴设备。95%乙醇碎干冰水浴中,可使血液成分 15 min 内完成冰冻。
7. 1℃~6℃循环水浴或冰箱。
8. 电子秤。
9. 多通道汇集套管(可选)。
10. 无菌连接设备。

程序

步骤	处理
	冷沉淀制备
1	将 FFP 置于 1~6℃循环水浴或冰箱内解冻。如果使用水浴解冻,需在血袋外套上塑料外包装,保持血袋干燥
2	为了保持融化血浆的稳定性,遵循下述步骤,将冷沉淀与液体血浆分离: a. 选择“heavy”模式,1~6℃离心。(详见红细胞制备方法)遵循下述步骤去除上层血浆: ⅰ. 悬吊原料浆袋,确保分离血浆快速流入转移袋内,使冷沉淀处于塑料袋底部。为了防止冷沉淀溶解或从主袋内流出,务必使冷沉淀与上层血浆迅速分离。因冷沉淀解冻问题,需保留 10~15 mL 上清血浆。完成制备或汇集的冷沉淀立即重新复冻 ⅱ. 将融化血浆垂直置于分浆夹。挤出上层大部分血浆,原浆袋内保留 10~15 mL 血浆,冷沉淀立即冰冻或进行汇集 b. 大约 1/10 的内容物还未融化时,将血浆袋垂直放入分浆夹内,使上层血浆缓慢流入转移袋内,顶部冰块起类似过滤器的作用。冷沉淀团块将黏附在血袋边缘或血袋靠近冰块部分。当 90%上层血浆去除后,立即封袋,复冻冷沉淀(汇集冷沉淀不推荐)
	汇集冷沉淀
1	选择需汇集的血袋。注意 ABO 同型(不要求 Rh 血型同型)
2	揉捏血袋中的上清血浆,重悬冷沉淀
3	准备汇集: a. 如使用多通道汇集套管,依照厂商说明,制备汇集冷沉淀。 b. 如无汇集套管: ⅰ. 利用无菌连接设备,将两袋冷沉淀连接。 ⅱ. 将冷沉淀挤入 1 个空袋内。 ⅲ. 连接第 3 袋冷沉淀,继续汇集。 ⅳ. 将第 3 袋冷沉淀挤入上述血袋内(已含前两袋汇集冷沉淀)。 ⅴ. 重复第 3 和第 4 步骤,直至所有冷沉淀均汇集在同一血袋内。 ⅵ. 排出汇集冷沉淀袋内的空气至最后 1 个空袋内。 ⅶ. 分离储存空气的空袋
	冰冻储存冷沉淀
1	冷沉淀从冰冻离心机或水浴内取出后,应在 1 h 内重新冻存
2	-18℃或更低温度储存,-30℃或以下储存为更佳,自血液采集之日起可保存 12 个月

注释

采集后保存时间不超过 12 个月的 FFP，均可用于制备冷沉淀。冷沉淀有效期为采血后 12 个月、并非制备后 12 个月。汇集冷沉淀的有效期应为最早采集日期后 12 个月。方法由印第安纳血液中心提供。

方法 6-11　融化和汇集冷沉淀、抗血友病因子

原理

冷沉淀应该在 30~37℃下快速融化，一旦融化结束，不能置于 30~37℃长期保存。遵循以下方法快速融化和汇集该血液成分。

材料

1. 37℃恒温循环水浴箱(商品化血浆解冻箱，即专门设计的干热设备)。
2. 药物注射接口。
3. 注射用的 0.9%无菌 NaCl 溶液。
4. 注射器和针头。

程序

步骤	
1	用保鲜膜包裹血袋接口防止未经消毒的水污染接口，或者使用装置保持血袋直立，确保接口位于水面以上。将血袋置于 37℃水浴箱
2	小心安全地悬挂融化好的沉淀物，加入该献血者 10~15 mL 血浆，或约 10 mL 的 0.9%无菌 NaCl 溶液，轻轻摇混悬浮
3	将注射器插入血袋流出口。用注射器吸空血袋中的内容物，继而注入下个血袋内。利用逐渐增加的液体量冲洗下个血袋，使终产品袋中含有尽可能多的冷沉淀。

备注

1. 在输注前，融化后的冷沉淀必须保存室温保存。如果是汇集冷沉淀，应在 4 h 内进行输注。输血目的为补充因子Ⅷ的，单袋冷沉淀必须在融化后 6 h 内进行输注。冷沉淀一旦融化不可再次冰冻。
2. 准备阶段，可以先将 4~10 袋冷沉淀混合，制备成预汇集冷沉淀，有效期为 1 年(详见冷沉淀制备方法)。冷冻前不可添加稀释液。通常使用无菌连接设备进行汇集，但也可使用“开放”系统制备。若使用“开放”系统制备，解冻后室温保存的汇集冷沉淀有效期为 4 h，若使用无菌连接设备制备，有效期则为 6 h。汇集冷沉淀应在制备后 1 h 内冷冻，从采集之日起有效期为 1 年。依照 AABB 的血库与输血服务机构标准，汇集冷沉淀质量控制项目要求：纤维蛋白原含量：≥(150 mg×汇集单位数)；凝血因子Ⅷ含量：≥(80 IU×汇集单位数)。汇集冷沉淀要求贴上 ABO/Rh 血型标签。若其中存在 1 袋 Rh 阳性冷沉淀，那么该汇集冷沉淀一律标为 Rh 阳性。冷沉淀一旦融化便不可以再次冷冻。

参考文献

[1] Joint UKBTS/NIBSC Professional Advisory Committee. Cryoprecipitate pooled, leucocyte depleted. In: Guidelines for the blood transfusion service in the United Kingdom. 7th ed. Sheffield, UK: National Blood Service, 2005. [Available athttp://www.transfusionguidelines.org.uk/index.asp?Publication=RB&Section=25&pageid=969(accessed April 5, 2020).]
[2] Smith KJ, Hodges PA. Preparation of pooled cryoprecipitate for treatment of hemophilia A in a home care program. Transfusion 1984; 24: 520-523.
[3] Gammon R, ed. Standards for blood banks and transfusion services. 32nd ed. Bethesda, MD: AABB, 2020: 31.
[4] Code of federal regulations. Title 21, CFR Part 640.54. Washington, DC: US Government Publishing Office, 2019(revised annually).

方法 6-12　从全血中制备血小板

原理

血小板可通过富血小板血浆(PRP)或白膜法制备获得。PRP法：第一次选择轻离心("light-spin")模式全血可分离出富血小板血浆(PRP)，第二次选择强离心("heavy-spin")模式富血小板血浆(PRP)即分离成浓缩血小板和乏血小板血浆，去除上层乏血小板血浆便可获得浓缩血小板。白膜法：全血先经"高速"离心，收集白膜层。随即经"低速"离心将白膜层分离成浓缩血小板层、红细胞层、白细胞层，去除红细胞及白细胞层，便可获得浓缩血小板。上述2种方法步骤详细描述如下。

材料

1. 静脉采集新鲜全血，全血采集于三联袋(1个主袋及2个转移袋)内。最后一联袋必须由适于血小板保存的塑料材质制成。在分离富血小板血浆(PRP)与红细胞前，将全血置于室温(20～24℃)平衡。PRP须在全血采集后8 h内分离，或者按所使用的血液采集、加工和储存系统规定的时间完成。
2. 过滤器(如果预制备少白细胞血小板)。
3. 金属夹和手动封口机。
4. 手术器械(剪刀，止血钳)。
5. 分浆夹。
6. 电动封口机(可选)。
7. 已校准的离心机。
8. 电子秤。
9. 旋转器。

程序

步骤	操作
	PRP 法制备血小板
1	血小板分离前或分离过程，切勿冷藏血液。如果离心机的温度是 1~6℃，注意将离心机温度设置为 20℃，并待温度上升至 20℃左右时方可离心。使用“轻离心”模式分离全血(详见红细胞制备方法)
2	将 PRP 挤入用于血小板储存的转移袋中。主袋和 2 个卫星袋 Y 型连接器之间的管道分别热合，在 2 个热合处剪开。红细胞置于 1~6℃环境中保存
3	在 20℃条件下将 PRP 重离心(详见红细胞制备方法)
4	将贫血小板血浆挤入另一个转移袋中，并热合管道。应保留部分血浆用于血小板的保存，但没有明确规定需保留的血浆量。AABB 中血库与输血服务标准[1]要求在浓缩血小板内应留有充足的血浆，以确保血小板保存期间，pH 值≥6.2。当储存于 20~24℃环境中，维持该 pH 值至少需要 35mL 血浆，若血浆量达 50~70 mL 保存效果更佳
5	浓缩血小板袋标签面朝下，室温静置大约 1 h
6	选用下列任一方法重悬血小板： a. 用手轻轻摇动血小板袋，使血小板充分重悬 b. 室温，将血小板袋置于摇床上，缓慢、轻摇，并在 2h 内重悬血小板
7	在 20~24 ℃条件下持续轻振荡，使血小板保持悬浮
8	发放前应仔细检查血小板性状，确保血小板未发生聚集
	白膜法制备血小板[2]
1	离心前，全血置于 20~24 ℃条件下保存
2	高速离心全血。[例如，用 Beckman J6ME (Tritech, Inc)2800×g 离心 11.5 min]
3	从血袋顶部挤去上层血浆，手动或使用自动装置从血袋底部去除红细胞。大约 50 mL 白膜层保留在袋中
4	汇集 4~6 袋白膜层，低速离心(例如，用 Beckman J6ME 700×g 离心 5min)。血小板会保留在上层液中，而红细胞及白细胞会沉淀至袋底，立即对含血小板的上层液进行过滤，并手动或使用自动装置转移至合适的血小板保存袋中
	制备预贮存的少白细胞血小板
	预贮存的少白细胞(LR)血小板是滤除白细胞的全血分离出的少白 PRP 制备而得。此过程的中间产物是少白 PRP，最后制成的是 LR 浓缩血小板和 LR 血浆

备注

如果血液成分是在血液采集、处理和储存系统规定的时间内完成分离和冷冻的，则上清血浆可以快速冷冻并标示为新鲜冰冻血浆(FFP)。但血小板制备后分离获得的 FFP，体积大大少于直接由全血制备的体积。

参考文献

[1] Gammon R, ed. Standards for blood banks and transfusion services. 32nd ed. Bethesda, MD: AABB, 2020: 31-32.
[2] Turner CP, Sutherland J, Wadhwa M, et al. In vitro function of platelet concentrates prepared after filtration of whole blood or buffy coat pools. Vox Sang 2005; 88: 164-171.
[3] Sweeney JD, Holme S, Heaton WAL, Nelson E. Leukodepleted platelet concentrates prepared by in-line filtration of platelet rich plasma. Transfusion 1995; 35: 131-136.
[4] Sweeney JD, Kouttab N, Penn LC, et al. A comparison of prestorage leukoreduced whole blood derived platelets with bedside filtered whole blood derived platelets in autologous stem cell transplant. Transfusion 2000; 40: 794-800.

方法 6-13　从血小板中去除血浆(减容)

原理

尽管血小板的最佳储存条件之一为保留一定量的血浆，但有些患者可能无法耐受大剂量的输注。储存的血小板可在输注前离心分离并去除大部分血浆，然则仍需保留一部分血浆以重悬血小板。血小板无需振荡，室温放置 20~60 min，再重悬于剩余的血浆中。血小板移入血袋后 4 h 内必须进行输注。减容法可适用于单袋或汇集血小板的血浆去除。

材料

1. 机采血小板或从全血中分离制备的血小板。
2. 金属夹及手动封口机。
3. 剪刀，止血钳。
4. 电动封口机(可选)。
5. 已校准的离心机。
6. 分浆夹。

程序

步骤	操作
1	血小板汇集至转移袋的过程需严格按照标准操作。一份浓缩血小板经减容法处理后可供儿科患者输注。单采血小板可在采集时直接减少保留的血浆量
2	在 20~24 ℃条件下离心，可选用以下任 1 方法： a. 580×g 20 min b. 2000×g 10 min c. 5000×g 6 min
3	维持内容物离心后的状态，将血袋置于分浆夹上。1 袋血小板仅保留 10~15mL 血浆，其余血浆均去除，汇集血小板或单采血小板按比例应去除更多血浆量
4	血袋上标记有效期，制备完成后 4 h 内进行输注
5	若选择 580×g 转速离心，需将血袋在 20~24 ℃条件下放置 20 min，切勿振荡，若选择 2000 或 5000×g 转速离心，则需将血袋在 20~24 ℃条件下静置 1 h
6	重悬血小板

备注

1. 暂无相关共识提及最佳离心方案。一项研究[1]观察三种不同离心方案所造成的血小板损失后发现 500×g 离心 6 min 多袋血小板，损失量可达 35%~55%，而经 5000×g 离心 6 min 或 2000×g 离心 10min，血小板损失量仅为 5%~20%。为避免较高离心速度可能产生的碰撞力对塑料保存袋造成某种程度的损坏，因而推荐选用 2000×g 离心 10min 方案。Moroff 等[2]研究发现，采用 580×g20min 方案离心 42 袋血小板，平均血小板损失量少于 15%。高离心力理论认为高离心力压迫血袋由此引发血小板的破坏，同时也增加血袋破损的可能性。
2. 如果使用无菌连接设备将单采血小板或浓缩血小板中的血浆去除，可视为在密闭环境中制备，因此不必强制规定须在 4h 内进行血小板输注。遗憾的是，目前暂无减量浓缩血小板储存方面的相关数据，因而最好尽快输注。
3. 减量浓缩血小板可能无法归为许可产品。
4. 在美国，无论减容或汇集的血小板都必须在制备完成后 4h 内进行输注，若汇集是在 FDA 明确规定的密闭系统中操作，有效期则可从汇集血小板中最早采集时间算起，5 天。同样，汇集血小板可能无法归为许可产品。

参考文献

[1] Simon TL, Sierra ER. Concentration of platelet units into small volumes. Transfusion 1984; 24: 173-175.
[2] Moroff G, Friedman A, Robkin - Kline L, et al. Reduction of the volume of stored platelet concentrates for use in neonatal patients. Transfusion 1984; 24: 144-146.

细胞和组织移植的方法

与其他章节一样，下述细胞治疗方法涵盖了目前全球范围内许多机构使用的专业技术。

方法 7-1 低温保存造血细胞输注

原理

本程序文件目的在于阐明低温保存的造血干细胞(HPCs)输注前及输注过程中必须遵循的流程和注意事项。下述方法是当前最常用的方法。

材料与设备

1. 标准静脉输液装置。
2. 内含 $NaHCO_3$ 和 KCl 溶液(比例为 50：20 mEq/L)的袋子。
3. 排尿马桶套。
4. pH 试纸。
5. 对乙酰氨基酚 650 mg。
6. 苯海拉明，按每公斤体重 1 mg 量计算，最大剂量为 50 mg。
7. 止吐剂。
8. 解冻的 HPCs(详见实验室流程中解冻说明部分)。
9. 标准输注器材(也可使用输血器)。
10. 患者输注记录。
11. 细胞治疗产品相关使用信息的说明。

程序

步骤	操作
1	如果产品体积大于 300 mL，输注前用 0. 25%生理盐水和 $NaHCO_3$ 至少水化 3h。$NaHCO_3$ 目的是碱化尿液，维持尿量 2~3 mL/(kg・h)及尿液 pH 值 7. 0 左右
2	在 HPC 输液前 15~30 min，可使用以下药物： a. 苯海拉明，1 mg/kg(最大剂量为 50 mg) b. 必要时给予止吐剂
3	若输注另一份细胞间隔时间超 4 h，应重复给药
4	快速输注解冻后的 HPC(50 mL 每 5~10 min)尽量减少细胞聚集
5	双份脐带血(CB)移植，每份脐带血细胞应单独解冻和输注。第一单位输注完毕且所有输注反应均处理完成，再解冻第 2 单位脐带血
6	酌情情况记录包括生命体征和不良反应的输注记录

备注

1. 护理和/或实验室的程序手册中应制定相关输注方案。执行输注的医务人员必须熟练辨识各种输血不良反应：发热、寒战、呼吸困难、支气管痉挛、低血压、发绀、皮疹或荨麻疹、胸背部疼痛，或其他体征改变。二甲基亚砜(DMSO)的毒副作用为输注低温保存的 HPC 最常见的并发症。DMSO 的毒副作用主要通过引起组胺大量释放，因而表现出面色潮红、皮疹、胸闷、恶心和呕吐，以及循环不稳定等症状。细胞治疗告知书中应详细阐述输注造血干细胞可能存在的不良反应及相关风险[1]。HPCs 不可使用白细胞滤器输注。但根据指南，造血干细胞可以使用标准输血器(孔径为 170 μm 的滤器)进行输注。
2. 输注 HPC 制品引发的不良反应须填写“不良反应报告单”。实验室里应留有副本。表格由护理人员和实验室人员共同记录。明确与 HPC 输注相关的不良反应必须上报至食品和药品管理局(FDA)下设的生物制品评价和研究中心(CBER)。美国联邦法规(21 CFR 1271. 350)明确规定需上报的不良反应的定义和报告内容的要求[2]。在 FDA 官网上可找到 CBER 发布的最新报告要求[3]。
3. 如果 DMSO 总输注量>1 g/kg，建议 HPC 的输注时间大于 2 天。所输注 DMSO 的量按 100 m10% DMSO 低温保存的细胞约含 10g DMSO 的标准计算。如果 HPC 制品中 DMSO 的量超过上限值，请咨询细胞治疗实验室的医疗主任。

参考文献

[1] AABB, America's Blood Centers, American Red Cross, American Society forApheresis, American Society for Blood and Marrow Transplantation, College ofAmerican Pathologists, Cord Blood Association, Foundation for the Accreditation ofCellular Therapy, ICCBBA, International Society for Cellular Therapy, JointAccreditation Committee of ISCT and EBMT, National Marrow Donor Program, WorldMarrow Donor Association. Circular of information for the use of cellular therapyproducts. Bethesda, MD: AABB, October 2018.

[2] Code of federal regulations. Title 21, CFR Part 1271. 350. Washington, DC: USGovernment Publishing Office, 2019 (revised annually).

[3] Food and Drug Administration. Biological product deviations: Includes human tissue andcellular and tissue-based product (HCT/P) deviation reporting. Silver Spring, MD: CBER Office of Communication, Outreach, and Development, 2020. [Available athttps://www.fda.gov/vaccines-blood-biologics/report-problem-center-biologicsevaluation-research/biological-product-deviations (accessed April 6, 2020).]

方法 7–2　脐带血制备

原理

下述方法是当前最常用的方法，目的是降低脐带血中红细胞的含量，提高脐带血中白细胞的含量。此制备的目的为尽可能降低该产品终体积（优化存储空间）同时减少所添加冷冻保存剂的量（减少可能的输注相关并发症的发生）。

材料与设备

1. 采集的脐带血。
2. 羟乙基淀粉（HES，6% w/v）或可替代的红细胞沉淀剂。
3. 血液成分离心机。
4. 分浆夹。
5. 转移袋。
6. 无菌二甲基亚砜（DMSO）。
7. 程序降温仪。
8. 液氮冷冻机。
9. 自动化血液分析仪。
10. 流式细胞仪。

流程

步骤	操作
1	将脐带血与 HES 按照 5∶1 的比例在血袋内混合
2	静置 30min 或者 90×g 连续离心 6 min，使红细胞完全沉淀
3	将富白细胞血浆挤入第 2 个血袋中
4	450×g 离心 10min，分离富白细胞血浆
5	将少白细胞血浆挤入第 3 个血袋中
6	使用程序降温盒低温保存剩余的白细胞沉淀（体积约为 20～23 mL）（最终产品含 10% DMSO 和 1% 右旋糖苷 40）
7	将产品储存在液相或气相（<–150℃）液氮罐中
8	质量控制项目：初始脐带血中的有核细胞计数和红细胞比容，终产品（未添加冷冻保存剂）中的有核细胞计数，白细胞分类及存活率，CD34 计数和集落形成单位（CFU）

备注

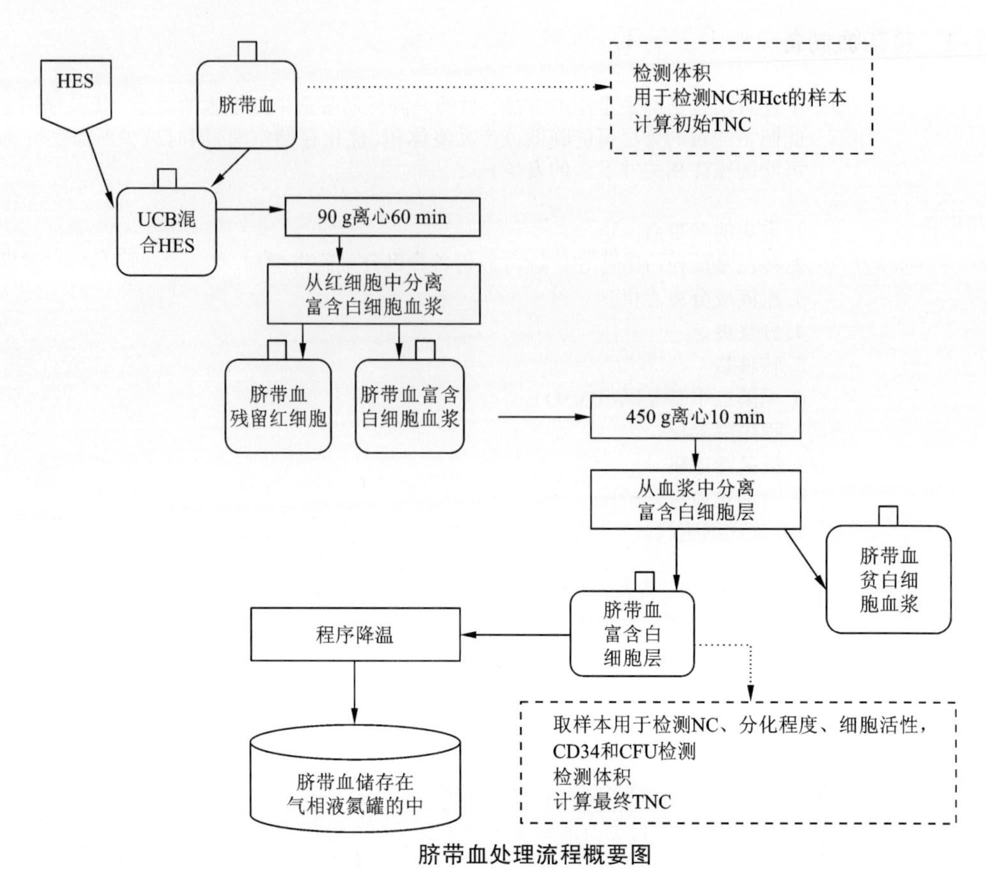

脐带血处理流程概要图

CFU=集落形成单位；Hct=红细胞比容；HES=羟乙基淀粉；LN_2=液氮；NC=有核细胞；TNC=有核细胞总数。

参考文献

[1] McCullough J, McKenna D. Management of umbilical cord blood at the transplant center. In: Broxmeyer HE, ed. Cord blood: Biology, transplantation, banking, and regulation. Bethesda, MD: AABB Press, 2011: 585-594.

[2] Rubenstein P, Dobrilla L, Rosenfield RE, et al. Processing and cryopreservation of placental/umbilical cord blood for unrelated bone marrow reconstitution. Proc Natl Acad Sci U S A 1995; 92: 10119-10122.

方法 7-3 异体组织移植物相关不良事件和感染的研究

原理

当受者疑似发生异体组织移植物相关感染时，进行移植手术的医生应负责向医院人体组织管理处上报。

尽早上报有利于及早确定感染源，采取正确治疗措施，防止感染程度进一步加深。尽早上报也有利于识别其他接受同一捐献者捐献的受感染组织移植的患者，或具有相似感染症状的患者，并评估移植相关感染疾病发生风险的大小。

医院人体组织管理处负责调查不良事件和感染事件，并将相关事件报至组织处理者及供应者。

材料

不良事件档案。

流程

步骤	操作
	隔离、记录保存和通知
1	一旦医院人体组织管理处接收到相关感染或不良事件报告，立即对组织进行隔离、检疫、同时停止一切已确定但未执行的源自同一捐献者的异体组织移植物分配方案。通过组织供应商处提供的捐献者身份识别码可确定来自同一捐献者或处理批次的异体组织移植物。源自同一捐献者的未使用组织必须进行相关感染检测，调查未完成前，源自同一捐献者的未使用组织应被隔离，但不应被立即销毁
2	如果被隔离的来自同一捐献者的异体组织移植物已被确定排除感染，应出具一份质量保证的审查文书并由医院组织管理处的医疗主任审阅批准，随后将组织从检疫隔离区放行，保存于可发放库中
3	启动调查并建立不良事件档案。不良事件档案应包括所有调查行动，及医院组织医疗管理处审批后的总结报告记录
4	注意尽快通知医院管理处的医疗主任。医疗主任应立即采取相关行动：包括检查患者的病情，与进行移植手术的医生讨论，以确定感染的类型及可能的病因，判断异体移植物是否与此次感染相关
5	迅速通知组织处理商（名称位于包装袋上）和组织供应商（若与组织处理商不同者）及时采取适当措施，例如隔离来自同一供者的组织；组织供应商（组织库，组织处理商，组织分配中介）可独立展开调查，确定疑似感染源是来自受感染的供者，或是在组织摘取术中获得，还是产生于组织处理阶段甚或保存过程
6	通知医院风险管理处，特别是感染极可能来源于异体移植物时
7	如果确定是异体移植物相关的严重感染，请通知联合委员会
8	如果受体发生异体移植物相关的严重性或致命性疾病时，医院组织管理处可自愿通过 MedWatch 系统上报至 FDA（但组织处理商和供应商的上报是强制性的）
	医院调查
1	配合组织处理商正在进行调查
2	在医院组织管理部门的医疗主任和医院感染控制办公室的帮助下，调查感染是否为患者自身因素或医院因素
3	如果是病毒感染（如人体免疫缺陷病毒、丙肝病毒、乙肝病毒），应考虑接受异体移植组织的受者行为风险因素（例如，输注过凝血因子的血友病患者、注射吸毒者、妓女、男性同性恋者、既往有输血史的患者等）
4	调查患者的感染是否属于院内感染。当病原体为细菌或真菌时，应高度怀疑院内感染。医院组织管理部门与医院感染控制办公室或流行病学管理处合作，确定病原体是否来自于医院的环境、用品、设备或人员。调查近期是否爆发过同一种微生物引发的感染。需由医院感染控制办公室专家，临床传染病专家单独或共同出具一份调查和评估报告。如果有必要，州卫生署也可参与其中
5	要求组织供应商提供一份调查报告。如果组织供应商发现感染组织及其来源，可简化医院的调查内容

步骤	操作
6	如果感染可能与移植物相关，展开警哨事件调查。如果感染源不排除或已确定是医院内获得性感染并排除移植物相关感染，医院应进行朔源调查，并根据需要进行整改和采取相关预防措施。
	保密性
1	进行不良事件调查期间，患者相关的保密性医疗信息可与医院、公共卫生部门和组织供应商的调查组共享。（依据医疗保险可携性和责任法案）
2	组织供应商需进行不良事件调查，并报告供应商，最后将已完成的调查内容及结果以报告形式上报至 FDA
	供应商的资质审查
1	如果认定组织移植物可能或确定是导致受者感染的根源，需要审查组织供应商的资质。获取和审查相关信息，明确来自该供应商的组织其安全性或有效性是否低于其他供应商。相关信息可以通过 FDA 查询（如 MedWatch 报告、FDA 检查结果），也可向组织供应商质控专员或医疗主任了解，还可以通过是否有其他患者接受来自同一组织库组织而导致感染的信息来确定
2	如果组织供应商或组织处理商拒绝提供所需信息，则需要隔离医院库存中所有该供应商提供的组织移植物。暂停该供应商的资格认证和审批，改由其他供应商提供组织
	最终评定
1	调查完成后，出具一份书面总结报告，明确患者感染的原因，并判断组织移植物不太可能、有可能、很有可能或确定是感染的原因。调查文件、结论、总结报告以及一切整改措施都应由医院组织服务处的医疗主任审核并批准。将总结报告保存在不良事件档案中
2	如果采取了整改措施，应在后期进行评价，证明行动已落实到位并有效开展
	给其他单位或个人的总结报告
1	一份由组织服务处医疗主任撰写的或经其审批的调查报告应提供给下列单位或个人： a. 最初报告感染的移植外科医生 b. 组织处理商和供应商 c. 医院组织管理委员会
2	如果医院组织服务处确定：①受者感染是由移植物引起的；或②为院内感染；并且③感染是致命的，危及生命的，或导致人体功能永久性损伤或身体结构的永久性损坏，应通知联合委员会展开警哨事件调查
3	如果受者被诊断为可传播的传染性感染，依照州法律规定程序上报，并提交书面报告至州卫生署
4	不强制医院向 FDA 上报不良事件。然而，如果医院组织管理处确定是由于组织相关不良事件即①涉及传染病；②是致命的，危及生命的，或导致人体功能永久性损伤或身体结构的永久性损坏；或者③或者需要治疗或手术干预的，医院可以通过 Med-Watch 系统自愿上报 FDA（21 CFR 1271.350）。医学观察接受在线报告（见 http://www.fda.gov/Safety/MedWatch）；可致电 1-888-463-6332；发传真到 1-800-FDA-0178；或发信件给 MedWatch，食品和药品监督管理局（FDA），10903 New Hampshire Avenue，Silver Spring，MD 20993

质量控制方法

试验前对血液成分和所用设备进行质量控制(QC)测试是过程控制的重要部分。QC失控可预示意外的试剂或材料不合格。及时发现QC失控能尽早发现和解决过程中发生的问题。

QC测试必须要遵循法规要求和自愿原则。以下QC内容是最基本的要求和标准，任何机构都可以制定更加严格的规范。

温度计

在实验室检测；血液采集(献血者资格筛选)、制备及储存；试剂的保存所使用的温度计均需进行校准和标化，确保温度计显示的温度是正确的。温度计显示温度必须与校准温度接近才能使用。温度计初次使用前必须进行校准，并且此后定期进行校准，另外，任何时候存在使温度计性能改变或损坏的因素均应重新对温度计进行校准。所有温度计校准必须经过验证，包括“自校准”温度计。

血液储存设备报警功能

血液储存冰箱和冷冻冰箱必须配备一套温度持续监测和声音报警系统。如果一个存储设备发生报警，当班人员必须采取恰当的解决措施。该事件的标准操作规程(SOPs)必须放在实验室显眼的位置，并对人员进行培训，以便在温度无法被迅速纠正时，可采取相应措施。每个存储设备的报警系统需要定期检查，确保功能正常。为保持设备良好状态，需按厂家的说明进行定期检查。由于维修过程中警报系统可能被断开或静音，因此在维修后需要谨慎验证警报功能是否正常。每个人员必须具备处理上述事件的能力。

检查设备出现最高和最低温度时报警系统是否被激活，并记录结果。依据AABB中血库和输血服务机构的相关标准，在血液或血液成分的储存环境温度超出规定温度范围之前，报警系统应能够自动报警，当班人员立即采取恰当的处理措施。因为实验室使用设备品牌不同，标准中不可能针对所有报警系统一一提出详细的处理措施。如果设备的用户手册中没有提供报警测试的操作说明，请咨询生产商或储存设备方面的专家。设备的标准操作规程(SOPs)必须包含本实验室使用方法的详细描述(质量控制实验间隔时间见《AABB技术手册》第1章)。

方法 8-1 硫酸铜溶液的验证试验

原理

硫酸铜溶液试验适用于女性献血者筛查，通过观察血滴在硫酸铜溶液中所出现的变化(下沉或浮动)用以了解献血者血红蛋白浓度。

材料

1. 硫酸铜比重：1.053。
2. 毛细管。
3. 结果记录表。

程序

步骤	操作
1	已知血红蛋白数值的血液标本(3~6 例)。应该包含稍微高于 125 g/L 和低于 125 g/L 的标本
2	轻轻地将 1 滴血液标本滴入于比重 1.053 的硫酸铜溶液瓶中
3	记录测试日期；硫酸铜的生产商、批号和有效期；标本的信息；测试结果；测试人员的身份
4	如果结果超过可接受范围，记录采取的纠正措施

说明

在硫酸铜溶液中，血红蛋白大于或等于 125 g/L 的血液标本会下沉，低于 125 g/L 的会漂浮。

参考文献

[1] Philips RA, Van Slyke DD, Hamilton PB, et al. Measurement of specific gravities of whole blood and plasma by standard copper sulfate solutions. J Biol Chem 1950; 183: 305-30.

方法 8-2 实验室液态玻璃温度计的校准

原理

温度计用于实验室检测，献血者筛选，血液处理过程，血液成分和试剂的储存等，因此应被校准和标准化，以确保准确的指示温度。

材料

1. 美国国家标准与技术研究院（NIST）认证的温度计或带有 NIST 可溯源的校准证书的温度计。
2. 待校准的温度计。
3. 合适的容器（例如：250~500 mL 的烧杯）。
4. 水。
5. 碎冰。
6. 37℃水浴。
7. 结果记录工作表。

程序

步骤	操作
1	选择特殊应用的温度计之前要考虑所有的控制因素；确保温度计在恰当的浸入方式；并按照生产商的操作说明正确使用。使用认证过的温度计时，认真阅读并遵循注意事项。确保可溯源-NIST 温度计证书中包括所有校正因子，并可将其用于计算
2	按照关键因素对温度计进行分类，如使用时的浸入方式、增加量和预期使用的温度。进行分组测试，比较这相似的温度计。单一程序比较不同的温度计方法不可行
3	每个测试温度计必须区分的编号。（例如：在每个温度计的顶部放置带 1 段编号的胶带或生产商的序列号）
4	用接近温度计监测温度的水进行校准
5	37℃下校准：需要将测试温度计和 NIST 温度计放置在标准的 37℃水浴箱中的平均深度，确保所有装置的尖端在液体中处于相同水平位置
6	1~6℃校准：取适当的容器，并填满水，并使用碎冰调整至目的温度。将要测试的温度计和 NIST 温度计置于冰水混合物中的平均深度，确保所有装置的尖端在相同水平位置，且处于液体中而不是在上部的冰层
7	不停地搅拌，直到温度达到平衡，用时为 3~5 min
8	观察温度。记录每个温度计编号和结果
9	完成校准记录，包括检测日期和测试人员的身份

注释

1. 可接受的标准取决于所要求的精度水平，对于大多数血库，要求 2 个温度计之间的温度差距要小于 1℃。如果读数与标准相差超过 1℃，应将温度计返还给经销商（如果是新购买的）。每次读数需要注意温度计标有的校正系数（与 NIST 温度计不同的度数）或者抛弃字样。
2. 如果温度计测量温度超过几度（例如：10℃），需要执行 3 点校准。使用适当温度的水进行校准，测试温度包括：高、中、低 3 个预定温度。
3. 随着时间的延长，玻璃的松弛会引起玻璃球径的永久性变形，会导致液态玻璃温度计在给定温度下检测出不同的读数[1]。
4. 应定期观察温度计，以确定温度计柱中是否有裂缝，因为这会导致读数的不准确。使裂缝再结合的方法见 CLSI 标准 I2-A2. 2[2]。发生这种情况时，请记录校正措施并重新校准温度计。
5. 每个温度计在初次使用前需要进行校准，在此后定期进行校准，并在有理由怀疑有改变或者损坏的任何时候进行校准。

参考文献

[1] Wise JA. A procedure for the effective recalibration of liquid-in-glass thermometers. NIST special publication 819. Gaithersburg，MD：National Institute of Standards and Technology，1991.
[2] Temperature calibration of water baths，instruments，and temperature sensors. 2nd ed；approved standard I2-A2 Vol. 10 No. 3. Wayne，PA：CLSI，1990.

方法 8-3 口腔电子温度计的校准

原理

温度计用于实验室检测、献血者筛选、血液处理过程、血液成分和试剂储存等，因此应校准和标准化，以确保准确的指示温度。

材料

1. 美国国家标准与技术研究院(NIST)认证的温度计或带有 NIST 可溯源的校准证书的温度计。
2. 待校准的温度计。
3. 合适的容器(例如：250~500 mL 的烧杯)。
4. 水。
5. 碎冰。
6. 37℃水浴。
7. 结果记录工作表。

程序

步骤	操作
1	可使用以下任何一种方法进行验证校准： a. 按照生产商的说明验证校准。 b. 按照生产商的说明、使用市售的校准设备进行验证校准。 c. 将温度计探头插入到水浴中来校准温度计，该水浴中的温度范围已经使用 NIST 认证的温度计测试过
2	如果读数在误差范围内，结果可以接受。如果结果超出误差范围，记录并弃用
3	记录测试日期、温度计识别码、温度读数和记录者身份信息

注释

1. 所校准温度计的温度应该接近温度计使用范围。
2. 每个温度计必须在初次使用前进行校准，并在之后定期进行校准。或在怀疑温度计有改变或损坏时进行校准。
3. 必须对电子温度计进行校准，包括那些描述为“自我校准”的温度计。

方法 8-4 冰箱报警器测试

原理

血液储存冰箱必须配备1个系统，该系统主要用于连续温度监测和声音报警。温度报警会在血液或其他成分温度超出规定范围前被激活，进而可以对冰箱温度提前进行干预。

材料

1. 校准过的温度计。
2. 足够大的热电偶容器存放盘。
3. 水。
4. 碎冰。
5. 盐。
6. 结果记录表。

程序

步骤	操作
1	首先检查报警器电路工作是否正常，确保报警开关开启，启动温度为1~6℃。在装有报警热电偶的容器中浸入1个易读数的校准温度计
	对于低温报警
2	将装有校准温度计和热电偶容器，置于温度为-4℃或以下的冰水混合物的托盘中。为了达到这个温度，可以在冰水混合物中加入几勺精盐
3	关闭冰箱门，避免冰箱内储存物温度改变。保持容器存放在盘中，定期搅拌，直到发出报警声
4	记录报警温度。将此温度定为低温报警温度
	对于高温报警
5	将装有热电偶和温度计的容器放置在装有冷水的存放盘中（如：12~15℃）
6	关上冰箱门。缓慢加温存放盘中的水，并搅拌
7	记录报警温度。将此温度定为高温报警温度
8	记录测试日期，冰箱标识，温度计标识以及测试人员的身份信息
9	如果激活温度过低或过高，可以根据生产商的建议采取适当的纠正措施。记录纠正措施的性质，并重复检查报警系统，以确保纠正措施有效

注释

1. 冰箱温度超过可接受上限，可能有以下几个方面的原因：未关门；制冷剂量少、制冷效果差；压缩机故障；换热器有污垢和堵塞；或者是电力损耗。
2. 报警用热偶器应易于使用，并配有足够长的线，便于操作。
3. 用于连续温度监控的热偶器不需要与报警装置放置在同一容器中。如果在同一容器中，应在记录中进行标注，并解释在温度检查过程中导致的温度报警。
4. 在检测温度报警激活点时，温度变化尽可能地缓慢，以便准确的测量和记录。过快的温度变化可能会导致报警温度与温度记录不符。
5. 低温报警温度应该高于 1℃(例如：1.5℃)；高温报警温度应该低于 6℃(例如：5.5℃)。
6. 血库和输血服务机构的 AABB 标准规定[1]，温度报警要在血液或其他成分达到不可接受温度之前被激活，进而可以提前干预。
7. 温度报警在使用时，在冰箱和远程报警位置应同时存在。如果使用远程温度报警，检查过程中应包括在远程位置发出警报的验证。
8. 在实验室明显的地方应标记该类情况说明。进行人员培训，及时应对冰箱温度不能马上被纠正的情况。
9. 热电偶浸没的液体体积必须不能大于冰箱储存最小单元的体积。如果热电偶存放液体体积过小，跟大体积比较，较小的温度变化可能会发生报警。过分敏感可能会造成干扰。
10. 在合格的电工技师帮助下，对于所需单元的温度报警检查，可以根据 Wenz 和 Owens 定律对无法接近的温度探头进行电力改造[2]。
11. 每个储存单元的报警必须定期进行检查，以保证功能正常。根据生产商手册，应定期检查，确保仪器处于良好的工作状态。对于状况良好的设备可以进行季度检查。因为在维修过程中警报可能被断开或静音，为此在维修后需要验证警报功能是否正常。
12. 如果设备咨询手册中没有对温度报警测试有详细指导，请咨询生产商或者其他设备储存专家。设备操作手册必须包含本实验室使用方法的详细过程。

参考文献

[1] Gammon R, ed. Standards for blood banks and transfusion services. 32nd ed. Bethesda, MD: AABB, 2020.

[2] Wenz B, Owens RT. A simplified method for monitoring and calibrating refrigeratoralarm systems. Transfusion 1980; 20: 75-8.

[3] Quinley ED, Grace PC. Quality management systems: Principles and practice. In: CohnC, Delaney M, Johnson S, Katz L, eds. Technical manual. 20th ed. Bethesda, MD: AABB, 2020: 29-31.

方法 8-5 冰柜报警器测试

原理

血液贮存冰柜必须配备 1 个系统，该系统用于持续监测温度和声音报警。温度报警会在血液或其他成分超过储存温度前被激活，进而可以提前进行干预。

材料

1. 冰柜内容物的保护物(如：毯子)。
2. 校准温度计和独立于内置系统的热电偶。
3. 温水或烤箱手套。
4. 结果记录表。

程序

步骤	操作
1	在测试过程中防止冷冻成分暴露于高温环境
2	使用温度计或热电偶(独立于内置系统)，能够准确指示报警激活温度。将这些读数与记录器上的结果进行对比
3	将报警探头和温度计缓慢加温(如：置于温水中，戴上烤箱手套包裹，暴露于空气中)。在迅速提高温度过程中，报警激活温度很难准确测定，报警激活温度将会偏高
4	记录报警温度，测试的日期，测试人员的身份信息，冰柜信息和使用的校准仪器，以及任何影响温度报警的问题
5	将冰柜和报警系统恢复正常
6	如果报警温度过高，根据生产商的建议采取适当的纠正措施。记录纠正的类型，重新检查报警系统，证明纠正有效

注释

1. 冰柜温度可能会由于各种原因超温。常见原因包括以下内容：冰柜门或盖未正确关闭、制冷剂量少、压缩机故，换热器的污垢或堵塞、电力损耗。
2. 在使用温度报警时，冰箱报警和远程报警同时存在。如果应用远程温度报警，检查过程中应包括在远程位置发出警报的验证。
3. 血库和输血服务机构的 AABB 标准规定，温度报警激活点设置在血液或其他成分达到或超出温度范围之前，进而可以提前干预。
4. 在实验室明显的地方应设置该类情况说明。并进行人员培训，及时应对冰箱温度不能马上纠正的情况。
5. 与检测温度报警相比，应更频繁检查电池功能、电路和断电报警。记录功能状态、冰柜的标识、日期和检测人员的身份信息。
6. 对于安装在墙内或空气中的传感器，对冰柜内局部进行加温或使内部每个空间的温度升高到报警温度。注意在温度升高时，应取出冷柜内物品或使用隔热物进行保护。
7. 对于热电偶位于防冻液中的装置，应将容器和电缆拉到冰柜外进行测试从而使门保持关闭，内容物得到保护。
8. 对于带有跟踪警报的装置，只要温度高于温度设置器所设置的恒定温度差时就会发出警报，将控制器设置为更高的温度并记录警报发出时的温度差。
9. 液氮冰柜必须配备警报系统，当液氮含量达到不安全水平时报警。

参考文献

[1] Gammon R, ed. Standards for blood banks and transfusion services. 32nd ed. Bethesda, MD: AABB, 2020.
[2] Quinley ED, Grace PC. Quality management systems: Principles and practice. In: CohnC, Delaney M, Johnson S, Katz L, eds. Technical manual. 20th ed. Bethesda, MD: AABB, 2020: 29-31.

方法 8-6 血小板分离离心机校准

原理

浓缩血小板的成功制备需要充分的离心，但不能过度；所有设备必须连续并且可靠。

材料

1. 静脉采集的新鲜全血，需采集到一个附有 2 个完整转移袋的采血袋中。
2. 除了常规处理的标本外，还采集来自献血者的 EDTA 抗凝血液标本。
3. 金属夹和手工封口机或自动热合机。
4. 清洁仪器(剪刀，止血钳，管道剥离器)。
5. 血浆分离器。
6. 适用于制备血小板浓缩液的离心机。
7. 记录结果的工作表。

程序

步骤	操作
	富血小板血浆(PRP)制备
1	抗凝标本进行血小板计数
2	计算并记录全血标本的血小板数量：血小板/μL×1000×全血毫升数=全血中血小板数量
3	以离心机设定的速度和时间制备富血小板血浆(参见红细胞制备方法或离心机生产商提供的指导书)
4	在管道上放 1 个临时夹子，夹闭 1 个空袋。将 PRP 转运至另 1 个空袋。在靠近主袋处密封管路，留下 1 长段管路或“小辫”。从主袋上断开 2 个空联袋。制备好血小板，不要去除空袋之间的临时夹(见下 1 节)
5	挤压管路或“小辫”几次，以便它们包含 PRP 的代表性标本
6	密封 1 段“小辫”并断开，使 PRP 袋保持无菌状态
7	对密封段的 PRP 标本进行血小板计数。计算并记录 PRP 袋中的血小板数量：血小板/μL×1000×PRP 毫升数=PRP 中血小板数量
8	计算并记录产量百分比：(PRP 中血小板数×100)除以(全血中血小板数)=产率(%)
9	用不同的献血者标本重复上述过程，使用不同的离心速度和时间；比较各组不同测试试验条件下获得的产量
10	在 PRP 制品红细胞水平可接受的条件下，选择能使血小板产量百分比最高的最短时间和最低转速的组合
11	记录离心机标识，选择的校准设置，校准日期和执行校准人员身份
	制备血小板
1	以选定的时间和速度离心 PRP(如上所述)制备血小板(请参阅红细胞制备方法，或参阅离心机生产商提供的指导书)
2	去除 2 个相联袋之间的临时夹，将血浆移入第 2 个附属相联袋中，在血小板袋中留下 55 ~60 mL 的血浆。密封管路，且连接到血小板袋的管路需要留下较长 1 段
3	血小板静置大约 1 h
4	将血小板放在振荡器上至少 1 h，确保它们均匀地重新悬浮。离心后立即进行血小板计数的结果将不准确
5	挤压管路内容物数次，将管道内容物与血小板袋的内容物充分混合。密封 1 段管路并断开连接，使血小板袋保持无菌状态
6	对该段的内容进行血小板计数
7	计算并记录浓缩液中的血小板数量：血小板/μL×1000×血小板容量(mL)=血小板浓缩液中的血小板数量

程序

步骤	操作
8	计算并记录产出率
9	用不同的供者 PRP 重复上述过程 3 次或 4 次，并采用不同的离心速度和时间；比较各组在不同测试条件下获得的产量
10	选择能使血小板产率最高的最短时间和最低转速的组合
11	记录离心机标识，选择的校准设置，执行的日期以及执行校准的人员的身份

注释

1. 除非仪器已经过调整或修理，或者成分质量控制表明血小板计数已降至可接受的水平以下，否则无需对离心机进行功能重新校准。但是，离心机的定时器，速度和温度校准应定期进行。建议的性能质量控制时间间隔见《AABB 技术手册》第 20 版第 1 章。
2. 每个用于制备血小板的离心机都必须单独校准。在最佳条件下使用每台仪器。
3. 用于制备血小板的每台离心机都应在收到并进行调整或修理后进行校准。对于从全血制备富血小板血浆(PRP)和随后从 PRP 制备血小板浓缩物的离心机可以通过同一过程进行功能校准。
4. 当计算血小板的标本来自全血采集仪器时，可能需要使用校正因子以获得准确的结果。
5. 当确定了适当的离心时间和速度时，应考虑全血中的其他成分也会被分离。终产品容量、红细胞比容和血浆含量是进一步处理时需要重点考虑的因素。
6. 在一项研究中[1]，每单位全血平均血小板数为 1.14×10^{11}。该数据基于献血者平均血小板计数 2.38×10^{11}/L，平均每单位采集 478 mL 全血。每单位全血制备的 PRP 含有 8.3×10^{10} 血小板，浓缩血小板含有 9×10^{10} 血小板[1]。浓缩血小板的平均产率为 69%[1]。
7. 在一项研究中[2]，将浓缩血小板标本采集至干燥的 K_2EDTA(1.5 mg/mL)抗凝管中，然后在流式细胞仪中进行计数，结果显示有 EDTA 抗凝的血小板计数高于没有 EDTA 抗凝的标本，可能是没有 EDTA 的标本中产生了微聚体的结果。

参考文献

[1] Kahn R, Cossette I, Friedman L. Optimum centrifugation conditions for the preparation of platelet and plasma products. Transfusion 1976; 16: 162-165.
[2] McShine R, Das P, Smit Sibinga C, Brozovic B. Effect of EDTA on platelet parameters in blood and blood components collected with CPDA1. Vox Sang 1991; 61: 84-89.
[3] Quinley ED, Grace PC. Quality management systems: Principles and practice. In: Cohn C, Delaney M, Johnson S, Katz L, eds. Technical manual. 20th ed. Bethesda, MD: AABB, 2020: 29-31.

方法 8-7　快速凝集试验的血清学离心机的校准

原理

每个离心机应在收到、调整或修理后定期进行校准，并定期进行校准。应校准评估红细胞在不同黏度溶液中的凝集，而不是不同抗体的反应性。

材料

1. 试管：10×75 mm 或 12×75 mm(无论实验室常规使用哪种尺寸都可以)。
2. 记录结果的工作表。
3. 对于盐水活性抗体：
   - 来自 A 型血人的血清(抗-B)用 6%白蛋白稀释以产生 1+肉眼凝集(3 mL 22%牛白蛋白+8 mL 0.9%氯化钠溶液=6%牛白蛋白)。请参阅稀释百分比溶液的方法。
   - 阳性对照：2%至 5%盐水悬浮液中的 B 型红细胞。
   - 阴性对照：2%至 5%盐水悬浮液中的 A 型红细胞。
4. 对于高蛋白抗体：
   - 用 22%白蛋白稀释抗-D，使其产生 1+肉眼凝集。
   - 阳性对照：在 2%至 5%盐水悬浮液中的 D 阳性红细胞。
   - 阴性对照：在 2%至 5%盐水悬浮液中的 D 阴性红细胞。

程序

步骤	操作
1	对于每组测试(盐水和高蛋白抗体)，标记 5 个阳性反应试管和 5 个阴性反应试管
2	按照常规操作的用量，将稀释的抗-B 加入 10 个进行盐水抗体试验的试管中，并将稀释的抗-D 加入 10 个进行高蛋白质抗体试验的试管中。按常规用量加入血清和试剂
3	将适当的对照细胞悬浮液加入 1 组试管中(盐水试验 1 个阳性试管和 1 个阴性试管，高蛋白抗体试验 1 个阳性试管和 1 个阴性试管)。立即离心所需的时间(例如 10 s)
4	观察每个试管的凝集和记录观察结果(请参阅下表中的示例)
5	使用不同的离心时间(例如 15 s、20 s、30 s 和 45 s)重复步骤 2 和步骤 3。不要让细胞和血清在离心前孵育
6	选择满足以下标准所需的最短时间就是离心的最佳时间： a. 上清液澄清。 b. 细胞扣形状清楚，并且边缘清晰不模糊。 c. 细胞扣很容易重新悬浮。 d. 阳性对照管中的凝集与制备试剂的凝集一样强。 e. 阴性对照管没有凝集也没有模糊不清
7	记录离心机标识、选择离心的时间、日期和执行校准的人员的身份

说明

以下是步骤 4 和步骤 6 的判读示例：

血清离心机测试结果示例*

标准	时间(s)				
	10	15	20	30	45
上清液清晰	否	否	是	是	是
细胞扣清楚	否	否	否	是	是
细胞容易重悬	是	是	是	是	是
发现凝集	±	±	1+	1+	1+
阴性管为阴性结果	是	是	是	是	用力重悬

* 本例中离心的最佳时间为 30 s。

方法 8–8 血清学洗涤和抗球蛋白试验的离心机校准

原理

在红细胞中加入抗球蛋白(AHG)血清的试验，其离心条件不同于直接凝集反应。可以设定 1 个反应程序，能够同时满足洗涤和抗球蛋白试验的离心条件。

材料

1. 未变性的抗球蛋白试剂。
2. 大量的生理盐水。
3. 实验室常规使用的试管(10×75 mm 或 12×75 mm)。
4. 记录试验结果的工作日志。
5. 阳性对照：浓度为 2%～5%，且与抗-D 血清在 37℃反应 15 min，并在抗球蛋白介质反应呈现 1+ 凝集反应的 D 阳性红细胞。
6. 阴性对照：浓度为 2%～5%，且与 6%白蛋白在 37℃反应 15 min D 阳性红细胞(与抗-D 血清孵育的 D 阴性红细胞也可作为阴性对照)。

程序

步骤	操作
1	分别准备加入 1 滴阳性对照细胞的 5 管试管和加入 1 滴阴性对照细胞的 5 管试管
2	向试管中加入 0.9%氯化钠溶液，并且要阴阳对照同时离心，离心时间分别为 30 s、45 s、60 s、90 s 和 120 s。红细胞要形成清晰可见的细胞扣，使最小限度红细胞沿试管壁拖尾。在盐水倒出后，细胞扣可很容易重悬。选择最短并且达到上述条件的离心时间
3	判断最佳离心时间，需重上述洗涤过程至少 3 次
4	将上清液中的盐水彻底倒出
5	向其中 1 个阴性和阳性对照管中加入抗球蛋白，立即离心 10 s
6	观察每 1 管的凝集强度并记录
7	每隔一段时间重复步骤 5 和 6(例如 15 s、20 s、30 s、45 s)。不要让细胞和抗球蛋白在离心前提前孵育
8	选择产生快速凝集反应的最佳时间
9	记录离心机标识、选择的时间、操作日期及操作者姓名

说明

步骤 6 和 8 的判读结果如下所示：

血清学离心结果示例*

标准	时间(s)				
	10	15	20	30	45
上清液是否清澈透明	否	否	是	是	是
细胞扣边缘是否清晰	否	否	否	是	是
细胞是否能轻易重悬	是	是	是	是	是
凝集强度	±	±	1+	1+	1+
阴性对照是否阴性	是	是	是	是	用力重悬

* 此示例选择的最佳时间为 30 s。

注意事项

1. 此过程不是用来监测细胞洗涤的完全性；本验证过程抗球蛋白反应所采用的阴性对照为 IgG 致敏的重悬细胞。本过程仅从力学方面验证离心程度。
2. 要周期性的重新校准常规所使用的离心时间，保证一直为最佳时间。还可以采用比上述过程更简短的校准方法。比如，把常规使用的离心时间作为 1 个特殊点，向上或向下设置时间然后进行校准。

方法 8-9　全自动细胞洗涤器的检测

原理

抗球蛋白很容易被游离的免疫球蛋白灭活，所以加入抗球蛋白的红细胞必须把游离的蛋白质洗净，并且在无蛋白质的介质中重悬。1 个合格的功能性的细胞洗涤器必须做到在每管中添加足够的盐水，重悬细胞，充分离心以避免过度的红细胞损失，并且可倾倒出生理盐水留下一个干燥的细胞扣。

材料

1. 实验室常规使用的试管(10×75 mm 或 12×75 mm)。
2. 增强抗原抗体反应的试剂。
3. 来自患者或献血者的血清。
4. 已知在抗球介质中呈现 1+到 2+的 IgG 致敏红细胞。
5. 生理盐水。
6. 多抗或抗-IgG 抗球蛋白试剂。
7. 记录试验结果的工作日志。

程序

步骤	操作
1	向 12 支试管中同时加入增强剂，与常规量相同的血清量和 1 滴 IgG 致敏红细胞
2	将试管置于离心架中，并将离心架放入细胞洗涤器中，并打开循环洗涤程序
3	在第 2 个循环加完盐水后，停止细胞洗涤器。检查所有试管的内容物。所有试管的体积应该近似相等；可以接受细小的差别。试管内容物所占的体积大约为 80%，并且要避免飞溅和交叉污染。(具体要求参考产品说明书)记录观察结果
4	观察所有试管的红细胞能够完全重悬；记录观察结果
5	继续洗涤循环程序
6	在第 3 个循环加完 0.9%氯化钠溶液后，停止细胞洗涤器并且用上述方法观察试管，记录观察结果
7	完成洗涤循环
8	在洗涤循环的最后检查所有试管内的 0.9%氯化钠溶液是否被彻底倒出并且每管都有 1 个清晰细胞扣，记录观察结果
9	按照说明书添加抗球蛋白试剂，离心并观察所有试管的凝集强度。如果该细胞洗涤器功能正常，所有的细胞扣应该都是一样的。所有试管所呈现的凝集强度也是相同的。记录观察结果
10	记录离心机标识、操作日期和操作者姓名

注释

1. 如果出现以下情况需要进一步验证：
   A. 每个循环内，循环之间每个试管内的盐水量差异明显。
   B. 细胞扣再加入盐水后没有完全重悬。
   C. 有些试管在抗球介质出现弱凝集或者无凝集。
   D. 有些试管的细胞扣明显在变小。
2. 细胞洗涤器加入的抗球蛋白的量也应该检测是否一致；上述步骤 9，将自动添加抗球蛋白，如果未添加是可以通过观察到无凝集反应来判断；抗球蛋白的体积在每个试管中应该是相等的；全自动细胞洗涤器内的抗球蛋白应该每个月进行检查，以保证每管抗球蛋白试剂是有效的并且量也是相等的。
3. 市售的一些生产商抗球蛋白试剂是绿色的，所以如果试管中未添加试剂是很容易被察觉的。

方法 8-10　单采成分细胞计数的监测

原理

当通过单采进行成分制备时，确定无细菌污染的成分细胞产量非常必要。

材料

1. 用单采法采集细胞成分。
2. 金属夹和手动热合机或自动热合机。
3. 管路剥离器。
4. 清洁器械(剪刀、止血钳)。
5. 试管。
6. 细胞计数设备。
7. 记录结果的工作表。

程序

步骤	操作
1	确保单采袋的内容物混合均匀
2	所连接的管路至少挤压 4 次，将管路中和单采袋内的液体混合均匀，确保管路中的液体可以准确地代表单采袋内的全部内容
3	在收集袋远端热合 1 段 5~8 cm(2~3 英寸)长的管路。在管路中应该有大约 2 mL 的血液成分。双重密封靠近成分袋的管道端部，并分离管段
4	将热合下来的管路中的血液成分倒入对应标记的管中
5	测定和记录细胞计数(细胞数/mL)。 a. 对于报告结果用细胞数/μL 表示的，通过乘以 1000(或 10^3)将值改变为细胞数/mL； b. 对于报告结果用细胞数/L 表示的，通过除以 1000(或 10^3)将值改变为细胞数/mL
6	用细胞数/mL 乘以总体积(mL)，以获得成分中的总细胞计数
7	记录成分种类、制备日期和执行测试的人的身份

说明

任何附加要求参见生产商说明。

方法 8-11 计算去白细胞全血和成分血中剩余白细胞——人工方法

原理

去白细胞(LR)全血和成分血中剩余白细胞含量可以用大容积的血细胞计数器来测定。

材料

1. 容量为 50μl 的血细胞计数器[例如 Nageotte Brite Line Chamber(Biotrans GmbH)]。
2. 0.01%Turk 溶液。
3. 红细胞裂解剂(例如 Zapoglobin, Coulter Electronics, Brea, CA)仅用于含红细胞的成分。
4. 带一次性移液器吸头的移液器(40 μL 和 100 μL)。
5. 无粉乳胶手套,干净的塑料试管,塑料培养皿和滤纸。
6. 光学显微镜 10×目镜和 20×物镜。
7. 试验记录。

程序

步骤	操作
1	如下稀释和染色 LR 全血及成分血标本: a. 对于包含红细胞的组分: ①吸取 40 μL 裂解剂至 1 个干净的试管中。 ②将待测组分的代表性标本放入干净的试管中。待测标本的血细胞比容不应超过 60%。 ③将 100 μL 标本移入含有 40 μL 裂解剂的试管中。冲洗移液器数次以混合 2 种液体,直到移液器尖端不再涂覆完整的红细胞。 ④吸取 360 μL 的 0.01% Turk 氏溶液到混合物中,并通过上下抽吸移液器混合数次。最终的体积现在为 500 μL。 b. 对于血小板: ①将 1 个有代表性的血小板标本放入干净的试管中。 ②将 100 μL 血小板标本吸入干净的试管中。 ③吸取 400 μL 0.01%的 Turk 溶液到 100 μL 的血小板中,并通过上下抽吸移液器混合数次。最终的体积现在为 500 μL
2	血细胞计数器安装盖玻片;使用移液管,将混合物加到计数区域,直到计数区完全覆盖但不溢出
3	血细胞计数器覆盖 1 个湿润的盖子(塑料培养皿;内置有 1 片潮湿的滤纸)以防止蒸发,并静置 10~15 min,使白细胞在计数中更为稳定
4	取出湿润的盖子,将血细胞计数器置于显微镜下,并用 20 倍物镜计数在 50 μL 体积计数室内的白细胞。白细胞显示为完整的细胞,并有灰蓝色的折射
5	计算并记录结果: a. 白细胞浓度: 白细胞/μL=(细胞计数/50 μL)×5,其中 50 μL 是体积计数,并且 5 是由添加裂解剂和 Turk 溶液产生的稀释因子。 b. LR 组分的总白细胞含量: 白细胞/组分=白细胞/μL×1000 μL/mL×以 mL 为计的组分的体积
6	记录组分的信息、获得的日期以及进行测试的人员的信息

注释

1. 对于含有红细胞的成分,首先将待分析的等分标本中的红细胞裂解。0.01%Turk's 溶液用于染色白细胞核。
2. Nageotte 计数室的体积是标准血球计的 56 倍。与标准计数技术相比,通过检测更大体积的最小稀释标本来提高计数的准确性。
3. 冷藏期间白细胞变质。计数储存的血液或红细胞成分可能会导致不准确的结果。
4. 建议使用无滑石粉手套,因为污染计数室的滑石颗粒可能会被误读为白细胞。
5. 如果计数室显示大量颗粒,建议过滤 Turk 溶液(0.22 μm)。
6. 计数方法的准确性可以从高白细胞的参照标本中验证,所述参照标本已经通过另一种方式进行了量化。该参照标本可用于血液的连续稀释或通过白细胞减少过滤器过滤了 2 次使其白细胞极度减少的成分。可以将从连续稀释的标本中获得的计数与通过计算得出的预期浓度进行比较。
7. 这种计数技术在浓度低于 1 个白细胞/μL 时的准确性还是未知的。

参考文献

[1] Lutz P, Dzik WH. Large-volume hemocytometer chamber for accurate counting of white cells (WBCs) in WBC-reduced platelets; validation and application for quality control of WBC-reduced platelets prepared by apheresis and filtration. Transfusion 1993; 33: 409-412.
[2] Dzik WH, Szuflad P. Method for counting white cells in white cell-reduced red cell concentrates (letter). Transfusion 1993; 33: 272.

附录

附录 1：成人正常值

项目	国际标准单位	常用单位
丙氨酸转氨酶（U/L，37℃）		
男	21～72	21～72
女	9～52	9～52
总胆红素	0～22 μmol/L	2～13 mg/L
结合珠蛋白（g/L）	0.3～2.0	0.3～2.0
红细胞比容		
男	0.44～0.53	44.2%～53%
女	0.36～0.49	36%～49%
血红蛋白（g/L）		
男	148～178	148～178
女	126～159	126～159
血红蛋白 A_2	0.020～0.035 总 Hb	2.0%～3.5%总 Hb
血红蛋白 F	0～0.021 总 Hb	0～2.1%总 Hb
血红蛋白（血浆）（mg/L）	0～97	0～97
免疫球蛋白		
IgG（g/L）	7.68～16.32	7.68～16.32
IgA（g/L）	0.6～4.0	0.68～4.08
IgM（g/L）	0.3～2.6	0.35～2.63
IgD（mg/L）	≤15	≤15.3
IgE（IU/L）	≤214	≤214
高铁血红蛋白	0～1.9 总 Hb	0～1.9% 总 Hb
血小板计数（$\times10^9$/L）	150～450	150～450

续附录1

项目	国际标准单位	常用单位
红细胞计数(×10^{12}/L)		
男	4.17~6.14	4.17~6.14
女	4.08~5.47	4.08~5.47
网织红计数(×10^{9}/L)		
男	47~152	47~152
女	47~127	47~127
相对黏度	1.10~1.80 ×水	1.10~1.80 cP ×水
白细胞(×10^{9}/L)	4.3~11.3	4.3~11.3

* 不同实验室之间的正常范围可能不同，依赖于当地的人口，设备，测试方法和测试条件会有所不同，从犹他州盐湖城ARUP实验室汇编的数据。

附录 2：儿童正常值

年龄		总胆红素	
		国际标准单位（μmol/L）	普通单位（mg/L）
脐带血	早产儿	<30	<18
	足月儿	<30	<18
0~1 天	早产儿	<137	<80
	足月儿	<103	<60
1~2 天	早产儿	<205	<120
	足月儿	<137	<80
3~7 天	早产儿	<274	<160
	足月儿	<205	<120
7~30 天	早产儿	<205	<120
	足月儿	<120	<70
>30 天	早产儿	<34	<20
	足月儿	<17	<10

年龄	血红蛋白（g/L）	白细胞（$\times 10^9$/L）	血小板（10^9/L）
妊娠 26~30 周	11. 0~15. 8	1. 7~7. 1	180~327
足月儿	13. 9~19. 5	9~30	150~450
1~3 天	14. 5~22. 5	9. 4~34	213（平均）
2 周	13. 4~19. 8	5~20	170~500
1 月	10. 7~17. 1	4~19. 5	343
2 月	9. 4~13. 0	5~15	210~650
6 月	11. 1~14. 1	6~17. 5	210~560
6 月~2 岁	10. 5~13. 5	6~17	200~550
2~6 岁	11. 5~13. 5	5~15. 5	210~490
6~12 岁	11. 5~15. 5	4. 5~13. 5	170~450
12~18 岁			
男	13. 0~16. 9	4. 5~13. 5	18~430
女	12. 0~16. 0	4. 5~13. 5	18~430

年龄	IgG（g/L）	IgM（g/L）	IgA（g/L）
新生儿	8. 31~12. 31	0. 06~0. 16	<0. 03
1~3 月	3. 12~5. 49	0. 19~0. 41	0. 08~0. 34
4~6 月	2. 41~6. 13	0. 26~0. 6	0. 1~0. 46
7~12 月	4. 42~8. 80	0. 31~0. 77	0. 19~0. 55

续上表

年龄		总胆红素	
		国际标准单位（μmol/L）	普通单位（mg/L）
13~24 月	5.53~9.71	0.35~0.81	0.26~0.74
25~36 月	7.09~10.75	0.42~0.8	0.34~0.108
3~5 岁	7.01~11.57	0.38~0.74 g/L	0.66~0.12
6~8 岁	6.67~11.79	0.4~0.8	0.79~0.169
9~11 岁	8.89~13.59 g/L	0.46~0.112	0.71~0.191
12~16 岁	8.22~10.70	0.39~0.79	0.85~0.211
	活化部分凝血活酶时间（APTT）(s)	凝血酶原时间（PT）(s)	
早产儿	70	12~21	
足月儿	45~65	13~20	

* 引自《The Harriet Lane Handbook》，15 版，St. Louis，MO：Mosby，2000。

附录 3：止凝血试验中正常值(成人)

检测	正常值
活化部分凝血酶原时间(s)	25~35 s
出血时间	2~8 min
凝血因子	500~1500 U/L
纤维蛋白降解产物(mg/L)	<10
纤维蛋白原(g/L)	2~4
D-二聚体	<200 mg/L
蛋白质 C	70~1400 U/L
蛋白质 S(总)	70~1400 U/L
凝血酶原时间(s)	10~13
凝血酶时间(s)	17~25

经 Henry JB 许可，引自 Clinical diagnosis and management by laboratory methods，20 版，Philadelphia：WB Saunders，2001.

附录 4：血小板悬液中凝血因子含量

凝血因子/蛋白	正围范围	0 天	1 天	2 天	3 天	4 天	5 天
Ⅱ(%)	78~122	104	91~96	96	85~94	90	90
Ⅴ(%)	47~153	78~98	69~78	50	36~47	28	24~35
Ⅶ(%)	51~168	108	93~117	88	80~103	75	72
Ⅷ(%)	48~152	68~126	85~99	76	68~76	75	39~70
Ⅸ(%)	62~138	72~105	100~106	95	91~98	93	63~97
Ⅹ(%)	58~142	66~101	93~94	92	85~88	84	60~83
Ⅺ(%)	52~148	91~111	106~108	103	96~98	101	86~110
Ⅻ(%)	46~126	117	107~112	116	106~123	123	131
C(%)	57~128	106	102	101	98	99	100
S(%)	83~167	95	75	61	40	32	31
抗凝血酶(%)	88~126	103	99	101	102	103	97
纤溶酶原(%)	60~140	140	133	126	122	124	117
纤维蛋白原(g/L)	1. 98~4. 34	2. 17~3. 08	2. 78~3. 13	3. 10	2. 65~3. 23	3. 02	2. 21~2. 99
瑞斯托霉素辅因子(%)	50~150	106	124	125	133	116	127

注意：凝血因子%：100×凝血因子 U/ mL。经 Brecher ME 许可，引自 Collected questions and answers，6 版，BethesdaMD：AABB，2000 年。

附录 5：红细胞、血浆、血容量的近似正常值

	幼儿[1]		成人[2]	
	早产儿	足月儿 72 h	男	女
红细胞体积(mL/kg)	50	40	26	24
血浆体积(mL/kg)	58	47	40	36
血容量(mL/kg)	108	87	66	60

成人值应该做一些修正：

1. 18 岁以下：增加 10%。

2. 体重下降：

a. 在 6 个月内有明显的减重——按原重量计算。

b. 长时间逐渐减重——按目前重量计算并将其提高 10%~15%。

3. 胖、矮小者：降低 10%。

4. 老年人：减少 10%。

5. 怀孕[3]：随着孕周变化，血容量、血浆量和红细胞量呈动态变化。

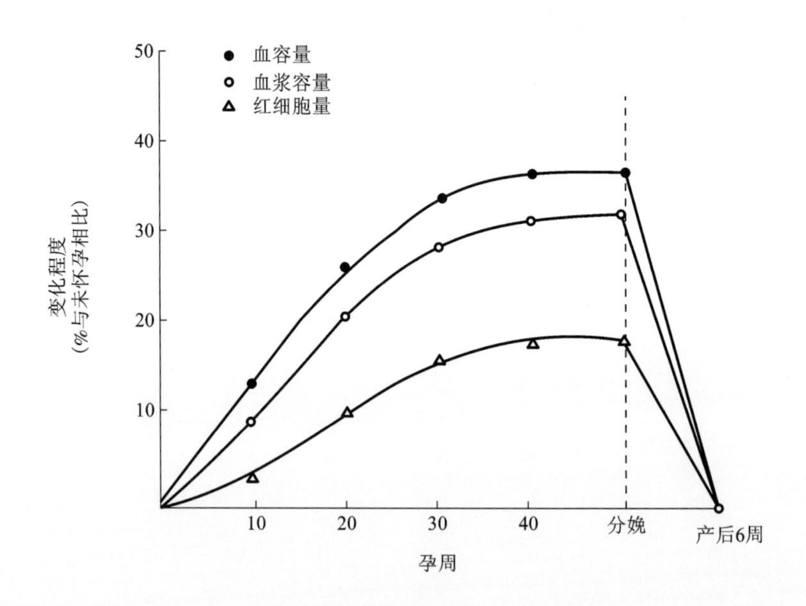

体表面积[4]：

$$BSA(m^2)=\sqrt{\frac{Ht(cm)\times Wt(kg)}{3600}}\ \text{or}\ \sqrt{\frac{Ht(in)\times Wt(lb)}{3131}}$$

备注：Ht 为身高；Wt 为体重。

血容量（BV）[5]：

BV = 2740 mL/m^2(男)

BV = 2370 mL/m^2(女)。

血细胞比容[6]：

静脉血细胞比容 = H_V(通过静脉或手指穿刺获得的血液)。

全身血细胞比容 = H_B。

$H_B = (Hv) \times (0.91)$。

参考文献

[1] Miller D. Normal values and examination of the blood：Perinatal period，infancy，childhood and adolescence. In：Miller DR，Baehner RL，McMillan CW，Miller LP，eds. Blood diseases of infancy and childhood. St. Louis：C V Mosby，1984：21，22.

[2] Albert SN. Blood volume. Springfield，IL：Charles C. Thomas，1963：26.

[3] Peck TM，Arias F. Hematologic changes associated with pregnancy. Clin Obstet Gynecol 1979；22：788.

[4] Mosteller RD. Simplified calculation of body-surface area. N Engl J Med 1987；317：1098.

[5] Shoemaker WC. Fluids and electrolytes in the acutely ill adult. In：Shoemaker WC，Ayres S，Grenvik A，et al，eds. Textbook of critical care. 2nd ed. Philadelphia：WB Saunders Co.，1989：1130.

[6] Klein HG，Anstee DJ. Mollison's blood transfusion in clinical medicine. 12th ed. Oxford：Wiley-Blackwell，2014.

附录 6：各血型系统的血型抗原

1980 年，国际输血学会(ISBT)成立了一个研究红细胞表面抗原术语的工作小组。这个小组的任务是制定一种统一的命名分类法，即人工和机器都能读懂。这个小组提出的数字系统并不是要取代传统的术语，而是利用计算机系统来进行交流，在这些系统中，数字是必要的。它还为血型提供了基因分类。ISBT 术语使用大写字母和阿拉伯数字表示系统和抗原编码。每个系统、集合或一系列抗原都得到 1 个数字(如 ABO system = 001)，系统内的每个抗原都给出 1 个数字(如，A = 001，B = 002)。左侧 0 可以省略。因此，在 ISBT 术语中，A 个抗原将使用计算机编码 001001，或使用系统符号，如 ABO1。

工作小组每 2 年在 ISBT 国际科学大会中举行一次会议，以对血型系统、集合和分配系列抗原进行更新。下表列出了各个血型系统和分配给这些血型系统的抗原。其他红细胞抗原被指定高和低频抗原组合和系列。尽管所有的术语都可以接受，但在大多数情况下技术手册和输血专业中选择使用传统的术语。关于血型术语的进一步信息，如抗原指定为某个血型集合，对于一系列高频和低频的抗原可以在参考文献中找到。

标志/系统(编号)	抗原/ISBT 编号			
ABO(ABO/001)	A(ABO1)			
	B(ABO2)			
	A，B(ABO3)			
	A1(ABO4)			
MNS(MNS/002)	M(MNS1)	M^e(MNS13)	Dantu(MNS25)	ERIK(MNS37)
	N(MNS2)	Mt^a(MNS14)	Hop(MNS26)	Os^a(MNS38)
	S(MNS3)	St^a(MNS15)	Nob(MNS27)	ENEP(MNS39)
	s(MNS4)	Ri^a(MNS16)	En^a(MNS28)	ENEH(MNS40)
	U(MNS5)	Cl^a(MNS17)	En^aKT(MNS29)	HAG(MNS41)
	He(MNS6)	Ny^a(MNS18)	‘N’(MNS30)	ENAV(MNS42)
	Mi^a(MNS7)	Hut(MNS19)	Or(MNS31)	MARS(MNS43)
	M^c(MNS8)	Hil(MNS20)	DANE(MNS32)	ENDA(MNS44)
	Vw(MNS9)	M^v(MNS21)	TSEN(MNS33)	ENEV(MNS45)
	Mur(MNS10)	Far(MNS22)	MINY(MNS34)	MNTD(MNS46)
	M^g(MNS11)	s^D(MNS23)	MUT(MNS35)	
	Vr(MNS12	Mit(MNS24)	SAT(MNS36)	
P1PL(P1PK/003)	P1(P1PK1)	P^k(P1PK3)	NOR(P1PK4)	
Rh(RH/004)	D(RH1)	hr^S(RH19)	Rh35(RH35)	FPTT(RH50)
	C(RH2)	VS(RH20)	Be^a(RH36)	MAR(RH51)
	E(RH3)	C^G(RH21)	Evans(RH37)	BARC(RH52)
	c(RH4)	CE(RH22)	Rh39(RH39)	JAHK(RH53)
	e(RH5)	D^W(RH23)	Tar(RH40)	DAK(RH54)
	f(RH6)	c-like(RH26)	Rh41(RH41)	LOCR(RH55)
	Ce(RH7)	cE(RH27)	Rh42(RH42)	CENR(RH56)

续上表

标志/系统(编号)	抗原/ISBT 编号			
	C^{W}(RH8)	hr^{H}(RH28)	Crawford(RH43)	CEST(RH57)
	C^{X}(RH9)	Rh29(RH29)	Nou(RH44)	CELO(RH58)
	V(RH10)	Go^{a}(RH30)	Riv(RH45)	CEAG(RH59)
	E^{W}(RH11)	hr^{B}(RH31)	Sec(RH46)	PARG(RH60)
	G(RH12)	Rh32(RH32)	Dav(RH47)	CEVF(RH61)
	Hr_{o}(RH17)	Rh33(RH33)	JAL(RH48)	
	Hr(RH18)	Hr^{B}(RH34)	STEM(RH49)	
Lutheran(LU/005)	Lu^{a}(LU1)	Lu6(LU6)	Lu12(LU12)	Au^{a}(LU18)
	Lu^{b}(LU2)	Lu7(LU7)	Lu13(LU13)	Au^{b}(LU19)
	Lu3(LU3)	Lu8(LU8)	Lu14(LU14)	Lu20(LU20)
	Lu4(LU4)	Lu9(LU9)	Lu16(LU16)	Lu21(LU21)
	Lu5(LU5)	Lu11(LU11)	Lu17(LU17)	LURC(LU22)
Kell(KEL/006)	K(KEL1)	K13(KEL13)	K24(KEL24)	KASH(KEL34)
	k(KEL2)	K14(KEL14)	VLAN(KEL25)	KELP(KEL35)
	Kp^{a}(KEL3)	K16(KEL16)	TOU(KEL26)	KETI(KEL36)
	Kp^{b}(KEL4)	K17(KEL17)	RAZ(KEL27)	KHUL(KEL37)
	Ku(KEL5)	K18(KEL18)	VONG(KEL28)	KYOR(KEL38)
	Js^{a}(KEL6)	K19(KEL19)	KALT(KEL29)	
	Js^{b}(KEL7)	Km(KEL20)	KTIM(KEL30)	
	Ul^{a}(KEL10)	Kp^{c}(KEL21)	KYO(KEL31)	
	K11(KEL11)	K22(KEL22)	KUCI(KEL32)	
	K12(KEL12)	K23(KEL23)	KANT(KEL33)	
Lewis(LE/007)	Le^{a}(LE1)	Le^{ab}(LE3)	ALe^{b}(LE5)	
	Le^{b}(LE2)	Le^{bH}(LE4)	BLe^{b}(LE6)	
Duffy(FY/008)	Fy^{a}(FY1)	Fy3(FY3)	Fy6(FY6)	
	Fy^{b}(FY2)	Fy5(FY5)		
Kidd(JK/009)	Jk^{a}(JK1)	Jk^{b}(JK2)	Jk3(JK3)	
Diego(DI/010)	Di^{a}(DI1)	WARR(DI7)	Vg^{a}(DI13)	Fr^{a}(DI20)
	Di^{b}(DI2)	ELO(DI8)	Sw^{a}(DI14)	SW1(DI21)
	Wr^{a}(DI3)	Wu(DI9)	BOW(DI15)	DISK(DI22)
	Wr^{b}(DI4)	Bp^{a}(DI10)	NFLD(DI16)	
	Wd^{a}(DI5)	Mo^{a}(DI11)	Jn^{a}(DI17)	
	Rb^{a}(DI6)	Hg^{a}(DI12)	KREP(DI18)	
			Tr^{a}(DI19) *	
Yt(YT/011)	Yt^{a}(YT1)	Yt^{b}(YT2)		
Xg(XG/012)	Xg^{a}(XG1)	CD99(XG2)		
Scianna(SC/013)	Sc1(SC1)	Sc3(SC3)	STAR(SC5)	SCAN(SC7)
	Sc2(SC2)	Rd(SC4)	SCER(SC6)	
Dombrock (DO/014)	Do^{a}(DO1)	Gy^{a}(DO3)	Jo^{a}(DO5)	DOMR(DO7)
	Do^{b}(DO2)	Hy(DO4)	DOYA(DO6)	DOLG(DO8)

续上表

标志/系统(编号)	抗原/ISBT 编号			
Colton(CO/015)	Co^{a}(CO1)	Co^{b}(CO2)	Co3(CO3)	Co4(CO4)
Landsteiner-Wiener (LW/016)	LW^{a}(LW5)	LW^{ab}(LW6)	LW^{b}(LW7)	
Chido/Rodgers (CH/RG/017)	Ch1(CH/RG1)	Ch4(CH/RG4)	WH(CH/RG7)	
	Ch2(CH/RG2)	Ch5(CH/RG5)	Rg1(CH/RG11)	
	Ch3(CH/RG3)	Ch6(CH/RG6)	Rg2(CH/RG12)	
H(H/018)	H(H1)			
Kx(XK/019)	Kx(XK1)			
Gerbich(GE/020)	Ge2(GE2)	Wb(GE5)	Dh^{a}(GE8)	GEAT(GE11)
	Ge3(GE3)	Ls^{a}(GE6)	GEIS(GE9)	GETI(GE12)
	Ge4(GE4)	An^{a}(GE7)	GEPL(GE10)	
Cromer(CROM/021)	Cr^{a}(CROM1)	Es^{a}(CROM6)	GUTI(CROM11)	CROZ(CROM16)
	Tc^{a}(CROM2)	IFC(CROM7)	SERF(CROM12)	CRUE(CROM17)
	Tc^{b}(CROM3)	WES^{a}(CROM8)	ZENA(CROM13)	CRAG(CROM18)
	Tc^{c}(CROM4)	WES^{b}(CROM9)	CROV(CROM14)	
	Dr^{a}(CROM5)	UMC(CROM10)	CRAM(CROM15)	
Knops(KN/022)	Kn^{a}(KN1)	Sl1(KN4)	Sl2(KN7)	
	Kn^{b}(KN2)	Yk^{a}(KN5)	Sl3(KN8)*	
	McC^{a}(KN3)	McC^{b}(KN6)	KCAM(KN9)	
Indian(IN/023)	In^{a}(IN1)	In^{b}(IN2)	INFI(IN3)	INJA(IN4)
Ok(OK/024)	Ok^{a}(OK1)	OKGV(OK2)	OKVM(OK3)	
Raph(RAPH/025)	MER2(RAPH1)			
John Milton Hagen (JMH/026)	JMH(JMH1) JMHK(JMH2)	JMHL(JMH3) JMHG(JMH4)	JMHM(JMH5) JMHQ(JMH6)	
I(I/027)	I(I1)			
Globoside(GLOB/028)	P(GLOB1)			
Gill(GIL/029)	GIL(GIL1)			
Rh 相关糖蛋白 (RHAG/030)	Duclos(RHAG1)	Ol^{a}(RHAG2)	Duclos-like(RHAG3)	RHAG4
FORS(FORS/031)	FORS1			
JR(JR/032)	JR^{a}(JR1)			
Lan(LAN/033)	Lan(LAN1)			
VEL(VEL/034)	Vel(VEL1)			

*暂时的。

[1] Daniels GL, Fletcher A, Garratty G, et al. Blood group terminology 2004. From the ISBT committee on terminology for Red Cell Surface Antigens. Vox Sang 2004; 87: 304-316.

[2] Storry JR, Castilho L, Daniels G, et al. International Society of Blood Transfusion Working Party on red cell immunogenetics and blood group terminology: Cancun report(2012). Vox Sang 2014; 104: 90-96.

[3] Garratty G, Dzik W, Issitt PD, et al. Terminology for blood group antigens and genes—historical origins and guidelines in the new millennium. Transfusion 2000; 40: 477-489.

[4] Daniels G. Human blood groups. 2nd ed. Oxford: Blackwell Science, 2002.

附录7：血型系统基因、抗原和表型符号在传统和国际输血术语学会中的示例

系统	基因*	抗原	表型
ABO	*A B O*	A A1 B	A A_1 A_2 B A_1B
Rh	*RHD* *RHCE*	D C E c e RH1 RH2 RH3 RH4 RH5	D+ C+ E-c+e+ RH：1，2，-3，4，5
MNS	*GYPA* *GYPB*	M N S s MNS1 MNS2 MNS3 MNS4	M+ N+ S- s+ MNS：1，2，-3，4
Lewis	*FUT3*	Le^a Le^b LE1 LE2	Le(a+) Le(a-b+) LE：-1，2
Kell	*KEL*	K k Kp^a Kp^b Js^a Js^b KEL1 KEL2 KEL3 KEL4 KEL5 KEL6	K- k+ Kp(a+b+) Js(a-b+) KEL：-1，2，3，-5，6
Kidd	*JK*	Jk^a Jk^b Jk3 JK1 JK2 JK3	Jk(a+b-) Jk：3 JK：1，-2，3

Daniels GL，Fletcher A，Garratty G，et al. Blood group terminology 2004. From the ISBT Committee on Terminology for Red Cell Surface Antigens. Vox Sang 2004；87：304-316.

附录 8：专业术语正确和错误的示例*

术语描述	正确	错误
表型	Fy(a+)	Fy^{a+}，$Fy^{(a+)}$，$Fya^{(+)}$，Fya(+)，$Duffy^{a}$+，Fy(a) $Duffy^{a}$-阳性
表型	Fy(a+b-)	Fy^{a+b-}，$Fy^{(a+b-)}$，$Fy^{a}(+)^{b}(-)$，$Fy^{a(+)b(-)}$
抗体	Anti-Fy^{a}	Anti Fy^{a}，Anti-Duffy
抗原	K	Kell(系统名称)，K1
抗体	Anti-k	Anti-Cellano，anti-K2
表型	KEL：1，KEL：-2	KEL1+，K1+，KEL(1)，K(1)，KEL1-，KEL1-阴性，K1 -阴性
表型	A RhD+，B RhD- A Rh-阳性 A Rh-阴性	A+(代表 A 抗原阳性) B-(代表 B 抗原阴性)
表型	M+ N-	M(+)，MM(暗示未经证实的基因型)
表型	RH：-1，-2，-3，4，5	RH：-1，-2，-3，+4，+5 RH：-1，-2，-3，4+，5+
抗原	Le^{a} Le^{b}	Lewis a Lewis b
抗体	Anti-Le^{a}	Anti-Lewis a，anti-Lewis

*修改自 Issitt L. Blood group nomenclature. In：Blood groups：Refresher and updates (syllabus). Bethesda，MD：AABB，1995

注意：所示的示例可能不代表唯一正确的术语。例如，在 Rh 系统中，使用 CDE 术语也是可以接受的，而且更普遍。

附录 9：ABO/RH 表型的种族和民族分布*

种族划分	数量	表型分布(%)†							
		O Rh+	O Rh-	A Rh+	A Rh-	B Rh+	B Rh-	AB Rh+	AB h-
白人非西班牙裔	2,215,623	37.2	8.0	33.0	6.8	9.1	1.8	3.4	0.7
西班牙裔‡	259,233	52.6	3.9	28.7	2.4	9.2	0.7	2.3	0.2
黑人非西班牙裔	236,050	46.6	3.6	24.0	1.9	18.4	1.3	4.0	0.3
亚洲人§	126,780	39.0	0.7	27.3	0.5	25.0	0.4	7.0	0.1
北美印第安人	19,664	50.0	4.7	31.3	3.8	7.0	0.9	2.2	0.3
全部献血者	3,086,215	39.8	6.9	31.5	5.6	10.6	1.6	3.5	0.6

*经 Garratty G、Glynn SA、mcenterR 等人的许可，选自 for the Retrovirus Epidemiology Donor Study. ABO and Rh(D) phenotype frequencies of different racial/ethnic groups in the United States. Transfusion 2004;44:703-6。

†由于四舍五入，比例可能不会增加到 100.0%。

‡西班牙裔包括墨西哥(68.8%)、波多黎各(5.0%)、古巴(1.6%)和其他拉美裔献血者者(24.6%)。

§亚洲包括中国(29.8%)、菲律宾(24.1%)、印度(13.8%)、日本(12.7%)、韩国(12.5%)和越南(7.1%)献血者。